U0224452

# 龙华医院
## 名医学术思想与临证精粹

学术总顾问　刘嘉湘

顾　问　（按姓氏拼音排序）

陈以平　顾仁樾　李祥云　林水淼　林钟香　陆德铭
陆金根　马绍尧　邱佳信　施杞　苏励　唐汉钧
王大增　王庆其　王育群　吴银根　徐蓉娟　姚乃中
周端　周智恒　朱培庭

名誉主编　江启中　刘胜
主　编　陈湘君　徐振晔
副主编　杜兰屏　田雨

编　委　（按姓氏拼音排序）

陈琼　邓海滨　丁一谔　方泓　费晓燕　葛富培
顾军花　顾希钧　韩谋钜　姜之炎　蒋学洲　金亚明
李佶　李莹　李明飞　李燕娜　刘铁新　陆慧丽
陆为华　马玥　潘露茜　裴建　彭欣　钱雪华
曲环汝　汝丽娟　单玮　沈伟　宋瑜　汤诺
汤倩钰　唐忆星　万丽娟　王琛　王琳　王腾腾
王秀薇　徐莲薇　薛鸿浩　杨金坤　姚旭　叶洁
叶媚娜　殷书敏　郁超　苑素云　张玮　张静喆
张殷建　章怡祎　赵爱光　赵光复　郑坚　周英豪
朱凌宇　朱晓虹　朱竹菁

学术秘书　顾军花　邓海滨
助理学术秘书　殷书敏
助理行政秘书　陈晓旭

人民卫生出版社
·北京·

**图书在版编目（CIP）数据**

龙华医院名医学术思想与临证精粹 / 陈湘君，徐振晔主编 . —北京：人民卫生出版社，2020.12

ISBN 978-7-117-31011-6

Ⅰ.①龙…　Ⅱ.①陈…②徐…　Ⅲ.①中医临床 —经验 —中国 —现代　Ⅳ.①R249.7

中国版本图书馆 CIP 数据核字（2020）第 261577 号

| | | |
|---|---|---|
| 人卫智网 | www.ipmph.com | 医学教育、学术、考试、健康，购书智慧智能综合服务平台 |
| 人卫官网 | www.pmph.com | 人卫官方资讯发布平台 |

**龙华医院名医学术思想与临证精粹**

Longhua Yiyuan Mingyi Xueshu Sixiang yu
Linzheng Jingcui

主　　编：陈湘君　徐振晔

出版发行：人民卫生出版社（中继线 010-59780011）

地　　址：北京市朝阳区潘家园南里 19 号

邮　　编：100021

E - mail：pmph @ pmph.com

购书热线：010-59787592　010-59787584　010-65264830

印　　刷：北京华联印刷有限公司

经　　销：新华书店

开　　本：787×1092　1/16　印张：35　插页：8

字　　数：852 千字

版　　次：2020 年 12 月第 1 版

印　　次：2021 年 1 月第 1 次印刷

标准书号：ISBN 978-7-117-31011-6

定　　价：169.00 元

打击盗版举报电话：010-59787491　E-mail：WQ @ pmph.com

质量问题联系电话：010-59787234　E-mail：zhiliang @ pmph.com

　　本书着重收集整理了上海中医药大学附属龙华医院离退休名中医工作室导师,以及退休的部分副高以上专家的学术思想、学术理论、学术观点和临床经验。名中医和专家们来自内科、外科、骨伤科、肿瘤科、妇科、儿科、针灸科等各个不同的专业领域,涉及神经系统及精神疾病、呼吸系统疾病、肾病、风湿病、脾胃病、老年病、血液疾病、心血管疾病、高血压、内分泌疾病、胆道疾病、肛肠疾病、皮肤病、骨伤疾病、肿瘤、妇科疾病、肝病、眼科疾病、儿科疾病等等。内容包括各位专家的学术理论与学术观点、临床治疗经验、治疗特色,枚举了大量的医案、医话、验案选析,更加入了成熟的经验方药介绍,以及新药研发、院内制剂等转化医学的新内容。

　　全书内容精练,重点突出,有较强的临床实用性,是中医、中西医结合各科临床医师、医学生以及中医爱好者研习的必备读物。本书的期望目标:高水平、高质量、高实用性。

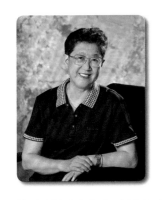

　　陈湘君(1939—),女,出生于杭州中医世家。现为上海中医药大学教授,主任医师,博士研究生导师。第一批上海市名中医,第三、第四、第五批全国老中医药专家学术经验继承工作指导老师,第二、第三批全国优秀中医临床人才研修项目指导老师,第二批上海市老中医药专家学术经验继承工作指导老师,以及第二、第三批上海市西学中班指导老师,上海市中医药领军人才建设项目及上海市高级中西医结合人才培养项目指导老师。目前担任龙华医院终身教授及专家委员会主任委员。曾任龙华医院老教授协会主任委员。曾担任中华中医药学会风湿病分会常务委员、上海市中医药学会内科分会及风湿病分会副主任委员、中国中西医结合学会风湿病专业委员会委员、中国中西医结合防治风湿病联盟常务委员等职。现担任中国中西医结合防治风湿病联盟常务委员、世界中医药学会联合会风湿病专业委员会理事。迄今从事中医临床、教学与科研 60 余年,在中医药辨治内科疑难杂症方面有较深造诣,尤其对风湿免疫性疾病的中医辨治有较高造诣。1962 年,毕业于上海中医学院(现上海中医药大学)首届六年制医疗系,先在中医文献馆后转入龙华医院内科工作。1982 年,与吴圣农共同创立风湿科,成为全国最早开创的中医风湿科之一,秉承其扶正治痹学术思想的优势及特色,科室年业务量在全国中医风湿界位列前三。2001 年 8 月,陈湘君工作室成为龙华医院率全国之先成立的首批名中医工作室之一。2005 年 9 月,陈湘君研究室入选上海中医药大学首批名师研究室。她倡导的中医临证思维培养及编写的全国高等中医药院校教材《中医内科学》奠定了上海中医药大学本科教学的特色和优势。目前仍坚持每周 2 次门诊,日门诊量 30 人次,病种涉及各类风湿病及内科疑难病,患者遍及海内外,其精良的医术及高尚的医德受到病家和同行的一致好评。

　　学术上倡导扶正治痹,内外合治,气血阴阳同调,所倡扶正法为主治疗各类风湿病的学术思想已在全国中医风湿界得到了普遍认同,并编入上海市中医临床诊疗规范相关文件而成为行业标准,主张临床辨证与辨病相结合、中西医方法相结合的双重诊治。科研方面,自1982年以来开展"中医药治疗风湿病"的系列研究,强调扶正法在中医治疗风湿病中的运用,并以此为指导,先后中标国家级课题1项,主持及参与各级课题12项。自1993年以来,先后荣获上海市中医药学会科学技术进步奖一等奖1项,上海市科学技术进步奖二等奖1项、三等奖4项,上海市卫生局中医药科技进步奖二等奖2项、三等奖1项。教学方面,她有40余年教龄,曾任龙华医院中医内科教研室主任近20年,长期深入教学第一线参加中医内科学的教学及带教工作,教授、带教本科及研究生30余届。先后主编教育部七年制、上海市教育委员会五年制本科教材《中医内科学》及全国高等中医药院校教材《中医内科学(案例版)》等主干教材,并主编了辅助教材《中医内科常见病证辨证思路与方法》及其英文版,以及《陈湘君治疗风湿病临证经验医案集要》等30余部专著,发表论文80余篇。

培养传承人情况:历年来,培养博士研究生13名,硕士研究生13名,全国及上海师承班及西学中班学员10名,名中医工作室传承人7名,名师研究室传承人10名,龙华医院名医师带徒3名。

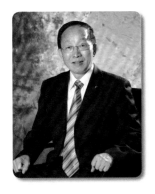

　　徐振晔(1947— )，男，上海崇明人，主任医师，教授，博士研究生导师。上海市名中医，第六批全国老中医药专家学术经验继承工作指导老师。先后任龙华医院肿瘤科主任，上海市中医药研究院中医肿瘤研究所所长、顾问，龙华医院副院长，龙华医院浦东分院院长，中国中西医结合学会肿瘤专业委员会副主任委员、顾问。现任世界中医药学会联合会肿瘤专业委员会副会长，世界中医药学会联合会癌症姑息治疗研究专业委员会副会长，海峡两岸医药卫生交流协会肿瘤顾问，上海市中西医结合学会高级荣誉会员，上海市抗癌协会第八届理事会理事，上海市中医肿瘤临床医学中心副主任。上海中医药大学专家委员会委员，龙华医院老教授协会副会长。崇明县首届"十佳好乡贤"。

　　1975年毕业于上海中医学院。1978年2月起，师从刘嘉湘，开始中医、中西医结合治疗恶性肿瘤的征程。1986—1987年，在上海市胸科医院肺内科随肺癌权威专家徐昌文、廖美玲进修学习。1994年3月，赴德国明斯特约翰内斯底医院进修学习1年。徐振晔从事中医、中西医结合恶性肿瘤治疗与研究40余年，具有丰富的临床经验和深厚的学术造诣。主张扶正与祛邪相结合，辨证与辨瘤相结合，整体与局部相结合，调节阴阳平衡治疗肺癌、肝癌、乳腺癌、脑瘤等各种中晚期恶性肿瘤。源于现代肺癌患者年龄发病特点、临床证候的改变，以及中医五行"金水相生"、张介宾补肾学术思想，在刘嘉湘首倡"中医扶正法治疗恶性肿瘤学术思想"的指导下，提出了治疗肺癌的精气理论，研制了益气养精、抑癌解毒的肺岩宁方，益气养精、清热化湿和中的抗瘤减毒方，益气养精、补肾生髓的双黄升白颗粒，补肾通络、化瘀止痛的骨痛灵方。并开展了相关转化研究，还通过体内体外实验模型，针对肺癌肿瘤血管生成、上皮间质转化、肺癌干细胞、细胞自噬、肿瘤相关巨噬细胞、肺癌微环境、肺癌蛋白组学以及代谢组学等方面，开展了作用机制的研究，取得了重要成果与进展。

发表学术论文 200 余篇,其中 SCI 收录 10 余篇。主编《肺癌中西医综合治疗》《中医治疗恶性肿瘤》《常见恶性肿瘤:中医药基础研究与临床的转化》《龙华医院名医学术思想与临证精粹》,副主编《恶性肿瘤中医诊疗指南》等。先后荣获教育部科学技术奖、中华中医药学会科学技术奖、上海市科学技术进步奖、上海市优秀发明选拔赛职工技术创新成果金奖等 13 项。先后主持、指导、参与国家自然科学基金、科技部中药新药创新重大专项,上海市科学技术委员会攻关项目、创新项目,上海市教育委员会重大创新课题,上海市启明星计划,国家"六五""七五""八五"攻关课题等 50 余项。获发明专利 6 项。指导硕士研究生 26 名,博士研究生 26 名,各类人才计划 20 余人次。

多年来,徐振晔远赴德国、英国、西班牙、韩国、泰国、新加坡、澳大利亚、俄罗斯,以及台湾、香港地区进行授课、讲学和交流。病患来自全国各地,以及海外如美国、德国、英国、法国、比利时、意大利、荷兰、日本、韩国、泰国、新加坡等国家。

上海中医药大学附属龙华医院创建于 1960 年 7 月,是全国最早建立的四大中医临床基地之一。近 60 年来,医院坚持"名医、名科、名院、名药"的发展战略,走中医为主、中西医结合的道路,已成为集医疗、教学、科研为一体,中医特色鲜明和中医优势突出的全国著名中医医院、全国示范中医院、上海市三级甲等医院。医院获上海市文明单位"十四连冠";2007 年被评为全国卫生系统先进集体;2008 年被国家发改委、国家中医药管理局首批确定为国家中医临床研究基地建设单位;2009 年成为教育部长江学者奖励计划特聘教授设岗单位;2012 年在中医院等级复评审中评审成绩位列全国三级中医医院首位;2015 年被评为第四届全国文明单位;2016 年荣获上海市五一劳动奖状;2017 年 5 月被国家中医药管理局正式确定为国家中医临床研究基地。2017 年 6 月刘嘉湘教授荣膺第三届"国医大师"称号。2018 年通过 JCI(Joint Commission International)评审,成为首家通过 JCI 学术型医学中心认证的中医医院。

　　总院坐落于上海市徐汇区宛平南路 725 号,分院坐落于浦东上南路 1000 弄上钢二村 45 号。东西两院占地面积共 77.93 亩,核定床位数 1 250 张。医院中医特色鲜明,在中医药治疗恶性肿瘤、骨退行性病变、肾病、胆石症、风湿病、眼病、乳腺病、肛肠病、脾胃病、肺病、疮疡病等方面有独特优势;同时医院有冬令进补膏方门诊、冬病夏治门诊、中医特色体检门诊等服务。年门急诊人次 405 万余,年出院人次 6.3 万余。科室设置齐全,有临床科室 48 个,医技科室 7 个,药剂科室 3 个以及心导管室、重症监护病房(ICU)、冠心病监护病房(CCU)、呼吸重症监护病房(RICU)、血液净化中心等,配备 DR、CT、ECT、MRI、数字胃肠机等大型设备。目前拥有国家级重点学科 3 个、国家中医药管理局重点学科 9 个、国家中医区域医疗中心 3 个、国家临床重点专科 6 个、国家中医药管理局重点专科 13 个、教育部创新团队 1 个、科技部重点领域创新团队 1 个、上海市临床优势专科(专病)8 个、上海市临床医学中心 2 个、上海市"重中之重"临床医学中心 2 个、上海市"重中之重"医学重点学科 1 个;国医大师 1 名、全国老中医药专家学术经验继承工作指导老师 40 名、国家重点基础研究发展计划(973 计划)

首席科学家1名、长江学者2名、中央"千人计划"1名、上海市名中医32名、上海"千人计划"2名、上海高校特聘教授(东方学者)2名、博士研究生导师61名;各级各类名老中医工作室39个。作为海派中医流派传承研究主基地与分基地,承担9项中医流派传承及特色技术研究工作。

2001年首创名老中医工作室的传承模式,以建立名老中医工作室为载体,全面实施中医药的继承、发展、创新工作,并迅速在上海市和全国范围内得到推广应用。先后成立39个名中医工作室,其中17个入选全国名中医工作室建设推进项目。于2000年7月成立龙华中医医院集团,集团内包括5家二级中医医院、1家二级中西医结合医院。2004年起与徐汇区13家社区卫生服务中心结对,开展名中医下社区、科研合作、适宜技术推广等帮建工作,相关工作获评上海市卫生计生系统"医疗服务品牌"项目。医院大力开展分级诊疗模式探索,通过专科专病建设和人才培养,扶持集团二级医院特色专科专病的创立和发展,先后托管上海市长宁区天山中医医院、上海市奉贤区中医医院、上海市金山区中西医结合医院。近年大力推动跨省协作,先后在宁波市和温岭市挂牌成立龙华医院分院,为两地人民带去优质的中医药服务。

同时,作为上海中医药大学龙华临床医学院承担本科生(含5+3一体化)、研究生、留学生和住院医师规范化培训等教学工作。目前拥有中医学、中西医结合医学2个博士后流动站。先后成立陆德铭、施杞名师工作室,陈湘君、唐汉钧、吴银根名师研究室,以名师研究室为依托,展开教学查房和示范课程讲座,并进行名师教学思路研讨,旨在提高中、青年教师的教学水平。近年来,结合国家高等教育改革,以课程建设为抓手,促进教学资源的精品化,其中"中医内科学""中医外科学"被列为国家精品资源共享课程;以教材建设为载体,总结学科建设成果,承担多部国家级本科生和研究生规划教材的主编工作。2007年,学院通过教育部本科教学工作水平评估;2008年,通过上海市研究生教学工作水平评估;2015年,成为国家卫生和计划生育委员会首批住院医师规范化培训示范基地。

医院以国家中医临床研究基地建设为契机,着力开展重点病种(恶性肿瘤和骨退行性病变)和拓展病种的相关研究工作,重点建设上海市"重中之重"中医慢性病防治临床医学中心,科研与临床相结合,力争在研究中有所突破,以点带面,联动共赢,全面带动研究平台建设,进一步加强学科建设和人才队伍建设,进一步提升临床及科研能力,建立健全"医研双赢"的中医临床科研运行新模式。近年来,获得"国家科学技术进步奖二等奖"2项、"上海市科学技术进步奖一等奖"7项等一批标志性成果。

医院始终坚持"质量第一、病人至上、继承创新、追求卓越"的使命,秉承"严谨、仁爱、继承、创新"的医院精神,目标是建设成高水平现代化综合性中医院。

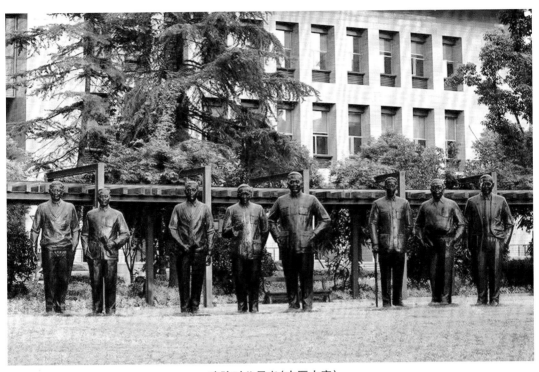

建院时八元老（中医大家）

从左向右依次是：范新孚（中医眼科）、陆瘦燕（针灸科）、徐仲才（中医儿科）、黄文东（中医内科）

丁济民（中医内科）、石筱山（中医伤科）、顾伯华（中医外科）、陈大年（中医妇科）

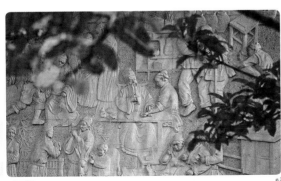

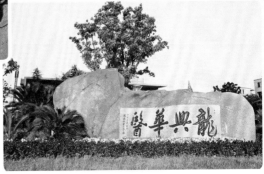

医院的基本任务是秉持"救死扶伤""为人民服务"的宗旨,努力为实现"健康中国"的战略目标作出贡献。然而,作为高等医药院校的附属医院,不仅仅是局限在临床业务方面,还需要大力开展科学研究,不断推动学科前沿发展,同时还要承担从本科至硕博士学历教育,以及规范化培训和进修教育,从而肩负起新世纪"面向现代化、面向世界、面向未来"新型医学人才培养的使命。龙华医院作为创世界一流大学的上海中医药大学附属医院,1960年创建,即将迎来60华诞。一个甲子,60载春秋洗礼变化又何其巨大!如今的龙华医院为三级甲等中医院,各科齐全,设施先进,数十名名老中医临诊带徒,已成为医院彰显中医药特色的亮丽风景线。学科建设始终是医院的重要抓手,许多学科均已成为全国标杆,内科(包含肿瘤科)、外科、骨伤科分别成为国家重点学科。科学研究硕果累累,获得的国家自然科学基金项目数领先全国中医行业,一大批国家和部市级科研课题有力地支撑了优秀研究生人才培养,上千名硕博士戴着方顶帽从这里走向全国乃至海外,成为中医药事业发展的中坚力量,正是"桃李不言,下自成蹊"。医院成为国家中医临床研究基地,并通过验证成为国内首家通过 JCI 国际学术型医学中心认证的中医院,并列为中国医院科技影响力排行榜中医院第一。医院经过新世纪初的二次改扩建,现代化建筑错落有致,庭院绿化,满园芬芳。有如杜甫《江畔独步寻花》所曰:"黄四娘家花满蹊,千朵万朵压枝低。留连戏蝶时时舞,自在娇莺恰恰啼。"在这繁忙而清雅的景象中,我们的先师,创院八元老铜像屹立,熠熠生辉,似乎伴和着他们的后辈感受着医院的今非昔比。如今的他们正在坚持创新,弘扬传统,又走向现代,固守民族文化,又传播世界,为实现中医人的梦想而永恒践行!

"胸怀百姓,志存高远,薪火传承,大医精诚"是龙华医院上自领导下至广大医务人员,数十年来一以贯之的办医宗旨。坚持中医特色始终是医院建设、发展的核心命题。人们可以从医院业务方方面面的细微深处体验到"坚持以继承中医药理论体系和历代积累的临证经验为主体,大力弘扬传统文化和积极吸取现代科学技术为两翼",实现腾飞的发展理念,不断开创新局面。正是："胜日寻芳泗水滨,无边光景一时新。等闲识得东风面,万紫千红总是春。"在这个体现着五代同堂的大花园里,学术的积淀是最宝贵的果实。60载光阴,弹指一挥间,从这里走出了数以百计的一代代名医大家,闻名遐迩。正是抱负着"大医精诚"的情怀和"薪火相传"的历史担当,以"不为圣贤,便为禽兽。莫问收获,但问耕耘"的高尚境界,铸造了医院学术发展的多个丰碑。中医药学是一门应用科学,数千年来为中华民族的繁衍昌盛,为维护国民的健康做出了卓越贡献。远自上古医巫分野,据《周礼》记载,公元前11世纪西周时期即已明确将医事分为"食医""疾医""疡医""兽医"四类。自秦汉《黄帝内经》《难经》《神农草本经》《伤寒杂病论》等四大经典问世,嗣后中华民族优秀文化的经典哲学思想,天人合一的整体观,恒动论,以及辨证论治等病与人统一的防治学理念,一直主导着中医的临证实践,代有发展和创新。金元出现了著名的四大家,明清时期推动了温病学说的创立与发展。进入19世纪,上海逐渐成为万商云集、名医荟萃的大都市,在海纳百川、大气谦和、追求卓越的城市精神感召下,推生了海派中医的形成。20世纪60年代初医院创建伊始,以八大名家为首,医院各个临床科室几乎涵盖了中医各个流派的传承体系,成为海派中医的一个缩影,被中央卫生部确定为全国四大中医临床基地,奠定了龙华医院60载深入发展的基础。在几代人的师生相传、师徒耳提面命下,保存并弘扬了众多流派的医术精华,在动态中不断固化海派中医这份宝贵的非物质文化遗产。"半亩方塘一鉴开,天光云影共徘徊。问渠那得清如许? 为有源头活水来。"正是坚持了"读经典、跟名师、做临床",守护源头,一路走来,一批批名医乃至大家脱颖而出。在改革开放的岁月里,医院名医效应得到进一步释放。无论是专家门诊、特需门诊、四季膏方或各个专科病房,都获得大量服务受众,也赢得众多信众。一位正高级的专家累计接诊基本都会在20万人次以上,这个数字无论在古代乃至中华人民共和国成立前的上海都可谓是门庭若市的名医大家。唐末诗人杜荀鹤有《小松》曰:"自小刺头深草里,而今渐觉出蓬蒿。时人不识凌云木,直待凌云始道高。"一个人的成长乃至成名成家,除了个人的奋斗,也离不开环境的优化,如推行老中青传帮带,将前辈的学术造诣和临证经验倾囊相传。至21世纪初,医院更创全国之先河,首先建立了名中医工作室,开启了传承创新的新模式。近20年来成效卓著,立德树人,蔚为大观。如何把发展的这份厚重积淀,可歌一页,载入历史的画卷呢? 有鉴于此,上海中医药大学老教授协会龙华医院分会理事会动议编写一部《龙华医院名医学术思想与临证精粹》,旨在为全院副高级及以上的老中医专家搭建一个学术平台,更好地对他们在专病与专科治疗方面的临证经验及学术思想、学术体会进行记录提炼,总结阐述,并有鲜明的个人特色,以及较高的学术水平和实用价值,成为名老中医传承工作的一个范本,向龙华医院建院60周年献礼。

三千年中医传承绵延,名著经典汗牛充栋,令人望洋兴叹! 如此众多的书籍将中医学的生命观、疾病防治学思想,以及临证秘笈代代相传,构筑了中国医药学的伟大宝库,成为中华民族优秀文化的典范。然而作为中医临床应以识病治病为第一要务,"疗效才是硬道理"!可是在众多著作中亦不乏理论与实际脱节者,究其原因,纵观上下,其作者未必均是临床医家,历朝历代亦均有许多文人治医的现象。固然大量儒医的出现繁荣了中医学,促进了学术争鸣与发展,形成了整理编次医学文献为主的学派,如许叔微、王肯堂、张介宾、沈金鳌、徐大椿等,他们都是文坛大家,以儒家济世利天下的人生观,促进了医籍校勘整理,编撰刊行而广为流传。两汉后儒生墨客中滋生经学之风影响深远,宋以后几乎以对《黄帝内经》《难经》《伤寒论》的注释与发挥为主要形式而成为医学著作之主体。由于儒家的"信而好古""述而不作"之风盛行,导致医家"言必本于圣经,治必尊于古法",而许多基于临床经验的总结与创新发展难登大雅之堂。众多先儒后医文人,从医时已逾不惑,著述等身而临证经验浅薄。如吴瑭著《温病条辨》,成书于 1798 年,时年 40 岁,从医方 6 年,并非经验丰富的临床家。吴瑭真正的临证心得是他在 73 岁于道光年间所著的《医医病书》,与中年相比风格大变,从主张扶正祛邪,到主张驱除邪气,从重养阴到重扶阳。苏轼乃北宋一大文豪也曾涉医,撰《苏学士方》,后与沈括著《良方》并列称《苏沈良方》。清代陆以湉著《冷庐医话》,即记载了苏轼孟浪服药而自误之轶事。"医者意也,善于用意,即为良医。"裘沛然先生指出,临床医生要有正确的思维方法,此即"医者意也"。显然这种思维方法只能从长期的临床实践中提炼。故《周礼》有"医不三世,不服其药",此之谓也。《龙华医院名医学术思想与临证精粹》由资深中医临床家、上海市名中医陈湘君、徐振晔领衔担纲主编,得到全院支持,数十位专家学者积极响应,踊跃参与编纂撰稿。这些作者普遍具有高学历、高职称、高资历的特征,虽然大多已进入或接近耄耋之年,长期在临床一线从医五六十年,目前依然精神矍铄,思维敏捷,参与各类门诊或查房。他们不仅中医功底深厚,而且在各自的学科领域知识渊博,医术高超,少数几位虽然作古但也遗存了大量的论文论著。他们不仅是龙华医院的资深专家,也是享誉沪上乃至海内外的著名医家、学科带头人。本着回眸历史,总结临证经验,探究学术难点疑点,汇聚自身的行医闪光点,在时光的隧道里进行一次学术旅行。他们亲力亲为,并带领团队和弟子们分享自己的学术成果,是一次生动的名医工作室操练与阅兵。全书刊载内容各家精彩纷呈,可谓爬罗剔抉,刮垢磨光,不失字字珠玑之笔,以飨读者,亦聊作传承一览。《左传·襄公二十四年》曰:"太上有立德,其次有立功,其次有立言,虽久不废,此之谓不朽。"文人每以"立言"为第一要务。曹丕《典论·论文》云:"盖文章,经国之大业,不朽之盛世。年寿有时而尽,荣乐止乎其身,二者必至之常期,未若文章之无穷。是以古之作者,寄身于翰墨,见意于篇籍,不假良史之辞,不托飞驰之势,而声名自传于后。"上海中医药大学老教授协会龙华医院分会理事会组织专家举办的这一造书活动,将永远留下篇籍翰墨芳香!

中华民族的伟大复兴必然是艰难曲折的,中医药事业的振兴也必然是艰苦难以一蹴而就的,但是只要我们有信心、有梦想,必然会迎来光明前程。当年李白在《行路难》中就有"欲渡黄河冰塞川,将登太行雪满山。闲来垂钓碧溪上,忽复乘舟梦日边。行路难! 行路难! 多歧路,今安在? 长风破浪会有时,直挂云帆济沧海"的信念,我们今天更应该振奋精神、努力前行! 习近平总书记的指示:"中医药学是中国古代科学的瑰宝,也是打开中华文明宝库的钥匙。当前,中医药振兴发展迎来天时、地利、人和的大好时机。""切实把中医药这一祖先留给我们的宝贵财富继承好、发展好、利用好。"为我们指明了前进的方向,凝聚了拼搏的不竭动力。我们深信中医药事业将再创 21 世纪新的辉煌! 斯以为序。

上海中医药大学老教授协会会长

施杞

2019年夏月

# 序 二

上海中医药大学附属龙华医院迎来60华诞之际，感谢我院老教授协会送来了大礼。由陈湘君和徐振晔共同主编，汇聚了我院46位名老中医心血和智慧的《龙华医院名医学术思想与临证精粹》即将付梓出版。本书不仅凝聚了老专家们的学术思想、学术理论和临证经验，也承载着老专家们对医院的深情厚谊和对后学们的殷切期望。龙华医院自建院以来始终坚持中医药特色，名医荟萃，名家辈出，学术繁盛，离不开一代又一代龙医人的奋斗和坚守，薪火传承，推动医院不断发展。"老骥伏枥，志在千里"，老专家们对中医药事业的忠诚和热忱始终如一。本书的编撰出版无疑又是老专家们不断传承中医精粹、弘扬中医学术理论的具体实践，令人敬佩，引人骄傲。

本书的名医介绍可让读者领略老专家的工作风采和人格魅力，不仅赞叹他们在从医从教道路上的学术成就和社会贡献，也能让读者学习到他们身上所展现的全心全意为人民服务的医德医风。本书始于临床而回归临床，定能让后学读者们获益匪浅。全书涉及内、外、妇、儿、骨伤、肿瘤、针灸等各个学科，提炼总结了各专病专科宝贵的临证经验。老专家们的学术思想、学术理论以及学术观点的表述简明扼要、提纲挈领，可帮助读者较快理解和掌握要点；临床治疗则以特色病、疑难病为切入点，尤其是临床经验的分享，包括病因病机、辨证要点、特色用药等；研究部分则以临床研究为主，机制探讨为辅，简洁明了，循循善诱，启发读者们的研究思路；经验方更是凝结了老专家们的学术精髓，除了功效、方解、适用范围等，还详列了典型医案，通过医案，读者犹如跟师伺诊，可深刻感受到他们处方之精妙、用药之细微、疗效之显著。全书中医特色鲜明，紧扣临床，又极具个人特色，是老专家们数十年医教研实践造诣的精华荟萃和鲜活经验的总结，颇具学术实用价值和临床指导意义。除了要读懂弄通老专家们无私分享的宝贵经验，我们更要以此为契机，进一步传承和挖掘老专家们的学术思想、学术理论和学术观点，灵活运用于临床实践，造福于人民群众的健康。

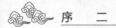

　　再次感谢老专家们提携后学之苦心,共祝院庆之美意。《龙华医院名医学术思想与临证精粹》闪耀着龙医人"严谨仁爱"的中医智慧,也印刻着"继承创新"的龙医基因。60 华诞再出发,让我们以老专家们为榜样,不忘初心,牢记使命,共同促进中医药传承和开放创新发展。

上海中医药大学附属龙华医院　院长

2019年7月

上海中医药大学附属龙华医院成立于 1960 年，即将迎来 60 周年院庆。在讨论如何庆祝医院 60 周年华诞之际，我院陈湘君和徐振晔编写《龙华医院名医学术思想与临证精粹》，作为医院老教授协会的献礼之作。这是老先生们对医院的拳拳之心，殷殷之意，非常感动并欣然接受为之作序。

龙华医院从建院起，就一直秉承"名医、名科、名院、名药"的建院思想。建院之初，海上众多名中医汇集，其中以建院八老最为著名，他们是丁氏内科丁济民、黄文东，石氏伤科石筱山，顾氏外科顾伯华，徐氏儿科徐仲才，范氏眼科范新孚，陈氏妇科陈大年，陆氏针灸陆瘦燕等。他们不仅开创了医院的内、外、妇、儿、骨伤、针灸、眼科等学科，更言传身教，培养、带教了一大批门人弟子、业务骨干。这些人才后来都成为医院新一代的中医名家，逐步形成医院名医群体。2000 年后，医院更开创性地提出名中医工作室的中医学术传承模式，进一步推动了中医学术和流派的传承、发展与创新，为医院厚积薄发的发展奠定了坚实的基础。可以说，龙华医院近 60 年的发展，人才是基础，中医学术思想传承与创新是灵魂。

10 年前，在医院建院 50 周年时，曾经整理出版了《龙华名医临证录》丛书，总结了我院名中医工作室的一些研究成果，而且丛书的出版，取得了较好的反响。在建院 60 周年之际，陈湘君和徐振晔又组织编写《龙华医院名医学术思想与临证精粹》，收集我院具有一定代表性的 46 位中医、中西医结合专家的学术观点、临床经验、经验方、典型医案、临床研究等资料，认真总结，仔细分析，凝练精髓，涉及内、外、妇、儿、骨伤、针灸、肿瘤等各个学科，20 余个专病、专科的宝贵经验。老专家们希望通过总结个人一生临床的经验并汇集成册，启迪后人，裨益临床，为龙华医院建院 60 周年献上一笔厚重的中医学术之礼。通观全书，理论与实践紧密结合，临床与研究相得益彰，专病、专科经验实用有效，一书在手，可以为中医临床诊治的参考，可以为中医理论学习的典范，更可以从专家的求学历程、学习体会中感受专家们对中医学的无比热爱，以及大医精诚的为医之道。个人以为，这本书的写作出版确实浓缩了龙华医院中医名家的学术精华，也体现了作者中医治学的严谨，更是彰显了海派中医的海纳百川、融汇创新、追求卓越的精神。

相信该书的出版，将成为一部庆祝上海中医药大学附属龙华医院60周年院庆的重要的学术作品，并以此为开端，进一步激励后辈中医工作者不忘治病救人之初心，牢记继承发展中医之使命，继往开来，再创辉煌。

上海中医药大学附属龙华医院　党委书记

刘胜

2019年7月

有容医者之所名曰"龙华"，于年庚子立，持医者仁心之使命，秉严谨、仁爱、继承、创新之精气，承大医精诚之愿景，即迎甲子之庆，脚踏实地以不忘初心，龙兴华医。

　　时光荏苒，白驹过隙间龙医立六十载，慨龙医精神常伴身侧，其间种种历历于心，葆中医之特色，荟名辈薪火传。研岐黄之道始于龙华，传道受业解惑于心中永感不忘，即慕圣贤道，临证研修，察病患之疾苦；杏林矜业，博采获益。吾众从医之道鉴证于龙医之处，纵阻且艰，感念初心，亦不能忘。

　　应龙华医院老教授协会之邀，迎建院六十周年之喜，欣悦恭至。汇吾院众多名老，聚慧粹、心志之精华付梓。医之贵于临床，辨中观、证中思、临中践，以达阴平阳秘，故理院之瑰宝，临床见解、验案众众，于《龙华医院名医学术思想与临证精粹》以书之。铭忆故人之峥嵘稠，扬承名贤之精气神，启促后学之方遒茂。

　　悠悠文化源远流长，医道深远浩博，吾之如沧海撷珠，共愿龙医同道共窥医道之精妙，传承医理，推陈出新，大医精诚与君共勉。

　　书中有不当之处，敬请同道和读者指正。

陈湘君　徐振晔

己亥年壬申月书

# 目　录

# 第一章

# 神经系统及精神疾病

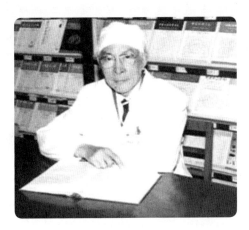

胡建华

## 一、个人简介

胡建华(1924—2006),男,字丕龄,号良本,自号"六乐老人",汉族,浙江省鄞县人。第一批上海市名中医,第二批全国老中医药专家学术经验继承工作指导老师。师承享有盛誉的丁济万、程门雪、黄文东诸先生,深得一代宗师真传。胡建华天资聪颖,自幼喜爱文学,临学碑帖,勤练书法,1941年考入私立上海中医学院学医,由于聪明好学,笃志勤奋,多次考试名列榜首,于1945年以优异成绩毕业。

胡建华学识渊博,医术高明,在半个多世纪的医疗实践中,博采众长,择善而用,形成了临床辨证和处方用药的特色。他重视脾胃学说,并将脾胃学说和理论指导于实践,应用于临床。在从事临床实践的同时,深入学习理论,勤读古今名著,善于总结经验,逐步形成自己的学术思想和有特色的临床专长。胡建华擅长治疗脾胃病、神经系统及精神疾病,以及内科杂病。他临证处方,溯流探源,察标求本,既严守绳墨,又圆机活法,通权达变;既继承先贤精髓,又常发皇古义,药证尽合,故诊治每每收桴鼓之效。他能灵活地处理慢性疾病中补虚与祛邪的关系,在处方用药上颇有特色,深受病家的欢迎及同道的赞赏,著称于医林,确立了其在中医界的学术地位。

胡建华曾任上海中医药大学教授,上海中医药大学附属龙华医院内科主任医师,上海中医药大学、上海市中医药研究院专家委员会委员,上海中医药大学附属龙华医院专家委员会主任委员。先后获上海市卫生局中医、中西医结合科学技术奖,上海市临床医疗成果奖。在国内外发表、出版论文著作 114 篇(册)。著有《中医膏方经验选》,主编《进补与养生》,参编《中国医学百科全书·中医内科学》《中医内科学》《实用中医内科学》等。

胡建华在脑血管疾病、帕金森病(又称震颤麻痹)、癫痫、运动神经元疾病、周围神经病、脊髓疾病,以及失眠、多发性抽动秽语综合征等神经系统及精神疾病方面形成了独具特色的诊治方案。根据胡建华的经验方而制成的院内制剂或协定处方,如祛瘀定痫合剂、固本定痫合剂、镇惊定志合剂、镇惊泻火合剂、蝎蜈胶囊、熟地平颤汤等,临床运用达 20 余年之久,疗效确切。他先后参加科技部有关中风、血管性痴呆和帕金森病的攻关课题;同时,指导上海市科学技术委员会重点课题和上海市教育委员会课题。"益肾化浊法治疗老年期血管性痴呆的研究"获 2002 年国家科学技术进步奖二等奖,"针刺治疗缺血性中风的研究"获 2002 年国家自然科学奖二等奖和 2003 年中华中医药学会科技成果奖二等奖,"中药治疗癫痫和帕金森病"获上海市科学技术进步奖和临床医学奖。

## 二、学术理论与学术观点

胡建华从事中医内科临床半个世纪,尤擅长治疗精神和神经系统疾病,重视胃气理论,通过长期的临床和实践形成了独特的诊疗规律。

### (一)精神疾病从心论治

西医学认为,精神活动是人脑对客观事务的主观反映,包括意识、认知、思维、情感、意志、行为等活动。中医学则认为,人的精神活动归属五脏,有"五脏主五神"之说,然"心为五脏六腑之大主,而总统魂魄,兼该志意。故忧动于心则肺应,思动于心则脾应,怒动于心则肝应,恐动于心则肾应,此所以五志唯心所使也"(张介宾《类经》),可见神志活动虽分属五脏,但仍以心为主。精神疾病的发生多因情志不舒或思虑过度,劳伤心脾,心血亏耗,心神失养则不寐、惊悸、怔忡;情志怫郁,肝气不舒,气滞痰凝,痰瘀互结,蒙蔽心神发为抑郁、幻觉;痰郁化火,痰火上扰心神,闭塞心窍,则发为癫、狂。所以,精神疾病的病位在心、肝,但还是以心为主导;病理主要以心血亏虚为本,肝郁痰火内结为标;治疗以养心安神、化痰解郁为大法。因此,胡建华在《金匮要略》名方甘麦大枣汤基础上加石菖蒲、远志、丹参组成加味甘麦大枣汤作为基础方治疗精神疾病,取得了明显的疗效。甘麦大枣汤原是治疗"脏躁"。脏,心脏也;躁,阴不足也。阴血足则心静藏,若为七情所伤,则脏躁不静,临床表现为情绪不宁、思维紊乱、失眠等症状,所以胡建华认为该方不局限于治疗妇女的脏躁,还可广泛运用于临床许多神志疾病。甘麦大枣汤是体现《黄帝内经》理论"肝苦急,急食甘以缓之"的代表。胡建华在多年临床观察中发现精神疾病的病机,除了心血亏虚、心神失养以外,痰瘀内扰心神也是一个重要的致病因素,因此他在"甘麦大枣汤"基础上再加石菖蒲、远志、丹参而组成了加味甘麦大枣汤。石菖蒲味辛,入心肝二经,辛散郁,能开心窍,化痰湿,解肝郁,为水草之精英;炙远志味苦,入心肺肾三经,明代杜文燮《药鉴》载其"主和颜悦色,轻身耐老……除咳逆而驱惊悸,益智慧而善不忘……去邪梦,安心定神";丹参性微寒味苦,入心肝二经,专入血分,清而兼补,有"丹参一味,功同四物"之说,平时临床使用常取其活血化瘀之力,在此,胡建华取其性微寒入血分,心主血脉,"脉舍神"(《灵枢·本神》),从而达到清凉宁心安神、活血养血之功。全方六味,却涵盖了气血痰瘀郁之病机,达到了益心气、养心血、润脏躁、除痰饮的功用。

### (二) 神经系统疾病从肝论治

神经系统疾病的病种复杂,病程长,病情顽固,缠绵难愈,如帕金森病、中风、面瘫、头痛、多发性抽动秽语综合征、运动神经元疾病、周围神经炎等等。胡建华根据神经系统疾病常见的症状如眩晕、头痛、麻木、抽搐、强直、震颤,结合"诸风掉眩,皆属于肝""诸暴强直,皆属于风"以及肝主筋、肾主骨等中医病机理论,认为神经系统疾病的主要病机是肝风内动(当然此处的肝还包括了肾的一部分功能)。厥阴肝经,根于阴而用于阳,性喜条达。肝木若失于疏泄,肝气郁结,气郁化火,阳气暴张,阳亢风动;或水不能涵木,肝木亢动化风;肝风内生,责之肝肾阴亏。肝为厥阴风木之脏,以血为体,以气为用,体阴而用阳,体柔而性刚,主升主动,且为少阳相火寄居之地。肝之所以能宁谧不安,肝气条达,肝血充盈,淫气于筋,淫精于目,使筋荣目明,肢体如常,全赖肾水以涵养,精血以濡润。若肝肾阴亏,精血衰耗,水不涵木,木少滋荣,肝阳偏亢,必致虚风潜起。故胡建华认为神经系统疾病虽多有肝风标象,其本乃阴亏。就临床所见,有先天不足如婴儿痉挛症,或后天失养如痉挛性斜颈,也有年老肾衰如帕金森病,或肝郁伤阴如三叉神经痛等,均为阴虚风动之证。临床辨证既要顾及标本虚实,平肝不忘柔肝,祛风兼以敛阴,同时又不必太过拘泥,因神经病变中有以肝风标实为主要矛盾者,亦有以肝肾亏虚为突出表现者,故治疗或首重祛风,或重在滋补肝肾。

又"风为百病之长,善行而数变",且最易挟痰、挟瘀,风痰瘀三者阻于经络,走窜全身。可见,神经系统发病的病机中肝肾阴不足是本,风、痰、瘀是标,所以治疗以平肝息风、通络化痰为主,经验方以加味四虫汤为基础。加味四虫汤含天麻、钩藤、炙僵蚕、炙地龙、全蝎、蜈蚣。天麻甘平,入肝经,为"治风之神药"(李时珍《本草纲目》);钩藤甘寒,归肝、心包经,平肝息风、清泻肝火。对于慢性疾病,胡建华较重视气血理论,尤其推崇叶桂《临证指南医案》所言"初病在经,久痛入络,在经主气,络主血,则可知其治气治血之当然也。……辛香理气,辛柔和血之法,实为对待必然之理",所以在该基础方中,选了全蝎、蜈蚣、僵蚕、地龙;这四味药性味均辛凉(寒),"风淫于内,治以辛凉"(《黄帝内经》),尤其虫类药,除了息风祛风外,还具有搜剔化痰、通络止痛的作用。

### (三) 凡病皆重胃气,临证需顾根本

胡建华深谙李杲《脾胃论》之精髓,在治疗疾病时,注意"凡病皆重胃气,临证需顾根本"。《灵枢·五味》曰:"五脏六腑皆禀气于胃。"《中藏经》也说:"胃气壮,则五脏六腑皆壮。"胡建华深领此旨意,强调人以胃气为本。胃气之盛衰有无,关乎人体健康与否及生命的存亡,故历代医家有所谓"有胃气则生,无胃气则死"之说。盖脾胃为后天之本,胃气强,则运化功能亦强,机体气血生化有源;胃气弱,则运化功能亦弱,机体气血生化乏源。因此,凡病之发生和转归无不与脾胃关系密切。正如李杲曰:"元气之充足,皆由脾胃之气无所伤。""内伤脾胃,百病由生。"故善察病者,必察其脾胃之强弱;善治病者,必先顾其脾胃之盛衰。切忌妄施克伐及腻补之剂,以免影响后天生化之本。如果脾胃生气受戕,则损怯难复。所以胡建华常常把调护脾胃作为临证治病的前提,认为身体强壮者,祛邪即是护胃,邪除胃气自然通畅;若胃气虚,则宜调养,俾后天资生有源,中气斡旋得复,疾病始有转机。五脏中不论何脏之病,皆宜调护脾胃。如属脾胃本脏有疾,必从本脏治疗,凡他脏之病与脾胃有关者,亦可从脾胃论治,如健脾以疏肝、健脾以养肺、健脾以制水、补脾以养心等。若他脏之病与脾胃不相关者,亦当时刻不忘以胃气为本、以胃为养,力求避免妨碍脾胃。因为脾喜刚燥,得阳始运,胃喜柔润,得阴自安,脾宜升则健,胃宜降则和,故不论脾胃本脏还是他脏之病、内伤或是外感所致、

虚证或是实证,均宜重视脾胃。具体做到健脾益气,注意灵动;滋养胃阴,切忌滋腻;脾胃疾病,注意升降;虚劳补益,注意开胃;温中助阳,避免伤阴;攻伐外邪,中病辄止。虽有脾气虚弱而用党参、黄芪、白术、炙甘草之类以益气健脾,也须配合陈皮、半夏、木香之属以理气和胃;虽兼胃阴亏虚而用石斛、麦冬、沙参等品以清养胃阴,亦当佐以绿萼梅、佛手、八月札等药以疏肝醒胃,做到补中有通,静中有动。升提药物常与益气药同用,如升麻、柴胡、枳实与党参、黄芪同用;和降药物多与泄肝药同用,如旋覆花、代赭石、黄连、左金丸等,偏寒加炮姜、紫苏,偏热加竹茹、枇杷叶。另外,胡建华认为在用升提或和降药物时,均可配伍白芍柔肝以制肝木之旺,肝平,脾胃方可升降有节。又因脾为阴土,得温则清气可升,胃为阳土,得润则浊气可降,故调理脾胃升降,选药宜润燥相适。

**(四)药物注重炮制**

胡建华治病,一贯主张"辨证要精,处方要巧"。中医药学博大精深,然为医者,必须深谙医理药性。中药的功用极为复杂,必须掌握常用中药的特性及其配伍知识,若能善于运用,即能提高临床疗效。在临床实践中,胡建华尤其注意药物的属性、炮制方法、使用剂量及配伍。

胡建华认为,中药炮制是提高中药治疗效能的必要手段。各种炮制方法,均能引起药物内各种成分发生变化,而发生变化的成分即显示与原生药功效相异的效能。有的药经炮制后,其性能增强,如黄芪补气升阳,蜜炙后补气作用更强。有的药经炮制后,其性能发生变化,如生首乌功专解毒截疟、润肠通便,而制首乌则性属滋补,功善补益精血;药性毒烈的药经炮制后,其毒烈之性大减,如生大黄泻下力猛,制熟后泻下攻积力大减。胡建华用药重视炮制,又善于应用各种中药的生制品。胡建华认为,天南星经炮制后,其毒性虽减,但有效成分亦大为减少。生南星经煎煮后,对人体毒性明显降低,故处方时用生南星为妙。全蝎、蜈蚣为胡建华常用药物,但此二味药入煎,人体不易吸收,所以主张将药物研细粉吞服,既能节约药物剂量,减少浪费,又有利于吸收。

**(五)临证巧妙处理辨证与辨病的关系**

辨证论治是中医的一大特色,也是中医临床优势之所在。中医通过望闻问切收集资料,了解疾病的部位、性质,并根据中医基本理论,进行综合分析,审证求因,然后提出相应的治疗原则和方法。辨证论治的整个过程是立足于整体,通过对全局综合观察分析,抓住疾病的本质,给予切合实际而又有针对性的治疗措施。

西医学是微观医学。它从细胞、分子、基因多个层面,严密观察局部器官组织细胞的功能与病变,从而明确疾病症结之所在,作出正确的诊断,然后给予相应的治疗措施。

简言之,中医诊治重在辨证,西医诊治重在辨病。中医能治好西医所不能治好的疾病,二者各有长短。

作为中医工作者,究竟如何适当处理辨证与辨病的关系?胡建华认为,中医在临床上,要根据自身的特点,扬长避短,发挥自己的优势。将辨证与辨病巧妙地结合起来,但必须牢牢掌握以辨证为主这一原则,切不可本末倒置,否则必然丧失中医优势,结果中医、西医两头都不精。如何将二者"巧妙"地结合起来?胡建华认为,在临床上应根据不同情况做具体的处理。

1. 若西医诊断不明,可充分发挥中医辨证论治的优势　在20世纪90年代初期,胡建华曾应邀为上海市某空军医院一位高热羁留不退的患者会诊。患者男性,65岁,退休干部。发热 16 天,热势朝轻暮重(上午 37℃左右,下午 39℃以上)。高热时恶寒,继而汗出而热势下降。胁胀胸闷泛呕,口苦,口干不欲饮,不思纳谷,神情委顿,烦躁不安。脉濡滑数(发热时 95 次 /min 以上),苔根腻,舌边尖红。胸片提示肺纹理增粗。血常规示白细胞计数 6 000~8 500/mm³ [(6~8.5)×10⁹/L]。验血:疟原虫未找到。经专家会诊,无明确的诊断结论。半月余来,已用大量抗生素及抗病毒药物进行静脉滴注,未见效果。中医辨证属伏温夹暑湿之邪,留恋三焦,枢机不和。治拟清化暑湿,和解少阳。予小柴胡汤合栀子豉汤加减。处方:软柴胡 15g,制半夏 12g,黄芩 15g,川朴花 12g,赤茯苓 15g,清水豆卷 20g,黑栀子 15g,煨葛根 15g,白蔻仁 4.5g(后下),藿佩兰各 12g,枳实 12g,竹茹 6g,陈皮 9g。服上方 3 剂,体温降至 38.8℃,胸闷泛呕减轻。原方加减续服 3 剂,体温降至 38℃以下。再服 3 剂,体温正常,精神好转,已欲进食。舌苔薄腻,脉象濡滑。嗣后以益气养阴和胃方调理,恢复健康出院。

2. 中西医结合,以中医药治疗为主　西药抗痫治疗癫痫,常有较好疗效。但西药久服副作用较大,亦有癫痫患者,西药治疗效果不佳,而就诊于中医。例如:女性,21 岁,患癫痫 5 年,平均每月大发作 2~3 次,发作时,四肢抽搐,口吐白沫,意识不清,每逢经期必发,经临乳房胀痛,脉弦细,苔薄腻。长期服用苯妥英钠、卡马西平。中医辨证属风阳夹痰浊内蒙,脉络不和,冲任失调。治拟平肝息风,化痰定痫,调和冲任。处方:天麻 9g,钩藤 15g,炙僵蚕 9g,炙地龙 9g,石菖蒲 9g,炙远志 6g,白芍 30g,丹参 15g,枳实 15g,竹茹 6g,淫羊藿 9g,肉苁蓉 12g,生南星 15g,蝎蜈胶囊 10 粒(分 2 次吞服)。医嘱:禁食羊肉、饮酒,忌饮咖啡、可乐,并按原剂量服西药。上方加减服半年后,发作次数减少,程度减轻。1 年 2 个月后,癫痫停发,经期亦安然无恙。以后逐步递减及停服西药。随访 4 年,癫痫控制未发。

3. 中西医互补,各扬所长　肿瘤患者诊断明确,手术顺利,继而进行化疗。患者多见面容憔悴,精神困惫,食欲不振,或有胃脘隐痛作胀、恶心呕吐等胃肠道反应,白细胞计数降低,化疗难以为继,治疗颇感棘手。此时最宜发挥中医辨证论治的优势。治疗此类术后化疗的肿瘤患者,首先,始终将扶正放在首位,或益气或养阴……可以提高白细胞的数量,支持其继续接受化疗;其次,改善和减轻患者的症状,或和胃或安神或理气或止痛;最后,适当配合化瘀散结之品。胡建华常用上述辨证思路,治疗术后化疗的肿瘤患者,效果较好。常可减少患者痛苦,提高生活质量,延长生存期。胡建华曾治疗一位女性患者,67 岁,3 个月前左乳腺癌手术,近 2 个月来,接受化疗。刻诊:神情委顿,面容憔悴,语声低怯,情绪抑郁,出汗口干,胸闷泛恶,不思进食,夜寐不安。脉濡细,舌质淡红,苔薄白。白细胞计数常在 2 000~2 500/mm³ [(2~2.5)×10⁹/L ]之间徘徊,甚至降至 1 800/mm³(1.8×10⁹/L)左右。治拟益气养阴,和胃安神,化瘀散结。处方:炙黄芪 20g,太子参 15g,云茯神 15g,麦冬 15g,北沙参 15g,淫羊藿 9g,石韦 15g,陈皮 9g,生半夏 12g,枳实 12g,竹茹 6g,生薏苡仁 30g,莪术 15g,柴胡 12g,紫丹参 30g。上方用参、芪益气,沙、麦养阴,夏、陈、枳、茹和胃,莪、苡散结,淫羊藿、石韦配合参、芪以升提白细胞。期间,曾服用过野山人参粉、冬虫夏草。上方调理 3 年,服药千剂,病情稳定,睡安,纳佳,各项指标正常,恢复健康,八秩高龄仍健在。

4. 病证合参,因人制宜　例如肝豆状核变性,多见肢体震颤等肝风扰动的症状,理应平肝息风。而本病患者多与铜代谢障碍有关,患者肠道对铜的吸收量超过常人。然而中医平肝息风法,多选用全蝎、蜈蚣、僵蚕、地龙、牡蛎等,这些药物均含铜量较高。此时胡建华常尊重患者,因人制宜,舍之不用,而选用天麻、钩藤、白蒺藜、白芍、丹参、当归等品,以平肝息风、养血祛风,同样可以取得良好的效果。

因此,胡建华常告诫学生们,中医临证时应谨记:第一,辨证论治是中医一大特色,亦为中医优势之所在。患者的主观感受,实际是疾病的重要信息来源,也是论治的重要依据。因此,必须加以重视。应该通过四诊手段,仔细地观察分析,切不可草率从事。第二,在临床上要根据中医自身的特点和规律,做到扬长避短,充分发挥中医辨证论治的优势。切不可唯病是从,主次不分,本末倒置,误入中药西用,甚至废医存药的歧途。第三,在以辨证论治为主的基础上,应重视和参考客观指标,使辨证与辨病恰当地结合起来,提高疗效。

## 三、临床经验与研究

### (一)息风豁痰法治疗癫痫

胡建华认为,癫痫的病因病机常与"惊""风""痰""瘀"有关,故其治疗法则,不外以镇惊、息风、豁痰、化瘀为主,此乃一般医家常用的基本方法。治疗方法虽然大同小异,但是临床效果却有霄壤之别,其故何在?究其原因,常与遣方用药是否精细、给药方法是否恰当、权衡攻补是否得当,以及必要的医嘱是否落实等方面,均有非常密切的关系。

一般认为,癫痫发作期以攻邪治标为主,间歇期以补虚治本为主。胡建华认为不应这样机械地划分。因为癫痫虽然属于慢性病,然而发作时间短暂,因此在治疗上没有必要分发作期和间歇期,而是只要显露虚象,即可用补益法。胡建华治疗癫痫以治标为主时,常用天麻、钩藤、地龙、白僵蚕、蜈蚣、全蝎以平肝息风,镇惊定痫;生南星、石菖蒲、远志以化痰开窍止痉;丹参、白芍以养肝活血化瘀。胡建华治疗癫痫以治本为主时,常用党参、黄芪以益气固本,枸杞、墨旱莲以养肝益肾。实验证明,息风豁痰药物对脊髓和大脑皮质的异常兴奋有一定的抑制作用。同时,经临床观察,补虚与息风豁痰药物同用,对小儿的智力提高也具有一定的作用。总之,癫痫反复发作,经久不愈,最终导致患者正气亏虚。此时宜攻补兼施,标本同治,以提高治疗效果。

癫痫患者,常因久病而致智力较弱,严重者甚或导致智残,尤其对儿童的影响更大。因此,保护患者智力,不容忽视。而保护智力的首要措施,当然是控制发病。此外,可用益智化痰法,使其智力稳定。胡建华常用石菖蒲、远志、龙骨,即"孔圣枕中丹"之意,配合益智仁,对稳定和提高患者智力,有一定的帮助。

妇女常于月经期前后发作癫痫,或伴有经临乳房胀痛者,此属冲任失调,当配合淫羊藿、肉苁蓉以调摄冲任,提高疗效;若兼有情绪抑郁焦虑、烦躁不安,可配合甘麦大枣汤以甘缓解郁。

治疗癫痫时,如何合理运用中西药物,很有讲究。癫痫服药的特点是持久而不能骤然停药,否则,容易影响治疗效果。一般要在症状持续停发3年左右,而脑电图同步好转,方可适当减少剂量(约减1/3);持续停发3年以上,可以再次减量1/3;持续停发4年左右,而脑电图正常者,可以考虑停药。但是对婴幼儿的服药剂量,则应根据其年龄增长,而相应地增加服药剂量。

如果初诊患者,从未服用抗癫痫西药,胡建华主张可单纯使用中药治疗。如患者正在服用西药,由于癫痫尚未得到控制,而就诊于中医者,在服用中药时,不应骤停西药,否则,恐引起癫痫更频繁而严重的发作。应仍按原剂量服用西药,伺癫痫得到控制后,逐步缓慢地减量西药,最终完全撤去西药。当中西药物同用时,在服药时间上,中西药物应相距半小时为宜。有的患者发病固定在半夜睡眠中,则服药时间可以在傍晚及睡前各服1次。如果需服西药,可以在睡前服用1次即可。

癫痫患者,常伴有情绪抑郁以及自卑心理,尤其久病患者,更要关心其思想情绪,鼓励其心情舒畅,保持其情绪乐观安定。因为恼怒、惊恐、紧张等情志因素,往往可以诱发癫痫。对于玩游戏机、跳迪斯科等活动,容易使情绪紧张,亦应加以劝阻。同时还应注意饮食调理。营养要全面,不要偏食。应忌食辛辣刺激性食品,如咖啡、浓茶、可乐、辣椒之类。羊肉、酒类等最易诱发癫痫,必须终身禁食。

### (二)活血平肝祛痰法治疗血管性头痛

血管性头痛包括偏头痛型血管性头痛和非偏头痛型血管性头痛,前者又可以分为典型偏头痛及普通型偏头痛。其主要临床表现为反复发作剧烈头痛,常伴有恶心、呕吐等自主神经功能紊乱的症状,并可有视觉先兆,严重影响身体健康及工作、学习和生活。

几十年来,西医学对血管性头痛的研究日益重视,许多国家相继成立了专门的科研机构,采用各种现代科学手段研究该病的机制与对策。至今,关于血管性头痛的发病机制,仍然有诸多学说,且被医学界所公认。虽然治疗本病的手段不断增多,但疗效尚不够理想,尤其是远期疗效较差。而且许多药物对神经系统及胃肠道有副作用,表现为嗜睡、眩晕、乏力、腹痛、恶心、呕吐、四肢感觉异常等,更有诸多心血管、内脏疾病禁忌证。因此,胡建华在长期临床积累的基础上,采用现代科学手段,发挥中医药治疗血管性头痛的特色,以活血化瘀、平肝息风、祛痰化浊法治疗血管性头痛,取得了良好的临床效果,为中医药治疗血管性头痛增添了新的有效方法,具有较高的社会效益。该课题1993年获上海市卫生局科研成果奖三等奖。

自古以来,历代学者对头痛机制的探讨涉猎颇广,列陈诸多学说。《黄帝内经》认为其病因有风、寒、湿等,而主要责之于风邪,病机方面有下虚上实、厥气上行等。《外台秘要·头风及头痛方》认为是体虚复感外邪。《古今医统大全》提出:"头痛自内而致者,气血痰饮、五脏气郁之病,东垣论气虚、血虚、痰厥头痛之类是也。"胡建华通过长期的临床实践,结合血管性头痛的部位、性质、发作特点、诱发原因、伴随症状及实验室理化指标的改变,认为本病中医发病机制当以瘀血、肝风、痰浊为主,且多数患者三因悉备,其中尤以瘀血为最多见,因此其治疗原则不外乎活血、平肝、祛痰法,视病情可有偏重,兼以他法。

1. 瘀血既是病理产物,又是致病因素 瘀血头痛是指瘀血内停,阻滞经脉所致的头痛。《医碥》又称"血瘀头痛"。胡建华认为,多数血管性头痛患者的疼痛部位比较固定在一侧或两侧颞部,头痛的性质呈跳痛、刺痛,头痛时发时止,经久不愈。相当部分患者表现为面色晦滞,舌质紫暗或舌边尖瘀点、瘀斑存在,脉涩等,这些临床表现均符合瘀血疼痛的特点。另外,实验室指标中血小板凝聚及血液流变学等的检测,反映出血管性头痛患者血液凝集状态增高,亦支持瘀血之说。头为清阳之府,久痛入络,或跌仆损伤,气滞血瘀,均可导致头痛。应用活血化瘀药物,可使脉络通利,血行流畅。胡建华治疗头痛熔活血、平肝、祛痰药物于一炉,其中活血化瘀药几乎占一半。处方以丹参活血;桃仁、红花、赤芍、川芎活血行气止痛;天麻走上窍,加之白僵蚕,既能活血通络,又能搜痰剔邪,可谓一箭双雕。现代药理实验证实,丹参、红花、桃仁、川芎等药具有显著增加毛细血管网数,加速血流,增加局部循环的血液灌流,降低血浆黏度,调节细胞电泳率及血细胞比容,改善血液流变性的功能;可使血管流量增加,提高血小板中环腺苷酸(cAMP)水平,抑制腺苷二磷酸(ADP)诱导血小板聚集,降低血小板黏附率,对血瘀证患者"黏、聚、滞"有较好的治疗作用。

2. 头为诸阳之会,位居高巅 凡情志不和,肝失条达,肝阳上亢,化火动风,上扰清空可致头痛。临床上可见血管性头痛患者常有头脑胀痛、跳痛或灼痛,伴有眩晕、心烦易怒、面红目赤、睡眠不安、舌红苔黄、脉弦等。处方以白芍养肝,天麻息风,兼施诸药,从而使血管性头痛患者风阳上扰的症状得以消除或缓解。现代药理研究证实,天麻有明显的镇痛作用,对由氯化钾及 5- 羟色胺(5-HT)引起的脑基底动脉收缩有拮抗作用,可调整脑血管的功能、降低脑血流图波幅,使异常扩张的脑血管收缩,达到治疗的目的。天麻的这一作用机制,与《中药学》中的天麻有息风、平肝的功效一致。

3. 痰浊上蒙清窍,头痛时作 "怪病多痰",痰浊乃人体津液所化,既为病理产物,又可成为病因。多数血管性头痛患者在发作期有恶心、呕吐、脘腹满闷、纳呆、舌苔白、脉象弦滑等痰浊症状。多因痰浊内阻,阻遏清阳,蒙闭清窍而致头痛。采用豁痰的药物,既能祛痰除疾,又防痰瘀胶结,可使清阳舒展,清窍豁达。胡建华除了选用石菖蒲、天麻豁痰开窍药物外,常大剂量应用生南星(入药剂量为 20g),收其"功专力宏"之利。对病程日久,顽固多发的血管性头痛患者尤为适宜。此味药物,实乃胡建华治疗头痛取效之精,且经长期临床应用及动物实验未发现有明显的毒副作用。石菖蒲主要功能为开窍宁神,用以治疗湿浊及痰浊上蒙的患者。现代药理研究证实,石菖蒲具有中枢镇静作用及明显的镇痛作用。

### (三)滋补肝肾、通络解毒法治帕金森病

帕金森病(Parkinson disease,PD)是以震颤、肌强直、运动减少和姿势异常为特征的慢性神经系统退行性疾病,病理上以选择性中脑黑质多巴胺能神经元丧失、纹状体多巴(DA)含量显著减少为其特点。多发于中老年人,男性多于女性。

胡建华认为,本病多因年老体弱、肾精渐亏或劳欲过度,致肝肾阴虚,水不涵木,风阳上扰所致。其病理性质总属本虚标实,本虚为肝肾亏损,脏腑功能失调;标实为风火瘀毒互结,阻塞脑窍。肝肾亏虚多因年高体衰、劳欲过度所致,亦可由标实转化而成。标实之风系肝肾阴虚不能制阳,阳动化风。内风是本病演变过程中贯穿始终的因素之一,是发病的主要动因。内风又有内风旋动和内风暗扇之别。内风旋动者常表现有典型的风象,可见震颤不已等症状;内风暗扇者常不显露明确的风动之象,不见震颤,而以肢体僵硬、拘痉等症状为主。痰系脏腑功能失调,水液不归正化,停聚而成;帕金森病患者临证所见之口角流涎、脘闷纳呆、舌苔白腻等便是明证。瘀为脏腑功能失司,无以帅血运行,血行迟滞,内停而成;帕金森病患者临证所见之舌质紫暗,或见瘀斑、瘀点等即是。火乃阴虚有火,或痰瘀化热而致。毒为风、痰、瘀、火蓄积胶结,壅滞不解,久渐而成。内风、瘀血、痰浊常相互作用,相互影响,使病情逐渐加重,错综复杂。虚实之间又可以相互转化,正虚日久,脏腑功能失调,则风、痰、瘀、火、毒诸邪应运而生;邪恋不去,可伤及肝肾,使肝肾更亏。终致虚实兼夹,诸邪胶着,损伤脑窍,害及泥丸,导致本病病深难治。胡建华经多年临床实践总结,根据风、痰、瘀、火皆为毒的理论,创立了"滋补肝肾,通络解毒法"治疗帕金森病的治疗法则。

根据胡建华的经验,对于帕金森病的治疗,宜以滋补肝肾、通络解毒为法则,研制了滋补肝肾、通络解毒复方。复方由天麻、钩藤、熟地黄、枸杞、桑寄生、丹参、莪术、白僵蚕、全蝎、蜈蚣、白芍、生南星等组成。其中,熟地黄补肾益精,滋阴养血。《景岳全书·本草正》曰:"阴虚而神散者,非熟地黄之守,不足以聚;阴虚而火升者,非熟地黄之重,不足以降;阴虚而躁动者,非熟地黄之静,不足以镇之;阴虚而刚急者,非熟地黄之甘,不足以缓之。"《本经逢原》谓:"内专凉血滋阴,外润皮肤荣泽。"《神农本草经百种录》曰:"地黄专于补血,血补则阴气得和,而无枯燥拘牵之疾矣。"临床应用熟地黄用量较大,故为君药。其中天麻,可平肝潜阳,

息风止痉。《本草正义》曰："盖天麻之质,厚重坚实,而明净光润,富于脂液,故能平静镇定,养液以息内风,故有定风草之名。"《本草汇言》曰:(天麻)"主头风……四肢挛急……风痰。"钩藤可息风定惊,化痰舒筋,清热泻火,"祛风痰,开气闭,安惊痫于仓忙顷刻之际"(《本草汇言》),"去风甚速,有风症者必宜用之"(《本草新编》),"轻清而凉,能泄火而能定风"(《本草正义》)。枸杞、桑寄生补益肝肾,滋阴补血。白芍"善治厥阴木郁风动之病"(《长沙药解》),既能"泄肝胆风火,以清风木之邪",又能"养肝阴而和柔刚桀骜之威",可养肝血,滋肝阴,柔肝气,为养血柔筋、缓急止痛之良药,与天麻、钩藤、枸杞、桑寄生共为臣药。丹参能"养血活血,生新血,去宿血"(《得配本草》),"养神定志,通利关脉"(《日华子本草》),可养血活血。莪术能"破积聚恶血"(《本草通玄》),可破血祛瘀;白僵蚕可息风止痉散结,如《本草思辨录》指出"僵蚕劫痰湿而散肝风";全蝎能"治诸风掉眩,惊痫抽掣,口眼㖞斜"(《本草备要》),乃治风之要药,集息风、化痰、祛瘀、通络于一体,可"穿筋透节,逐湿除风"(《玉楸药解》);蜈蚣能搜风剔络,透达内外,兼能通络止痛,解毒散结;天南星乃"开结闭,散风痰之药也","若风痰湿痰,急闭涎痰,非南星不能散"(《本草汇言》),临证可燥湿化痰,解毒散结,祛风止痉,生用则解毒散结之力更强,共为佐使药。诸药合用,共奏滋补肝肾、搜风解毒、通络散结之功。现代药理研究证实,地黄、枸杞、天麻、天南星、白芍、蜈蚣、白僵蚕等含多种人体必需氨基酸、多糖等;天麻、钩藤、白芍、丹参、天南星、白僵蚕等有镇静、催眠、抗惊厥等作用,能明显抑制小鼠自主活动、减少大脑皮质自发电活动;地黄、枸杞、桑寄生、天麻、蜈蚣可提高人体免疫力;白芍、全蝎对神经肌肉接头有阻断作用,可松弛肌肉;枸杞含阿托品、莨菪碱等抗胆碱成分,可对抗胆碱能系统的过度兴奋;丹参、莪术、钩藤可抑制血小板聚集、抗血栓形成、改善微循环等等。因此,滋补肝肾、通络解毒中药可通过改善脑微循环,提高大脑皮质的工作能力,提高人体免疫力等,而发挥治疗作用,临床用于 PD 的治疗也获得了满意的疗效。

## 四、经验方与转化

### (一)定痫合剂

【药物组成】白芍、丹参、地龙、远志、生铁落、石菖蒲、天南星等。

【功效】平肝息风,化痰开窍,定痫止痛。

【方解】白芍养血敛阴以平肝,胡建华经过长期临床实践认为白芍入心肝二经,有很好的平肝潜阳之功,对中枢神经系统有很强的镇静、镇痛及抗惊厥作用;丹参养血安神,与白芍合用能起养血平肝之效;远志、石菖蒲、天南星三药分属心肝二经,共奏化痰开窍醒脑之功,其中尤以石菖蒲开窍醒脑为主,配合竹沥、半夏等药则化开之功更显,且药理实验证实,石菖蒲对戊四氮唑引起的小鼠惊厥有一定的对抗作用;地龙入肝肾二经,息风止痉功效显著,具有很强的镇静、抗惊厥之功效。胡建华认为,本方有良好的平肝息风、化痰醒脑、镇静、抗惊厥作用。

【适用范围】癫痫、三叉神经痛、舌咽神经痛、血管性头痛等。

### (二)祛瘀定痫合剂

【药物组成】红花、川芎、丹参、白芍、地龙、远志、石菖蒲、天南星、生铁落。

【功效】活血化瘀,平肝息风,化痰开窍定痫。

【方解】红花、川芎活血化瘀散结;丹参养血安神,活血化瘀;白芍养血柔肝,可达平肝息风之功;地龙咸寒,息风、解痉、镇静之功尤佳,动物实验显示其具有很强的抗痉厥作用,对戊四氮唑、咖啡因引起的惊厥及电惊厥有对抗作用;生铁落重镇降逆、镇静;远志、石菖蒲、天南星化痰开窍、醒脑。胡建华认为,本方适用于癫痫合并头痛、腹痛,或有舌紫等血瘀表现者,或有头颅外伤史、产伤史、脑中风等病史者。

【适用范围】外伤性癫痫、三叉神经痛、血管性头痛伴有瘀血证候者,如舌质紫暗、脉涩等。

**(三)固本定痫合剂**

【药物组成】党参、白芍、墨旱莲、地龙、丹参、远志、生铁落、石菖蒲、天南星。

【功效】益气养肝,平肝息风,化痰开窍定痫。

【方解】党参健脾益气;墨旱莲甘、酸、寒,归肝肾二经,具有补益肝肾之功,适用于痫证兼见头晕目眩等症,常可与女贞子、桑椹等同用;白芍养血平肝;丹参养血安神;远志、石菖蒲、天南星化痰开窍醒脑;生铁落重镇降逆,药理实验证实其有较好的镇静作用。如女性癫痫患者月经前后癫痫发作者,胡建华认为属冲任失调,可酌加淫羊藿、肉苁蓉等药。

【适用范围】癫痫,三叉神经痛,舌咽神经痛,血管性头痛兼见肝脾两虚之气短、面色少华、头晕、目糊等症患者。

【临床和实验研究】胡建华运用定痫合剂系列经验方,辨证分型治疗各类癫痫患者317例,其中显效者101例(其中控制在连续1年以上不发者71例),占总病例的32%;有效者为125例,占总病例的39%;效差者为46例,占总病例的15%;无效者为45例,占总病例的14%;无加重病情者。显效与有效病例共为226例,总有效率为71%。

1. 不同证型疗效分析  定痫组的有效率为64%,祛瘀定痫组的有效率为73%,固本定痫组的有效率为73%。

2. 不同症状疗效分析  惊厥性发作有效率为80%,全身性非惊厥性发作有效率为79%,单纯性局限性发作有效率为76%,混合性发作有效率为54%,复杂性局限性发作有效率为45%,而对自主神经性发作者1例治疗无效。其中,全身惊厥性发作者173例,分别用固本定痫法、祛瘀定痫法和定痫法治疗结果如下:固本定痫组的有效率为81%,祛瘀定痫组的有效率为90%,定痫组的有效率为72%,3种方法对全身性惊厥性发作均有较好的疗效,而以祛瘀定痫法疗效尤为明显。对全身性非惊厥性发作者14例的治疗结果分析,以固本定痫法的疗效较好,其有效率为本组病例的78%。混合性发作者85例的疗效结果显示,固本定痫组有效率为62%,祛瘀定痫组有效率为48%,定痫组有效率仅为33%。单纯性局限性发作者33例的观察结果,除定痫组的病例数仅2例,不作统计外,固本定痫组和祛瘀定痫组的有效率分别占本组的67%与85%。可以看出,祛瘀定痫法的疗效较为显著,这在临床辨证分型上具有一定的意义。而对于复杂性局限性癫痫发作者11例的疗效观察,不如上述诸类型的疗效显著,用固本定痫法的有效率为60%,其他两法治疗的效果更差。

3. 不同年龄疗效分析  为了解治疗癫痫的效果与患者的年龄是否有关,将317例按年龄大小分组,每5岁为1组,设为12组。按年龄统计疗效,得出每组百分比(有效率),可以看出,年龄越小有效率越高。

4. 不同病程疗效分析  将317例癫痫患者按发作时间,每组间数为2年,共分成12组,以观察病程与疗效的关系,可以得出患病时间越长则疗效较差的结果。

5. 不同发作次数疗效分析  以每日、每周、每月、每年为单位,计算大约发作的次数。共分为8组,并作每组疗效统计。也有趋势表明,发作的次数与疗效呈反相关。即发作次数多,治疗效果差;反之,发作次数少,则疗效较好。

【医案】朱某,女,16 岁。2001 年 7 月 17 日初诊。4 年前于上课时突然神志不清,四肢抽搐,口吐白沫,持续 4 分钟后自行苏醒,醒后头痛明显,对发作不能记忆,外院头颅 CT 检查无异常,脑电图示左中央性放电。因恐惧西药副作用而未服药治疗,半月后再次类似发作。平素精神紧张,夜寐梦语,纳呆,二便尚调。舌质红,苔薄,脉细弦。

西医诊断:痫证。

中医辨证:风阳扰动,痰瘀阻络。

治则:平肝息风,活血通络,化痰定痫。

处方:明天麻 9g,嫩钩藤 15g(后下),炙白僵蚕 9g,炙地龙 9g,石菖蒲 9g,炙远志 4.5g,白芍 30g,丹参 15g,炙甘草 9g,淮小麦 30g,大枣 5 枚,陈皮 6g,生南星 9g。另,口服蝎蜈胶囊,每次 5 粒,每日 2 次。

二诊:上方续服 1 年余,癫痫每隔半年发作 1 次,程度明显减轻,四肢抽搐不明显,醒后也无头痛感。诉平素易惊恐,胃纳增,舌淡红,苔薄白,脉细弦。再守原意增减。处方:明天麻 9g,钩藤 15g(后下),炙白僵蚕 9g,炙甘草 9g,淮小麦 30g,大枣 5 枚,石菖蒲 9g,炙远志 4.5g,白芍 30g,黄芪 12g,生南星 9g,生铁落 60g(先煎)。另,口服蝎蜈胶囊,每次 2 粒,每日 2 次。此方连服 2 年,期间未见癫痫发作,脑电图复查正常,精神振作,纳佳便调,学习成绩亦有提高,嘱渐停药。

按语:痫之为病,病因不离"惊""风""痰""瘀",治疗法则不外镇静、息风、豁痰、化瘀,然遣方选药精细与否,权衡功效是否得当,将直接影响疗效。胡建华认为,痫之治疗无须有"发作期以攻邪为主、间歇期以补虚为主"之分,只要虚象显著,即可使用补益法,但不宜滋腻;祛邪药物之使用,除选用天麻、钩藤以平肝息风,石菖蒲、远志化痰定志外,常用全蝎、蜈蚣、白僵蚕、地龙四虫相配,具有镇静、息风、豁痰、化瘀之功,力专效宏。其中,全蝎、蜈蚣宜研粉吞服。生南星具有息风、豁痰、定痫作用;白芍酸入肝,养血柔肝以平肝息风,能息风止痉,配伍使用均可提高疗效。本案首诊即采用以上方法,因患者尚具有情志紧张、夜寐梦语等症,故加用甘麦大枣汤甘以缓急、养心安神。用药 1 年,癫痫发作明显减少。二诊时再守原意,因病久气虚,再加用黄芪,同时加用生铁落重镇安神,连用 3 年均未发作。4 年顽症,得到控制而停止发病。

### (四)安颅镇痛煎

【药物组成】桃仁、红花、川芎、赤芍、丹参、白芍、生铁落、地龙、白僵蚕、石菖蒲、生南星。

【功效】平肝息风,活血通络止痛。

【方解】桃仁、红花、川芎、赤芍、丹参活血化瘀以镇痛;白芍、生铁落、地龙、白僵蚕养血柔肝以息风;石菖蒲、生南星以祛除风痰。胡建华经过长期临床实践,结合治疗效果分析认为,血管性头痛、三叉神经痛、头痛型癫痫这类疾病常由于肝风挟瘀、挟痰上扰清窍而成,其中尤以血瘀阻络为主。故首重化瘀通络,血行则风自灭,络通而痛自止。故自拟此方用于临床头面部神经痛、血管性头痛、头痛型癫痫等,屡屡奏效。方中地龙、白僵蚕、生南星既能活血通络,又能搜风豁痰剔邪,治疗头痛尤为适宜。根据西医学实验室检测,血管性头痛患者血流呈高凝状态,运用本方后随着头痛的消失或改善,患者的血流高凝状态亦见缓解和恢复。白芍、丹参等养血化瘀,又能松弛平滑肌、扩张血管,故随疾病的逐渐康复,经颅多普勒超声(TCD)所示脑动脉的痉挛状态也得以恢复。

【适用范围】血管性头痛、三叉神经痛、头痛型癫痫等。

【临床和实验研究】采用本方治疗血管性头痛共 119 例,结果显示控制 24 例,显效 55 例,有效 30 例,无效 10 例;控制率达 20.1%,总有效率 91.6%,无效率 8.4%。分别观察中医分型的临床疗效,以血瘀风痰型、血瘀风痰兼肝肾阴虚型疗效最高,分别达 93.5% 与 92%,但无统计学差异;3 种类型中以典型偏头痛疗效最好,总有效率为 94.4%,普通型偏头痛与非偏头痛型疗效相仿。

【医案】某女,40 岁。2000 年 7 月 13 日初诊。15 年来,头痛反复发作,呈胀痛样,常偏左侧,痛剧时伴恶心呕吐,不愿睁目视物,需静卧 3 天并加用止痛药物方能缓解。发作渐趋频繁,现每月发作 3 次左右,外院多次检查头颅 CT 及脑电图均无异常发现。平素多用脑力,烦劳操心,夜寐不安,纳可便调,头痛发作无明显诱因。舌质稍红,苔薄白,脉弦细。

西医诊断:血管性头痛。

中医辨证:风阳扰动,血瘀阻络,神明不安。

治则:平肝息风,活血化瘀,养心安神。

处方:明天麻 9g,嫩钩藤 15g(后下),炙白僵蚕 9g,川芎 9g,白芷 9g,莪术 15g,炙甘草 9g,淮小麦 30g,大枣 5 枚,炒酸枣仁 20g,夜交藤 30g,知母 15g,百合 15g,生南星 30g。另,口服蝎蜈胶囊,每次 5 粒,每日 2 次。

二诊:投之 10 余剂,头痛发作 1 次,程度明显减轻,持续半天即告缓解,无须服用止痛药物,无恶心呕吐等症,夜寐已安。药证合度,再予平肝息风、活血化瘀巩固疗效。

处方:明天麻 9g,嫩钩藤 15g(后下),炙白僵蚕 9g,炙地龙 9g,川芎 9g,白芷 9g,苦丁茶 9g,莪术 12g,生南星 20g。另,口服蝎蜈胶囊,每次 5 粒,每日 2 次。上方连服 40 余剂,头痛未再发作,夜寐亦安。再用调补肝肾药物善后。

按语:本案属于"内伤头痛"范畴。内伤头痛可由多种原因引起,如情志不和,肝失条达,风动阳升,上扰清空,或肝肾不足,髓海空虚,或肝失所养,风阳上扰,或脾虚不运,痰湿内生,痰浊上扰,清阳不展,以及劳倦过度,脾胃虚弱,气血不通,虚阳上扰等,且常反复发作,经久不愈。主要与肝、脾、肾三脏有关,责之于"风""痰""瘀"三邪,以血瘀阻络为主。盖因"不通则痛""久病在血""久痛入络"之说。本案患者平素用脑过度,从而引起肝阳上升,瘀血阻络,神明不安。首诊方中的天麻、钩藤平肝息风;莪术、川芎、白芷行气活血祛风;全蝎、蜈蚣、白僵蚕搜风剔络,取"血行风自灭"之意。胡建华指出,生南星化痰镇痛作用远远优于制南星,一般畏其有毒,多不敢用,实则经动物实验及长期临床应用,均未见毒副反应。甘麦大枣合百合知母汤养心安神,缓急解郁。炒酸枣仁、夜交藤养心安神。诸药合用,直击病根,其效如桴应鼓。二诊时因夜寐已安,而仅以平肝息风、活血化瘀之品巩固疗效,使 15 年沉疴得起。方中要点在于全蝎、蜈蚣、白僵蚕、地龙四虫相配,搜风剔络,功专力宏,而全蝎、蜈蚣必须研粉内服,方能取得较好疗效。

(五)镇惊定志合剂

【药物组成】淮小麦、大枣、甘草、生铁落、天南星、丹参、远志、石菖蒲。

【功效】养血安神,宁心定志,化痰醒脑。

【方解】丹参一味,功同四物,故丹参有养血作用,又有很好的安神作用;甘草、淮小麦、大枣甘以缓急,起到较好的养心气、安心神之功;远志、石菖蒲、天南星化痰开窍以解郁滞;生铁落重镇降逆。诸药配伍,起到很好的养心安神、化痰开窍解郁作用。胡建华应用本方得心应手,治疗癫狂、不寐、郁证等常收良效。

【适用范围】神经衰弱、神经症、忧郁障碍等引起失眠、惊悸、癫证等。

**(六) 镇惊泻火合剂**

【药物组成】甘草、淮小麦、大枣、生铁落、天南星、丹参、大黄、知母、百合。

【功效】养阴清热,泻火除烦,化痰醒脑。

【方解】淮小麦、大枣养心安神,甘草补中益气、清热解毒,三药配伍相得益彰,具有很好的养心气、泻心火之功。胡建华活用此方化裁,广泛应用于神志不宁、精神失常的疾病,屡屡奏效。生铁落重镇降逆;大黄、知母、百合清热泻火除烦。胡建华认为,知母尚有滋阴养心安神的作用,酸枣仁汤治疗"虚烦不得眠"即此功也。天南星具有很好的镇静、镇痛作用及抗惊厥作用,故常用于失眠、癫狂、动风抽搐等症。根据胡建华的数十年临床经验,天南星的镇静抗痉作用以生用为佳,剂量可依据《中华人民共和国药典》适当加量。丹参养血宁神。诸药配伍,广泛应用于精神障碍、神经系统多种疾病及不眠等。

【适用范围】自主神经功能紊乱、围绝经期综合征、躁狂症、焦虑惊恐障碍引起的不寐、惊悸、烦躁、便秘等。

【医案】徐某,男,45岁。1998年10月7日初诊。患者近年来心情怫郁。10天前赴外地参加校庆活动,同学欢聚畅叙,心情异常兴奋,回沪后情绪逐渐反常,心烦失眠,焦虑不安,多思多疑,甚则急躁发怒,狂暴不休,曾破窗欲坠,被拦未遂,服用氯丙嗪西药治疗无效。舌红,苔黄,脉滑数。

西医诊断:精神分裂症。

中医辨证:心肝之火亢盛,痰浊之邪内蒙,神明为之不安。

治则:清心泻火,化痰开窍,安神定志。

处方:生地黄15g,百合15g,知母15g,龙胆9g,石菖蒲9g,炙远志4.5g,枳实12g,竹茹6g,炙甘草9g,淮小麦30g,大枣9g,炒酸枣仁15g,天竺黄12g,煅龙骨30g,黄连4.5g,生南星30g。7剂。

二诊:1998年10月13日。服药1周,情绪渐稳,心烦焦虑减轻,睡眠改善,并停服西药。舌红,苔薄腻,脉滑数。予原方去炒酸枣仁、天竺黄、煅龙骨。10剂。

三诊:1998年10月22日。情绪日趋稳定,精神亦趋正常,并能入睡,纳可便调。舌红,苔薄腻,脉滑。再予原方去生地黄、龙胆、煅龙骨、黄连,加夜交藤30g,生南星改为12g。14剂。此后,又于原方增减调治1个月,诸症均除,心情舒畅,夜寐安稳。

按语:精神分裂症多发于青壮年期,临床表现以精神错乱、语无伦次、恐惧多疑、幻觉、哭笑无常等情志语言、行为异常为特征,或癫或狂,或癫狂同现。癫则沉默呆痴,狂则躁乱妄动。胡建华认为,此乃痰邪作祟,临床多因骤受惊恐,气机逆乱,气郁化痰,扰乱神志;或所欲不遂,思虑郁结,郁怒伤肝,气失疏泄,郁而化火,灼津为痰,痰火上扰,蒙蔽心窍,发为狂。治疗以化痰定志、疏肝解郁、镇静泻火为法。本例重用生南星化痰定志、镇静安神;加石菖蒲、远志、天竺黄、竹茹等豁痰开窍;合枳实、龙胆疏肝解郁,清肝泻火;配生地黄、百合、知母、黄连清心安神;用甘麦大枣汤取其甘缓解郁之义。此例患者病程较短,且治疗及时,故收效较快,服药仅1周,症情大减,2个月后诸症均除。

**(七) 加味甘麦大枣汤**

【药物组成】炙甘草、淮小麦、大枣、石菖蒲、远志、丹参。

【功效】养心安神,化痰解郁,养血活血。

【方解】胡建华临证时擅用甘麦大枣汤加味,治疗神经系统疾病伴有精神症状者,以及精神疾病,颇有效验。本方用甘麦大枣汤养心安神,甘以缓急;石菖蒲、远志化痰解郁;丹参活血养血宁神,适用于因情志所伤,痰瘀互结,耗伤心血,神明不安而致的失眠、惊恐、烦躁多疑等精神病症状。

【临证加减】若以失眠为主者,可加酸枣仁、夜交藤养心安神;以烦躁为主者,加用知母、百合清热润燥;狂躁便秘者,加青礞石、焦山栀、龙胆清肝泻火;肢体或头面部肌肉不自主抽动者,加地龙、白僵蚕、钩藤等平肝息风。

【适用范围】自主神经功能紊乱、围绝经期综合征、抽动秽语综合征、精神分裂症等。

【医案】王某,女,62岁。1997年8月28日初诊。反复失眠30年,伴恐惧焦虑5年。患者原有失眠史30年,常用氯硝安定(氯硝西泮)等安眠药物。1992年绝经以来,时觉恐惧焦虑,心神不定,不敢外出。近日夜寐极差,入睡困难,早醒梦扰,每晚仅睡3~4小时,晨起头晕心惊,胃胀便秘,口苦口干。因为有轻度肝损伤而拒服西药。舌红,苔黄腻,脉细弦。

西医诊断:神经症。

中医辨证:肝气郁结,痰热上扰,神明不安。

治则:疏肝解郁,化痰定志,养心安神。

处方:柴胡12g,郁金12g,枳实12g,竹茹6g,丹参30g,石菖蒲12g,炙远志4.5g,炙甘草9g,淮小麦30g,大枣9g,知母15g,制大黄9g。7剂。

二诊:1997年9月5日。药后睡眠明显进步,每晚可睡6~7小时,恐惧焦虑减轻,已能独自去公园散步,头晕心惊不显,大便时干时润,口干口苦。舌红,苔黄腻,脉细弦。治守原法。上方14剂。

三诊:1997年9月19日。夜寐已安,情绪亦稳,恐惧焦虑不显,但精神欠佳,容易疲劳,大便隔日1次,口干口苦减轻。舌苔薄黄腻,脉细弦。原方加黄芪15g、党参15g。14剂以后,患者又连续服用上方3个月,失眠、恐惧、焦虑等症始终未发,精神转佳,心情愉悦。

按语:神经症患者常见情绪不稳、急躁易怒、恐惧、焦虑、失眠、多梦、眩晕、泛恶、胸闷、胁痛诸症,多属情志怫郁为患,遂使肝火痰热上扰心神。情志不遂,肝失疏泄,气失调畅,气郁化火,炼津为痰,痰热上扰,蒙蔽心窍,神明为之不安。治以疏肝解郁、化痰宁神为主。侧重心肝,兼顾痰火。痰因郁生,祛痰勿忘解郁;火由气滞,清火首当泻肝。常用柴胡疏肝散(《景岳全书》)、温胆汤(《备急千金要方》)、甘麦大枣汤(《金匮要略》)三方化裁。取柴胡、郁金疏肝解郁;枳实、竹茹化痰定志;知母、大黄清热泻火;加味甘麦大枣汤甘以缓急,宁心安神。本案未用夜交藤、炒酸枣仁等安神药品,也能奏效,可见甘麦大枣汤之功用实属可信。

### (八)滋补肝肾、通络解毒方

【药物组成】天麻、钩藤、熟地黄、枸杞、桑寄生、丹参、莪术、白僵蚕、全蝎、蜈蚣、白芍、生南星等。

【功效】滋补肝肾,通络解毒。

【方解】熟地黄补肾益精、滋阴养血,临床用量较大,故为君药。天麻可平肝潜阳,息风止痉;钩藤可息风定惊,化痰舒筋,清热泻火;枸杞、桑寄生补益肝肾,滋阴补血;白芍可养肝血,滋肝阴,柔肝气,为养血柔筋、缓急止痛之良药,与其他4味共为臣药。丹参可养血活血;莪术可破血祛瘀;白僵蚕可息风止痉散结;全蝎乃治风之要药,集息风、化痰、祛瘀、通络于一体;蜈蚣能搜风剔络,透达内外,兼能通络止痛,解毒散结;天南星可燥湿化痰,解毒散结,祛风止痉,生用则解毒散结之力更强,共为佐使药。诸药合用,共奏滋补肝肾、搜风解毒、通络散结之功。

【适用范围】帕金森病。

【临床和实验研究】采用该方治疗 30 例帕金森病(PD)患者,经滋补肝肾、通络解毒中药治疗 3 个月后,患者功能评分明显改善。改良的 Webster 积分由治疗前的 16.37 ± 3.35 降到 10.23 ± 3.68,Hoehn-Yahr 分级也有所改善,根据卫生部制订的诊断标准,总有效率达 80%。另 30 例中西医结合治疗组,经加用滋补肝肾、通络解毒中药治疗 3 个月后,改良的 Webster 积分由治疗前的 16.77 ± 3.98 降到 11.5 ± 3.80,总有效率 53.33%,Hoehn-Yahr 分级稍有改善。所有患者用药过程中,未出现新的不良反应,而对西药治疗的副作用具有明显的改善作用,且该组 10 例具有开关现象的患者,开期由治疗前的(6.00 ± 0.94)小时延长到(7.85 ± 1.06)小时;对便秘、胃肠道症状、头震颤、失眠等均有明显的改善作用,明显提高了 PD 患者的生存质量。由于疗程较短,故未作西药减量尝试,有待延长疗程作进一步观察。结果提示,滋补肝肾、通络解毒中药对 PD 有一定的治疗作用,与西药合用具有增效减毒的效果。

【医案】季某,男,62 岁。2001 年 9 月 27 日初诊。患者左侧肢体颤抖,活动不利,进行性加重 4 年。4 年前自觉左上肢颤抖,并渐加重,引发左下肢及右侧肢体颤抖,行走不利,步履不稳,紧张时尤甚,全身紧张似捆,活动不利,起步艰难。外院诊断为帕金森病,予美多芭(多巴丝肼)治疗,逐步加量,然效果日降。现服用美多芭,每次 2 粒,每日 3 次,每次服药效果只能维持 1 小时左右。刻下:步态慌张,语言哆嗦,低头含胸,双上肢颤抖,表情刻板,大便干结,三四日一行。舌质暗红,苔薄,脉细。

西医诊断:帕金森病。

中医辨证:肝肾阴虚,风阳扰动,瘀血阻络。

治则:滋补肝肾,息风和络。

处方:生熟地黄各 9g,制黄精 15g,肉苁蓉 15g,制首乌 15g,枸杞 15g,白芍 30g,丹参 20g,当归 15g,天麻 9g,嫩钩藤 15g,炙地龙 9g,石菖蒲 9g,远志 6g,制大黄 4.5g,生南星 20g。另,口服蝎蜈胶囊,每次 5 粒,每日 2 次。方投 20 余剂,自觉症状大减,全身紧张现象减轻,活动较前便利,服西药后作用持续时间较长。坚持服用本方 1 年,颤抖减轻,遂服用美多芭至每次 1 粒、每日 3 次,半年后改用美多芭每次 1 粒、每日 2 次,症情明显减轻,生活完全自理,大便已调,生活质量明显提高。

按语:帕金森病属于中医学"颤证"范畴,是极难治疗的神经系统疾病之一。此病"壮年少见,中年之后始有之,老年尤多",多与肝肾亏虚、气血不足有关。年老体力渐衰,肝肾精血不足,肝木不得肾水滋润,筋脉失养,风阳扰动,导致肢体震颤、关节僵直;或因劳倦思虑过度,饮食调控失当,气血不足,不能滋养四肢经络,导致筋脉拘挛,行动迟缓。显然其标亦为"肝风""瘀血",但必须紧紧抓住"虚"之本。本案处方标本兼治,生熟地黄、制黄精、肉苁蓉、制首乌滋补肝肾,制"风"之由;白芍养肝柔肝,息风止痉;天麻、钩藤平肝息风;全蝎、蜈蚣、地龙搜风剔络;生南星制痉;丹参、当归养血活血。方中要点在于补虚为主,白芍用量宜大,以柔肝解痉。

(王秀薇　袁灿兴)

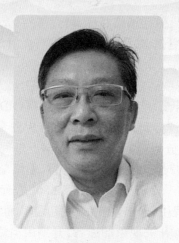

# 周英豪

## 一、个人简介

周英豪(1953—),男,上海中医药大学附属龙华医院中医内科副主任医师。1977年6月毕业于上海中医学院医疗系,曾任上海中医药大学附属龙华医院医教科科长、上海中医药大学附属龙华医院内科主治医师、上海中医药大学附属龙华医院急诊科副主任、上海中医药大学科研处副处长、上海中医药大学养生研究中心副主任、上海中医药大学附属龙华医院中医示范科主任、上海市闵行区中医医院副院长。现任上海中医药大学附属龙华医院中医先贤学术继承研究室主任、国家中医药管理局重点学科中医养生学学科带头人、中国中西医结合学会养生学与康复医学专业委员会常务委员、上海市中西医结合学会养生学与康复医学专业委员会主任委员、上海市中西医结合学会神经科专业委员会委员、上海市中西医结合学会科普与宣传工作委员会委员、上海市中医药学会内科分会委员、上海市中医药学会老年病分会委员、上海市科学技术委员会专家库成员。1985年与胡建华结为师徒,并参加第二届上海市名老中医学术继承研究班。长期从事中医临床、教学、科研工作。擅长以中西医结合方法治疗内科及神经系统疾病,尤其对高血压、帕金森病、血管性头痛、癫痫、三叉神经痛、面神经麻痹、共济失调、肝豆状核变性、脑炎、中风后遗症、动脉硬化症、痴呆等,有丰富的临床经验。

## 二、经 验 方

### (一)育阴定风珠治疗老年帕金森病

【药物组成】熟地黄、何首乌、白芍、桑寄生、丹参、僵蚕、木瓜、淫羊藿、天麻。

【功效】益肾养肝,息风活络。

【方解】熟地黄、何首乌、桑寄生、淫羊藿益肾养肝,充养百脉;天麻、僵蚕平肝息风,活络止颤;白芍、木瓜柔肝养血,舒筋活络;丹参活血行血,取治风先治血之意。历代医家视何首乌为滋补良药,如《本草纲目》记载"此物气温,味苦涩。苦补肾,温补肝,能收敛精气。所以能养血益肝,固精益肾,健筋骨,乌髭发,为滋补良药"。古谓:"阴不足者,补之以味。"熟地黄气味浓厚,为浊中之浊品,用以滋养阴血最宜。《本草从新》云:"(熟地)滋肾水,封填骨髓、利血脉、补益真阴……一切肝肾阴亏，虚损百病，为壮水之主药。"《药品化义》云："熟地……专入肝脏补血。因肝苦急，用甘缓之……能益心血，更补肾水。"

肝肾阴虚，多由年高体衰，病久失调所致。肝肾阴虚不能上滋头目，则头晕目眩、耳鸣健忘；肾阴虚亏则水不涵木，筋脉失养，而致肢体麻木、屈伸不利、步履不稳。肝肾阴虚，阳气升动太过，可见手足颤掉、筋挛拘急。综观此病，患者多因肝肾不足，精血虚衰，以致水不涵木，虚风扰动，筋脉失养，而产生强直、震颤少动等帕金森病特有的症状。以肝肾阴虚为本，虚风扰动为标，治当益肾养肝，息风活络。育阴定风珠为治疗帕金森病之专方，既抓住补益肝肾以治本，又重息风活络以治标，标本同治，始能奏效。细考育阴定风珠诸药，可见组方合理，作用明确，既融合了现代药理研究之精华，又不囿于传统治法。故用以治疗肝肾不足，虚风内动，筋脉失养而表现肢体拘挛、震颤、活动不便的帕金森病患者，药物作用与治疗经验相一致。所谓阴血得复，筋脉柔和，则颤掉自除。

【适用范围】老年帕金森病患者，多见头晕目眩，耳聋耳鸣，腰膝酸软，筋脉拘紧，震颤不已，动作笨拙，肢体麻木，步履不稳，大便干结，舌红苔少等。

【临床和实验研究】近年来，现代中医对帕金森病的研究颇为活跃，有实践、有理论，尤其在病因、病机、辨证分类等方面，已有诸多论述，其中比较公认的有肝肾阴虚、气血两虚、气滞血瘀以及本虚标实之论。以益肾养肝、息风活络指导组方的"育阴定风珠"治疗帕金森病患者，取得了良好的治本效果，有效率达76%，并使患者体内血浆5-羟色胺、血栓素、前列环素等神经递质及生物活性物质失衡状态趋于恢复正常，为探索中医药治疗帕金森病提供了良好的有效途径。帕金森病为神经内科慢性疾病，目前临床多数患者的治疗依赖于服用抗胆碱药及多巴类药物，而采用育阴定风珠治疗本病，具有临床效果好、长期疗效稳定、无副作用等优点，避免了应用抗震颤西药所常见的便秘、多汗、流涎、直立性低血压及消化道症状等副反应的出现，患者乐意接受。

【医案】顾某，62岁，1995年6月15日初诊。从1990年起，头部不自主晃动，肢体僵硬震颤，面容呆滞，饮水呛咳，语言不清，形体消瘦，行走不稳，性情急躁，脉细数，苔薄腻。外院神经科诊断为"帕金森病"。5年来，虽坚持服用美多芭(多巴丝肼)，症状却逐渐加重。

中医辨证：肾精亏虚，水不涵木，肝风扰动，筋脉失养。

治则：益肾养肝，息风通络。

处方：生熟地黄、山茱萸、天麻各12g，钩藤、白芍、葛根、木瓜各15g，僵蚕6g，桑寄生、制首乌各15g。水煎服。

服初诊方加减45天，肢体震颤、吞咽呛咳症状渐次缓解，语言较前清晰，睡眠好转，美多芭减量。迭进益肾养肝、息风通络方剂治疗2年余，肢体震颤基本消失，肢体僵硬改善，头脑晃动现象罕见。继续服中药煎剂，并交替服用健步虎潜丸调理。至2000年4月已停服美多芭2年余，自觉症状得到控制，生活能自理，基本恢复健康。

按语：治疗帕金森病，常用药物为生熟地黄、淫羊藿、桑寄生、天麻、葛根、木瓜、僵蚕、丹参等。如见精神疲惫，面色无华，加党参、当归调气血；如见大便干燥，加肉苁蓉、生首乌补养肝肾、润肠通便；如见耳鸣、眩晕，加枸杞、石决明平肝抑阳；如见肢体拘紧明显，加全蝎、蜈蚣粉吞服；如见焦躁、心悸失眠，加酸枣仁、百合安神除烦。

### （二）活血平肝祛痰方治疗血管性头痛

【药物组成】天麻12g，丹参15g，红花9g，川芎9g，赤芍15g，白芍15g，桃仁9g，石菖蒲

9g,生南星 15g,僵蚕 12g。

【功效】活血通络,平肝息风,祛痰化浊。

【方解】通过长期的临床实践,结合血管性头痛的部位、性质、发作特点、诱发原因、伴随症状及实验室理化指标的改变,认为本病中医发病机制当以瘀血、肝风、痰浊为主,其中尤以瘀血为多见,且多数患者三因悉备。其治疗原则不外乎活血、平肝、祛痰法。临床观察发现,多数血管性头痛患者的疼痛部位比较固定在一侧或两侧额颞部,头痛的性质呈跳痛、刺痛,头痛时发时止,经久不愈。相当部分病例面色晦滞,舌质紫暗或舌边尖有瘀点、瘀斑,脉涩。这些临床表现均符合瘀性疼痛的特点。头为清阳之府,久痛入络,或跌仆损伤,气滞血瘀,均可导致头痛。应用活血化瘀药物,可使脉络通利,血行流畅。本方虽熔活血、平肝、祛痰药于一炉,但活血化瘀药几占一半。方中以丹参活血,桃仁、红花、赤芍、川芎化瘀行气止痛,天麻搜痰剔邪,可谓一箭双雕。现代药理实验证实,丹参、红花、桃仁、川芎等具有显著增加毛线血管网数,加速血流,增加局部微循环血液灌流,降低血浆黏度,调节细胞电脉率及血细胞比容,改善血液流变性的功能;可使脑血管血流量增加,提高血小板中 cAMP 水平,控制 ADP 诱导血小板聚集,降低血小板聚集、黏附率,对血瘀证患者血液的"黏""聚""滞"倾向具有较好的治疗作用。

凡情志不和,肝失条达,肝阳上亢,化火动风,上扰清空,可致头痛。临床上可见血管性头痛患者常有头脑胀痛、跳痛或灼痛,伴有眩晕,心烦易怒,面红耳赤,睡眠不安,舌红苔黄,脉弦等。本方中以白芍养肝,天麻息风,兼施诸药,而使血管性头痛患者的风阳上扰症状得以消除或缓解。现代药理研究证实,天麻有明显的镇痛作用,对由氯化钾及 5- 羟色胺引起的脑基底动脉收缩有拮抗作用,调整脑血管的功能,降低脑血流图波幅,使已扩张的脑血管收缩,以达到治疗目的。

"怪病多痰",多数血管性头痛患者在发作期有恶心、呕吐、脘腹满闷、纳呆、舌苔白腻、脉弦滑等痰浊表现。多因痰浊内阻,阻遏清阳,蒙蔽清窍而致头痛。采用豁痰的药物,既能祛痰除疾,又能防痰瘀胶结,可使清阳舒展,清窍豁达。本方中除选用石菖蒲、天麻豁痰开窍外,较大剂量应用生南星,以收其"攻专力宏"之利,对病程日久、顽固多发的血管性头痛患者尤为适宜。

综上所述,"痰""风""瘀"是血管性头痛的发病机制,尤以瘀血阻络为主,而"活血通络、平肝息风、祛痰化浊"法的应用,为中医药治疗血管性头痛开辟了新的途径。

善用生南星,实乃胡建华用药取效之精髓。胡建华认为,生南星经煎煮后,毒性即消失,生用药效更佳。生南星有麻舌作用,故认为具有较强的毒性,而多用制南星。然而随其漂洗炮制,毒性减轻,有效成分亦随之消失。动物实验亦证实,天南星生用安全。据此袭用胡建华经验,在临床上用于痰湿、痰涎壅盛、风痰眩晕、风湿痹痛等,每多见效。常用剂量 9~15g。

【适用范围】血管性头痛、三叉神经痛、头痛型痫等。

【医案】王某,女,32 岁。初诊:1996 年 6 月 9 日。患者近 5 年来,发病频繁,平均每周 1 次。头痛程度剧烈,痛时伴泛呕欲吐、心慌、乏力、烦躁不安,大便干燥,2~3 日 1 次。经期头痛更甚。舌质红、苔薄,脉细。

中医辨证:风阳挟痰瘀交阻,窍络闭塞。

治则:平肝息风,养心安神,豁痰开窍。

处方:川芎 9g,桃仁 12g,红花 6g,天麻 12g,钩藤 15g,生铁落 30g,僵蚕 6g,炙甘草 15g,

淮小麦30g,大枣9g,石菖蒲12g,淫羊藿15g,生大黄12g,生南星12g,肉苁蓉15g。

服上方7剂后,1周内无头痛发生,睡眠好转,大便日行1次,原方去生大黄继服14剂。适逢经期,头痛发作1次,程度明显减轻,无恶心呕吐,原方继续服用30剂后头痛消失。

**按语:**头痛女性多见,多在青春期发病,病程较长,呈间歇性反复发作,常因失眠、情绪变化、劳累等因素而诱发。表现为头痛剧烈,缠绵日久不愈。均为风阳上扰,血瘀阻络,故用桃仁、红花、川芎活血化瘀,天麻、钩藤、生铁落等平肝息风,僵蚕祛风镇痛,生南星化痰解痉并具有较强的镇痛作用。本案患者经期头痛加重,大便干燥,烦躁不安,故用淫羊藿、肉苁蓉调和冲任,生大黄泄热通腑,甘麦大枣汤以养心安神。

### (三)息风豁痰方治疗癫痫

【药物组成】生铁落、生南星、石菖蒲、远志、丹参、炙地龙、白芍、炙甘草。

【功效】平肝息风,镇惊安神,豁痰开窍。

【方解】生铁落、炙地龙平肝镇惊、息风;生南星豁痰镇惊,与生铁落配伍,镇惊作用尤胜;石菖蒲、远志既能化痰浊,又能开心窍而宁心神,有提神醒脑作用;丹参、白芍镇惊、安神,养血活血,与甘草相配则益气安神功能加强。

中医治疗癫痫已有三千多年历史,早在《黄帝内经》一书中就对癫痫的病因、病机、发作症状和鉴别诊断有详细的论述。后世历代医家在自己实践基础上,不断总结和升华,丰富着中医药,日臻完善。《医学心悟》云:"痫症,则痰涎聚于经络也。"《古今医鉴》云:"原其所由,或因七情之气郁结,或为六淫之邪所干,或因受大惊恐,神气不守,或自幼受惊感触而成。皆是痰迷心窍,如痴如愚。"由上可知,癫痫常与"痰浊""惊""风"三者有关,与心肝脾三脏关系较大。心主神明,肝主筋、易升动,脾主生化气血,又为生痰之源。由于种种原因,引发风阳内动、气郁生痰、扰乱神明,故发生昏倒、抽搐等。据此,确定癫痫的治疗法则为平肝息风、镇惊安神、豁痰开窍。

本方由《医学心悟》的生铁落饮化裁而成。临床与实验均证明,运用平肝息风、镇惊安神、豁痰开窍法治疗癫痫是切实可行的,并收到了较好的效果。

【适用范围】风痰上蒙清窍之癫痫,以及三叉神经痛、偏头痛等。

【医案】王某,女,19岁。初诊:1990年8月4日。去年9月某日早晨起床不久,突然跌仆,意识丧失,全身抽搐,小便失禁,约3分钟后始缓解。以后每月均有类似发作1~2次,每逢经期必发,长期服苯妥英钠,末次发作为1990年7月12日。平素无特殊不适,外院脑电图示痫性活动。苔薄腻,脉弦滑。

中医辨证:肝风扰动,痰蒙心窍,冲任失调,脉络不和。

治则:平肝息风,化痰宣窍,调和冲任,祛瘀和络。

处方:明天麻9g,嫩钩藤15g,炙僵蚕12g,炙地龙9g,石菖蒲9g,炙远志9g,大白芍30g,紫丹参15g,淫羊藿9g,生南星12g。

二诊:8月11日。本月8日,正值月经来潮,癫痫大发作,出现意识不清、四肢抽搐等症状,精神困乏,苔脉如前。再守原意。

以后续用原方加减,持续治疗,到1992年1月28日来诊,癫痫1年余未曾发作。1个月前,在外院复查脑电图,未见明显痫性放电。

**按语:**本例癫痫病史年余,长期服用抗痫药物治疗,效果不显。癫痫一证,常与"惊""风""瘀"有关。如反复发作,日久往往出现虚象,故治疗本病,多以益气固元法治本,息风、镇惊、豁痰、化瘀法以治标。治本常用党参、黄芪为主，如用紫河车则更为相宜。在治标方面，用天麻、钩藤、僵蚕、地龙、生南星等化痰开窍，镇惊抗痉；用白芍滋养肝体并息肝风，有极好地降低肌张力的作用。

癫痫虽属慢性病，然而发作时间短暂，在治疗上无须分"发作期以攻邪为主，间歇期以补虚为主"，只要显露虚象，即可并用补益法。本例患者每逢经期辄发癫痫，此与冲任失调有关，而淫羊藿、肉苁蓉功能调和冲任，用之确能提高疗效。

## 三、用药经验

中药虫类药物为临床治疗神经系统疾患的常用药物。本人学习胡建华的用药经验，近年来，应用蜈蚣、全蝎、僵蚕、地龙等虫类药物治疗血管性头痛、癫痫、面瘫、面肌痉挛、帕金森病、中风后遗症等疾病，颇有心得，疗效显著。

全蝎、蜈蚣为虫类药物中息风、镇痉、止痛、散结之要药。两药作用基本相同，所异者，全蝎偏于辛平，蜈蚣偏于辛温。用于治疗癫痫，多用全蝎、蜈蚣配生铁落、天南星、石菖蒲、远志等，取镇惊豁痰开窍之意，临床疗效满意。用于治疗血管性头痛，除用全蝎、蜈蚣外，再投天南星、丹参、川芎、蔓荆子，以平肝息风、活血化瘀，常获良效。用于治疗面神经麻痹，当以全蝎、蜈蚣再配丹参、当归、川芎、天麻、天南星等，以益气活血，化瘀祛风，平剂调治，缓以图功。用于治疗帕金森病，常用全蝎、蜈蚣，除治疗抽搐、震颤、疼痛等动风之症有特殊的效果外，还有破瘀作用，故用于各种痞块、肿瘤，时有奇效。全蝎、蜈蚣二药入煎，人体不易吸收，所以常研细粉吞服，既能节约药物剂量，减少浪费，又有利于吸收。

地龙是一味用途广泛的良药，用于治疗各种内科杂症及神经系统疾病，颇有效验，但应用地龙，必须讲究对症配伍。

地龙配黄芪、钩藤，益气平肝息风。地龙兼有平肝、息风、通络作用，黄芪益气以推动气血流畅，钩藤亦能平降肝阳，三药均有扩张血管作用，故三药配伍，用于高血压、中风后遗症、半身不遂等，效果佳。临床治疗时，凡治疗高血压症见头痛、头晕、烦躁，可选用川芎、夏枯草、旱莲叶、丹参、黄芩等；如见耳鸣、目糊，可选用石决明、枸杞；颈项板滞，活动不利，加葛根。治疗缺血性中风后遗症、半身不遂肢体麻木者，可选用僵蚕、丹参、川芎、当归、红花、豨莶草、木瓜、蜈蚣等；如属脑出血而致的中风，可去红花、川芎，选用参三七粉、生蒲黄。一般常用剂量：炙地龙9~12g，黄芪15~30g，钩藤15~30g。

地龙配全蝎、蜈蚣、僵蚕，息风定痫、化瘀镇痫。地龙有息风、镇惊、抗惊厥作用。全蝎、蜈蚣辛平而能息风解痉，祛风止痛，有很好的抗痫镇痛作用，为临床治疗癫痫、血管性头痛的良药。僵蚕则有解痉疏风散结作用。四虫相配，收效甚佳。临床治疗癫痫时，多合用钩藤、丹参、白芍、石菖蒲、远志、天南星、生铁落等药；治疗血管性头痛、三叉神经痛时，多合用川芎、红花、桃仁、丹参、白芍等。一般常用剂量：炙地龙9g；全蝎、蜈蚣如两药相同，各1.5g，单味则用3g，微火烘脆，勿使焦，研细粉，分2次吞服；炙僵蚕9g。

（周英豪）

# 第二章

# 呼吸系统疾病

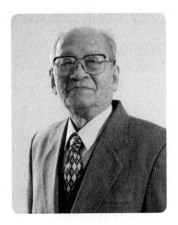

邵长荣

## 一、个人简介

邵长荣(1925—2013),男,浙江省慈溪人。1951年毕业于国立同济大学医学院医疗系。曾任世界中医药学会联合会肺病专业委员会顾问,中国中西医结合学会呼吸病专业委员会顾问,上海市中西医结合学会呼吸病专业委员会名誉主任委员,上海中医药大学和上海中医药研究院专家委员会委员、副秘书长,首届龙华医院专家委员会副主任委员。

第一批上海市名中医,第二批全国老中医药专家学术经验继承工作指导老师,上海市西学中高级研究班指导老师,上海市高层次中医临床人才指导老师。作为首批龙华医院名老中医工作室之一,2001年邵长荣工作室成立,2004年升级为上海中医药大学名老中医工作室,2007年被评为上海市名中医工作室,2011年被国家中医药管理局列为首批全国名老中医药专家传承工作室。

邵长荣长期从事肺结核、肺职业病、慢性支气管炎、肺气肿、支气管哮喘等肺科疑难杂症的中医和中西医结合的临床、科研及教学工作,先后研制出了"芩部丹""川芎平喘合剂""三草片"等10余种中成药。其中,"川芎平喘合剂防治支气管哮喘的临床及实验研究"获上海市卫生局中医药科技进步奖;"邵长荣治疗耐药肺结核的临床及发展"获2010年度上海医学科技奖三等奖;以芩部丹系列方治疗耐多药肺结核先后获得国家高技术研究发展计划(863计划)、国家"十一五"重大新药创制、国家"十一五""十二五""十三五"传染病重大专项资助进行系列研究。

从医 60 年来,邵长荣共发表论文 120 余篇,主编《邵长荣肺科经验集》《邵长荣学术经验撷英》《邵长荣谈咳喘》《邵长荣实用中医肺病学》等多部专业书籍。其中,《邵长荣实用中医肺病学》作为"十一五"国家重点图书收入中国中医药名家经典实用文库。2013 年出版的《邵长荣临床经验及科研历程》,对邵长荣 60 年临床科研工作进行了全面总结。《邵长荣书画拾零》展现了邵长荣工作之余的诗情画意。

历年来,先后培养硕士研究生 4 名,全国及上海师承班及西学中班学员 8 人,名中医工作室传承人 24 名,龙华医院名医带徒 2 名。

## 二、学术理论与学术观点

### (一)中西观——衷中参西,弘扬中医特色

邵长荣对中西医两种医学模式非常熟悉,一贯主张中西医结合,扬长避短,优势互补。同时他意识到,既然系统地学习了中医,就要很好地应用,要在临床、科研工作中发扬中医特色,使现代医学科技知识更好地为发掘中医药的宝库服务。西医对大多数疾病的发生和发展都有客观认识,中医的理论核心是整体观和辨证论治。他坚持衷中参西,将中西医各自的优势有机地结合起来,不断总结,不断创新,为诊治肺系疾病尤其是肺系疑难杂症提供了新的思路、新的方法。邵长荣认为,中医以宏观辨证见长,西医以精确的微观认识为优,将宏微两观相统一,可以提高对疾病的认识。辨病辨证合参,证和病是中医和西医两种不同医疗体系对疾病过程的认识,各有所长,又各有所短。如西医在疾病的定性、定位、诊断上确有长处,辨病有利于了解疾病的病因及疾病发展变化的规律;而中医辨证着眼于整体观,全面分析疾病的病位、病邪性质及邪正盛衰状况。辨证与辨病相结合,绝对不是机械地按照西医的诊断来套用中药,而是依靠西医对病因、病理的认识和科学的现代检查资料,帮助医生认识病机,观察疾病进退和疗效。邵长荣将药性药理相融,在临床上坚持遵循中医理论组方,既严格按照理法方药的要求和君臣佐使的原则,依中药性味归经和药效特点配伍组方,又参照中药现代药理研究,以冀开拓临床用药思路,提高疗效。

### (二)邪正观——扶正为先,阶段调整

"治病用药应当眷眷以正气为念"是邵长荣主要的学术观点之一。《黄帝内经》曰:"正气存内,邪不可干。"正气是人体抗御病邪、维持正常生命活动的物质基础,包括自身的调节功能和疾病之后的康复能力。机体的防卫功能、组织修复代偿功能、免疫功能等,都属中医学正气范畴。故就此而言,人之所以患病,皆因正气虚而致。为医者治疾用药必须重视正气,"衰者补之,损者益之",因此邵长荣治病尤为重视扶正,而且选方用药力求避免过于克伐正气。但邵长荣认为扶正和祛邪并不是一成不变的,在患病的过程中,因邪致虚和虚体受邪是许多疾病的两个侧面,事先补虚抑或事先祛邪,关键是要根据疾病的不同时期以及患者的体质强弱而有所偏重。一般而言,因邪致虚,当先祛邪,邪去则虚体自复;若虚不耐攻或虚体受邪,方先补正。然而扶正和祛邪的关系又是辨证的,祛邪可以安正,扶正可以达邪。

### (三)整体观——全面探索,提高疗效

邵长荣在治疗肺系疑难杂症时坚持运用中医的整体疗法,常以"局部疾病勿忘全身情况,要处理好局部和整体的辩证关系"。中医认为"肺主皮毛","肺开窍于鼻","肺与咽喉相通","肺与大肠相表里"。邵长荣认为"鼻、咽、喉是肺之门户","肺气虚则腠理疏","腑

气不通则肺气壅塞"。他充分运用中医理论,主张全面探源,提高疗效。如枳实、瓜蒌仁、柏子仁等,俾腑气通而喘咳止,又不伤正气,屡试屡应。

**(四)诊治观——探本求源,治求突破**

邵长荣诊病,强调从客观病情出发,谨守病机,细审证候,灵机应变,各施其宜。盖患者体质有虚实寒热之殊,受病原因有内伤、外感之别,病机证候千差万别,正可谓人有千面,病有百变。善治者,当知人之强弱,识病之内外,究病之深浅,察时之顺逆,然后因人而宜,活法圆机。凡临床上遇见肺系疑难杂症,邵长荣必寻根探源,审证求因,索隐无遗。若常见疾病按常规治疗效果不显著者,邵长荣也必细究深虑,寻因探源,突破常规,另辟蹊径。邵长荣认为,任何一种疾病没有绝对的"虚"和"实",无非是在不同的阶段有所偏重而已;而对于疑难病而言,则更常是虚中有实,实中有虚,并常可见寒热相夹、表里并存之象。通过反激逆从法,即用性味、功效及作用趋势相反的药物配伍,从而相辅相成,突破单相治疗的局限,以双相调节的方式激发出新的更有效的治疗效应,为疑难病症的治疗提供了新的思路。

**(五)脏腑观——肺疾责肺,非独肺也**

中医在长期临床实践中发现,慢性呼吸系统疾病,尤其是许多呼吸系统疑难疾病,多与肺、脾、肾三脏的虚损有关。邵长荣认为,这三脏的虚损发展先后有序,常常是先由肺及脾,再由脾及肾或直接由肺及肾。经过长期的临床经验积累,他发现病在肺的阶段病情较轻,呼吸器官的损害比较表浅,肺功能影响较小,此时临床虚象虽然不显著,但不能等待"肺虚"发展到"脾虚""肾虚",才注意到补虚。慢性肺病从"肺虚"发展到"脾虚""肾虚"往往要经过一段时间,此时,若及时予以益肺补气(创三参养肺汤),可提高肺的防御功能,阻断病情的进一步发展。

重视疏肝解郁。咳嗽常为外感或内伤影响于肺,引起肺失宣肃、肺气上逆所致,因此治肺是止咳常法。但邵长荣遵循古训"五脏六腑皆令人咳,非独肺也",坚持从五脏六腑整体辨治咳嗽。通过长期的临证积累,提出"止咳不独治肺,重在治肝"的学术观点。推崇调心宁神,心神不定,夜寐不安,用养心宁神法于情理之中。在五行学说中,心属火,肺属金,肾属水,相应病理关系是火克金和水克火。心火过亢会影肺金的肃降通调,使肺气上逆而生咳喘,表现为心绪不宁、咳嗽时作;肾水不足不能上济心火,以致心肾不交,出现咳喘夜甚、烦躁耳鸣。邵长荣在临床处方中常加用古代脏躁的代表方甘麦大枣汤治疗咳喘,伴有心绪不宁兼有便秘者,用枣仁易大枣,比起单纯应用平喘宁嗽法,常可获得更为明显而奇妙的疗效。

## 三、临床经验与研究

邵长荣从事中医药治疗呼吸系统疾病60年,形成了众多呼吸病的独特诊疗经验,现分述如下:

**(一)诊治肺结核的经验——清肺解毒、行瘀杀虫**

肺结核为慢性传染性疾患。《肘后备急方》就有"……累年积月,渐就顿滞,以至于死,死后复传之旁人,乃至灭门"的记载。肺痨的致病因素主要有两方面:一为外感"痨虫";二为内伤体虚,气血不足,阴精耗损。本病病变部位主要在肺。《证治汇补·传尸痨》说:"虽分五脏见症,然皆统归于肺。"在病变发展过程中,与脾肾两脏关系密切,也可涉及心、肝,甚至传遍五脏,故有"其邪辗转,乘于五脏"之说。在病理性质方面,基本以阴虚为主,并可导致气阴两虚,甚则阴损及阳。《丹溪心法》有"劳瘵主乎阴虚"之说。由于病情有轻重之分,病变发展阶段不同,涉及脏器不一。因此,病理也有转化演变,初起肺体受损,肺阴受耗,肺失滋润,表现肺阴亏损之候;继则肺肾同病,兼及心肝,而致阴虚火旺,或因肺脾同病,导致气阴两伤;后期肺脾肾三脏交亏,阴损及阳,可趋于阴阳两虚的严重局面。

1. 肺结核辨证阴虚为本　历代医家对肺痨分型有阴虚和阳虚之分,用药也有甘寒和甘温之争,但一般临床还是主张阴虚的多,认为肺痨患者临床常见阴虚诸症。如《丹溪心法·劳瘵》云:"劳瘵主乎阴虚。"《寿世保元·劳瘵》亦云:"夫阴虚火动,劳瘵之疾,由相火上乘肺金而成之也。伤其精则阴虚而火动,耗其血则火亢而金亏。"喻昌谓:"按虚痨之症,阴虚者十常八九,阳虚者十之一二。"1959 年,邵长荣等从客观认识肺结核证型分布入手,调查分析了各种类型的 1 000 例肺结核患者,发现阴虚 605 例(60.5%),阳虚 40 例(4%),阴阳两虚 259 例(25.9%)。阴虚病例中则又以肺阴虚最多,占所有病例的 46.1%,占阴虚病例的 77.8%;肺肾阴虚次之,占所有病例的 9%,占阴虚病例的 14.9%。阴阳两虚病例中以肺脾虚最多,占所有病例的 18.1%,占阴阳两虚病例的 70%。由此证实,肺结核以阴虚尤其是以肺阴虚为主,多为肺脾肾三脏受累的传统认识。同时,在肺结核患者病情进展期,中医辨证为虚证尤其是五脏虚的比例逐步增加,而在吸收好转期,中医辨证正常的比例较多。但在调查中也发现,在 1 000 例肺结核患者中有 96 例没有任何症状,四诊为正常,其中包括浸润型肺结核和慢性纤维空洞型肺结核患者,而肺结核手术后的 79 例患者却有 72 例(91.1%)辨证属于虚证(阴虚 40 例、阳虚 8 例、阴阳两虚 24 例),西医临床上已经为无肺结核的患者且痰菌也阴性,但中医辨证却为虚证。这些情况说明,传统中医对肺痨的认识的确是从实践中总结而来,但由于古代诊断、治疗水平和营养水平远不如当代,因此历代医家往往只能获得对重症肺结核患者的观察治疗经验。如今,随着肺结核诊疗手段的发展,尤其胸部 X 线检查、痰菌检查使现代肺结核患者早期就能够被发现,在典型"肺痨"症状(咳嗽、咯血、潮热、盗汗、消瘦)出现之前就得到治疗,故现代单纯的肺结核患者临床表现到达"痨"的程度者并不多见。另外,化学药物、手术治疗也改变了肺结核的自然进程,具有肺痨症状的患者也并非一定有痰菌阳性或有活动性病灶,所以现代肺结核患者的辨证和历代医家的描述之间出现了不同,两者并不完全符合。

2. 中西医融合诊治肺结核　传统中医由于条件的限制,主要采用察外以知内的方式,从不断积累的临床病例中获得经验并加以传承。西医学能够深入人体内部,察觉原先无法获知的信息,而化学药物尤其是抗菌药物的使用提高了临床治疗能力。邵长荣在肺结核诊治的探索过程中,善于学习西医学的先进理念和研究成果,与传统中医整体辨证有机结合,以提高疗效。因此,20 世纪 60 年代起,邵长荣带领他的研究小组在耐药性肺结核复治病例的诊疗和疗效评价中大胆地引入了中西医结合的新思路,并获得了瞩目的成效。

首先,在肺结核的诊断方面,邵长荣运用胸部 X 线摄片和痰菌作为结核诊断依据的同时配合运用中医四诊进行辨证,为治疗方法的选择提供更为贴切的依据。开展的大型临床调查在为中医辨证提供客观依据的同时,也发现中医辨证"痨瘵"与 X 线以及痰菌诊断并不一致,传统方法辨证为"痨瘵"的患者多病情比较严重,而部分已经有空洞的肺结核患者按照中医四诊却没有任何发现,这从另一个方面也说明中医学必须跟随时代进步引入现代检测手段加以丰富和提高,说明传统认识的"肺痨""痨瘵"和西医学诊断的肺结核不能完全等同,两个不同医疗认知体系感知的疾病可以互相借鉴、互相印证但不能机械地在病名之间画等号。

治疗上，根据肺结核干酪样坏死和结核结节的特有病理表现，以及病期较长、病灶纤维化较多的复治患者，病变局部由于淋巴血管破坏和局部循环不良，造成病变不易痊愈等情况，邵长荣提出这与传统中医认为患者感受外邪后，脏腑失和，气机阻滞，血行受阻产生瘀血内停而出现的结块有相似之处。另外，根据本病多为慢性进程，"久病必瘀"、虚实兼夹的临床特点，也需要加用活血药祛瘀生新，改善病灶周围的血液循环，帮助药物渗透以增加疗效。因此，在肺结核治则清肺泻火的基础上，创新性提出使用活血化瘀法，创立了"清肺解毒""行瘀杀虫"的治疗法则，从李时珍父亲用单味中药黄芩得到启发，选用黄芩为主药，配伍治疗肺痨传统用药百部（具有杀虫止咳、润肺化痰功效），佐以丹参、桃仁两味药物活血祛瘀，研制出"肺一号"合剂应用于临床。后来，在不断临床验证及精简用药、改变剂型要求下，原方中去除了桃仁这味药，剂型改为片剂，创制出"芩部丹"，大大提高了患者的痰菌转阴率，也使部分患者多年不愈的空洞得以闭合。

3. 肺结核治疗当"扶正"与"祛邪"并举　20 世纪 50 年代，传统中医在治疗"痨病"时强调阴虚火旺，治疗多偏重养阴清热，但治疗效果不理想，痰菌往往不能转阴。邵长荣通过对 1 000 例肺结核患者的临床调查证实，肺阴虚证在肺结核患者中占较大的比例，这和历代文献描述一致，但却无法解释在治疗过程中，运用养阴润肺之剂痰菌难以转阴，尤其对耐药性肺结核痰菌阴转更为困难。为此，邵长荣带领研究组查找了大量古代文献，发现唐宋以来，就有"骨蒸""热毒"与"痨虫"有关的记载，治疗方面也提出了"除蒸解毒""治痨杀虫"等等法则，这些见解为进一步发掘中医药治疗肺结核打开了思路。在对肺结核"久病必虚"的病机认识基础上，考虑传染病因病原体的存在引起的病因病理特点，结合临床实践认识到"祛邪"和"解毒"的重要性，提出了"扶正"和"祛邪"并举的治疗原则。

"扶正"和"祛邪"原本就是中医学治疗疾病的两大法则，扶正是对患者机体说的，祛邪是对病邪说的，也就是扶正气之虚，祛病邪之实。扶正有助于祛邪，祛邪也有助于安正。正气虚的人容易得肺痨病，在治法上有"扶正达邪"的方法；另一方面，正气虽不甚虚，同样也会因为邪甚而得病，外在并无虚象者，此时邪实是存在的。《普济本事方》说："留而不去，其病则实。"在对肺结核临床调查的过程中也看到有病例确诊患病却并无虚象，在这一阶段，着重祛邪是有积极意义的，况且病邪不去，则会损伤正气，虽初病无虚象但久之必有正虚，如李时珍认为"邪火煎熬，则阴血渐涸"，此时邪火是因，阴虚是果。所以，从肺结核整个病程来说，"阴虚"与"火旺"本有内在联系且互为因果。就如王清任《医林改错》所述："因虚弱而病，自当补弱而病可痊；本不弱而生病，因病久致身弱，自当去病，病去而元气自复。"在肺结核的治疗上，滋阴可以降火，降火可以保阴。因此，邵长荣根据扶正和祛邪的辩证关系，提出了"泻火行瘀"的治疗方法，并创制了"芩部丹"。同样，在对"芩部丹"的临床观察中发现，该药除了能有效提高结核病患者痰菌阴转率外，阴虚等其他症状也得到了改善，同时也印证了"因邪致虚，当先祛邪，邪去则虚体自复"的思路。由上可见，在对肺结核的中医治疗过程中，"虚"和"实"是相对而言的，没有绝对的"虚"，也没有绝对的"实"，所谓"虚"和"实"无非是在不同阶段有所偏重而已，可以说扶正和祛邪是一对既矛盾又相辅相成的共同体，关键是要根据不同的时期以及患者的体质而有所偏重。在临床用药加减过程中，发现肺阴虚症状明显者，在"芩部丹"的基础上加入沙参、玄参、麦冬之品；肾阴不足者加入滋补肾阴之品，临床症状改善显著，这就为后来研制的"保肺片"提供了依据。扶正可以达邪，邪去可以安正，是二者的辩证关系。

4. "异病同治"和"同病异治"　"异病同治"和"同病异治"是贯穿中医学的一个具独特含义的治疗法则,也是最能体现中医学辨证论治的一个核心内容。对于肺结核出现张力性空洞或继发感染的患者,具有发热、痰血、黄痰或有腥臭味等,辨证类似中医"肺痈",根据"异病同治"和"同病异治"理论,在百部、黄芩、侧柏叶等有效治疗药物的基础上,选用民间治疗肺痈的鱼腥草和治疗肺痨咯血的鹿衔草,加上此类病例多呈纤维干酪样病变,病灶有如结块包围,因此加用软坚散结治疗瘰疬的夏枯草组成"三草片",治疗耐药性肺结核且芩部丹无效的顽固病例 50 例,3 个月疗程结束。治疗结果为咳嗽、咳痰有效率 60%,咯血有效率 76%,潮热有效率 71%,痰菌阴转率 25%,胸部 X 线摄片病灶好转 11 例、加重 4 例,其余无变化。与此同时,分析部分难治性肺结核病例由于结核菌耐药性以及肺部大量纤维增殖和干酪样坏死,并且病变局部淋巴血管破坏和瘀塞不通,一般药物口服达不到效果,有如《普济本事方》所载"肺虫居肺叶之内,蚀人肺系,故成瘵疾,咯血声嘶,药所不到,治之为难"。在疾病这一阶段,需要采用其他治疗方式,尝试运用凉血退虚热并且滋肝肾、强腰膝的功劳叶配伍清肺泻火的一见喜(穿心莲)组成"肺 4 号针剂",选择治疗咳嗽、哮喘、咯血,并且有疏通淋巴管的泽前穴以及健脾化痰治疗痰多咳嗽的丰隆穴进行穴位注射,观察了难治性肺结核 56 例,经过 1~2.5 年的穴位治疗,半数以上患者症状消失,痰菌阴转者 14 例,胸片病灶稍见吸收好转者 19 例。

另外,在"异病同治"和"同病异治"理论指导下,芩部丹等治疗肺结核的药物也推广到肺外结核,如盆腔结核、肾结核、鼻咽结核及皮肤粟粒性狼疮的治疗上。

5. 免疫调节是提高肺结核疗效的有效方法　随着科学研究的进步,肺结核患者免疫功能变化在结核病发病及病情进展中的地位不断得到认识。自 20 世纪 80 年代起,邵长荣通过大量临床观察和实验研究,在证实肺结核患者总体呈细胞免疫下降、体液免疫亢进的同时,发现阳虚患者 T 淋巴细胞低于阴虚组,但在统计学处理上无差别,而 B 淋巴细胞阳虚组明显高于阴虚组。这一研究成果启发了邵长荣,在肺结核治疗中,应当提高机体抗病能力,调整免疫失衡,充分运用中医正邪理论进行治疗。邵长荣以玄参、南北沙参、麦冬、黄芩、百部、丹参、夏枯草为治疗肺阴亏虚型肺结核基本方,兼肺肾阴虚者加黄精、何首乌、女贞子,兼肺气虚者加黄芪(或党参)、白术、功劳叶。临床观察及实验证实,益气养阴扶正法不但可以有效治疗患者潮热、盗汗等中毒症状,而且可以改善患者免疫功能失调状况,从而有效提高治疗效果。

### (二)诊治慢性阻塞性肺疾病的经验——从气论治

慢性阻塞性肺疾病(COPD)慢性起病,病理性质本虚标实。虚是 COPD 发生发展的内在条件。本虚以气虚为主。《素问·五脏生成》云:"诸气者,皆属于肺。"《素问·六节藏象论》云:"肺者,气之本。""肺主气"是指肺气能够主持、调节人体元气、宗气、营气、卫气、脏腑之气等的生成与运行。肺气自主有节律地呼吸、宣肃可以调节人体之气,维持机体反应性稳态。它不仅维持机体气机和气化活动的稳态,也维持了机体血液、津液代谢的稳态。肺失宣肃,气机壅滞,还于肺间,导致肺气胀满,不能敛降,若肺病及脾,子盗母气,脾气虚弱,失于健运,聚湿生痰,治疗以补肺气、健脾气为主;若久病及肾,金不生水,致肾气衰惫,肾不纳气,则气喘加重,呼吸短促难续,动则更甚,此时当补肾纳气。邵长荣以脏腑辨证理论为指导,治虚以补肺、健脾、纳肾为法。

标实主要为痰浊、水饮与瘀血。痰饮的产生,病初以肺气郁滞,脾失健运,津液不化而成,渐而因肺虚不能化津,脾虚不能转输,肾虚不能蒸化,痰浊潴留,喘咳难已;肺虚不能治理调节心血之运行,肝郁失于条达疏泄经脉之气血,便会产生瘀血。痰浊、瘀血这些病理产物往往会导致虚实夹杂的局面,造成病久难愈的结果。同时还可见有气逆、气滞的表现,若久病肝郁,肝失疏泄,肝气上逆,肺失肃降,则气逆而喘。治疗上如何虚实兼顾呢?邵长荣认为无论扶正还是祛邪,当从气着手,根据疾病不同的阶段、不同的病位、邪正的盛衰以及患者体质的强弱,除了采用补肺气、健脾气、纳肾气的治疗方法外,还参合疏肝气、利肺气等方法。

补肺气以固表:观察慢性阻塞性肺疾病的起病,往往是因气候变化、寒冷刺激而诱发或加重,而慢性阻塞性肺疾病患者的防御能力很差,平时常出现汗出、怕冷,且容易感冒,此乃肺气虚弱,卫外不固也,正如《黄帝内经》所云"邪之所凑,其气必虚"。

健脾气以化痰:"脾为生痰之源,肺为贮痰之器。"脾失健运,酿湿生痰,上渍于肺,使肺失宣肃,则见病程缠绵,久咳不愈,痰多而黏,胸闷口苦,胃纳不馨,大便稀薄,舌淡胖、边有齿痕,苔白腻,脉细无力等。邵长荣在治疗慢性阻塞性肺疾病时,十分重视顾护脾胃。

纳肾气以平喘:若肾精不足或久病及肾,肾不纳气,摄纳无权,气浮于上,可出现久咳喘促、腰膝酸软、头晕眼花等症。慢性阻塞性肺疾病患者,常常会在后期出现这些表现。《景岳全书》云:"肺为气之主,肾为气之根。"又云:"肺主皮毛而居上焦,故邪气犯之,则上焦气壅而为喘,气之壅滞者,宜清宜破也。肾主精髓而在下焦,若真阴亏损,精不化气,则下不上交而为促。"

疏肝气以利肺气,从肝论治。尤怡曾说:"干咳无痰,久久不愈,非肺本病,乃肝木撞肺也。"朱震亨说:"善治痰者,不治痰而治气。"邵长荣治疗久咳久喘,抓住病情起伏与情志变化的关系,认为肝气郁结由情志刺激,气机不畅,或寒热不调,外邪入侵,久则滞留肝脉引起。经验方柴胡清肺饮受《景岳全书》柴胡疏肝散的启发,然又根据慢性咳喘病的病理变化特点,除疏肝理气外,还平肝抑木、清肺降火。

**(三)诊治哮喘的经验——活血行气、平肝纳气**

支气管哮喘属中医学"哮证"范畴。哮证的病理因素以痰为主。痰的产生是在脏腑阴阳失调的基础上,复加外感、饮食、病后等因素,影响津液的运行,停积凝聚而成。本病每因气候、饮食、劳倦等诱发。《景岳全书·杂证谟·喘促》云:"喘有夙根,遇寒即发,或遇劳即发者,亦名哮喘。"邵长荣根据多年临床经验,总结出"夙根"和患者的体质存在密切联系,且虚寒之体、痰湿之体、瘀郁之体各自"夙根"不同,治疗方法各异。在临证过程中,缓解期患者的症情稳定,根据中医四诊,辨证分型存在难度,这时可以结合患者体质,进行缓解期的调理用药。发作期的哮喘,一般分为寒哮、热哮进行辨证治疗。邵长荣认为,哮喘发作气机不畅,气滞血瘀,且疾病反复发作,久病必瘀,发展了哮喘治疗理论,提出应用行气活血法治疗哮喘。

1. 攻补兼施治哮喘　哮喘为本虚标实之病。中医自古提倡"急则治其标""缓则治其本",但是有资料证实哮喘急性发作期选用散寒平喘的小青龙汤与散寒平喘、补肾固本并用法对照,后者疗效明显优于前者。邵长荣积累数十年治疗哮喘的经验特别强调攻补兼施的重要性。他在临床上特别喜欢合用补骨脂、胡颓叶,寓意攻中有补,合小青龙汤加减,常收到很好的平喘疗效。补骨脂辛、苦,大温,入脾、肾经,补肾助阳。胡颓叶酸、平,入肺经,收敛止咳。胡颓叶又名蒲颓叶,早在《中藏经》一书中就已有"治喘嗽上气"的记载,具有收敛肺气之功,是一味攻中有补、止咳平喘的良药。

2. 活血化瘀法治疗哮喘　用活血化瘀法治疗哮喘是邵长荣治疗哮喘的一个特色。在临床上有许多患者,病程较长,甚至有10年以上的发病史。患者除体质虚弱外,往往还有"血瘀"证候出现,并形成夹湿、夹瘀等复杂证候。患者有形寒怕冷,口唇青紫,指甲灰暗,两胁闷痛,皮肤作痒,甚至痰中带血之重症。邵长荣常于处方中加入川芎、赤芍、白芍、五灵脂、当归、丹参等活血化瘀之品,以减轻和控制哮喘发作,提高疗效。

中医认为"久病必有瘀"。哮喘长期失治,屡次复发,日久成瘀,而血瘀内成又能诱发和加重哮喘发作。从西医学角度来看"血瘀",患者常伴有血液循环障碍。肺循环的正常是保证人体气体正常出入的根本。哮喘发作时,肺血管微循环障碍,血小板聚集,血黏度增加,血流速度减慢,释放出许多生物活性因子,增加哮喘患者的气道敏感性,加重哮喘发作。邵长荣认为,久病哮喘患者必须采用"气血同治"法。大多数活血化瘀类中药,不仅能改善肺循环,而且具有拮抗和抑制哮喘发作时生物活性因子的作用,为支气管哮喘的防治开拓了新的思路和途径。

3. 激素依赖型哮喘的经验　中医学认为,哮喘自幼发作者,多与先天不足、肾气虚衰有关。邵长荣应用补肾法有独到见解。补肾的中药不仅用于培本,还可以逐渐解除对激素的依赖。在临床中,有许多哮喘患者长期使用皮质类固醇激素来控制哮喘的发作,但有些患者由于用量大、周期长,往往形成激素依赖,容易产生多种副作用。对这类哮喘患者,邵长荣使用平肝纳肾法取得了一定的效果。因为大多数顽固性激素依赖型哮喘患者常有虚肿、疲劳、易汗且大便干结,情绪烦躁,容易激动等症状。邵长荣认为这类患者往往肝气郁结,气郁化火,导致肝木克金,肺气不降。另一方面,追问病史,往往病程长久,有的自幼患病,均存在着肾亏的因素。而"肾主纳气","肝主条达"。肾亏而肝旺是激素依赖型哮喘患者的主要病机。临床上许多患者经过平肝纳肾法治疗,均不同程度地减少了激素用量。

**(四) 诊治支气管扩张的经验**

1. 急则治标,清肺平肝　邵长荣经调查研究发现,痰热壅肺型、肝火犯肺型为临床最常见的支气管扩张中医证型。

(1) 痰热壅肺型支气管扩张的病机及用药特点:风热犯肺或风寒袭肺,蕴结不解,郁而化热;或平素嗜酒太过、恣食辛辣煎炸厚味,酿湿蒸痰化热;或情志抑郁,化火生痰,痰火上扰,肺受邪热熏蒸,痰热痰浊蕴结于肺,肺失肃降,则见咳嗽、咳痰黄浊;如痰热入于血分,与瘀血搏结,则可蕴酿成痈,表现咳痰有腥臭味,或脓血相间,同时伴胸闷、发热、口干、尿赤、大便干结等里实热证。证属肺热壅盛,胃肠热结,热伤肺络,治以清肺通腑法,创制鹿含芩连方治疗。方中鹿衔草甘苦辛平,清肺化痰,兼有止血、祛风湿及补肾强骨的作用,攻补兼施,民间常用于肺痨咯血。黄芩清热解毒,善清上焦之肺热,为肺科要药,对于肺热炽盛者,邵长荣一般重用至18g,而对于虚证也不避黄芩,只是酌加养阴润燥之品来监制其苦燥。连翘归心肺两经,清热解毒、消痈散结,长于散上焦之风热,而支气管扩张患者有咳嗽、咳吐腥臭脓痰之症,类似于肺痈之主症,予连翘消痈排脓,正合而治之。另外,可选紫花地丁、败酱草、蚤休、野荞麦根、白茅根以增清肺解毒之效,枳实、大黄、全瓜蒌泄腑通便,则腑气得通,肺热可清,肺气乃顺,咳喘自止。

(2) 肝火犯肺型支气管扩张的病机及用药特点:《黄帝内经》有"五脏六腑皆令人咳,非独肺也"之论。邵长荣认为,支气管扩张虽病位在肺,但应注重从整体观出发,提出了"止咳不独治肺,重在治肝"的学术观点。肺主降而肝主升,二者互相协调,是全身气机调畅的重要环节。肝木郁滞以致气流受阻,津液输布失常,痰液停聚,影响肺之宣肃;木郁土壅,肝气不疏,亦可导致脾虚无法运化水液,致生成痰湿,症见咳嗽、咳痰。肝气郁积化火,木火偏旺,金不制木,木反侮金,气火上逆,灼伤肺络,见咯血鲜红。以平肝清肝、凉血止血为治疗大法,方以柴胡清肺饮、青黛散加减。柴胡疏肝,前胡宣肺润肺,一疏一宣,使肺气通畅,宣肃正常,咳嗽自平。平地木、功劳叶平肝阳、柔肝阴,青黛、栀子泻肝清火,配合六月雪、茜草根、蒲黄凉血止血。

2. 缓则治本,益气养阴  所谓"正气存内,邪不可干""邪之所凑,其气必虚"。本病患者幼年多罹患麻疹性肺炎、百日咳等疾病,病邪的侵入则与素体肺之气阴不足有关。肺卫不固,腠理疏松,护卫不利,易受外邪;气机欠畅,肺失宣肃,久咳不止,又伤肺络,而痰血相间。痰郁日久,化火成瘀,灼烧津液,津亏液少,阴精失于濡养,阴液亏耗,阳亢于上,血随阳火上升,咯血不止;又津血同源,血少则津亏,病情更为加重;且本病缠绵难愈,反复发作,病程日久,气阴亏虚尤甚,甚则及肾,可致肾阴不足。益气养阴为支气管扩张的治本大法。邵长荣每在泻肝、清肺、凉血、止血、祛痰、行瘀的同时予以益气养阴之品,标本兼顾。自拟三参养肺汤合麦门冬汤加减,药用太子参、玄参、沙参、黄芪、麦冬、生地黄、百合、款冬、黄芩等。邵长荣认为,肺为娇脏,用药贵在轻盈,宜清补,而不宜滋补,即《景岳全书·新方八阵》所谓"阴虚者,宜补而兼清"。

3. 健脾化痰,贯穿始终  支气管扩张患者常常咳痰不尽,尤其早上起来老痰不尽,口淡乏味,食欲不振,有时感到胸闷背重、如负重担,疲惫无力,舌苔白腻等,此为脾气虚弱、痰湿阻肺之证。痰湿阻肺常可使支气管扩张缠绵难愈,此时用一般的清肺化痰药疗效平平,而以健脾祛湿排痰的方法常可获效,此乃治疗支气管扩张的关键。脾乃生痰之源,肺为贮痰之器。脾气虚弱,不能运化水湿,久则聚而为痰,痰湿互结,上阻于肺,使患者咳痰不已。邵长荣常用二陈平胃散健脾化湿,配用陈葫芦、防己、车前草加强利湿之功,合黄芪益气补脾,以促进培土生金的作用,使元气恢复。有的患者咳痰厚黏,且量多,咳之不畅,邵长荣认为此乃老痰也。因为宿痰伏肺,气机郁滞,升降失常,常可影响血脉运行,出现痰瘀胶结不解,常用自拟的三海汤,即海浮石、海藻、海蛤壳。其中,海浮石、海蛤壳入肺经,具有软坚化痰清肺之功。《本草衍义补遗》称海浮石具有"消积块,化老痰"之效。他经常告诫我们,排痰化湿是一个缓慢过程,用药宜渐消缓化。如果猛剂急攻,则痰未消而正气已伤,故必须权衡邪正虚实、缓急轻重,必要时用攻补兼施的方法,可酌加功劳叶、仙鹤草益气补虚,提高免疫力。支气管扩张患者病程较长,长期服药,脾胃功能更受损,因此邵长荣在处方中常加入谷芽、麦芽、焦山楂以护脾胃,助运化,促进药物吸收。

4. 肺鼻同治,整体治疗  支气管扩张患者常伴有副鼻窦炎,表现为鼻塞、流黄脓涕,中医学称为鼻渊。慢性副鼻窦炎经久不愈,脓涕沿着咽喉、气管壁向下流,沉积于小支气管,使其反复感染,久而久之便造成支气管扩张,且以右下肺多见。支气管扩张又常因感冒、上呼吸道感染而复发,尤其是合并副鼻窦炎者,往往是引起本病复发和加重的主要原因,从而使支气管扩张的防治更为复杂。他在长期临床实践中常将两病同治,用千金苇茎汤加鹿衔草、黄芩、佛耳草、山海螺、鱼腥草等清热解毒,排脓痰。对鼻塞严重者,还在处方中配伍辛夷、苍耳子、路路通、牛蒡子等以开窍通鼻,可获得意想不到的效果。

**(五)诊治间质性肺病的经验**

有关间质性肺病的描述多见于"肺痿""肺痹""喘证""咳嗽""短气"等疾病中。肺痿病名首见于《金匮要略·肺痿肺痈咳嗽上气病脉证治》,并指出"热在上焦者,因咳而为肺痿"。肺痹病名最早见于《黄帝内经》。《素问·玉机真脏论》曰："今风寒客于人……弗治,病入舍于肺,名曰肺痹,发咳上气。"《诸病源候论·脾胃病诸候·肺萎候》指出:"肺主气,为五脏上盖。气主皮毛,故易伤于风邪。风邪伤于脏腑,而血气虚弱,又因劳役,大汗之后,或经大下,而亡津液,津液竭绝,肺气壅塞,不能宣通诸脏之气,因成肺萎也。"提出了肺痿的病因是外邪犯肺,或劳役汗下过度,阴津耗损,肺气受损,壅塞而成。《素问·痹论》曰:"五脏皆有合,病久而不去者,内舍于其合也。……皮痹不已,复感于邪,内舍于肺。所谓痹者,各以其时重感于风寒湿之气也。"认为本病是由于邪气痹阻肺络,肺失宣肃,痰瘀内生而致。邵长荣认为"肺痹""肺痿"二者并不矛盾,肺痹言肺为邪痹,痹阻不通,气血失于流畅,从邪实而言;肺痿言肺之痿弱不用,从本虚而言。它们代表了此类疾病在不同阶段的特点。

间质性肺病的病位在肺,而与脾、肾密切相关,后期病及于心。病因以正虚为本,邪犯为标,病性属本虚标实。病理因素主要为痰浊、瘀血。病初由于肺体虚损,感受外邪,耗伤津液,津聚为痰,痰浊蕴肺,病久势深,肺气郁滞,血行不畅,肺络瘀阻;亦可因气虚推动无力导致瘀血产生,而成痰瘀互结之证。病理性质多属本虚标实。外感诱发时则偏于邪实,平时偏于本虚。疾病初期,因素体亏虚,外邪犯肺,入里伤络,耗气伤津,邪实本虚;中期病情发展,子盗母气,病及于脾,痰瘀痹阻,多属虚实夹杂;后期病及于肾、心,气虚及阳,或阴阳两虚,渐成危候。本病的基本病机为"虚、痰、瘀",并且痰瘀痹阻肺络贯穿始终。

本病本虚标实,本虚以气虚、阴虚为主,临床表现为干咳、痰少、气短、胸痛等肺部症候群。硅沉着病(又称矽肺)是由燥烈之石末伤肺而引起,表现为干咳、喉痛、气喘、胸闷、胸痛,甚至面赤、烦渴,脉弦滑等。邵长荣认为此乃"火燥"之象,性质燥烈之金石粉末长期沉积,郁而化热,煅炼津液,耗伤气阴。益肺气、养肺阴为间质性肺病的主要治本之法,药用南北沙参、黄芪、党参、麦冬、生地黄、百合、当归、玉竹、玄参、蜂蜜等。在临床上,患者气虚、阴虚各有偏重,如气虚多用黄芪、党参,阴虚多用南北沙参、麦冬、生地黄,肺燥则选百合、当归、玉竹、玄参。

间质性肺病久咳伤气伤阴,而肺肾互为子母之脏,故肺系疾病,常累及于肾。此病病程长久,根据"久病必虚""久病及肾"理论,患者必然出现肾虚表现。肾不纳气出现喘促、气短等呼吸系统症状,同时兼见腰酸、耳鸣、畏寒、夜尿、易汗等其他全身肾虚症状。邵长荣在矽肺治疗过程中,也发现类似的病位病机传变特征,对于矽肺病程长久,以肾虚为主要表现的患者采用补肾为主的治疗方法,以延缓病情进展,增强患者体质,改善生活质量。对于肾虚患者,无论肾阳虚或肾阴虚,均给予蚕蛹片及保肺片,主要由补骨脂、川断、当归、胡桃肉、熟地黄、甘草、菟丝子、覆盆子、女贞子组成;偏肾阳虚的给予补肾健肺糖浆,主要由淫羊藿、黄精、女贞子、狗脊、桑寄生、海浮石、川楝子、陈皮组成;偏肾阴虚的用楂菊地黄片,主要由生地黄、女贞子、怀山药、赤芍、茯苓、泽泻、桑椹、白菊花组成。

纤维组织增生是间质性肺病的主要且常见的病理改变,各种原因的慢性肺损害都有可能导致肺间质纤维组织增生、间质胶原化直至肺结构破坏和蜂窝肺形成。矽肺除了一般纤维化表现外,还有矽结节形成的典型表现。中医认为,气阴亏虚是间质性肺病的基本病机,阴虚津液不足,气虚津液不化,津凝为痰,结于肺络,胶作难解,而成顽痰,常采用软坚散结之法。药物通常选用夏枯草、海藻、昆布、海浮石、牡蛎、山慈菇等。

从中医的角度来说,矽肺等肺纤维化是一个慢性的病,"久病必有瘀";从西医病理来看,弥漫性纤维化、肉芽肿等病理改变均可减少肺内毛细血管床,增加肺循环的阻力,使气体交换不足,造成机体慢性缺氧,导致肺动脉高压。肺动脉高压改变作为伴发病理改变在间质性肺病中很常见,并且与间质性肺炎的程度有关。中医认为津聚成痰,肺气郁滞,血行不畅,肺络瘀阻;亦可因气虚推动无力导致瘀血产生,而成痰瘀互结之证。常用活血化瘀药如丹参、赤芍、当归、桃仁、红花、三棱、莪术、郁金等。

间质性肺病患者初期气阴不足,表现为干咳痰少;气虚津液不化,津聚为痰,蕴结于肺,痰阻气机,上逆作喘;久病及肾,肾不纳气,喘促不已。在治疗过程中,除了益气养阴、散结化瘀外,还需止咳化痰、降气平喘,减轻患者肺部临床症状。气阴不足咳嗽主要予白前、紫菀、橘皮、百部、川象贝、杏仁;痰液稠厚予海蛤壳、莱菔子、冬瓜仁软坚化痰;痰浊蕴肺之实喘予紫苏子、葶苈子、桑叶、枇杷叶降气平喘;肺肾不足之虚喘予补骨脂、胡桃肉、覆盆子、女贞子等。

## 四、经验方与转化

### (一) 芩部丹

【药物组成】黄芩、百部、丹参。

【功效】清热解毒,泻火行瘀。

【方解】黄芩为君,具有清热燥湿、泻火解毒的功用。现代研究表明,黄芩或其提取物黄芩苷具有广谱的抗菌、抗病毒作用。百部为臣,杀虫止咳、润肺化痰,《日华子本草》中就有百部“治疳蛔及传尸骨蒸劳,杀蛔虫、寸白、绦虫”的记载。佐以丹参,活血祛瘀生新,改善病灶周围的血液循环,有助于药物渗透吸收,以提高疗效。

【适用范围】本方为邵长荣治疗肺结核的基础处方,如兼有咳血加茜草根、生侧柏、仙鹤草;痰多色黄或有臭味加鹿衔草、鱼腥草、夏枯草、连翘;自汗不止加黄芪、防风;咳嗽加紫菀、姜半夏、海浮石或车前子。

【临床和实验研究】20 世纪 60 年代,邵长荣通过对 1 000 多例肺结核患者进行辨证分析,得出肺热阴虚是肺结核的基本证型,但单纯使用养阴清肺法,痰菌转阴并不显著,于是创新性提出清热泻火、活血化瘀治疗耐药性肺结核,创制出芩部丹,并以芩部丹为基础处方治疗肺结核和耐药性肺结核取得满意疗效,提高了痰菌转阴率,促进了肺部病灶吸收。2004 年,“芩部丹”临床前实验研究获国家高技术研究发展计划(863 计划)项目资助,对“芩部丹片”进行了系统规范临床前药代学、毒理学、药效学等研究,结果显示“芩部丹”可通过抑制和杀灭结核杆菌使该病原得到彻底清除,还可能通过改善血液流变学指标、抑制炎症细胞浸润等途径减轻结核菌对肺脏造成的直接损伤或间接损伤,同时该药还可能通过镇咳、减轻细菌所致的发热反应使其症状得到改善。2008 年,按照中药新药第 6 类的研发要求,成功申请国家发明专利,专利名称“一种治疗肺结核的药物及其制备方法”;专利号 ZL200510028635.3,授权公告号 CN100425276C。2009 年,“芩部丹片”获国家药物临床试验批件,批件号 2009L00473。2010 年,获国家“十一五”重大新药创制科技重大专项课题——“芩部丹片”治疗复治肺结核的临床研究。2008 年起,“耐药肺结核的中医药治疗方案研究”先后获得国家“十一五”“十二五”“十三五”立项资助。研究结果表明,以“芩部丹”为主药的中药复方能够提高痰菌阴转率,促进肺部病灶吸收,降低患者中医证候积分,改善患者生活质量。“邵长荣治疗耐药肺结核的临床及发展”获得 2010 年度上海医学科技奖三等奖,“邵长荣系列抗痨中药复方治疗难治性肺结核的应用及推广”荣获 2017 年度上海医学科技奖成果推广奖。

【医案】郭某,男,70 岁。2001 年 11 月 21 日初诊。患者因发热于 2001 年 9 月在瑞金医院诊断为结核性胸膜炎,曾经胸腔穿刺抽液 3 000ml。因正规抗结核治疗出现肝损伤而停药,胸片示左侧少量积液。刻下:头晕,口干,消瘦,低热,纳便调,夜寐安。舌质红,舌苔薄黄,脉细。

中医辨证:肝郁肺热,肺络受阻。

治则:清肺疏肝,宽胸理气。

处方:炙百部 15g,黄芩 30g,大丹参 12g,鹿衔草 18g,夏枯草 12g,平地木 12g,柴胡 9g,前胡 9g,六月雪 12g,桑椹 9g,功劳叶 18g,全瓜蒌 12g,薤白头 9g。7 剂。

二诊:2001 年 12 月 10 日。口干。继续以清肺抗痨、疏肝通络治疗。

处方:炙百部 12g,大丹参 12g,黄芩 18g,嫩射干 9g,平地木 15g,功劳叶 15g,鹿衔草 18g,夏枯草 12g,六月雪 12g,茅芦根各 30g,柴胡 9g,前胡 9g,全瓜蒌 12g,薤白头 9g。14 剂。

三诊:2001 年 12 月 24 日。口干,舌质红,舌苔薄白而干,脉细。肺热渐去,阴液受损,当兼以养阴。

处方:炙百部 12g,丹参 9g,黄芩 12g,嫩射干 9g,胡颓叶 9g,平地木 15g,功劳叶 15g,鹿衔草 18g,夏枯草 12g,六月雪 12g,天冬 12g,麦冬 12g,玄参 12g,沙参 12g,生地黄 9g。14 剂。

四诊:2002 年 1 月 7 日。纳便调,寐安。舌质偏红,舌苔薄白,脉细。邪去而正弱,当扶正兼祛余邪。

处方:炙百部 15g,丹参 12g,黄芩 12g,平地木 30g,功劳叶 15g,六月雪 12g,玄参 12g,沙参 12g,夏枯草 12g,青皮 9g,陈皮 9g,姜半夏 9g,黄芪 15g,防风 9g,白术 15g。14 剂。

五诊:2001 年 1 月 21 日。感冒咳嗽,痰白,易吐,稍胸闷。舌质偏红,舌苔薄白,脉细小弦。胸片示左肋膈角稍钝。

处方:黄芩 18g,连翘 12g,炙百部 15g,平地木 30g,功劳叶 15g,青皮 9g,陈皮 9g,姜竹茹 9g,佛耳草 12g,炙款冬 9g,野荞麦根 15g,郁金 9g,桃仁 9g,杏仁 9g,六月雪 12g。14 剂。

按语:本案基本代表了邵长荣对结核性胸膜炎的一般诊疗过程。综观整个病案,分别从清肺、疏肝、通络、固表、养阴等几个方面着手,犹如排兵布阵,秩序井然。黄芩、百部、丹参为邵长荣治疗肺结核的基本用方(即芩部丹),曾经在 20 世纪 60~70 年代通过临床实验证实对各型肺结核都有疗效,作为第一阵,是整个治疗的核心。传统观念认为,肺痨大多属肺阴亏虚,但仍当重视肺热在肺痨中的地位,因此鹿衔草、夏枯草、六月雪作为第二阵针对患者肺热内盛而设,此时肺热与一般痰热壅盛不同,虚实夹杂,往往是日晡潮热之象,且久热伤阴,用药中不得不顾及肺阴。鹿衔草等药不但清热而不伤阴,同时也具有抗痨作用,对肺结核患者有咯血、潮热见症者适用。水流胁间,络道被阻,气机升降不利,而成悬饮,气行则水行,故以平地木、功劳叶、柴胡疏肝理气作为第三阵。第四阵全瓜蒌、薤白头宽胸利水,两者配合通络利水,消除悬饮。第五阵天麦冬、沙参、玄参养阴清热为重。百变不离其宗,肺主气,肺病终伤肺气,故以黄芪、防风、白术益气固表,为第六阵。恢复期多予养阴益气之品以善其后,正如《医学正传》所说"一则杀其虫,以绝其根本;一则补其虚,以复其真元"。综观本案,邵长荣调兵遣将,层层深入,步步为营,紧扣疾病发展过程,集中体现了辨证与辨病有机结合的学术思想。

(二)川芎平喘合剂

【药物组成】川芎、赤芍、白芍、当归、丹参、黄荆子、胡颓叶、细辛、辛夷、生甘草。

【功效】温肺散寒,活血化瘀,化痰平喘。

【方解】川芎性味辛温,为血中气药,气血并治,有行气活血、化瘀止痛、升清阳开诸瘀的功能,为君药。赤芍、当归、丹参行气活血化瘀,为臣药。黄荆子、胡颓叶、细辛、辛夷、白芍散寒和营,宣肺平喘,为佐药。甘草调和诸药,为使药。

【适用范围】慢性持续期或急性发作期支气管哮喘。

【临床和实验研究】邵长荣认为,哮喘病情缠绵,经年难愈,除与患者本身存在"虚寒""痰湿"病理因素相关外,还可能与"郁瘀"有很大的相关性。他在临床工作中发现,中医治疗哮喘除温肺散寒、开肺解郁、顺气化痰等治法外,对于病情较顽固及胸痞气促、舌质紫暗缺氧较明显的患者,如加用丹参、红花、赤芍、当归、川芎等活血化瘀药,往往可以很好地提高止喘效果,从而提出活血化瘀治疗哮喘的学术观点。将温肺散寒、活血化瘀、化痰平喘等治法配伍,组成了治疗寒哮的协定方"川芎、赤芍、白芍、当归、丹参、黄荆子、胡颓叶、细辛、辛夷、生甘草",取名为川芎平喘合剂。动物实验表明,用药组豚鼠哮喘潜伏期明显长于对照组,而且随着疗程的延长,用药组哮喘发作的潜伏期愈长,甚至不发生哮喘。临床研究显示,川芎平喘合剂治疗后 $TXB_2$ 明显降低,$FEV_1\%$ 值明显提高,均优于对照组($P<0.001$)。治疗组临床症状、体征改善,总体疗效显著,无论是治疗前后的自身对照($P<0.01$)或治疗后与对照组相比($P<0.05$)均有显著意义。川芎平喘合剂的成功研制及临床研究于1997年获得了上海市卫生局中医药科技进步奖。

【医案】赵某,男,62岁。2009年2月2日初诊。动则气急,喉中痰鸣复作2年余。患者自幼有哮喘病史,治疗缓解后多年未发。2年前一次感冒后渐见动则气急,喉中痰鸣不愈,夜间为甚。刻下:动则气急,喉中痰鸣,稍有时有咳嗽,少痰,质黏色白,无咯血,脚不肿,无汗出,纳可,二便尚调,夜寐欠安,梦较多。舌质暗红、边有瘀点,苔薄白,脉弦细涩。既往史:糖尿病2年,服药控制可。有青霉素、海鲜、花粉过敏史。

中医辨证:气郁痰阻。

治则:疏肝解郁,补肾化痰。

处方:桑叶9g,桑白皮9g,桑寄生12g,桑椹9g,川芎9g,石菖蒲9g,黄荆子15g,胡颓叶15g,赤芍18g,白芍18g,淫羊藿9g,枸杞9g,杭菊花9g,蝉蜕4.5g,淮小麦30g,炙甘草9g,大枣9g,猪苓12g,茯苓12g。

二诊:2009年3月9日。药后气急好转,仍有咳嗽,咳少量痰、痰色黄,下肢午后稍肿,余无殊。

处方:桑叶9g,桑白皮9g,桑寄生9g,桑椹9g,川芎9g,石菖蒲9g,青皮9g,陈皮9g,姜竹茹9g,补骨脂9g,女贞子12g,淫羊藿9g,牛膝12g,狗脊12g,杜仲12g,黄荆子15g,胡颓叶15g,制胆星9g,五味子4.5g。

随访:药下痰化,诸症好转,未有明显不适。

按语:患者久病肺肾两虚,肺主气不力,肾摄纳不全,气不能顺畅,肝失疏泄,气郁湿阻,聚而成痰。气郁痰阻,呼吸不畅,则见胸闷,动则气急,喉中痰鸣不愈。痰为阴邪,也为阴湿,两阴相合,故夜间症状为甚。气不行则血不行,故见舌质暗红、边有瘀点,脉弦细涩,皆为瘀象。《证治汇补》谓:"内有壅塞之气,外有非时之感,膈有胶固之痰,三者相合,闭拒气道,搏击有声,发为哮病。"痰由脾生,上藏于肺;痰由气所主,气升则痰升,气郁则痰阻,气平则痰平;肝主疏泄,主升降出入,调控气机。肺有"凤根",伏而不发,每因肝气郁闭而有气郁痰阻,反复发作,久病及肾,故虽哮喘为肺病,但肝肾却为主病之脏。本案患者胸闷气急,喉中痰鸣,辨证属肝气郁闭,瘀血内生,肾失摄纳。治宜平肝解郁,补肾摄纳,活血行气,使气平则痰平。处方以三桑汤、川芎平喘合剂化裁。药选桑叶、桑白皮、桑寄生、桑椹泻肺平喘,补肾纳气,适用于寒热虚实夹杂患者;川芎行气活血;杜仲、狗脊、淫羊藿、牛膝、补骨脂、女贞子等补益肾气;配合猪苓、石菖蒲等化湿,菊花、蝉蜕清热。邵长荣认为,肝郁气滞也是哮喘"宿根"之一,当治病求本,化"凤根"方得良效。

### (三)三桑肾气汤

【药物组成】桑白皮、桑椹、桑寄生、五味子、黄精、补骨脂、平地木、功劳叶、鹅管石、苏梗、防己、昆布。

【功效】补肾纳气,泻肺平喘。

【方解】桑白皮清泻肺热,桑椹、桑寄生、黄精、补骨脂、五味子、功劳叶、平地木补肾平肝,鹅管石、苏梗宽胸宣肺,昆布、防己逐痰利水。全方补中有泻,寓泻于补,具有攻补兼施之效。

【适用范围】久咳久喘,兼有气阴两虚症状者。

【临床和实验研究】邵长荣在长期的临床实践中,努力探索人体之气与慢性阻塞性肺疾病(COPD)之间的相关性,提出了从气论治 COPD 的观点。患者若肾精不足或久病及肾,肾不纳气,摄纳无权,气浮于上,可出现久咳喘促、腰膝酸软、头晕眼花等症。COPD 患者常常会在后期出现这些表现。《景岳全书》云:"肺为气之主,肾为气之根。"又云:"肺主皮毛而居上焦,故邪气犯之,则上焦气壅而为喘,气之壅滞者,宜清宜破也。肾主精髓而在下焦,若真阴亏损,精不化气,则下不上交而为促。"邵长荣自拟的三桑肾气汤推崇景岳之意,补肾柔肝,泻肺平喘。先后进行了三桑肾气汤联合西药治疗肾气虚型慢性阻塞性肺疾病随机平行对照研究、三桑肾气汤联合红外线理疗对 COPD 稳定期的疗效观察、三桑肾气汤煮散剂联合西药治疗慢性阻塞性肺疾病稳定期的临床效果等一系列研究,结果显示三桑肾气汤可以改善肾气亏虚型患者临床症状和肺功能,提高生命质量,减少发作次数,以及降低气道炎性反应水平。

【医案】廖某,女,80 岁。2009 年 4 月 27 日初诊。患者 37 年前始见咳嗽、咳痰,冬季多发,一直坚持中药治疗,效果可。近年来,咳嗽气促加剧,动则气促尤甚,咳痰色白,量较多,双下肢时有轻度浮肿。刻下:胸闷气促,咽痒口干,咳嗽有痰,咳痰色白,量较多,双下肢轻度浮肿,怕冷,纳寐一般,二便尚调,舌淡胖,苔白腻,脉沉。既往史:肺源性心脏病,心功能不全。2009 年 1 月 2 日我院胸片示肺气肿、慢性支气管炎改变。2009 年 1 月 2 日肺功能示阻塞性通气功能障碍。

中医辨证:肺脾肾虚。

治则:温阳补肾,健脾化饮。

处方:三桑肾气汤加味。桑叶 9g,桑白皮 9g,桑寄生 9g,桑椹 9g,青皮 9g,陈皮 9g,姜半夏 9g,姜竹茹 9g,炙紫菀 9g,炙款冬 9g,嫩射干 9g,女贞子 12g,杜仲 9g,川楝子 9g,炒延胡索 9g,淮小麦 30g,炙甘草 9g,炒枣仁 9g,黄芩 12g。

二诊:2009 年 5 月 11 日。药后咳嗽减轻,气促好转,双下肢仍肿,小便量不多,大便溏,纳食不香,夜寐一般。原方加减再进 14 剂。

处方:桑叶 9g,桑白皮 9g,桑寄生 9g,桑椹 9g,青皮 9g,陈皮 9g,姜半夏 9g,姜竹茹 9g,

炙紫菀9g,炙款冬9g,嫩射干9g,女贞子12g,杜仲9g,淫羊藿9g,川楝子9g,炒延胡索9g,苍术12g,白术12g,猪苓12g,茯苓12g,陈葫芦30g。

按语:在临床上,慢性支气管炎、支气管扩张、哮喘、肺气肿、肺源性心脏病等慢性肺系疾病缓解期常常出现寒热夹杂、肺脾肾俱虚而肝火亢盛等表现。例如纳差、痰黄或黏稠难咳、怕冷尤其手足冷,伏天仍要穿棉鞋,伴盗汗,临床症状复杂多样,辨证选方颇为棘手,治疗上需要祛邪扶正并举、寒热兼顾。通过多年的观察,邵长荣将桑白皮、桑寄生、桑椹三药组合即"三桑汤"用于此类患者,大多可取得理想疗效。方中桑白皮清肺降气,"甘以固元气之不足而补虚,辛以泻肺气之有余而止嗽"(李杲),如兼夹表证,可与桑叶同用,以增加疗效;桑椹补肝肾之阴,又不过于滋腻碍邪;桑寄生补肝肾,且有通络活血之功。三者相伍,攻补兼施,攻不伤正,补补恋邪,以治痰郁于肺、肝肾不足的"咳喘气短"。若偏于痰郁肺阻,可加清肺化痰的平地木、黄芩、瓜蒌仁、鱼腥草等,寒痰为主者,则加温肺化痰的紫苏子、前胡、半夏等;若偏于肝肾不足,则加调补肝肾阴阳之品,如附子、淫羊藿、补骨脂、巴戟天、杜仲、女贞子、枸杞、何首乌、山茱萸等,营养之品同用,可"阴中求阳""阳中求阴",根据具体情况有所偏重。平地木、功劳叶亦为邵长荣常用组合,可平肝理气;青皮、陈皮肝脾同治;防己、防风、猪苓、茯苓、车前草祛风利水,健脾止咳。

"喘肿"相当于中医内科中的溢饮、咳喘、水气病等,多见于西医学中的慢性阻塞性肺疾病后期及肺源性心脏病阶段。健脾利水是治疗"喘肿"的基本原则。运用利水药减轻动静脉的阻力,使静脉回流畅通,肺动脉高压降低,从而使水肿、咳喘、胸闷等一系列临床症状得到缓解。通过健脾,提高机体免疫功能,预防呼吸道反复感染,防治疾病进一步加重。我们常用宣肺温阳利水法、温阳化饮利水法、疏肝清肺利水法、健脾纳肾利水法,辨证施治取得比较好的疗效。

### (四) 柴胡清肺饮

【药物组成】柴胡、前胡、赤芍、白芍、蚤休、半边莲、佛耳草、江剪刀草、青皮、陈皮、半夏、姜竹茹、紫菀、甘草。

【功效】平肝清肺,止咳化痰。

【方解】柴胡性燥,主升,为疏肝解郁之要药;前胡性润,主降,既能防止柴胡燥烈伤津,又能润肺降气。柴胡、前胡相配,共奏"制木安金"之功,升降协调,对于调畅全身的气机是一个关键。白芍能平肝、柔肝,与活血化瘀之赤芍相配,气血同治,对久病入络、气滞血瘀的慢性咳喘病患者,又是一组很好的配伍。陈皮、青皮、半夏、姜竹茹同用,疏肝理气,健脾化痰。蚤休、半边莲、佛耳草清肺化痰。有时还加用金铃子散,以加强疏肝理气、活血行滞之功。

【适用范围】素有七情内伤,肝气郁结,上逆犯肺咳嗽。

【临床和实验研究】"五脏六腑皆令人咳,非独肺也。"邵长荣提出从肝论治咳嗽。尤怡曾说:"干咳无痰,久久不愈,非肺本病,乃肝木撞肺也。"朱震亨说:"善治痰者,不治痰而治气。"先生治疗久咳久喘,抓住病情起伏与情志变化的关系,认为肝气郁结由情志刺激,气机不畅,或寒热不调,外邪入侵,久则滞留肝脉引起。经验方柴胡清肺饮受《景岳全书》柴胡疏肝散的启发,然又根据慢性咳喘病的病理变化特点,除疏肝理气外,还平肝抑木、清肺降火。采用随机、对照试验方法观察柴胡清肺饮治疗慢性支气管炎迁延期临床疗效,将符合诊断标准的患者120例,随机分为治疗组和对照组,每组各60例。对照组给予西医常规治疗,头孢呋辛抗感染、沐舒坦化痰和/或氨茶碱平喘及对症支持用药。治疗组在西医常规治疗基础上给予柴胡清肺饮口服。疗程均为 14 天。观察两组临床总效率,治疗前后患者症状、体征变化。结果显示,治疗组总有效率为 88.6%,对照组总有效率为 81.0%,2 组相比具有统计学意义($P<0.05$)。治疗组咳嗽、咳痰症状积分均明显低于对照组($P<0.05$);喘息、哮鸣音症状积分低于对照组,但无统计学意义($P>0.05$)。

【医案】杨某,男,66 岁。2008 年 12 月 8 日初诊。患者 1 年前感冒后出现咳嗽咳痰不愈,痰厚黏色白,无血丝,不发热,不规则服用消炎药、感冒药,疗效不佳。刻下:无发热,咳嗽咳痰,痰厚黏色白,咳之不爽,无血丝,无汗,纳可,二便尚调,夜寐尚安。舌红苔黄,脉弦细。理化检查:2008 年 12 月 1 日胸片无明显异常,2008 年 12 月 6 日龙华医院胸部 CT 未见明显异常。

中医辨证:肝气犯肺。

治则:清肺平肝。

处方:柴胡清肺饮加味。柴胡 9g,前胡 9g,黄芩 12g,川桂枝 6g,平地木 15g,功劳叶 12g,青皮 9g,陈皮 9g,姜半夏 9g,姜竹茹 9g,车前草 12g,猪苓 12g,茯苓 12g,佛耳草 12g,炙紫菀 9g,炙款冬 9g,海浮石 12g。

二诊:2009 年 2 月 2 日。药后咳嗽减少,痰多、质黏稠厚,咳之不爽,胸闷不适,口干。患者久病,气郁痰阻,痰湿胶固不化,治当着力清热豁痰,方以桑白皮汤合三海汤加减。

处方:桑叶 9g,桑白皮 9g,佛耳草 12g,柴胡 9g,前胡 9g,青皮 9g,陈皮 9g,姜半夏 9g,姜竹茹 9g,车前草 12g,嫩射干 9g,海浮石 18g,海蛤壳 12g,桔梗 6g,炙甘草 9g,昆布 9g,野菊花 9g。

三诊:2009 年 4 月 27 日。药后咳嗽咳痰好转,痰能咳出,痰量较多,但觉喉中有痰不能咳出。患者久病,气郁痰阻,痰湿郁久化热,胶固不化,治当清热化痰止咳,方以清肺化痰汤加减。

处方:鹿衔草 18g,黄芩 12g,连翘 12g,昆布 12g,海浮石 18g,嫩射干 9g,胡颓叶 9g,苍术 12g,白术 12g,川朴 4.5g,桑寄生 12g,冬瓜仁 9g,桔梗 4.5g,炙甘草 9g,藿香 9g,炙紫菀 9g,佛耳草 9g。

随访:药后好转。

按语:肺乃清虚之府,为脏腑之华盖,外邪袭肺则咳。方中柴胡主升,散发外邪,疏肝止咳;前胡主降,下气化痰,一升一降互通有用。许多久咳患者曾用过大量中西药,其中不乏苦寒败胃之品,以致脾虚湿困,此时如用苦寒清凉之品无异于雪上加霜,而且久咳则气机失调,肝失疏泄,影响脾的运化功能,水湿内停,日久化热,故治当疏肝健脾、清热化湿。青皮平肝理气,陈皮健脾化痰,对久咳肝强脾弱者以抑木扶土之法,使肝脾平衡而肺气宣肃通利,此为邵长荣的经典药对。海蛤壳、海浮石、海藻为三海汤,邵长荣多用于慢性支气管炎、支气管扩张等患者出现痰多黏稠难咳的症状。海浮石、海蛤壳味咸辛性平,入肺经,具有软坚化痰、清肺之功。

**（五）平咳化痰合剂**

【药物组成】制半夏、苍术、白术、陈皮、茯苓、川朴、紫苏子、射干、甘草。

【功效】燥湿健脾,理气消痰。

【方解】半夏为君,燥湿化痰,降逆和胃;苍术、川朴、陈皮燥湿健脾,理气醒脾;茯苓、白术健脾渗湿,增健脾燥湿之力,两者刚柔并济;甘草为使,润肺补脾温中,调和诸药。诸药合用,共奏燥湿健脾、理气消痰、肺脾同治之功效。

【适用范围】急慢性支气管炎、支气管扩张、慢性阻塞性肺疾病等表现为肺系痰饮咳嗽湿阻者。

【临床和实验研究】在中医学中,慢性阻塞性肺疾病(COPD)可以归属于"肺胀""痰饮""喘证"等范畴。邵长荣认为,COPD 的病机特点为本虚标实,本虚指肺、脾、肾三脏亏虚,标实为痰瘀交阻。COPD 早期病位在肺,久病肺虚及脾,水液运化不利,津液不归正化,致痰湿形成;或素体脾虚,金乏土培,卫外不固,易感外邪,病势缠绵反复,正气渐消。故脾虚痰湿为 COPD 咳喘痰涎症情迁延不愈、反复发作的重要原因。针对上述病机,邵长荣创立的平咳化痰合剂,运用健脾燥湿法,达到燥痰湿、除标实,健脾土、固本虚的目的。临床研究显示,平咳化痰合剂可以提高脾虚痰湿型 COPD 患者肺通气功能,改善患者咳嗽咳痰、喘息、胃脘不适的主要症状,提高生活质量,同时降低患者血清炎症因子水平,控制全身炎症。

【医案】汤某,男,38 岁。2009 年 9 月 7 日初诊。患者 20 年前出现反复咳嗽、咳痰,每逢气候变化时发作,每年发作约 2~3 次,持续约 1 个月,经抗感染、化痰等治疗后可有好转。多次住院治疗。近 1 个月来,患者咳嗽、咳痰等症又有发作,痰多、色白、质黏稠,无发热、无咯血。故至中山医院就诊,2009 年 8 月 12 日肺部 CT 示两肺支气管扩张伴感染;予静脉滴注头孢他啶、阿米卡星抗感染近半月,症情有所好转。为求进一步中医药治疗来我科门诊。刻下:时有咳嗽、咳痰,痰多、色白、质黏稠,味咸,纳寐一般,二便畅。两肺呼吸音粗、左下肺可及湿啰音。舌质淡红,苔白腻,脉滑。

中医辨证:痰湿壅肺。

治则:健脾理气化痰。

处方:平咳化痰合剂加减。制半夏 12g,苍术 9g,白术 9g,陈皮 9g,茯苓 15g,川朴 9g,紫苏子 9g,冬瓜子 15g,全瓜蒌 12g,枳实 9g,枳壳 9g,海蛤壳 15g,海浮石 15g。

二诊:2009 年 9 月 21 日。咳嗽偶作,白痰,质黏,较前减少,有时胸闷,夜寐差,二便调,舌质红,苔薄,脉弦。辨证:脾气亏虚,心神不宁。治则:健脾化痰,宁心安神。

处方:淮小麦 30g,炙甘草 9g,炒枣仁 9g,青皮 9g,陈皮 9g,姜半夏 9g,姜竹茹 9g,桃仁 9g,杏仁 9g,赤芍 18g,白芍 18g,全当归 12g,柴胡 9g,前胡 9g,冬瓜仁 12g,白茅根 30g,芦根 30g,薏苡仁 30g,茯苓 15g,白术 15g。

随访:2 个月后诸症缓解。

按语:由于支气管扩张是一种反复感染性疾病,患者多有长期应用多种抗生素的经历,然而临床上并不能完全控制症状,如咳吐黄脓痰、绿痰、分层痰就是长期肺部反复感染的表现,还伴有发热、口渴口臭、大便干结的症状。辨其原因,由痰热壅遏于肺所致,更由于肺与大肠相表里,腑气不通,胃肠之热熏蒸于上,加重了痰热壅肺,肺失宣肃而致痰咳不止。

支气管扩张患者常常咳痰不尽,尤其早上起来老痰不尽,口淡之味,食欲不振,有时感到胸闷背重、如负重担,疲惫无力,舌苔白腻等,此为脾气虚弱、痰湿阻肺之证。痰湿阻肺常可使支气管扩张缠绵难愈,此时用一般的清肺化痰药疗效平平,而以健脾祛湿排痰的方法常可获效,此乃治疗支气管扩张的关键。脾乃生痰之源,肺为贮痰之器。脾气虚弱,不能运化水湿,久则聚而为痰,痰湿互结,上阻于肺,使患者咳痰不已。治病必求其本,健脾才能使运化功能恢复。

（薛鸿浩）

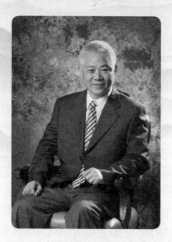

# 吴银根

## 一、个人简介

吴银根(1940—)，男，教授，主任医师，博士研究生导师，上海市名中医，全国名老中医药专家传承工作室指导老师。历任湖南中医学院第二附属医院医务处处长、副院长，上海中医药大学温病教研室主任、教务处副处长，上海中医药大学附属龙华医院院长、党委书记，上海市中医药学会呼吸病分会主任委员，上海市第八、第九届政协委员等职。获得上海市优秀共产党员、大医精诚全国先进个人等荣誉称号。现为中国中西医结合学会呼吸病专业委员会荣誉主任委员，世界中医药学会联合会呼吸病专业委员会副会长，上海市中医药学会呼吸病分会荣誉主任委员，上海中医药大学专家委员会委员兼临床组组长，上海市中医文献馆馆员，上海市呼吸系统传染病专家组成员，上海市中医药防治流感、人禽流感专家组中医组组长，龙华医院终身教授。迄今从事医教研工作50余年，在中医药辨治内科疑难杂症方面有较深造诣，尤其对呼吸系统疾病的中医辨治有较高造诣。1964年毕业于上海中医学院中医学系，响应国家号召，被分配到湖南省中医药研究院附属医院工作，先后师从湖南省名医谭日强、肖梓荣、言庚孚等，先后写出了《张景岳学术思想研究》《病机十九条临床意义》《叶天士外感温热篇研究》《吴鞠通温病条辨解》《温病治则与方药分析》等专题论文，为其学术思想的形成奠定了理论基础。1973年成为第一批中央医疗队队员赴藏援建，在藏期间，门诊、查房、讲课、带教。2003年，深入严重急性呼吸综合征(SARS)病房第一线。教学工作中勇担重任，1981年接受湖南省卫生厅委托，创办湖南省中医主治医师进修班，担任班主任并教授温病，接受培训的300余人，均已成为湖南省、市、县中医院的主要骨干。目前共带教硕士研究生15名，博士研究生17名，全国及上海师承班8人。中医药防治哮喘的研究成果曾获2001年度上海市科学技术进步奖二等奖、2009年度中华中医药学会科学技术奖三等奖。先后发表论文60余篇，出版《中医外感热病学》《中西医结合哮喘病学》《中医膏方治疗学》《重订言庚孚医疗经验集》等10部著作，主编全国高等中医药院校研究生规划教材《中医外感病证临床研究》以及担任多部著作的副主编、编委。

学术科研上，强调"气血阴阳，以平为期""肺肾相连，重在补肾""肺胃相关，安胃宁肺""肺络痹阻,痰瘀相夹",以免疫与哮喘为题对中医药防治支气管哮喘开展整理和研究。先后承担了国家自然科学基金、国家中医药管理局、上海市科学技术委员会、上海市教育委员会等多项课题。

对于支气管哮喘,通过临床观察提出哮喘的本质为寒体寒邪,即虚寒体质、外感风寒。其中,虚寒体质以肾虚(肾气虚)为主,以补肾温阳、祛寒平喘为治则。针对发作期,创制了以麻黄附子细辛汤加味组成,具有温阳抗寒作用的咳喘六味合剂,经前瞻性临床观察 300 例,总有效率达 90%;缓解期重视补脾肾,创制止咳胶囊(淫羊藿、巴戟天、蛇床子)。对于特发性肺纤维化,系统论述了中医肺络的概念,指出肺络痹阻、痰瘀阻络是本病的病理基础,属本虚标实,病位在肺肾,病机为肺肾气虚(本虚与一般疾病不同,即初病即虚,久病更虚;标实与一般疾病也不同,即初病即瘀,久病更瘀),并论述了本病外感内伤的关系与一般疾病的不同点,从而制定了治疗间质性肺炎的证治方案。经中西医结合治疗可减轻或控制临床症状,明显改善发热、咳嗽、气促、疲乏,提高生活质量,且治疗中可以较顺利地撤减激素,减轻激素的使用。吴银根是国家自然科学基金项目的评委(多次参加终评)、国家教育委员会专家库成员(多次参与国家学位初评、全国高校 100 篇优秀论文的初评),也参加国家中医药管理局科研课题评审和评奖工作,还是中国中西医结合学会科学技术进步奖评审委员、上海市科学技术委员会专家库成员,多次参加学会及本市科技成果奖的评审工作。

## 二、学术理论与学术观点

### (一) 气血阴阳,以平为期

常人者,平人也;病人者,有失于平;治病者,使之复平也。审气血阴阳之孰盛孰衰,即求病之不平之所在,是为辨证;或施针灸,或处方药,即以治法之偏纠病本之偏,使之归于平和,是为论治。而调和诸药,兼施补泻,即求得治法本身之平。

### (二) 肺肾相连,重在补肾

肺肾两脏,一属金,一属水,为母子相生之脏。临床所见肺系疾患之辨证除了考虑肺脏本身外,更应考虑肾之虚损而影响及肺,治疗时当重视补肾。肾者主水,受藏五脏之精与先天之精,为人身立极之本;又寄元阴元阳,分别代表人体内寒热、动静、升降、出入这几对主要矛盾中的相对的一方面,而肾气则是阴阳互动平衡的产物,所以补肾者首当补肾气。有明显阴阳偏胜的情况下,则考虑在此基础上有所侧重肾阴或肾阳。病势动及根本者,则需填精培本固元,亟亟以复元为要。

### (三) 肺胃相关,安胃宁肺

肺为华盖,居五脏之至高位;胃则为胃家之始,居六腑之顶。从易理上分析,至高者必下。从两者的功能上看,肺主气,主肃降,通调水道;胃为仓廪之官,腐熟水谷,化生精微,亦主降浊。所以,肺脏胃腑在功能上都有以通降为用的特点。故病机十九条论及肺胃病机时置寒热燥湿于不顾,独言"诸痿喘呕,皆属于上",说明气机上逆是肺胃发病的共同病机。《灵枢·经脉》称肺经"起于中焦,下络大肠,还循胃口,上膈属肺",为肺胃之间疾病的互相影响提供了藏象经络基础。《素问·咳论》中对肺胃发病的关联有直接的描述:"其寒饮食入胃,从肺脉上至于肺则肺寒,肺寒则外内合邪,因而客之,则为肺咳。"

### (四) 肺络痹阻,痰瘀相夹

肺络,即肺中之络脉。《灵枢·脉度》云:"经脉为里,支而横者为络。"肺络之实质是涵盖了肺内三大分支系统。肺主气，司呼吸，输布一身之津液，通调水道，使治节出，而全身百脉又来朝于肺，故其与气血津液之关系非常密切。肺络即是气血津液所共同循行之所在。其常则肺络通畅，气行血运，津液输布亦畅；其病则肺络痹阻，气滞血停津凝，故最易成痰瘀相夹之势。诸内外虚实之变，皆可导致肺络痹阻，痰瘀相夹。其病之发可因邪犯机体，延误失治，正虚邪恋，反复发作，迁延不愈而损及肺络，致肺络痹阻，临床可见之于多种呼吸系统疾病，如慢性支气管炎、哮喘、肺气肿进入肺源性心脏病阶段、支气管扩张后期、肺间质纤维化等。

# 三、临床经验

## （一）诊治支气管哮喘的经验——强调脾肾虚寒为本，寒痰瘀热为标

支气管哮喘是一种由肥大细胞、嗜酸性粒细胞、淋巴细胞等多种炎症细胞介导的气道慢性炎症，常存在气道高反应性和广泛的、可逆性气流阻塞。临床以反复发作的喘息、呼气性呼吸困难、胸闷或咳嗽为特征，常在夜间和／或清晨发作。也有以发作性胸闷或顽固性咳嗽为唯一的临床表现、无喘息症状者，称为咳嗽变异性哮喘，临床亦不少见。反复发作是哮喘的突出特点，诱因众多，大多春、秋季发作，也有一年四季发作者。支气管哮喘属中医学"哮证"范畴，分为发作期和缓解期，发作期责之于肺气不宣，缓解期多属肺、脾、肾虚而以肾虚为主。

哮喘之病，外见喘鸣痰哮，痰的产生责之于肺不能布散津液，脾不能运输水津，肾不能蒸化水液，以致津液凝聚而成，伏藏于肺，成为发病的潜在因素——"夙根"，每遇诱因触及即可发作。《景岳全书·杂证谟·喘促》云："喘有夙根，遇寒即发，或遇劳即发者，亦名哮喘。"痰乃津液所化，其性属阴，易为同类之阴邪所引动。故风寒、寒湿、寒饮、寒浊等阴寒邪气在哮喘的发病中占据主导地位。这也是临床上较之热哮来说，冷哮更为常见的原因。因此，吴银根认为哮喘致病之实质，为寒邪与寒体两端。寒体即阳虚内寒之禀赋；寒邪不外饮食生冷、过用寒凉、劳倦伤阳、寒痰阻肺、外感风寒等。哮喘之症状虽以喘息、咳逆、哮鸣为主，位在上焦肺卫，然肺卫之气滋养于中焦、根源于下焦，肺金为脾土之子，肾虚为诸虚之母，故吴银根主张阳虚内寒之体的关键不在于肺，而在于脾肾之阳虚。阳虚水停之痰，性属寒凉，积于肺中，发则喘鸣，是为发病之关键。此外，瘀亦是重要的致病因素。《血证论》指出"瘀血乘肺，咳逆喘促"；"盖人身气道，不可有塞滞，内有瘀血，则阻碍气道，不得升降，是以壅而为咳"。究其成因，一则阳虚内寒则血失温煦而血寒为瘀；另则阳虚生气不足，气虚则无力鼓动血液运行，血行不畅则渐成血瘀，再加痰可随气走窜，无所不至，阻滞脉络，亦可成瘀。由此痰与瘀互结，遂成窠臼，留连难去，而痼沉难起。针对哮证"阳虚寒盛"的病理体质和"瘀痰伏肺"之宿根，根据"病痰饮者，当以温药和之""虚者补之""壅者决之"的原则，吴银根在临证施药时以温阳、化痰、祛瘀为法。哮喘之治当分轻重缓急，标本先后。"发时治标、平时治本"为各家所接受，但是本病多迁延日久，反复发作，本虚而致邪实，故而吴银根总结数十年临床治疗哮喘的经验，指出无论病处何阶段，都应施以补脾肾之法，一则温肾纳气亦可平喘，二则培土生金可实肺卫、御外邪，不必泥于补剂恋邪之说。但需注意不同阶段的侧重当有所不同。治之本在脾肾阳虚，其标为痰瘀。缓解期巩固治疗宜温补脾肾，发时化痰祛瘀兼顾脾肾，而尤以治脾肾之虚为根本。通过补肾健脾，可以温阳化气，蒸腾水液，使血液畅通，杜绝痰、瘀生成之源；温肺固表，截外邪入侵之路，可防止复发。治疗哮喘早期就要顾护脾肾，对寒哮可于祛寒化痰方中酌用温补脾肾之药，对热哮可于清火化痰剂中加用养阴滋肾之品；缓解期无

论有无虚象,皆应给予温补脾肾或滋阴补肾法调治,以防病情进展。临证应时时注意脾肾的调护。哮喘以脾肾虚寒为本,寒痰瘀热为标。吴银根提出补肾健脾以治疗哮喘,巩固和提高哮喘的远期疗效,主张不仅在缓解期以补肾健脾法防治哮喘,预防复发,而且在发作期也要兼顾脾肾。

### (二) 诊治支气管扩张经验——强调气阴两虚为本,痰热、肝火、风火为标

支气管扩张属中医"咳嗽""咯血""肺痈"等范畴。咯血和咳痰是其最突出的临床症状,也是临床治疗中最难控制的两大症状。吴银根认为,对支气管扩张的治疗,要抓住咯血、咳痰两个辨治要点。

1. 辨咯血　首辨血之色与量。咯血的颜色一般为鲜红色,在出血停止后往往可有少量深红色或暗红色、紫黑色的陈旧积血,故临床上血色鲜红与暗滞可以分新久,但不能以此辨寒热。血量自血丝痰、痰血或满口纯血甚至盈盆满盏均可见。对于咯血量多者,宜结合西医学手段,不可延误时机,失去救治的机会。

再辨血之寒热。一般来说,上焦之血属热,下焦之血属寒,中焦之血寒热错杂。血居脉中,赖气以行,恒常宜静,动则外溢。临床火热之邪最易损伤脉络、燔灼阴液使之妄动而引起出血。故《景岳全书·杂证谟·血证》云:"血动之由,惟火惟气耳。"肺络之血在上焦本属热,遇有火热之邪两阳相感,更易耗动。所以吴银根认为,咯血最基本的病机是血热妄动,而造成血热的原因很多,有标本之分,本者为阴虚阳盛之火、肝胆过升之火,标者为外邪痰热之火。持续或频繁反复间断少量咯血,单纯清火治之往往疗效欠佳,此由阴血耗伤、气随血损,故病机以气阴两虚为主。

吴银根认为,急则治标宜凉血泻火,缓则治本宜养肺肾阴,是为治咯血之总纲,用药宜静宜凉。无论阴虚内热之火、五志肝胆之火、痰热郁积之火、外感燥热之火或寒湿入里化热之火,均可灼伤阴分,使阴血扰动、血不循经溢出脉外,故凉血止血是最基本的治则。紫草是临床凉血要药,紫花地丁清热解毒可清气分之热,紫菀润肺化痰,由此组成的三紫汤是凉血基本方,也是吴银根临床治疗支气管扩张的经验方。"瘀血不祛,新血不生",止血需防留瘀,故临床用赤芍、牡丹皮、当归、乳香、没药、三七之类可达祛瘀不伤正之效。吴银根强调临证还应处理好外邪与血热用药之间的矛盾,一般宜选柴胡、葛根等辛平之药,或桑叶、金银花、薄荷等辛凉之药,或以肃肺降气之桑白皮、杏仁、前胡为治。支气管扩张之本虚以阴虚为主,在咯血控制后还需养阴固本,兼顾气虚。阴虚之治主以肺肾,如生地黄、玄参、南沙参、北沙参、麦冬、玉竹等,还可选用鳖甲、龟甲等血肉有情之品。补气之治主以肺脾,药用党参、西洋参、白术、黄精、山药等。

2. 辨咳痰　支气管扩张之痰为有形之痰,为水湿所聚,与肺、脾、肾三脏有关。肺失宣肃,水道不通,津液凝聚成痰,脾胃运化无权,水湿内停凝聚成痰,肾阳不足、开阖不利、水湿上犯聚而成痰。吴银根认为,支气管扩张患者多为阴虚内热或肝胃火盛之体,又易为外邪所犯,所以其痰易化热与外邪互结,形成痰热、痰火、燥痰、风痰。痰的长期存在导致支气管扩张病情反复不愈,甚至不断加重。一般认为,痰白无火属寒属湿,但对于支气管扩张患者白痰如果持续量多或骤然增多也应考虑有热,可酌加清肺热药物。若痰白质黏则属热、属燥,当清肺、润肺、化痰,切忌用燥药。后期则多为痰瘀同病,故需痰瘀同治方能取效,常常予蜈蚣、全蝎等活血通络以搜肺络之邪;若痰为黄脓或痰中带血,伴有发热、乏力等为热痰,治以寒凉之剂清热化痰。但应中病即止,恐寒凉之品败胃伤脾。若痰黄腥臭则为痰与热毒互结,

宜清热解毒之品加用化浊行瘀散结之品;若痰黄绿,黄属热(火),绿(青)属风,正如李中梓《医宗必读》所谓"在肝经者,名曰风痰……其痰青而多泡",因风因火生痰,痰非病之本,乃病之标耳,而风、热(火)实乃病之本邪耳,故应清热祛风,在上述清热解毒药的基础上,加用全蝎、蜈蚣等搜内风之品,若兼有外风者酌加蝉蜕、僵蚕等祛外风之品。

临床上,支气管扩张患者因反复肺部感染,导致病程长、易反复、迁延难愈。减少急性发作的机会,缓解期的巩固治疗应该重视。缓解期的治疗在于分清脏腑的气血亏虚,结合余邪之轻重而选方用药,治宜调理五脏,补益肝肾,兼清余邪。"虚则补之",吴银根多采用平补之法,选用性味平和之药,缓以图功,遣方用药,多以气血阴阳为纲,结合脏腑辨证,如气虚补肺脾,血虚补心脾,阴虚补肝肾,阳虚补脾肾。但补药多为呆滞之品,需配伍灵动走窜之品方妙,即为通补之法,借其流通之力,以行补药之滞,而使补药之力愈大。

**(三)诊治慢性阻塞性肺疾病的经验——病分急缓,分期论治。正虚邪实,邪实以寒热、湿痰、水气、血瘀为主;正虚以肺脾肾不足为本**

临床上慢性支气管炎,尤其是喘息型慢性支气管炎、肺气肿反复发作,症情不断发展而形成慢性阻塞性肺疾病(COPD)。在疾病发生发展的过程中,本病与中医咳嗽、上气、肺胀、喘促、痰饮等有关。

1. 急性发作期　慢性阻塞性肺疾病急性发作可见咳、痰、喘息加重,以咳为主者,重点先缓解咳嗽症状。《理虚元鉴》云:"有声无痰,病因精血不足,水不济火,火气炎上,真阴燔灼,肺脏燥涩而咳也。"吴银根认为,干咳多责之肺阴亏、肾阴亏虚或肺脏燥涩。以痰多为主者多见,为治疗重点。痰为水饮所聚,而水饮之所生多因于湿,散则弥漫,聚则成痰。故有痰必有湿。燥湿化痰是主要法则。有痰必有湿,慢性阻塞性肺疾病患者痰多者为热,而痰色黄者为火,治以清热祛火化痰。临床多见慢性阻塞性肺疾病发作期,出现胸闷加重或伴胸痛。吴银根认为,不论外邪为寒、为热、为风,咳痰属湿、属热、属顽痰,均按气血论治;气滞是COPD的主要病机,痰湿不畅也是气机不畅所致。刘完素、朱震亨均主张"治痰先治气""治痰先顺气",半夏、陈皮、苍白术、枳实、广木香、香橼皮、瓜蒌、杏仁、川朴、柴胡、郁金可供选择。气滞痰壅胸闷,化湿理气,药力不济,可治以泻肺泻痰,遵肺与大肠相表里,使肺气下行,则胸闷缓解。胸闷兼痛为气滞重症,或气滞痰凝(或痰瘀),活血祛瘀加味可见效。临床多用气短气促程度判断慢性阻塞性肺疾病患者的严重程度,急性期患者气促气短加重,甚至呼吸困难。治疗应以平喘为主。急性期患者可出现发热,以痰热、风热、外寒内热或寒邪化热为主。痰热多于风热,风热多于风寒。吴银根常选用蒲公英、紫花地丁加重清热,而针对痰热壅肺型退热的治标药物多选用石膏、青蒿、芦根、桑叶。外感风热诱发"痰饮"宿疾,治疗也应在清热化痰的基础上加辛凉解表药物退热解表,常用针对性药物如金银花、连翘、竹叶、芦根、桑叶。慢性阻塞性肺疾病患者易感冒,主要病因是寒邪、风邪,临床上以风寒外束,内有痰热,即外寒内热,或寒邪化热证型较多见。方选麻杏石甘汤、大小青龙汤、荆防败毒散。以上3型皆可有"郁热"存在,病在肺,湿痰为患,可见湿与热合或痰与热合,或气滞不畅而郁,根据"火郁发之"的原理,在清化湿热、宣肃痰热的基础上均可加用柴胡、青蒿达邪外出,既退热又透邪。

慢性阻塞性肺疾病患者亦可见阴虚之象,如口渴、舌光少苔,多见于阴虚内热体质或久病伤阴之体。治疗应照顾阴津,如叶桂所说"面色苍者,需要顾其津液"。南北沙参、麦冬、玉竹、生地黄之属为首选,再拟化痰而不燥之品,如胡颓叶、开金锁、紫菀、款冬花之类。清热而不伤阴者,如蒲公英、紫花地丁、紫草、桑白皮、地骨皮之类。止咳而不宣散者,如百部、天浆壳、白果仁之类。兼见发热也以芦根、竹叶、桑叶、鸭跖草等轻清之品,透邪为法。

2. 缓解期　慢性阻塞性肺疾病缓解期应属"肺胀"范畴。《灵枢·经脉》云:"肺手太阴之脉……是动则病肺胀满,膨膨而喘咳。"《灵枢·胀论》云:"肺胀者,虚满而喘咳。"《金匮要略》将肺胀列入"咳嗽上气"内讨论,指出"咳而上气,此为肺胀,其人喘,目如脱状",病情严重者在痰饮咳嗽病内讨论,称之为支饮,咳逆倚息、气短不得卧、其形如肿即指本病。《诸病源候论·咳嗽病诸候·咳逆短气候》说:"肺虚为微寒所伤则咳嗽,嗽则气还于肺间则肺胀,肺胀则气逆,而肺本虚,气为不足,复为邪所乘,壅否不能宣畅,故咳逆短气也。"慢性阻塞性肺疾病后期出现短气、面晦、唇绀、舌暗质紫、指圆杆状,皆为痰瘀碍气所致,如朱震亨所说"肺胀而咳,或左或右不得眠,此痰挟瘀血碍气而病"。吴银根认为,慢性阻塞性肺疾病缓解期以虚实为纲。虚以肺脾肾三脏为主,涉及肝肾;实以痰瘀阻塞为主,兼顾表邪。正虚常见阴虚、气虚、阳虚。阴虚以肺阴虚、肺肾阴虚较常见。气虚以肺气虚、脾气虚、肾气虚多见。初期多见肺脾气虚,后期可发展至肺脾肾虚。阳虚以心、脾、肾虚为主。脾肾阳虚为轻型,心肾阳虚而致水气凌心为证情严重。由于慢性阻塞性肺疾病与气、与痰湿、与水气均有关,故以上各型均应兼顾肝胃。因肝主疏泄,条达气机,为气机之枢,而肺气宣、脾气运、肾气纳均与肝气疏泄攸关。肺气逆为咳喘,胃气逆为泛呕。《素问·咳论》将咳嗽病机定位为"聚于胃,关于肺"。和胃降逆应贯穿始终。邪实以寒热、痰瘀为重点。不论轻重缓急,不论病期早晚,寒热均应辨别,且寒为主邪,但临床常见郁而化热,或寒热夹杂。寒热之辨在慢性阻塞性肺疾病缓解期以辨寒痰还是热痰为要点,而痰瘀相夹出现在病程较久、病情较严重的阶段。

COPD临床病程长,变化多,涉及全身多脏器,治疗时应辨明标本缓急,分别采用治标、治本或标本兼治的方法。

**(四)诊治肺源性心脏病经验**

慢性肺源性心脏病属于中医学"咳嗽""喘证""肺胀""水肿""痰饮"等范畴,吴银根对其治疗有丰富的经验积累。

1. 未病先防,防治肺动脉高压形成　对于肺动脉高压,中医学认为,久病咳喘,耗伤肺气,病久累及脾肾,肺脾肾功能渐衰,肺虚则津液失布,脾虚则水谷无以运化精微,肾虚水液不得蒸化,均可致痰浊饮邪,出现咳嗽、咳痰;肺不主气、肾不纳气,则气促、活动后呼吸困难加重、劳动能力下降。

吴银根根据治未病的理论,认为防治右心衰竭首先要防治肺动脉高压形成。吴银根认为,肾阳亏虚是肺动脉高压的病理基础,因肺气不足,久病及肾,肾阳亏虚,温煦不足而鼓动乏力,导致水饮内停,饮结为痰,痰阻脉络,血流不畅,或阳气亏虚,不能鼓动血脉,均可致瘀血内停,故水饮、痰、瘀是其重要病理因素。因此,吴银根取仲景方己椒苈黄丸加附子、川芎治疗30例慢性阻塞性肺疾病肺动脉高压患者,并以硝苯地平为对照,采用彩色多普勒超声心动仪测定肺动脉高压,结果发现,加味己椒苈黄汤组明显降低肺动脉高压,并能显著改善咳、痰、喘、胸闷等临床症状,与对照组有显著性差异,提示加味己椒苈黄汤治疗慢性阻塞性肺疾病肺动脉高压有良好疗效。

2. 已病防变,预防感染反复发作　慢性肺源性心脏病常因肺部感染而出现咳嗽、咳痰加剧、呼吸困难更加严重,如果不及时救治,有可能死亡;或因反复感染而造成右心衰竭,所以对肺源性心脏病缓解期的治疗非常重要。

吴银根根据缓解期的主要临床表现如咳嗽、气短、活动后加重,或少量泡沫状痰,腰膝酸软或畏寒肢冷,舌质淡苔薄白,脉沉细等,认为本病虽病在肺,但源在脾,根在肾,病机以肺脾肾气(阳)虚为主,兼有痰、瘀等实邪,故在缓解期宜标本兼顾,但以健脾益肾为主,兼以化痰、祛瘀。何为治本? 正如古人所言"治病必求其本。脾不健运,皆由命门火衰,补火生土,则本中之本也;其次用补脾利湿,使痰不生,则本中之标也⋯⋯"因此,吴银根强调调补以脾肾为主,酌加化痰、祛瘀通络之品,健脾喜用黄芪、白术等,温肾喜用菟丝子、仙茅、淫羊藿、补骨脂等;但补药多为呆滞之品,需配伍灵动走窜之品方妙,即为通补之法,借其流通之力,以行补药之滞,而使补药之力愈大,如于补肺脾肾药中加入陈皮、枳实、紫苏子、枇杷叶等行气药即此义也。

　　若出现心悸明显、脉细或结代者,病已及心,需佐以益气养心,方选生脉散、炙甘草汤等化裁。

　　3. 治已病,多管齐下治虚、水、瘀　病至右心衰竭,可出现气急、甚则不得卧、心悸、食欲不振、腹胀、恶心欲吐、口唇发绀、颈静脉怒张、肝肿大、足跗肿胀等。吴银根认为,此时多属本虚标实,本虚为心肾阳虚,标实为饮停、血瘀。心肾阳衰,水气上逆,凌心犯肺,心阳受遏,不能温运血脉,则为瘀血,血不利为水,又加重水肿,形成了虚、水、瘀相互影响的局面。

　　中医药早期防治效果比较好。以气促和水肿为主症者,治疗宜从水肿门探求。《素问·汤液醪醴论》云:"平治于权衡,去宛陈莝,微动四极,温衣,缪刺其处,以复其形。开鬼门,洁净府,精以时服。"《金匮要略·水气病脉证并治》云:"诸有水者,腰以下肿,当利小便;腰以上肿,当发汗乃愈。"故以温阳利水为主法,并配以"开鬼门(发汗)、洁净府(利尿)、去宛陈莝(祛湿)"等法,方用真武汤、苓桂术甘汤化裁,药如制附子、白术、赤白芍、茯苓、桂枝、泽泻、车前子等,其中附片用量宜10~30g,桂枝6~15g;开鬼门者,宣肺法也,药如麻黄配杏仁,若有高血压或畏麻黄者可以荆芥、防风配杏仁等;洁净府者,利水法也,药如车前子、薏苡仁、猪苓、茯苓、泽泻、五加皮等,其中五加皮可用30g左右;去宛陈莝者,宣化湿浊、理气活血法也,药如益母草、苍白术、甘遂、苏木等。此外,还要重视葶苈子的运用,必须选用北葶苈子,微炒、捣碎后包煎,现代药理证实其醇提取物有强心、利尿作用,相对于毛地黄类药物,毒性小,用量增大而作用随之增强,临床应用时可用至30~60g。随证加减:若气短、气喘加五味子、细辛;心悸加龟甲、鳖甲,重用茯苓;腹胀加槟榔或大腹皮或厚朴;汗多加龙骨、牡蛎等。

　　以肝肿大、口唇指趾发绀、颈静脉怒张、舌质紫暗或青紫为主者,乃于心肾阳虚的基础上,瘀血与水饮并存,或以瘀血为主要病邪,正所谓"气分,心下坚,大如盘,边如旋杯"者也。唐宗海说:"此证是心肾交病,上不能降,下不能升,日积月累,如铁石之难破。"非大剂温阳散结不能为功,治宜温阳益气治其本,活血利水治其标,可选用桂枝去芍药加麻黄附子细辛汤,可再加黄芪、丹参、赤芍等益气活血之品;或参以防己黄芪汤、防己茯苓汤、己椒苈黄丸等治水方剂;或可再加知母,即陈修园"消水圣愈汤"之意。

　　再结合治厥逆的四逆汤、四逆加人参汤和镇水的真武汤,可见目前临床上治疗肺心病心衰的主要方剂仍遵循仲景之旨。

　　药理研究:人参、附子、桂枝、葶苈子含有非毛地黄类的强心苷及心肌营养成分。茯苓、川椒目、泽泻、白术具有利尿退水肿作用。麻黄、半夏、干姜、五味子具解痉化痰止咳的作用。桂枝、芍药、熟大黄入血分,和营逐瘀,针对唇绀、指甲暗晦、面色晦暗,有助于心衰的控制。

　　临床用药特别要注意北葶苈子30g(南葶苈子无效),加大用量至60g时对抗心衰有效。

本药下气泻肺,患者容易感疲乏,甚至加重气短。附片用量10~15g为宜,阴寒症状严重者30g可偶用。附片对休克、血压明显下降者有升压作用,对一般患者无升压作用。高血压者不必忌讳。桂枝常用15g,肉桂3~5g即可。桂枝、肉桂有升压作用,血压升高者应慎用。必须用药应强调在降压药控制有效的情况下可使用。阳虚者宜选用红参、白参,阴虚者宜选西洋参。野山参或移山参则阳虚、阴虚均可使用。有喘者可选用麻黄、细辛、干姜,见瘀血症状如唇绀、面晦、舌暗紫者,桃仁、红花、田三七、丹参可酌选1~2味。心下坚满,腹胀,大便秘结是选用大黄的"的症"。以气分为主选大黄、枳实、槟榔、川朴,以血分为主选大黄、牛膝、土鳖虫。大便稀者,大黄与辣蓼草同用。其他养阴、利尿逐水、化痰清热等药物应根据临床表现配合使用。

### (五)诊治间质性肺病经验

对于弥漫性肺疾病(又称弥漫性间质性肺病),中医认为其病位在肺络,基本病机为肺络痹阻,治宜通补肺络。

1. 基本病机——肺络痹阻　究肺络痹阻之因,多因肺肾亏虚致络中气血不足,或因邪毒入络,肺络中血行迟滞、络脉失养,痰瘀互结阻于络中而成。络脉是气血津液输布环流的枢纽和通路,气机通畅、络道无阻是其维持功能正常的前提。肺络痹阻则影响络中气血运行及津液的输布,从而产生一系列的络脉阻滞的病理变化。肺络痹阻则气血不通,故肺失其主气、司呼吸和朝百脉、主治节的功能,而为咳嗽、为呼吸困难、为唇舌发绀;四肢百骸不得气血濡养,而为消瘦、为杵状指等;肺病虚损,病久及肾,则肾气虚弱,不能纳气归原,气浮逆于上,则为喘促,动则尤甚等。西医学认为,肺纤维化的病位主要在肺泡壁,肺泡壁的上皮细胞和毛细血管内皮细胞也发生病变,有时小气道和小血管也被累及。细支气管领域和肺泡壁的纤维化导致肺的顺应性降低和限制性通气障碍;细支气管的炎变和肺小血管的闭塞引起通气血流比例失调和弥散能力下降,最终发生低氧血症和呼吸衰竭,与肺络痹阻的表现极为相似。

张聿青云:"邪既入络,易入难出,势不能脱然无累。"肺纤维化病程久,缠绵难愈,与"久病入络""废弃沉疴""经年累月"等病邪入络后临床表现缠绵难愈、常规治疗很难取效的络病表现颇为相似。

2. 治疗法则——通补肺络法　肺络痹阻为肺纤维化的基本病机,那么,通肺络法自为应对治法,但"通之之法,各有不同。调气以和血,调血以和气,通也;下逆者使之上行,中结者使之旁达,亦通也;虚者助之使通,寒者温之使通,无非通之之法也"。结合先贤络病理论,肺纤维化的具体治法为:

(1)络虚最宜通补:对于肺络痹阻之肺纤维化,"通补为宜,守补则谬","治当通补络脉"。所谓通补,"初补气血之中,必佐宣行通络之治",但应分阴血、阳气亏虚之不同。络虚属阴血虚者,"络虚则热",治宜"宣通经络,佐清营热","甘缓理虚",但"久病已入血络,兼之神怯瘦损,辛香刚燥,决不可用",宜"通血络润补,勿投燥热劫液",遵张介宾"善补阴者,必于阳中求阴,则阴得阳升而泉源不竭",治宜"辛甘润温之补",药用当归、熟地黄、阿胶、白芍、麦冬、南北沙参、山茱萸、枸杞、女贞子、何首乌等。其中,沙参"甘淡而寒,其体轻虚,专清肺气,因而益肺与肾";麦冬"补肺金而安肺气""定喘大有奇功""助胃补肾,故治羸瘦、短气""去瘀生新""能散热结而下逆气也"。

阳气虚者当以甘温益气,必"辛甘温补,佐以流行经络",药用党参、黄芪、白术、黄精、山药、淫羊藿、肉苁蓉、菟丝子、补骨脂、巴戟天。其中,党参"力能补脾益胃、润肺生津、鼓舞清阳、振动中气";黄芪"补正气之虚""内资经脉,外资肌肉""逐五脏间恶血",并适当配伍陈皮、厚朴等行气之品。

(2)络痹唯宜辛通:《神农本草经疏》云"五味之中,惟辛通四气",叶桂云"气辛则通""辛香流气""辛香走窜""非辛香无以入络",故治肺络痹阻当"辛以通之"。盖肺络痹阻因于痰瘀互结者,辛之能行气破血逐痰;若兼热毒者,辛之可润。辛以通络,虽有气血之分,但气中有血,血中有气,两者相互依存,不可分割,故行气与活血不可截然分开,正如《黄帝内经》所云"疏其血气,令其调达,而致和平"。痰浊宜逐,但更应"善治者,不治痰而治气""痰兼肺脾""虚痰补肾"等,不治痰而治痰之本。

化痰药半夏具有化痰散结之功,"能消痰涎,开胃健脾……下肺气,主咳结……气虚而有痰者,加而用之","色白而味辛,故能为肺经燥湿之药……辛中带涩,故能疏而又能敛也。又辛之敛,与酸之敛不同,酸则一主于敛,辛则敛之中有发散之意,尤与肺投合也",唯宜生用其效方宏,一般剂量9~15g并无偾事者,病情缓解后可用法半夏;并根据痰的性质配以他药,如合黄芩、桑白皮、蒲公英、金银花等则治热痰,合黄芩则治"火痰""老痰",合陈皮、厚朴、茯苓等则治湿痰,合沙参、麦冬、紫菀、杏仁等则治燥痰,合桂枝、附子等则治寒痰。对于活血药,根据病情的轻重缓急和活血化瘀药作用强弱而择优选用。对于阻痹肺络之瘀血,非三棱、莪术等破血之品不能为功。《医学衷中参西录》指出:"三棱气味俱淡,微有辛意;莪术味微苦,气微香,亦微有辛意,性皆微温,为化瘀血之要药。……若细核二药之区别,化血之力三棱优于莪术,理气之力莪术优于三棱。"两者相伍,兼理气化瘀两能,对于瘀血内阻之病,大有良效。在临床体会到,两者破血消坚之力颇强,若人久服,必至气短、乏力,故须与党参、黄芪、沙参、麦冬等扶正之药相伍,方无克消正气之弊。正如张锡纯所言:"一切血凝气滞之证,若与参、术、芪诸药并用,大能开胃进食,调血和血""若治瘀血积久过坚硬者……必以补药佐之……不但气血不受伤损,瘀血之化亦较速"。

(3)搜剔络邪借虫类:宿疾久病,肺络中痰瘀沉锢,或经年累月,外邪留着,气血皆伤,其化为败血凝痰,混处经络,已不是一般草木之品所能取效,必以"飞者升,走者降,灵动迅速,追拔沉混气血之邪"的虫类药以"搜剔络中混处之邪",松透病根,从而达到"血无凝着,气可宣通"的目的,常用药物有蜈蚣、全蝎、地龙、僵蚕等。其中,蜈蚣辛温、全蝎辛平,均具有通络散结之功。蜈蚣"走窜之力最速,内而脏腑,外而经络,凡气血凝聚之处,皆能开之";全蝎"走脏腑,行经络","为蜈蚣之伍药,其力相得益彰也"。两者相伍,大能搜剔软化肺络中胶结之痰瘀,以行"搜剔络中混处之邪"之功。

**(六)诊治感冒的经验——解表达邪为主,扶正祛邪兼顾**

感冒是感受触冒风邪而导致肺失宣肃、卫表不和的常见外感疾病,临床表现以鼻塞、流涕、喷嚏、头痛、恶寒、发热、全身不适、脉浮为其特征。早在《黄帝内经》中即已有外感风邪引起感冒的论述。如《素问·骨空论》说:"风从外入,令人振寒,汗出头痛,身重恶寒。"后世《医学源流论》说:"凡人偶感风寒,头痛发热,咳嗽涕出……乃时行之杂感也。"前者为普通感冒,后者属时行感冒即流感。感冒之病位在肺卫,其基本病机为表卫不和,肺失宣肃。

外邪侵袭,肺卫首当其冲,卫阳被遏,营卫失和,正邪相争则恶寒、发热、头痛、身痛,肺失宣肃则鼻塞、流涕、咳嗽、咽痛。吴银根认为,感冒治疗以解表达邪为原则,但不宜发散太过,耗伤津液;时行感冒多属风热重症,除辛凉解表外,还当佐以清热解毒之品;虚人感冒,应识气、血、阴、阳虚之别,扶正祛邪兼顾。其中,解表之法则应分清辛温、辛凉、辛平之别。

风寒表证者,以恶寒重、发热轻、无汗、头身痛、苔薄白、脉浮紧为主症,常因寒邪束表,每致营阴郁滞,肺失宣肃,治宜辛温解表。正如外感之咳"阳邪也,阳邪自外而入,故治宜辛温,邪得温而散也"。所以吴银根认为"表"之重点在外感寒邪。治寒之方无出仲景之法,如麻黄汤、桂枝汤、小青龙汤等。同时应使用具有肃降作用的药物如白前、桑白皮、白果仁、厚朴、紫苏子、莱菔子,宣肃并用,使得邪有出路。并应掌握祛邪务尽务速,使不留寇,而又顾护正气的分寸。表证虽以寒为主,但见有咽部红肿疼痛、舌质红者,此为内中有热,当施以清利咽喉之法。轻者处以银翘散、桑菊饮;重者可用凉膈散。总言在表者应以散表邪为主,治以辛温,而局部化热者可并投清凉之品。

风热表证或温病初起以发热重,恶寒轻,咽干口渴,苔薄黄,脉浮数等为主症。由于温邪袭人,发病急、传变快、易搏结气血、蕴而成毒,且多夹有秽浊之气,加之温邪上受,首先犯肺,每致肺气失宣。吴银根喜用辛凉轻剂之桑菊饮与辛凉平剂之银翘散解表透邪。

感冒轻证,或初起偏寒偏热俱不明显,仅稍有恶风、微热、头胀、鼻塞者,可用辛平解表法。如《景岳全书》言:"时气皆平而表不解者,宜以辛甘平剂散之";"凡血气平和,宜从平散者,此方主之"。此方即著名的正柴胡饮,被开发为经典成方后,在临床上广为应用。

另有当感冒出现胃肠道症状者,当芳化宣表,方选藿香正气散或酌加藿香、佩兰、豆卷之品,同时予苍术、半夏、陈皮等和中,不可过度使用收涩止泻药物,避免邪无出路,而使病情变化。

### (七)诊治肺炎的经验——强调初期解表清热,中期祛邪解毒,后期培元固本

肺炎是指肺实质的炎症,由感染、理化刺激和免疫损伤等所致,以感染最常见。引起肺炎的原因很多,如细菌、病毒、真菌、非典型病原体等。起病多急骤,高热,寒战,全身肌肉酸痛,体温可在数小时内升至 39~40℃,严重感染时可伴发休克、急性呼吸窘迫综合征及神经精神症状,表现为神志模糊、烦躁、呼吸困难、嗜睡、谵妄、昏迷等。肺炎在中医学当属温病学之风温病。陈平伯在《外感温病篇》中论述:"风温证,身热畏风,头痛咳嗽,口渴,脉浮数,舌苔白者,邪在表也。"中医学认为,该病病因主要是外感风热或风寒之邪入里化热,而肺气郁闭、痰热壅肺是其病变机制。其中,痰热既是病理产物,又是导致喘咳的原因。因此,治疗肺炎清热化痰、宣肺降逆为基本治则,并随时防治各种并发症的发生。在肺炎的恢复期,中医的治则不外两大法则,一是清除余邪,一是培元固本,前者重痰、热、瘀,后者注意益气生津。

一般认为,该病的发生为素禀正气不足,卫气失于固密,或寒温失调,起居不慎而致肺卫的卫外功能减弱时,均可导致外邪乘虚侵入而发病。病之初期,外邪初犯肺经时,卫气郁而不宣,皮毛开合失司,肺失宣发,而出现畏寒、寒战、高热、头痛、身痛、咳嗽等卫气与外邪抗争的卫分表证,此时以卫表症状为主,故虽有咳嗽,但痰不多,或咳嗽不甚,提示风温初起当以疏风清热为法,可选辛凉轻剂桑菊饮以清宣上焦之热。继而,热入气分,肺热郁蒸,故见身热不恶寒;热邪灼津成痰,形成痰热阻肺,而出现咳嗽、气促、鼻扇、痰黄而黏等;痰热内阻,肺络失和而致胸痛;若热盛损伤肺络,则见咯血;肺与大肠相表里,痰热壅盛,热灼肠液里结,则大便秘而不行。肺炎多系温热之邪袭肺所致,病变部位在肺,传变规律及辨证治疗多循温病的卫气营血理论。肺炎病位主要在肺,病机以痰热蕴肺、肺失宣肃为主要变化。在一般情况下,经过卫分、气分阶段,病邪可逐渐解除。若邪气过盛,正不胜邪,邪气入里并内传营血,则见面唇青紫或衄血发斑;甚至邪热内陷,逆传心包,蒙闭心窍,出

现神昏谵语或昏愦不语。若邪热郁闭不宣，热深厥深，则见四肢厥冷。邪热太盛，正气不支，或汗出太过，阴液骤耗，脉微欲绝，为阴竭阳脱之危象。若治疗得当，邪退正复，可见热病恢复期气虚阴伤之低热，手足心热或口舌干燥，神疲体倦，气短懒言之证候。临床以邪袭肺卫、痰热壅肺、肺热腑实、热入心包、正虚欲脱及正虚邪恋证型为多见。热毒蕴肺是本病的中心环节，故疏风清热解毒是基本治疗大法。若见阳明腑实证，当肺胃同治；若逆传心包，当凉营清心，豁痰开窍；若正不胜邪，热毒内陷，阴竭阳脱，亟当回阳救阴，益气固脱。肺炎病变多由表入里，由实到虚发展，根据其发展过程分阶段用药可提高疗效。初期多表证，但由于邪在卫表时，寒战时间短暂，迅即高热，故不能仅当表证治疗，否则表邪祛而里热依然炽盛，宜解表药与清热药同时应用，多选用金银花、连翘、牛蒡子、野菊花、桔梗、蚤休、桑叶、菊花、芦根、生石膏、知母、黄芩、鱼腥草等。加用清热解毒药，可阻断邪热进展，防其传里生变。中期为里证、实热证，根据温病学"毒寓于邪，毒随邪入，热由毒生，变由毒起"的观点，注重祛邪解毒。具体治法则分为清热解毒和通腑泄热。清热药宜早用，剂量宜大，如生石膏的剂量常用至 30~45g，少数患者可用至 90g，然过用苦寒药，对热盛津伤不利，故应注意将辛寒、苦寒、甘寒和甘凉药很好地结合起来。若一旦表邪去而里热仍然炽盛，通腑药当宜早用。肺热下移大肠，如能保持通畅，使邪热自下而去，腑气通则脏气安，这对缓解整个病情是很有益的。在老年患者，应用通腑药及清热药宜慎重，必须结合其体质情况，恰当使用把握攻下的力度，或攻补兼施。治疗过程中注意是否夹有湿邪，这在使用清热药时尤其要注意。因为寒凉过甚，可使湿邪伏遏，反而导致邪气闭于里，病情缠绵不解，应当及时加用芳香化湿之品。肺炎后期多为正气不足的虚证，此时治疗当分清气虚与阴虚、肺虚与脾虚，不可因其热病之后必有阴虚而纯用补阴药，也不可将乏力认为是气虚而单用补气药，应细致区分，辨证用药。对于炎症吸收缓慢或吸收不良者，宜加入活血化瘀、消痰散结之品以改善肺循环，有利于肺功能的恢复及炎症的吸收。

### （八）治疗杂病的经验——细辨浊邪害清

叶桂在《外感温热篇》中对湿与温合的情况提出了一段论述，其病机是蒸郁而蒙蔽于上，结果是清窍为之壅塞，此被判为浊邪害清。

浊邪害清，是湿热郁蒸，蒙蔽于上。湿为阴邪，为重浊之邪，清阳之气被遏，常见症状是耳聋（重听或听觉有阻隔感）、鼻塞、胸痞、身重、头昏重、恶寒发热、头痛身痛，苔白腻。温病学说中治疗浊邪害清的代表方是藿朴夏苓汤（《医原》），药用藿香、川朴、半夏、赤苓、杏仁、薏苡仁、白蔻仁、猪苓、泽泻、淡豆豉、通草等，取其芳香化浊，行气渗湿。温病阐述的病机在内科杂病中也常可借用。

浊邪害清在杂病中出现可以没有恶寒发热、头痛身痛，而仅有湿热或湿浊之邪蒙蔽清阳，见鼻塞不畅、耳闭耳背、头昏重、胸痞身重之症。此时治疗重点应在补气温阳，化湿开窍，重在清除湿浊之邪。可用黄芪、党参、苍术、白术补气健脾化湿；桂枝、附片温阳，祛寒湿；石菖蒲、广郁金开窍通阳气。如鼻塞、喷嚏、流涕为主者加苍耳子、辛夷之类；如耳闭、重听、耳鸣为主者选柴胡、桑叶、蝉蜕或金蝉花（金蝉花系一种真菌感染的僵蚕蛹，具祛风补肝肾功效）；如头昏重者加白芷、川芎；如身重者加川乌、防风；胸闷胸痞者加瓜蒌、黄连、半夏。

这是一种以中医病证、中医病机为辨证思路，设立治则与方药的方法，在现代临床结合西医诊断如过敏性鼻炎、副鼻窦炎、耳咽鼓管阻塞、咽喉炎、支气管炎，给予相应加减，或因不同的兼证而随证加减，效果更好。

## 四、经 验 方

**（一）麻夏姜辛味汤**

【药物组成】麻黄10g，半夏15g，细辛5g，生姜（干姜）10g，五味子10g。

【功效】温肺化饮，止咳平喘。

【方解】本方是吴银根整理张仲景治疗痰饮咳喘所归纳的基本方。麻黄味辛微苦性温，发汗散寒，宣肺平喘，利水消肿，是中医治咳喘最重要的药物。半夏味辛性温，燥湿化痰，降逆止呕，消痞散结，是中医治痰最重要的药物。姜、辛、味是仲景治咳嗽的重要组成。张仲景治痰饮咳喘的著名方剂小青龙汤、射干麻黄汤、厚朴麻黄汤三方均包含此五味药。其中，小青龙汤温化寒饮，即本方加桂枝、白芍、甘草，治疗咳逆倚息不得卧，取合用桂枝汤之意；厚朴麻黄汤，即本方加厚朴、石膏、杏仁、小麦，清化痰饮，治咳而脉浮者，为寒饮化热，取合用麻杏石甘汤之意；射干麻黄汤，即本方加射干、紫菀、款冬花、大枣，止咳化痰降逆，治疗咳而上气、喉中水鸡声，加重化痰降逆，重点在咳、痰。

【适用范围】咳喘证属风寒表证兼有内饮，或但见痰饮清稀阻肺者，肺气不降，哮喘倚息。

【医案】李某，女，33岁。2006年4月10日初诊。平素易鼻痒喷嚏，多以感冒治之。1周前因感冒后咳嗽，予阿莫仙（阿莫西林）、复方甘草合剂治疗，效不显。就诊时，咳嗽呈阵发性，夜间为甚，对油烟、香水等异味过敏，咳痰量少，畏寒肢冷，大便略溏。舌脉：脉细缓，苔薄略腻。支气管舒张试验阳性。

中医辨证：脾肾阳虚，寒饮伏肺。

治则：温补脾肾，温肺化饮。

处方：干姜6g，茯苓12g，白术9g，胡颓叶15g，法半夏15g，紫菀15g，款冬花15g，细辛5g，肉桂9g，熟附片30g，茯苓15g，白术15g，麻黄10g，甘草10g，五味子9g。7剂。

二诊：2006年4月18日。苔薄，脉细。咳嗽明显减轻，咳痰量少，时有喷嚏、鼻痒。前方加苍耳子12g，辛夷9g，续服14剂。

三诊：2006年5月2日。苔薄，舌质淡，脉缓。偶咳无痰，畏寒肢冷改善，大便如常。处方：干姜6g，茯苓12g，白术9g，法半夏15g，细辛5g，肉桂9g，熟附片30g，茯苓15g，白术15g，党参30g，黄芪20g，甘草10g。14剂。

按语：咳嗽变异型哮喘为慢性咳嗽的主要病因，因以咳嗽为主要表现，临床上最易与支气管炎相混淆。该病例咳嗽夜间为甚乃辨证眼目，白昼为阳，入夜属阴，素体本虚寒，阳不入其阴，故入夜加重。便溏，得衣被不缓解之畏寒，手、足冷过肘、膝之肢冷，均为阳虚之明证。故以四逆汤、理中汤合麻黄附子细辛汤加味。二诊时加苍耳子、辛夷以祛风通窍；三诊时因几无咳嗽，故去胡颓叶、紫菀、款冬花、麻黄，加党参、黄芪以补益脾肺。

**（二）加味己椒苈黄汤**

【药物组成】粉防己10g，川椒目10g，葶苈子30g，熟大黄10g，附片10g，川芎10g，制南星15g。

【功效】温阳利水逐瘀。

【方解】己椒苈黄丸出自《金匮要略》。原文："腹满，口干舌燥，此肠间有水气，己椒苈黄丸主之。"本方加入附片、川芎、制南星等共同达到降低肺动脉高压，预防慢性阻塞性肺疾病(COPD)向肺心病发展的目的。方中川椒目具有"劫喘"之功。朱震亨在《丹溪心法》《丹溪手镜》《脉因证治·喘》中均提及诸喘不止用椒目劫喘。劫者强取之义。粉防己,《神农本草经》谓"利大小便",具利水气下行之力,利水消肿古方中常用。葶苈子、熟大黄泻肺气,攻坚逐瘀决壅。四味共襄泻肺利水之功,使水气下行。我们在临床实践中发现,寒、痰、瘀是COPD肺动脉高压的主要病理基础。肺动脉高压患者病史较长,久病必虚,久病及肾,使肾阳亏虚,温煦不足而鼓动乏力,导致水饮内停,饮结而为痰,痰阻脉络,血流不畅,瘀血内停。本方中己椒苈黄加附片、丹参、川芎等温阳利水逐瘀,可达到降低肺动脉压之功效。

【适用范围】肺动脉高压属肾阳虚。症见咳、痰、喘同时伴有腰酸肢软,身寒肢冷,胸闷气短,咳则遗尿,夜尿频多,头昏耳鸣,甚至浮肿,舌质淡胖,舌苔白滑润,脉多细(沉细、弦细、细数)。

【临床和实验研究】本方由吴银根名中医工作室成员林琳中标课题进行临床研究,结果证明,可改善COPD肺动脉高压患者临床症状,降低肺动脉压作用显著,且维持时间长,优于西药心痛定组。

【医案】解某,男,71岁。2009年5月27日初诊。2009年5月17日受凉后出现咳嗽,咳痰,伴发热,体温39℃。查肺CT示右肺中叶及左肺上叶舌段斑片状密度增高影,考虑肺段局部不张可能,两下肺斑片状感染,胸腔积液,心包积液。血常规提示白细胞计数及中性粒细胞百分比增高。给予抗生素抗感染治疗5天(具体用药不详),停药后复又高热,静脉抗感染治疗3天,今晨体温37.4℃。现咳嗽,咳痰,胸闷,时有胸痛,夜寐不安,纳可,大便正常。舌淡红苔薄白,脉细弦。

中医辨证:痰热蕴肺,饮停胸胁。

治则:清热逐饮,止咳化痰。

处方:葶苈子(包)30g,大红枣21g,粉防己15g,桂枝15g,石膏15g,党参30g,紫菀15g,法半夏15g,甘遂6g,川椒目9g,附片12g,茯苓30g,车前子(包)30g,猪苓30g,甘草9g。14剂。

二诊:2009年6月10日。服药4天后发热退,咳嗽明显减轻,咳痰减少,胸痛消失,胸闷仍有,纳可,苔薄白,脉细弦。抗生素输液共2周已停用,血常规示白细胞计数及中性粒细胞百分比恢复正常。

处方:葶苈子(包)30g,大红枣21g,麦冬30g,玉竹30g,浙贝母12g,法半夏15g,制南星15g,胡颓叶15g,野荞麦根30g,青蒿15g,鳖甲15g,柴胡15g,黄芩15g,甘草9g。14剂。

三诊:2009年6月24日。咳嗽、咳痰均明显好转,无低热,自觉体力、精力好转,苔薄白,脉细弦。复查肺CT提示左肺上叶舌段感染为主,心包积液,肺不张恢复,胸腔积液吸收。

处方:葶苈子(包)30g,大红枣21g,麦冬30g,玉竹30g,浙贝母12g,法半夏15g,桑白皮30g,黄芩15g,甘遂6g,杏仁12g,熟大黄6g,车前子(包)30g,泽漆15g,茯苓30g,甘草9g。14剂。

四诊:2009年7月8日。病情基本控制,咳嗽偶有,胸闷好转,无发热,体力恢复,夜寐欠安,纳可,二便调,苔薄白,脉弦细。

处方:葶苈子(包)30g,大红枣21g,甘遂6g,浙贝母9g,法半夏15g,熟大黄6g,藿香15g,鸡内金15g,泽漆15g,茯苓30g,瓜蒌皮15g,黄连3g,党参30g,黄芪24g,苍白术各15g。14剂。

五诊:2009年7月22日。胸闷缓解,咳嗽偶有,咽部有痰,纳可,苔薄白,脉弦缓。

处方:葶苈子(包)30g,大红枣21g,甘遂6g,浙贝母9g,法半夏15g,熟大黄6g,藿香15g,鸡内金15g,瓜蒌18g,黄连3g,党参30g,黄芪24g,苍白术各15g,车前子(包)30g,附片12g。14剂。

六诊:2009年8月5日。咳嗽不明显,无发热,体力好转。苔薄白,脉弦细。复查肺CT提示左肺上叶舌段陈旧性病灶,心包少量积液。

处方:蒲公英30g,紫花地丁30g,法半夏15g,葶苈子(包)30g,大红枣21g,甘遂6g,车前子(包)30g,茯苓30g,青蒿15g,鳖甲15g,柴胡15g,黄芩15g,紫菀15g,龙牡各30g,桂枝15g。14剂。

服药后诸症悉平,精神体力改善,守法继续调治。

按语:《金匮要略·痰饮咳嗽病脉证并治》云:"夫病人饮水多,必暴喘满。"此案患者由肺部感染引起胸腔积液、心包积液。患者年老体衰,不耐峻下,故以《伤寒论》葶苈大枣泻肺汤主之,以葶苈子开泄肺气、通利膀胱,佐以大枣甘缓补虚,以制约葶苈子峻泻逐饮之功。胸胁多为少阳、厥阴之分野,故以柴胡、黄芩、蒲公英、紫花地丁等疏肝清肺,和解少阳。同时以青蒿、鳖甲清解里热。吴瑭《温病条辨》云:"鳖甲蠕动之物,入肝经至阴之分,既能养阴,又能入络搜邪,以青蒿芳香透络,从少阳领邪外出。"病情好转,水饮渐消,予党参、黄芪补气扶正。三诊至五诊加入熟大黄与甘遂相伍,取《伤寒论》大陷胸汤泻热逐水之意。粉防己、川椒目与葶苈子相伍,取《伤寒论》己椒苈黄丸分消水饮、导邪下行之意。另,方中粉防己、附片、石膏、党参,取《伤寒论》木防己汤行水散结、清热补虚之意。足见吴银根对仲景方证的造诣之深。

**(三) 养肺汤**

【药物组成】南北沙参各30g,麦冬30g,玉竹30g。

【功效】润肺止咳,清养肺胃,养阴生津。

【方解】该方由《温病条辨》的益胃汤减味而成,原用于阳明温病,胃阴损伤之证。吴银根选用滋阴润肺之南北沙参、麦冬、玉竹,组成养肺汤,用于肺结核、慢性支气管炎、支气管扩张咯血、慢性咽喉炎、自发性气胸、肺间质纤维化等属肺阴虚者。麦冬味甘性寒,养阴清热,生津润燥,为润肺清心、益胃生津之上品,为君药。沙参补五脏之阴,尤以补肺胃之阴最为明显。其中,南沙参体较轻,质松,性味苦寒,偏于祛痰;北沙参体重质坚,性味甘凉,偏于养阴。玉竹味甘性平,有养阴润燥、除烦止渴功效。《景岳全书·新方八阵》云:"阴虚者,宜补而兼清。"三药合用,甘寒救液,清养肺胃,为臣药,加强麦冬养阴清热之力。四药均属清补之品,组方滋而不腻,可使阴液渐充,虚火自清,痰化咳止,以达固护肺气之目的。

【适用范围】肺虚有热,咳嗽不已,或热性病伤津口渴,舌红少苔;或燥伤肺胃阴分,咽干,津少,心烦口渴,干咳少痰或咯血。

【医案】王某,女,34岁。2009年9月9日初诊。8月初受凉后出现发热,咳嗽咳痰。至外院查肺CT检查提示双肺散在炎性病灶,胸腔积液,右上肺纤维灶。血清肺炎支原体抗体(+)。诊断为支原体肺炎,予阿奇霉素等抗生素输液。经治疗2周,病情好转。现无明显发热,咳嗽,咳痰仍有,疲乏无力,大便欠畅。平素易反复感冒,经常头晕。既往曾有肺结核病史。舌淡红苔薄白,脉细缓。

中医辨证:肺阴亏虚。

治则:益气养阴,理气化饮。

处方:南北沙参各30g,麦冬30g,玉竹30g,党参30g,黄芪24g,苍白术各15g,法半夏

15g,紫菀 15g,石菖蒲 15g,广郁金 15g,葶苈子 30g,粉防己 15g,茯苓 30g,甘草 9g。14 剂。

二诊:2009 年 9 月 23 日。咳嗽、咳痰明显减轻,疲乏,头晕,纳可,经行,大便已畅、1 次 /d,苔薄,脉细缓。9 月 22 日复查肺 CT 提示右上肺残留条索状阴影,胸腔积液吸收。

处方:党参 30g,黄芪 24g,法半夏 15g,陈皮 9g,石菖蒲 15g,广郁金 15g,桂枝 15g,炒白芍 45g,茯苓 30g,明天麻 21g,淫羊藿 15g,巴戟天 15g,甘草 9g。14 剂。

三诊:2009 年 10 月 7 日。咳嗽、咳痰基本控制,疲乏改善,头晕减轻,二便调,苔薄,脉细缓。

处方:党参 30g,黄芪 24g,苍白术各 15g,防风 15g,麦冬 30g,玉竹 30g,明天麻 21g,法半夏 15g,茯苓 30g,桂枝 15g,炒白芍 30g,胡颓叶 15g,野荞麦根 30g,紫菀 15g,甘草 9g。14 剂。

服药后诸症悉平,精神体力改善,守法继续调治。

按语:本案患者气虚,感受外邪,导致"支原体肺炎,胸腔积液"发生,进而气阴两虚,出现诸症。首诊以《伤寒论》防己黄芪汤治疗为主。《金匮要略·水气病脉证并治》云:"风水脉浮身重,汗出恶风者,防己黄芪汤主之。腹痛者加芍药。"本案取其益气健脾利水之意,更以葶苈子、茯苓加强利水逐饮之力,南北沙参、麦冬、玉竹、党参、黄芪等益气养阴,广郁金、石菖蒲理气化湿。二诊后胸腔积液吸收,予淫羊藿、巴戟天、桂枝温阳化气,更助水行。

**（四）化痰止咳汤**

【药物组成】胡颓叶 15g,野荞麦根 30g,黄荆子 30g(包煎),紫菀 15g,款冬花 15g,法半夏 15g,制南星 15g。

【功效】化痰止咳。

【方解】本方系吴银根治疗湿痰咳喘基本方。肺系湿痰常与肺气不宣、肺失肃降、肺气不固、痰湿蕴结、痰浊黏滞相关联,且痰为阴邪,加上湿邪,临床上痰浊壅阻、痰湿蕴滞、痰热胶着常是肺系疾病的难点。金代刘完素云:"故咳嗽者,治痰为先。"胡颓叶性平味微苦,止咳平喘;野荞麦根味酸苦,性寒,能清热解毒,祛风利湿,排脓祛瘀;黄荆子味辛苦,性温,散风祛痰,止咳平喘,理气止痛。上述三者同为君药,配伍半夏、南星为臣药,增强燥湿化痰之力。佐以紫菀、款冬花辛苦温润之品,温肺寒,润肺燥,补肺气,止痰嗽。诸药合用,共奏化痰止咳之力。

临床注意点:本方燥湿化痰力盛,不适用于阴虚燥咳者。服用后可导致大便次数增多,并较溏薄。脾胃虚弱者需护养胃气。若腹泻明显者加用辣蓼草以涩肠。吴银根临证用该方的同时清肺以解热,如合用黄芩、连翘、鱼腥草、蒲公英、紫花地丁等;久咳补脾以助肺气,如合用党参、黄芪、白术、怀山药、黄精等;喘促者降气纳气以助气化,如合用当归、沉香、紫苏子、淫羊藿、巴戟天、鲜山药等;久病入络瘀滞者活血通络以搜肺络之邪,如合用蜈蚣、全蝎、蝉蜕、僵蚕、穿山甲等。灵活运用化痰、养阴、益肾之品,对湿痰、热痰或久咳不愈之肺部病证常见桴鼓之效。

【适用范围】湿痰咳嗽,痰多或清稀或黏稠,或因痰湿停滞胸中,胸脘痞闷。

【医案】陈某,女,48 岁。2005 年 11 月 16 日初诊。患者于 2005 年 8 月感冒后出现咳嗽反复发作,至今已 3 个月。曾抗生素静脉滴注 6 天未缓解。现症见:咳嗽阵作,咳痰量少、色黄、质黏,无胸闷;伴背部及下肢冷,动则汗出,乍热乍寒,夜寐不安;舌红,苔白腻,脉弦细。胸片示两肺纹理增多。

中医辨证:痰热蕴肺。

治则:清肺化痰。

处方:蒲公英30g,紫花地丁30g,生半夏15g,生南星15g,紫菀15g,款冬花15g,胡颓叶15g,野荞麦根30g,黄荆子30g,浮小麦30g,麻黄根30g,合欢皮30g,夜交藤30g,酸枣仁15g,甘草10g。14剂。

二诊:2005年11月30日。咳嗽好转,觉有气上冲即发作咳嗽,卧位时加重;出汗、夜寐不安、午热午寒缓解;舌淡红,苔薄白,脉细缓。拟和胃化痰,理气止咳。

处方:蒲公英30g,法半夏15g,制南星15g,旋覆花15g,代赭石30g,陈皮6g,胡颓叶15g,野荞麦根30g,黄荆子30g,浮小麦30g,麻黄根30g,碧桃干30g,柴胡15g,黄芩10g,甘草10g。14剂。

三诊:12月14日来诊,诉咳嗽明显减轻,余症缓解。

按语:首诊处方清肺化痰乃治咳常用之法,药后见效,但仍未痊愈,而诉有气上冲、卧位不适等症状。故遵《素问·咳论》"聚于胃,关于肺"之旨,加入旋覆花、代赭石、陈皮,合原方中法半夏、甘草取旋覆代赭汤之意,和胃降逆。三诊时已大为好转。

#### (五) 三紫清肺汤

【药物组成】紫草30g,紫花地丁30g,紫菀15g,半枝莲30g,白花蛇舌草30g。

【功效】清肺化痰杀菌。

【方解】铜绿假单胞菌是天然耐多种抗生素的细菌,具有内在固有的耐药性及获得性耐药性。吴银根认为慢性肺部铜绿假单胞菌感染多属邪实正虚。实痰其色黄绿,黄属热(火),绿(青)属风,正如李中梓所谓"在肝经者,名曰风痰……其痰青而多泡"。故吴银根强调清热祛风。因风因火(热)而生痰者,但治其风火(热),风火(热)息而痰自清也。温病学说建立以前使用清热解毒法有许多禁忌。随着温病学派的发展,近现代对传染病、感染性疾病的研究不断深入,清热解毒法作为"热者寒之"的主流治疗法则被确立。吴银根常用紫花地丁、紫草、紫菀清热解毒杀菌、化痰止咳,配伍白花蛇舌草、半枝莲增强清热解毒功效。

【适用范围】痰热壅肺。临床多表现为急、慢性咳嗽,反复咳黄绿色痰,气短,倦怠乏力,口干,咽燥,或有低热。本方可用于铜绿假单胞菌所致的呼吸系统感染性疾病。

【医案】秦某,男,70岁。2006年10月31日初诊。今年5月肺炎后反复咳嗽,近日仍咳,夜间咳嗽明显。精神差。胸片、CT检查无阳性发现。苔薄,舌质红,脉细缓。

中医辨证:痰热久滞,肺肾两亏。

治则:化痰通络,滋补肺肾。

处方:紫草30g,紫花地丁30g,半枝莲15g,白花蛇舌草15g,野荞麦根30g,紫菀15g,款冬花15g,蟾皮9g,露蜂房9g,党参30g,黄芪20g,南北沙参各30g,麦冬30g,淫羊藿15g,巴戟天15g。14剂。

二诊:2006年11月21日。苔薄白,脉细缓。咳嗽明显好转,精神亦振作,仍有些许痰。

处方:紫花地丁30g,紫菀15g,党参30g,黄芪20g,桑白皮30g,白果仁30g,淫羊藿15g,巴戟天15g,南北沙参各30g,麦冬30g,法半夏15g,茯苓30g,甘草10g。14剂。

按语:西医学抗生素的使用使得肺部感染可以得到快速控制,但是细菌的耐药问题也越来越突出了,而且临床体温、实验室、影像学检查俱转阴之后,仍咳、痰不愈的情况也不少见,甚至迁延数月。此时进行辨证论治,往往可取得较为满意的疗效。如初诊,从辨证上看,患者痰多咳嗽,肺中有壅滞之痰热,故组方以清痰热为主;二诊痰热之象不显,故方以清肺通络为主。至于久咳迁延,可伤肺阴、耗肺气、动肾气,当需详察舌、脉、兼症而处方,酌入扶正养肺补肾之品。

**(六)咳喘六味合剂(龙华医院院内制剂)**

【药物组成】麻黄 10g,附子 10g,细辛 3g,桃仁 10g,黄芩 10g,虎耳草 30g。

【功效】温阳祛寒,化痰祛瘀,止咳平喘。

【方解】该方在麻黄附子细辛汤基础上精心化裁而成。吴银根经过长期临床实践认为,哮证之病理体质乃"阳虚寒盛"。针对哮证阳虚寒盛的病理体质和痰瘀伏肺之宿根,根据"病痰饮者,当以温药和之""虚者补之""壅者决之"的原则,当以温阳、化痰、祛瘀为法。方以辛温大热的附子、麻黄为君,取其温肾补火、温肺散寒、宣肺平喘之功;细辛助麻黄、附子之温经散寒,桃仁滑痰化瘀,共同为臣;佐以苦寒之黄芩、虎耳草,一可清肺化痰,一可监制附子、麻黄、细辛等温热药物之辛燥太过,还能兼顾其病机转化,因为哮证反复发作,病程较长,本质之寒久羁于肺,常可郁而化热。综观全方,标本兼顾,寒温并用,宣肃同施,

临床注意点:适用于阳虚寒盛患者。若患者阴虚显著,以此方为基础加减。表寒里热者,常配伍石膏、黄芩、桑白皮、葶苈子等清肺热之品;若痰热郁肺显著,则配伍桑白皮、黄芩、知母、石膏等;若痰浊阻肺,则配伍紫苏子、白芥子、莱菔子等;若肝气犯肺,每因情志刺激而诱发,则配伍木香、沉香、郁金、槟榔等;若兼有瘀血者,当配丹参、桃仁、红花、川芎等活血之品。

【适用范围】哮证属阳虚寒盛者,或风寒咳喘初起。

【临床和实验研究】本课题组研究表明,咳喘六味合剂能显著减少肺泡灌洗液中的嗜酸性粒细胞(EOS)、嗜酸细胞阳离子蛋白(ECP)及白蛋白的含量,显著降低血浆血栓素 $B_2$(TXB$_2$)、白三烯 $C_4$/白三烯 $D_4$(LTC$_4$/D$_4$)含量水平,显著降低气道内嗜酸性细胞和低密度嗜酸细胞水平的升高,显著降低血浆和肺泡灌洗液中白介素 -4(IL-4)、白介素 -5(IL-5)和可溶性细胞间黏附因子 -1(SICAM-1),可阻断哮喘过程中外周血白细胞糖皮质激素受体(GR)结合位点的减少,从而有利于其内源性糖皮质激素生物学效应的发挥。研究证明,本方通过多靶位发挥平喘功能。

【医案】夏某,男,68 岁。2005 年 12 月 7 日初诊。今年夏天家中装修,9 月感冒,流涕,咳嗽,口服头孢克洛 1 周,病情减轻。国庆节咳嗽加剧,声哑,静脉滴注头孢呋辛 3 天后稍缓解。2 周前突发哮喘,至今仍有痰鸣音,胸部阻塞感。苔薄白,稍腻,脉沉细。

中医辨证:阳虚寒盛,痰气交阻。

治则:温阳祛寒,化痰平喘。

处方:熟附片 15g,麻黄 10g,细辛 6g,桃仁 10g,黄芩 10g,虎耳草 30g,白果仁 30g,泽漆 15g,蜈蚣 3g,全蝎 3g,生半夏 15g,生南星 15g,甘草 10g。14 剂。

二诊:病情好转,仍有轻度胸闷。鼻涕、喷嚏,

处方:前方去生南星、生半夏,加制南星 15g、法半夏 15g、苍耳子 15g、蝉蜕 6g。续服14 剂。

三诊:苔薄,脉细缓。喘平,无胸闷。

拟方巩固:桑寄生 15g,淫羊藿 15g,巴戟天 15g,法半夏 15g,陈皮 6g,党参 30g,黄芪 20g,熟地黄 30g,当归 10g,僵蚕 10g,苍耳子 15g,蝉蜕 6g,白术 9g,防风 6g,黄荆子 15g,甘草 10g。14 剂。

按语:该案中患者年老体虚,加之反复使用抗生素,伤人阳气,阳虚寒盛,痰气交阻而发

病,正如清代叶桂在《临证指南医案·哮》中所云"宿哮……沉痼……起病由于……寒入背俞,内合肺系,宿邪阻气阻痰"。本病例属哮喘发作期,寒痰壅塞于胸中,肺气不能肃降。故当以散其寒邪,化其伏饮,下其壅逆之气为要务。方以麻黄附子细辛汤温阳祛寒、宣肺平喘,伍以蜈蚣、全蝎祛风通络解痉,生半夏、生南星祛痰化饮,虎耳草、白果仁、泽漆止咳平喘,桃仁活血,黄芩抗过敏并可兼制麻黄、附子、细辛、生半夏、生南星之辛燥太过。取效后,以补肾纳气、护卫固表为主,缓缓图之。

值得指出的是,历代本草都记载生半夏、生南星有毒,医家多畏惧而不敢用。顽固性咳嗽若见形体偏胖、痰多色白、舌淡苔白滑或腻、脉弦,属痰湿内盛者,即为生半夏、生南星的适应证,即《黄帝内经》"有故无殒,亦无殒也"之意。病情缓解后,改用法半夏、制南星。

### (七)补肾纳气胶囊/止喘颗粒

【药物组成】淫羊藿 15g,巴戟天 15g,蛇床子 15g。

【功效】温阳补肾,纳气平喘。

【方解】吴银根在长期的临床和实验研究中体会到,哮喘反复发作的凤根是痰、瘀,其病理本质是肾阳亏虚、肾不纳气,气道重建可能是肾不纳气的结构基础。遂立法补肾纳气,研制出"止喘胶囊"为治疗哮喘肾虚、肾不纳气的主方,由淫羊藿、巴戟天、蛇床子三味药组成。淫羊藿辛甘温,《医学入门》谓其"补肾虚,助阳",为君;巴戟天性甘温,补肾纳气、化痰止咳,以之为臣;蛇床子辛温,温肾祛寒,健脾化痰,为使,并引诸药入肺经。三者共奏补肾固本,健脾化痰,止咳平喘之功。

【适用范围】肾虚夹痰和肾虚哮证、喘证。

【临床和实验研究】本课题组研究发现,补肾纳气胶囊可以提高哮喘患者的免疫功能;保护和改善患者的 β 受体功能;降低哮喘豚鼠血浆血栓素 $B_2$(TXB$_2$)、白三烯 $C_4$/$D_4$(LTC$_4$/D$_4$)水平,显著降低哮喘豚鼠气道内嗜酸性粒细胞(EOS)数目,抑制白介素-4(IL-4)、白介素-5(IL-5)等细胞因子产生,减少一氧化氮(NO)、内皮素 1(ET-1)等炎症介质的合成及释放,恢复辅助 T 淋巴细胞 1/辅助 T 淋巴细胞 2(Th1/Th2)细胞失衡;上调哮喘大鼠肺组织糖皮质激素受体(GR)和提高内源性肾上腺皮质功能激素水平,并能使哮喘外周血白细胞糖皮质激素受体数量恢复正常,还能抑制哮喘模型大鼠的气道壁胶原和纤维连接蛋白沉积,防治由于气道重塑而引起的不可逆气流阻塞,有利于对慢性哮喘的治疗和预防。

【医案】马某,男,54 岁。2005 年 1 月 25 日初诊。近 2 年内咳嗽频作,尤以晨起明显。遇烟雾则更剧。痰不多,时有气促、气短。舌苔薄,脉细缓。

中医辨证:邪滞肺络,肾气亏虚。

治则:补肾纳气,清肺搜络。

处方:党参 30g,黄芪 20g,苍白术各 10g,蜈蚣 3g,全蝎 3g,胡颓叶 15g,野荞麦根 30g,紫菀 15g,款冬 15g,淫羊藿 15g,巴戟天 15g,熟地黄 20g,山茱萸 10g。7 剂。

二诊:2005 年 2 月 2 日。咳嗽晨起仍有,觉气促好转。苔薄,脉细缓。继以上方出入。

处方:党参 30g,黄芪 20g,淫羊藿 15g,巴戟天 15g,熟地黄 20g,山茱萸 10g,紫菀 15g,款冬 15g,法半夏 15g,生南星 15g,片姜黄 10g,蜈蚣 3g,全蝎 3g,茯苓 30g,甘草 10g。14 剂。

三诊:2005 年 2 月 23 日。咳已大减,晨起仍有些许。苔薄,脉细缓。继以上方出入。

处方:党参 30g,黄芪 20g,淫羊藿 15g,巴戟天 15g,紫菀 15g,款冬 15g,生半夏 15g,生南星 15g,片姜黄 10g,蝉蜕 5g,僵蚕 10g,野荞麦根 30g,防风 6g,羌活 6g,甘草 10g。14 剂。

**按语**：首诊以苍白术、胡颓叶、野荞麦根、紫菀、款冬清肺燥湿，化痰止咳；蜈蚣、全蝎搜剔肺络。患者虽只有2年病史，但已出现气促气短的表现，显示肾气已亏，故方中酌加参、芪健脾气以养肺气，淫羊藿、巴戟天、熟地黄、山茱萸补肾气而填肾精，俾正气内盛，邪不可干也。二诊已现转机，故宗前法进退，加强化痰止咳的力度。至三诊时已基本控制，此时一方面继以健脾益肾培补元气，另一方面以蝉蜕、僵蚕易蜈蚣、全蝎，其搜络之力虽不及蝎蜈，但质轻可透邪，更添羌防走表，蕴祛邪务尽之意。

（喻　晓　吴雨沁）

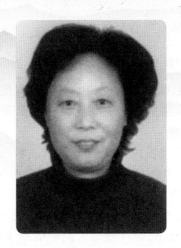

唐忆星

# 一、个 人 简 介

唐忆星(1953— ),女,籍贯上海。上海中医药大学附属龙华医院中医内科副主任医师。1978年7月毕业于上海中医学院,同年进入上海中医学院附属龙华医院内科,随师全国名老中医、肺内科知名专家邵长荣。40余年来,积累了较为丰富的临床经验。擅长应用中医中药治疗慢性咳嗽、慢性支气管炎、肺气肿、哮喘、支气管扩张、肺部小结节、肺纤维化及肺部肿瘤。

# 二、经 验 方

## 三桑肾气汤

【药物组成】桑白皮、桑寄生、桑椹、五味子、黄精、补骨脂、平地木、功劳叶、鹅管石、苏梗、防己、昆布。

【功效】益肺化痰,补肾平喘。

【方解】桑白皮、桑寄生、桑椹、五味子、黄精、补骨脂、平地木益气补肾平肝,鹅管石、苏梗、昆布益肺化痰散结。综观全方,肺、肝、肾三脏同治,清泻、攻补并用。既可补亏虚之脏气又能涤内伏之宿疾,既可泻壅塞之肺气又可补气以归原,既可逐痰又不致耗气、伤阴。

【适用范围】慢性支气管炎、肺气肿、哮喘患者,疗效较好。在临证过程中根据病情随症加减,亦可运用于寒热夹杂的喘证患者。

【医案】

医案举例一:支气管炎、两下肺支气管扩张(咳嗽)。

彭某,女,29岁。患者慢性咳嗽已有10余年。痰白黏,伴胸闷、叹息,口干但不欲饮,平素易感冒、打喷嚏。外院X线胸片等检查诊断为支气管炎及支气管扩张。长期用抗生素及止咳化痰西药,初有效,后来效果欠佳。苔白腻,舌根厚腻。

西医诊断:支气管炎,两下肺支气管扩张。

中医辨证:脾虚、痰湿。

治法:益气健脾,化痰除湿。

处方:陈皮6g,姜半夏9g,川朴9g,苍白术各9g,黄芪9g,川芎9g,墨旱莲12g,车前草12g,桔梗9g,百部9g,陈葫芦3g,江剪刀草30g,黄芩9g,芡实9g。水煎服每日分2次服。

药后痰量减少,痰化则肺管通畅,咳嗽好转。同时痰咳出则胸闷、乏力相继好转。再进14剂,苔腻渐化,痰量显著减少,咳嗽基本控制,食欲增加,面色红润,精神转佳。

随访:随访半年,入冬以来情况良好,咳嗽基本未作。

按语:呼吸之气全赖胸中大气之鼓动。脾失健运不能化为精微而聚湿为痰,痰湿上扰于肺,肺失宣降,气逆肺咳。中医认为,脾阳虚弱不能运化,久则聚为痰浊。治病必求于本,健脾才能助运化,从而可起到除湿消炎的作用。配用白术、陈葫芦,增强健脾利湿之功;黄芪益气补肺,使肺脾二气恢复而邪不侵。值得一提的是,加用车前草、江剪刀草、黄芩凉性药与半夏、陈皮温性药相配,清热而不致过寒,化痰而不致过燥。同时,现代药理研究显示,江剪刀草有抗炎效果。

医案举例二:哮喘(喘证)

张某,女,47岁。哮喘20余年,频繁发作。2010年以来哮喘持续发作,长期服用"氨茶碱"及激素治疗,外用舒利迭(沙美特罗替卡松气雾剂),自备氧气袋。2011年3月15日因哮喘持续状态而住院,经抗炎治疗后病情好转出院。

刻下:面色萎黄,动则气急,晨起喉中有哮鸣音,胸闷气短、咳痰不畅、口渴喜热饮,大便两日1次、较干结,有时需用开塞露。舌质红、苔薄,脉小滑。

中医辨证:痰壅。

治法:豁痰平喘,佐以通腑。

处方:桑白皮12g,麻黄9g,细辛6g,苍耳子12g,鹅管石12g,款冬9g,嫩射干12g,茯苓12g,紫菀9g,川桂枝6g,大白芍12g,胡颓叶12g,柴胡9g,地龙9g,辛夷4.5g,桃仁12g。

7剂后,哮喘有所控制,但胸闷、腹胀、鼻痒、大便不畅、舌质红、苔薄白、脉小滑。拟在上方止咳平喘基础上,佐以通腑逐痰。

处方:桑白皮9g,地龙9g,全瓜蒌15g,茵陈9g,胡颓叶15g,藿香9g,芦荟5g,蝉蜕6g,生川大黄(后下)4.5g,大白芍15g,款冬12g。

服药后便畅痰除,急性哮喘基本未发作,偶见胸闷不舒,至今仍上班。

按语:气郁痰壅伴胸闷便秘致喘息,要适当加用通泄药物。中医认为,肺与大肠相表里,六腑以通为用。大黄等攻下药能导滞通腑,从而起到清肺涤痰的作用。自古以来,大黄即用作泻剂。如《神农本草经》称大黄能荡涤肠胃,推陈致新,通利水谷。根据研究,大黄具有较强的抗菌抗炎作用,可以促进肠蠕动,从而加速血液淋巴循环,有利于炎症吸收。剂量应根据患者及耐受力适当调整增加,以既不伤正气又达到祛邪为目的,使腑气畅通而肺肠热清。肺气清降则喘自平。芦荟性寒,味甘淡,有清热生津之功,最大的优点即性不滋腻,生津而不恋邪,与大黄相伍共奏润肠通腑作用。桃仁不仅能止咳平喘,又有活血化瘀、润肠通腑之功。加入桃仁后,既润肠通便利腑气,又活血逐瘀通血脉,共奏止咳平喘、降肺气之功。

# 三、古 方 经 验

## 金 铃 子 散

金铃子散出于《太平圣惠方》,由川楝子、延胡索组成。川楝子是泄气分之药,延胡索为行血分之药。二药共奏疏肝行气止痛功效。李时珍高度评价该方,用之妙不可言,方虽小制,配合存神,却有应手取愈之功。该方临床多应用于胃脘痛和疝气痛、经行腹痛等。但唯独邵长荣触类旁通开辟蹊径,用于因思虑过度、情志不畅所致的干咳、慢性咽炎。

咳嗽一症,若见咳止咳,难以治愈。慢性咳嗽大多因气郁伴宣泄不利,思则气结,思虑过度和情志不畅,日久导致肝失条达,气机疏泄不利而致。肝郁之气循经上逆于咽喉,故导致咽喉作梗,干痒疼痛。又气机不利,肺气难以肃降,则气逆、咳呛;气郁于胸,则胸肋胀满;气不载津,津少则口干作痒。经曰:木郁达之。所以疏肝理气使肝气条达,气机宣泄通畅,是治疗本病的关键。金铃子散既能行郁结之气,又能泄郁结之热。邵长荣选用此方可谓是合情(病情)合理(病理、药理),体现了其对古方的热情和选方用药的独到之处。

【医案】方某,女,55岁。咳嗽月余,加重1个月。自诉经常咳嗽、咽干且痛。每遇劳累,工作紧张,思虑过度,烦躁不悦,咳嗽发作频繁。初用多种抗生素、止咳药,效果不佳。察苔薄少津,舌质偏红,脉细弦。

中医辨证:肝郁气逆,肺失肃降。

治法:疏肝宣肺,止咳利咽,佐以祛风活血和胃。

处方:川楝子12g,延胡索12g,西青果6g,郁金9g,柴胡9g,赤白芍各9g,平地木12g,功劳叶15g,葛根9g,川芎6g,白芷9g,焦六曲12g,谷麦芽各12g,荆防风各9g,石菖蒲9g。

服药1周后,咳嗽咽痒好转。再以原方加味服用3周以巩固疗效,门诊随访效果佳。

按语:该患者是教师且担任班主任工作,由于工作紧张繁忙压力大,思虑过度,经常咳嗽。根据患者临床表现及特征考虑为慢性咽炎伴支气管炎,属肝郁气逆咳嗽。金铃子散为主,疏肝理气,行滞消郁;西青果补咽清肝,以消咽喉之郁热。柴胡、郁金一疏一降,使气机通畅。赤芍、白芍走血走气,调和营卫气血。平地木、功劳叶平肝清热,化痰止咳。葛根、川芎、白芷、荆防风则祛风、解肌、止痛。焦六曲、谷麦芽、石菖蒲和胃醒脾。诸药联用,使肝气得平,肺气得肃降,营卫调和,气机通畅,而使病情好转。

# 四、用 药 经 验

**(一) 单味药**

1. 麻黄　麻黄首载于《神农本草经》。自汉代张仲景创制麻黄汤以来,历代医家都认为它是一味辛温解表、宣肺平喘的中药。因其性味辛温,故多用于实喘之偏寒者。但邵长荣认为经恰当配伍,寒热之喘都可应用。麻黄剂量因人因地因证制宜。麻黄发汗,在临证中可以用麻黄根来治疗兼有自汗的哮喘患者。而对患有心脏病、血压偏高及体质虚弱者,当慎用或禁用此药。

2. 款冬花　此药具有较好的化痰止咳作用。不过单用药力较薄,故多喜在复方中配用。因其性稍兼湿燥,故常炙用。

3. 补骨脂　此药系辛苦大温之品,具有补肾壮阳、温肾纳气之功,对肾不纳气兼肺虚者,是一味治本之要药,常与胡桃肉等温补肾阳之品合用。所以本药不但可以治本也可治标,对于即使不是肾虚的哮喘患者以及热象不太明显且无咯血者,可加强祛痰平喘之效。因为此药有类似皮质激素的功能,亦可松弛支气管平滑肌。

4. 车前草 / 车前子　此药一般用于利尿消肿。邵长荣认为此药既可利颜面及下肢水肿,亦可消肺脏之肿。咳喘不息,多是痰饮壅肺及水湿之邪作祟。当然也可应用车前子清利之,水清痰除,肺野清晰,气道通畅,则喘咳可平。临证中用此药疗效好。

（二）药对

1. 嫩射干配胡颓叶　射干味苦性寒,能清热利咽、平喘祛痰。胡颓叶味酸性平,有收敛肺气之功,止咳平喘。《本草纲目》指出胡颓叶主治"肺虚短气。"在临证中对纳开合互济,宣敛相剂,起到相辅相成的功效。

2. 胡颓叶配太子参　此药对为邵长荣从古方清肺散中演变而来。二药相配,益气补肺,适用于咳喘缓解期。可提高患者机体免疫功能,减少咳嗽反复发作。对体虚及少汗儿童咳喘患者尤其适宜。

3. 青皮配陈皮　临床上有不少慢性咳嗽患者因过多使用苦寒败胃药物引起脾虚湿困。此外,久咳则气机失调,肝失疏泄,影响脾的运化功能。邵长荣在方中往往加入青皮和陈皮。青皮平肝柔肝,陈皮健脾化痰。对久咳患者抑木培土,使肝脾和、肺气宣降通利。

在临床中的药对还有很多,如柴胡配前胡、川芎配昆布、枳壳配枳实、茯苓配猪苓、徐长卿配枇杷叶、平地木配功劳叶等等。

（三）组药——辛夷、黄芩、路路通、蝉蜕、川芎、石菖蒲

临床常见支气管扩张、慢性支气管炎伴有鼻炎,哮喘伴有过敏性鼻炎,在治疗上不可只局限于治疗肺,要鼻肺同治才能取得良好的效果。辛夷散风解表,黄芩清利湿热,路路通祛风通络。三药在临床上往往是治疗过敏性鼻炎的常用药,常用于过敏性鼻炎、慢性鼻炎、副鼻窦炎等造成的鼻腔流涕。蝉蜕属祛风透疹之品,现代药理研究证明具有抑制过敏介质释放的作用。用蝉蜕抗过敏,可缓解支气管平滑肌痉挛,减少痰液,与提高免疫功能的药物联用,岂非更妙。川芎对呼吸中枢有兴奋作用,而应用川芎活血化瘀治疗哮喘是邵长荣的一个宝贵经验。石菖蒲可缓解支气管平滑肌的痉挛,对慢性支气管炎、哮喘等胸闷气急患者也有解痉平喘的功效。临床中有许多患者胸闷、皮肤作痒,邵长荣在处方中往往加入此药以减轻哮喘发作,改善症状。

中医认为,久病必瘀。哮喘长期失治屡次复发,日久必瘀,而瘀血又能诱发和加重哮喘复发。现代研究认为,瘀血患者常胸闷伴有血液循环障碍。肺血液循环正常是保证人体气机正常出入的根本。最新研究发现,哮喘发作时肺血液循环功能障碍,血小板聚集,血黏度增加,血液流动速率减慢,释放许多活性因子。所以,久病哮喘患者务必采用益气活血两法同治。活血化瘀中药不仅能改善血液循环,而且还可抵抗和抑制哮喘发作的生物活性因子的病理作用。活血化瘀法为治疗支气管哮喘开拓了新的思路。

（唐忆星）

# 第三章

# 肾　病

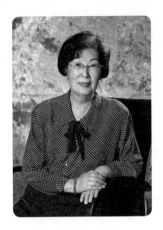

陈以平

## 一、个人简介

陈以平(1938—),女,福建人,教授,主任医师,博士研究生导师,博士后流动站合作导师。上海市名中医,全国名老中医药专家传承工作室指导老师,第五、第六批全国老中医药专家学术经验继承工作指导老师。中国中西医结合学会肾脏疾病专业委员会名誉主任委员,上海市文献馆馆员,上海中医药大学附属龙华医院终身教授,上海中医药大学专家委员会委员。曾担任第三、第四届中国中西医结合学会肾脏疾病专业委员会主任委员,中华中医药学会肾脏病分会顾问,世界中医药学会联合会内科肾脏疾病专业委员会顾问,《中国中西医结合肾病杂志》名誉主编,新加坡同济医院顾问。曾多次应邀前往美国、加拿大、澳大利亚、意大利、日本、新加坡等地讲学及学术交流。

陈以平师从医界宗师丁甘仁之嫡孙——内科名医丁济民,深受其"辨证与辨病相结合""重视调理脾胃、颐养后天"学术思想的影响,同时跟随张伯臾、黄炳良、张志秋等中医大家学习中医药治疗内科疾病的诊疗经验。作为上海中医学院首批本科毕业生,她于1962年开始援疆工作11载,打下了坚实的临床基础。1973年返沪工作后,在徐嵩年的带领下,创建龙华医院肾病小组,此后她穷尽毕生心血使之不断壮大、蓬勃发展,迄今成为国家中医药管理局肾病重点专科及肾病综合征协作分组组长单位。

陈以平是我国中西医结合肾病学科的奠基人之一,毕生致力于慢性肾病的防治工作。

她的学术理论自成体系、临床疗效显著，获得国际肾病学界认可，极大扩大了中医药防治肾病的国际影响力。她治验丰富、医术精湛，就诊患者遍及全国各地乃至欧美日韩等国，至今仍活跃在临床一线，年门诊量高达 5 000 人次。

她成功将肾脏病理诊断引入中医辨证论治中，形成病理分型肾病中医诊治规律；首倡"斡旋三焦论治慢性肾脏病"的学术理论，其中"补脾以复中焦气化"论治膜性肾病、"疏利三焦法"论治中重症 IgA 肾病、分期论治（早期清利上焦，中晚期调和中下二焦）糖尿病肾病等，对难治性肾病的中医诊治具有重要的指导作用，极大丰富了中医肾病学的理论体系，提高了难治性肾病的临床疗效；在慢性肾病防治的新药开发领域多有创举，如率先报道昆明山海棠治疗肾炎蛋白尿、率先开展冬虫夏草及虫草菌丝治疗慢性肾衰的临床研究、首创"蝉花治肾"、率先开展天然蝉花及人工替代物的开发研究等，在国内外产生深远影响，惠及万千病患；根据不同疾病的病机特点，形成了系列专方专药，极大提高了难治性肾病的临床疗效，延缓了慢性肾脏病患者进展为尿毒症的病程。

陈以平从医近 60 载，殚精竭虑，硕果累累。先后获国家"十一五"攻关计划项目等 30 项国家及部市级项目资助，发表论文 200 余篇，出版相关著作 5 部；获得国家级发明专利授权 5 项；转让新药成果 2 项；先后荣获上海市科学技术进步奖一等奖、中国国际工业博览会创新奖银奖、中华医学会科学技术进步奖二等奖等共计 9 项奖项。

陈以平十分注重人才的培养，先后培养了博士后 2 名，博、硕士研究生 67 名；培育上海市中医药领军人才、上海市青年科技启明星、上海市优秀青年医学人才，上海市高层次中医、中西医结合学术研究班学员，大学后备专家等 20 余名。

## 二、学术理论与学术观点

### （一）中西融合，和而不同

陈以平始终坚信中医学是一门历经数千年临床实践考验与积淀的经验科学，博大精深的中医学理论体系拥有在实践中不断总结与提炼，再于实践中不断验证与完善的螺旋式上升进程；是集合了各代医家的经验荟萃与智慧结晶，在经历了不同历史年代、环境变迁、社会变革的千锤百炼之后，经得起时间与空间检验的集大成医学。

作为现代中西医结合治疗肾病的临床大家，她坚持主张中西医融会贯通，必须实现认识观与方法论上的结合。她始终极力倡导寻求中、西医学理论之间的内在联系，在朴素而抽象的中医思想与客观而具体的西医理论之间架建桥梁，各取所长，既要充分发挥中医整体观的优势，又能突出体现西医微观论的长处。她竭力寻找中、西医学理论之同，以求二者的内在联系；以同统异，寓异于同，以期达到融汇中西、和而不同的最高境界。如在对肾病性水肿的诊治思辨中，一方面她紧抓"蛋白质的生成与丢失"这一中、西医关于水肿发病病机的"相同"认识：西医认为大量蛋白自尿中丢失导致的低蛋白血症是肾病性水肿发生与发展的重要病因之一；蛋白质当属中医理论中的精微物质，由脾胃运化而来，依赖脾之升清转输，方能条达四布、供养全身，脾失健运，必致蛋白产生减少而排出增多，最终导致水肿的发生。据此，陈以平总结出临床中凡以低蛋白血症为主因所致的肾病性水肿，强健脾运至为关键，脾气旺则运化行，清浊分则水自消。选方用药以实脾饮加减，更有自制的"黑料豆丸"治疗由低蛋白血症所致之水肿，在临床上取得了 92.5% 的有效率，从而明确了"壅土治水"法则的具体应用。另一方面，她在不断的学习与实践中发现，中医所谓"肾阳之化气行水"的理论，与西医"肾脏排钠利水"的学说之间存在着"同"的关联。现代药理学研究亦表明,温阳利水药可以减少肾小管重吸收,由此导致水钠的大量排泄,继而促进肾小球滤过率与肾有效血流量的增加;温阳利水的经典方剂真武汤能明显缓解和预防化学物质所致心衰,提高肾上腺皮质功能,并具有显著的利尿功能。由此,陈以平归纳总结出"温阳利水"法则的具体应用原则,即针对以"水钠潴留"为主要病因的肾病性水肿,当采取温煦心肾之法,遣方用药以济生肾气丸加减。

中医自古崇尚"医者意也,善于用意,即为良医"。以象尽意实为中医学一以贯之的方法。用混沌学、模糊学等现代宏观科学知识来看,这种思维观也是一种思维科学,甚至是高级的思维科学,不失其为中医学的特色之一。陈以平通过多年的临床实践,以"察同"的思辨过程探求中、西医理论之间的内在联系,同时又借助西医之诊断将"辨异"的认知方式引入以"取类比象"为特征的中医思维观,努力探寻从"善于用意"向"精于实践"的转变。如前所述,将壅土治水及温阳利水两个主要法则,应用于肾病性水肿的临床诊治,无不获验。

**(二) 微宏互参,病证结合**

肾脏病种类繁多,病因复杂,病理分型多样,而临床表现却又有许多共同之处,如水肿、蛋白尿、高血压等。为了提高中医肾病的诊疗水平,陈以平从 20 世纪 80 年代起就开始致力于肾脏病理与中医辨证关系的研究,并于 1985 年、1992 年分别在《中医杂志》《上海中医药杂志》上发表相关学术论文,成为国内该领域的最早研究者之一。她认为微宏互参、病证结合才能更好地把握慢性肾病的发展规律,更深刻地认识其发病的中西医病理机制,更有效地截断病变的发展,从而延缓疾病进程。

她提倡以辨病论治为纲,以辨证论治为目的病证合参治疗原则,并生动而形象地把"病"比作戏曲之全部,把"证"比作戏曲之一幕。她认为:"辨病与辨证是中医学从不同角度对疾病本质进行认识的方法。辨病是寻求疾病的共性及其变化的普遍规律,而辨证则是寻求疾病的个性及其变化的特殊规律。普遍规律反映了疾病的本质性和共性,复杂规律则反映了疾病的多样性和特殊性。辨病在诊断思维上可起到提纲挈领的作用,有助于提高辨证的预见性、简捷性,重点在全过程;辨证则反映了中医学的动态思辨观,有助于辨病的具体化、针对性,重点在现阶段。"可见,基于辨病基础上的宏观辨证与微观辨证是对疾病进行多层次、多角度、全方位的动态观察与全面认识,是辨证与辨病有机结合的具体体现。两者结合则可加深我们对疾病的认识,而在此基础上制订治法和方药,才更为准确和有效。

通过多年的临床实践,她将中医辨证引入病理分型肾病之中,并努力探索两者之间的内在联系。她强调"宏观辨证",即以病理分型肾病临床表现、中医辨证特点为着眼点,研究病理分型肾病的发展、分型(期)与中医辨证分型之间关系的动态改变。

2001 年,陈以平与陈香美合作牵头承担了科技部"十五"攻关课题"IgA 肾病中医证治规律研究"。通过研究发现:① IgA 肾病的中医辨证气阴两虚证最多,其次是脾肺气虚证,提示气阴两虚是本病的病机中心。②研究发现,中医证型脾肺气虚、气阴两虚证,Lee 分级以 I ~ Ⅲ级为主;肝肾阴虚证,以 Ⅲ~ Ⅳ级为主;脾肾阳虚证最重,以 Ⅳ~ Ⅴ级为主;传统的中医辨证分型与 Lee 分级相关,在一定程度上可以反映 IgA 肾病组织学损伤的程度。③研究发现,Katafuchi 总积分、肾小球积分、肾小管 - 间质积分、血管积分,脾肾阳虚证 > 肝肾阴虚证 > 脾肺气虚证 > 气阴两虚证。此结果提示,中医不同证型肾组织中各成分受损的程度不同,随着证型的演变,小管的间质损伤呈加重趋势。④ IgA 肾病的肾脏病理,随中医辨证为脾肺气虚、气阴两虚、肝肾阴虚、脾肾阳虚等不同证型,肾小球损害加重,球性硬化增加,并逐渐出现血管和小管间质损害,临床也相应出现高血压、肾功能损害的症状。这提示,中医证型从气虚→气阴两虚→肝肾阴虚→脾肾阳虚的演变过程,一定程度上反映了 IgA 肾病病理进行性加重的过程,与慢性肾小球肾炎病机转化规律"伤气→伤阴→阴阳两虚"一致。

强调"微观辨证",即从具体的病理环节入手,研究病理改变或表现与中医辨证分型之间关系的静态改变。

陈以平认为,可将免疫介导所致的肾脏细胞增殖、间质炎细胞浸润与大／小细胞性新月体形成等病理改变辨证为外邪扰络,当以祛风化湿、清热解毒为主要治则;将肾小球毛细血管内微血栓和血栓样物质的形成、基底膜断裂、毛细血管襻的闭塞或扩张等纳入"肾络瘀痹",当以活血化瘀、疏利气机为主要治则;将球囊粘连、肾内瘢痕形成、细胞外基质积聚于肾小球节段硬化等纳入"肾微癥积",当以软坚破积为治则;而由于病理上组织肾单位的减少而出现肾气亏虚、肾阴不足,进而致使阴阳两虚,此时又应以扶正为要旨,以调整脏腑阴阳平衡为贯穿肾病治疗之主轴。

通过数十年的临床和实验研究,陈以平将肾脏病理与中医辨证关系总结为以下几个方面:

(1)不同病理分型,其临床表现各异,中医辨证亦有不同,两者之间有一定联系。例如,膜性肾炎病程日久者,以脾肾阳虚证候多见;IgA 肾炎以血尿为主症者中医辨证应为肾阴不足,病程日久者以气阴两虚为多见;系膜增生性表现为单纯蛋白尿者,又以肺肾气虚型、气阴两虚型为多见。

(2)采用中医辨证分型,只有将本证和标证结合起来,方能对疾病病机有更完善的认识。例如,微小病变性和膜性肾炎的临床表现均以肾病综合征为主,中医辨证以脾肾阳虚夹有水湿为其共同一面,但两者又有区别,即微小病变性夹瘀、夹湿热显著少于膜性;IgA 肾炎的本证以气阴两虚为主,但由于外感可以诱发肉眼血尿,因而热邪扰络与瘀阻肾络也是病理机制中的一个重要环节。于是在益气养阴的同时,常配合清热宁络、祛瘀止血,以达到标本同治的目的。

(3)继发性肾病也有不同病理分型,如狼疮肾炎均以阴虚为本,湿热瘀阻十分明显,但不同病理分型又有其特殊表现,如弥漫增生性与膜增生性,常可见到热入营血证候,往往病情重,变化大,疗效差,预后不理想,而膜性则以气阴两虚和脾肾两虚为多见,症状相对稳定。因而虽然属同一种疾病,基本治则有共同之处,但对不同病理分型的患者又有所区别。

通过临床实践和研究,陈以平认为肾病的病理分型与中医临床分型有联系,但不是僵化的关系。这是一种变化中的联系,有其基本规律的一面,但不是一种简单的规律。这是一种变动中的复杂规律,需要不断深入研究和掌握。

**(三)斡旋三焦,治肾新法**

由于慢性肾脏病(CKD)的发生发展机制错综复杂,中医辨证认识难以统一,中西医临床诊治不规范,很大程度上限制了临床疗效的发挥。陈以平积极发扬中医"治未病"优势,从 20 世纪 80 年代开始,率先将中医药防治重心放在常见肾脏疾病的早期干预上,带领团队完成了累计 3 247 例系列临床研究,创造性地将"三焦"辨证思维融入慢性肾脏病的临床实践,形成独特的"斡旋三焦"治肾理论及技术体系,创建了系列专方专药,明显提高了难治性肾病的临床疗效。

根据 CKD 发生、发展和演变过程中,三焦及其所属脏腑出现的水火失调、气化失常、气机郁滞的基本病理,以及由此而导致的外感、内生之湿热毒邪弥漫于三焦所引起的临床证候,陈以平首创"斡旋三焦"辨治 CKD 的治疗法则。"斡旋"者治理、调节之意,包括了基于 CKD 三焦证候的基本病机所制订的燮理水火、疏调气机、助推气化等治法;同时,又内含针对湿热毒邪弥漫于三焦所采用的补泻同用、辛苦通降、分消走泄等治疗方法。从而"斡旋三焦"成为 CKD 中医辨证论治的重要方法。

(1)膜性肾病(MN):将中医经典理论与现代微观病理认识紧密融合,制订了"益气活血化湿"补泻同用的治法,强调治脾肾气虚重在补脾,以复中焦气化,从而收下(焦)病中(焦)治、土封肾藏之效;治湿热当取分消走泄之法,以渗湿于热下,从而获湿去热孤,孤热易除之功;同时配合活血化瘀法,除微络之癥瘕,复血脉之畅通。诸法兼施,确能破解 MN 之大量蛋白尿、严重低蛋白血症、顽固性高凝高黏状态等临床难题。在此理论指导下,创制参芪膜肾方、黑料豆经验方等专方,临床疗效十分显著,研究成果得到国际认可,确立了中医药在治疗难治性肾病中的重要地位。

(2)IgA 肾病:中医认为,三焦及其所隶属脏腑的水火失调参与 IgA 肾病发生和发展的全过程,其病机变化遵循早期上、中二焦脾肺气虚,渐至气伤及阴之气阴两虚;病深者入下焦,导致肝肾阴虚,终至阴伤及阳,从而表现为脾肾阳虚或阴阳两虚的发展规律。除本虚证外,风热客于上焦,湿热蕴于中焦、阻滞于下焦也是病机中标实证的重要内容。鉴此,首创"疏利三焦"之法,形成肾平方、肾安方等系列专方,显著提高了临床疗效。

(3)糖尿病肾病(DN):结合中西医发病机制,率先提出分期论治 DN 的诊治理念。以三焦水火失调为其核心病机,以"始上焦,终下焦"为 DN 的病机传变规律。早期病位在上焦,病机表现为水亏火旺,阴虚热炽,治疗重在清利上焦,重用清热养阴;中、晚期病位在中、下焦,病机表现为上焦证久延不愈,累及中、下二焦,导致脾肾气虚或阳虚,治当调和中、下二焦,尤需温补脾肾;益气活血贯穿始终。在此基础上开发了特色鲜明的系列方药——黄芪牛蒡子葛根系列方。研究成果为开发防治早中期糖尿病肾病、延缓中晚期糖尿病肾病进展的新型中药制剂,奠定了坚实的基础。

## 三、临床经验与研究

### (一)诊治膜性肾病经验——补脾以复中焦气化,健脾益气,活血化湿

特发性膜性肾病(IMN)是成人肾病综合征最常见的病理类型之一,临床表现为大量蛋白尿、低蛋白血症、严重水肿及高脂血症,部分患者可以发展至终末期肾病。其诊断依赖于肾脏穿刺病理,其病理特征是免疫复合物沿肾小球基底膜上皮侧沉积,毛细血管基底膜增厚伴钉突形成。对于 MN 的治疗,激素和免疫抑制剂虽有一定的效果,但存在副作用大、复发率高等问题。

中医学中并无"膜性肾病"的记载,根据其多以水肿、大量蛋白尿为主要临床表现,常将其归于中医"水肿""尿浊"等辨治范畴。从 20 世纪 80 年代开始,陈以平就致力于肾脏病理与中医辨证关系的研究,成功地将肾脏病理诊断引入中医辨证论治中,在国内率先提出"膜性肾病肾小球基膜上皮细胞下弥漫的免疫复合物沉着,当属中医理论中湿热胶着成瘀"的创新思维,并结合"诸湿肿满皆属于脾""土为水之制""湿易困脾"等中医经典理论,提出了以益气活血化湿法为主治疗膜性肾病的创新理念。率领其研究组系统开展了"以益气活血

化湿法为主"治疗膜性肾病的研究工作,率先采用随机、对照的方法,前瞻性研究益气活血系列方(清热膜肾冲剂和补肾膜肾冲剂)为主治疗膜性肾病 61 例,中药组总有效率 74.2%,激素组为 46.6%;中药组治疗后 24 小时尿蛋白定量、血浆白蛋白、血脂均明显改善($P<0.01$ 或 0.05),激素组治疗前后无明显差异($P>0.05$)。在国家自然科学基金资助下,通过对益气活血系列方的实验研究,进一步证实了该系列方药能有效降低阳离子牛血清白蛋白诱发的家兔膜性肾炎模型尿蛋白排泄量和血脂水平,显著提高血浆白蛋白水平,作用明显优于激素组($P<0.01$ 或 0.05);同时发现其作用机制在于调整纤溶系统和前列腺素 - 血栓素系统平衡,从而显著改善高凝状态,加强肾小球免疫复合物的清除,促进基底膜电荷屏障的恢复。

在多年的肾病临床研究中,陈以平逐渐形成了一整套以"益气活血化湿法"为主的治疗方案。1990—2005 年间,共收集 170 例以益气活血化湿方案为主进行治疗的膜性肾病患者,通过大样本、长期随访的临床资料进行总结分析,结果表明该方案达到临床可重复性强、疗效巩固持久的目标,从而证明了中医药在难治性肾病治疗中可以发挥重要作用。

在此基础上,陈以平率领团队获得国家"十一五"科技支撑项目资助,联合中国人民解放军总医院、上海交通大学医学院附属仁济医院、上海交通大学医学院附属瑞金医院、中国中医科学院广安门医院、广西中医学院第一附属医院(现广西中医药大学第一附属医院)、重庆第三军医大学新桥医院(现陆军军医大学新桥医院),开展参芪膜肾颗粒治疗膜性肾病的随机、对照、多中心临床研究。治疗组(给予参芪膜肾颗粒)和对照组(给予激素加环磷酰胺方案)各 95 例,按照研究方案完成 48 周的治疗。与治疗前相比,两组 24 小时尿蛋白定量均明显下降,血浆白蛋白均明显提高,血脂情况均得到明显改善($P<0.05$);与对照组相比,治疗组肾功能得到显著改善($P<0.05$),且未发现与药物有关的严重不良事件。研究结果证明,参芪膜肾颗粒与西药经典治疗方案 1 年的疗效相当,但具有副作用小、可改善肾功能的优势。该成果发表于《美国肾脏病杂志》(AJKD,2013,IF 5.294)。这是国内首篇在国际肾病权威杂志上发表的中药复方治疗慢性肾病的临床研究报告,具有深远的意义,为中医药治疗难治性肾病获得国际认可作出了重大贡献。

### (二)诊治 IgA 肾病的经验——疏利三焦

IgA 肾病是一组进展性肾小球疾病,其肾脏病理表现复杂多样、病程迁延不愈,易导致肾小球硬化、间质纤维化的发生,至今仍缺乏行之有效的治疗方法,目前仍是我国尿毒症的首位病因。陈以平首创"疏利三焦"法辨治中重症 IgA 肾病,创制专方,开展系列临床研究,显著提高临床疗效。她提出 IgA 肾病病变机制总关上、中、下三焦功能紊乱,上下、内外邪毒弥漫,正邪、虚实交错混杂;治当调和各方、转利枢机、燮理水火、平衡阴阳,如此方可化解僵局,拨乱反正,以归正途。是以创造性提出"疏利三焦"之理论——根据疾病的不同时期分别施以补泻同施、辛散凉清、辛开苦降、分消走泄等标本兼治之法,创立系列专方,通过多项临床研究,累计观察 858 例 IgA 肾病患者,显著提高了临床疗效,为促进中重症 IgA 肾病的新药开发奠定了坚实的基础。①研究证实,肾安方能显著降低脾肾阳虚型 IgA 肾病患者的24 小时尿蛋白定量和血肌酐水平,提高肾小球滤过率和尿渗透压。②研究证实,中西医结合治疗(陈氏系列方联合激素及免疫抑制剂)对于肾脏病理表现为活动性病变及慢性病变的IgA 肾病患者均具有疗效;对于西药无法干预治疗的重症型 IgA 肾病患者,单纯中药(陈氏系列方)辨证治疗临床治疗总有效率仍有 60.7%。③采用多中心、随机、双盲、对照的研究方法观察 200 例病理表现为 Lee Ⅲ级及以上、临床表现较重的进展型 IgA 肾病患者的临床疗效,结果显示中药(健脾补肾通络颗粒、滋补肝肾颗粒)联合激素的中西医结合治疗方案在改善患者肾功能及减轻临床症状方面的疗效优于单纯激素组。

**(三)诊治新月体肾炎的经验——早期宜清热化湿活血,晚期宜健脾补肾泄浊**

新月体肾炎为病理诊断,病理改变特征为肾小球囊内细胞增生、纤维蛋白沉积,在临床上表现为急进性肾炎,病情发展迅速,大多在半年内发展至尿毒症,预后极差。近年来,对新月体肾炎尤其以细胞新月体为主者,采用激素冲击,配合抗凝及免疫抑制剂治疗,或行血浆置换,疗效显著提高。临床发病多为外感后引起,上呼吸道感染或肠道感染等亦可引起发病。在正虚的基础上,风、湿、热、毒等外邪由口或皮毛侵入人体,首先犯肺,继而直中脾肾,导致肺、脾、肾三脏气化失调。肺失通调,水道不利,泛溢肌肤,颜面或全身水肿,热毒炽盛,窒阻气机,伤及血络,则出现尿血、咯血。中医认为"客风易散,湿热难除",湿热内停,困阻脾肾阳气,二者互为因果,致使病情进展,浊毒内蕴,留恋不去,停留三焦,进一步损伤脾肾阳气,升降开合失司,清浊不分,出现水湿内停,水肿不消或加重。该病进展快速,细胞增生明显,产生较多细胞因子、炎症因子如肿瘤坏死因子、白介素-2等。早中期新月体肾炎往往应用大剂量糖皮质激素治疗,导致湿热蕴结,病情进展迅速。患者表现为舌红苔黄腻,脉滑数;临床辨证为湿热交阻,兼夹瘀血。在疾病晚期,因湿邪损伤阳气,患者也可出现脾肾阳虚、浊毒内滞的症状。

陈以平认为,新月体肾炎的治疗应根据其症状、病程,分阶段辨证治疗。早期应配合大剂量糖皮质激素,宜用大量的清热之品如紫花地丁、白花蛇舌草、忍冬藤等,同时宜用适量的活血药如赤芍、生地黄、丹参、制大黄等。如苔黄腻者可加藿香、槟榔、木瓜等,也可加些顾护正气之品如黄精、党参等。而在新月体肾炎的中晚期则应以健脾补肾泄浊为治疗原则,用药多为黄芪、当归、黄精、杜仲、枸杞、白术、党参、茯苓、葛根、川芎、丹参、制大黄、六月雪等。

新月体肾炎的早中期,离不开大剂量糖皮质激素的使用,这会产生诸多副作用,而应用清热化湿活血的治则,可起到明显的减毒增效作用。陈以平团队曾研究了单纯西药治疗与中西医结合治疗之间的差别,结果表明中西医结合治疗组的肾功能明显好于单纯西医治疗组,同时中西医结合治疗组的糖皮质激素用量也明显少于单纯西医治疗组。

**(四)诊治糖尿病肾病的经验——倡导分期论治,创建特色方药**

糖尿病肾病(DN)是糖尿病最常见和最严重的微血管并发症之一,是导致终末期肾衰竭的重要病因。陈以平带领团队潜心于中医药防治 DN 的临床与基础研究 40 余载,参合 DN 中、西医病理机制,认为 DN 早中期属水亏火旺,阴虚热炽,兼夹血瘀;病变至Ⅳ期、Ⅴ期则转为脾肾阳虚、瘀阻脉络。陈以平率先提出 DN 当分期论治,"早期重在清热养阴、清利上焦;中晚期尤需温补脾肾;益气活血贯穿始终";并在前人应用单味黄芪或牛蒡子治疗 DN 的经验基础上,创造性地将两药合用,确立了特色鲜明的系列方药——黄芪牛蒡子葛根系列方。

从 20 世纪 90 年代起,通过多项临床研究,累计观察了 249 例Ⅲ期、Ⅳ期、Ⅴ期糖尿病肾病患者的疗效,结果证实该系列方可有效保护 DN 患者肾功能,延缓 DN 患者进展为终末期肾病(ESRD)的进程。通过系列实验研究,阐明了黄芪牛蒡子系列方的作用机制;通过正交试验进行拆方研究,揭示了黄芪牛蒡子系列方的配伍规律。该项成果获得 2010 年度中国中西医结合学会科学技术进步奖一等奖。

1. 黄芪牛蒡子合剂 应用黄芪或牛蒡子治疗糖尿病及糖尿病肾病有个案报道,但将二者合而为剂、配伍使用确属首创。两药合用,一阴一阳,一补一清,相反相成,方小而力专,药轻然效宏,共奏益气健脾、清热养阴之功。对 DN,尤其是对早中期的肺脾燥热、气阴亏耗所出现的各种症状有良好的治疗作用。

2. 系列方之黄芪注射液 DN 进入中晚期可出现大量蛋白尿、低蛋白血症、全身水肿,对利尿剂常不敏感,严重者可导致重度心衰甚至死亡,治疗非常棘手。本团队经过多年的临床实践及随机对照临床研究证实,黄芪注射液对表现为肾病综合征的 DN 患者具有良好的利尿消肿功效,是国内较早应用黄芪注射液治疗糖尿病肾病性水肿的临床研究,并将其纳入中晚期 DN 特色治疗方案中,取得了显著的临床疗效。

3. 系列方之陈氏糖肾方 该方是用治中晚期 DN 的主要方剂,根据分期论治理论,Ⅳ期至 V 期当治以温补脾肾、益气活血。故而方中重用黄芪力专补气;黄精、灵芝、山茱萸等滋肾补精;葛根升清引诸药畅行;牛蒡子疏散郁热、解毒消肿;桂枝、附子温肾壮阳,助气化以行血脉;对于阳虚水泛重症,更喜用鹿角片或鹿角胶以壮肾阳、益精血。通过前瞻性队列研究发现,陈氏糖肾方联合西医常规治疗可明显降低患者尿蛋白定量,改善肾功能,提高血浆白蛋白水平。上述作用均优于单纯西医常规治疗($P<0.05$)。该项研究结果提示,中医药在中晚期 DN 治疗中亦可以发挥重要作用。

4. 黄芪牛蒡子方之配伍规律探索 通过正交试验发现,病程早期以牛蒡子高剂量为主的配伍组合对改善糖脂代谢的作用较好;中晚期时,二药配伍在减少 24 小时尿蛋白定量及系膜基质积聚方面,随黄芪剂量的增加而作用明显。该项研究结果明确了 DN 不同时期,黄芪等益气温补之品与牛蒡子等清热解毒药的合理配伍比例。在 DN 早期,多见阴虚内热之证,此时清热解毒药物作用明显;疾病日久,阴损及阳,可出现气阴两虚或阴阳俱虚之证;晚期可出现以阳虚为主,此时当重用益气升阳、利水消肿之剂。研究结果从药证相应的角度,验证了 DN "早期阴虚内热炽盛治宜清热养阴,晚期脾肾阳气俱虚治当温补为要"的治疗理念。

**（五）诊治过敏性紫癜肾炎经验——标本缓急,虚实兼顾,中西合璧**

陈以平认为,紫癜肾炎的病因有内外之分。内因为素体有热,或过食辛辣燥热之品,或药邪入侵等,蕴而化热;外因乃外感风邪热毒。如此内外相合,风热相搏,扰动血脉,迫血妄行,血液溢于肌肤,则发为肌衄;损伤肾络,血溢脉外,则见尿血;阻碍三焦之决渎,气道为之不利,水湿内停而发为水肿;风热之邪扰于中焦,中焦气机不畅,则发为腹痛、恶心、呕吐等;热扰肠络,血溢脉外,则为便血;热扰血络,血液运行不畅,则为瘀血;阻滞于关节,则关节疼痛;反复发作,气阴耗伤,气不摄血或阴虚火旺,均可加重出血,同时伴有乏力、潮热等症;脾肾亏虚,脾不敛精,肾不固精,精微外泄,则发为尿浊;病久不愈,脾肾阳虚,浊邪内停,则见全身浮肿、精神萎靡之重症。

本病初期以实(风邪、热邪)为主,后期以虚(气阴两虚、肾阴亏虚、脾肾阳虚)为主,往往虚实互见,错综复杂。在整个病变过程中,始终兼见瘀血为患,或为热迫血行,或为气虚不摄,或为阳虚血凝,使本病缠绵难愈。

陈以平多采用中西医结合的方法治疗本病,取长补短,相得益彰。急性发作表现为肾病综合征者,常用激素标准疗程治疗,在不同阶段辨证运用中药,发挥中药"增效减副"作用,使紫癜迅速消退,尿蛋白减少。急进性肾炎者,预后多不良,应运用甲泼尼龙冲击疗法,亦可使用环磷酰胺,然后改用泼尼松标准疗程治疗。及早使用甚为关键,并可用血小板解聚药物等,同时配合活血化瘀中药。雷公藤多苷对本病有一定疗效,但停药后易复发。为使激素、雷公藤多苷顺利减停,同时配合中医药,有利于尿中红细胞消失。对于感染者,应积极抗感染,并加重清热解毒中药。过敏表现严重者,应服抗组胺药物,配合蝉蜕、乌梅、徐长卿、蒺藜等祛风抗过敏之品。祛风活血对紫癜消失虽有短效,终需以益气健脾、活血祛风收功。病程迁延日久,出现脾肾亏虚证,培补脾肾、调整免疫功能为重要治法。

病初期多见热象,热迫血妄行,血溢脉外,或热灼津血,血浓而滞;后期则因气虚失摄,或阴虚火旺,或阳虚血凝,均可形成瘀血。瘀血形成,又作为致病因素作用于机体,一则妨碍新血生成,二则瘀久化热,迫血妄行,从而引起或加重紫癜、血尿,形成恶性循环,导致本病易反复。同时,研究发现,本病存在系膜增生、IgA 免疫球蛋白呈颗粒样沉积于系膜区及皮肤小血管、肾小球中有纤维蛋白(原)沉积,并多存在微循环障碍,凡此种种均具有中医学"瘀"之特点。因此,陈以平认为瘀血是本病发病关键因素之一,活血化瘀法应贯穿本病治疗始终。同时,陈以平强调由于本病存在出血表现,活血化瘀药应选用丹参、川芎、牡丹皮、赤芍、三七等活血止血之品,而破血之品应慎用,做到活血不伤血,止血不滞血。结合现代手段,监测患者出血、凝血时间以及微循环等。

陈以平认为,本病虽初期以实(风邪、热邪)为主,后期以虚(气阴两虚、肾阴亏虚、脾肾阳虚)为主,但往往虚实互见,稍有不慎,即有虚虚实实之患。因此,临证十分重视兼顾虚实两方面。以邪实为主者,在祛邪时应注意风热之邪易伤气、伤阴的特性,在疏风清热药中适当佐以益气养阴之品,如黄芪、麦冬等。而以正虚为主者,常常同时存在瘀、肿、积等邪实之象,扶正勿忘祛邪,配合活血化瘀、利水消肿、消积导滞之品,如丹参、茯苓、麦芽等,扶正不助邪,祛邪不伤正,标本同治,虚实兼顾。

**(六)诊治狼疮肾炎的经验——辨识动静,重用清解**

陈以平认为,狼疮肾炎(LN)的形成有内外两方面因素,内因多为禀赋不足,或饮食起居失调,或七情过用,劳倦过度以及经孕产乳耗伤阴血等,导致五脏阴精受损;外因为热毒侵袭,如烈日曝晒或服食毒热之品(如药物)等。其中以肾为本病的病变中心,而以肾阴亏虚、热毒炽盛为病机关键。阴虚质燥之人易受邪热侵袭导致火热炽燔,而热毒侵袭易伤阴耗液进而加重阴虚。阴虚与热毒互为因果,交相济恶,戕害脏腑,导致脏器损伤、功能失调。且随着病情进展,病机变化益趋复杂。本病急性期多表现为一派热毒炽盛之象;若病情未及时有效控制,则可由邪热伤阴耗液而显现阴虚火旺之候;又因热毒既可耗阴,亦可食气,故气阴两虚之证也属常见;后期则因病情久延,阴损及阳而出现阳气衰微或阴阳两虚的临床表现。此外,在 LN 发生、发展过程中,瘀血、水湿、溺浊等继发性病变亦属常见。如病发之初,热毒炽盛,灼伤血脉,迫血妄行,致血溢脉外而为瘀血,或阴虚血黏而浓,或气虚血缓而滞,皆可使血行不畅而脉络瘀阻;也可因阴液不足,窍机失润,或气虚阳弱,气化无权,均可致肾关不利而水湿内聚。病之后期,肾之阴阳俱虚,水火皆衰,则木失水涵,土失火煦,肝脾肾同病,五脏俱损,肾关开阖失常,气机升降窒滞,溺浊不泄,内乱三焦,入血窜脑,使病情日趋危殆。

治疗上,陈以平强调辨识动静,重用清热解毒。动为 LN 的急性活动期,静为 LN 的休止期或亚急性轻度活动期。在 LN 的活动期,其临床显著特点为热毒炽盛。热毒可从肌表内陷深入,始在卫分,旋即进入气分,继而内窜入营,甚则深入血分;亦可由药食之毒,从内而发,初起即见气分热盛或气营两燔的临床表现。由于热毒致病传变最速,故病程中常见气分热盛和气营两燔的证候,尤以气营两燔证最为多见,而极少见卫分证候。多数病例初发即表现为气营两燔,甚至出现热毒深入血分的危重证候。对此,陈以平主张重用清热解毒之剂以清气分热毒,并力倡不论有无营分证候,皆应伍以透热凉营之品,俾气营两清,迅速截断扭转病势。陈以平认为,LN之病机特点为本虚标实,其活动期虽以标实为重,但阴虚之本早寓其中,其阴虚质燥,虚火内炽,营血久受煎熬,已有沸腾之势。若气热一至,即翕然而起,迅成气营两燔、热毒燎原之势,故虽营分表现未著,亦当先安其未受邪之地。在方药的选择上,陈以平最喜清瘟败毒饮;该方集白虎汤、犀角地黄汤和黄连解毒汤之清气、凉营、解毒于一身,与治疗活动期LN的原则极为相符。当急性活动已经控制,进入亚急性轻度活动期或休止期,则标实之热毒渐逝,而本虚之证较为突出。由于体质之阴虚质燥,复因热毒伤津灼液导致阴虚加重,或壮火食气,而出现气阴两虚的证候,治当以滋阴养液或益气养阴为主,但清热解毒仍不可废,恐炉烟虽熄,灰中有火,故当辅以清解之剂,以防死灰复燃,导致病情反复。因此,她主张以清热解毒、凉营泄热作为LN贯穿始终的治疗大法。

　　LN不论是在急性活动期还是亚急性活动期或休止期,瘀血始终是贯穿于病变不同阶段的重要病机之一。在急性活动期常因热毒炽盛,迫血妄行,血溢脉外而致皮肤瘀斑瘀点;亦可因热毒壅滞血脉,灼伤营阴以致血黏而浓,运行不畅导致血脉瘀阻。病程进入亚急性轻度活动期或休止期,则热毒渐逝,而以阴虚或气阴两虚为病机,也可因阴虚脉道不充,血少脉涩,或气虚帅血无力,血行迟缓以致血脉瘀滞。现代大量的临床和实验研究证明,免疫反应是产生LN的关键。由于原位免疫复合物或循环免疫复合物在肾小球滞留沉积,进而补体系统被激活,使肾小球内产生炎症及凝血过程,导致肾小球毛细血管内微血栓形成及纤维蛋白沉积,并可致肾小球固有细胞增生,基质增多,中性粒细胞和单核细胞在肾小球浸润,使毛细血管壁狭窄甚至闭塞,在整个病变过程中产生"瘀血"的病理。因此,陈以平在LN的治疗过程中,以活血化瘀法作为疾病治疗全过程之不易之法,并体现在中医不同证型的辨证治疗之中。陈以平强调,不论各型的治法如何确立,均应伍以活血化瘀法。临床上除选用桃仁、红花、丹参、赤芍、益母草和川芎等活血化瘀药外,亦倡用地龙、全蝎等虫类药物以疏通络脉之瘀滞,并根据患者具体情况给予西药潘生丁(双嘧达莫)、肝素、华法林、尿激酶等血小板解聚药、抗凝药和溶栓药,以加强中药活血化瘀的效应。

　　陈以平强调用中西医结合的方法治疗LN,取其优势互补、协同奏功。对于急性活动期和亚急性活动期的LN,陈以平常以激素标准疗程治疗,并按照激素治疗阶段的不同,辨证配合中药治疗,以加强激素的疗效,减轻激素的毒副作用,从而发挥了中药"增效减副"的双重作用。对LN表现为慢性肾炎型或肾病综合征型者,陈以平常在激素标准疗程的基础上,配合环磷酰胺、环孢素、霉酚酸酯等药治疗;对肾功能短期恶化呈急进性肾炎型者(病理表现呈严重弥漫增生或细胞新月体肾炎),首先采用甲泼尼龙冲击疗法,继以激素标准疗程加环磷酰胺冲击治疗,并配合服用或经肠道灌注中药通腑降浊类药物,如酒大黄、芒硝等,借肠道排泄体内潴留之溺毒,改善机体的内环境。对经上述诸法治疗病情缓解,狼疮基本不活动的患者,陈以平重视用中药调节机体的气血阴阳以善其后。如狼疮之热毒羁留日久和激素、环磷酰胺之药毒伤阴耗气,常易致病后气阴两亏,陈以平在撤减激素的同时,给患者服贞芪地黄汤以益气养阴。对环磷酰胺冲击治疗时出现外周血白细胞减少,机体免疫功能下降的患者,陈以平常用肉苁蓉、巴戟天、菟丝子合玉屏风散以温肾益精,补气固表,使气足精旺、骨强髓充,以利于白细胞的再生和机体免疫功能的改善。对LN合并其他脏器损害者,陈以平除给予西医常规治疗外,并配合中医辨证治疗,如对狼疮性心肌炎的患者,给予丹参生脉饮(丹参、麦冬、五味子等)以滋阴养心、活血通脉;对狼疮所导致肝损害的患者,给予滋水清肝饮加减(六味地黄丸加当归、白芍、酸枣仁、栀子、柴胡、茵陈、虎杖等)以滋阴养血、清肝泄热。通过中西医疗法的优势互补,提高了 LN 的临床疗效,减轻了西药的毒副作用,具有很大的临床实用价值。

## 四、经验方与转化

**（一）陈氏肾平方**

【药物组成】龟甲、女贞子、墨旱莲、生蒲黄、苍术、白术、白花蛇舌草、薏苡仁、山药等。

【功效】滋补肝肾,健脾化湿,清热利水。

【方解】全方以二至丸为君,龟甲、苍白术为臣,配合生蒲黄、白花蛇舌草、薏苡仁、山药等佐药。诸药合用,攻补兼施,共奏滋补肝肾、益阴潜阳、健脾化湿、清热利水之功。二至丸中,女贞子甘平,属少阴之精,色青黑,益肝补肾;墨旱莲甘寒汁黑,入肾补精;两药相须为用,补肝肾,利腰膝。《要药分剂》谓龟甲乃"肾家正药",专补肾家之真阴,专治阴虚血弱。蒲黄则是《神农本草经》上品药物:"主心腹、膀胱寒热,利小便,止血,消瘀血。"苍术入脾、胃二经,燥湿健脾,祛风,散寒,为"湿家要剂"(《本草征要》),能"发汗而去风寒湿,下气而消痰食水,开郁有神功,肿胀为要药"(《本草通玄》)。白术益气健脾,燥湿,利水,"下行则用之,甘温补阳,健脾逐水"(《汤液本草》)。苍白术相须为用,既能加强益气健脾之力,又能强化制水之能。薏苡仁甘、淡、凉,入脾、肺、肾经,有健脾渗湿、清热排脓、除痹止泻之能。山药"甘温能补,入肺经而补心肺,滋肾养脾,三焦之润剂也"(《本草约言》)。同时配合白花蛇舌草清热解毒,利尿除湿消肿。全方使阴虚得养、肝肾得补、湿热得清,标本兼顾,而诸症向愈。

【适用范围】肝肾阴虚、脾虚湿热型 IgA 肾病。

【临床和实验研究】在国家"十五"科技攻关项目"IgA 肾病的中医证治规律研究"中,采用前瞻性多中心随机双盲拟对照研究的临床验证方法,共纳入肝肾阴虚型 IgA 肾病患者72 例,发现治疗组肾平组的西医临床疗效指标(治疗前后 24 小时尿蛋白定量、肾功能指标改善情况)和中医辨证疗效指标(中医主证改善情况)均与对照组福辛普利钠片组无明显统计学差异,但安全性治疗组明显优于对照组。在后期的机制研究中发现,肾平颗粒能显著减少 IgA 肾病小鼠肾组织 IgA 免疫荧光沉积,并且呈剂量依赖量效关系,能减少肾小球系膜细胞数,减少系膜增殖、基质增生,同时能减少肾小球转化生长因子 -$\beta_1$(TGF-$\beta_1$)、吞噬细胞糖蛋白 -1(CD44)的沉积,减轻炎症细胞浸润,减轻和延缓肾脏纤维化,从而延缓 IgA 肾病的病理进展。

**（二）陈氏尿 B 方**

【药物组成】柴胡、黄芩、白术、白芍、枸杞、菊花等。

【功效】疏肝清热,健脾补肾。

【方解】柴胡、黄芩为君。柴胡"乃少阳经之药也""气味升阳,能提下元清气上行,以泄三焦火"(《雷公炮制药性解》),以发散少阳经之邪;黄芩清在里之热。柴胡和黄芩相须为用,清少阳经之热邪,防病邪入里。白芍酸、苦,微寒,入肝、脾二经,具有养血柔肝、缓急止痛之效。菊花甘、苦,微寒,归肺、肝经,"主治腰痛去来陶陶,除胸中烦热,安肠胃,利五脉,调四肢"(《名医别录》),尤善清肝热。枸杞滋补肝肾,益精明目。白术能"通水道,上而皮毛,中而心胃,下而腰脐。在气主气,在血主血"(《汤液本草》)。全方清肝、柔肝、养肝,主治 IgA 肾病肝肾阴虚之内热证,为和解少阳之主方。

【适用范围】进展期 IgA 肾病,肝肾亏虚、少阳郁热的慢性肾炎等。

【临床和实验研究】我们在2002—2003年观察尿B方治疗IgA肾病的疗效,共纳入尿B方组和洛汀新组各20例,经24周治疗,尿B方组24小时尿蛋白定量、尿红细胞、尿β₂微球蛋白($\beta_2$-M)排泄均优于洛汀新组($P<0.05$),且未见明显不良反应。对截至2017年12月的中重症IgA肾病进行平均随访5年的回顾性研究,共纳入76例,发现累积肾脏存活率达72.37%,肾功能、24小时尿蛋白定量在研究前后未见明显恶化,而血清白蛋白经治疗后有所提高。

【医案】陆某,男,59岁。2014年5月12日初诊。患者2014年3月无明显诱因下出现腰痛、泡沫尿,至当地医院查血清白蛋白29g/L,尿蛋白(+++),肾功能正常,予雷公藤多苷片、黄葵胶囊等治疗,未见好转。2014年4月至长征医院查血清白蛋白13.4g/L,肌酐280μmol/L,行肾穿刺病理示IgA肾病(系膜增生性伴新月体形成)(2/18硬化,5/18节段细胞新月体形成,3/18节段细胞纤维性新月体,小管间质病变轻),予甲强龙(注射用甲泼尼龙琥珀酸钠)500mg静脉滴注冲击治疗3天,后改美卓乐(甲泼尼龙片,40mg,每日1次,口服),续予雷公藤多苷片(20mg,每日1次,口服)治疗。至本院查24小时尿蛋白定量2.89g/2.2L,肾功能示肌酐80.5μmol/L、尿素4.4mmol/L,尿常规示蛋白(++)、红细胞47/μl。诉腰酸痛,肢肿,眼睑浮肿,泡沫尿,口干,平素易感冒。舌红苔薄白,脉弦缓。

中医辨证:肝肾阴虚,少阳郁热。

治法:滋养肝肾,和解少阳,益气养阴清热。

处方:柴胡9g,黄芩12g,白术12g,白芍20g,枸杞15g,菊花12g,生黄芪12g,党参15g,金蝉花15g,黄精20g,六月雪30g,猪苓12g,茯苓12g,积雪草30g,知母12g,黄柏12g,生地黄15g,龟甲12g,女贞子15g,墨旱莲20g,龙葵30g。

二诊:2014年6月23日。服用上方后,2014年6月21日查24小时尿蛋白定量1.58g/3.15L,肝肾功能示白蛋白23.3g/L、肌酐61μmol/L、尿素4.7mmol/L、尿酸274μmol/L。诉偶有腰痛,无肢肿,无眼睑浮肿,泡沫尿较前好转,夜间手指有拘急感。舌淡苔薄脉缓。效不更方,原方续服,并加服黑料豆丸提升血浆白蛋白。

三诊:2014年8月11日。患者目前服美卓乐(16mg,每日1次,口服),雷公藤多苷片(20mg,每日3次,口服)。2014年8月6日复查24小时尿蛋白定量0.97g/2.1L;肾功能示白蛋白27.2g/L,肌酐59μmol/L,尿素3.9mmol/L,尿酸357μmol/L。患者自诉稍乏力,少量泡沫尿,余无不适。舌淡红,苔薄白,脉缓。予守方去龙葵。

四诊:2014年11月17日。患者目前口服美卓乐(12mg,每日1次,口服),雷公藤多苷片(10mg,每日3次,口服)。2014年11月17日复查24小时尿蛋白定量0.66g/2.9L。患者乏力,少量泡沫尿,舌淡苔白腻,脉滑。患者湿重,予上方加苍术12g。

五诊:2015年1月12日。患者目前口服美卓乐(8mg,每日1次,口服),雷公藤多苷片(10mg,每日3次,口服)。2015年1月9日复查24小时尿蛋白定量0.3g/3.7L;肾功能示白蛋白42g/1,肌酐71μmol/L,尿素3.6mmol/L,尿酸335μmol/L。患者症平,舌偏红苔薄白,脉细。效不更方,原方续服。

患者持续治疗中,至2018年7月已停服美卓乐、雷公藤多苷片,并恢复正常生活、工作。2016年5月21日复查肾功能示白蛋白42.6g/1,肌酐64μmol/L,尿素4.63mmol/L,尿酸315μmol/L;24小时尿蛋白定量0.04g/2L。

按语:本案历经4年,初诊时疾病较急,病情较重,虽经激素治疗后肾功能有所好转,但蛋白尿多而激素量大。本案患者在服用激素和雷公藤多苷片的基础上,初诊起用尿B方,患者气阴两虚证重,加用黄芪、党参补气健脾,生地黄、龟甲、女贞子、墨旱莲、黄精、金蝉花滋补肝肾、滋阴填精,知柏、猪苓、积雪草、六月雪、龙葵清热滋阴、利湿解毒。二诊患者因白蛋白低,肾中精微下泄,予黑料豆健脾补肾、益气涩精。三诊热毒渐清,去龙葵。四诊患者湿重,加用苍术健脾利湿。坚持守方治疗,终顺利撤去西药,且获得临床缓解的良效。

**(三)清热膜肾颗粒**

【药物组成】苍术、白术、党参、丹参、当归、益母草、白花蛇舌草、石韦、黄芩、猪苓、茯苓、薏苡仁、车前草等。

【功效】益气活血,清热利湿。

【方解】重用党参益气补虚,为君药;丹参、当归、益母草重在活血养血、化瘀通络;佐以苍术、白术健脾燥湿,益气利水,使气复血行,气行液走;猪苓、茯苓、薏苡仁补脾益气之力益彰;白花蛇舌草、半枝莲、石韦、黄芩清利湿热,祛风散结。组方针对"虚、湿、瘀、热"四大病机,使之邪去正安。

【适用范围】主要用于膜性肾病、肾病综合征早期。临床见下肢浮肿、口干咽燥、纳差口苦、乏力、大便干结,或见面部痤疮,或见皮肤湿疹,舌质红,苔薄黄,脉濡或濡数,辨证属脾虚湿热证者。

**(四)参芪膜肾方**

【药物组成】黄芪、苍术、白术、党参、丹参、当归、半枝莲、白花蛇舌草、猪苓、茯苓、薏苡仁、薏苡仁根、水蛭粉等。

【功效法则】益气活血化湿。

【方解】黄芪、党参益气为君;水蛭粉、丹参、当归化瘀通络;苍术、白术健脾燥湿,益气利水;猪苓、茯苓、薏苡仁、薏苡仁根补脾益气,利水消肿;白花蛇舌草、半枝莲清利湿热。组方较清热膜肾颗粒益气活血之力更专。

【适用范围】膜性肾病大量蛋白尿期。

【临床和实验研究】"参芪膜肾方"作为以益气活血化湿为主的中医综合方案中的核心处方,先后经过多种临床研究方法,被证实了治疗IMN的安全及有效性(详情见前)。与其相关的研究成果先后获得上海市卫生局中医药科技进步奖二等奖(2次)、上海市科学技术进步奖一等奖、中华医学会科学技术进步奖二等奖、中国国际工业博览会创新奖银奖等。

【医案】忻某,女,18岁。2010年7月9日初诊。患者2010年5月因"发现眼睑及双下肢浮肿1周"在当地医院就诊,查24小时尿蛋白定量3g左右,血浆白蛋白28g/L,肾功能示肌酐45μmol/L、尿酸425μmol/L;予行肾活检示膜性肾病。遂就诊于我院,经知情同意后纳入临床试验,经随机化分组,归入"参芪膜肾颗粒"治疗组,予参芪膜肾颗粒及黑料豆颗粒治疗,治疗期间每4周随访1次,期间24小时尿蛋白定量进行性下降,血白蛋白改善,肾功能正常。至2011年4月完成为期48周的临床观察,当时查24小时尿蛋白定量0.3g,血白蛋白正常,肾功能正常。完成临床试验后,因经济因素未继续服药,2011—2016年病情稳定,多次复查尿蛋白均为阴性。

随访:2017年初劳累后病情反跳,24小时尿蛋白定量2g,白蛋白26g/L,肾功能示肌酐66μmol/L、尿酸515μmol/L。就诊时症见泡沫尿,面部痤疮较多,无浮肿,无发热咽痛,尿量正常,大便日行1次,夜寐安。查舌质偏红,舌苔黄腻,脉细。检查:咽不红,扁桃体无明显肿大,心肺（-），腹（-），双下肢压迹（-），双肾区叩击痛（-）。血压 120/75mmHg。予参芪膜肾方治疗（黄芪、苍术、白术、党参、丹参、当归、半枝莲、白花蛇舌草、猪苓、茯苓、薏苡仁、薏苡仁根），配合活血通脉胶囊，至 2018 年 9 月，24 小时尿蛋白定量再次降至 0.5g。此后长期服用清热膜肾颗粒治疗，2019 年 1 月复查 24 小时尿蛋白定量 0.12g。

按语：膜性肾病通过"益气活血化湿"的中医综合方案治疗可达到临床缓解，甚至临床指标完全恢复至正常。回顾性研究发现，服中药治疗的 5 年 IMN 复发率为 3%（远低于西医组的复发率），因此建议患者在达到临床缓解后仍继续服用中药小剂量长期随访，可结合患者实际情况，使用中药复方（参芪膜肾方）或清热膜肾颗粒治疗。

**（五）陈氏糖肾方**

【药物组成】生黄芪、制黄精、灵芝、葛根、川芎、山茱萸等。

【功效】健脾益气，益肾利水，养阴生津，活血化瘀。

【方解】重用黄芪力专补气，为君药。制黄精、灵芝、山茱萸滋肾补精，共为臣药。佐以葛根升清引诸药畅行，川芎活血化瘀。全方共奏补脾益肾、益气活血之功。

【适用范围】糖尿病肾病。加减：水肿者，加汉防己、葫芦瓢等利水消肿，并配以温肾药淫羊藿、巴戟天，达到温肾利水之功；夜尿频多者，加桑螵蛸、黄精；腰酸者，加用狗脊；血糖控制欠佳者，加用蚕茧壳；低蛋白血症者，加用黑料豆。

【临床和实验研究】

1. 前期回顾性分析　短期内观察 71 例 V 期 DN（糖尿病肾病）患者治疗 8 周前后血肌酐的变化有统计学差异（$P<0.05$），治疗后血肌酐降低。证实以本方为基础进行化裁的中医特色疗法在短期内可有效改善肾功能。长期随访 40 例 IV 期 DN 患者（治疗时间为 24~404 周，平均治疗时间 101 周），中药以本方为基础加减，辅以降糖、降压及调脂等对症治疗，治疗前肌酐小于 110μmol/L 者，治疗前后血肌酐的变化无统计学差异（$P>0.05$）；治疗前肌酐大于 110μmol/L 者，虽不能逆转甚至阻止 DN 的进展，但是可以延缓其进展为终点事件的速度。

2. 黄芪牛蒡子系列方系列研究　在前人应用单味黄芪或牛蒡子治疗 DN 的经验基础上，创造性将两药合用，确立了特色鲜明的系列方药——黄芪牛蒡子系列方。系列研究证实，该合剂能够显著减少 III 期、IV 期 DN 患者的 24 小时尿蛋白定量；同时发现，糖尿病大鼠肾组织处于氧化应激状态，黄芪、牛蒡子配伍是通过减少肾组织中活性氧（ROS）的含量，减轻了其作为 DN 的糖信号分子作用，从而抑制核转录因子 NF-κB 的过度活化，降低多种细胞/生长因子的表达，减轻 DN 病变，延缓了 DN 的发展。以上研究成果先后获得中国中西医结合学会一等奖、上海市科学技术进步奖一等奖、中华医学会科学技术进步奖二等奖、中国国际工业博览会创新奖银奖等。

【医案】赵某，男，58 岁。2006 年 12 月 6 日初诊。患者自 1992 年发现糖尿病，口服降糖药血糖控制水平不佳，2001 年开始胰岛素治疗，2006 年 3 月因"双下肢肿"查肾功能示血肌酐（Scr）200μmol/L，2006 年 4 月行肾穿刺示糖尿病肾病。B 超（BUS）示左肾 104mm×48mm×50mm，右肾 103mm×38mm×50mm。既往史：高血压病史 10 年，血压最高 200/100mmHg。目前口服硝苯地平控释片控制血压，血压控制可。今前来我院就诊，查血浆白蛋白 31.6g/L，Scr 240μmol/L，尿酸（UA）630μmol/L，24 小时尿蛋白定量 7.88g。刻下：双下肢浮肿，腰酸不适，平素畏寒肢冷，动辄气喘，面色萎黄，纳可眠差，大便干结，2~3 日一行，夜尿增多，舌淡，苔薄黄腻，脉细沉。

中医辨证:痰浊内蕴,水湿泛滥。

治则:活血化瘀,温阳利水。

处方:黄芪45g,黄精20g,灵芝30g,葛根20g,川芎15g,山茱萸20g,红花10g,鸡血藤30g,金蝉花15g,山药15g,积雪草15g,制大黄10g,丹参30g,鹿角霜15g,苍术12g,土茯苓30g,牛蒡子30g。并辅以活血通脉胶囊活血化瘀,黑料豆丸益气提升血浆白蛋白。

二诊:2007年3月6日。上方服3个月后,查血浆白蛋白34.2g/L,Scr 221μmol/L,24小时尿蛋白定量5.355g。证治同前。原方加白僵蚕20g。

三诊:2007年4月7日。上方服用1个月后,患者诉反复双下肢肿,查24小时尿蛋白定量1.8g,血浆白蛋白33.9g/L。证治同前,故原方中加桂枝6g、巴戟天15g。

四诊:2007年5月6日。上方服用1个月后,患者诉浮肿减轻。

随访:此后随访至今,24小时尿蛋白定量约1.2g,Scr约230μmol/L,血浆白蛋白34g/L。

按语:患者证属痰浊内蕴,水湿泛滥。方中黄精、山茱萸滋阴,生黄芪益气,葛根生津,川芎、红花、丹参活血,鹿角霜、巴戟天、桂枝温通经脉,制大黄通腑泻浊,牛蒡子清热,金蝉花护肾,共奏益气养阴、温通经脉之效。

**(六) 陈氏肾十方**

【药物组成】黄芪、金蝉花、山茱萸、杜仲、桑螵蛸、枸杞、葛根、莪术、川芎、黄精等。

【功效】益肾填精,益气活血。

【方解】黄芪甘温,长于补脾肾之气,以脾肾气壮则一身之气皆壮;金蝉花甘寒,功在滋脾肾之液,俾津足气旺,阴生则阳长。山茱萸、杜仲、桑螵蛸、枸杞等职在养肝护肾,补肾涩精,缩尿止遗。葛根、莪术、川芎擅长活血化瘀,通络散结。

【适用范围】间质性肾病。

【临床和实验研究】临床研究发现,金蝉花能降低慢性肾衰竭患者的血清肌酐、尿素氮水平,提高肌酐清除率,升高血浆白蛋白、血红蛋白含量,降低三酰甘油和血清胆固醇水平。以金蝉花为主药的中药汤方对痛风性肾炎、慢性肾盂肾炎、马兜铃酸肾病等间质性肾炎具有良好疗效,能降低肌酐和尿素氮水平,改善血红蛋白水平,减少24小时尿蛋白定量,显著提高尿渗透压。前期的实验研究结果表明,金蝉花能降低5/6肾切除模型大鼠肾脏和体质量的比值,明显减轻5/6肾切除慢性肾衰竭模型大鼠的血肌酐、尿素氮上升程度,升高血白蛋白水平,降低24小时尿蛋白定量,减少大鼠尾动脉血压上升幅度,减少肾小球内Ⅳ型胶原蛋白(Col-Ⅳ)、Ⅰ型纤溶酶原激活物抑制因子(PAⅠ-1)的表达,上调尿激酶型纤溶酶原激活物(uPA)的表达,从而延缓实验大鼠肾小球硬化进程和慢性肾衰竭进展速度。

【医案】叶某,男,25岁。2013年1月10日初诊。患者2012年6月因发热咳嗽1个月未愈,于2012年6月9日查肾功能示血肌酐157μmol/L,尿常规示白细胞24/μl、红细胞34/μl。7月5日华山医院行肾穿刺,诊断为"急性间质性肾炎"。7月6日予甲强龙(注射用甲泼尼龙琥珀酸钠)80mg静脉滴注治疗3天,经治疗后发热退。后改用美卓乐(4mg×18粒,每日1次)治疗,逐步减量。2012年7月9日查肾功能示血肌酐220μmol/L。2012年8月20日查肾功能示血肌酐106μmol/L,血尿酸288μmol/L;尿常规示尿蛋白(±),尿糖(±)。2013年1月8日查肾功能示血肌酐87μmol/L,血尿酸341μmol/L,血尿素氮5.07mmol/L;尿常规示尿蛋白阴性,pH6.8。就诊时患者口服甲强龙片20mg,每日1次,口服治疗。患者自觉一般情况可,腰背酸痛,乏力,偶有泡沫尿,易感冒。睡眠较差,两胁胀痛,心烦易怒,小便乏力,双侧大腿内侧出现散在皮疹,发于大腿内侧。舌暗红,苔薄白,脉细,地图舌,口唇色暗红。

中医辨证:肾精亏虚,肾络瘀阻。

治则:补肾填精,祛瘀通络。

处方:陈氏肾十方加减。黄芪 30g,葛根 15g,川芎 15g,黄精 20g,枸杞 20g,杜仲 15g,山茱萸 15g,金蝉花 15g,莪术 10g,桑螵蛸 15g,红花 9g,鸡血藤 30g,蚕茧壳 15g。

二诊:2013 年 5 月 26 日。药后 3 月初已停激素,自诉易疲劳,易外感,腰背酸痛,股癣略有皮肤瘙痒,多汗出,眼圈暗黑,大便黏滞。舌质红苔薄白,脉弦。口唇暗红好转。2013 年 3 月 19 日肾功能示血肌酐 81μmol/L,血尿酸 296μmol/L,血尿素氮 4.6mmol/L;尿常规示尿蛋白阴性,pH 6.5,比重 1.020,尿红细胞 2.6/μl,尿白细胞 3.2/μl。予上方去蚕茧壳,加淫羊藿 15g、巴戟天 15g。

三诊:2014 年 4 月 10 日。自诉服上方后出现鼻周红,情绪急躁,尿气味较重,后自行停药,目前自服院外中药。刻下:饮水多后胃脘不适,尿气味好转,纳可,大便日行 1 次。2014 年 4 月 1 日肾功能示血肌酐 100μmol/L,血尿酸 345μmol/L,血尿素氮 5.28mmol/L;尿常规示尿蛋白阴性。继予上方。

四诊:2015 年 5 月 20 日。服上方后症情略好转。刻下:体虚易外感,咽喉部偶有不适,易干咳频频,大便黏滞好转。2014 年 11 月 15 日肾功能示血肌酐 93μmol/L,血尿酸 393μmol/L,血尿素氮 5.6mmol/L;尿常规示尿蛋白阴性。2015 年 5 月 20 日肾功能示血肌酐 77.4μmol/L,血尿酸 370μmol/L,血尿素氮 4.91mmol/L;尿常规示尿蛋白阴性,比重 1.014,pH6.0,白细胞阴性,红细胞阴性。继予上方加减调服。

按语:慢性间质性肾炎常由于微生物感染、马兜铃酸、止痛剂、代谢性疾病和尿路梗阻等因素致病,主要表现为肾小管间质纤维化和萎缩,能造成肾小管酸化功能和重吸收功能障碍,甚至导致肾小球缺血硬化。陈以平认为,本病由浊毒内蕴,或药毒直伤,伤肾蚀气所致。肾气虚则州都气化失常,下关约制无权则表现为乏力、尿多、蛋白尿、糖尿和氨基酸尿;并可因气虚而血失推摄,滞于肾络或溢于络外而出现病理上的肾小管萎缩,间质纤维化。故本病的病机关键在于肾精不足,气虚血瘀。《素问·灵兰秘典论》曰:"肾者,作强之官,伎巧出焉。"故治疗上以益肾填精为主,以复元方能作强,肾精得固,气化复司,浊毒得排;益气活血为辅,气行血畅,毒无所着。

### (七)陈氏金蝉补肾汤

【药物组成】黄芪、金蝉花、山茱萸、黄精、莪术、川芎等。

【功效】益气健脾,补益肾精,活血化瘀。

【方解】全方旨在健脾益肾,活血化瘀。黄芪甘,微温,归脾、肺经,具有补气升阳、益卫固表、行气利水等功效。《珍珠囊》记载:"黄芪甘温纯阳,其用有五:补诸虚不足,一也;益元气,二也;壮脾胃,三也;去肌热,四也;排脓止痛,活血生血,内托阴疽……五也。"金蝉花是我国古代早已应用的中药,甘寒无毒,是虫与菌的复合体,也是一种有价值的药用真菌,具有滋阴清热、补益肾精之功。宋代苏颂《图经本草》云:"今蜀中有一种蝉,其蜕壳头上有一角,如花冠状,谓之蝉花。"黄精甘平,归脾、肺、肾经,具有润肺滋阴、补脾益气、补益肾精作用。《本草纲目》载:"补诸虚……填精髓。"《名医别录》云:"补中益气……安五脏。"山茱萸酸、涩、平,归肾、膀胱、大肠经,具有固精、缩尿、涩肠止泻作用。莪术性温,味辛、苦,归肝、脾经,具有破血行气、通经止痛的功效。川芎性温,味辛,归肝、胆、心包经,具有活血行气、祛风止痛

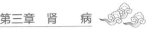

作用;该品辛香行散,温通血脉,既能活血祛瘀,又能行气开郁而止痛,前人称之为"血中之气药",实具通达气血的功效。

【适用范围】脾肾气虚型慢性间质性肾炎伴轻度肾功能不全(CKD Ⅱ期或Ⅲ期)的患者。

【临床和实验研究】金蝉补肾汤是陈以平临床长期治疗慢性间质性肾炎的经验方,曾开展临床课题项目研究,观察中药金蝉补肾汤治疗慢性间质性肾炎患者在生化及免疫指标方面的变化,探讨其临床疗效和作用机制。方法:于 2004 年 1 月—12 月以本方治疗我院肾科门诊或住院的慢性肾病患者病例 72 例,中医辨证分型为脾肾两虚型、气滞血瘀型。随机分为两组,即治疗组与对照组。两组患者均于治疗前 2 周开始低蛋白饮食,治疗组服用中药金蝉补肾汤,对照组服用西药科素亚(氯沙坦钾片)与中药保肾康。观察治疗 3 个月后两组临床症状、生化及免疫指标方面的变化。结果:金蝉补肾汤治疗组用药前后比较,患者 24 小时尿蛋白定量下降($P<0.05$),肌酐和尿素氮明显下降($P<0.01$),尿渗透压明显提高($P<0.05$),血红蛋白和红细胞明显升高($P<0.01$);对照组用药前后比较,24 小时尿蛋白定量显示下降明显($P<0.05$),而血常规指标无差异。治疗组以尿 $\beta_2$-M 降低及 6-K-PGF1α 升高尤其显著($P<0.05$);对照组以血、尿 $\beta_2$-M 降低及 tPA/PA Ⅰ升高尤其显著($P<0.01$,$P<0.001$)。结论:金蝉补肾汤通过保护肾间质微血管而减少肾小管间质慢性损伤,是延缓肾间质纤维化、治疗慢性间质性肾炎的有效方剂。

【医案】李某,男,59 岁。2014 年 9 月 24 日初诊。患者 10 余年前食用荤汤后导致足大趾、双手近节指间关节红肿疼痛,曾至外院查血尿酸 724μmol/L,当时未予重视,未及时进行治疗,平日不规则服用碳酸氢钠片、立加利仙(苯溴马隆片)等降血尿酸药物。10 余年来,趾骨关节肿痛反复发作,并出现泡沫尿。3 年前患者体检时发现血肌酐升高,Scr 110μmol/l,未行治疗。近年来肌酐进行性升高。2014 年 9 月 22 日于我院检查肾功能示白蛋白 42g/L,肌酐 144μmol/L,尿酸 502μmol/L,尿素 7.29mmol/L;尿常规示蛋白(++),潜血(+),沉渣红细胞 34 个/μl。来诊时症见腰酸乏力,胃纳欠佳,小便有泡沫,夜尿 2 次,大便调。舌质红,苔黄腻,脉濡。

中医辨证:脾肾两虚,湿浊内蕴。

治则:益肾健脾,化湿泄浊。

处方:生黄芪 45g,金蝉花 15g,莪术 12g,黄精 15g,山茱萸 15g,葛根 15g,川芎 30g,白术 15g,薏苡仁 30g,当归 12g,土茯苓 30g,虎杖 15g,徐长卿 15g,黄柏 15g,白花蛇舌草 30g 等。

二诊:2014 年 10 月 24 日。上方服用 1 个月后,患者诉胃纳较前增加,乏力情况有所好转,其余症状同前。复查肾功能示肌酐 138μmol/L,尿素 10.3mmol/L,尿酸 476μmol/L;尿常规示蛋白(+),潜血(+),沉渣红细胞 32 个/μl。舌质淡红,苔薄黄,脉濡。治守前法。

三诊:2014 年 12 月 19 日。上方服用 2 个月后复查肾功能示肌酐 131μmol/L,尿素 11.1mmol/L,尿酸 565μmol/L;尿常规示蛋白(+),潜血(±),沉渣红细胞 17 个/μl。舌质淡红,苔薄黄腻,脉细。治守前法。处方:上方加淫羊藿 15g、威灵仙 15g、积雪草 30g。

随访:至 2015 年 6 月,患者诸症稍减,期间一直服用上方,症情稳定。复查肾功能示肌酐 115μmol/L,尿素 10.7mmol/L,尿酸 387μmol/L;尿常规蛋白(±)。舌质淡红,苔薄黄腻,脉细。治守前法。

按语:本病患者因平日饮食不节,嗜食肥甘厚味,损伤脾胃,使运化失司,湿浊内蕴,症见乏力、胃纳欠佳;肾虚则腰部失于濡养,亦不能生化精血,气化功能障碍,水液代谢失常;湿蕴日久,气机不畅,血行受阻,气滞血瘀,瘀阻络脉。故方中重用黄芪补中益气,辅以黄精、山茱萸固肾养阴;金蝉花补益肾精;薏苡仁、白术健脾化湿;当归、川芎养血活血,莪术行气活血;虎杖利湿通络,土茯苓清热解毒泄浊,葛根清热生津,威灵仙祛湿强筋骨,徐长卿清热化湿。诸药合用,共奏益肾健脾、化湿泄浊、活血化瘀之功。

（王 琳 杜兰屏 钟逸斐 张先闻 张春崧 沈莲莉 罗健华）

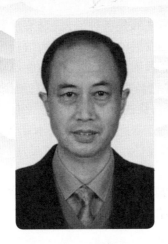

金亚明

# 一、个 人 简 介

金亚明(1952— ),男,籍贯江苏,主任医师,教授,硕士研究生导师。1982年6月毕业于上海中医学院中医系,获医学学士;1989年6月在职毕业于上海中医学院中医内科专业,获硕士研究生学历、医学硕士学位。2002—2003年作为交换教授在韩国大田大学校韩医科学院工作1年。长期从事中医肾病的临床治疗、科研和教学工作,临床上精通中西医两套理论,专攻以中医为主、中西医结合治疗各种急慢性肾病,积累了丰富的临床经验,善于攻克疑难重症。擅长肾穿刺活检术;熟悉血液净化疗法及各种并发症的处理。专业特长:擅长治疗各种原发及继发性肾病(如IgA肾病、膜性肾病、微小病变性肾病、高血压肾病、糖尿病肾病、狼疮肾炎、紫癜肾炎、痛风肾等)、难治性肾病综合征、顽固性水肿、急慢性肾衰竭、尿路感染、尿路结石及积水,以及原因不明的蛋白尿、血尿等。曾参加编写《现代中医肾脏病学》《实用中医肾病学》《中医内科学》等10余本著作;先后发表专业学术论文20余篇,如《大黄䗪虫丸治疗肾纤维化血瘀证的临床研究》等。曾主持并参加多项科研课题研究,多次获得上海市卫生局、上海市科学技术委员会及中国中西医结合学会的科技成果奖。

# 二、经 验 方

尿C方治疗慢性肾功能不全

尿C方

【药物组成】黄芪、杜仲、女贞子、积雪草、莪术、红藤、忍冬藤、土茯苓、茯苓、萹草、薏苡仁、芦根、石韦。

【功效】清热化湿,活血化瘀。

【方解】湿热内盛、气滞血瘀是慢性肾功能不全的基本病机。方中以红藤、忍冬藤、土茯苓、茯苓、萹草、薏苡仁、芦根、石韦清热化湿,积雪草、莪术活血化瘀,黄芪益气健脾,杜仲、女贞子顾护肾之阴阳。湿热之邪是各种原发、继发性肾病常见的病邪,许多专家认为湿热互结存在于各种肾病发生、发展的过程中,如病情较重,或失治、误治,则必然会进展到肾功能不全,而此时湿热之邪缠绵不去,更使肾功能不全不断加剧。各种肾病,一旦进入肾功能不全阶段,则气滞血瘀已经存在并逐渐加重,所谓"初病在气,久病入血",在肾病也是如此。病至肾功能不全阶段,往往肾之阴阳皆有亏虚,而肾阴肾阳为五脏阴阳之根本。方中特选女贞子以滋补肝肾之阴。对于女贞子,《本草备要》言其"益肝肾,安五脏,强腰膝,明耳目,乌须发,补风虚",药性平和,久服无不良反应,乃滋补佳品,可谓是一味药而兼顾诸脏之阴。杜仲为温补肾阳之常用药味,善治下元虚冷,强筋骨,祛风湿,可治腰膝酸软、风湿痹痛之症;《神农本草经》言其"主腰脊痛,补中,益精气,坚筋骨,强志,除阴下湿痒,小便余沥",所治与肾功能不全的临床表现甚为吻合。二药合用,兼顾肾之阴阳,药味少而作用大。

【适用范围】慢性肾功能不全,慢性肾脏病 I 期至 IV 期。 I 期、II 期患者,临床表现多轻微或缺如,III 期、IV 期患者临床表现较多较重。亦与原发病有关,如尿蛋白高、血浆白蛋白低可伴有下肢水肿;血压偏高可有头晕头痛、颈项牵强;贫血较重可有神疲乏力、面色苍白;长期服用激素可有向心性肥胖。肾功能减退可出现不同程度的并发症,如肾性高血压、肾性高尿酸血症、肾性贫血等。

【临证加减】临床施治时,瘀血较重加牛膝、川芎,兼清血热改用赤芍、牡丹皮;尿蛋白多,加莲子、芡实、补骨脂、萸肉;湿热偏重,加半枝莲、白花蛇舌草、龙葵、白茅根;下肢浮肿,加萹蓄、泽泻,辨证属阴水则再加桂枝、淫羊藿;阴虚较甚,加白芍、枸骨叶;血压偏高,加蒺藜、石决明、生牡蛎;血尿酸偏高,加萆薢、威灵仙、豨莶草。

欲取得理想疗效,除了正确的辨证加减,还需注意针对慢性肾功能不全的基础治疗,如低盐低脂饮食、优质低蛋白饮食以及有效控制血压、血糖、血尿酸等。如患者服用多种药物,需给予适当处理,弃用那些可用可不用的药物。诊治过程中尽量去除对肾脏不利的因素,减轻肾脏负担,才能事半功倍。

## 三、医 话

蛋白尿是肾科常见临床表现,部分患者的蛋白尿久治不愈,迁延数年。有诊为慢性肾炎,中等或少量蛋白尿,未经肾穿刺确诊,伴或不伴血尿;有肾病综合征,多数已肾穿刺确诊,病理诊断明确,且多数已行激素(或伴免疫抑制剂)治疗,曾多次反跳,可 2~3 次、7~8 次或更多,属激素依赖型(激素服用数年甚至十数年);有以往蛋白尿经治已获临床缓解,停止治疗后又复发,不一定有明显诱因;亦有少数患者 24 小时蛋白尿定量 >3g、甚至 >10g,拒绝肾穿刺,拒绝激素治疗。

蛋白尿乃人体之精华,长期从尿中排出,一方面说明正气虚损较甚;另一方面,长期大量漏出,加重了虚损。部分患者长期服用激素,亦进一步加剧阴阳失衡。正虚主要责之脾肾两脏,脾气虚弱,中气下陷,肾气不固,失于封藏。而肾虚为病机之重点。病之初期,可能有湿热、瘀血等病邪存在,经前期治疗,邪之大势已去,唯正虚难以提升。虚证已成,理当补肾固涩。补肾主要在于温阳补肾,药用杜仲、续断、狗脊、补骨脂,四味合用,温补肾阳而不辛燥,固肾涩精而无气滞之嫌,且兼有温运脾阳、强壮筋骨、祛风胜湿之功。仅此四味,仍嫌不够,需合用芡实、金樱子、诃子、莲子四味甘平酸涩之品。此四味擅长收敛固涩,也兼有补肾健脾之功。两组合用,功效倍增。临床应用,还需辨证加味。如易感冒者,加黄芪、白术、防风;激素依赖,多次反跳者,加益智仁、覆盆子、薜荔果;本着阴中求阳,阳中求阴的理论,须加山茱萸、熟地黄、白术等;余邪未尽者,酌情加半枝莲、白花蛇舌草、龙葵等,此三药亦可作为反佐药加入。此类患者,病程往往数年或十数年,或经多位医家转诊,或服用激素多年,或多次反跳,即使辨治正确,数月之间也难以奏效,往往需 1~2 年或更长疗程,方可渐效。医者不可不察。

(金亚明)

# 第四章

# 风 湿 病

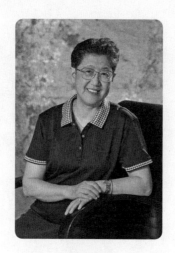

陈湘君

## 一、个 人 简 介

陈湘君(1939—),女,出生于杭州中医世家,教授,主任医师,博士研究生导师。第一批上海市名中医,第三、第四、第五批全国老中医药专家学术经验继承工作指导老师,第二、第三批全国优秀中医临床人才研修项目指导老师,第二批上海市老中医药专家学术经验继承工作指导老师,以及第二、第三批上海市西学中班指导老师,上海市中医药领军人才建设项目及上海市高级中西医结合人才培养项目指导老师。目前担任龙华医院终身教授及专家委员会主任委员。曾任龙华医院老教授协会主任委员。曾担任中华中医药学会风湿病分会常务委员、上海市中医药学会内科分会及风湿病分会副主任委员、中国中西医结合学会风湿病专业委员会委员、中国中西医结合防治风湿病联盟常务委员等职。现担任中国中西医结合防治风湿病联盟常务委员、世界中医药学会联合会风湿病专业委员会理事。迄今从事中医临床、教学与科研60余年,在中医药辨治内科疑难杂症方面有较深造诣,尤其对风湿免疫性疾病的中医辨治有较高造诣。1962年,毕业于上海中医学院(现上海中医药大学)首届六年制医疗系,先在中医文献馆后转入龙华医院内科工作。1982年,与吴圣农共同创立风湿科,成为全国最早开创的中医风湿科之一,秉承其扶正治痹学术思想的优势及特色,科室年业务量在全国中医风湿界位列前三。2001年8月,陈湘君工作室成为龙华医院率全国之先成立的首批名中医工作室之一。2005 年 9 月,陈湘君研究室入选上海中医药大学首批名师研究室。她倡导的中医临证思维培养及编写的全国高等中医药院校教材《中医内科学》奠定了上海中医药大学本科教学的特色和优势。目前仍坚持每周 2 次门诊,日门诊量 30 人次,病种涉及各类风湿病及内科疑难病,患者遍及海内外,其精良的医术及高尚的医德受到病家和同行的一致好评。

学术上倡导扶正治痹,内外合治,气血阴阳同调,所倡扶正法为主治疗各类风湿病的学术思想已在全国中医风湿界得到了普遍认同,并编入上海市中医临床诊疗规范相关文件而成为行业标准,主张临床辨证与辨病相结合、中西医方法相结合的双重诊治。科研方面,自 1982 年以来开展"中医药治疗风湿病"的系列研究,强调扶正法在中医治疗风湿病中的运用,并以此为指导,先后中标国家级课题 1 项,主持及参与各级课题 12 项。自 1993 年以来,先后荣获上海市中医药学会科学技术进步奖一等奖 1 项,上海市科学技术进步奖二等奖 1 项、三等奖 4 项,上海市卫生局中医药科技进步奖二等奖 2 项、三等奖 1 项。教学方面,她有 40 余年教龄,曾任龙华医院中医内科教研室主任近 20 年,长期深入教学第一线参加中医内科学的教学及带教工作,教授、带教本科及研究生 30 余届。先后主编教育部七年制、上海市教育委员会五年制本科教材《中医内科学》及全国高等中医药院校教材《中医内科学(案例版)》等主干教材,并主编了辅助教材《中医内科常见病证辨证思路与方法》及其英文版,以及《陈湘君治疗风湿病临证经验医案集要》等 30 余部专著,发表论文 80 余篇。

培养传承人情况:历年来,培养博士研究生 13 名,硕士研究生 13 名,全国及上海师承班及西学中班学员 10 名,名中医工作室传承人 7 名,名师研究室传承人 10 名,龙华医院名医师带徒 3 名。

## 二、学术理论与学术观点

风湿病于 1940 年后才逐渐受人关注,20 世纪 80 年代这一学科才从内科中独立出来。风湿免疫病与人体免疫失衡密切相关,西医诊治多以全面抑制的激素或免疫抑制剂为主,缺乏能双向调节免疫失衡的药物。陈湘君率其科室经过 30 余年临床探索,找到了中医正气观与现代免疫概念的内在相通之处,提出以扶正法为主调治风湿病的观点。她说:"西医学已在免疫调治风湿病上进行了长期的探索和研究,而中医的着眼点在于运用扶正祛邪的基本治则,内调人体内在正气,外避各种致病诱因之邪气,使人体的免疫系统自动地调节到正常有序的状态,从而控制疾病的活动,最终达到临床治愈的目的。"她在长期风湿病临床诊治中深刻体会到疾病与体质的关系,风湿病患者多先天禀赋不足,体质多较虚弱,在治疗用药方面要考虑体质因素。陈湘君在治疗时本着"正之不存,邪将焉去"的邪正观,认为"正气虚是内因,是痹病发生的先决条件。正气虚,风寒湿热之邪得以乘虚入侵而致病,正气虚则内侵之邪无力祛除而致疾病缠绵难愈"。因此,尤其注重扶正法的应用。根据多年的临床经验,陈湘君总结出不同的风湿病各有其"本",不同的风湿病其表现的脏腑虚亦各不同,在治疗时只要辨清根本,抓住病机与主症,确立恰当的治疗方法,都能收到良好的治疗效果。风湿之治,更重扶正。而扶正之时,既要了解正气不足之处,又要根据患者体质,或考虑病变之因,或防病于未然。只要辨清根本,抓住病机与主症,确立恰当的治疗方法,都能通过中药控制病情,推迟病程进展,延长患者生命。陈湘君的重视扶正原则还体现在治疗过程中始终注意顾护胃气。慢性风湿性疾病的治疗一般需持续服药,且时间较长,有时长达几年、十几年,而所用祛风通络、活血化瘀、清热解毒之药大多有损脾胃,用之不当,极易败坏脾胃,影响治疗。所以,时时顾护胃气就成为风湿病治疗中不可忽视的重要环节之一。她在治疗风湿病患者时,必察其脾胃之强弱、胃气之盛衰。如患者有胃脘胀满疼痛、纳呆便溏、苔腻等脾失健运、脾胃虚弱等症状,则先予调理脾胃,或在祛风通络、清热解毒方中加入健脾益气、和胃之品,以使脾运健旺。脾胃是后天之本,气血生化之源,气机升降的枢纽。《素问·玉机真脏论》说脾为"中央土,以灌四傍"。脾胃健旺,气血旺盛,气化正常,则五脏六腑、四肢百骸皆得所养。脾胃虚损,气血匮乏,气化不利则血脉经络枯涸,脏腑组织俱受其害。脾胃失常,贻害四旁。故在选方用药时,从药味选择到药物炮制都仔细推敲,力求用药精当,避免碍胃伤脾。在指点后学时也每每强调慢性风湿性疾病患者气血阴阳亏损,气滞痰瘀,邪毒互结,治疗时不论补虚还是祛邪,皆当以护胃为先。

同时,根据风湿病大多外在肢节病变的特点,她多辅以外洗、外敷的外治药物,内外合治促进病情的尽快好转,在具体用药时强调气血同调,阴阳平衡。其扶正法思想指导下的系列科研成果先后获 2012 年上海市科学技术进步奖三等奖等 4 项。扶正治痹理念在中医风湿界已经深入人心,并形成了龙华医院风湿科扶正治痹的临床优势及特色,年门诊量保持在 6 万左右,年出院人数约 1 500 人次。

## 三、临床经验与研究

陈湘君从事中医诊治风湿病的临床工作 60 余年,形成了对众多风湿病的独特诊治经验。现分述如下:

### (一)诊治系统性红斑狼疮的经验——强调肾虚为本,热毒为标

系统性红斑狼疮(SLE)是一种全身性自身免疫性疾病,可侵犯皮肤、血管、内脏、神经中枢等多种器官。在中医学中虽然没有确切对应的病名,但早有类似症状的描述,如《金匮要略》所载"阳毒之为病,面赤斑斑如锦纹,咽喉痛……""阴毒之为病,面目青,身痛如被杖,咽喉痛……"前者即类似于 SLE 皮肤红斑的临床表现,书中主张用清热活血的升麻鳖甲汤治之。《外科秘录》将因日光过敏而面颊赤肿的疾病名之曰"日晒疮"。而 SLE 的其他症状如关节痛、肾炎水肿、高热不退等也可散见于中医学"痹证""水肿""虚劳""温病"等篇章中。在长期的临床治疗中,陈湘君通过反复观察发现,SLE 患者多系青年女性,其发病或加重往往与过度疲劳、月经来潮、怀孕分娩、日光曝晒、情志激惹密切相关,临床在红斑灼热、高热不退、关节肿痛、口舌生疮等热毒内盛症状之外,往往同时伴随着腰酸乏力、耳鸣脱发、口干目涩、舌红少苔等肝肾之阴不足之象;或在急性发病时以热毒炽盛症状为重,不久即继之以长期的阴虚毒热内扰之象。因此,她认为 SLE 发病的关键在于"肝肾先天不足,热毒内盛",阴虚热毒相互为患,密不可分。因发病多见于女子,而"女子以肝为先天",肝肾素亏,阴液生成不足,日久蕴热于内,或更感邪热之毒,内灼阴津,使阴液更亏,阳亢难制,二者互为因果,终致恶性循环,病久耗伤阳气,而致阴阳俱虚,变证百出。因此,该病发病的关键在于阴虚热毒内盛,是一种以肝肾阴虚为本,邪热亢盛为标的虚实夹杂的疾病,治疗当用滋补肝肾之阴、清解内蕴热毒之法。

由于 SLE 病情复杂,临床表现繁多,治疗颇为棘手。陈湘君积数十年治疗 SLE 的临床经验认为,本病虽证见百端,但其发病不外乎内外两端(外为曝晒日光,或因饮食发物而感受风湿热毒所致;内则或因劳累伤肾,或情志伤肝,或为先天禀赋不足,导致病家肝肾精血亏

虚),内外合邪,化生热毒,迅速由表及里,进一步耗气伤津,伤及脏腑。因此,陈湘君认为系统性红斑狼疮的病机,是在肝肾精血、阴津亏虚、邪火内生的基础上,外感风湿温热之邪,内外相合,两热相搏,化生热毒,侵袭脏腑经络,导致体内气血逆乱,阴阳失调,经脉痹阻,脏腑亏损,或耗气伤津、炼液为痰、凝血为瘀,而见虚实夹杂,变证百出。故系统性红斑狼疮是一个肝肾亏损为本,邪毒亢盛为标,本虚标实的疾病。治疗当以滋养肝肾、清热解毒为基本原则。但由于其病程漫长,症状复杂,因而其邪正虚实并非一成不变。急性期病情突出表现为毒热的标象,从根本上看还是虚中夹实,标实本虚;而慢性病患者更是久病为虚,虚中有实。在治疗本病时,应切记虚是本病之本,始终坚持扶正重于祛邪的指导思想,即使在急性期本着“急则治其标”的原则,采用大剂清热解毒凉血药,也不要忘记顾护阴液。病情迁延后的分型辨证,则均以扶正固本为基本原则,以滋补肝肾之阴与清解热毒作为主要治则贯穿疾病的始终,同时注意时时顾护阴津。

　　狼疮肾炎(LN)是 SLE 最常见的内脏损害,也是其主要死因之一,其治疗较一般肾炎更为棘手,且易反复发作。临床常见蛋白尿、腰酸痛、乏力、浮肿等症状,可分别归属于历代文献中的“水肿”“腰痛”“虚劳”等范畴。陈湘君认为,LN 相关证候多与脾肾有关,尤以气阴二亏、精微不固为其根本。她认为,LN 好发于年轻女性,提示先天肾气不足,所见之水肿,一般以腰以下为多见,且起病缓慢,病程经久,故辨证以虚证为主,脏腑多与脾肾二脏有关,脾肾亏虚则水湿不能运化转输、精微不能固摄化生,水湿不化则浮肿持续难退,精微下流则水肿之症缠绵难愈,久之还会发生脾肾阳虚、肾精不足等变化。患者在脾肾不足之腰酸乏力、尿多泡沫的基础上,往往还伴见发热、红斑、关节肿痛、小便灼热等热象。究其病因,或为脾虚内生湿热,下传膀胱肾府,迫泄精微,阻塞水道,导致水肿;或为肾阴不足,虚热内生,迫精外泄,导致腰酸、蛋白尿。故临证多虚实并见,以脾肾不足为本,湿热或虚热为标。

　　因此,无论是一般的 SLE 还是 LN,陈湘君均强调重视正虚,而从脏腑来看又以肾虚为本,兼有肝阴不足或脾气亏虚,在此基础上感受热毒或内生湿浊,而致病变百端,由轻入重,故根据“治病必求于本”之精神,她提出了扶正法为主治疗 SLE 及 LN。

　　**(二) 诊治类风湿关节炎的经验——早期脾气亏虚,风寒湿热外袭;晚期肝肾不足,痰瘀交阻**

　　经多年的风湿临床诊治发现,由于患者的体质及感邪的性质都有寒热偏胜,所以在临床上类风湿关节炎(RA)往往有多种不同的证型,如寒湿阻络型、湿热阻络型、痰瘀交阻型、气虚湿热型和肝肾亏虚型等,但就活动期 RA 患者而言,所感之邪大多表现为 2 种复合邪,即风寒湿邪与风湿热邪。而其之所以感受外邪,往往首先责之于患者本身存在的正气不足。正如《济生方》所言“……皆因体虚,腠理空疏,受风寒湿气而成痹也”及《类证治裁》所述“诸痹……良由营卫先虚,腠理不密,风寒湿乘虚内袭,正气为邪所阻……久而成痹”。陈湘君认为,活动期 RA 除了感受外邪外,同时还存在着本虚的一面。其发病往往是因禀赋不足、正气虚弱,加之劳累过度或气候的转变而引发,正所谓“正气存内,邪不可干”“邪之所凑,其气必虚”,因此正气虚弱是发生本病的根本,在正气不足的基础上,致使机体卫外不固,腠理不密,使风、寒、湿、热之邪乘虚侵袭,注于经络,留于关节,使气血痹阻,引发本病。其本虚往往牵涉两方面:一是腠理不固、卫气亏虚,造成患者邪来之时无力御邪于外,邪入体之后又无力祛邪外出,从而反复感邪;另一方面则是肝脾肾不足。肝主筋,脾主肌肉四肢,肾主骨,RA 多表现为筋骨肌肉的酸痛、肿僵、麻木,正乃邪袭其虚处所致;且脾为后天之本,脾虚则气血生化乏源,肝肾虚则筋脉骨节失养,而表现为 RA 后期之肌肉瘦削、屈伸乏力之象;脾虚又能生内湿,湿邪困阻经脉骨节乃见 RA 之关节肿僵痛之象;病久则湿滞为痰,血阻为瘀,痰瘀交阻于关节局部,损筋害骨则见关节漫肿不消、皮色紫暗、关节畸形,或伴关节周围痰核丛生,低热缠绵。

因此,陈湘君认为临床活动期 RA 主要表现为气虚寒湿与气虚湿热两种证型,而缓解期 RA 患者则又兼肝肾不足与痰瘀阻络等表现。在临床上,气虚寒湿型常表现为畏寒怕冷、关节肿胀僵硬或重着不举、疼痛持续不解、舌淡苔白腻、脉沉迟滑等寒湿阻络之象;气虚湿热型常表现为低热缠绵、关节红肿灼热、重着疼痛、舌红苔腻、脉弦滑数等湿热蕴结之象;两型患者可同时伴随神疲乏力、面色少华、反复易感、自汗、关节酸楚乏力、屈伸不利等气虚络阻的表现。缓解期患者往往又伴腰膝酸软、眩晕耳鸣等肝肾不足或关节畸形、皮色紫暗瘀肿或伴小结节等痰瘀凝结之象。就其病理性质而言,RA 是一个全身属虚(气血亏虚、肝肾不足)、局部属实(寒湿、湿热、痰瘀)的疾病,同时又是一个正虚为本、邪实为标的疾病。

**(三)诊治强直性脊柱炎的经验——早期以祛寒湿或湿热为急,晚期以化痰通络治其标,而温阳益肾则贯穿始终**

中医认为,强直性脊柱炎(AS)的病因与先天禀赋不足、肾气亏虚、外感风寒湿热邪气、饮食不节等诸多因素有关。当病程日久,邪气闭阻,血行不畅,多出现血瘀之症状。临床常见寒湿痹阻、湿热痹阻、肾气亏虚、瘀血阻络等证候。以上诸证候临床常兼夹出现,治疗时应辨明标本缓急,分别采用治标、治本或标本兼治的方法。

1. 祛寒清热,化湿通络 本病急性期当以祛寒清热、化湿通络为治则。寒湿为主者,药用制川乌、生麻黄、赤芍、黄芪、桂枝、白术、防风、防己、知母、甘草。方取乌头汤之义。《金匮要略·中风历节病脉证并治》称:"病历节,不可屈伸,疼痛,乌头汤主之。"尤怡云:"寒湿之邪,非麻黄、乌头不能去,而病在筋节,又非皮毛之邪可汗出而散者,故以黄芪之补、白芍之收、甘草之缓,牵制二物,俾得深入而去留邪。"故本方以川乌大辛大热之品,驱逐寒湿,开通腠理,温经通络;生麻黄、桂枝、防风、防己、黄芪、白术共奏发汗除表湿,健脾除里湿,益气固卫表之效;芍药、甘草缓急止痛;反佐知母,以其剂过辛热,监制之也。湿热为主者,陈湘君认为多由寒湿化热而成,治疗予桂枝芍药知母汤寒温并用,多汗者,原方中舍去麻黄、生姜、防风,以防辛散走表,或与黄芪同用,恐其开发腠理太过,引起出汗过多,则愈虚其表。

2. 益肾温督,化痰通络 慢性期多以益肾温督、化痰通络为治则。药用熟地黄、鹿角片、肉桂、桑寄生、独活、狗脊、杜仲、怀牛膝、川芎、当归、细辛、麻黄、白芥子。方取阳和汤合独活寄生汤之义,共奏温阳补血、散寒通滞之效。方中熟地黄、鹿角片、桑寄生、狗脊、杜仲、怀牛膝温督补血,强壮筋骨;川芎、当归和营养血,所谓"治风先治血,血行风自灭";独活、细辛入肾经搜风外出,合肉桂共解肾经风寒;白芥子祛皮里膜外之痰,借麻黄开腠达表之功,使凝邪外出。

3. 内服外敷,标本同治 陈湘君认为,本病病变多在腰脊,如配合中药外敷督脉,一则可直接祛除附体之寒湿外邪,另外也可通过温通督脉而起到温补肾阳、活血通络的作用。实验证明,中药外治可通过药物的局部热力和药力以及外力等作用,改善关节的微循环,使药物直达病所,增加病变部位局部的药量分布,使疼痛尽快缓解,恢复关节功能活动,以达到治疗目的。同时还可克服口服药物的口感不佳、易产生消化道损害的缺点,又避免肝肠循环,减少药物对肝的损害。实践证明,内外合治强直性脊柱炎,可起到事半功倍的效果。其外治用药如白芥子、生川乌、生南星、冰片等共研粉,和入适量黄酒,调成糊状,制成饼剂(大小视病变关节而定),以纱布隔层,敷于患处。辅以红外线、频谱仪或微波照射,每日 1 次,每次 30 分钟,30 天为 1 个疗程。方中白芥子、生川乌、生南星为大辛大热之品,研末外敷能有效温散痰结;外加冰片助其穿透肌肤,使其直达病所。红外线、频谱仪或微波照射能增强局部血液循环,进一步加强药物的温散作用。

**(四)诊治痛风的经验——病之本在于脾,健脾化湿、泄浊化痰贯穿始终**

痛风虽属痹证范畴,但又与一般的痹证不同,往往与饮食密切相关,进食膏粱厚味或饮酒喝汤即可诱发,故陈湘君认为本病之本在于脾,而急性期的局部关节红肿疼痛为病之标,具体治疗当分缓急、辨标本。

1. 痛风急性期宜解毒泄浊、健脾化湿　急性发作时以关节红肿热痛等湿热毒邪壅盛之象为主,陈湘君主张治疗时勿忘求本,在清热利湿、解毒泄浊的同时健其脾而固其本。陈湘君以土茯苓、萆薢为君药,泄浊解毒;臣以白术、黄芪健脾化湿,佐以知柏、制大黄、山慈菇、忍冬藤清化湿热,更增泄浊解毒之功,辅以生山楂、莱菔子消积导滞,红花活血通络以利气血、顺畅脉络,共奏消肿止痛之功。陈湘君对降毒泄浊药的选择,特别推崇萆薢、土茯苓二味,基本上每方必用,是其经验独特之处。土茯苓甘淡性平,主入脾胃两经,可助升清降浊,有解毒利湿、舒经通络之功,使邪去正安,同时通经络,止痹痛,标本兼顾。其得黄芪扶助正气,山慈菇、忍冬藤清热解毒,其效尤著。《本草正义》言:"(土茯苓)利湿去热,能入络,搜剔湿热之蕴毒。"萆薢苦甘性平,主入肾、膀胱二经,有利于分清泌浊。两药皆有除湿、解毒、利关节之功,古人常用治梅毒、淋浊、脚气、疔疮痈肿、筋骨挛痛诸疾,而痛风一病多为浊毒瘀滞阻滞关节为患,用之一以降泄浊毒,一以通利关节,甚为合拍,不但能降低血尿酸水平,又可解除骨节肿痛。

2. 慢性期痛风则宜健脾化湿、活血化痰　一旦痛风急性发作控制,必须予以健脾固本以杜其内生湿浊之源。慢性期则以生白术、生黄芪、茯苓、生薏苡仁健脾益气化湿;怀牛膝补益肝肾;生山楂、鸡内金、莱菔子消积导滞;土茯苓、山慈菇、野木瓜廓清余邪;佐加鸡血藤、川芎活血通络,以久病必瘀、久病入络故也。

陈湘君主张,痛风诊断一旦明确,治疗便应恪守健脾化湿解毒这一大法。在此基础上,审证权变,加减用药,多可获得浊瘀渐化,血尿酸稳定下降的佳效,进而达到使内在脏腑推陈出新功能恢复之目的。如果大法不知守恒,方药朝夕更改,或调治时辍时续,稍效即失耐心,则佳效往往难期,病情每每波动,甚则前功尽弃,病反加重。

**(五)诊治干燥综合征的经验——养阴、清燥、活血三法相互配用**

陈湘君积数十年的临床经验认为,本病的治疗当以养阴增液为基本原则。但因病程漫长,病情复杂,其邪正虚实并非一成不变。当急性期病情突出表现为燥毒炽盛时,虽当以清热解毒为主,但勿忘本病之燥是在阴虚基础上发生的,故当予甘寒清热润燥之剂;而对于慢性缓解期,虽应治本为主,养阴滋阴之时,亦勿忘阴虚生燥,燥可灼津,阴虚燥久必成瘀血之理。故治疗本病,需谨守病机,以扶正固本为基本原则,养阴、清燥、活血三法依病机表现而相互配用。临证时要根据患者个体情况,分清孰轻孰重,抓住要害,分清主次,针对发病的各个环节进行辨治,整体调节。

养阴之法甚多,有润燥养阴、益气补阴、酸甘济阴、养阴润肺、甘寒生津、柔肝敛阴、咸寒滋阴等等。酸甘化阴之法既能养肝柔肝,又能健脾助运;既能生津护液,滋润脏腑,又能舒经活络,解痉止痛。其法与本病肝脾同病,营阴耗伤,经脉失于濡养,脏腑失于灌溉的病机相符,故陈湘君在养阴诸法中尤其重视酸甘生津之法的运用,并创制了酸甘生津Ⅰ号方和酸甘生津Ⅱ号方。酸甘生津Ⅰ号方主要由太子参、北沙参等益气药结合白芍、甘草、乌梅等酸甘药以益气养阴,酸甘生津;酸甘生津Ⅱ号方主要由生地黄、玄参、石斛等滋阴药结合白芍、甘草等酸甘药以滋补肝肾,酸甘生津。两方养阴各有侧重,而酸甘生津则同,体现了辨证论治的思想。

### (六) 诊治皮肌炎 / 多发性肌炎的经验——强调辨证,治分急缓

皮肌炎 / 多发性肌炎(DM/PM)是以四肢近端肌肉的疼痛、无力为特征的一种系统性风湿免疫病,在中医学文献中虽没有相应的病名,但根据其不同阶段的临床表现可归属于不同病证。当患者以肌肉酸痛无力和 / 或关节痛为主要表现者,可归属于"肌痹""肉痹";当患者以面部四肢紫红斑疹为主要表现者,可归于"阴阳毒";当累及内脏,出现心悸、胸闷、咳嗽、气急、水肿诸症时,乃为痹证"内舍五脏",可分别归属于"心悸""喘证""水肿"等;若以肌无力、肌肉萎缩为主要表现者,可归属于"痿证"。陈湘君认为,本病一病多证,变化多端,需认真辨证,详析病机,方能求得正治。根据临床所见,本病的发生,内责于脾胃虚弱,外由风寒湿热之邪入侵,而膏粱肥美饮食不节所伤为不内外因。盖脾胃乃后天之本,气血生化之源,若脾胃虚弱,则气血生化无源,不能充养肌肉、四肢,故见肌肉瘦削、萎软无力,以致上不能抬臂举重,下不能抬腿行走,甚至于吞咽、呼吸也感困难。且脾气亏虚,既不能健运水湿,而使湿浊内生,湿性黏滞,留而不去,气血运行不畅,则肌肉困重、酸痛无力;又无力御邪,风寒湿热易于入侵,与内湿相合,日久化热成毒,血滞为瘀,湿毒瘀相搏,充斥肌肤,气血运行受阻,故肌肉肿痛无力,或持续高热或口渴心烦或身重乏力,进而伤津耗血,筋脉肌腠失荣,遂出现肌肉萎缩、肢体不仁不用;营阴不足,心肾受损,或肺热逆传心包,则心悸、气短、喘急、水肿,诸症丛生。正气亏虚,无力祛邪外出,疾病缠绵难愈,致病程漫长,易于反复发作。因此,陈湘君认为,本病应以脾气虚弱为本,温热湿毒为标,是一本虚标实、虚实夹杂的疾病。

为了验证此病机,她发起了上海市近 10 年的 PM/DM 患者临床分型调查,结果显示,该病分为急性期与缓解期两个阶段。DM 急性期以热毒炽盛型为主,缓解期以脾虚为主,同时有不同兼证,如血瘀、湿困、肝旺、肝肾阴虚等。PM 急性期多以寒湿入络为主,但肺热炽盛型发病比例要较 DM 高,同时在 PM 缓解期患者中脾虚表现也更为突出。此外,本病伴发肿瘤的患者多兼有瘀血内阻的表现。通过上述调查,更确立了本病之标与湿毒、气虚、血瘀密切相关,而病变脏腑则应责之于肺、脾、肾为主。由此得出本病的治疗原则,急性发作期以清热解毒化湿为主,兼顾健脾益气;缓解期则以益气健脾为主,兼以化湿活血。正所谓"标盛之时,解毒为先,本虚之时以益气为主",使正气充足于内、更兼清热解毒化湿祛瘀之药力,则邪来犯时有可挡之兵,邪未盛时可御邪于外,不使之进一步入里化热,实为标本兼顾之良法。

### (七) 诊治白塞综合征的经验

白塞综合征又称眼 - 口 - 生殖器综合征,是一种累及多脏器的慢性血管炎性疾病,主要表现为反复发作的口腔、外生殖器溃疡和虹膜炎,可伴发关节炎、血管炎及消化道、神经系统损害等,类似《金匮要略》所述"狐惑病"症状。但本病病机又不完全等同于狐惑病。狐惑病的病机或为湿热瘀浊、腐败生虫;或为虫毒游移、循肝经为患;或为肝热脾湿,久而心肾受累;也有为表邪不泻、闭郁为患的。然本病多由脏腑功能失调,或素体阴虚血热,或五志过极,肝郁化火,加之嗜食肥甘厚味,浊酒醇乳,导致湿热蕴毒,伏藏于内,流注血脉。及至感召外邪,内外相引,毒发于外,充斥腠理,熏蒸诸窍,热盛肉腐,则口烂阴溃,目睛肿赤;热毒痹阻经络,

流注关节,浸渍肌肤,发为关节肿痛、结节、红斑、血痹等;热毒内炽,内伤脏腑,可有高热烦躁、恶心呕吐、腹痛便血、神昏谵语,重笃者死。病久不愈,耗气伤阴,灼血为瘀,或阴损及阳,无力托毒,终至患者形体瘦羸,虚象毕现,溃疡反复,缠绵难治。故白塞综合征乃虚、瘀、毒互结为患而成。整个病变过程,初期邪实为主,热毒炽盛,血脉失和;热毒难去,耗阴伤津,乖违气血,血瘀于内,经久损及脏腑,抑遏阳气,后期形成正虚邪实之候。初期溃疡红肿热痛,多为热毒炽盛,血脉失和,治当清热解毒、活血化瘀,并注意顾护气阴,方选四妙勇安汤加减,药用玄参、生地黄、金银花、连翘、白花蛇舌草、土茯苓、当归、赤芍、白芍、生甘草等。热毒重,蒲公英、草河车、乌蔹莓、板蓝根等药择其一二加之;毒邪夹湿,合用生薏苡仁、赤小豆、土茯苓等利湿解毒之品。此期虽邪盛毒壅明显,亦不可一味清热解毒,应佐加益气养阴之品,如生黄芪、生地黄、生甘草等,既解毒邪伤气阴之虞,又能扶正托毒达邪,有利于溃疡愈合并防止复发。病变后期溃疡反复发作或久不收口,热盛伤阴耗气,涩脉留瘀,或阴损及阳,属虚实夹杂者多。当益气托毒,勿忘化瘀,必要时益气温阳,施以甘草泻心汤,药用生黄芪、生甘草、生地黄、金银花、生白术、茯苓、黄芩、黄连、川芎、当归、白芍等。病情反复,五脏失调,阳气衰顿,脾肾亏虚明显者,佐用巴戟天、肉苁蓉平济阴阳;附子、肉桂、干姜温补阳气,引火归原。

### (八)诊治骨关节炎的经验

骨关节炎是一种关节软骨进行性消失,骨质过度增生,以慢性关节疼痛、僵硬、骨性肥大及活动受限为主要表现的疾病,属中医"痹证"范畴。临床症状与中医"骨痹""尪痹"的临床表现相类。陈湘君根据自己多年临床实践,颇有心得。

1. 肝肾亏虚为本,外邪痰瘀为标  骨关节炎好发于 50 岁以上的中老年人,患病率随年龄的增加而增加。受累关节主要以负重大关节为主,以膝、髋、腰椎部位最为多发。《素问》有言:"腰者,肾之府,转摇不能,肾将惫矣;膝者,筋之府,屈伸不利,行则偻附,筋将惫矣;骨者,髓之府,不能久立,行则振掉,骨将惫矣。"其中,"转摇不能","屈伸不利,行则偻附","不能久立,行则振掉"都是对膝、髋、腰椎骨关节炎症状的典型描述。膝为筋之府,肝主筋;腰为肾之府,肾主骨,因此该病多责之于肝肾两脏。患者多具有肝肾亏虚的内因。肝藏血、主筋,肾藏精、主骨,肝肾同源,精血互生,肝血充盈,肾精旺盛,则筋骨得养而关节滑利。肾虚则精髓不足,无以养骨,肝虚则肝血不充,无以养筋,从而加重筋骨损伤。肝肾亏虚,精血不足,关节筋骨失养,不荣则通,发为痹证;又或肝肾亏虚于内,外邪侵扰于外,乘虚入客,留于关节,而致痹阻不通;再有劳力损伤,气滞血瘀,不通则痛,而成痹证。

由上可见,总由肝肾亏虚,先致关节筋骨不利,而后外邪内侵,痰瘀内生,最终互为因果,导致骨痹形成。因此,临床上陈湘君治疗骨关节炎总以补益肝肾为主,佐以祛邪活血,多用牛膝、补骨脂、骨碎补、桑寄生、杜仲、川断等补肝肾强腰膝之品。

2. 药食并进,调护为先  在治疗骨关节炎方面,陈湘君除以汤药辨证医治外,还重视日常调护。劳力与跌仆损伤可能造成关节筋骨的未老先衰,加重肝肾亏虚。因此,根据"劳而逸之"的原则,对受累关节要加以保护,使其得到充分休息,不要过度使用,避免关节剧烈活动和过度负重,防止其受到不恰当的外力作用,以减少关节反复损伤。如髋关节或膝关节受累应避免久站、跑步、长时间步行等。根据情况,可适当使用拐杖,以减轻受累关节的负荷。穿柔软和有弹性的鞋子,戴护膝或弹力绑带对膝、髋关节有益。颈椎骨关节炎患者应避免长期伏案、仰头或转颈,睡眠用适当高度的枕头。腰椎受累者要睡硬板床。此外,陈湘君认为补益肝肾是一个长期的过程,除了药物的运用,还可以借助药膳来巩固。平时应多食富含钙和胶质的食品。不同体质及证型的患者可选用不同的食疗方。如肾虚者,可用猪肾 1 只(剥开去筋,洗净切片)、党参 6g、核桃肉 30g,与粳米 200g 加适量水共煮成粥,每日 1 剂;气虚血瘀者,可将三七 6g、黄芪 10g(切断)纳入雄乌鸡腹中,加入黄酒 10ml,隔水小火炖至鸡肉熟,隔日 1 次;瘀血阻滞者,可将桃仁 10~15g 洗净,捣烂如泥,加水研去渣,与薏苡仁 30g、粳米 50~100g 同煮为粥,每日 1 剂。

## 四、经验方与转化

**(一)滋肾青芪颗粒(曾用名:复方自身清)**

【药物组成】生地黄、生黄芪、生白术、生甘草、白花蛇舌草、牡丹皮等。

【功效】补益肝肾,清热解毒。

【方解】生地黄、白花蛇舌草滋阴扶正、清热解毒为君;臣以生黄芪、白术之属,以健脾益气、滋补肝肾,使膝理充实,正气得以卫外而邪不得入;佐以牡丹皮之属,以清解热毒、凉血散瘀,领已入之邪外出营血;生甘草既能清热解毒、消肿散结,又能益胃气、护津液,以免过寒之药伤伐胃气,同时调和诸药,共奏滋阴扶正、清热解毒之功。

【适用范围】阴虚热毒型自身免疫性疾病如系统性红斑狼疮、干燥综合征等。加减:低热不退,加青蒿 30~60g,地骨皮 15~20g;盗汗多,加五味子、莲心、淮小麦;脱发,加制首乌、女贞子、枸杞;面颊红斑、口腔溃疡,加芙蓉叶、野蔷薇花、碧玉散;关节疼痛,加虎杖、忍冬藤、鸡血藤。

【临床和实验研究】20 世纪 80 年代,陈湘君带领龙华医院风湿科同仁以扶正为主的"二生饮"(生黄芪、生地等)和以清热解毒为主的"二草二白饮"(白花蛇舌草、草河车、白术、白芍等)治疗系统性红斑狼疮,并通过临床观察发现,单用滋阴或单用清热解毒法均无法很好控制狼疮活动,必须二者结合方能有效,于是将二方结合形成本方,并于 1995—1998 年选择60 例活动性 SLE 患者随机分为运用复方"自身清"结合激素的治疗组和单用激素的对照组进行临床研究,并检测治疗前后患者 T 细胞亚群、可溶性白介素 -2 受体(sIL-2R)、白介素 -1 (IL-1)、白介素 -2(IL-2)及白介素 -6(IL-6)的含量。结果:经 3 个月的治疗后,患者低下的CD4、CD4/CD8、CD4CD45RA、NK 细胞明显升高($P<0.05$);而偏高的 sIL-2R、IL-6 则明显下降($P<0.05$)。提示本复方临床取效的机制主要在于双向调节了以上述指标为代表的 SLE 免疫紊乱。1996 年、2000 年又先后完成了上海市科学技术委员会课题"滋阴解毒法治疗系统性红斑狼疮的临床和实验研究"和国家中医药管理局课题"复方自身清对 SLE 患者 T 细胞亚群及细胞因子免疫调节作用研究",从调节免疫角度着手研究该方治疗系统性红斑狼疮的疗效,有关研究成果曾分别获得 1996 年上海市卫生局科学技术进步奖三等奖、2002 年上海市科学技术进步奖三等奖、2012 年上海市中医药科学技术进步奖一等奖。

【医案】陆某,男,27 岁,上海人。2000 年 9 月 16 日初诊。患多形红斑 3 年,加重 1 个月。3 年前无明显诱因下面部、双上肢、背部出现结节样斑块,似蚕豆大小,局部红肿,无溃破。华山医院查抗 La、抗 Ro(+),诊断为"亚急性皮肤性红斑狼疮",给予雷公藤口服液 + 羟氯喹,皮疹有所缓解,时轻时重。今年 5 月又入中山医院,查抗 SSA(+)、抗 SSB(+),予三藤合剂、抗敏 3 号口服,效不佳。刻下:面部、双上肢、背部可见红斑,高起皮肤,触之稍有压痛,胃纳可,寐欠安,经常腹泻,小便尚可。检查:面部、双上肢、背部可见红斑,高起皮肤,触之稍有压痛。血沉 9mm/h,血常规(-),尿常规(-),抗 ds-DNA(-)。舌红苔薄,脉细。

中医辨证:气虚血热。

治则:益气凉血解毒。

处方:生黄芪 30g,生地黄 20g,生甘草 9g,赤白芍各 20g,丹皮参各 20g,苦参 15g,芙蓉叶 15g,莪术 30g,野菊花 15g,青蒿 30g,金银花 15g,生白术 10g,生薏苡仁 15g。

二诊:2000 年 10 月 14 日。药后面颊红斑颜色由红变紫,瘙痒减轻,舌尖红苔薄,脉细。证治同前。

处方:生黄芪 30g,生地黄 20g,生甘草 9g,赤白芍各 20g,丹皮参各 20g,苦参 15g,芙蓉叶 15g,莪术 30g,野菊花 15g,青蒿 30g,金银花 15g,生白术 10g,生薏苡仁 15g,徐长卿 30g,土茯苓 30g。

随访:上方加减服用 3 个月后,患者面部红斑消退,无特殊不适。

按语:患者初诊时红斑泛发,触痛明显,舌红脉细,临证时抓住其时有腹泻之症,辨其属脾气亏虚之体,健运失司,湿热内生,化为热毒,深入血分所致,为气阴两虚以气虚为主,兼有血瘀热毒之证。治用复方自身清之生黄芪、生白术、生薏苡仁健脾益气扶正,芙蓉叶、苦参、青蒿、金银花、野菊花清热解毒退斑,再加入犀角地黄汤之意清透血热。药后血热得清,脾气渐旺,继予扶脾清热活血之法治疗,守方 3 个月而终获良效。本案提示,对于红斑急发之患者,也需从蛛丝马迹中辨清其所虚之本,以扶助正气,兼治标症,方可使湿热无从生,而取得临床缓解。

### (二) 补肾固精方

【药物组成】生地黄、生黄芪、白花蛇舌草、丹参、莪术、桑螵蛸、金樱子、芡实等。

【功效】补肾固精,益气活血。

【方解】生地黄为君,黄芪、桑螵蛸为臣,金樱子、芡实、丹参、莪术、白花蛇舌草等俱为佐药。诸药合用,寓攻于补,共奏滋补肝肾、固涩肾精、活血化瘀、清热解毒之功。益肾固精,真阴得补,则虚热可除,诸症自解。方中调气活血药与补益药配伍,攻补兼施,使经络隧道通畅,无涩滞之过。方中生地黄甘苦微寒,归心、肝、肾经,乃"补肾家之要药,益阴血之上品"(《神农本草经疏》),可"补五脏内伤不足,通血脉,益气力"(《名医别录》),具有滋阴养血、清虚热的作用;生黄芪既可健脾益气、护固腠理而御邪,又可补肾气之不足而通调血脉。《本草便读》曰:"(黄芪)之补,善达表益卫……使阳气和利,充满流行,自然生津生血。"此方黄芪从阳化气助生地补肝肾而生精。丹参一味,功同四物,养阴血、除烦热、去滞生新,"用之补则补,用之攻乃攻"(《本草新编》)。莪术气香,行气破血通窍,"窍利则邪无所客而散矣"(《神农本草经疏》)。丹参、莪术活血散瘀理气,与黄芪、生地黄相伍,无耗气伤血之弊,正如缪希雍所说"当与健脾开胃、补益元气药同用,乃无损耳"。生地黄、黄芪得丹参、莪术,亦无滋腻壅滞之弊。桑螵蛸味咸性平,归肝肾经,功能养阴滋肾固精、"泄下焦虚滞",为"肝肾命门药也"(《本经逢原》),有"能秘能通"(陈衍)之妙用。金樱子、芡实均入肾经,为平涩之品,有收固之性,协助桑螵蛸、生地黄益肾而涩精。陈士铎在《本草新编》中说:"芡实……可君可臣,而又可佐使者也。其功全在补肾去湿……补中去湿,性又不燥,故能去邪水而补真水,与诸补阴之药同用,尤能助之以添精……不特益精,且能涩精补肾。"金樱子"气薄味厚,阴中阳也"(《神农本草经疏》),"得芡实能固精"(《得宜本草》)。又配白花蛇舌草,性寒而苦甘,清热解毒,利湿消肿,兼能凉血。

【适用范围】气阴两虚,兼有血瘀型系统性红斑狼疮、狼疮肾炎等。

【临床和实验研究】2000 年 1 月—2002 年 3 月,陈湘君领衔的龙华医院风湿科为观察补肾固精方对狼疮肾炎(LN)的治疗作用,将 59 例 LN 患者配对分为两组。其中,治疗(A)组(37 例)用自拟补肾固精方加激素治疗,对照(B)组(22 例)单用激素治疗,疗程均为 3 个月。结果:A 组改善蛋白尿的临床疗效为 89.2%,优于 B 组(77.3%),同时降低 24 小时蛋白尿定量、血沉、抗 ds-DNA 抗体,提高 C3 水平,减少激素用量(P 均 <0.05)。提示补肾固精方与激素有协同作用,可提高 LN 的临床疗效,有利于激素的撤减。

【医案】蒋某,女,40 岁。患者 3 年前因高热关节痛,在长海医院化验诊断为"SLE",当时尿蛋白 >5g/d,用过环磷酰胺 13 次,总剂量达 10g,后改用泼尼松 60mg/d + 吗替麦考酚酯胶囊(骁悉)0.5g(每日 3 次)×6 个月,蛋白尿降为 1.5g/d,遂停骁悉,蛋白尿又增加为(++),现用泼尼松 20mg/d。苔薄脉细弱。

中医辨证:脾肾两亏。

治则:扶脾固肾。

处方:生黄芪 30g,生白术 10g,生地黄 20g,山药 30g,小石韦 30g,白花蛇舌草 30g,墨旱莲 30g,桑螵蛸 30g,白茅根 30g,芡实 15g,金樱子 30g。

二诊:7 剂后来诊,查尿常规示白细胞 70(++)U/L,红细胞 2~4U/L,尿蛋白 100mg/dl。午后下肢轻度浮肿,面红目赤,苔薄脉小数。前法佐以清热活血。予原方加泽兰泻各 30g、红藤 30g。

三诊:又服 7 剂后来诊,查尿常规示尿蛋白 100mg/dl,白细胞 0~2 个 /HP,红细胞 2~4 个 /HP。自觉头晕头痛,腰酸,苔薄脉细。证治同前。

处方:生黄芪 30g,生白术 10g,白茅根 30g,玉米须 30g,白花蛇舌草 30g,墨旱莲 30g,生地黄 20g,山药 15g,莪术 30g,桑螵蛸 30g,芡实 15g,金樱子 30g,藤梨根 30g。

四诊:7 剂后来诊,查血糖 10.30mmol/L,口干,苔薄脉细数,大便烂。予原方去生地黄,加莲芯须各 12g,并予达美康(格列齐特)80mg、每日 2 次口服。

五诊:7 剂后复诊,查血压 190/100mmHg,自我感觉尚可,胸闷时有咳嗽,头胀,血糖 6.39mmol/L,苔薄脉细。予原方加土茯苓 30g。

六诊:2 周后复诊,测血压 150/95mmHg,有时头晕痛,乏力好转,苔薄脉细。仍拟原法出入。

处方:生地黄 20g,生黄芪 30g,川芎 30g,黄连 30g,山药 30g,桑螵蛸 30g,芡实 15g,土茯苓 30g,丹参 20g,莪术 30g,金樱子 30g,莲芯须各 12g。

后以此方为基础加减运用 2 个月后,查 24 小时尿蛋白定量 1.18g,血糖基本正常,自觉尚可,下肢不肿,苔薄质微紫,脉细。泼尼松减量至 17.5mg、每日 1 次。继续调治近 2 年后,查 24 小时尿蛋白定量 0.3g,总蛋白 79.4g/L,白蛋白 48.4g/L,球蛋白 31.0g/L,肌酐 57.8mmol/L,尿素氮 5.50mmol/L,尿酸 362μmol/L,血糖 5.30mmol/L。自觉无明显不适。已恢复正常工作。

按语:本案为一难治性狼疮肾炎,西医用多种药物联合应用方使尿蛋白下降,但仍未正常,且出现了血压升高、血糖升高等副作用。陈湘君抓住其脉细弱之脾肾两亏之本,守方缓调达 2 年之久。方以补肾固精方合参苓白术散加减,伍以大量补肾固精之品,如桑螵蛸、芡实、金樱子等,最终使患者尿蛋白消失,血糖血压在维持最低剂量的降糖、降压药后基本正常,重返工作岗位。

**（三）酸甘生津系列方**

【药物组成】本系列方以养阴祖方芍药甘草汤为基础方，Ⅰ号方源于芍药甘草汤合沙参麦冬汤、增液汤，Ⅱ号方源于芍药甘草汤合四君子汤。

酸甘生津Ⅰ号方：生地黄、北沙参、麦冬、五味子、石斛、大白芍、甘草、乌梅、枸杞、丹参、鸡血藤等。

酸甘生津Ⅱ号方：生黄芪、太子参、白术、北沙参、五味子、大白芍、甘草、乌梅、丹参、鸡血藤等。

【功效】Ⅰ号方酸甘生津，养阴增液；Ⅱ号方酸甘生津，益气养血。

【方解】Ⅰ号方中生地黄"乃补肾家之要药，益阴血之上品"（《神农本草经疏》），滋阴养血，补益肝肾，补而不腻，重用为君药；臣以北沙参、麦冬，佐以五味子、枸杞益阴养血而柔肝，配合君药育阴涵阳；白芍归肝脾经，有益阴养血、滋润肝脾之功，配合甘草，酸甘化阴，可收摄肝气之恣横、健脾气之不足，配合乌梅，味酸入肝经，加强柔肝敛肝之功；加入丹参、鸡血藤以养血活血化瘀，使津液营血得以流动濡养全身。Ⅱ号方中生黄芪味甘微温，归肺脾经，功善健脾补气，"能补五脏诸虚……泻阴火、去肺热"（《本经逢原》），为"补气诸药之最"（《本草求真》），且补气升阳之功佳，可携生成之津液上润五窍，重用为君药；臣以太子参、白术加强健脾益气之功，使气血津液生化得扶，而使津液生成增加；佐以五味子益气养阴、敛肺生津；用北沙参，甘凉柔润，可清胃热，养胃阴，再与其他养阴、活血之药同用，则可使病情早期即燥去津存。

【适用范围】Ⅰ号方主要适用于肝肾阴虚型干燥综合征，Ⅱ号方主要适用于气阴两虚型干燥综合征。

【临床和实验研究】我们于2002—2003年观察酸甘生津方对阴虚津亏型及气阴两虚型各20例干燥综合征（SS）的疗效，并与20例激素治疗组相比较，结果经3~6个月的治疗后，显示该法可明显改善SS患者的口干、眼干、中医证候积分及血沉和类风湿因子定量，改善效果优于激素对照组，且对早期表现为气阴两虚证的患者改善效果更为明显。

【医案】徐某，女，55岁。2007年因口干、关节疼痛（以膝关节为主），予内蒙古当地医院查抗SSA（+）、ANA（+），诊断为"干燥综合征"，予中药治疗效果不佳。2010年4月19日至山东齐鲁医院查抗SSA（+）、抗U1RNP（+）、抗SSB（±）、ANA 1∶100，血常规示白细胞计数$4.67 \times 10^9$/L、N 32.32%，血沉34mm/h，尿白细胞153个/μl，再次诊断为"干燥综合征"；予泼尼松10mg、每日1次，羟氯喹0.4g、每日2次，帕夫林300mg、每日2次，症情未见明显好转，故来求诊。刻下：口干，左拇指指间关节肿痛，双膝关节隐痛，变天加剧，易发口腔溃疡，脱发，潮热汗出，绝经1年，饮食、夜寐及二便如常。辅助检查：含糖试验7分钟；Schimer试验：左10mm，右5mm。舌红两侧瘀紫，苔薄中有裂纹，脉弦细。

中医辨证：肾阴不足，脾阴亏虚。

治则：养阴清热生津。

处方：北沙参30g，生地黄12g，白芍15g，清甘草9g，乌梅6g，生首乌30g，木瓜15g，鸡血藤30g，象贝母12g，山慈菇12g，丹参15g，石斛30g。

二诊：上方服14剂后，诉口干、关节痛均有好转，上颌部干燥感，大便偏干，频次如常，舌光红、中有裂纹、边有瘀斑，苔薄，脉细。辅助检查：2010年4月22日唇腺活检见8个大于50个淋巴细胞的病灶。类风湿因子287U/ml，ANA 1∶400（+），IgG 19.6g/L，抗环瓜氨酸肽抗体<25AU/ml；抗ENA抗体系列：抗SSA抗体（+），抗SSB抗体（+）。证属脾肾阴虚，瘀热

互结;治拟养阴清热活血。

处方:北沙参 30g,生地黄 15g,白芍 30g,清甘草 9g,生首乌 30g,火麻仁 30g,丹参 15g,蒲公英 30g,白花蛇舌草 30g,玄参 15g,石斛 15g,大乌梅 6g,鸡血藤 30g。

三诊:1 个月后复诊,诉口干时作,大便调,纳寐如常,舌质红胖、中有裂纹,苔薄,脉小滑。证治同前,予守方加麦冬 15g。

四诊:1 个月后复诊,口干较前稍缓解,唯晨起外出时稍甚,纳寐及二便均如常。舌质红胖、濡润有津,苔薄,脉细。辅助检查:2010 年 6 月 28 日肝功能示谷丙转氨酶 41.66U/L,谷草转氨酶 38.07U/L;γ-谷氨酰转肽酶(γ-GT)61.25U/L。2010 年 8 月 30 日血沉 35mm/h;肝功能示谷丙转氨酶 22.30U/L,谷草转氨酶 24.06U/L;γ-GT 42.8U/L;血常规示白细胞计数 $5.69 \times 10^9$/L,红细胞计数 $4.08 \times 10^{12}$/L,血红蛋白 124g/L,血小板计数 $225 \times 10^9$/L。证治同前。

处方:生地黄 30g,玄参 15g,白芍 30g,石斛 30g,鸡血藤 30g,生首乌 30g,火麻仁 15g,丹参 30g,大乌梅 6g,玉竹 12g,木瓜 15g,蒲公英 30g。

五诊:1 个月后复诊,口干明显好转,脱发减轻,食量增加,寐安,二便调。舌质光红、中有裂纹、濡润有津液,脉细小。辅助检查:2010 年 11 月 1 日血常规示白细胞计数 $5.56 \times 10^9$/L,红细胞计数 $4.49 \times 10^{12}$/L,血红蛋白 136g/L,血小板计数 $261 \times 10^9$/L;肝肾功能正常;血沉 33.3mm/h;Schirmer 试验:左 6mm,右 2mm。效不更方,予守方加生甘草 9g。

按语:干燥综合征在临床上无确切病名,但早有类似症状的描述,如《素问·阴阳应象大论》有"燥胜则干"的记载。金代刘完素《素问玄机原病式》亦云:"诸涩枯涸,干劲皱揭,皆属于燥。"《证治准绳·杂病·伤燥》说:"阴中伏火,日渐煎熬,血液衰耗,使燥热转甚为诸病,在外则皮肤皱揭,在上则咽鼻焦干,在中则水液衰少而烦渴,在下则肠胃枯涸,津不润而便难,在手足则痿弱无力。"1989 年,路志正等所著《痹病论治学》称本病为"燥痹",沿用至今。本患者以口干、关节痛为主症,故辨为"燥痹"。陈湘君认为,本病发病的关键在于阴虚燥毒,是一种以肝肾阴虚为本、燥毒亢盛为标的虚实夹杂的疾病。治疗当以滋养肝肾、清燥解毒为基本原则,故予补肺脾肾三脏之阴。初诊方中北沙参入肺、脾二经,生地黄归肾经,白芍归脾经,木瓜入肝、脾二经,石斛归胃、肾二经,共起养阴润燥之功;生首乌润燥通便,大乌梅酸能生津,清甘草清热并调和诸药;象贝母、山慈菇化痰散结,鸡血藤、丹参活血化瘀(阴亏日久,筋脉失润则痰瘀痹阻关节,故出现关节疼痛)。二诊症情得缓,故重用养阴润燥之品,用药走中下焦,以北沙参入肺、脾二经、生地黄、玄参归肾经,白芍归脾经,石斛归胃、肾二经,以养阴润燥,增液行舟;生首乌、火麻仁润肠通便,丹参、鸡血藤活血化瘀,蒲公英、白花蛇舌草清热凉血,大乌梅酸甘生津,清甘草清热并调和诸药。三诊加麦冬入肺胃经,增强养阴润燥之效。四诊观舌质濡润,知津液内生,故投以健脾之品,且脾为后天之本,脾气得运,津液得布,因而去北沙参、麦冬之甘寒,加木瓜舒筋通络、健脾开胃。五诊症情平稳,加生甘草调和诸药。本病如不侵犯肺、肾小管等重要脏器,预后较好。本病的治疗,西医目前尚无根治方法,主要以改善症状、抑制免疫反应、防控组织器官受累及避免感染为主,患者如有血液、神经、肾脏、肺脏等系统累及,可考虑激素加免疫抑制剂治疗,如并发淋巴瘤,宜尽早化疗。中医药在本病的治疗上凸显优势,治疗多从滋阴润燥入手,但本病病久会耗气、化毒、留瘀,形成气阴双亏、瘀毒内蕴、虚实夹杂之症,治疗除养阴扶助正气外,宜清泄瘀毒并重。

**(四) 益气清络饮**

【药物组成】生黄芪、生白术、生薏苡仁、防风、防己、土茯苓、知母、黄柏、忍冬藤、泽兰、泽泻等。方源于防己黄芪汤合三妙丸加减。

【功效】益气清热,祛风除湿。

【方解】生黄芪益气健脾,固表燥湿,为君;生白术、生薏苡仁运脾化湿,土茯苓、知母、黄柏、忍冬藤清热利湿,为臣;佐以防风己、泽兰泻,祛风活血,消肿止痛。

【适用范围】气虚湿热型关节炎,包括类风湿关节炎、骨关节炎、痛风性关节炎等。

【临床和实验研究】2000 年完成的用本方治疗 60 例气虚湿热型活动期 RA 患者的临床研究显示,治疗组临床总有效率达 90%,与对照组相似(83.34%,$P>0.05$),且在降低患者类风湿因子(RF)、免疫球蛋白(Ig)、C 反应蛋白(CRP)、血沉(ESR)($P<0.01$)及提高血红蛋白(Hb)、红细胞(RBC)水平方面的作用优于对照组($P<0.01$),而副作用发生率则低于对照组($P<0.05$)。

【医案】齐某,女,70 岁。2004 年 3 月 9 日初诊。1997 年开始出现左膝关节疼痛,无红肿,X 线片示膝关节骨质增生。1998—2001 年在仁济医院治疗,诊为"类风湿关节炎、骨关节炎"。予泼尼松 10mg 口服,服 50 粒后自行停药。曾用推拿、针灸、小针刀治疗,均无明显效果。2003 年开始出现右膝肿胀屈伸不利,疼痛难忍,行走不便,依赖拐杖,双手腕关节僵硬疼痛,手关节逐渐变形。2003 年 8 月 26 日曙光医院摄 X 线片示左膝关节退行性改变,右膝骨质增生。ESR 97mm/h。2004 年 2 月 13 日于瑞金医院查 ANA 1∶100(+),ESR 107mm/h,RF 210U/L(<20),CRP 10.31U/L(<0.6),IgG 2 210g/L,IgA 663g/L,IgM 310g/L。今日来我院门诊求治。刻下:双手腕关节、掌指关节、近端指间关节均变形,疼痛伴晨僵>1 小时,皮温高,触之热感。双手第 1 掌指关节畸形,颈项僵直,双肩沉重疼痛,双膝关节肿大(左膝为甚),大腿小腿肌肉萎缩疼痛,胃纳一般,时有嗳气、打嗝,大便正常,夜尿多,每晚 3~4 次,夜寐不安,盗汗。舌红苔根薄黄腻,脉滑数。

中医辨证:正气亏虚,湿热痰瘀阻络。

治则:益气健脾,清络利湿,祛痰化瘀止痛。

处方:生黄芪 15g,炒白术 10g,炒薏苡仁 15g,白芍 15g,赤芍 30g,骨碎补 15g,僵蚕 30g,鸡血藤 30g,乌梢蛇 30g,延胡索 30g,野木瓜 30g,威灵仙 20g,牛膝 15g,伸筋草 15g,扦扦活 30g,知柏各 12g,忍冬藤 30g,土茯苓 30g。

二诊:2004 年 3 月 16 日。服上方 7 剂后,患者肩、肘、踝关节及颈椎关节、双手掌指关节、腕关节及近端指间关节仍有疼痛,晨僵好转,关节处触之热感,无红肿,夜寐欠安,易惊醒,自汗出,夜尿多,舌质红苔薄,脉滑数。拟守法再进。

处方:生黄芪 15g,炒白术 10g,炒薏苡仁 15g,赤白芍各 15g,僵蚕 30g,泽兰泻各 30g,知母 10g,忍冬藤 30g,土茯苓 30g,延胡索 30g,王不留行 15g,落得打 15g,威灵仙 15g,野木瓜 30g,参三七 6g,象贝母 15g。

三诊:2004 年 3 月 26 日。服上方 10 剂后,身微热,疼痛已减轻,夜尿减少,入寐汗出亦少,关节肿减轻,苔薄,脉滑数。守方加桂枝 6g,蕲蛇 10g,羌独活各 12g。

四诊:2004 年 4 月 21 日。服上方 28 剂后,症状缓解,关节局部微热,面色萎黄,苔薄,脉滑。守方减泽兰泻、王不留行、落得打、桂枝、蕲蛇,加伸筋草 15g、防风己各 12g,制南星 15g。

五诊:2004 年 5 月 19 日。服上方 28 剂后,疼痛较前减轻,肿消,晨僵亦消失。苔薄,脉滑。外邪已去,拟扶正为主。

处方:生黄芪 15g,炒白术 10g,炒薏苡仁 15g,白芍 15g,鸡内金 12g,牛膝 15g,桂枝 6g,

知母 12g,土茯苓 30g,延胡索 30g,王不留行 15g,伸筋草 15g,清甘草 6g,木瓜 15g,蕲蛇 10g,僵蚕 30g。

按语:类风湿关节炎属中医"顽痹""骨痹"范畴,是痹证中较为顽固难治之证。该患者病痹 7 年余,素体不足,正气亏虚,病邪乘虚袭踞经隧,久郁不解,留着经脉关节,气血被阻,壅滞经脉,深入骨骱,胶着不去,痰瘀互结,凝滞经脉,而成顽痹。《灵枢·五变》云:"粗理而肉不坚者,善病痹。"《济生方·痹》云:"皆因体虚,腠理空疏,受风寒湿气而成痹也。"本案患者以气虚湿热兼有血瘀为主,予益气清络饮加减。病久痰瘀既成,则胶着于筋骨,闭阻经络,遂致关节肿大畸形,疼痛,肢体僵直。久而不去,郁而化热,故有热感。湿困于脾,失于运化,湿聚成痰,内外合邪,病程缠绵,久而不愈。故治疗时既要通络除痹治其标,又要补养正气以治其本,标本兼顾。方用生黄芪、炒白术、炒薏苡仁益气健脾除湿。如《医宗必读》云:"治着痹者,利湿为主……大抵参以补脾补气之剂,盖土强可以胜湿,而气足自无顽麻也。"方中防风、防己、木瓜、羌活、独活、土茯苓、威灵仙除湿祛邪止痛;泽兰、泽泻利湿消肿;赤芍、参三七、王不留行、延胡索、鸡血藤活血通络止痛;僵蚕祛风止痛;桂枝、伸筋草通络止痛;象贝母、制南星化痰通络;牛膝、骨碎补补益肝肾、强筋健骨;知母、忍冬藤清热通络止痛;因其属顽症,故加虫类药乌梢蛇、蕲蛇搜风透骨止痛。诸药相伍,共奏益气健脾、除湿祛痰、化瘀通络止痛的作用。药后患者症情缓解,肿消,僵除,痛减。继服以巩固疗效。

**(五) 益肾温督方**

【药物组成】独活、桑寄生、鹿角片、川断、狗脊、参三七、鸡血藤等。

【功效】祛风散寒,通络止痛,除湿宣痹。

【方解】全方旨在温肾通督,活血祛瘀。独活长于治下焦风湿寒邪,祛风湿,除痹痛,故为君药。桑寄生苦甘,性平,祛风湿,补肝肾,强筋骨,安胎,"主治腰痛"(《神农本草经》),是"补肾补血要剂,缘肾主骨,发主血,苦入肾,肾得补则筋骨有力,不致痿痹而酸痛矣"(《本草求真》)。川断微苦甘辛,性温,归肝肾经,补肝肾、行血脉、续筋骨,"入肝肾二经……益气力,续筋骨,散诸血,暖子宫,疗腰痛"(《雷公炮制药性解》)。狗脊苦甘,性温,归肝肾经,长于补肝肾、强腰脊、祛风湿,"主治腰背强,关机缓急,周痹寒湿膝痛"(《神农本草经》),能"除风虚、强机关、利俯仰(滋肾益肝,则骨健而筋强)"(《本草备要》)。桑寄生、川断、狗脊三药相配,起到补肝肾、祛风湿、强筋骨、利关节之效,共为臣药。鹿角片性温,味甘咸,归肝肾经,"生用则散热行血,消肿辟邪"(《本草纲目》),"主腰脊虚冷刺痛"(《本草备要》),"味淡,性温……续绝伤,强筋骨,消痈疽"(《本草新编》)。本方用鹿角片,取其温通督脉、活血消肿之功,而舍鹿茸燥热价昂之弊。鸡血藤苦甘,性温,归肝经,行血补血、舒筋通络,"统治百病,能生血、和血、补血、破血,又能通七孔、走五脏、宣筋络"(《本草纲目拾遗》)。参三七甘苦,性温,入肝胃经,善散瘀止血,消肿止痛,乃"阳明厥阴之血分药,故能治一切血病"(《本经逢原》),"化瘀血而不伤新血,允为理血妙品"(《医学衷中参西录》)。当归甘辛,性温,归心、肝、脾经,"其用有四:头止血而上行,身养血而中守,梢破血而下流,全活血而不走"(《药性赋》),"血滞能通,血虚能补,血枯能润,血乱能抚"(《本草备要》)。本方佐以鹿角片、鸡血藤、参三七、当归,主要意在活血祛瘀、温通督脉,与此同时,又祛瘀生新,不伤正气,且温而不燥。最后使以干姜,"能引血药入血分,气药入气分,又能去恶养新,有阳生阴长之意"(《本草纲目》)。在诸药之中,干姜温中散寒,回阳通脉,且能入血分,故倚之为使。

【适用范围】肾虚督寒型强直性脊柱炎、腰椎退行性关节炎、腰肌劳损等。

【临床和实验研究】2005—2007 年,以本方治疗 30 例强直性脊柱炎(AS)患者,并与柳氮磺吡啶对照。结果:通过 3 个月的治疗后,治疗组总有效率达 83%,优于对照组(66%,$P<0.05$),且在 BATH、晨僵时间、中医证候积分、血沉的改善及非甾体抗炎药(NSAID)撤减率方面也优于对照组($P<0.05$),而且不良反应低于对照组。提示运用温肾通督化痰法内外合治 AS 能够有效降低患者血沉、免疫球蛋白、C 反应蛋白等主要活动性指标,并能缓解患者疼痛、晨僵症状,改善患者生活质量,控制病情进展,副作用低,另可降低非甾体类消炎止痛药的用量,甚则停用。

【医案】刘某,女,浙江人。2004 年 5 月 19 日初诊。腰痛 3 年,加剧 10 天。3 年前有腰痛史,未予重视。此次于 2 个月前出现后臀腰骶处疼痛,并逐渐上移,经当地理疗加中药内服后,自行缓解。此次于 10 日前又出现后臀处疼痛加剧,早晨初醒时尤甚。2004 年 5 月 12 日舟山查 ASO(-),RF(-),CRP 49.9mg/dl,ESR 24mm/h,HLA-B27(+),血 WBC $6.5 \times 10^9$/L,Hb 124g/dl,N 54.3%,PLT $177 \times 10^9$/L。骨盆平片示左骶髂关节炎。诊为“强直性脊柱炎”。予诺福丁(双氯芬酸钠肠溶缓释胶囊)及中药治疗。刻下:腰骶痛以站或走时明显,伴腰后臀不适。纳可,小便调,大便 2~3 日一行。晨起关节僵硬,起床受限。自觉饮食不慎则中脘胀痛。舌淡红苔黄腻,脉细。

中医辨证:肾亏脊寒,痰瘀阻络。

治则:补肾散寒,化痰通络。

处方:独活 12g,桑寄生 30g,土鳖虫 12g,苍白术各 10g,生薏苡仁 15g,陈皮 9g,半夏 9g,土茯苓 30g,延胡索 30g,虎杖 30g,僵蚕 30g,参三七 6g,川芎 9g,川断 15g,肉苁蓉 15g,干姜 6g。

二诊:2004 年 6 月 16 日。上方服 1 个月后,腰部酸痛减轻,按之痛,不按不痛。余尚可。舌胖苔薄腻,脉细。湿热渐化而肾督亏虚,治拟补肾补骨,佐以化痰活血,内外合治。

处方:独活 12g,桑寄生 30g,巴戟天 20g,土鳖虫 12g,参三七 6g,生白术 10g,土茯苓 30g,延胡索 30g,肉苁蓉 15g,川断 15g,淫羊藿 30g,生薏苡仁 15g。

另予外敷方:白芥子 200g,红花 100g,冰片 60g。上药共研粉分 10 次外敷。以等量面粉加温水及黄酒拌匀,做成小饼外敷腰臀疼痛处,敷前先用石蜡油外涂。

三诊:2004 年 7 月 13 日。内服、外治 1 个月后,腰痛略见好转。舌淡胖苔薄腻,脉细。证治同前,予守方加僵蚕 30g、半夏 9g、陈皮 9g、苏木 9g。

四诊:2004 年 9 月 7 日。又用 1 个月后,腰痛基本消失,但 1 天前感冒,感冒后腰骶部又疼痛,现已好转。纳可,二便调。苔薄腻,脉小。仍从前法,佐以固表,守方加生黄芪 30g、炒防风 9g。

五诊:2004 年 10 月 19 日。不感冒则不感觉关节痛,平时腰背略有僵滞酸楚,余正常。苔薄白,脉小。乃拟下方长期调治。并嘱避寒、保暖、免劳累。

处方:生黄芪 30g,炒白术 10g,淡干姜 6g,土茯苓 30g,山药 15g,补骨脂 15g,独活 12g,桑寄生 30g,土鳖虫 12g,淫羊藿 30g,川断 15g,杜仲 15g,骨碎补 15g,僵蚕 30g,苏木 9g,延胡索 30g,参三七 6g。

1 年后,其同乡来诊,诉其已生活、工作,一如常人。

按语:本案历 3 年,以僵痛、屈伸不利为主症,来时苔黄腻而脉细,陈湘君认为虽有湿热在中焦,但其本质仍是肾虚督寒,故温通肾督之法仍须用,但应配合健脾化湿之法,故予益肾通督方合苍术、土茯苓、陈皮、半夏之类标本同治。二诊苔腻渐化而淡胖舌显现，提示其脾肾素亏之本质，故仍予本方合健脾化湿之白术、薏苡仁、土茯苓标本同治，同时配合外用活血化痰之药，三诊又加化痰活血之属，四诊则予健脾固表之黄芪、防风以防寒湿之邪由外而入。守法治疗近半年，终除其关节僵痛不利诸症，生活学习一如常人。

（顾军花）

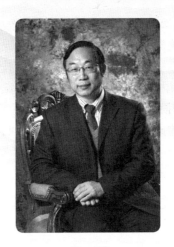

## 苏 励

## 一、个 人 简 介

苏励(1957— ),男,上海人,教授,主任医师,博士研究生导师,上海市名中医。1982年,上海中医学院本科毕业,同年进入上海中医学院附属龙华医院工作;1987年,上海中医学院研究生毕业,获硕士学位。苏励长期从事中医风湿病的医、教、研工作,先后担任上海中医药大学附属龙华医院风湿科主任、中医内科教研室主任,第三、第四届中国中西医结合学会风湿类疾病专业委员会副主任委员,第一、第二届上海市中西医结合学会风湿病专业委员会主任委员。目前担任上海中医药大学学术委员会及专家委员会委员、龙华医院学术委员会委员、上海市住院医师规范化培训专家委员会中医内科专家组组长、中国民族医药学会风湿病分会副主任委员、中华中医药学会风湿病分会常务委员、上海市中医药学会风湿病专业委员会副主任委员、国家中医药管理局痹病学重点学科及风湿病重点专科主任、上海市中医风湿病优势专科主任、国家自然科学基金评审专家、中国中西医结合学会科学技术奖评委。2016年获上海市育才奖、中国医师协会"住院医师心中好老师"荣誉称号。2017年获中国医师协会"优秀专业基地主任"称号。

苏励擅长运用中医理论,病证结合治疗统性红斑狼疮、类风湿关节炎、强直性脊柱炎、干燥综合征等各类风湿疾病。在国内较早运用大剂量黄芪注射液配合破血逐瘀中药,治疗狼疮肾炎,疗效显著,并可明显减轻西药毒副作用;根据中医经典《黄帝内经》痹证理论创造性提出类风湿关节炎"瘀在痹前,痹必夹瘀"的发病机制,治疗当遵循"逐瘀通络贯穿始终"的原则;根据强直性脊柱炎的发病特点和中医"奇经八脉"理论,提出膏方内服强脊温督、化痰活血,华佗夹脊排刺外治透表祛邪,内外兼治,治疗效果明显提升,并显著改善患者生活质量;根据"玄府"理论,认为干燥综合征虽以阴虚燥毒为本,但玄府开阖不利是其重要发病因素,治疗时运用"开通玄府"法,对保持局部黏膜湿润和发挥周围器官功能有重要作用;根据"有故无殒"的理论,提倡聚"毒"成药,工以为医的思想,并首次运用大数据的方法,建立了真实世界中临床常用中药饮片(泽泻、威灵仙等)的肾毒性多因素回归模型,对于临床用药有突破性指导意义。

苏励先后承担国家自然科学基金、"十五"国家科技攻关计划、国家中医药管理局、上海市科学技术委员会、上海市教育委员会及上海市卫生局课题 20 余项；获国家科学技术进步奖二等奖、上海中医药科技奖一等奖各 1 次，上海市科学技术进步奖三等奖 3 次；主编《类风湿性关节炎中医治疗》《中医内科应知应会手册》，副主编上海普通高校"九五"重点教材《中医内科学》、全国高等中医药院校创新教材《中医风湿病学》、国家卫生和计划生育委员会"十二五"规划教材《中医内科学》等专著及教材 8 部，核心期刊发表论文 130 余篇。

培养博士研究生 11 人，硕士研究生 23 人，名中医工作室传承人 8 名，并在日喀则市人民医院建立苏励名中医工作室分站，为当地培养优秀的中医传承人。

## 二、学术理论与学术观点

### （一）瘀在痹前，痹必夹瘀

痹病是慢性迁延性疾病，病程长。一般认为，在久痹气血津液损伤，脏腑功能失调的情况下，津液凝聚，血脉涩滞，而成瘀血痹阻之证。此时可见关节肿大畸形，疼痛固定不移，局部关节皮肤的晦暗等瘀血痹阻之候。也即叶桂所言"久病入络"。然而在临床实践中可以发现，在痹病早期还没有发生关节肿胀畸形，中医辨证尚属风寒湿三气杂至合而为痹，还未到"瘀血痹阻"证的时候，一些反映患者瘀血状态的理化指标，已经发生了明显的变化。如纤维蛋白原的升高，血黏度增高，血沉的增快等。如近年研究发现，血液的高凝状态和微循环障碍是尪痹（类风湿关节炎）的病理改变之一。这提示在痹病出现之前或在痹病初期就有瘀的存在，瘀在痹前，瘀可致痹，痹病早期即有瘀。并且在痹病整个病程中瘀是贯穿痹病始终的一种病理状态。张介宾提出："风寒湿三气杂至，则壅闭经络，血气不行而病为痹。"《医林绳墨·痹》认为："迨见风乘则气纵而不收，所以为麻痹；寒乘则血滞而不行，所以为痛痹；湿乘则血濡而不和，所以为着痹。三气并乘，使血滞气而不通，所以为周痹。"《医林改错》则说得更明白，"无论外感内伤……所伤者无非气血"，明确把瘀血作为痹证发病的一个重要致病因素和重要的病机环节，并有专篇"痹症有瘀血说"论述痹病必有瘀血，创身痛逐瘀汤以治之。综上所述，在"痹"形成之前就有"瘀"的状态存在，痹为瘀之渐，瘀到痛、麻、酸、胀即成痹。瘀在痹前，痹必夹瘀。《类证治裁·痹症论治》中论述痹证的病机为"良由营卫先虚，腠理不密，风寒湿乘虚内袭，正气为邪气所阻，不能宣行，因而留滞，气血凝涩，久而成痹"，已经指出痹前有瘀的状态存在，之后"久而成痹"。

由于瘀在痹前，瘀可致痹，痹必夹瘀，故治疗痹病应注重一个"通"字，尽早用活血化瘀药，不必等见到瘀的症状出现再用，逐瘀通络应贯穿痹病始终。对痹证较轻的患者，可在痹病辨证用药的基础上加用红花、延胡索、当归、川芎、鸡血藤等理气活血通络药物；对痹病较重者，可用莪术、三棱、三七、土鳖虫等破血行瘀，甚者用水蛭、穿山甲、全蝎、蜈蚣等活血破瘀、搜风剔络之品。

### （二）治痹实脾，胃喜为补

"人以胃气为本。"《素问·玉机真脏论》中说："五脏者，皆禀气于胃。胃者，五脏之本也。"顾护脾胃之气的重要性可见一斑。慢性风湿性疾病的治疗一般需持续服药，有时长达数年、十数年，而所用祛风通络、活血化瘀、清热解毒类药大多有损脾胃，用之不当，极易败坏脾胃。再者，目前风湿病患者大都中西医结合治疗，所服西药如激素、消炎止痛药、免疫抑制剂等皆损伤脾胃。古训云："得水谷者昌，失水谷者亡，胃气一败，百药难治。"故治痹当先实脾，护脾胃之气关乎风湿病治疗之成败。

除了治疗风湿病的中西药对脾胃的损伤外,痹病患者大都病程较长,久病多虚,气血亏虚,脾胃虚弱,脾失健运为临床常见,表现为胃纳减少、饮食不馨、四肢乏力、大便溏薄、形体消瘦等症。脾胃消磨水谷,为后天之本,气血生化之源,脾胃之气岂可不养,因此治痹当先实脾,扶正宜先扶助胃气,攻邪需顾护胃气,以益气健脾养胃治本,增强人体正气,达到祛邪于外。

在临床实践中,以下几点尤需注意:一是胃以通为用,以降为和,在痹病治疗中无论攻邪或扶正,应加入适量理气健脾、消导和中之品,如佛手、陈皮、六曲、鸡内金、路路通等。二是用药应辨证与辨病相结合,选用的药物既对证又对病,味单效兼是为最佳。如清热解毒药很多,选用白花蛇舌草、土茯苓、黄芩、忍冬藤等药既能清热解毒,又能调节免疫功能,抑制抗体形成。如黄芩抗过敏抗炎、抗变态反应、抑制关节炎症;土茯苓对细胞免疫有抑制作用,可用于系统性红斑狼疮、白塞综合征的口腔溃疡。养阴多选生地黄、麦冬、玉竹、南沙参等,除能养阴生津外,生地黄、南沙参能提高细胞免疫功能,生地黄还能增强肾上腺皮质功能,麦冬能对抗环磷酰胺引起的白细胞计数下降。活血药选用莪术,既能活血化瘀又能抗血管炎,有免疫抑制作用。如此以达到一药多效,减少药味,胃腑得以容纳而不失其效的目的。清代医家徐灵胎《慎疾刍言·制剂》中有句名言:"要知药气入胃,不过借此调和气血,非药入口即变为气血,所以不在多也。"诚乃真知灼见。三是生活起居应有规律,避免劳逸过度,损伤胃气。"生病起于过用",过度劳累(包括体力、脑力、体育运动过度)会因劳致虚,《黄帝内经》就有"劳则气耗"之论。过度安逸也可致气血不畅,脾失健运。痹病患者大都有关节、肌肉、筋骨疼痛,且久病气血不足,少气懒言,平时因痛且虚而活动甚少。但人每天需要适当活动,气血才能畅通,脾胃才能健运。久卧病榻,会使脾胃虚弱,肌肉痿弱,肢体不用。《素问·宣明五气》所言"久卧伤气""久坐伤肉",便是过逸致病的典型例子。四是保持心情舒畅,不大喜大悲,若过度悲喜则易损伤脾胃。风湿病大都是慢性病,病程可长达数年、数十年,不易治愈。患者知晓病情后极易产生悲观情绪,而有些医者回答患者询问时态度生硬,更是使患者情绪低落。忧思伤脾,长期持久的不良情绪刺激,会导致气机逆乱、脏腑阴阳气血失调,甚至抑郁成疾而成郁证,这在临床不在少数。这种情绪非但损伤脾胃,还非常影响风湿病本病的治疗。《灵枢·口问》就指出:"心者,五脏六腑之主也……故悲哀愁忧则心动,心动则五脏六腑皆摇。"临证时保持与患者的良好交流,调动患者与疾病作斗争的积极情绪应视为治疗不可或缺的一部分。

在风湿病的治疗中,饮食是重要一环,"吃什么,怎么吃"是医生与患者都非常关心的问题。目前临床存在两种倾向,一是认为饮食与风湿病治疗关系不大,想吃什么就吃什么;二是认为风湿病患者必须严格控制饮食,有诸多的"饮食不宜"。怎么处理这吃与不吃?"胃喜为补"的观点为我们提供了解决这一问题的思路。我们的口味在一定程度上反映了身体的需求,想吃什么意味着身体可能缺什么。叶桂在《临证指南医案·虚劳》中曰:"食物自适者,即胃喜为补。"这告诉我们,人在不同的生理病理状态下,顺应脾胃的喜好,选择适合自己口味的食物对身体是有益的。

当然,任何事都有个度。"胃以喜为补"之"喜"并不意味着可以无节制过量食用。即使"喜为补",也需要适可而止。"胃以喜为补"还有一层含义,即顺脏腑之性为补。胃的作用是通降,因此能够帮助胃气下降就是胃之所喜,都可以看作补胃,而非只是补益脾胃的药物才叫补胃。

### （三）治痹防变，预防外感

痹病患者如类风湿关节炎、强直性脊柱炎、系统性红斑狼疮等通过恰当治疗后，病情一般都会趋于缓解，且可保持长期稳定。痹病如果反复发作，重要的原因是患者卫外不固，感受六淫之邪侵袭，且缠绵不已，反复发作，致痹病胶固难愈。反复感染是常见的诱发因素。曾治一系统性红斑狼疮、狼疮肾炎患者，中医辨证论治，西医也已按照正规方案治疗，但是蛋白尿总是时高时低，反复不愈。患者并无感冒、胃肠道炎症、尿路感染等，再细问病史，患者有一颗蛀牙，经常牙痛，考虑这也是一个感染灶，即嘱患者拔除蛀牙。2周后在治疗方案、药物未变的情况下，患者的蛋白尿降到正常范围。此外，还有些痹病患者用免疫抑制剂治疗后病情趋缓，但是由于免疫抑制剂损伤正气，常会引起白细胞、血小板计数降低，以致反复感染，导致病情起伏波动，这类患者不在少数。

长期风湿病临床诊治的经历使我体会到，痹家多外感在临床非常普遍，这些患者之所以会反复感染，缠绵不愈，主要原因是素体正气亏虚，卫外不固，易受六淫之邪侵袭。既病之后又无力祛邪外出，以致外邪留连缠绵，新病引动宿疾。痹病反复发作，久而由经络肌腠渐入深至于血脉、筋脉、骨骼甚则损及内脏，以致气血亏虚，筋脉失养，肝肾俱损而成顽疾，缠绵难愈。正如《类证治裁·痹症论治》所云："诸痹……良由营卫先虚，腠理不密，风寒湿乘虚内袭。正气为邪气所阻，不能宣行，因而留滞，气血凝涩，久而成痹。"

治疗痹病反复感染者应从祛邪扶正两方面着手。未感六淫外邪时，在辨证治疗痹病时应注重扶正，可在治痹方中加入益气养血、补益肝肾的药物，如用玉屏风散加减。一旦感邪，祛邪要及时，例如痹病患者感冒后应立即治疗，不能像常人等一两天看看是否有自愈可能。且治疗不能因循常规，不可"在卫汗之可也，到气才可清气"，应予"截断扭转"，给予大剂清热解毒药。痹久虽乃虚人之体，此时复感外邪仍应先去其邪，有是病用是药，此"有故无殒"之谓，可用黄芩、开金锁、鱼腥草、白花蛇舌草、草河车等，选择的药物不但有清热解毒作用，有些还可调节免疫功能，如白花蛇舌草、草河车等。在此基础上酌加治痹健脾之品先安未受邪之地，以防引动宿疾，损伤脾胃。如治疗及时得法，邪气很快消散，则痹病不至复发。

近年来，儿童风湿病患者日趋增多，临床常见患儿病情反复发作，究其原因多为外感引动宿疾。由于小儿脏腑娇嫩，形气未充，抵御外邪能力较差，容易遭受六淫外邪侵袭而患感冒等，在治疗时应着重注意扶助正气，预防外感发生，加之小儿脾常不足，且饥饱不知节制，故处方可用玉屏风散加薏苡仁、猪苓、芡实、鸡内金、陈皮等健脾助运之药。小儿脏器轻灵，随拨随应，治疗须以扶正为主，稍加祛风通络之品即可，是为小儿治痹之上策。

### （四）聚毒成药，工以为医

自 1993 年 Vanherwegem 等提出"中草药肾病"这一概念，引发人们对中草药安全性的普遍关注。近年来，中草药引发肾损害的报道日益增多，而且有越演越烈之势，在海外医学界，已成为与抗生素、解热镇痛药同等重要的肾损伤病因。据报道，中草药中最常见的肾脏毒性成分有酸、醇类、生物碱类，苷类、蛋白类等。特别是有关含马兜铃酸中药的问题，已经影响到目前风湿病临床用药。如治疗风湿病常用的中药细辛、威灵仙、补骨脂、寻骨风等都含马兜铃酸成分。如何看待这一问题？以下几点应予注意：

1. 应根据《黄帝内经》"有故无殒，亦无殒"的思想，在认识中药时不应孤立地去研究药物本身，而是着眼于药物与机体的相互关系。当机体有邪气时，药物作用于病邪，表现出的是治疗作用,而当药物作用于正常机体时,所谓偏性(毒性)就有可能作用于机体本身。即当人体有病时,疾病承担药物的药性和毒性,不会损伤人体,这就是有病则病受之,即"有故无殒"。

2. 大多数的中药毒性研究是以单味中药或单味中药中的某些成分为主,从中得出某药有肝肾损伤等不良反应(如细辛、防己、泽泻、补骨脂等),而不是复方研究,这不符合中药研究规律,也和临床使用的真实情况有很大出入。中药讲究炮制、煎法和君臣佐使的配伍组方原则。许多药物经炮制、煎煮、配伍使用后有明确的减毒增效作用。

3. 一般研究药物毒性的动物实验大多使用的是正常的动物,这不符合临床真实的药物使用情况。临床中,中药饮片的使用一般都是通过中医辨证论治,运用在阴阳失衡的患者身上,以期达到阴平阳秘的效果。"有是证,用是药"是中医的用药法则。故建议今后做中药肾毒性的动物实验研究,也应基于病证结合的模型,并使用中药复方。

4. 有些中草药可能存在肾毒性。目前,中药引起的肾毒性机制尚不清楚,可能是由于肾毒性中草药经体内代谢后,产生多种代谢毒物,蓄积在肾脏,再通过直接作用或免疫介导等途径,损伤肾脏细胞或血管壁,引起肾脏功能障碍甚至器质性损伤。但是,是药三分毒,治疗类风湿关节炎、系统性红斑狼疮的西药甲氨蝶呤、环磷酰胺等有很大的肝肾毒性,但因为有较为确切的疗效,都被治疗指南作为推荐药物,并未因毒性大而被禁用。中医早就有"人参杀人无过"之说,说明就算是补药如人参,用之不当也会有副作用,关键还在于辨证论治。

5. 有必要探讨在临床真实使用环境中那些被认为具有肾毒性的常用抗风湿中药,是否具有肾毒性及与肾毒性的相关因素。中药肾毒性的问题,不能通过前瞻性的药物临床研究解决,因为这不符合伦理;也很难通过回顾性的抽样调查来解决,因为数据量太大,且抽样调查总会存在误差。大数据的出现为这一问题提供了解决方法(大数据的特点是全样本不抽样,数据量大,可达几千万至上亿条数据)。近年来,我们通过上海市级中医院 3 800 万条大数据研究分析表明,在辨证论治和中药君臣佐使配伍基础上使用泽泻、细辛、威灵仙、补骨脂这类被认为有肾毒性的常用治疗风湿病的中药饮片,用药期间出现肾功能进展的患者比例分别为 11.60%、8.65%、7.46%、7.09%。患者出现肾功能损伤的比例远低于动物实验研究的报道。相关危险因素包括性别、年龄、服药时间。年龄越大、服药时间越长,服用这四味药后越容易出现肾功能损伤;男性肾损伤的发生率高于女性。

## 三、临床经验

### (一)类风湿关节炎分期治疗

类风湿关节炎(RA)的产生,总由人体正气不足,腠理疏松,卫外不固,风寒湿热等外邪乘虚侵袭人体,流滞于肌肉、筋骨、关节使气血痹阻不通而致。由于 RA 不易治愈,随着疾病发展到中后期,肝脾肾三脏受损,正气不足,外邪得以深袭,入侵骨骱,与瘀血痰浊相合,致使筋骨失养,并渐渐出现筋挛骨松,关节变形、强直、不得屈伸,甚至连累脏腑,导致脏腑痹,形成类风湿关节炎顽症。RA 病机及治疗有以下一些特点:

1. 肝脾肾三脏亏损是类风湿关节炎发病的重要基础　脾主运化水湿,主四肢肌肉。脾虚则外来风寒湿邪乘虚而入,此时内外合邪,使痰浊之邪长期停留于筋骨、关节,且不易祛除,出现关节肿大、变形。肝藏血主筋,其华在爪。肾主骨生髓,肝肾同源,共养筋脉。肝肾亏损则筋骨失养,络脉空虚,髓海不满,气血衰弱,导致卫外不固,以致风寒湿热等外邪得以乘虚侵袭,流注关节,并深入经络、骨骺,导致气血运行不畅,日久则瘀血痰浊痹阻经络,深伏关节,出现皮肤瘀斑、关节周围结节、关节肿大畸形、屈伸不利等症,成为顽痹。故肝脾肾三脏亏损为本病的病机重点。

2. 瘀血是类风湿关节炎缠绵难愈的病机关键　瘀可致痹,是贯穿痹病始终的一种病理状态。痹病早期即可有瘀,随着病程延长,到 RA 中、后期可出现正虚邪留、痰瘀互结,其中瘀血的形成是重要的一环。血瘀形成后,又可以加重 RA 的证候。RA 的疼痛,主要是血瘀所致。瘀血阻痹经络,"不通则痛",可见关节肿胀、疼痛或压痛,屈伸不利,皮肤瘀斑,关节周围结节等症。血瘀在 RA 发病过程中,是一个非常突出的病理过程和常见的临床表现,同时又是使本病的病情加重,甚至恶化的重要因素之一

3. 全身属虚、局部属实是 RA 发病的主要表现形式　RA 在起病之初本虚就已存在。之后病情迁延缠绵,日久肝脾肾三脏受损,脉伤血虚,筋脉失养,气虚血衰,故类风湿关节炎在全身的表现以虚证为主。类风湿关节炎的局部表现主要是四肢小关节的肿痛、僵硬强直、畸形及皮下结节。这主要是由于风寒湿热等外邪乘虚而入,并留滞于筋骨、关节,使气血闭阻不通,随着疾病的发展,深入骨骺,并与瘀血痰浊相合而造成的。故 RA 在局部的表现以实证为主。可见,RA 是一种全身属虚、局部属实、本虚标实的疾病。

4. RA 早、中、晚期发病机制各有侧重　在 RA 早期,营卫气虚,腠理疏松,风寒湿热之邪得以乘虚侵袭人体,此时人体正气尚强,病机关键主要为邪气入侵,留滞于肌肉、筋骨、关节造成气血痹阻不通。随着疾病的发展,至 RA 中期,患者因正气亏损,气虚推动无力,导致血行不畅,产生瘀血,又因脾虚,失于健运而生痰湿,加上外来湿邪入侵,导致痰浊的形成。痰与瘀相合,可见关节畸形、屈伸不利,并可在关节周围见到皮下结节。RA 晚期,病变日久,邪气久羁,深入骨骺,肝脾肾三脏亏损,瘀血痰浊凝于关节,经脉闭塞不通,以致关节肿胀疼痛变形、强直僵硬,出现"尻以代踵,脊以代头"的情况。叶文龄在《医学统旨》中提出了"鹤膝风"的病名,是对类风湿关节炎晚期患者骨节变形、肌肉萎缩等症状很形象的描述。在 RA 晚期,如复感外邪,病邪可由筋骨、关节、经络传至脏腑,出现脏腑痹,可见心、肝、脾、肺、肾等脏腑的损伤,出现胸闷、动则气急、久咳不愈、蛋白尿、便血、肝肾功能异常等。

5. RA 治疗应病证结合,分期治疗　类风湿关节炎发病之初以祛风散寒除湿,佐以和营活血为主。如见关节红肿热痛,屈伸不利,得冷则舒,痛不可触,则应清热通络,祛风除湿。在类风湿关节炎初期即应虑及本虚,在祛风散寒、清热化湿的同时,不忘调补肝肾,强壮筋骨,健脾固本。活血化瘀、祛痰通络应贯穿类风湿关节炎治疗全过程。RA 中期人体正气逐渐虚衰,正气与邪气处于正虚邪恋、虚实夹杂阶段。此时肝脾肾三脏受损,筋骨失养,以脾肾阳虚多见,痰凝血瘀深伏于经络关节。脏腑功能亏损及瘀血痰浊痹阻是 RA 中期病机的关键,且以瘀血痰浊痹阻于关节经络为主,故治疗当温补脾肾、养肝柔筋,并着重活血祛瘀,化痰通络。如患者属阴虚热郁,痰瘀互结,则应滋阴清热,佐以活血化痰,通络止痛。RA 晚期,肝脾肾三脏亏损,气血虚衰,邪阻经络骨骺,而以正虚为主,故治疗重点在培补脾肾,养肝强筋,同时逐瘀祛痰,通络止痛。此期患者常见关节畸形、肢体功能障碍,甚至不同程度的残疾,故除口服中药外,还应给予外治、按摩、日常生活功能训练、心理疗法等综合治疗。RA 的病变部位常在四肢关节处,所以可加用藤、枝类药物作为引经药,使药力直达病所,提高疗效,如桑枝、桂枝、青风藤、海风藤、络石藤、鸡血藤、忍冬藤等,而且此类药物多有舒经活络之功,结合药性的偏寒偏热,随证选用,常可明显提高疗效。

【医案】傅某,女,42岁,已婚,初诊日期:2010年3月9日。患者四肢关节肿痛反复发作10年,近2年加剧。10年前劳累后出现双膝关节疼痛,无红肿及灼热,后逐渐波及双足、踝及双手、腕关节。局部出现肿痛,痛有定处,活动不利,晨僵约1.5小时。关节周围肤色尤其是手指关节周围皮肤颜色变深变暗,肘部尺骨鹰嘴处可触及皮下结节,腰膝酸软,神疲乏力,面色少华,头晕,心悸,肌肤甲错,口唇紫暗。睡眠尚可,胃纳一般,小便调,大便较干燥,二日一行。舌质紫暗、边有少许瘀斑,苔白腻,脉细弦滑。X线片提示双腕、双踝关节符合类风湿关节炎改变。血沉106mm/h,类风湿因子387U/ml。

中医辨证:痰瘀互结,肝肾亏虚。

治则:健脾化痰,祛瘀通络,补益肝肾。

处方:生黄芪30g,生地黄20g,制南星15g,露蜂房9g,桃仁30g(打),莪术30g,三棱9g,鸡血藤30g,川芎15g,延胡索30g,猪茯苓各30g,薏苡仁30g,金雀根30g,狗脊30g,炮山甲20g(先煎)。14剂。

以上方14剂,水煎300ml,分早晚2次餐后半小时温服。同时忌服羊肉、狗肉等发物及肥甘油腻、辛辣刺激之品。

二诊:服药2周后,关节肿痛渐减,活动度增加,时有肌肤麻木,仍有头晕、心悸。可知本方已初获疗效,守方加参三七15g、海风藤20g。继进14剂。

随访:共服药60余剂后,患者四肢关节肿痛基本消失,双手握力增加,精神好,唯早晨仍有关节酸楚感,胃纳可,二便调,夜寐安。复查血沉17mm/h,类风湿因子113U/ml。

按语:该患者病乃"尪痹",病程10年,肘部可及皮下结节,未及明显关节畸形,病处RA中晚期。腰膝酸软,神疲乏力,面色少华,头晕心悸,肌肤甲错,口唇紫暗等诸症俱现,故辨证为"痰瘀互结,肝肾亏虚",实属本虚标实、虚实夹杂之证。法随证立,方从法出,故拟"健脾化痰,祛瘀通络,补益肝肾"为治疗大法。

处方以生黄芪、生地黄为君,益气健脾补肾,"扶正"为先。臣以制南星、炮山甲、露蜂房、三棱、莪术、鸡血藤、川芎活血化瘀、化痰通络,扶正与祛邪并举。延胡索理气活血止痛,猪苓、茯苓、薏苡仁健脾以化痰湿,金雀根、狗脊补益肝肾、祛风除湿,以上诸味共为佐使。方中三棱、莪术为化瘀血要药,同用功效强于一般活血化瘀药,有破血逐瘀之功。RA患者邪瘀交阻于关节、筋骨,非一般活血药可治,故用三棱、莪术破血祛瘀。如关节疼痛明显,延胡索可加量至60g,并且加忍冬藤,共奏活血通络止痛之功。如关节肿胀冷痛且有寒象,可加制川乌12g、制草乌12g、鹿角粉(冲)9g以辛温助阳。痰瘀之邪,日久入络、深伏骨骱,可予口服龙华医院自制蝎蜈胶囊或每日以全蝎0.3g、蜈蚣0.3g分2次研粉吞服以搜风剔络逐瘀。同时可配合外用中药熏洗受累局部关节,以我科类风湿关节炎熏洗基础方"四生汤"酌加干姜15g、肉桂9g、生白芥子30g等,达到"内外之法并用而能相得益彰"之妙境。

**(二)清热解毒、养阴益气活血治疗系统性红斑狼疮**

系统性红斑狼疮是较为常见的自身免疫性疾病,且多器官损害是其特点。由于其临床表现复杂,中医没有相应的病名,概括其症状大致归属"水肿""虚劳"等范畴。该病的病因可归纳为内外两方面,内因多为素体虚弱、肝肾不足,外因多与感受邪毒有关,其中正虚以阴虚最为重要,邪毒以热毒最为关键,而劳累过度、外感六淫、阳光曝晒、七情内伤均为该病的重要诱因。病机主要由于肝肾阴虚,内生之热毒与外来入侵之热毒,蕴聚于脏腑经络,发于外则为皮肤红斑、关节疼痛,损于内则脏腑受害。若内损于脾肾,脾虚失运,气不化水,肾气虚衰,蒸腾开阖失司,则水邪潴留,泛于肌肤而为水肿。脾虚运化无力,气血生化乏源,则见面色少华、神疲乏力。肾虚则精气不固,而为腰酸腿软。尿中之蛋白乃人身之精华,宜藏不宜泄。若脾肾亏虚,失于固摄,精微之物下流,则不仅脾肾气虚愈甚,而且肝肾阴亏亦更难复。肝脾肾俱亏,更使水肿缠绵难以退尽。至于瘀血的产生,可因肝肾阴亏,热毒内盛,煎熬津液,血液黏滞而致,亦可因气虚血亏,血行无力,缓慢不畅,血脉凝涩而致。《血证论》云:"瘀血化水,亦发水肿,是血病而兼水也。"此所以系统性红斑狼疮水肿患者常见舌质紫暗,手足瘀紫,脉象细涩等。中医认为,血水同源,瘀血积于脉中,则水液亦蓄于脉道,脉络涨滞则水液渗溢于肌肤,又可不断产生并加重水肿。

狼疮肾炎是系统性红斑狼疮多器官损害最常见的一种表现。对狼疮肾炎的治疗应从脾肾气虚、瘀血内阻着眼。治以健脾补肾、益气活血为主,兼以固卫养血。重用黄芪补气为君,且其补气既可双补脾肾,又能固卫实表。正如王好古所言:"黄芪实卫气,是表药;益脾胃,是中州药;治伤寒尺脉不至,补肾元,是里药。"又因其有邪祛邪,无邪扶正,较之人参等药有补虚之功而无敛邪之弊。汪绮石云:"若夫镇浮定乱,返本还元,统气摄血,实表充里,其创建如墙壁之不可攻,其节制如将令之不可违,其饶益如太仓之不可竭,其御邪扶正如兵家之前旄,中坚后劲,不可动摇,种种固本收功之用,参反不如。"又兼之有利水消肿之效,更切本病之病机。辅以莪术、丹参活血,更能祛瘀生新。系统性红斑狼疮患者血瘀始终贯穿疾病的全过程,瘀血内阻既是该病疾病过程中主要的病理产物,也是直接损害肾脏并使病情发展的关键。黄芪、莪术二药配伍,一则如补阳还五汤益气行血、气行血行之深义,二则仿效当归补血汤益气生血之精髓。临床上亦收到了较为满意的疗效。

【医案】袁某,男,16岁,初诊时间:2007年8月15日。患"系统性红斑狼疮、狼疮肾炎"1年,因"泡沫尿加重伴尿少肢肿近1个月"入院。入院症见:面色㿠白,周身漫肿,双下肢肿甚,按之如泥,阴囊肿大,脘腹胀大,泡沫尿,小便量少,咽痒咳嗽,痰白不多,时有胸闷,纳少,大便溏薄,舌淡胖、边有齿痕,苔薄白腻,脉沉细。辅助检查:尿常规示尿蛋白(PRO)>300mg/dl;24小时尿蛋白定量6.69g;血生化示白蛋白19.0g/L,Scr 146.0μmol/L;免疫指标示ANA 1:320,DS-DNA 123.0U/ml,SM(+),SSA(+);腹部B超示腹水,双肾大小正常。

中医辨证:脾肾阳虚,浊瘀中阻,水湿泛滥。

治则:温化阳气,活血利水。

处方:真武汤合五皮饮加减。生黄芪60g,炒白术15g,白芍15g,桂枝9g,制附子9g,怀山药30g,生姜皮6g,茯苓皮15g,冬瓜皮30g,车前草30g,莪术15g,丹参15g,桑白皮15g,玉米须60g,生甘草9g。水煎服,5剂。

同时配合皮硝500g碾碎外敷肚脐。西药予甲强龙80mg/d+黄芪注射液40ml/d静脉滴注,并配合降压、抗凝、利尿、降脂、防控感染等处理。

二诊(8月21日):肿势未减,脘腹胀满,泛泛欲呕,小便短少,大便溏,舌淡胖边有齿痕,苔白腻,脉沉细带数。化验示Scr 375.0μmol/L;肾穿刺病理示肾小球系膜细胞中-重度增生伴基质大量增加,毛细血管腔闭塞,部分小球伴有细胞新月体和环状体,少数节段毛细血管襻增厚呈白金耳现象,免疫荧光示Ig、C1q、C3、C4、Fb(++)~(+++),符合Ⅳ型狼疮肾炎。急予甲强龙500mg/d×3d~80mg/d+环磷酰胺(CTX)0.4g(每2周1次)冲击治疗,补充白蛋白,加大利尿剂。证属脾肾阳虚,浊毒氤氲,弥漫三焦,升降开阖失司;治宜降逆泻浊,通利三焦,佐以健脾化湿。

处方:生黄芪 60g,炒白术 15g,生薏苡仁 30g,川黄连 6g,制附子 9g,猪茯苓各 30g,车前草 30g,制半夏 9g,藤梨根 30g,莪术 30g,制大黄 15g,金蝉花 15g,煅龙牡各 30g,稆豆衣 30g,六月雪 30g,陈皮 6g,苏叶 9g,炙甘草 9g。浓煎,每日 1 剂。

守方加减半月余,肿势减轻,小便渐多,复查 24 小时尿蛋白定量 4.2g,Scr 116.0μmol/L,病情好转出院。

三诊(10 月 8 日):已无腹胀大,泡沫尿,肢体浮肿较前减轻,口干,时有咳嗽,舌淡胖边有齿痕,苔白腻,脉沉细。化验示白蛋白(ALB)24g/L,24 小时尿蛋白定量 3.4g。

处方:生黄芪 60g,炒白术 15g,薏苡仁根各 30g,冬瓜皮 30g,车前子 30g,莪术 15g,玉米须 60g,金樱子 30g,水蛭 15g,猪茯苓各 30g,桑白皮 30g,制附子 9g,石韦 30g,生地黄 15g,黑料豆 30g,生甘草 9g。水煎服,2 个月。并嘱按月予 CTX 0.6g 冲击治疗。

12 月 21 日诊:双下肢略有浮肿,泡沫尿不显,口干,纳眠可,舌淡胖边有齿痕,苔白腻,脉沉细。ALB 31g/L,Scr 104μmol/L,24 小时尿蛋白定量 1.8g。

处方:生黄芪 45g,生地黄 15g,制首乌 15g,莪术 30g,六月雪 30g,鹿衔草 30g,金樱子 30g,覆盆子 30g,桑螵蛸 15g,丹参 15g,水蛭 9g,莲须 12g,白花蛇舌草 30g,黑料豆 30g,炙鸡内金 9g,焦六曲 9g,生甘草 9g。

按语:Ⅳ型、Ⅴ型狼疮肾炎,临床多见高度浮肿、大量蛋白尿、严重低蛋白血症,一派气阳两弱、水湿潴留之征,审证究之"脾肾双亏,湿毒内蕴"乃其病机核心,而湿毒内储、炼液成瘀、壅堵三焦,终可至浊毒泛滥,关格之候毕现。苏励治疗此病多宗《素问·至真要大论》"诸湿肿满,皆属于脾"的认识,以敦土制水为要,主张君以生黄芪且强调重用(30~120g),以振奋中焦、彰鼓阳气、醒脾利水,并以黄芪为轴,"生、化、固、通"择药配伍。黄芪合白术、薏苡仁、薏苡仁根、黑料豆,健脾化湿,济"生"精微,有助于提升白蛋白;"化"即黄芪配附子、桂枝,助化阳气,利尿消肿;"固"乃黄芪伍金樱子、覆盆子、桑螵蛸、莲须等药,补肾固精,减少尿蛋白流失;黄芪并莪术、水蛭、落得打、六月雪、制大黄则蕴"通"意,益气化瘀,活血抗纤,防止肾脏纤维化。如此黄芪配伍用药法度在上案可谓昭然若揭。另外,苏励对此类患者亦主张输注大剂量黄芪注射液,扶正利水的同时,可有效防控感染,并增加激素、免疫抑制剂的耐受性,避免因药而招损。

**(三)内养以壮督、外透以祛邪,内外合治强直性脊柱炎**

强直性脊柱炎根据临床症状体征属中医"痹证"范畴。但该病不仅具有痹证的特点,还因该病初发部位多在脊柱及腰骶部,可见晨僵、腰背及腰骶疼痛、下肢疼痛,进一步发展到"尻以代踵,脊以代头"(《素问·痹论》)的独特而典型特征,故可归于痹证中的"大偻""脊痹"。强直性脊柱炎的病因病机可概括为内因和外因两方面。内因主要为患者素体先天禀赋不足(有强直性脊柱炎潜在发病基因,即有该病的家族遗传史)或后天调摄失宜,五脏六腑之精不能下藏于肾,以致肾精不足,督脉失荣,气血亏虚。因虚致脏腑功能失调,使瘀血痰浊等有形之邪自内生,在此基础上风寒湿邪等外因乘虚侵袭,深入脊柱骨骱,与瘀血痰浊相互胶结,致使筋骨失养,并渐渐出现筋挛骨松,脊柱关节变形、强直、不得屈伸,而成大偻顽症。本病的性质为本虚标实,肾督亏虚为本,风寒湿邪为标,正如《济生方》所说"皆因体虚,腠理空疏,受风寒湿气而成痹也。"强直性脊柱炎的诊治有以下一些特点:

1. 本病分发作期和缓慢进展期 强直性脊柱炎发作期患者在素体先天禀赋不足或后天调摄失宜基础上,风寒湿邪等外邪(主要为风寒和寒湿)乘虚侵袭,感受外邪之后易邪从热化,且邪势嚣张,可突然出现脊柱不能弯曲活动,活动受限,骶髂部位剧痛难忍,以致生活不能自理,并可见面赤心烦、口干舌燥、大便干结、小便黄赤等。缓慢进展期患者本虚正气不足,腠理疏松,风寒湿热之邪乘虚入侵留滞于脊柱关节、肌肉筋骨,造成气血痹阻不通,可见腰部不舒适、隐痛、晨僵,常累及骶髂关节及下肢,且疼痛自下而上发展,出现胸背痛、胸廓扩张运动受限,可伴有疲乏消瘦等。病变日久,邪气久羁,深入骨骱,肝脾肾三脏亏损,瘀血痰浊凝于脊柱关节,经脉闭塞不通,以致脊柱疼痛、强直僵硬,最后关节变形、固定。由于难以屈伸,造成肌肉萎缩,出现"尻以代踵,脊以代头"的情况,形成残废。由于肝脾肾三脏受损,筋脉失养,气虚血衰,故强直性脊柱炎患者常见到形体消瘦、神疲乏力、动则短气、面色少华、头昏心悸、腰膝酸软、四肢肌肉萎缩、耳鸣、多尿等全身虚损症状。强直性脊柱炎后期病邪还可由经络、脊柱关节传至脏腑,出现脏腑痹。如《黄帝内经》指出:"五脏皆有合,病久而不去者,内舍于其合也……骨痹不已,复感于邪,内舍于肾。"故在晚期可以出现蛋白尿、肝肾功能异常等。

2. 重用莪术,逐瘀化痰通络贯穿始终 "久痹多瘀","痹多夹瘀"。强直性脊柱炎病程一般较长,久病入络,气血运行不畅,血脉阻滞不通而呈血瘀之证;患病既久,脏腑功能失调,津液输布失常,则痰浊内生;瘀痰既成,闭阻经络,胶着于经隧骨骱,终致腰骶、关节僵直疼痛,活动受限,甚则强直变形等。对此,一般活血化瘀药力所不逮,须破瘀逐痰。可重用莪术30g,破瘀行气止痛,配三棱以增其效。三棱、莪术为破血化瘀要药,二药同用功效强于一般活血化瘀药,其破血祛瘀之力可直抵关节筋骨、经隧骨骱。且莪术用量宜大,为防止莪术有动血之虞,须与黄芪合用,以监制其动血之弊端。如此,不但气血不受损伤,也能较迅速化去瘀血。临床按此法用莪术多收捷效而无副作用,连服数月至数年余未见有一例出血者,此乃有故无殒之谓。有女性患者经期莪术剂量照旧,月经也未见有增多,而破血祛瘀止痛效果确较一般活血药为佳。此外,根据病情,还可配全蝎、乌梢蛇、露蜂房等搜风通络之品。

3. 大偻宜膏方,益肾壮督治本为先 肾藏精、为先天之本,精生髓,髓居骨中,骨赖髓以充养,故肾精充足,骨得髓养,则骨骼坚固有力;若肾中精气不足,髓海空虚,骨骼失养,则腰膝酸软无力。督脉行于背中,为肾之精气的通路,总督一身之阳,乃"阳脉之海"。《素问·骨空论》所载"督脉者,起于少腹……合少阴上股内后廉,贯脊属肾",指出了督脉与肾密切相关。欲填精益肾,强筋壮骨,必通行督脉。此脉一通,百脉皆通。故治疗强直性脊柱炎强调益肾壮督治本为先,肾督气壮,肾精充足,则髓生骨健,机体驱邪外出之力强,能御邪再侵,病情始可逆转,这是本病不同于风寒湿痹治疗之处。益肾壮督以膏方为最佳。膏方是中医丸、散、膏、丹四大传统剂型之一。膏滋药治疗强直性脊柱炎的优点是针对性强,药症合拍,因此进补效益也较高,既能治疗疾病,又能滋补身体。强直性脊柱炎患者久服汤剂,胃气难任荡涤,冬季可予膏方缓图。在长期运用冬季膏方治疗强直性脊柱炎取得良效的基础上,患者只要脾胃健运,夏季也可以服用膏方以加强疗效。根据"春夏养阳、秋冬养阴"的理论,督脉空虚的强直性脊柱炎患者夏季服用膏方,一则能补益督脉,二则可借夏季之阳气以助药物温补督脉,舒畅阳气,祛瘀化痰通络。药气结合,使壮督之力更宏。在治疗强直性脊柱炎的膏方中必须加入鹿角胶、鳖甲胶、阿胶等血肉有情之品以大补精血,从化源资生处着力,既有"治风先治血,血行风自灭"之意,又有益肾壮督、消除因虚致痛之功,用之甚妙。

4. 外治化痰通络、舒经活血以增疗效 中医外治法可使药物作用于腧穴,通过经络直达病所,起到提高疗效的作用。外治之理即内治之理,外治之药即内治之药,所以外治疗法同样应体现中医整体观念。强直性脊柱炎患者瘀血痰浊凝于脊柱关节,经脉闭塞不通,以致脊柱疼痛、强直僵硬,故予白芥子饼外敷,以活血化瘀、祛痰通络。取生白芥子(碾碎)、面粉各 25g,红花(碾碎)20g,黄酒调糊,做成薄饼,纱布隔层,沿脊柱(即督脉循行部位)外敷,并用神灯或频谱仪照射。若局部皮肤起疱,则停止治疗、休养数日,待疱愈再做治疗。外敷白芥子饼具有消除炎症、松解粘连的功效,加强了内服药物的整体疗效,体现了中医内外合治、整体与局部相结合的治疗思想。在中药内服外敷治疗时,如已在服用甲氨蝶呤、柳氮磺吡啶等药,可继续服用,经中西医结合治疗后,大部分患者病情能得到有效控制,然后逐步减撤西药,以中医药维持治疗。

【医案】王某,男,28 岁,未婚。初诊:2015 年 11 月 18 日。患者双髋关节及腰骶部疼痛 2 年余。2 年前工作下蹲时出现右髋关节疼痛,并逐渐累及左髋关节和腰骶部,外院检查示类风湿因子阴性、HLA-B27 阳性,X 线片提示双骶髂关节间隙狭窄、股骨头骨质疏松,诊断为"强直性脊柱炎",西药予甲氨蝶呤 10mg(每周 1 次)+ 柳氮磺吡啶 0.5g(每日 3 次)口服,并间断服用中药汤剂。近 1 年来,上述症状加重,走路时感到两髋及腰部疼痛,休息后未有明显缓解,夜间转侧不利,1 周前因外出劳累淋雨,腰背冷痛明显加重。辅助检查示血沉 45m/h;X 线片提示双骶髂关节间隙模糊,股骨头骨质疏松。刻下:面色少华,双髋及腰背僵痛,转侧不利,入夜后腰背疼痛尤甚,晨起僵硬,畏寒肢冷,胃纳尚可,二便尚调,舌质淡胖,苔薄白,脉沉细。查体:双侧 4 字试验阳性,指地距 45cm,枕墙距 2cm,胸廓活动度 4cm,跟腱压痛(±)。正值入冬进补之际,要求膏方调补。

中医辨证:肾虚督寒。

治则:温肾壮督,佐以祛瘀化痰通络。

处方:生黄芪 300g,熟地黄 150g,制黄精 300g,狗脊 300g,续断 300g,牛膝 150g,女贞子 300g,墨旱莲 120g,制首乌 300g,千年健 300g,补骨脂 150g,骨碎补 150g,巴戟天 300g,红花 90g,当归 150g,莪术 300g,鸡血藤 300g,威灵仙 300g,忍冬藤 300g,延胡索 300g,路路通 120g,王不留行 150g,白花蛇舌草 300g,僵蚕 300g,全蝎 90g,蜈蚣 30 条,乌梢蛇 300g,制南星 150g,皂角刺 150g,象贝母 300g,猪苓 300g,熟薏苡仁 300g,生白术 150g,枳壳 90g,陈皮 90g,焦六曲 120g,清甘草 90g。上药浓煎 3 次,取浓汁 500ml。加入鳖甲胶 250g,鹿角胶 100g,阿胶 50g,黑芝麻 300g(捣碎),大核桃 300g(捣碎),饴糖 500g。烊化收膏。每次 15ml,每日 2 次,沸水冲服。

医嘱:注意腰背等好发关节的防寒保暖,防止劳累,睡硬板床,有条件可以温水游泳,适当进食牛羊肉及狗肉,多食核桃肉等坚果类食品。

二诊:2016 年 1 月 25 日。进服膏方 2 个月余,自觉两髋及腰部疼痛好转,四肢转温,面色少华,二便如常,胃纳尚可。舌质淡胖,苔薄白腻,脉沉细。膏方有效,因气候转暖,拟转为丸剂继服,以求全功。将上方在药店加工成丸药继续服用。

三诊:2016 年 11 月 17 日。自去年进食膏方,并继用丸药调理后,两髋及腰部疼痛持续好转,乏力改善,四肢转温,二便如常,胃纳尚可。舌质淡胖,苔薄白,脉沉细。又临冬季,再以膏方调补。

处方:生黄芪 300g,党参 300g,熟地黄 150g,制黄精 300g,狗脊 300g,续断 300g,牛膝 150g,女贞子 300g,墨旱莲 120g,制首乌 300g,千年健 300g,补骨脂 150g,骨碎补 150g,巴戟天 300g,红花 90g,当归 150g,莪术 300g,鸡血藤 300g,威灵仙 300g,忍冬藤 300g,延胡索

300g,路路通120g,王不留行150g,白花蛇舌草300g,僵蚕300g,全蝎90g,蜈蚣30条、乌梢蛇300g,制南星150g,皂角刺150g,象贝母300g,猪苓300g,熟薏苡仁300g,生白术150g,枳壳90g,陈皮90g,焦六曲120g,清甘草90g。

上药浓煎3次,取浓汁500ml。加入鳖甲胶250g,鹿角胶100g,阿胶50g,黑芝麻300g(捣碎),大核桃300g(捣碎),饴糖500g。烊化收膏。每次15ml,每日2次,沸水冲服。

随访:如法服用2年,患者腰背及双髋痛基本缓解,唯夜间略有隐痛不适,晨起僵硬消失,指地距25cm,枕墙距0cm,胸廓活动度4cm,跟腱压痛(−),四肢转温,已能正常工作。X线片提示双骶髂关节间隙模糊,与2年前比较未见进展。

按语:大偻是一种历史悠久的慢性疾病,病位在脊柱所在的督脉,治疗应益肾壮督治本为先,填精益肾,俾肾精充足,肾督气壮,病情始可逆转,而益肾壮督以膏方最佳。方中生黄芪、熟地黄、制黄精、狗脊、续断、牛膝、女贞子、墨旱莲、制首乌、千年健、补骨脂、骨碎补、巴戟天等温肾壮督以治肾阳不足,督脉空虚之证;红花、当归、莪术、鸡血藤、路路通、王不留行活血破瘀;僵蚕、全蝎、蜈蚣、乌梢蛇、制南星、皂角刺、象贝母、威灵仙、忍冬藤、延胡索化痰通络。血肉有情之品,其壮督之力强,非一般药物所能及,在辨证论治的基础上加用鳖甲胶、鹿角胶、阿胶,使壮督之力更强。在治疗大偻的膏方中必须加入阿胶、鳖甲胶、鹿角胶等血肉有情之品以大补精血,从化源资生处着力,既有"治风先治血,血行风自灭"之意,又有益肾壮督、消除因虚致痛之功。

（朱竹菁　杨晔颖　张冬钰）

# 第五章

# 脾 胃 病

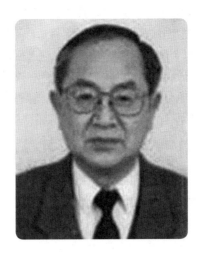

马贵同

## 一、个 人 简 介

马贵同(1938—2014),男,汉族,江苏海安人,上海市名中医,博士研究生导师,龙华医院终身教授。师承全国著名老中医、中医脾胃病学家、原上海中医学院院长黄文东先生,尽得黄老真传,并在继承中创新,成为当代脾胃病方面的名家。1959年,以第一志愿考入上海中医学院。1965年,大学毕业后因成绩优良留校担任中医内科教研室教师,嗣后一直在龙华医院内科从事医、教、研工作,并较长时间担任内科副主任及内科教研室副主任。自20世纪80年代中期始,专攻中医胃肠病诊治,博览古代典籍,汲取各家所长,并逐步建立起独特的辨证论治体系和处方用药特色,尤其在慢性萎缩性胃炎、溃疡性结肠炎的诊治方面有独到见解和独特经验。

马贵同曾任中华中医药学会脾胃病分会委员,上海市中医药学会理事、脾胃病分会主任委员、老年病分会副主任委员,上海市中西医结合学会消化病分会副主任委员,中华中医药学会脾胃病分会顾问,上海市中医药学会顾问,上海市中医药学会脾胃病分会荣誉主任委员,上海市中西医结合学会消化病分会顾问,上海中医药大学专家委员会委员,龙华医院专家委员会委员,上海市溃疡性结肠炎中医特色专科主任,上海中医药大学脾胃病研究所顾问,上海市名中医工作室及龙华医院名中医工作室指导老师,《中国中西医结合消化杂志》

编委、《中国中医药年鉴》编委、《上海中医药大学学报》及《上海中医药杂志》常务编委等职。

马贵同在50年的医疗工作中,不仅精通医术,而且勤于思考总结,焚膏油以继晷,恒兀兀以穷年,著书立说,50年来著作颇丰,先后主编或参编专业书籍27部,如主编《实用中医脾胃病学》《中国医籍大辞典·综合分册》《袖珍中医内科处方手册》《腹泻的自测与治疗》《慢性胃炎患者必读》《中医膏方治病百问》等著作多部,担任编委、编审的有《中医胃肠病学》《临床中医内科学》等。发表专业学术论文50余篇。多年来一直为《中国中医药年鉴》撰写内科概述。

马贵同不仅临床经验丰富,而且潜心治学,学识渊深,50年来默默耕耘,教书育人,提携后生。他以临床为依托,理论联系实际,教学生动,以培养学生的临床辨证思维能力为重点,不仅传授经验和知识,同时传授思维方法,曾承担本科生、研究生、西学中、高级师资进修班等各类教学工作,尽心尽责,严谨治学,深受学生赞誉,并曾获上海中医药大学教学成果奖。作为研究生导师,先后带教博士研究生11名、硕士研究生12名、上海市中医希望之星2名。曾获上海中医药大学优秀研究生导师奖。此外,马贵同先后赴美国、马来西亚、日本、新加坡等地讲学、交流和工作,不仅因其丰富的诊治经验以及渊博的知识而深获赞誉,而且提高了中医学在海外的影响力。

## 二、学术理论与学术观点

### (一) 强调脾胃为后天之本,补通结合贯穿始终

马贵同在疾病诊治中,重视整体观的同时,尤其注重"脾胃为后天之本"的思想。治疗各种疾病处处不忘顾护脾胃,遣方用药不妄施克伐之品,并适当加用和胃助运药物,往往应手取效。

1. 辨证首重脾胃　《医宗必读》曰:"谷入于胃,洒陈于六腑而气至,和调于五脏而血生,而人资之以为生者也。故曰后天之本在脾。"王肯堂在《医学津梁》中也说:"五脏之有脾胃,犹五行之有土也。五行无土不能成五行,五脏无脾胃不能资五脏。脾胃者,五脏之本也,饮食入脾胃而精气行。"马贵同深领此旨意,临床辨证首重脾胃,认为疾病的发生、转归多与脾胃密切相关,强调"凡病之生,多由脾胃"。如《辨证奇闻》曰:"脾胃居于中而运化精微,以灌注于五脏。是五脏之所仰望者,全在脾胃之气也。倘脾胃一伤,则四脏无所取资,脾胃病而四脏俱病矣。"《医林绳墨》又曰:"脾胃一虚,则脏腑无所禀受,百脉无所交通,气血无所荣养,而为诸病。"《脾胃论》也道:"元气之充足,皆由脾胃之气无所伤""内伤脾胃,百病由生"。反之,"百病之成,皆伤脾胃",临床可见肺咳不已,子盗母气;心血不足,心脾两虚;肝木妄行,乘伐脾土;脾肾阳虚,土不制水等证。正如《慎斋遗书》曰:"诸病不愈,必寻到脾胃之中,方无一失。"《弄丸心法》曰:"脾胃居中而应乎四旁,四旁之邪必趋之,故百病之成,必伤脾胃。"所以,马贵同强调凡察病者,必先察其脾胃之强弱;凡治病者,当先调其脾胃之升降。

2. 治病当先实脾　马贵同主张不论何脏之病,皆宜首先调护脾胃,施以实践,颇有效验。盖脾胃乃五脏之本,实则气血生化不断,元气充盈有源,四体安康,百病易除;反之,则气血生化乏源,元气渐离,正不胜邪,病损难复,即所谓"脾通四脏,一荣俱荣,一败俱败","善治病者,惟在治脾","治脾胃以安五脏"。另外,久病之人,每多从脾胃入手,待脾胃功能复苏,方可顾及其余。若脾胃虚与他脏同病,常两者兼顾,多用健脾养肺、运脾制水、补脾养心、扶脾抑肝诸法,屡起沉疴。再则,药物入胃之所以能够生效胜邪,也有赖于脾胃之气所施化,若

脾胃虚弱,不能行其药力,则药亦不能去病也。正如《本草纲目拾遗》曰:"土为万物之母,凡物得土之精者,均入脾胃而能扶正气,正气足则百病自除。"《医宗必读》曰:"胃气一败,百药难施。"确具至理。

3. 用药忌伤脾胃　古人云用药如用兵。马贵同提倡要熟知药物性能气味,选方用药时刻不忘顾护脾胃受纳与运化之功,处处留意勿伤脾胃之气,以免影响后天生化之本。主张药当适量,既要避免杯水车薪,也不能药过病所。药不在多,用之宜当。补偏救弊,中病辄止,以尽量减轻脾胃负担。同时,辨证用药也总以利于脾胃为前提,并注意药物配伍,选药讲究润燥相适,寒温有制,组方常入陈皮、半夏等健脾醒胃之品,其效倍捷。对于苦寒峻攻之剂慎之又慎,不可妄施,以防败胃,故强调攻伐外邪,中病辄止。即使应用补益之剂,也当宗清代名医叶桂"胃以喜为补"之旨,以"喜"为界,力求避免阳刚太过,以伤胃阴,阴柔滋腻,以碍脾土,补气升阳,以防满中。一味蛮补,有害无益。

4. 补通贯穿始终　《医经余论》曰:"脾以健而运,胃以通为补。健脾宜升,通胃宜降。故治脾以燥药升之,所谓阳光照之也;治胃以润药降之,所谓雨露滋之也。"马贵同受其恩师著名脾胃病学家黄文东先生学术思想的影响,治疗脾胃病既注重"脾胃为后天之本",临诊善于补脾益胃,又强调"脾宜升则健,胃宜降则和","胃以通为补",时刻保持脾胃升降有节,故无论为胀为痛、属寒属热、偏虚偏实、在气在血,均应在辨证基础上投以通降之品,且常常升提与和降并施,补通结合,贯穿始终。脾主升,胃主降,脾胃只有保持舒畅通降之性,才能奏其纳食运化之功。

**(二)重视胃肠瘀血,治疗毋忘祛瘀**

脾胃乃气血生化之源。脾胃功能正常,则脾气健旺,气血充沛,运行流畅。由于饮食不节、感受外邪、情志所伤或久病劳伤等原因,使脾胃功能受损,则气血亏虚。脾气虚弱,气机阻滞,进而导致血瘀,而血瘀又可以影响脾胃功能。胃肠黏膜的完整性依赖于良好的黏膜血流,而血瘀状态即血流运行不畅,微循环障碍,使黏膜缺血、缺氧,导致黏膜出现炎症、糜烂、溃疡、萎缩、出血等,因而血瘀是许多胃肠疾病的基本发病机制之一,主要临床表现为腹痛有定处、积块、出血等。适当地使用活血化瘀药物可以获得较好的临床疗效。

1. 因虚致实,瘀阻胃络　胃为六腑之一,传化物而不藏,位居中焦,以通为用,以降为和,为气机升降之枢纽。足阳明胃经为多气多血之经。气为血之帅,血为气之母,气行则血行。《临证指南医案》曰:"盖胃者汇也,乃冲繁要道,为患最易,虚邪、贼邪之乘机窃发,其间消长不一……凡气既久阻,血亦应病,循行之脉络自痹。"提出:"大凡经主气、络主血,久病血瘀","病久入络"。《景岳全书·杂证谟·胁痛》亦曰:"凡人之气血犹源泉也,盛则流畅,少则壅滞。故气血不虚则不滞,虚则无有不滞者。"故胃病日久,脾虚气滞,胃失通降,气血运行失畅,而致胃络瘀阻之证。

马贵同认为,慢性萎缩性胃炎患者病程缠绵、反复难愈,正气亏虚,久病入络,气血运行受阻,以致因虚致实,虚瘀并存,瘀阻胃络,出现胃脘疼痛,痛如针刺,痛有定处而拒按,或痛处可触及包块,食欲减退,食后腹胀痞闷,或吐血便血,形体消瘦,舌质紫暗或有瘀斑,脉细涩等。胃镜下可见胃黏膜变薄,腺体萎缩,血管纹显露,伴有出血点或瘀斑。胃黏膜活组织病理检查可见炎症、萎缩、肠上皮化生或不典型增生。治疗予益气化瘀,和胃止痛,即在补气、行气的基础上,选用活血化瘀之品,如失笑散、丹参、延胡索、莪术、路路通、炙刺猬皮和郁金等。通过改善胃黏膜微循环状态,增加胃黏膜血流,纠正病变局部的缺血、缺氧和营养代谢障碍,促进炎症吸收,以及逆转黏膜腺体萎缩、肠上皮化生和不典型增生等病变。

2. 湿热蕴结,肠络瘀滞 溃疡性结肠炎是以腹泻、黏液脓血便、腹痛及里急后重等为主要症状,以结肠黏膜慢性炎症和溃疡形成为病理特点的肠道炎症性疾病。结肠镜检查可见黏膜充血水肿,糜烂,溃疡和出血,并且存在血液高凝状态。马贵同认为,本病迁延难愈,反复发作。湿热、血瘀和脾虚是溃疡性结肠炎的基本病理状态,湿热蕴结于大肠,导致肠道气血凝滞,瘀阻肠络,血败肉腐,内溃成疡,日久损及于脾,导致脾气虚弱,乃至脾肾阳虚,多治以健脾益气、清热化湿和活血化瘀,在香砂六君子汤、参苓白术散和白头翁汤的基础上加用失笑散、参三七、赤芍等活血化瘀、祛腐生肌之品,能够促进血液循环,改善病变组织缺血、缺氧状态,减少病变组织的充血水肿和炎性渗出,促进溃疡愈合,以及调节肠道黏膜免疫系统功能。

马贵同应用活血化瘀方法治疗胃肠疾病,主张:①慎用破血、散血药物:胃喜润而恶燥,在胃体虚弱的状态下,使用破血药和散血药如乳香、没药、水蛭、三棱、虻虫、土鳖、蜈蚣等,多辛香温燥、易耗气伤血和动血,会损伤胃气,甚至损伤胃络,导致或加重出血。②化瘀不忘扶正:胃肠疾病多见脾胃虚弱,运化功能低下,在气、血、阴、阳虚的同时夹杂血瘀见证,所以应该扶正化瘀,两者相得益彰。③活血还需理气:气的推动作用是血液循行的动力,气滞则血瘀,气行则血行,配伍理气药如枳壳、苏梗、陈皮、佛手、制香附、木香等,以加强理气止痛、活血化瘀之功。

### (三)调治胃肠疾病,倡重情志

马贵同认为,胃肠疾病有一特点,就是容易反复,因此也容易引起患者的疑虑和情绪波动。反之,情志因素本身也是胃肠疾病发生的原因和症状加重的诱因之一,尤其如功能性消化不良、肠易激综合征等和情志的关系更为密切,即便如溃疡性结肠炎、慢性胃炎这类器质性疾病,也往往伴有功能性病变,与情志因素有着一定的关系。《灵枢·口问》说:"悲哀愁忧则心动,心动则五脏六腑皆摇。"朱震亨有"气血冲和,万病不生,一有怫郁,诸病生焉。故人身诸病,多生于郁"之言,张介宾亦有"因病而郁""因郁而病"之说,这实际上反映了疾病与情志之间的关系。因此,马贵同在临床治疗胃肠疾病时,注重调节情志,并认为这也有助于某些消化系统症状的改善。根据自己多年的临床经验,马贵同认为调情志重点在调节心肝二脏。

1. 养心以安五脏 中医认为,心为君主之官,神明出焉,人的精神思维活动和"心"有着密切联系。《灵枢·邪客》曰:"心者……精神之所舍也。"心神不安,人的精神情志必然会出现异常,从而影响到其他脏腑,产生病变,这在《黄帝内经》中早有论述,如《素问·灵兰秘典论》所云"故主明则下安……主不明则十二官危"。后世名家进一步发挥,如元代罗天益《卫生宝鉴·中风门》云:"故心乱则百病生,心静则万病息。"清代郑寿全《医理真传·内伤说》曰:"凡属内伤者,皆心气先夺,神无所主,不能镇定百官,诸症于是蜂起矣。"由此可见,心神不安对其他脏腑功能有着一定的影响,对脾胃亦然。反之,胃肠病反复日久,脾胃必伤,气血生化乏源,而难以补养心气心血,又易产生心神不安之象。两者在胃肠病中的相互影响颇为多见,因此临证常有不少患者可伴见多思多虑、心烦紧张、夜寐不安,甚则神思恍惚、表情淡漠、悲忧善哭等心神不安之症。对此,马贵同在其治疗中多参以养心安神之法,使五脏安和,以助脾胃功能的恢复。处方用药首推甘麦大枣汤,其他如茯神、远志、黄连、百合、龙骨、牡蛎等亦常选用之。马贵同认为甘麦大枣汤具有很好的养心气、益心阴、安心神的作用,对于情志之病颇有效验。

2. 疏肝以调脾胃　马贵同认为精神情志活动,除由心所主之外,还与肝的关系极为密切。从肝的生理功能来看,主疏泄而调情志,性喜条达,具刚柔曲直之性,能斡旋敷布一身之阴阳气血,肝木冲和,气机畅达,则能气血平和,情悦神安。一旦情志波动,失其常度,势必影响到肝,使其疏泄失职,气机郁滞,并由气郁可致湿、食、痰、火、血诸郁,变生多端。而肝与脾胃之间关系十分紧密,五行中属木与土,功能上肝能促进脾胃的运化。因此,肝木之气郁结,势必乘伐脾胃之土,而致脾胃受纳、运化失司,痛、胀、呕、泄诸症迭起。正如《医学正传·胃脘痛》所言:"木气被郁,发则太过,故民病有土败木贼之候也。"清代林珮琴《类证治裁·肝气肝火肝风论治》亦云:"肝木性升散,不受遏郁,郁则经气逆,为嗳、为胀、为呕吐、为暴怒胁痛、为胸满不食、为飧泄……皆肝气横决也。"因此,马贵同在胃肠病的治疗中十分注重情志对肝脾的影响,常采用疏肝之法,以解郁缓急,调理脾胃气机,促进脾胃运化功能。疏肝之品喜用柴胡、郁金、香附、八月札、佛手、枳壳之类,且肝体阴而用阳,故又配以味酸之白芍柔肝敛肝。

### (四)法宗仲景、东垣,灵活运用经方

马贵同治疗脾胃病,十分推崇仲景制方的精妙以及东垣的脾胃观点,在临证时又往往将两者相互参用。如马贵同尤为喜用黄芪建中汤辈,认为该方除能温中补虚、缓急止痛外,其制方更有辛甘温通、升降平调之妙,因此也适用于东垣所论的胃气下溜、清浊相干、五脏气乱之证。除治疗消化性溃疡属脾胃虚寒所致胃脘疼痛外,马贵同也将该方作为治疗癌症化疗后胸闷恶心、纳差面黄、体虚气短证的核心处方。他认为化疗后出现的上述证象与东垣描述的脾胃虚弱、营卫气逆一证颇为相似。癌症患者浊邪久盛、脾胃气血多已有耗伤,而化学疗法在抑杀肿瘤细胞的同时,多有抑制正常机体免疫的毒副作用,用药后更伤脾胃之气,导致清浊之气相干,乱于肠胃,虽不至于挥霍缭乱,但已发为上述郁滞之证。东垣对此虽未列具体方药,但指出当以甘温益元、辛散升发、微苦降逆的"同精导气"法为主,而黄芪建中则辛甘温通、升降平调,与大法相合。马贵同多以此方少佐麦冬、半夏、八月札、半枝莲等甘寒、苦降等清凉导浊,既不伤脾胃又有助于抑瘤,而绝少用大毒大苦之品,以防胃气久伤不复。马贵同用之治疗此类患者甚多,大多经1个月左右的守方治疗,有促进胃纳、改善体质之效,为下一步的治疗创造了条件;有部分不耐进一步化疗的消化道肿瘤患者,单以此方加减调治,竟能长期带瘤生存2年以上无碍。同样,对于慢性萎缩性胃炎合并不完全大肠化生和/或中度不典型增生等癌前病变患者,也用此法结合久病入络理论,创用益气活血之胃祺饮,临床有效率90%以上,病理逆转率达86%,实验证明有良好的抗氧化损伤和下调某些癌基因表达、抑制病变组织增殖、诱导细胞凋亡的作用,显示了马贵同用药平和又切中病机的处方功力。

马贵同用经方治疗现代多发病,绝非简单地见症套用,而每每根据疾病的现代发病特点,有分析地对适用经方进行化裁,存其要义,补其未足,加以发明。马贵同常告诫学生,经方固然精妙,但须从实践出发,因时、因地、因人制宜,东垣、天士等大家的可贵之处就是能结合当时的疾病特点,创立新论,推动当时的医学达到了顶峰。现代人的生活和心理状态与古人大相径庭,同一证象其病机本质必然有微妙的变化,学用经方也需灵活变通,不能拘泥不化。如对于功能性消化不良(FD)患者,大多属中医痞证范畴,临床表现为心下脘腹痞满胀痛、呕逆嗳气、食入即饱、脉来多弦,与《金匮要略》橘枳姜汤、桂枝生姜枳实汤证及枳术汤证相似,多数医家以实痞论治,临床报道常用此类方药有一定的疗效。但临床发现,FD患者病

情缠绵,用上述方药治疗虽可见一时之效,而停后多有反复,有相当一部分患者单用消痞导滞方药后反觉胃中不适,甚至痞满呕逆加剧。同时,此类患者发病前多经受精神压力之苦,或长期饮食冷热饥饱不节,已有脾气损伤证象。《伤寒论》有"病发于阴而反下之,因作痞"之论,《兰室秘藏》有"脾胃久虚之人,胃中寒则胀满"之论,《脾胃论》亦有"饮食劳役所伤,腹胁满闷短气……常如饱,不喜食冷物"之论,《医学正传》更言"故胸中之气,因虚而下陷于心之分野,故心下痞。宜升胃气……痞甚而复下之,气愈下降,必变为中满鼓胀,皆非其治也",因而以"虚痞"或虚实夹杂论治,取东垣治脾以升清为要和先强胃、后消痞的观点,在枳术丸、木香人参生姜枳术丸的基础上,加生黄芪甘温健脾升阳以治根本,易枳实为枳壳,既可宽中消痞又免过于苦寒下气,少佐白芍以济上药温燥助火之偏,如是则补消兼顾,升降共调,合东垣制方之方圆。马贵同以此方为主治疗 FD 患者,经过临床对照观察,临床有效率显著高于西药胃肠动力药物,也较一般理气为主方药为优。

**（五）辨证注重整体,用药有的放矢**

马贵同十分强调临床辨证功夫,认为中医的灵魂和生存的优势就在于辨证。马贵同用药灵验,一个最主要的原因是他不仅能辨清同一症状的不同特点,还善于从病家的整体情况出发,确立治则,选方施治。尤其脾胃胜衰与五脏的病机转化和节气变化密切相关,亦反映于营卫四肢肌肤的强弱,辨治脾胃病更应与整体互参,才能把握其病变根本。如对肠易激综合征(IBS)等慢性泄泻患者,总要仔细了解患者大便的时间、性状、气味、排便时的感觉、排便顺畅与否、气味以及腹痛、与饮食关系、诱发因素等情况,或健脾淡渗、或散寒化湿、或温肾固涩、或清热宽肠、或平肝缓急,但有时虽然有辨证依据,却仍嫌药力不佳,方不切证。由此,马贵同从《脾胃论·凡治病当问其所便》中"当临事制宜,以反常合变耳"的观点得到启发,对顽固患者,在上述辨证的同时,还参照体质强弱、腠理疏密、气候环境、形寒形热、苔脉等情况,整体分析,以便去伪存真,用药更为准确到位。如临证曾遇一中年女性患者,长期痛泻便溏,急迫难忍,甚而每日 10 余次,西医诊断为 IBS。治疗数年,医家虑其痛泻为主,肠鸣急迫,潮热汗出,口苦苔黄腻、脉弦,多以清肝宽肠、缓急止泻应对,但鲜有疗效,痛苦不堪。马贵同诊之,见其虽有肝旺征象,但腠理不坚、语音轻微,潮热之余常有畏寒肢冷;追问年中发病情况,答曰早春乍暖还寒时发频。因而,马贵同认为还属《普济方》中所言的脾虚不运、痼冷内结之证,肝旺等恐仅为表象,转用健脾温中、通阳散寒为主,5 剂见效,后以疏肝化气为配,一月而顽疾衰半,再以益气助运方治疗半年,大便渐调,经年未作。从中可见,马贵同反常合变、整体辨证之优势可见一斑。

**（六）承衷中参西,倡中说析理**

马贵同作为新中国培养的第一代中医,有着良好的西医基础,通过几十年中西医结合治疗脾胃病的临床实践,体会到一名优秀的现代中医必须谙熟中西两种医学体系的短长,方能有效发挥中西医结合的优势。他十分赞赏张锡纯的中西医汇通理论,继承其"西医断病、中医治病""西药性能、以中说析理"的思想,一方面不断学习西医学新理论,为中医辨证提供更有力的帮助,另一方面反对将中西医理论一一对应、牵强附会,提倡应遵循中医的特有规律,保持中医体系的相对独立性;提出了以中医辨证和临床疗效为前提,在疾病发展的不同阶段,根据中西药物各自的特性和长处,制订中西医结合序贯方案的新思路。在选用西药时,马贵同不忘中医"治法用药须明升降沉浮而不致差互反损"的理论优势,主张不断从实践中总结西药的性味特点,使运用时也能符合中医辨证用药的规律,从而显其最大效用、减其不良反应。如对于溃疡性结肠炎，他针对我国人群发病以左半结肠以下、轻-中度居多的特点，根据肠镜下黏膜糜烂、溃疡、出血的表现，借用中医治疗疮疡的经验，在国内首创了清热解毒、化瘀止血、收湿敛疡的中药肠道用清肠栓，其抗炎、促进溃疡愈合等功效明显优于西药柳氮磺吡啶（SASP）制剂，且使用方便、无毒副反应。对于全结肠、重度患者，急发阶段多为热毒偏盛，常可短时间内危及生命，马贵同多采用中西医结合的方法，初始加用西药激素或免疫抑制剂短期使用，发挥其清热解毒、作用迅速的优势，使邪毒暂受约束，不致深入。但西药仍属急则治标，并不能剪除复发，且毒副反应又较大，有碍脾胃正气的恢复，因此病情稍稳后，病机已由热毒为主演变为湿热瘀胶结、正虚邪恋，马贵同主张尽快减量，逐渐以中药汤剂口服和验方灌肠代替。此时辨证上，也于清热解毒的基础上，加强健脾化湿之力；对于浊邪难化者，不避用温药，常选附子、干姜、肉桂等辛温助阳、以消阴翳。经过1~2个月的过渡，病情步入缓解期，则纯用健脾温通、宽肠清浊为主汤剂口服，配以清热化瘀灌肠剂，以后视情况可单用栓剂善后半年。再如对幽门螺杆菌（Hp）相关性胃炎，西药从根治Hp入手，马贵同认为其药味多苦寒败胃，复发和再感染仍未很好解决，某些患者还可产生耐药性；况且正常人也有不少Hp阳性者，但很多并未发病，这可能与中医讲的"正气存内、邪不可干"理论有关。因此，中西医治疗此类疾病，应扬长避短，西药主要施予MALT淋巴瘤、难治性巨大复合溃疡或Hp强阳性等患者，而中药对Hp的直接杀伤作用虽有限，但对增强黏膜抵抗能力、消除有害炎症因子等方面有独特的疗效，可通过扶正而达到强胃护膜、改变胃内环境、阻断Hp继发炎症反应等效果，而且治病求本，往往一劳永逸。临床观察表明，我院自制制剂胃祺饮等扶正为主方药，虽然短期内Hp转阴率仅40%左右，但胃黏膜炎症和临床症状的改善却优于单纯西药三联或四联疗法，长期服用后一些患者Hp可转阴，且无不良反应，预示出良好的发展前景。即使未能转阴者，通过中药治疗也可控制病情。马贵同的这种注重临床实践、善于思辨、厚积薄发的治学态度，为后学者作出了榜样。

## 三、临 床 经 验

### （一）健脾理气，通降活血——治疗慢性萎缩性胃炎的经验

1. 基本病机　脾虚失于健运，中焦气机阻滞，久则由气及血。

慢性萎缩性胃炎是慢性胃炎的一种，为临床常见病、多发病。由于其可以伴有肠上皮化生和不典型增生，特别是重度不完全性大肠化生或中度以上不典型增生有引起癌变的可能，故称其为胃癌前病变。根据其临床病变多以胃脘作胀或疼痛等为主，因此属于中医"胃痞""胃脘痛"等范畴。病机主要与脾、胃、肝等脏腑有关。

马贵同认为，脾与胃一脏一腑，胃主受纳，脾主运化，五谷入于胃，有赖脾之运化。若脾气虚弱，运化无权，导致气机阻滞，胃纳受限，因此在临床上最常见到食入作胀，抑或胀痛，因胀而纳少等症，因久病入络，最终导致瘀血阻滞。肝属木，胃为阳土，二者为相克关系，肝木过旺，则乘伐胃土，亦可引起胃脘胀痛。然则仍以脾虚气滞者居多，治疗则以健脾益气、疏通气机为主。或二者兼而有之。

2. 治疗大法　马贵同说，就临床而言，该病证情变化多错综复杂，或虚或实，或寒或热，在气在血，多有不定。以虚实而言，则以虚痞居多，约占十之八九，在虚痞中又以气虚为主，约占十之八九，单纯阴虚者仅居十之一二。而且多为虚实夹杂，虚中夹实，以虚为本，以实为标，总以脾虚气滞者居多。

在治疗方面,马贵同既推崇《景岳全书》"非大加温补不可"的理论,又主张通补兼施,标本兼顾,二者不可或缺,即便是实痞,亦多夹有虚象,用药切忌偏颇。

临床用药,气虚者则以党参、黄芪、白术等为主,阴虚者则以白芍、乌梅、甘草、北沙参等为主,抑或生地黄、麦冬、石斛等;气滞者多以枳壳、八月札、香附、木香等为主;血瘀者则以莪术、丹参、郁金等为主;湿重者予苍术、厚朴等;湿热重者予黄连、黄芩等;胃中灼热者加蒲公英等,随证选用。一般补气药剂量较大,黄芪常用至30g,同时配以大剂通降之品。有说大剂黄芪则有碍胃之嫌,既然已有胃脘胀满,何以又大补哉?马贵同认为此等虚痞,其本为气虚,非大加温补不足以治其本,同时为避免虚不受补,则配以大剂理气和胃之品,则可缓其满中之弊。如此时仅用通降之品,往往或可取效于一时,不足以断其根。阴虚者则可视大便情况而选择用药,便溏者则多选用酸甘化阴之品,因酸者多可收涩,药如前述,便秘者多选用增液汤之生地黄、玄参、麦冬等,乃取其甘寒滑润之意。理气药之选用亦需看是否有阴虚而定。如伴有阴虚者则应避免或少用香燥之品,而选用如佛手、八月札、绿萼梅等理气不伤阴之品。因慢性萎缩性胃炎多病程较长,马贵同往往遵循久病入络之说,酌加活血通络之品。

对于肠上皮化生和/或不典型增生者,目前尚无有效的西药加以逆转,如能坚持服用中药,多有逆转的可能。马贵同治疗这类患者仍强调以辨证论治为主,而且特别重视扶正祛邪的治疗原则。他认为之所以产生这种病理改变,主要是人体正气虚弱,以致正不胜邪,因此,在治疗时不可一味攻邪,而应标本同治。由于这类患者临床仍以气虚或气阴两虚者居多,因此马贵同则施以健脾益气或益气养阴为主,适当选加中药药理具有一定防癌、治癌作用的清热理气活血之品,如半枝莲、藤梨根、石见穿、八月札等,并自制胃祺口服液,长期应用于临床取得较好的疗效。

如幽门螺杆菌检测阳性者,马贵同亦多在辨证论治的基础上酌加经体外筛选对幽门螺杆菌具有一定抑杀作用的中药。但他认为中药治疗即时疗效虽不如西药,但决不能完全用西医的观点来看待,因为中医强调的是整体观,中药对幽门螺杆菌的作用,除对其直接抑杀作用外,更重要的是扶正祛邪,提高胃黏膜的抗病能力。何况一部分正常人也可能存在幽门螺杆菌阳性,如果能使其处于一种生态平衡状态,并不一定会致病,正如《黄帝内经》所曰"正气存内,邪不可干"。

马贵同认为慢性萎缩性胃炎是一种慢性病,决不可能一蹴而就,要坚持较长时间治疗,才有可能使得病理变化获得改善。

**(二)健脾清化,活血止血——治疗溃疡性结肠炎的经验**

1. 基本病机 湿邪热毒蕴积大肠,灼伤肠络,久则伤及脾肾。

溃疡性结肠炎是炎症性肠病之一,迄今病因尚未完全明了。目前认为多与免疫、遗传及多种细胞因子、炎症介质等因素有关。由于临床尚无特殊的治疗方法,且有癌变可能,因此被世界卫生组织列为难治性疾病之一。近年来,该病在我国的发病率有明显升高趋势。由于临床上大部分病例均属于慢性反复发作型或慢性持续发作型,而且从发病部位来看,又多位于直肠、乙状结肠,因此马贵同在治疗时多采用整体与局部用药相结合的方法。由于临床就诊的病例多病程较长,除肠道湿热、热瘀蕴结于大肠而见脓血便以外,尚有脾虚失运的表现,出现神疲乏力、面色萎黄、大便溏薄等。因此,中医辨证多属于上虚下实,本虚标实,寒热错杂,热瘀互结。

2. 治疗大法 标本同治,寒热并用,内外兼施。

(1)标本同治:治本以健脾益气为主,抑或温振脾阳,温补脾肾。健脾益气常用党参、黄芪、白术、茯苓等;温补脾肾常用炮姜、煨肉果、补骨脂、益智仁等。治标则以清热解毒、清化湿热、凉血活血止血为主。清热解毒常用马齿苋、秦皮、一见喜等;清化湿热多用黄连、黄芩、制大黄等;凉血活血止血则用生地榆、白及、失笑散、金银花炭、参三七等。

(2)寒热并用:该病往往病程较长,且频繁发作,故患者常见面色萎黄、大便溏薄、畏寒、舌淡等,同时又见大便夹有红白黏冻之上寒下热、寒热错杂之象。前人曾称之为"腑阳有热,脏阴有寒"。故马贵同在辨证论治时,除急性暴发型专以治标外,绝大部分患者在病程中多施以寒热兼顾,温清同用,避免用药过于偏颇,过寒则有伤脾阳,过热则邪无出路,病情不易控制。

(3)内外兼施:马贵同根据多年的临床经验体会到对溃疡性结肠炎的治疗采用内外兼施、上下同治的方法,不但可提高近期疗效,而且对于提高机体的抗病能力,防止复发,有很大裨益。如病变位于降结肠以下,特别是直、乙结肠型者(此类病例约占90%),则以自制的栓剂(以清热解毒、凉血活血止血为主的中药制成,取名为清肠栓)局部纳肛外用,以治其标,局部用药可使药物直达病所,使达到较好的治疗作用,同时可内服标本兼顾的中药,这样内外兼施,既可使病情较易得到控制,又可防止复发。曾用清肠栓前瞻性治疗溃疡性结肠炎30例,并以水杨酸柳氮磺吡啶作对照组,结果治疗组显效率达48.7%,总有效率达92.18%,均明显优于对照组;并回顾性总结了253例,疗效亦相仿。实验提示,该栓剂有预防溃疡形成,促进溃疡愈合及炎症吸收作用。并能对多种炎症介质、细胞因子等致病因子起作用。如病变部位在横结肠以上或全结肠型者,则仍以中药灌肠加口服中药汤剂予以治疗,目前正在研制新的制剂以提高对这一部分病例的疗效。

马贵同认为,由于该病病程较长,不易完全缓解,或容易复发,因此,疗程亦应延长,即使病情缓解时间较长的患者,仍不能掉以轻心,以逐步减药为宜。

**(三)抑肝扶脾,升清降浊,调摄情志——治疗肠易激综合征的经验**

1. 基本病机 牵及肝、脾、心、肾。

肠易激综合征临床可有腹泻、腹泻与便秘交替、便秘等不同表现,但一般以腹泻为主的居多,因此可按中医泄泻进行诊治。马贵同根据临床经验认为该病确实与精神因素有很大的关系。某些患者不但紧张时容易发病,而且在休息状态或乘车等时,思想过分集中于该病,或害怕发生腹泻,即可出现便意,甚至急不可待。有些人也可能对该病产生一些焦虑、恐惧心理。因此认为该病的发病除与肝、脾、肾三脏相关外,还与"心"有着密切的关系。

2. 治疗大法 抑肝扶脾,调摄情志。

对腹泻为主的肠易激综合征患者,根据其多以餐后腹痛即泻、泻则安的临床表现,中医辨证当属脾虚肝旺、木旺乘土。马贵同也和传统的治疗方法相似,常予痛泻要方合参苓白术散加味。他认为,痛泻要方的关键药是白芍,见腹痛者为必用之品,以柔肝抑肝止痛,可配合甘草同用,取芍药甘草汤缓急止痛之意;防风乃疏风之要药,且有升提之功,可祛风止痛。再配以参苓白术散健脾渗湿。

马贵同认为,肠易激综合征在辨证论治时既要注意患者的泄泻情况,也要注意其精神状态。对于那些主诉特别多、对病情特别担心并反复叙述证情者,或抑郁多思,或焦虑躁动者,则应在施治时兼顾情志的调摄,或养心安神、或疏肝解郁、或和胃化痰安神、或镇静安神,根据病情加以选用,同时予以心理疏导。

# 四、经 验 方

## （一）胃祺饮

【药物组成】党参、炙黄芪、莪术、当归、枳壳、八月札、蒲公英等。

【功效】益气活血，理气和胃。

【方解】党参配黄芪共为君药，甘温健脾、升阳益气以治其本；当归、莪术辛润和血、化瘀行气，八月札、枳壳苦降消痞除满，四者共为臣药；复入蒲公英一味，归肝、脾二经，清热解毒，与当归遥相呼应，以纠上药温燥助火之偏，且其味微苦，兼能健脾，权作佐使。诸药相合，补消兼施、升降有制、寒温平调。

【适用范围】脾虚气滞夹瘀之胃痛、胃痞之证。尤其适用于慢性萎缩性胃炎伴肠化生、异型增生者。

【临床和实验研究】现代研究表明，黄芪、党参有明确的免疫调节和抗氧化功能；当归、莪术等活血祛瘀之品则能改善胃黏膜血供和组织营养，清除有害物；黄芪、八月札、莪术等还有诱导胃癌细胞凋亡和抗消化道肿瘤的作用；蒲公英在体外实验中证实能杀灭幽门螺杆菌，并有一定的免疫增强之功；枳壳则对胃动素等胃肠动力激素有明确的影响。

【医案】陶某，女，73岁。2008年5月5日初诊。患者胃脘作胀半年，泛酸嘈杂，时见便血，日前在某医院胃镜诊为慢性萎缩性胃窦炎。病理：慢性炎症（+++），活动性（++），萎缩（++），肠化生（+++），Hp（−）。肠镜检查示肠息肉。息肉摘除后，便血已止。刻下见胃脘作胀，灼热嘈杂感，时有泛酸，纳谷尚可，大便尚调，日行1次，苔薄白，舌质偏红，脉弦细。

中医辨证：中虚气滞，脉络瘀阻。

治则：健脾理气，活血通络。

处方：炙黄芪30g，太子参30g，白术15g，半夏9g，陈皮9g，枳壳30g，八月札30g，莪术15g，半枝莲15g，芙蓉叶15g，蒲公英30g，天龙6g，藤梨根30g，乌贼骨30g，白芍15g，生甘草6g。共14剂，每日1剂，常法煎服。

二诊：2008年5月19日。胃脘作胀见减，仍有灼热感，或嘈，泛酸少，胃纳尚可，大便不畅，舌质偏红，苔薄白，脉弦细。处方：原方加莱菔子15g，继服14剂。

三诊：2008年6月2日。胃脘胀感已平，泛酸已少，偶见嘈杂灼热感，纳可便调，舌脉同前。处方：守5月5日方去天龙，继服28剂。

四诊：2008年7月28日。患者诉停药半月后，胃脘嘈杂灼热易饥加剧，心烦，口渴，无泛酸，胃脘作胀，大便尚调，苔薄，舌质红，脉弦细。此乃病程既久，胃火内炽，气阴两虚之象。治拟清泄胃热、益气养阴为主。

处方：知母12g，生石膏（先煎）15g，生地黄15g，麦冬15g，炙黄芪30g，太子参30g，枳壳30g，莪术12g，白芍15g，八月札20g，乌贼骨30g，煅瓦楞30g，藤梨根30g，蒲公英30g，芙蓉叶15g，莱菔子15g。共7剂。

五诊：2008年8月11日。药后症情改善不明显，口渴甚，上方改生石膏（先煎）30g、芙蓉叶30g，加寒水石15g，降香9g，继服7剂。药后胃脘灼热感明显减轻，嘈亦瘥，偶有胃脘作胀，大便尚可，舌红苔薄，脉弦细。续于上方基础上加减，服药月余，证情基本缓解。患者于2008年10月29日某医院胃镜复查示慢性萎缩性胃窦炎；病理示慢性炎症（+），活动性（+），萎缩（+），肠化生（+），Hp（−）。目前患者症情平稳，已停止服药。

按语:慢性萎缩性胃窦炎伴肠化生,在中医学中当属"胃痛""胃痞""吞酸""嘈杂"等范畴,在一定条件下可发展转变为癌症。本病的发生与情志、饮食劳倦所伤密切相关。马贵同认为是案病初表现为中虚气滞、瘀阻胃络,故用黄芪、太子参、白术、陈皮、半夏、枳壳、八月札调气理脾;莪术活血散瘀;天龙、半枝莲、藤梨根、蒲公英、芙蓉叶清热散结抗肿瘤而达到既病防变;乌贼骨、煅瓦楞和胃敛酸止嘈;白芍、甘草酸甘化阴以防过燥。病程中患者出现口渴、嘈杂灼热易饥、心烦热、胃脘作胀等症状,此乃病程日久、气阴两伤、胃火炽盛之象,故以生石膏、寒水石为方之主帅,清泻胃火。初时剂量较轻,未见显效,因辨证正确,故未予更张。其后加大生石膏至30g,又复增入寒水石以助石膏之力。配伍生地黄、知母、麦冬治阴虚胃热,以消烦热口渴;配伍太子参、炙黄芪、降香治气津两伤,以消胃热嘈杂、心烦气逆之症。续服7剂,证情明显减轻,又连服月余,终能缓解,且胃镜下及病理检查均获显效。本案充分体现了马贵同在处方用药时,不仅"先其所因,伏其所主",还注重权衡标本缓急,孰轻孰重,而调整补泻温清,随病情之变化而灵活运用。

**(二) 扶正抑肝止泻汤**

【药物组成】党参、白芍、生熟薏苡仁、白术、防风、益智仁、陈皮、甘草等。

【功效】健脾疏肝,固肠止泻。

【方解】党参、白芍为君药,一为健脾之主药,一为抑肝之主药,二者不可或缺,且往往重用白芍,少则15g,多则30g。白术、生熟薏苡仁、益智仁、防风为臣药。白术健脾化湿,防风疏风止痛。益智仁乃补益脾肾之药,且有收涩止泻作用,用之可增强补益止泻作用,《本草纲目》曰:"脾主智,此物能益脾胃故也","益智大辛,行阳退阴之药也,三焦、命门气弱者宜之"。生熟薏苡仁乃健脾化湿、淡渗分利之常用药,用之利水而不伤正。陈皮理气止痛,甘草助白芍缓急止痛,为佐使药。

【适用范围】腹泻型肠易激综合征。

【医案】王某,男,56岁。2005年6月10日初诊。近2年来反复腹泻,每于晨起而作,日行3~4次,或便次更多,尤以外出时为甚,大便稀溏,甚如水样,无脓血,便前肠鸣,或腹痛间作,胃纳欠佳,多食作胀。舌淡红,苔花剥,根部薄腻,脉弦细。曾查肠镜未见明显异常。

西医诊断:肠易激综合征。

中医辨证:脾虚肝旺,木乘阴土,运化失司,脾阴受戕。

治则:健脾化湿,柔肝抑肝,酸甘化阴。

处方:炙黄芪15g,太子参30g,炒白术15g,茯苓15g,熟薏苡仁15g,白扁豆15g,怀山药30g,白芍15g,防风12g,陈皮10g,半夏10g,炒枳壳15g,炙乌梅9g,益智仁12g,生甘草6g。7剂

二诊:2005年6月17日。大便次数减少,日行2次,便溏好转,肠鸣腹痛减轻,胃纳仍不佳。舌淡红,苔花剥,脉弦细。方证相宜,治宗原意,上方出入续进。

处方:炙黄芪15g,太子参30g,炒白术15g,茯苓15g,熟薏苡仁15g,怀山药30g,白芍15g,防风12g,陈皮10g,半夏10g,炒枳壳15g,炙乌梅9g,益智仁12g,焦楂曲各12g,生甘草6g。14剂。

三诊:2005年7月1日。大便日行1次,成形,肠鸣腹痛消失,胃纳转佳。舌淡红,苔花剥,脉弦细。处方:守原法,上方加石斛30g。

连服1个月后,患者症情稳定,大便基本保持正常。

按语:肠易激综合征腹泻型属中医"泄泻"范畴,临证常见痛泻并作,泻责之于脾,痛责之于肝,肝责之于实,脾责之于虚。肝实脾虚,肝脾失调是本病的主要病机。故治疗重在抑肝扶脾。本案症见晨起腹泻,一般辨证为肾阳亏虚之五更泄,殊不知五更泄不能单纯责之于肾阳虚衰,肝木过旺、乘伐脾土者亦有之,临证不能不详加辨析。本案患者并无肾虚之象,故当属肝旺乘脾,以疏肝健脾立法处方,而仅以益智仁一味,以收温涩之功。本案脾阴有伤,但脾湿在先,用药机巧在于化湿不用温燥,以免伤阴;补阴不用滋腻滑润,以免碍湿滑肠,反使泄泻加剧。因而施茯苓、薏苡仁淡渗利湿;石斛甘平养阴厚肠;乌梅、白芍、甘草酸甘化阴,且乌梅尚有收敛之功。

### (三) 健脾清化汤

【药物组成】党参、黄芪、马齿苋、生地榆、白及、参三七、木香、陈皮等。

【功效】益气健脾,清肠化湿。

【方解】溃疡性结肠炎和克罗恩病与中医学之"肠澼""滞下""痢疾"等十分相似,尤类于"休息痢",其病机总属本虚标实,上虚下实,湿热毒邪蕴结于大肠,导致肠道气血凝滞,瘀阻肠络,血败肉腐,内溃成疡,此为标实,肠道有实;日久损及脾胃,导致脾气虚弱,乃至脾肾阳虚甚或阴阳俱虚,此为本虚,脾胃有虚。故治疗上当注重局部与整体、脾虚与肠邪、发作与缓解之间的联系与不同,正确处理好扶正与祛邪、整体治疗和局部治疗的关系。本方上下同治,寒热并用,标本兼顾。方中党参、黄芪为君药,益气健脾以扶正治本;马齿苋、生地榆、白及、参三七为臣药,清热解毒、凉血活血止血以治其标;木香、陈皮为佐使,理气止痛。补气药往往重用黄芪,因为该类患者往往病延日久,正虚邪实,只有使其正气旺,方可祛邪。溃疡性结肠炎多属于中医休息痢范畴。马齿苋为治痢之要药,除清热解毒、凉血治痢功效外,尚有散血消肿之功,用于预防和治疗炎症性息肉亦有一定作用。《本草纲目》曰:"马齿苋所主诸病,皆只取其散血消肿之功也。"白及性涩而收,含有黏液质,除收敛止血外,尚可消肿生肌,对肠黏膜具有一定的保护作用;地榆乃治肠出血之要药,目前多以生用为主,疗效较炭剂为佳;参三七为祛瘀止血之良药,大凡出血之人必夹瘀,如单纯一味地用止血药,往往有留瘀之弊,故常用参三七粉吞服或入煎剂,以达到止血而不留瘀之目的。

【适用范围】溃疡性结肠炎、克罗恩病。

【医案】邵某,男,40岁。2001年11月22日初诊。患者近2年多来,反复左下腹痛,大便欠实、日行一二次,时有黏冻及少量脓血,便后腹痛尚减,无里急后重,不发热。曾于1999年12月14日在外院做肠镜检查,结果提示为"溃疡性结肠炎(左半结肠)"。口服柳氮磺吡啶治疗已1年,目前用量为每次4粒,每天4次(4g),但效果不显,症情时轻时重。近1个月来腹泻加剧,每日三四次,便质稀薄,夹有黏冻及脓血,便前腹痛,便后则减。刻诊:解黏液脓血便,3~4次/d,胃纳一般,神疲乏力,舌质红、苔根薄黄腻,脉细带弦。

西医诊断:溃疡性结肠炎。

中医辨证:脾虚湿滞,热瘀交阻。

治则:健脾化湿行滞,清肠化瘀止血。

处方:炙黄芪30g,党参12g,白术12g,茯苓15g,陈皮10g,木香10g,黄连4.5g,马齿苋30g,生地榆30g,槐花12g,白及4.5g,枳壳12g,白芍12g,生甘草6g。14剂。外用:清肠栓,每天1次,每次2支,临睡前纳肛。并嘱柳氮磺吡啶逐渐减量。

二诊:2001年12月14日。药后腹痛减轻,腹泻次数减至一二次,大便糊状,偶有黏冻,无脓血,肠鸣间作,纳可寐安,仍觉乏力,舌质偏红,苔薄腻,脉细弦。柳氮磺吡啶已减至3g/d。予原方改白芍20g,加益智仁12g、芡实12g。14剂。外用:清肠栓,每天1次,每次2支,临睡前纳肛。并嘱柳氮磺吡啶继续减量。

三诊:2002年1月11日。便软成形,日行1次,偶有腹痛,无黏冻及脓血,神疲乏力好转,舌苔腻渐化,脉细,余症同前。柳氮磺吡啶已减至2.25g/d。治守原法。处方:11月22日方去槐花,改白芍30g,加益智仁12g、补骨脂30g、怀山药30g。14剂。外用:清肠栓,每天1次,每次2支,临睡前纳肛。

四诊:2002年2月22日。大便1次,成形,无腹痛,无黏冻及脓血,精神尚可,舌苔薄白,脉细。柳氮磺吡啶减至1.5g/d。处方再予11月22日方去槐花,改白芍30g,加益智仁12g、补骨脂30g、生熟薏苡仁各15g,14剂。外用:清肠栓,每天1次,每次2支,临睡前纳肛。

以后,患者又坚持服用上方并外用清肠栓4个月,柳氮磺吡啶逐渐减量最后停服,症情始终稳定未发。6月21日肠镜复查显示溃疡愈合。

按语:本案为“溃疡性结肠炎”,中医辨证属脾胃虚弱而肠中湿热瘀滞,复因脾弱肝旺,肝气犯脾,乃虚实夹杂之证。此类患者现代临床颇为多见。治宜健脾助运,清肠化湿,理气消滞,凉血止血,虚实兼顾,扶正祛邪并施。予六君子汤、痛泻要方、香连丸诸方配合加减,疗效显著。党参、白术、茯苓、甘草益气健脾,和中化湿。气虚明显,故重用黄芪,但兼有气滞湿阻而腹痛腹胀、苔腻纳少者,则同时需加枳壳破气消胀,以免满中。对于便前腹痛,便后则减之肠易激现象,多考虑脾虚肝旺所致,一般予痛泻要方、芍药、甘草常可获效。理气则用陈皮、木香之类,以助脾胃之运化。若肠中湿热留恋,便下夹有黏冻,当选香连丸、葛根芩连丸等,以苦化湿热,清肠止痢。久泻便有脓血,可加马齿苋或白头翁、黄连以清热解毒。凉血止血首选生地榆、槐花。白及乃收敛止血之品,无论虚证实证、属寒属热均可使用,不仅止血力强,还可保护胃肠黏膜。益智仁、芡实有收敛止泻之功,一般腹泻,均可用之。本案初诊用白芍12g,柔肝抑肝,酸以缓急,二诊、三诊时逐渐加量,直至30g,则酸缓力宏,痛泻速止。三诊、四诊时湿热之邪渐退而加强扶正,故用补骨脂、怀山药、生熟薏苡仁,意在健脾益肾,补虚而不碍邪。

### (四) 清肠栓

【药物组成】马齿苋、青黛、五倍子、参三七等。

【功效】清热解毒除湿,活血化瘀止血,祛腐生新愈溃。

【方解】青黛、马齿苋性寒清热、凉血解毒、消痈治痢,如《本草正义》言青黛能“治瘟疫热毒发狂……痈疡肿毒”,又曰马齿苋“最善解痈肿热毒,亦可作敷药”,《食疗本草》也指出马齿苋能明目治痢,共为君药;参三七在《本草求真》中有“世人仅知功能止血住痛,殊不知痛因血瘀则疼作,血因瘀散则血止。三七气味苦温,能于血分化其血瘀”的记载,故而用其化瘀止血、通络止痛,行守兼备、去腐生新而为臣药;五倍子如《本草纲目》所言“其气寒,能散热毒疮肿;其性收,能除泄痢湿烂”,功用收湿敛疮,兼能止血治泻,助上药以促溃疡愈合,而为佐使。复入少许冰片,芳香善透,引药深入。全方药少力专,针对性强而作用全面,既针对溃疡性结肠炎的主要病理因素(湿热、瘀毒),又针对主要病理变化(炎症、溃疡),体现了辨病和辨证的有机结合,起到全面防治溃疡性结肠炎发生、发展与复发的作用。

【适用范围】主要适用于以左半结肠为主的轻、中度溃疡性结肠炎,以及部分克罗恩病和慢性结肠炎。

【临床和实验研究】实验研究表明,清肠栓能有效促进炎症吸收和溃疡愈合,并能改善肠道免疫,清除一氧化氮(NO)、髓过氧化物酶(MPO)等氧化产物,减少细胞间黏附分子(ICAM)、一氧化氮合酶(NOS)等炎症因子。

【医案】张某,男,23岁。2007年10月24日初诊。患者于5年前间断性出现黏液脓血便,时有腹痛,未予特殊诊治。之后上述症状逐渐加重,大便日行4~5次,脓血便明显增多,伴有腹痛、里急后重,每于饮食不节或劳累而诱发,遂就诊于当地医院。做肠镜示距肛门15cm处结肠黏膜糜烂充血,散在大小不等溃疡。诊断为溃疡性结肠炎,口服爱迪莎(美沙拉秦缓释颗粒)1年余,症状未见明显改善,病情反有加重之势,严重时一日下利脓血或鲜血便10余次,伴有发热。医生嘱其加用泼尼松30mg/d,依木蓝(硫唑嘌呤)100mg/d。患者服上述药物近2年,大便次数及黏液血便量较前明显减少,但每于停药后复发或加重。期间多次复查肠镜提示溃疡性结肠炎活动期改变。近1年来,患者逐渐出现满月脸、水牛背、肢体浮肿等激素不良反应。后又因渐现下肢行走困难伴疼痛而行MRI检查,提示双侧股骨头缺血性坏死。患者适值风华壮年遭此痼疾,苦不堪言,辗转就诊于我院。刻诊:患者来诊时双手拄拐,直立行走困难,其妻搀扶而至。形体虚浮,满月脸,水牛背,面部及颈部多发毛囊炎。诉现服泼尼松20mg/d,依木蓝100mg/d,爱迪莎2.0g/d。近半年来,胃脘痞闷作胀,嗳气嘈杂,大便日行1~2次,糊状不成形,夹有较多黏液脓血,腹痛时作,里急后重。舌质红,苔白腻,脉细数。

西医诊断:溃疡性结肠炎。

中医辨证:脾虚湿滞,热瘀交阻。

治则:健脾化湿行滞,清肠化瘀止血。

处方:炙黄芪15g,党参15g,苍白术各12g,生熟薏苡仁各15g,半夏10g,陈皮10g,枳壳30g,川朴12g,秦皮12g,马齿苋30g,生地榆30g,白及6g,参三七6g,川连3g,乌贼骨30g,白芍15g,生甘草6g。水煎服。另:清肠栓,1支,每晚纳肛。

二诊:2007年10月31日。患者喜言服中药及外用清肠栓1周,脓血便已止。大便日1次,糊状不成形,里急后重,时有下腹痛,矢气频,胃纳尚佳,胃脘痞胀,嗳气多。舌质红,苔薄白腻,脉细数。守初诊方,改炙黄芪30g,加黄精15g;清肠栓续以每晚纳肛。

三诊:2007年11月28日。患者服中药月余,症情平稳,脓血便未作,里急后重减轻,大便日1次,水样或稀软糊状,诉下腹痛时作,偶有下肢关节痛。胃痞嘈杂减轻,嗳气少,口干而臭。舌质红,苔薄白,脉细弦。守初诊方,去苍术、川朴、生甘草,改白芍30g,炙黄芪30g,加煅牡蛎30g、益智仁12g、北沙参12g、炙甘草12g。清肠栓续以每晚纳肛。并嘱患者将泼尼松减量至10mg/d,硫唑嘌呤减量至50mg/d。

四诊:2007年12月19日。患者服中药2个月,症情稳定,偶有1次便下少量脓血,大便日行1~2次,糊状欠成形,晨起时有下腹隐痛。舌质红,苔薄白,脉细弦。守初诊方,去川连,改参三七9g,加失笑散9g。仍以清肠栓每晚纳肛,并嘱患者继续酌减西药量。

五诊:2009年7月15日。患者连续服用中药及清肠栓纳肛已有1年半,完全停用西药近1年。今独自来诊,步态一如常人。自诉弃拐行走已月余,5个月前复查X线片示与前片比较原病变区及V形区骨小梁长入,原坏死区在改造。患者1年来症情平稳,满月脸、水牛背、肢体浮肿现已消失,体重已恢复常态(由初诊时90kg减至目前60kg)。黏液脓血便始终未作,大便日1次,偶2次,稀软渐成形,无明显腹痛及里急后重。自2008年9月至今,2次复查肠镜皆示溃疡性结肠炎缓解期。现患者间日服中药近3个月,并以清肠栓每晚纳肛,以巩固疗效。

按语：该患者反复下利脓血便 5 年余，伴有腹痛、里急后重等症状，肠镜提示病变结肠黏膜呈弥漫性充血、水肿、糜烂、溃疡形成等炎症改变。典型临床症状结合典型肠镜下表现，溃疡性结肠炎（UC）诊断明确。患者黏液脓血便反复发作，肠镜多次提示活动期表现，且症情逐渐加重。曾先后服用爱迪莎、泼尼松、硫唑嘌呤等药物，虽能减轻或缓解症状，但停药或减量即又复发。由于长期应用糖皮质激素及免疫抑制剂，患者先后出现面颈部毛囊炎、满月脸、水牛背、肢体浮肿等一系列不良反应。近 1 年来，又出现双侧股骨头坏死的严重毒副反应。患者不能负重，只能拄拐前来就诊。近来患者大便稀糊不成形，夹有较多黏液脓血，腹痛，里急后重，仍为 UC 活动期表现。证属脾虚湿滞，热瘀交阻，治以健脾化湿行滞，清肠化瘀止血。方中炙黄芪合党参培补中州脾气，陈皮合半夏调和中焦胃气，如是脾健胃和，运化有权，湿邪自化，气血得生，此乃治病之本。苍白二术健脾燥湿，生熟薏苡仁健脾渗湿，四药相伍，共化湿邪。马齿苋为清肠止痢之佳药，合秦皮、川连祛逐肠腑湿热。白及配生地榆敛肌凉血止血。参三七功效尤妙，止血之力专，化瘀之力强，合白及、生地榆可止便血，携秦皮、川连以化瘀热，故乃方中之要药。白芍合生甘草缓急止痛，伍以川朴、枳壳，行气调血。诸药相配，则里急自除，脓血自止。服用上述中药的同时，配合清肠栓纳肛以局部用药，相得益彰。透析全方，用药标本兼顾。培补脾胃运化之源乃扶正治本之务，化瘀清热祛湿乃祛邪治标之法。而在后续随诊过程中，根据病情变化，用药随证加减。经用中药治疗后，患者现已完全停用西药，两次复查肠镜均提示为溃疡性结肠炎缓解期。一年半来病情持续缓解，未见复发，疗效显著。

（朱凌宇　林展钺）

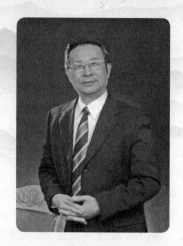

# 王庆其

## 一、个人简介

王庆其(1944— ),男,上海嘉定人,出生于六世中医之家。上海市名中医,上海中医药大学名师、终身教授,主任医师、博士研究生导师,博士后合作导师,享受国务院政府特殊津贴。第五、第六批全国老中医药专家学术经验继承工作指导老师。曾任中华中医药学会内经专业委员会副主任委员、全国中医药学位与研究生教育研究会副理事长、上海市中医药学会中医内科分会副主任委员,上海中医药大学内经教研室主任、研究生部主任。现任上海市中医药学会内经专业委员会顾问,《辞海》中医学科主编,复旦大学哲学学院特聘教授、上海第二军医大学中医系兼职教授、新加坡中医学院客座教授。

王庆其1981年毕业于中国中医研究院,师承著名中医药学家方药中。1990年12月,王庆其又成为第一批全国老中医药专家学术经验继承人,跟师裘沛然,全面继承裘沛然的学术思想。在临证过程中,王庆其在诊疗顽症痼疾、疑难杂病时,遣方用药秉承裘沛然大方复治、寒温并用、补泻互寓之用药特色。王庆其擅长诊治脾胃病、神经心理疾病。"治脾胃者安五脏,治五脏可调脾胃"是王庆其治疗脾胃病的基本观点。王庆其用《黄帝内经》经典理论指导临床脾胃病的诊疗,同时结合对经典的理解和临床的经验,提出了如"卧不安则胃不和""脾主黏膜"等新的理论概念以指导临床脾胃病的诊疗。王庆其汲取了《黄帝内经》"天地人"三才一体的医学模式,以中医心身理念为指导,"形神合一"理论为基础,辨证"形、气、神"三者互参,强调医生治疗疾病当"心身同治"。在处方用药方面,尤其是在诊治疑难杂病和顽症痼疾方面,王庆其在"大方复治、反激逆从"的治疗原则下,根据脏腑功能特点,运用相反相成之药对,使许多患者转危为安。

王庆其从事中医内科临床40余年,执教《黄帝内经》近30载,在多年的教学和临床经验基础上,形成了《黄帝内经》理论联系临床实践的教学和临床风格。在他近半个世纪的临床和教学生涯中,主编或副主编学术著作30余部,发表论文150余篇,代表著作有《黄帝内经临证发微》《黄帝内经心悟》《〈黄帝内经〉文化专题研究》《内经临床医学》《王庆其医学选集》《杏林散墨——王庆其医论医案集》《杏林散叶——王庆其医话医案集》等等。

王庆其先后承担主持科技部"十五"攻关课题和"十一五"支撑计划课题,以及国家中医药管理局、上海市教育委员会等多项科研课题。主编教育部本科教材《内经选读》、全国高等中医药院校研究生规划教材《黄帝内经理论与实践》等。曾获国家中医药管理局科技成果二等奖,全国优秀科技著作一等奖,中华中医药学会"全国首届中医药传承高徒奖"、学术著作奖二等奖,上海市教育委员会优秀本科教材一等奖,2009 年荣获上海市模范教师、上海市劳动模范、全国师德师风先进个人称号。

## 二、临 床 经 验

### (一) 心身理论治疗肠易激综合征(慢性泄泻)

肠易激综合征是最常见的功能性胃肠病之一,以腹部不适及排便次数、排便性状改变为主要表现。根据大便的性状,肠易激综合征分为腹泻型、便秘型、混合型和未定型。其中,腹泻型的肠易激综合征最易造成患者的困扰,突如其来的腹痛伴强烈的便意,严重干扰了患者的工作生活,导致患者不敢外出,不敢长时间在公共场合演讲,因为情绪刺激或压力也是导致肠易激综合征发生的诱因。王庆其根据该病的病因病机以及临床表现,从各方面进行临床辨证治疗。

肠易激综合征是肠道功能性疾病,根据目前的病因生理研究,属"心身疾病"范畴。本病的临床表现以及发展、预后与人的心理和情绪有着密切的关系,西医治疗也是根据临床症状对症处理,如便秘型予以缓泻剂,腹泻型予以益生菌或止泻剂,再有就是使用三环类药物进行情绪治疗。王庆其结合该病的病因病机,提出该病当运用中医"心身"理论治疗。

1. "形神共治"辨治肠易激综合征 心身医学理论是 20 世纪 30 年代美国精神病学家、心身医学的开拓者之一 Dunber 提出的,然而,在中医理论中,类似心身医学概念和理念早在《黄帝内经》时代已形成。王庆其提出,在中医学中,中医提出的形神合一的理论,是中医心身关系的实质。如《灵枢·天年》云:"血气已和,荣卫已通,五脏已成,神气舍心,魂魄毕具,乃成为人。"从这段话中,我们可以窥见,在中医理论中,只有肉体和神气共同完备了,才可以称之为人。

形神具备乃为人,那么,形神之间的关系又是如何呢? 明代张介宾在《类经》中对形神的关系又进一步予以阐释,"形者神之体,神者形之用,无神则不可活,无形则神无以生"。张介宾从生理角度阐释了形与神之间存在着密不可分的联系,而这种密不可分的联系可以通过中医理论中"五藏神"的关系体现,如《素问·宣明五气》所云"五脏所藏:心藏神,肺藏魄,肝藏魂,脾藏意,肾藏志",即指出人的正常的精神情志活动与脏腑功能、气血运行有着密切的关系。

同样,生理上,人的精神意识活动与脏腑功能、气血运行有关,因此,在病理上更是息息相关。如"肝藏血,血舍魂,肝气虚则恐,实则怒"(《灵枢·本神》),肝之气血的虚实导致神志的变化;又如"恐惧而不解则伤精,精伤则骨酸痿厥,精时自下"(《灵枢·本神》),精神神志的变化也导致肾气不足的病理状态的出现。

所以,无论从生理角度,还是病理角度,"形神合一"是中医治疗疾病,尤其是心身类疾病的理论基础。

2. 治五脏以安脾胃 中医形神合一的理论,不仅表现在神志活动与脏腑功能以及脏腑气血运行有关,也体现在脏腑之间的关系,尤其是脏腑相生相克关系。王庆其对于脾胃病的治疗,常以明代张介宾"治脾胃者安五脏,治五脏者安脾胃"理论以统领之。"脾胃有病,自宜治脾,然脾为土脏,灌溉四傍,是以五脏中皆有脾气,而脾胃中亦皆有五脏之气,此其互为相使,有可分而不可分者在焉"(《景岳全书·杂证谟·脾胃》)。肠易激综合征(慢性腹泻型)临床最明显的症状是慢性泄泻,"泄泻者,无不由脾胃";临床上,治疗泄泻,十之九以健脾益气止泻为主要治法。王庆其平素最喜用的也是益气健脾法,如黄芪、党参、茯苓、白术、甘草,称黄芪五君子汤。然而,治脾胃者,非特治脾胃,亦可治他脏而安脾胃。

首先,调心安脾胃。"心者,君主之官也,神明出焉……主明则下安……主不明则十二官危。"(《素问·灵兰秘典论》)心为火,脾胃为土,火生土,心病则母病及子,"脾胃之伤于内者,惟思忧忿怒最为伤心,心伤则母子相关,而化源隔绝者为甚,此脾胃之伤于劳倦情志者,较之饮食寒暑为更多也"(《景岳全书·杂证谟·脾胃》)。古人都认识到心神情绪是导致脾胃病变的主要原因,所以王庆其在治疗肠易激综合征伴有心悸、心慌或夜寐不安者,常加调心安神或重镇安神之品,如甘麦大枣汤、桂枝龙牡汤,前者调心气、养心神,后者温心阳以助健脾阳。

其二,疏肝利胆治泄泻。肝胆主疏泄,胃之受纳、腐熟,脾之运化,脾胃升降之功能正常,均有赖于肝胆正常疏泄。若因情志不遂,肝郁,或邪扰肝胆,或肝血肝阴不足,使肝胆之木失于条达,则脾胃之正常消化功能亦受累。肝胆者,风木之脏也。肠易激综合征患者的临床特点是精神紧张后出现腹痛、腹泻、水样便。《素问·风论》云:"久风入中,则为肠风飧泄。""风者善行而数变","风胜则动",肠易激综合征腹泻之临床特点与风之特性极其吻合,因此,王庆其提出治疗肠易激综合征当以疏肝平肝祛风法佐之,调肝利气和脾用柴胡、木香、青陈皮、藿苏梗、延胡索等,祛风加防风、桑叶、白蒺藜等。

第三,温补肾阳,健运脾土法。肾中寄有元阴元阳,五脏之阴气非此不能滋,五脏之阳气非此不能发。患者或先天元阳不足,或久泻伤阴耗阳,表现为泄泻不止,下利清谷,甚至五更洞泄,此时当以温肾阳、散寒邪为主,药用补骨脂、吴茱萸、干姜、附子、人参、蜀椒等。

3. 治病当调神为要　"望而知之谓之神,闻而知之谓之圣,问而知之谓之工,切而知之谓之巧。"(《难经》)中医在诊断上讲究"察色按脉"(《素问·阴阳应象大论》)观其脏腑盛衰变化,也要"察观病人之态,以知精神魂魄之存亡"(《灵枢·本神》)。在临床中,对于脾胃病变,王庆其特别注重患者情绪精神的变化。他强调,腹泻型肠易激综合征的形成与先天人格缺陷及后天心理因素有关,大多数患者属于过敏性体质。在发作期应该心身同治,注重治疗上的"脏腑盛衰补虚泻实",同时言语之间的宽慰对患者而言,也是非常重要的一个环节。《灵枢·师传》言:"告之以其败,语之以其善,导之以其所便,开之以其所苦。"所以在药物治疗的同时,佐以心理治疗,陈明发病原因,告知疾病预后,一般病情容易反复,不必惊恐。多抚慰情绪,不必恐惧演变为不治之证。同时,注意冷热,少吃过分油腻及含纤维素过多的食物,少吃容易过敏的食物。腹部注意保暖等。告知患者焦虑、紧张是常见的诱发因素,所以应该乐观、淡定,注意有规律地安排生活。"话疗调神"是治疗心身疾病的重要环节。

4. 局部辨证用药

(1)辨大便性状:肠易激综合征慢性泄泻患者,临床主要症状以大便性状改变为主。王庆其认为,临证根据泄泻病的主要病机再结合大便的性状进行辨证,临床疗效可达事半功倍之效。

水样大便:《黄帝内经》称"濡泻"。"湿胜则濡泻",水样大便的治疗当分清别浊。除湿的方法很多,健脾祛湿用炒苍术、炒白术、茯苓、薏苡仁、陈皮、厚朴等燥湿化浊药;淡渗利湿用泽泻、茯苓、通草、车前子、滑石等;轻者芳香化湿用藿苏梗、佩兰、砂蔻仁、荷叶、制半夏等;脾阳不振者加炮附子、干姜、荜澄茄、补骨脂等。

大便完谷不化:王庆其认为,大便夹杂有不消化食物,是脾虚不能运化所致,当健脾渗湿止泻,药用炒白术、炒薏苡仁、焦山楂、焦六曲、制半夏、陈皮、怀山药等;若属于火不生土引起的完谷不化,可以加补骨脂、干姜、桂枝等。

大便呈鸭溏状:此类患者常伴有中脘虚冷、中脘隐痛、喜温喜按、形寒怕冷,乃中焦脾阳不足所致,药用干姜或炮姜炭、荜茇、石榴皮、禹余粮、赤石脂等。若大便呈黏冻状者,可佐以清肠中湿热,用葛根、黄芩、黄连、马齿苋、秦皮等,或加仙鹤草、白槿花等。

(2)辨腹痛缓急:腹泻型肠易激综合征临床表现多种多样,若腹部胀痛用理气止痛之品,药选木香、青陈皮、槟榔、枸橘李、延胡索等;若腹痛隐隐,似痛非痛,得寒加重,用荜茇、制香附、乌药、高良姜、桂枝等;若腹痛伴里急后重,泻后痛减,肛门滞急者,用木香、槟榔,效果明显;若腹中有气攻串肠鸣者,用温中调气,药选柴胡、枸橘李、桂枝、荔枝核、制香附等。

5. 用药特色 肠易激综合征慢性泄泻型的病因与患者本身的心理情绪相关。该类患者为临床易敏感体质,所以临床症状常多变,故而王庆其在临床用药治疗过程中,亦是根据患者临床症状进行相应处方。

(1)通涩并用:"泄泻之本,无不由于脾胃",同时亦与大小肠的分清泌浊、传化物之功能失调密切相关。临床泄泻患者,大便不成形,次数增多,伴小腹胀、腹痛隐隐,甚至泻后肛门坠胀、里急后重感,这些均为肠道气机不畅之表现。因此,临证时,王庆其除了予参苓术草等健脾益气之药外,常加入芡实、益智仁、石榴皮涩肠止泻和木香、槟榔行气、止痛、调中导滞之品调节肠道之功用。

(2)升降并用:《素问·阴阳应象大论》云:"清气在下则生飧泄,浊气在上则生䐜胀。"前者宜补气升清举陷,后者应通下积滞。肠易激综合征慢性泄泻患者,常是一类易敏感体质,临床常伴有神疲乏力、纳谷不香、面白无华、脘腹胀满等气虚气陷表现,因此王庆其常以柴胡、葛根、荷叶、羌活、黄芪、党参等健脾益气升清阳,配合木香、槟榔、制大黄、枳壳等理气降逆消痞除胀。

(3)脾肾同治:肠易激综合征慢性泄泻患者,临床病程反复,反复泄泻,甚至完谷不化,久泻伤及气血,血虚无以濡养,气虚无以顾护,患者常伴有形寒肢冷,久泻者又由脾及肾,脾气虚弱,脾阳不振,肾阳虚衰,火不暖土,更加重了泄泻症状的反复,故临床还应脾肾同治。王庆其针对此类患者的治疗是在黄芪五君子汤等基础上,常用补骨脂、肉豆蔻、淫羊藿等。阳虚严重者,加附子、肉桂、干姜;泄泻次数较多者,加赤石脂、禹余粮、乌梅炭、五倍子等。

【医案】

医案举例一:肠风泄泻病

戚某,女,35岁,2012年5月初诊。大便次数增多伴不成形3年,每餐后10分钟后,微腹痛,后排便,不成形,进食生冷饮食后加重,怕冷;舌淡红苔薄,脉濡细。

中医辨证:脾阳不足。

治则:健脾温阳止泻,清肠渗湿。

处方:白术芍各12g,茯苓15g,山药、白扁豆、熟薏苡仁、煨葛根、芡实各30g,马齿苋30g,防风12g,桂枝12g,川连6g,半夏12g,木香6g,青陈皮各6g。14剂。

药后,患者大便每日1次,成形,腹部隐痛。处方:党参、白术芍、山药各15g,熟薏苡仁、葛根各30g,川连6g,吴茱萸6g,荜茇6g,木香6g,槟榔12g,乌药9g,枳壳12g。14剂。

其后,患者因饮食不慎,症状有反复,在此基础上,加附子、干姜温阳取补火生土之意,至9月下旬,患者再次复诊,诉现食蟹等寒性之品,大便已无影响,遂予黄芪、党参、白术、干姜、川连、薏苡仁、木香、肉果、半夏、青陈皮、藿苏梗等药善后。

按语:泄泻无不由脾胃,中气不足,溲便为之变。脾胃大小肠,均为仓廪之本,所以无论饮食、消化、排便,其功能之异常当均责之脾胃。脾胃升降失常,气机痞塞于中,水湿内停,水热互结,胃气失和,脾气失运。参、苓、白术、扁豆、山药、薏苡仁健脾渗湿,葛根、防风升清,桂枝通阳,干姜温中,附子补火生土,半夏温燥渗湿降浊,川连苦寒清肠中湿热、厚肠胃,木香、槟榔、乌药等行气止痛调畅气机,芡实涩肠止泻。患者经5个月的中药调整,脾胃功能复运如初。

医案举例二:肠风、胃痞

孙某,女,50岁,2011年12月1日初诊。主诉:食后腹胀月余,近2年反复大便不成形。外院肠镜检查(−),胃镜示萎缩性胃炎(中度);病理示胃黏膜萎缩(+),肠上皮化生(±)~(++)。曾中药治疗,效果不显。近日食后腹胀,偶有嗳气,腹隐痛,胃纳尚可,大便日行2次,不成形,便质烂,夜寐尚可;舌淡红、苔白厚,脉细滑。

西医诊断:肠易激综合征,萎缩性胃炎。

中医辨证:肝气郁滞,脾胃不和,湿热蕴结。

治法:疏肝理气,健脾和胃,清肠祛风。

处方:炒白芍12g,白术12g,炒防风12g,延胡索12g,制香附12g,薏苡仁30g,芡实30g,葛根30g,川黄连6g,黄芩12g,炮姜6g,怀山药30g,马齿苋30g,藿梗12g,苏梗12g,木香6g。每日1剂,水煎,早晚分服。

二诊(12月15日):食后腹胀不适较前好转,嗳气未作,口干明显,自觉四肢不温,大便质偏烂,每日1次;舌淡红、苔薄白,脉细。治拟健脾化湿,温阳止泻。上方去防风、马齿苋、黄芩,加五灵脂12g,荜茇6g、吴茱萸6g、枳壳12g、川厚朴6g、茴香9g、甘松9g。14剂。

三诊(2012年1月19日):大便前段成形、后段质软,日行1次;口干稍转,胃纳佳,无明显腹胀、嗳气,无泛酸,夜寐尚安;舌红、苔薄白略腻,脉细。治拟健脾渗湿,养阴生津,宽肠理气。处方:川石斛12g,玉竹12g,炒扁豆30g,马齿苋20g,川黄连6g,补骨脂15g,芡实30g,青皮6g,陈皮6g,枳壳12g,制香附12g,煨肉豆蔻9g,佛手9g,焦山楂12g,焦神曲12g。

按语:肠易激综合征,迄今西医对其病因尚未完全明了,属中医"肠风"范畴。病机主要为肠中湿热浸淫、气机不畅,久则损及脾胃。王庆其认为,脾胃功能的正常离不开肝木的疏泄,"土得木而达"是辨治胃肠病之圭臬。肠易激综合征的临床表现变化无常,疾如风雨,符合风邪致病特点,故治疗中除了调肝和补脾外,佐以祛风清肠可获良效。本案以清肠利湿、理气祛风治其标,兼顾健脾治其本。遣方以痛泻要方及葛根芩连汤为主,用药以马齿苋、葛根、黄连、黄芩等清肠利湿,延胡索、枳壳、香附、木香、青皮、陈皮等理气止痛,防风祛风,薏苡仁、山药、煨肉豆蔻、芡实等健脾固本涩肠。二诊加五灵脂、荜茇、吴茱萸、枳壳、川厚朴、茴香等旨在加强理气、祛胀、止痛之功。三诊腹胀不适消失,因其有口干舌红伤阴之症,故加川石斛、玉竹等,法随证变。王庆其临床应用此法治疗肠易激综合征及慢性溃疡性结肠炎,取效满意。

**(二)溃疡性结肠炎脏腑辨证治疗**

溃疡性结肠炎是一种主要累及直肠、结肠黏膜和黏膜下层的慢性非特异性炎症,属于炎症性肠病(IBD)范畴,临床主要表现为腹痛、腹泻、黏液脓血便等。王庆其在 50 余年的临床实践中积累了较丰富的溃疡性结肠炎诊治经验,其中既有对前人经验的继承,也有自己独到的体会。

王庆其根据本病临床以腹痛、腹泻、黏液脓血便、里急后重等为主要表现,认为其可归属于"痢疾""肠澼""大瘕泄"等范畴。溃疡性结肠炎的病机及治疗,有以下一些特点:

1. 病因的认识 脾虚湿热是溃疡性结肠炎的发病基础。王庆其认为,本病多因外感时邪、饮食不节(洁)、情志内伤、素体脾肾不足所致,基本病理因素有气滞、湿热、血瘀、痰浊等。本病多为本虚标实之证,活动期以标实为主,主要为湿热蕴肠,气血不调;缓解期属本虚标实,主要为正虚邪恋,运化失健,且本虚多呈脾虚,亦有兼肾亏者。不同症状的病机侧重点有所不同,以脓血便为主者的病机重点是湿热蕴肠,脂膜血络受伤。以泄泻为主者当分别虚实,实证为湿热蕴肠,大肠传导失司;虚证为脾虚湿盛,运化失健。以便血为主者,实证为湿热蕴肠,损伤肠络,络损血溢;虚证为湿热伤阴,虚火内炽,灼伤肠络,二者的病机关键均有瘀热阻络,迫血妄行。腹痛实证的主要病机是湿热蕴肠,气血不调,肠络阻滞,不通则痛;虚证为土虚木旺,肝脾失调,虚风内扰,肠络失和。

湿热毒邪,杂而为病。本病标实,离不开湿、热、毒、风四字,常常夹杂而为病。《证治汇补·下窍门》云:"饮食不节,起居不时……闭塞滞下……滞下者,谓气食滞于下焦;肠澼者,谓湿热积于肠中……故曰无积不成痢,痢乃湿热食积三者。"本病症见便下赤白脓血,里急后重,腹胀腹痛,结合病症,详加析理,致病因素当有寒热湿毒之分。湿为阴邪,常与寒热相协而病,所致痢疾有寒湿和湿热两者。《素问·至真要大论》云:"诸病水液,澄彻清冷,皆属于寒";"诸呕吐酸,暴注下迫,皆属于热";"诸转反戾,水液浑浊,皆属于热"。根据大便的性状"澄彻清冷"或"浑浊"区分是寒湿还是湿热,是辨证的着眼点。寒湿痢俗称白痢,多伤于气分,症见痢下赤白脓血,白多赤少,证属脾虚寒湿内盛,方选平胃散加减。寒湿之邪,非温药不能化,故常配以干姜、桂枝、肉桂、附子等温热之品,以温阳化气除湿止泻。湿热痢多见赤痢或赤白痢,证属湿热之邪阻滞肠道,邪热迫血妄行脉外,方选白头翁汤、葛根芩连汤加减,以清热化湿、调气行血止血。

所谓毒者,为六淫之盛也。毒,伤人最速,甚于湿热之邪,因此湿毒为患的患者,症状较湿热痢为甚,与西医学之中毒性痢疾、中毒性巨结肠相仿,临床见患者发病急,病情重,腹痛甚,脓血多,甚至出现神昏惊厥。因此,治疗上除予以清热凉血解毒的白头翁汤加减外,需加用金银花、贯众、秦皮、地锦草、辣蓼、苦参等药物以加强解毒之功,惊厥者配以羚羊角粉等药以清热解毒开窍。

2. 溃疡性结肠炎的病位 主要病位在大肠,涉及脾肝肾肺诸脏。溃疡性结肠炎病位在大肠,但病机根本在脾,且与肾、肝、肺三脏密切相关。溃疡性结肠炎与脾胃的关系密切,脾胃主受纳运化,升清降浊之职,而肠腑司泌浊传导。脾胃运化失职,气机运化失调而致肠道传导失司,湿热、寒湿内蕴肠腑,腑气壅滞,气机受阻,气滞血阻,脂络受伤,腐败化为脓血而发病。《医宗必读·痢疾》云:"是知在脾者病浅,在肾者病深。肾为胃关,开窍于二阴,未有久痢而肾不损者。故治痢不知补肾,非其治也。""肾为胃之关",肾阳为阳之根本,脾胃腐熟水谷,游溢精气,有赖于肾阳的温煦功能。肾气为气之根,脾气、肺气亏虚日久,必伤肾气,肾失封藏,肾气不固,大便滑脱不禁。这些都会导致临床上所谓的五更泻、虚寒痢。情志失调是溃疡性结肠炎的病因之一,而情志与肝关系密切。脾虚肝木易乘之,长期的情志不遂,导致肝气郁结，木犯脾土，脾失健运，清浊不分，混杂而下，而成泄泻，甚至气郁化火，湿热化毒，而成脓血便。肺位于人之上焦，五脏六腑之华盖，主宣发肃降，通调水道；大肠为传导之官，变化出焉，传导糟粕。肺与大肠相表里，大肠的传导功能依赖于肺气的宣发肃降，欲调整大肠的传导功能，亦要调整肺的宣降功能。《中西汇通医经精义·脏腑之官》提出："大肠所以能传道者，以其为肺之腑，肺气下达，故能传道。"如肺气不调，可影响大肠的传导排泄，故能导致泻痢的发生。

3. 治疗崇尚健脾清肠，兼及肝肾　中医学认为，溃疡性结肠炎的发生与感受外邪、饮食不节、起居不时、情志内伤以及先天禀赋不足有关。病位虽在肠，但与脾肝肾肺密切相关。病机主要是邪滞于肠，气血壅滞，肠道传化失司，血脉瘀塞，热瘀互结，脂络受损，腐败化为脓血，此为标实；"邪之所凑，其气必虚"，久则损及脾胃肾，导致先后天之本亏虚，此为本虚。然本虚匡正不易，标实缠绵难祛，以致"病不尽故也"，其中因热致瘀，热瘀肠道是其关键病机，当清热除湿、活血化瘀，俾邪去而正安。随着长期临床治疗观察的深入，王庆其指出溃疡性结肠炎虽病位在肠，而其发病之关键当责之于脾虚，如《素问·脏气法时论》所说"脾病者……虚则腹满肠鸣，飧泄，食不化"，并由此产生湿、热、瘀等致病因素，且湿、热、瘀三邪贯穿疾病发生的始终，胶固难解。如《灵枢·痈疽》说："营卫稽留于经脉之中，则血泣而不行，不行则卫气从之而不通，壅遏而不得行，故热。大热不止，热胜则肉腐，肉腐则为脓。"因此，脾气虚弱是溃疡性结肠炎发病的基础，热和瘀是主要病理因素，脾虚肠热证是临床常见证型。所以，在治疗上提倡健脾清肠、扶正祛邪为主。

脾虚用药首推四君子汤加黄芪（王庆其称"五君子汤"）、参苓白术散等。兼见肝病者，有肝郁和肝旺之分。肝郁多见于久病之人，情志怫郁，肝失条达，木不疏土，偏于"抑郁型"者，症见情绪低落忧郁、两胁作胀，治疗上辅以疏肝理脾，药用柴胡疏肝散、四磨汤等化裁。肝旺多见于性情急躁的患者，偏于"焦虑型"者，病机由于肝气横逆克犯脾土，下迫大肠，症见恼怒焦虑，情动则痢下，伴有口苦口干，治疗辅以泻火平肝为法，药用龙胆泻肝汤、丹栀逍遥散化裁。清肠祛风用葛根黄芩黄连汤、白头翁汤加防风、桑叶、白蒺藜等。本病病程缠绵难愈，易于复发，病变日久，久病及肾，脾虚常伴有肾阳虚之证，症见痢下稀薄、腰酸肢冷或滑脱不禁，治宜补火生土，阳旺则土化，药用附子理中丸、真人养脏汤、四神丸等。

4. 病变日久，伤及气血　《灵枢·百病始生》云："阴络伤则血内溢，血内溢则后血。"《景岳全书·杂证谟·痢疾》云："下痢脓垢之属，无非血气所化。"均言痢疾病变主要在于气血受伤。患者诉腹胀，矢气频，甚则里急后重。诸上种种，兼因邪阻肠道、气机欠畅所致，治疗上以行气为法。王庆其治疗此症多选用枳壳、木香、青皮、陈皮、香橼皮等行气消胀药物。《素问·异法方宜论》云："脏寒生满病。"《素问·至真要大论》云："诸胀腹大，皆属于热。"说明寒热均可致胀。刘完素认为外感病"热胀多而寒胀少"，内伤病"寒胀多而热胀少"。本病病程较长，杂病中腹胀性多寒，叶桂有"除胀以通阳为务"之说。故王庆其治疗较严重的腹胀，用利气药不效时酌情加用桂枝通阳、干姜温中等药物，取《黄帝内经》"阳化气"之旨。如气滞严重，出现里急后重者，加用木香、槟榔，调气斡旋，疗效满意，也正合刘完素"调气则后重自除"之意。

本证多见脓血便，肠镜下的表现也多见肠黏膜糜烂、溃疡、出血等病理现象。久病入络，久病入血，至于溃疡发生的机制，我们认为是湿热留驻，肠络失养，血败肉腐，溃烂成脓。既有邪热留存，切不宜过早使用止血药物，以防闭门留寇存瘀，而应选择活血止血的药物，使瘀去新血得生。方药选用王清任的诸逐瘀汤(血府、膈下、少腹逐瘀汤)随证加减,以期"行血则便脓自愈"。临床实践证明,部分溃疡性结肠炎用活血化瘀佐以祛风法不仅可以改善症状,亦有助于溃疡修复。

5. 治内疡之病,参外疡之法　中医药对外科疮疡的诊治非常有特色,疗效显著。人体在外的皮肤和在内之黏膜均是人体的屏障器官,其病变有相通之处。溃疡性结肠炎患者肠镜下多见肠黏膜的溃疡、糜烂、充血水肿、脓腐苔,与皮肤疮疡的表现极为相似。《外科正宗》是治疗外疡的宝典,里面记载有多种治疗外疡的方法,其中益气托毒法和温阳托毒敛疮法是其代表。王庆其认为可以参考中医外科对于外疡"消托补"三期分治的方法,治疗重点在于"托补"内疡,临证时借鉴"托里消毒散"和"神功内托散"的选方用药,酌情选用黄芪、人参、白术、茯苓等健脾益气药物,重用黄芪30~60g。生肌(修复黏膜)用怀山药、白及、珍珠母(粉)、玉蝴蝶等。阳虚者在使用温阳药附子、干姜、桂枝等基础上加用白芷、穿山甲、皂角刺、金银花、桔梗等外疡常用药物,以补虚托毒外出,促进黏膜溃疡的修复愈合。

【医案】

医案举例:溃疡性结肠炎

岑某,男,30岁。大便带血3个月。患者2015年3月期间因大便带血检查示肛瘘,后在龙华医院肛肠科手术治疗。但手术后患者大便有时仍带血,2~3次/d,后检查肠镜(2015年6月18日)示溃疡性结肠炎,予以惠迪(美沙拉秦肠溶片)口服治疗后,症情未明显好转,仍有大便带血,左下腹隐痛,肠鸣,大便尚成形,纳尚可,夜寐差。舌边尖红,脉微弦。

治则:健脾益气,清热化湿。

处方:黄芪30g,党参15g,炒白芍12g,茯苓12g,炒枳壳9g,珍珠母30g,白及6g,木香6g,马齿苋30g,防风12g,川连6g,薏苡仁30g,怀山药30g,葛根30g,藿香12g,紫苏梗12g,甘草6g。7剂。

二诊:服药1周后。药后大便1~2次/d,夹有鲜血的情况减少,腹痛减轻,夜寐好转。舌边尖红,脉微弦。处方:守上方,加秦皮9g、生地榆12g。14剂。

随访:共服用30余剂后,大便1~2次/d,基本上没有大便带血的情况,无明显腹痛,夜寐可。舌边尖红,脉微弦。

按语:方中以黄芪、党参、茯苓、甘草健脾益气,马齿苋、黄连、秦皮清热化湿,生地榆凉血止血,白及收敛止血,炒白芍缓急止痛,枳壳、木香行气止痛,防风疏风解痉止痛,薏苡仁利湿止泻,怀山药健脾止泻,配合藿香、紫苏梗化湿和中,珍珠母潜阳安神。遣方用药与患者脉症相符,故很快奏效。该方以健脾益气、清热化湿立法,体现了王庆其对溃疡性结肠炎标本兼顾的用药特色。

此外还有以下用药特色:①通涩并用:通即通利,涩即收涩。溃疡性结肠炎患者,每见痛泻交作、里急后重,病机多为本虚标实。本虚多脾气亏虚,标实多气滞、湿热下注于肠。治疗单以理气,可能增加大便次数;纯用收涩,恐以碍邪,甚则引起便秘、腹痛。王庆其临床常以木香、槟榔,与石榴皮、肉豆蔻、诃子组合,通涩并用;再以健脾补气、清肠祛风之品,标本兼治。通涩并用可以通不耗气、涩不留邪,对改善痛泻并作、里急后重等症状,收效良好。②升降并调:克罗恩病久泻脾胃气虚、中气下陷,同时肠中又有湿热积滞。《素问·阴阳应象大论》载:"清气在下则生飧泄,浊气在上则生膜胀。"前者宜补气升清举陷,后者应通下积滞。王庆其临床常以柴胡、葛根、荷叶、羌活、黄芪、党参,与木香、槟榔、制大黄、枳壳等相合,收效良好。③疏风止痛、疏风止泻：溃疡性结肠炎患者时发时止的腹痛、腹泻见症，符合"风者善行而数变"的特点。《素问·风论》云："久风入中，则为肠风飧泄。"痢多湿热，用祛风药乃"风能胜湿"。诚如李中梓所言："地上淖泽，风之即干。"溃疡性结肠炎患者的腹泻与过敏体质有关，祛风药有抗组胺样作用，有抗变态反应性炎症的功效。另一方面，祛风药入肝经，有调畅气机、解痉止痛作用。王庆其临证常选用白蒺藜、荆芥、防风、桑叶等，有时也可进一步拓展思路，选用蝉蜕、全蝎、蜈蚣等虫类祛风药，有一定疗效。

**（三）消化性溃疡的诊疗**

1. 分阶段辨识消化性溃疡的病因病机　针对消化性溃疡病的病因，王庆其认为，主要与情志失和、饮食不调、外邪犯胃（包括 Hp 感染）、药物所伤以及脾胃素虚等因素有关。脾胃既伤，脾失健运，胃失和降，中焦枢机不利，气机升降失调，从而产生食停、湿阻、痰凝、热郁、血瘀等各种病理产物，进一步妨碍脾胃气机之升降和运纳功能，气血生化乏源、阴血亏虚，而致胃络失养，故而发生黏膜萎缩、溃疡。正如《脾胃论·脾胃盛衰论》所云："夫饮食不节则胃病……胃既病，则脾无所禀受……故亦从而病焉。形体劳役则脾病……脾既病，则其胃不能独行津液，故亦从而病焉。"故消化性溃疡起病之初，或因胃病及脾，或由脾病及胃，终致脾胃气虚。

消化性溃疡病程日久，脾胃纳运乏力、升降失职，致使中焦气机阻滞，渐至胃络瘀滞，痰饮、停食、瘀血等病邪也兼夹而至。出现明显的血瘀之后，患者的临床症状也逐渐加重，并形成恶性循环。因此，王庆其认为，血瘀是消化性溃疡发生发展甚至恶变的关键病理环节。

另外，王庆其援用了中医"津液"的概念来诠释胃黏膜、胃液的特性，认为黏液——碳酸氢盐屏障分泌物，质地较浓稠，流动性较小，附着在胃黏膜表面，对胃黏膜直接起濡养作用，应属中医"液"的范畴。胃腔中流动性较大的胃液，则属于"津"的范畴。脾胃乃气血津液生化之源，化生的气血津液不仅供养周身脏腑、四肢百骸，也直接营养胃腑本身。而胃黏膜变薄，腺体萎缩，胃中化生的气血津液减少，渐至亏虚。因此，消化性溃疡患者又存在着局部气血津液亏虚，胃腑失却濡养的重要病机。

2. 脾胃动力学说的论述　消化性溃疡，西医学病变于胃十二指肠，然就中医学说而言，当属脾胃运化异常。《脾胃论·脾胃盛衰论》提出"脾胃不足之源，乃阳气不足，阴气有余"，又消化性溃疡患者临床表现胃脘痛、脘腹胀满，"脏寒生满病"，所以王庆其又常在益气健脾的基础上，根据患者虚寒的程度，加用干姜、附子、仙茅、淫羊藿等温阳之品。

3. 调情志治疗溃疡病　《素问·举痛论》中列举了 9 种气机升降出入的异常，其中有 7 项与情志因素有关，而人之得病的最根本原因无非是气机升降异常，气血运行的逆乱，故曰"百病生于气"。因此，王庆其在治疗溃疡病时：①详细问诊，若溃疡患者就诊，除围绕患者的局部症状详细问诊外，还仔细询问患者的生活起居、工作状况以及有无情绪波动、睡眠等，从多方面了解患者发病的原因。②若患者存在明显的情绪问题，常耐心予以开导，且就诊完毕后，常说的一句话就是"我刚才和你说的话对你疾病的治疗和我开给你的药方同等重要，甚至更优于药物"。五脏藏神，中医对情志的治疗是以五脏为中心的，然而其中最相关的是心肝两脏，所以王庆其在治疗溃疡病时注重肝气的调畅、心神的平静，柴胡、郁金、佛手、川楝子、延胡索等疏肝药物是常用之品，茯神、枣仁等养心神、健脾、柔肝血药物也是必佐的。

4. 辨病理论治　消化性溃疡胃镜下的病理改变：活动期黏膜充血、肿胀、糜烂、局部黏膜坏死出血形成溃疡、厚苔；愈合期溃疡缩小、变浅，周围红晕褪色；瘢痕期溃疡变平，白苔消失,新生毛细血管存在,此期溃疡仍不稳定,可能再发。从微观结合中医辨证,王庆其认为,急性期的病理改变充血水肿、有厚腐苔,中医辨证为湿热内蕴,热伤气血而成腐,治疗当以清热化湿、活血祛腐为主;而愈合期的病理改变乃病后气血不足,不能濡养或气虚血瘀之象,治疗可以益气养血活血为主,同时结合患者的临床表现、病程、体质辨证处方。

5. 自拟"养膜汤"修复溃疡  王庆其引吴师机《理瀹骈文》所云"外治之理即内治之理,外治之药即内治之药,所异者法耳",认为溃疡病久治不愈与外科疮疡久不收口,理无二致,当补气托疮生肌。自拟"养膜汤":黄芪、炒白术、怀山药、海螵蛸、象贝母、白及、珍珠母(粉)、玉蝴蝶、炙甘草等。重用黄芪(30~60g)、炒白术、炙甘草补气托毒生肌。海螵蛸与贝母同用,为经验方乌贝散,对修复溃疡有很好疗效。怀山药、白及、珍珠母(粉)、玉蝴蝶可以保护和修复损伤的黏膜。

溃疡病在内镜下是充血水肿、腐苔,自中医观点而言,乃津液气化不利,聚而成痰。半夏味辛性温,归肺、胃、脾经,有燥湿化痰、消痞散结、降逆止呕功效;象贝母味苦性寒,入心、肺经,有清热化痰、散结解毒功效。贝母、半夏同用起到化痰散结祛腐作用,同时从现代药理而言,该两味药都有减少腺体分泌、减少胃酸分泌的作用。

【医案】朱某,男,14岁。2012年6月21日初诊。患者中上腹反复疼痛2年再发2个月。既往饮食不节,喜食用冷饮,近2年来反复胃脘疼痛伴泛酸,外院胃镜提示胃溃疡。曾予抗酸治疗后症状缓解,今年4月再次发作,胃痛,食后加剧,伴泛酸,无呕血,无便血,夜寐欠安,大便2~3日1次,服用制酸剂无效。刻下:胃纳可,夜寐欠安,饮食后胃痛、胃胀、泛酸,口不干,乏力,精神差,形体消瘦。舌淡红苔薄白,脉滑数。辅助检查:胃镜(2012年6月8日瑞金医院)示慢性浅表性胃炎、十二指肠球部溃疡。

中医辨证:脾胃气虚,胃络失和。

治则:益气健脾,理气和胃,化瘀止痛。

处方:黄芪12g,桂枝6g,炒白术芍各9g,甘草6g,大枣6g,九香虫3g,制香附9g,煅瓦楞15g,参三七6g,乌药9g,木茴香各9g,刺猬皮6g,炙鸡内金9g。14剂,餐后1小时服药。

二诊(2012年7月5日):夜半胃痛,泛酸,饮食后痛胀明显,但疼痛程度较既往缓解;面色苍白,乏力,大便干,2~3日1次,夜寐欠安,怕冷,声低,口不干,口气重。舌质红,苔少,脉滑。

处方:黄芪30g,党参12g,炒白术芍各12g,延胡索12g,海螵蛸18g,制香附12g,乌药9g,木茴香各6g,徐长卿12g,制半夏12g,青陈皮各6g,参三七6g,枳壳12g。14剂。

三诊(2012年7月19日):胃痛程度较前减轻,剑突下疼痛不显,胃纳差,大便2日1次,无便血,无泛酸,声弱,乏力,精神差,服药后无呕吐症状。舌淡红少津苔薄白,脉滑数。

方药:黄芪15g,党参9g,炒白术芍各9g,甘草6g,海螵蛸30g,象贝母9g,制半夏12g,五灵脂9g,制香附9g,火麻仁20g,桂枝6g,焦楂曲各12g,佛手9g,延胡索9g,参三七6g。14剂。

四诊(2012年8月2日):胃痛明显好转,仅在食瓜果后出现,口气重,声弱,乏力,精神差,便调,舌淡红少津,苔薄白,脉滑数。方药:上方加炒谷麦芽各12g。14剂。

五诊(2012年8月16日):胃痛未作2周,大便畅,口无干渴,无腹胀,喜趴伏桌上,舌质嫩红苔薄。

方药:黄芪15g,太子参9g,桂枝3g,白术芍各9g,大枣9g,甘草6g,茯苓神各9g,砂仁3g后下、佛手6g,火麻仁30g,延胡索9g,焦楂曲各12g,藿苏梗各12g,炒谷麦芽各30g。14剂。

随访：患儿因上学，不能按时服用汤剂，且经过2个月的调理，症状也明显好转，嘱服丸药健胃愈疡片，以及注意饮食摄生善其后。

按语：《内外伤辨惑论·辨气少气盛》指出："内伤饮食劳役者，心肺之气先损，为热所伤，热既伤气，四肢无力以动，故口鼻中皆短气少气，上喘懒语，人有所问，十不欲对其一，纵勉强答之，其气亦怯，其声亦低，是其气短少不足之验也。"患儿入诊室，即卧于桌上，问其症状，十问仅答其一二，余者由父母代言，即使回答也声低气弱，观其形体消瘦，而患者就诊主要症状就是脘腹疼痛。《金匮要略·血痹虚劳病脉证并治》有言："虚劳里急，诸不足，黄芪建中汤主之。"根据患儿父母代诉，患儿既往喜冷饮。饮食寒冷，"寒气入经而稽迟，泣而不行，客于脉外则血少，客于脉中则气不通，故卒然而痛"（《素问·举痛论》）。胃为直接受纳水谷之处，患儿喜食冷饮，寒邪直接损伤胃之血络，胃以降为顺，今寒邪袭胃，胃失和降，故痛且呕。《素问·经脉别论》云："饮入于胃，游溢精气，上输于脾。脾气散精，上归于肺，通调水道，下输膀胱。水精四布，五经并行。"脾胃为水谷之海，后天之本，因饮食不慎，损伤脾胃之阳，气血津液不足，形体无以充养，故患儿形体瘦弱。由此可知，该患儿之病机乃饮食寒冷，伤及脾胃之阳，导致脾胃阳气不足，故治疗当以益气健脾、温阳和胃为主，方以仲景黄芪建中汤合四君子汤随证加减。方中桂枝、白芍辛甘化阳，调和营卫，振奋脾胃之阳，使脾胃升降调和；黄芪、党参、白术益气健脾；"寒则腠理闭，气不行，故气收矣"，所以在益气健脾和中的基础上加入了性温味辛的理气之品乌药、木茴香等，取"辛则散之"之意。王庆其在整个诊疗过程中，组方中还加了参三七、刺猬皮、五灵脂等活血通络之品，是考虑到患者虽年幼，然病情缠绵反复2年余，"久病入络、入血，当以活血通络"，故予活血通络。王庆其选用活血药也煞费苦心，选参三七，取其既有活血之功，又有止痛之效，而五灵脂也有活血止痛的功效。

（王秀薇　戴彦成　王少墨）

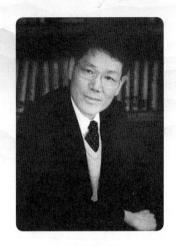

**谢建群**

# 一、个 人 简 介

谢建群(1953—2015),男,祖籍浙江余姚。主任医师,教授,博士研究生导师,博士后合作导师。上海市名中医。1984年起任龙华医院党总支书记,此后历任上海中医药大学党委副书记、副校长;上海中医药大学党委书记、常务副校长。曾担任中华中医药学会内科分会副主任委员,中华中医药学会第五届理事会常务理事,上海市学位委员会学科评议组成员,上海市中医药学会副会长,上海市中医药学会中青年学术研究分会主任委员,上海市中医药学会第八届脾胃病分会主任委员,上海市中医药学会第八届内科分会副主任委员,国家中医药管理局中医药重点学科建设专家委员会委员,上海市卫生系列高级专业技术职务任职资格评审委员会委员。

谢建群1975年毕业于上海中医学院医疗系。毕业后至1987年在龙华医院任住院医师,从事病房、急诊和门诊的内科医疗工作,期间曾参加卫生部赴大庆防治慢性支气管炎和上海市第三批赴西藏医疗队。1982年参加全国首批中医内科高师班学习。1987年晋升为主治医师;1993年获华东师范大学法学硕士学位,同年晋升为副主任医师;1999年晋升为主任医师。1997年被评为硕士研究生导师,2000年被评为博士研究生导师。

历年来,培养硕士研究生12名,博士研究生15名(包括新西兰、泰国、韩国留学生各1名),博士后研究人员1名,名中医工作室传承人5名。

谢建群师承全国著名中医学家黄文东,受教于裘沛然。学术上主张治疗脾胃病应温清并用、攻补兼施,重视肝在脾胃病中的作用,主张传统的辨证论治与内镜诊治、西医学病理生理相结合,病证互参,辨病辨证相结合,以证验效。

谢建群自1984年起从事中医脾胃病(消化系统疾病)的研究,尤其是中医药治疗肠易激综合征、慢性萎缩性胃炎和溃疡性结肠炎的临床与实验研究。倡导健脾疏肝、分利止泻治疗肠易激综合征,健脾行气、清热活血治疗萎缩性胃炎,从瘀、从热论治溃疡性结肠炎,病症结合、补降同调论治反流性食管炎。

谢建群曾先后承担国家自然科学基金委员会、上海市科学技术委员会、上海市卫生局和上海市教育委员会资助的课题 10 余项,取得了丰硕的科研成果。其中运用疏肝饮调治肝脾不和型肠易激综合征、从瘀热论治溃疡性结肠炎、清肠栓的研制等成果先后获得上海市科学技术进步奖、中华医学会医学科技奖、中华中医药学会科学技术奖、中国中西医结合学会科学技术进步奖、国家中医药管理局科学技术进步奖等奖项。发表学术论文 120 余篇,主编国际标准化英文版中医教材《中医内科学》,主审、参编《溃疡性结肠炎中医诊断与治疗》《中医内科学》《实用中医脾胃病学》《实用中医内科(中英对照)》《慢性胃炎的中医特色疗法(英汉对照)》《上海市名中医学术经验集》《内科名家黄文东学术经验集》等多部著作。

## 二、学术理论与学术观点

谢建群在长期的临床实践中,随着对中医理论研究的逐渐深入,诊疗经验的不断积累,逐渐形成了具有个人特色的学术理论和学术观点,临床诊治强调辨病辨证结合、中西医理贯通、通补温清并用调治胃肠疾病。

### (一) 治病立足脾胃,处处兼顾他脏

自《黄帝内经》始,中医临床就非常重视脾胃,认为脾胃为气血生化之源。《素问·经脉别论》云:"饮入于胃,游溢精气,上输于脾,脾气散精……"李杲在《脾胃论》中提出"脾胃为后天之本",叶桂补充了李杲甘温重补的不足,在滋养阴液上有所发挥。此后在丁甘仁、黄文东等前贤的不断完善下,脾胃理论有了长足的发展。谢建群深入学习了诸家对脾胃理论的阐述,提出临证要立足脾胃,顾护胃气,以脾胃为枢纽,同时兼顾心肺肝肾的学术观点。

脾胃两脏,一升一降,为中焦枢纽。饮食经由胃的受纳腐熟、脾的运化升清,化生水谷精微、气血津液,输布于周身。若先天不足,脾胃素虚,或饮食失节,损伤脾胃,或情志失调,脾胃内伤,上述种种均可以导致脾胃功能失调,表现为纷繁复杂的病症。临床常见如泄泻、痞满、胃脘痛、便秘等症,其中脾病多虚证、里证,胃病多实证、热证。由于脾胃位居中焦,是气血生化之源,气机升降的枢纽,五行属土,土生万物,因此脾胃与其他脏器关系密切。一荣俱荣,一损俱损,脾胃若病,他脏亦病。

五行生克制化论认为,脾属土,肝属木,肾属水,易出现土虚木乘、水反侮土的情形;子病可及母,母病亦可及子,可见心脾两病或脾肺同病。如此种种致病的根源在于脾胃虚弱,运化失常,升降失和。治疗上应以健益脾胃、补气生血、调和中焦、行气升降为主,方药上也常选用四君子汤、黄芪桂枝汤类加减,并加理气消导药以促进脾胃运化功能。所谓"调和",是用性味平和的方药以健脾和胃;所谓"健运",是用芳香行气的方药以行气消胀,以免满中,常选用如木香、陈皮、佛手、绿萼梅之类,以鼓舞胃气,使攻而勿伐,补而不滞。

### (二) 秉承古之学说,融合继承创新

中医发展离不开继承,传承古之学说,更需学而思之,思而通之,通而变之,继承融合,以求创新。李杲汲取了《难经》《黄帝内经》《伤寒杂病论》等多部中医经典的精华,并结合了自家独到的临证经验,对"脾胃学说"有了更加深刻的认识和阐述。叶桂提出了"脾喜刚燥,胃喜柔润""脾宜升则健,胃宜降则和"的理论,并在李杲"益元气,泻阴火"的基础上,制定了"养胃阴"的治疗方法,补充了东垣学说的不足,进一步丰富、发展和完善了脾胃学说。

谢建群同时汲取了李杲、叶桂的学术观点,认为温脾阳、养胃阴孰取孰舍,或是寒温并用,应根据不同的证候特点,灵活施辨。他强调,治疗脾胃病,贵在升降润燥,以平为期,燥脾湿不忘护胃阴,养胃阴不致伤脾阳,同时兼顾阳气与阴液。

谢建群在腹泻型肠易激综合征的诊治过程中,创新性提出肝郁脾不虚的观点,并借鉴刘草窗的痛泻要方,拟定了疏肝饮,作为诊治泄泻的主方,进行了大量的临床与实验研究,取得了丰硕的成果。

### (三) 中西医理贯通,辨病辨证结合

中医和西医,虽非一家,然医者治病,目的相同,都是为了治病救人。因此,中医可以借鉴西医的理论方法指导研究,亦可以凭借西医的诊断技术指导辨病,西医的实验室理化检查、胃肠镜检查图片报告、内镜病理诊断等都有助于明确疾病的性质,再根据中医的理论进行辨证论治,是中医现代化的一种诊治思维。对于擅长胃肠疾病诊治的谢建群来说,内镜下黏膜的色泽、是否存在水肿、糜烂、溃疡等表现,是很有参考意义的,结合中医的虚实、寒热、瘀毒等理论,在临证用药上可以有所甄选。

谢建群接诊的患者以消化系统疾病居多,尤其以慢性胃炎、萎缩性胃炎、结肠炎多见。临床上,谢建群常辨病与辨证结合,临证与病理互参,性味和药理互补。在辨治上述疾病时,坚持以中医辨证为主,结合现代理化检查,如在四诊辨证的基础上,结合胃肠镜检查和胃肠黏膜活检病理报告的结果指导临床用药,并以其西医检查结果尤其胃肠镜结果作为最后疗效的评判标准。病与症、证有机结合,治则、方药与药理、病理融会贯通。辨证从证候、主症、黏膜病变三方面入手。证候是中医对导致疾病多种因素的综合分析结果,是病变的病机所在,因而是诊治行为所依赖的根本依据;主症是患者就诊时最迫切需要医生解决的问题所在,主症的缓解与否是患者评价治疗效果的重要指标;黏膜病变是慢性胃炎/溃疡性结肠炎的病理基础,其改善与否是衡量治疗措施是否有效的最根本指标。因此,应重视证候、主症和胃黏膜病变。诊治过程不但追求调整全身的整体功能,缓解主要病痛,又应有修复胃肠黏膜的更高要求,体现内外、缓急、局部整体兼顾的特点。

谢建群在治疗慢性萎缩性胃炎时,灵活应用病症结合的诊治思路。慢性胃炎病理表现中的肠上皮化生和不典型增生均属癌前病变,谢建群据此加用现代药理最新研究证实兼具抗癌防癌作用的药物,如半枝莲、蒲公英、土茯苓、芙蓉叶、苦参、蛇莓、白花蛇舌草、石见穿、龙葵等药,不仅能清热解毒,有利于胃黏膜病变的逆转,而且对胃癌的防治也具有重要意义。又如慢性胃炎合并 Hp 感染者,治疗时加以临床药理已证实具有良好杀 Hp 作用的药物,如黄芩、黄连、蒲公英等,常可以事半功倍。

### (四) 治法灵活多变,通补温清并用

谢建群深受李杲、丁甘仁和黄文东学术思想的影响,治疗脾胃病既推崇"脾胃为后天之本",临诊善于补益脾胃,处方上投以黄芪、党参、白术、茯苓、白扁豆、山药等补益之品;又强调"脾升则健,胃降则和","胃以通为补",治疗配以通降之物,如枳壳、莱菔子、八月札、陈皮、降香、厚朴等理气通腑,补中有通,通中有补,补而不滞,通而不泻。

同时,他非常重视清热解毒药物的使用。脾胃不足,因虚致湿、致积,因湿、因积生热,日久入络,瘀血内生。结合患者胃肠镜常提示有黏膜水肿、充血、糜烂、溃疡等情况,谢建群认为,这与中医湿热、瘀毒相对应,脾胃虚弱易致实、致瘀,伴见湿、热、瘀、毒、积等病理因素的存在。因此,治疗时健脾温中和胃外,多加用清降之品,如黄芩、蒲公英、夏枯草、芙蓉叶等药,多有选用。

此外,谢建群将黄文东的活血化瘀方法进行了发挥,将活血化瘀归属于通降。谢建群认为病久入络,瘀血内生,结合现代生理病理学,认为胃肠黏膜的完整性依赖于良好的黏膜血

流,而血瘀状态即血流运行不畅,微循环障碍,使黏膜缺血、缺氧,导致黏膜出现炎症、糜烂、溃疡、萎缩、出血等,因而血瘀是许多胃肠疾病的基本发病机制之一。基于以上理论认识,他治疗上非常注重活血化瘀药物的使用,如失笑散、丹参、延胡索、莪术、路路通、炙刺猬皮、参三七、赤芍、郁金等多有选用。

谢建群在辨治胃肠病时,无论病变属寒属热、偏虚偏实、在气在血、在脏在腑,均会在辨病辨证基础上,补益与疏通结合,升提与和降并施,温中与清解合用,上述治则贯穿于诊治的始终。

### (五)详察病因病机,力求三因制宜

谢建群诊病时,必详细询问患者发病时起因、症状、伴随不适、当时心绪、发病季节、饮食是否得当等,耐心、周详地了解病者的诉求,不仅要辨别同一症状的不同特点,还善于从患者的整体情况出发,结合性别、年龄、特殊的生理期,处以不同的辨证思路,遣方用药。

女性患者忧虑多思,多见心脾、肝脾不调之病,且经带胎产,气血耗损,多见中焦不足之象;年轻人上有老下有小,工作家庭兼顾,身心疲惫,或因感情困扰而出现心神不宁、心肝火旺等症,临床当加以辨别;人到中年,易出现焦虑不安、恐惧压抑或烘热汗出等围绝经期综合征的症状;老年人常多病缠身;男女老少,强壮羸瘦,各有不同,临证施治,必当甄别。

天、地、人三才一体,人源于自然,亦受气候地域的影响。四季脾旺不受邪,脾气衰败,易为邪伤。春木风动,肝气亢盛,出现烦躁易怒、纳差失眠等症;夏暑蕴湿,湿浊困脾,出现神疲乏力、困重嗜睡等症;秋风干燥,燥邪伤阴,出现口干多饮、多食消瘦等症;天寒地冻,若命门火亏,虚水内泛,可见肢体浮肿、四肢不温等症。因此,脾气胜衰与四时节气的变化密切相关,治病当考虑季节,考虑五脏脏气变化的影响。

一方水土养一方人,天南地北,人各有异。常言道:北方之人,多由骑射民族繁衍而来,其人多高大威猛,而南方鱼米水乡,气候温和,人多娇小,临证用药应多加辨别。再如,蜀地阴寒,多雨多湿,人喜辛香温燥,平素食用胡椒、姜、茴香等物,以散寒湿之气,故临证时可酌情加量;若在江浙沪之地,用此类物品,剂量大者,患者必不能接受。

因此,辨治脾胃病应详察病情,因时、因地、因人三因制宜,整体互参,才能把握病变的根本,提高临床疗效。如对萎缩性胃炎等慢性病变患者,总要仔细了解患者胃脘不适的部位、性质、加重和缓解的方式、排气(嗳气、矢气)的有无、情绪的变化等情况,或健脾行气、或疏肝解郁、或清热降气、或活血化瘀等。有妇女因泄泻就诊,形体消瘦,月经稀少,谢建群在治疗时分两个不同的阶段,经期以补血养血为主,辅以升阳止泻,平时以健脾益气温肾为主。因此,谢建群在对患者辨证施治的同时,还参照性别、体质强弱、腠理疏密、气候环境、苔脉等情况,整体分析,综合考量,以期周全。

### (六)辨治胃肠疾病,重视身心同调

早在《素问·举痛论》中就有"百病生于气也。怒则气上,喜则气缓,悲则气消,恐则气下……惊则气乱……思则气结"的记载,说明情志对人体气机的影响。李杲在《脾胃论》中云:"皆先由喜、怒、悲、忧、恐,为五贼所伤,而后胃气不行。"说明情志不畅可影响脾胃功能。五脏中尤以心肝和脾胃的病变最为密切。脾胃属土,位居中焦,是气机升降的枢纽;肝属木,主疏泄,调畅情志;心属火,主神明。五行生克相关,肝木易乘脾土,叶桂也指出"肝为起病之源,胃为传病之所";又因胃之大络和足阳明经别都与心相通,因此,容易出现心胃同病的情况。

某种意义上说,胃肠疾病,就是心身疾病。临证所见也佐证该学说,胃肠病的发生、发展

与情志的关系非常密切,同时,症情的反复发作又可以引起情绪的变动,两者相互影响。如胃食管反流病、功能性消化不良、肠易激综合征、溃疡性结肠炎病变,易为情绪影响导致病情反复。

诊治胃肠疾病时,谢建群非常重视缓解、开导患者的情绪,嘱咐注重平时的情志调摄,保持心境平和,注意修身养性。

作为医生,一方面以精湛的医术、既往成功的案例促使患者树立起战胜疾病的必胜信念,同时又施以药物或养心安神、或疏肝解郁、或宽胸理气,双管齐下,更显疗效。正如元代罗天益《卫生宝鉴·中风门》云:"故心乱则百病生,心静则万病息。"处方常选甘麦大枣汤、柴胡疏肝散等,药物常选用合欢皮、夏枯草、茯神、黄连、百合、柴胡、郁金、香附、佛手、枳壳等。其中,合欢性平味甘,善于宁心安神,《神农本草经》说它能"安五脏,和心志,令人欢乐无忧";百合味甘苦性凉,能"益气而兼之利气,养心而更能去郁",因此多有选用。

## 三、临床经验

谢建群从事中医药诊治胃肠疾病的临床与科研工作40余年,对各胃肠疾病的诊治有较独特的经验。现分述如下:

### (一) 诊治肠易激综合征的经验:制方疏肝饮调和肝脾,辨病辨证相结合

肠易激综合征是临床常见病、多发病,以反复发作的排便异常及与之相关的腹痛腹胀为主要临床表现。按照排便异常的不同表现,肠易激综合征被分为腹泻型、便秘型、混合型和未定型等4个亚型,其中以腹泻型肠易激综合征最为常见。一般来说,肠易激综合征不是致命性疾病,但反复发作易影响患者的生活质量。

腹泻型肠易激综合征属中医"泄泻""腹痛"等范畴。一般认为其病位在脾、胃、大肠,与肝、肾密切相关。临床常见的中医证型有肝脾不和、肠道湿热、脾胃虚弱、脾肾阳虚等。

谢建群根据多年临床经验发现以肝脾不和型最为常见,肝脾失调是其主要病机,细分又有肝旺(郁)为主的木亢(郁)乘土、脾虚为主的土虚木乘、肝旺脾虚共存的木亢(郁)乘土虚。治疗当以调和肝脾作为主要方法,在具体用药时根据实际情况或侧重柔(疏)肝或侧重健脾或柔(疏)肝健脾并重,常以痛泻要方作为基础方加减施治。

1. 辨病辨证相结合,辨病为先 面对以腹痛、腹泻为主要表现的病症,会尽量详细收集信息进行辨证。对于辨证为肝脾不和者,用痛泻要方加减治疗;对于辨证为肠道湿热者,用葛根芩连汤加减治疗;对于辨证为脾胃虚弱者,用参苓白术散加减治疗;对于脾肾阳虚者,用理中汤合四神丸加减治疗;对于多种证型兼杂者,则视具体情况灵活处理。谢建群对于证属肝脾不和的腹泻型肠易激综合征的治疗体会尤其深刻,经验也尤其丰富,相关论述也尤为系统。

2. 肝脾不和之木亢(郁)乘土者重在疏(柔)肝 根据藏象理论,肝属木,脾胃属土,肝主疏泄,脾主运化,胃主受纳。机体对饮食的正常运化、吸收、排泄依赖于脾胃升降的平衡,其中脾负责对营养物质进行消化、向全身输布、促进吸收,即脾主升清;胃负责受纳、腐熟饮食,并将食物残渣通降下行,即胃主降浊。脾胃的升降平衡又需要肝主疏泄功能正常的协助,此《素问·宝命全形论》"土得木而达"之谓。当肝的疏泄功能太过或肝失疏泄、木郁不达时,即使脾胃不虚,也会导致脾胃升降平衡的破坏,而出现腹痛、大便溏泄等症状。正如《类经》中说的"木强则侮土,故善泄也"和《临证指南医案》中说的"肝病必犯土,是侮其所胜也,克脾则腹胀,便或溏或不爽"以及《医学求是》中记载的"木郁不达,风木冲击而贼脾土,则痛于脐

下"。此即"肝为起病之源,脾为传病之所"。对于肝疏泄太过者,重用白芍以柔肝;肝郁不达者,加用柴胡以疏肝。

3. 肝脾不和之土虚木乘者重在健脾　对于脾胃被饮食或思虑所伤或脾胃素虚的患者,本身就会因为脾不升清,清谷不化,便溏于下,即《黄帝内经》所谓的"清气在下则生飧泄"。这时,即使肝的疏泄功能正常,对于虚弱的脾胃来说也是相对强的,很容易进一步加重脾失健运,加重腹泻,这是因为五行"木克土"的关系。此时应以健脾为主,兼以柔肝缓急,重用炒白术,酌情调整炒白芍和陈皮的用量。

4. 肝脾不和之木亢(郁)乘土虚者疏(柔)肝与健脾并重　本病失治发展到一定阶段常常出现肝郁或肝旺与脾虚共存,此时痛泻并存,反复发作、稍有郁怒等情志不遂则症状加重。如《景岳全书》曰:"凡遇怒气便作泄泻者,必先以怒时夹食,致伤脾胃,故但有所犯,即随触而发,此肝脾二脏之病也。盖以肝木克土,脾气受伤而然。使脾气本强,即见肝邪,未必能入,今既易伤,则脾气非强可知矣。"又如《医方考》云:"泻责之脾,痛责之肝,肝责之实,脾责之虚,脾虚肝实,故令痛泻。"这时应当健脾与调肝并重,重用炒白术健脾的同时,或重用炒白芍柔肝,或加用柴胡疏肝。

5. 重视调畅情志和心理疏导　中医认为情志因素可以影响脏腑的生理功能和气机调畅,导致疾病发生。如朱震亨所言:"气血冲和,万病不生,一有怫郁,诸病生焉。"藏象理论认为"思伤脾、怒伤肝"。所以谢建群在论治腹泻型肠易激综合征时强调观察患者的精神情绪,认真聆听患者的倾诉,注重对患者进行心理疏导。正如《灵枢·师传》所教诲的"人之情,莫不恶死而乐生,告之以其败,语之以其善,导之以其所便,开之以其所苦。虽有无道之人,恶有不听者乎?"因此,建立彼此信赖的和谐的医患关系在治疗本类病种中至关重要。

6. 制方疏肝饮调和肝脾,临证加减　临床常见腹泻型肠易激综合征(IBS),在痛泻要方基础上,加用柴胡一味以加强疏肝作用,有逍遥散意,寓四逆散法。方中柴胡疏肝理气为君,亦用其升举阳气,使得清气上升,浊气下降。防风辛温轻散,疏而不燥,外可透发腠理风、疏达脉络血,内可透彻肝体郁、升举清阳气。白芍柔肝敛营,缓肝之急,合用陈皮行气和胃,并常与香附、枳壳、青皮、豆蔻、砂仁等酌情联用。白术苦燥湿,甘补脾,温和中,健脾益气,散湿除痹。《本草汇言》云:"白术乃扶植脾胃、散湿除痹、消食除痞之要药也。脾虚不健,术能补之;胃虚不纳,术能助之。"

在疏肝饮基础上随证加减:腹痛甚,重用白芍,合炙甘草,缓急止痛;两胁胀痛,酌加茵陈蒿、广郁金、延胡索、川楝子,但延胡索辛温、川楝子苦寒,不可久用,中病即止;胀满痞塞,则加厚朴、枳壳、八月札、紫苏梗等以疏肝理气;完谷不化或夹有食物残渣,酌加炒谷芽、炒麦芽、鸡内金、焦山楂、六神曲以消食化积;久病泄泻,腰膝酸软,酌加乌梅、赤石脂、禹余粮、煨诃子以收涩止泻;泻下肛门重坠、灼热不适,酌加秦皮、黄柏、白头翁以清热除湿;脘腹冷痛,为阳虚者,酌加炮姜、小茴香以温补;对于兼有寒热错杂、虚实夹杂证者,可以乌梅丸、半夏泻心汤化裁;睡眠欠佳,加用辰麦冬、朱灯心、酸枣仁养心安神。

**(二)诊治慢性萎缩性胃炎的经验:气虚血瘀为病,寒热夹杂,治以健脾行气、清热活血**

1. 基本病机　脾胃虚弱,胃失通降,久病入络,气滞血瘀。

慢性萎缩性胃炎是慢性胃炎的一种,为临床常见病、多发病、难治病。其特征是胃黏膜出现局部或广泛的固有腺体萎缩、数量减少,黏膜变薄或膜肌层增厚,伴有不同程度的胃分泌功能低下。由于其易伴发肠上皮化生及不典型增生,特别是重度不完全性大肠化生或中度以上不典型增生有引起癌变的可能,故称其为胃癌前病变。根据其临床病变多以胃脘作胀或疼痛、饱胀、嘈杂等为主,因此属于中医"胃痞""胃脘痛"等范畴。

本病患者多有长期慢性胃炎病史,病变日久,失于诊治,耗气伤阴,中气不足,脾胃虚弱,病久入络,虚瘀夹杂,以致缠绵难愈。谢建群认为,慢性萎缩性胃炎发病基础在于脾胃虚弱,脾虚重在阳气,胃损重在阴液。无论证候虚实,均以脾胃气虚,邪滞胃腑,胃失和降为其根本病机。该病经久难愈,常因虚致实,邪实正更虚,故而本虚标实、虚实夹杂为其病性特点。同时脾胃属土,主运化,依赖肝气的正常疏泄。脾胃不足,肝木横逆克犯脾土,以致肝脾同病,肝胃合病。故本病病位在脾胃,与肝密切相关。脾为太阴湿土之脏,主湿而恶湿,脾气虚弱,健运无权,水湿内生;肝主疏泄,调畅人体气机,协调脾胃升降。肝失疏泄,肝气郁结,情志抑郁,久则气滞化火,肝火犯胃,灼液为痰;气滞日久,血行不畅,滞而成瘀;胃为多气多血之腑,痰、湿、瘀互结交阻胃络,终成癥积。其病在胃,但与肝脾关系密切。

2. 治法方药　温清并用,通补兼施;辨证为主,辨病为辅,结合胃镜和病理。

本病证情变化错综复杂,或虚或实,或寒或热,在气在血,多有不定。就虚实而言,以虚证居多,其中又以脾气虚为主,胃阴虚者次之;就寒热而言,以虚寒证多见,虚热证次之;就气血而言,初病在气分,气机阻遏,继而由气及血,气滞血瘀。然而以上所述并非相互对立,而是互有兼夹,各有轻重。在治疗上,谢建群主张通补兼施,温清并用,标本兼顾,尤其重视气机升降出入。

临床用药,以胃祺饮为主要方剂,酌情加减。脾胃气虚者以潞党参、黄芪调补中焦之气,以炒白术、怀山药健脾益气,以升麻、柴胡、羌活、防风等风药以升举清阳;若见肝郁化热,用黄连、黄芩、苦参等清热泄肝;脾胃虚寒者,加用干姜、吴茱萸、熟附片、小茴香等温中散寒。阴虚内热者,以知母、肥玉竹、石斛养阴清热;气滞重者,常选佛手、八月札、香橼皮,理气不伤阴。病久入络,瘀阻气机,治当行气活血祛瘀,在莪术、丹参、郁金、路路通等化瘀药中加入桔梗、牛膝以调升降;湿重者,予藿香、佩兰、陈皮、半夏行气化湿;热重者,酌加黄连、黄芩、蒲公英清热解毒;湿滞难化者,石菖蒲与川朴、苍术同用,或配砂仁、蔻仁、薏苡仁芳香醒脾化湿。谢建群也喜加用神曲、山楂、鸡内金、炒谷麦芽等消食健胃之品,改善食欲,促进药物的吸收。

谢建群在诊治慢性萎缩性胃炎过程中,尤其重视清热解毒药物的使用。因慢性胃炎病理表现中的肠上皮化生和不典型增生均属癌前病变,谢建群认为此种病变多为气滞血瘀所致,滞而化热,瘀而生毒,清热解毒药物可以有效改善黏膜瘀堵糜烂的状况。

谢建群参照现代药理的最新研究,酌情选用兼具抗癌防癌作用的半枝莲、白花蛇舌草、蛇莓、土茯苓、苦参、石见穿、龙葵等药,不仅能清热解毒,改善胃黏膜的糜烂充血等情况,也清热散结祛瘀,有利于胃黏膜萎缩、异型增生等病变的逆转,而且对胃癌前病变向胃癌的转变也具有早防早治的重要意义。

现代研究也证实,萎缩性胃炎的治疗,可以通过上述种种方法改善胃黏膜微循环状态,增加胃黏膜血流,纠正病变局部的缺血、缺氧和营养代谢障碍,促进炎症吸收,促进溃疡愈合,以期逆转黏膜腺体萎缩、肠上皮化生和不典型增生等病变。

此外,源于此类药物多有小毒,长期大量使用可能导致肝肾功能损伤。谢建群临证时处处小心,药物不求多杂,酌情选取数味,同时特别强调使用上述药物时用量不宜过大、使用时间不宜过长、药味也需交替使用,以防产生毒副作用。

对于幽门螺杆菌(Hp)检测阳性者,在辨证论治的基础上加用经体外筛选对幽门螺杆菌具有一定抑杀作用的中药如蒲公英、芙蓉叶、黄连、黄芩、白花蛇舌草等。他认为用中药治疗幽门螺杆菌决不能完全用西医的观点来看待。中药抗 Hp 感染，不能单以抑杀率作为准则，而是以提高机体免疫力，改变 Hp 赖以生存的条件，抑制 Hp 活性，加速其死亡；同时增强黏膜抵抗能力、消除有害炎症因子，通过扶正而达到强胃护膜、改变胃内环境、阻断 Hp 继发炎症反应等效果，而发挥疗效。

### （三）健脾化湿、消导除积、分期论治——治疗溃疡性结肠炎的经验

1. 基本病机　脾虚湿盛，气滞血瘀，虚实夹杂。

溃疡性结肠炎是病因尚不清楚的慢性非特异性炎症性疾病，与克罗恩病同属于炎症性肠病范畴。本病病变大多发生于结肠的黏膜与黏膜下层。临床表现为腹泻、黏液脓血便、腹痛，多呈反复发作的慢性过程。本病病因和发病机制尚未完全明确，目前认为与环境因素、遗传因素、感染因素以及免疫因素等相关。近年来，随着国内环境改变、饮食结构西化，本病的发病率日渐升高。本病具有反复发作、病情缠绵、难以治愈的特点，治疗费用昂贵，影响患者的生活质量。谢建群在临证诊治溃疡性结肠炎的实践中，积累了丰富的经验，取得了较好的疗效。

根据溃疡性结肠炎的临床表现，可归属于中医的"泄泻""痢疾""脏毒"等病症。古籍中又根据疾病特点还可找出"肠澼""久痢""休息痢"等名称，即《黄帝内经》中由于其所下之物如涕如脓、黏滑垢腻，排出澼澼有声，故称之为"肠澼"；又《诸病源候论》中因其病程长久而缠绵，时愈时发，故称之为"久痢""休息痢"。

谢建群根据多年临床经验，认为溃疡性结肠炎的主要病机为本虚标实，以脾胃虚弱为本，湿热内生为标。由于先天禀赋不足、饮食不节、六淫之邪等，导致湿热蕴结于内，壅阻气血，损伤血络，化腐成脓，日久脾肾阳虚，正虚邪恋。忧思恼怒，肝气郁结，土虚木乘，肝脾同病，以致病情缠绵难愈。正如刘完素《素问玄机原病式》所云："诸泻痢皆属于湿，湿热甚于肠胃之内，而肠胃怫郁，以致气液不得宣通而成。"由此肝脾肾三脏俱病。

本病病位在肠，与肝脾肾相关，病机为本虚标实，以脾胃虚弱为本，湿热内生为标。标本各有侧重，在病程中、不同临床分期具有不同的表现。根据临床主要症状、肠镜表现以及相关实验室检查，可分为活动期与缓解期。不同临床分期对诊治有一定的指导作用。

在缓解期以本虚表现为主，而本虚的病理变化以脾虚为主，疾病未愈则出现脾肾两虚，甚或阴阳俱虚；在活动期以标实为主，而标实的病理变化为湿热、气滞、血瘀为主，痰浊、瘀血等病理产物存在于疾病的始终。

2. 治法方药　分期治疗，健脾、疏肝、温肾三脏同调，湿、热、毒、瘀四邪并除。

治疗时首辨虚实。本病病理属性为本虚标实：在缓解期以本虚表现为主，而本虚的病理变化以脾虚为主，疾病未愈则出现脾肾两虚，甚或阴阳俱虚；在活动期以标实为主，而标实的病理变化以湿热、气滞、血瘀为主。再辨寒热，根据大便性状、疼痛性质以及伴随症状如发热、怕冷、口干等，辨清寒证、热证或寒热错杂证。

根据本病特点，不同时期采取不同的治疗原则，以体现中医辨证论治的思想。强调"标本兼顾"：活动期虽以治标为主，但不忘固本；缓解期则以固本为首，根据脾胃虚弱的病机特点，遵守"衰者补之，损者益之"的原则，但不忘治标，湿热、痰浊、瘀血等邪阻滞气机，复伤脾胃。因此，去邪实存正气，实为治本之道。

健脾法：溃疡性结肠炎患者多以腹痛、腹泻、脓血便为主要症状，泄泻不离脾虚。临证常

用四君、六君以健脾补气,随证化裁。若脾虚不运,虚中夹湿,则以参苓白术散补气健脾、芳化湿浊。若腹痛即泻,痛泻交作,寒气客于小肠者,多用干姜、生姜、桂枝等以健脾温中。

祛湿法:谢建群认为湿邪为本病疾病过程中的重要病理因素之一,重视方中祛湿之功,并根据病情采用多端治法。临证常用砂仁、豆蔻、苍术、白扁豆等燥湿和胃;茯苓皮、薏苡仁、泽泻、猪苓、车前子等以利水渗湿,体现"利小便实大便"。若湿热兼见者,多用虎杖清热利湿。

清热法:《素问》云:"火淫所胜……民病注泄赤白,小腹痛溺赤,甚则血便。"热邪蕴结于肠道,与湿邪相搏,导致气滞血瘀。若患者出现里急后重、便下脓血、腹痛剧烈、或伴有发热,舌质红,苔黄腻,脉数者,应采取清热解毒法。临证常用黄芩、黄连、秦皮、苦参清热燥湿,用紫花地丁、败酱草、白头翁、地锦草、白花蛇舌草、山慈菇等清热解毒、凉血止血。若热毒壅塞肠道,见有腹中满痛拒按,大便臭秽,滞涩难下者,用大黄、枳实等以通腑泄浊,体现"通因通用"之法。

化瘀法:本病常反复发作,病程缠绵,"久病必有瘀";又湿热之邪蕴结于内,导致气血运行不畅,瘀滞于内。谢建群认为由于本病具有上述的疾病特点,瘀血始终贯穿于本病的各疾病阶段。谢建群临证善于使用活血凉血药物,有助于控制症状。临证常用生地榆、侧柏叶、槐花、藕节凉血止血,以当归、三七、丹参活血止血。若瘀血阻滞较甚,又伴排便不畅者,多用桃仁、当归、川芎、牡丹皮等以活血祛瘀,兼以润肠。

行气法:根据刘完素所指出的"调气则后重自除,行血则便脓自愈",谢建群在方中常佐以陈皮、青皮、木香、郁金、川楝子、香附、佛手、香橼、绿萼梅、大腹皮等行气化滞,与健脾、化瘀、清热、化湿之法合用,达到健脾化湿、清热解毒、调气行血导滞的治疗目的。由于情志异常、情绪波动都会影响患者的病情,本病患者痛泻、腹痛明显,谢建群结合肠易激综合征的诊治经验,在诊治过程中,时刻注意疏肝解郁、调和肝脾。认为肝木过亢宜食酸以敛之,治疗上时常选用酸甘缓急止痛的白芍、甘草,配合痛泻要方中的祛风药防风,三药合用,疗效确切。

温肾法:脾主运化水湿,肾为主水之脏,脾肾相互资生,脾虚及肾。在本病后期尤为突出,谢建群采取脾肾同补的方法,临证常用理中丸、四神丸以补脾温肾。若久病脾阳消乏,肾阳亦惫者,多用附子温肾而除寒湿,或用补骨脂、菟丝子补肾阳而固精气,兼用茯苓、砂仁、半夏以燥脾去湿。

外治法:国内本病以左半结肠型为多见,除了口服药物外,肠道给药有助于肠黏膜直接吸收药物成分,快速起效,内外合治以达到更好的治疗效果。灌肠用药可选中药、西药或中西药结合的方法。中医灌肠主要以清热解毒、活血化瘀、凉血止血为主,消炎、改善肠道血供以促进黏膜修复,常用药物有苦参、生地榆、辣蓼、穿心莲、五倍子、茜草等浓煎,灌肠前加入三七粉、白及粉、青黛粉以加强活血、止血、清热解毒的作用。也可以康复新液、锡类散等药灌肠。还可应用龙华医院脾胃病科科研团队研制的清肠栓纳肛,效果卓越,给药简便,费用低廉,患者依从性高,临床使用非常广泛。

**(四)降气行气、补降平衡、清热适中——治疗反流性食管炎经验**

1. 胃与食管合而为病,基本病机为胃气上逆,本虚标实 反流性食管炎是由胃、十二指肠内容物反流入食管引起的食管炎症性病变,内镜下表现为食管黏膜的破损,即食管糜烂和/或食管溃疡。胃食管反流病患者中约有 40% 表现为反流性食管炎。该病患者表现有胃食管反流的典型症状,即胸痛、泛酸、烧心、反胃四大症状,可以单一出现或相兼出现,若反流严重的话,还可出现咽痛、咳嗽、哮喘等消化道外症状。但也可无任何反流症状,仅表现为上腹疼痛、不适等消化不良的表现。食管炎的严重程度与反流症状无相关性。严重的食管炎患者临床表现并不一定很严重。

反流性食管炎临床上治疗多用抑酸剂(奥美拉唑、雷贝拉唑、H₂ 受体拮抗剂等)和胃肠促动力药物(如西沙比利、多潘立酮等)。用药期间效果较佳,但停药后易再发。谢建群经过长期的临床实践积累了丰富的经验,对本病有了深刻的认识,发现本病的中医药辨病辨证论治具有较好的疗效,具有适合长期服用、较少副作用、低复发率、减少质子泵抑制剂(PPI)长期服用的风险等明显优势。

谢建群认为,反流性食管炎病因多重,病势缠绵。本病的发病多与寒邪客胃,饮食伤胃,肝气犯胃,脾胃虚弱等几方面有关。上述病因或可单一出现,或可合并出现。

临床多见先有胃病,胃失通降,胃气上逆,胃内食物或胃酸随之上逆,症见泛酸、反胃;气逆而攻撑不散,遏阻胸阳,则见胸痛,而见本病诸症。本病根本在胃,病变部位在食管。总属本虚标实,胃和食管合而为病,互为影响。张介宾云:"吐酸、吞酸等证,总由停积不化而然。而停积不化,又总由脾胃不健而然。"其观点与西医学很接近。

2. 治法方药　先辨病后辨证、食管和胃同治。

反流性食管炎属中医"吐酸""反胃""胸痹"等范畴。对于吐酸,历代医家均有论述。如《素问·至真要大论》云:"诸呕吐酸,暴注下迫,皆属于热。"而《诸病源候论》从寒论之:"噫醋者,由上焦有停痰,脾胃有宿冷。"反胃,《金匮要略·呕吐哕下利病脉证治》云:"朝食暮吐,暮食朝吐,宿谷不化名曰胃反。"《太平圣惠方·治反胃呕哕诸方》称为"反胃"。《金匮要略·胸痹心痛短气病脉证治》云:"胸痹不得卧,心痛彻背者,栝蒌薤白半夏汤主之。"食管炎胸痛甚者无不若此。

谢建群认为,本病的诊治要辨病辨证相结合,先辨病,后辨证。辨病,根据患者主要症状表现来确定,若以胸痛为主,当辨"胸痹";若以泛酸、烧心为主,应为"吐酸";若以反流为主,则是"反胃"。辨证,分为寒邪客胃、肝胃不和、脾胃虚弱、肝胃郁热、湿热中阻、气滞血瘀等不同。治疗当标本兼顾,重在行气降气,同时注意升降平衡、润燥合度、温清适宜。以下分述之。

诊为吐酸病,治疗以疏肝理气、行气降逆为要。临证常选用柴胡疏肝散加减,药用柴胡、郁金、青皮、陈皮、枳壳、木香、香附、夏枯草等理气解郁之品,严重者加沉香、降香以通降和胃。兼郁热者加左金丸清肝泻热;偏虚寒者以理中丸温中健脾止酸,酌情加用煅瓦楞、煅白螺蛳壳、海螵蛸等药以中和胃酸。

诊为反胃病,多见患者食后胃内固体食物随气而上逆于口腔,胃气上逆较甚,或胃失通降较甚,不降则逆。谢建群常用旋覆代赭汤、三子养亲汤加减,取旋覆花下气消痰,代赭石重镇冲逆,干姜温中止呕,半夏降逆和胃,以三子降气、消食、快膈,以参枣草益脾胃,补气虚,扶助已伤之中气。诸药配合,共奏降逆化痰、益气和胃之功。阳气不足者,合用附子理中丸加减。气阴不足者,合益胃汤加减。

诊为胸痹病,多见胃气上逆,胀满撑顶,得嗳气舒,自觉攻撑闷痛,甚者胀痛至后背,且除外心脏病变。谢建群常用瓜蒌薤白半夏汤加减以降气开郁、通阳散结、宽胸止痛。方中瓜蒌味甘性寒,散结开胸通痹;薤白辛温,通阳散结,化痰散寒,能散胸中凝滞之阴寒、化上焦结聚之痰浊、宣胸中阳气以宽胸。姜半夏辛温化痰除寒,和胃止呕。常加枳实下气破结、消痞除满,加桂枝温通经脉、散寒降逆。若寒邪犯胃,加良附丸;若郁而化热加知母、石膏、半枝莲;若病久兼瘀,加丹参、当归、赤芍、莪术等活血行气通脉;若胃阴不足,加南北沙参、石斛、玉竹等。

## 四、经验方与转化

**（一）疏肝饮**

【药物组成】柴胡、炒白术、炒白芍、防风、陈皮。

【功效】疏肝健脾，疏风止泻。

【方解】柴胡疏肝理气为君，亦用其升举阳气，使得清气上升，浊气下降。防风辛温轻散，疏而不燥，外可透发腠理风、疏达脉络血，内可透彻肝体郁、升举清阳气。白芍柔肝敛营，缓肝之急，合用陈皮行气和胃。白术苦燥湿，甘补脾，温和中，健脾益气，散湿止泻。

【适用范围】肝脾不和、肝气横逆乘脾所致的腹痛腹泻。

【临床和实验研究】临床研究表明，疏肝饮治疗腹泻型肠易激综合征患者（IBS-D）的总有效率在 85% 左右，与西药得舒特（匹维溴铵）相比，无显著差异。疏肝饮在改善患者肠胀气、大便性状异常、肠鸣、情绪烦躁焦虑及提高生活质量等方面的作用优于得舒特。且疏肝饮的安全性和患者耐受性好，未见明显副作用。

动物实验也证明疏肝饮可以减少束缚和慢性避水应激引起的大鼠排便量增加，改善慢性避水应激引起的大鼠内脏高敏感性。这些作用可能与疏肝饮调节 5- 羟色胺（5-HT）、血管活性肠肽（VIP）、P 物质（SP）、胃动素（MOT）、胆囊收缩素（CCK）、促肾上腺皮质激素释放激素（CRH）和神经降压素（NT）等胃肠激素和神经递质的合成与释放，抑制结肠平滑肌收缩，减少结肠组织和 / 或背根神经节（DRG）中瞬时受体电位（TRP）V1 和 A1 亚型、蛋白酶激活受体（PAR）2、降钙素基因相关肽（CGRP）、5- 羟色胺转运体（SERT）的表达有关。

【医案】

医案举例一

袁某，女，38 岁。2009 年 6 月 21 日初诊。每周均会出现 1~2 次腹泻，泻前腹痛，泻后痛止，怕冷，苔薄白，脉弦。

中医辨证：肝脾不和，脾肾阳虚。

治法：疏肝健脾，益肾温阳。

处方：柴胡 9g，炒白术 15g，杭白芍 15g，炒防风 15g，陈皮 6g，炒扁豆 15g，草豆蔻 9g，川桂枝 12g，熟地黄 15g，补骨脂 15g，益智仁 15g。14 剂。

二诊：2009 年 7 月 5 日。诉大便溏泻已止，腹痛已消，唯因感冒喉咙痛，苔薄黄稍腻，脉濡。原方加野荞麦根 30g、金银花 12g。

按语：吴崑《医方考》云："泻责之脾，痛责之肝；肝责之实，脾责之虚。脾虚肝实，故令痛泻。"以痛泻要方治疗本类病证常获良效。谢建群根据自己的临床经验，在痛泻要方基础上加味治疗痛泻证效果更佳。本例辨证除肝脾不和外，还有脾肾阳虚，故在经验方疏肝饮（痛泻要方加柴胡）基础上，加以健脾温阳补肾之品，用药 2 周痛泻即止，可见中药治病，方证相和，效如桴鼓。

医案举例二

蒋某，男，48 岁。2010 年 10 月 11 日初诊。患者近 1 年来因工作调动，情绪不佳，时常恼怒不休，作则脐周疼痛，痛则至圊而泻，泻后痛减。曾于外院行肠镜及下腹部 CT 检查，均无异常发现。某医院给予得舒特、培菲康（双歧杆菌三联活菌散）等药物后缓解不明显。本次就诊时诉大便 7~8 次 /d，腹痛则泻，泻后痛解，便质稀薄，时夹未消化物，伴口苦口干，消瘦，纳差,小便调,寐欠安。舌淡红,苔厚腻微黄,脉弦滑。

中医辨证:肝郁脾虚,湿热内蕴。

治则:疏肝健脾,清热化湿。

处方:疏肝饮加味。柴胡 9g,炒白术 15g,杭白芍 15g,陈皮 9g,防风 12g,泽泻 12g,茯苓皮 15g,炒薏苡仁 15g,广木香 6g,生地榆 30g,马齿苋 15g,炒谷芽 15g,炒麦芽 15g。14 剂。

医嘱:调畅情志,劳逸结合,饮食清淡,忌食生冷油腻辛辣之物。

二诊:2010 年 10 月 25 日。腹痛缓解,大便日行三四次,第一次成形,后仍稀薄,口苦口干消,胃纳转佳。舌淡红苔白腻,脉弦滑。证属肝郁脾虚,湿浊内蕴。治宜疏肝健脾,行气化湿。继予前方去泽泻、生地榆、马齿苋,加藿香 12g、佩兰 12g、焦六曲 12g。14 剂。

三诊:2010 年 11 月 9 日。心情较前舒畅,偶有腹痛则泄,大便成条状,未含不消化物,日行二三次。舌脉同前,治宗原意,改茯苓皮为茯苓 15g,并加党参 15g、怀山药 15g。14 剂。

随访:续治 3 个月余,心情明显好转,痛泻未作,大便日行一二次,成形。

按语:疏肝饮在痛泻要方基础上加一味柴胡而成。柴胡味苦、辛,性微寒,归肝、胆经,能疏肝解郁,并升举阳气、清热解毒;再以防风为使药,引诸药入肝经,配合柴胡清肝内郁热,舒肝内郁气;以白芍养血生阴,疏肝柔肝;再以甘苦温补的白术为君药,补脾燥湿。患者发病与情绪明确相关,方中柴胡疏肝、白芍柔肝,加以健脾化湿药物,俾脾旺肝不受邪,扶正邪气自去。

### (二)胃祺饮(口服液)

【药物组成】炙黄芪、党参、莪术、当归、枳壳、八月札、蒲公英等。

【功效】益气活血,理气和胃,清热解毒。

【方解】黄芪配党参共为君药,甘温健脾、升阳益气以治其本;莪术、当归辛润和血、化瘀行气,枳壳、八月札苦降消痞除满,四者共为臣药;复入蒲公英一味,归肝、脾二经,清热解毒,与当归遥相呼应,以纠上药温燥助火之偏,且味微苦,兼能健脾,权作佐使。

【适用范围】脾虚气滞,瘀血阻络的慢性萎缩性胃炎(CAG)、胃癌前病变。

【临床和实验研究】谢建群、马贵同等自 1991—1993 年以来连续收治 CAG 患者共 30 例,在观察期间,患者每日 3 次服用由黄芪、党参、当归、莪术等药为主组成的"胃祺饮"口服液,每次 20ml。3~5 个月为 1 个疗程。治疗期间,停用其他治疗胃病的药物。疗程结束后,做胃镜复查。有 28 例的临床症状得到了改善,有效率达 93.33%,治疗前后两次胃黏膜活检从病理学角度也予以证实,有效率达 86.66%。

谢建群团队在 2010—2012 年对胃祺饮治疗慢性萎缩性胃炎进行的临床疗效评价研究中发现,胃祺饮组方可以明显改善患者的多种症状,临床总有效率高达 87.67%。症状的改善情况与用药时间呈正相关。同时,可以有效改善萎缩性胃炎患者的胃镜病理情况,可以减轻炎症,有效逆转萎缩、肠化生及异型增生。对萎缩的有效率 69.86%,对肠化生的有效率 73.61%,对异型增生的改善有效率高达 100%。

研究结果表明,胃祺饮水提物能够抑制人脐静脉内皮细胞(HUVECs)增殖和管腔形成能力,其机制可能与其抑制 ERK1/2 和 p38 MAPK 的磷酸化水平有关。这是胃祺饮抑制血管新生的作用靶点,是其临床应用治疗慢性萎缩性胃炎伴癌前病变的物质基础之一。

【医案】

医案举例一

蔡某,女,62 岁。患者胃脘部不适半年余。近半年来反复胃脘不适,遇冷或食冷加重,伴有泛酸嘈杂。曾自服抑酸药物,效果不佳(具体不详)。华山医院胃镜提示慢性浅表性胃炎,病理提示炎症(++),活动(++),萎缩(++),肠化生(+),Hp(-)。求诊时精神淡漠,脸色萎黄,胃脘作胀,遇冷或食冷加重,伴有泛酸嘈杂,手脚冰凉,腰部时有发冷,纳谷尚可,大便时稀,日行1~3次。舌有齿痕、色淡,苔薄白,脉沉细。

中医辨证:中焦虚寒,气滞血瘀。

治则:健脾暖中,理气通络。

处方:黄芪18g,潞党参15g,炒白术15g,制附子6g,高良姜6g,炒防风12g,芙蓉叶15g,石见穿12g,煅瓦楞子30g,莪术15g,白芍15g,炙甘草6g。14剂。

医嘱:调畅情志,劳逸结合,饮食清淡,忌食生冷油腻辛辣之物。

随访:予上方14剂后患者自觉胃脘作胀,怕冷减轻,泛酸嘈杂症状改善,纳谷尚可,大便尚调,日行1次。舌有齿痕、色淡,苔薄白,脉沉细。上方去石见穿,改蔻仁6g(后下)。服药1个月,余症基本消失。于半年后在龙华医院胃镜复查示慢性萎缩性胃炎。病理:慢性炎症(+),活动性(+),萎缩(+),肠化生(-),Hp(-)。

按语:辨治慢性萎缩性胃炎时,要充分了解患者症状、舌脉,同时结合胃镜及病理报告,辨证施治,综合调治。本例中患者一派脾虚寒盛之象,治疗时宜以温中健脾祛寒为首务,酌情加用针对因虚致瘀、因寒血凝所致症状的药物。上述处方中黄芪、党参、莪术是胃祺饮的主药,功在健脾和胃,且莪术一味,活血行气,祛瘀止痛,配合当归有止痛消胀的作用。良附丸功在温中止痛。本患者虚寒较重,谢建群以大热之附子替香附,意在祛寒止痛、补益阳气。现代研究表明,石见穿有较明显的抗癌作用,谢建群常会用之以逆转萎缩、肠化生等病理改变。

医案举例二

袁某,男,35岁。2008年7月5日初诊。患者5年来反复出现胃脘部胀满不适,时有隐痛,嗳气频频,泛酸嘈杂,口干,纳差,大便2日一行,舌淡边有齿痕,苔薄白,脉细。2007年6月于仁济医院行胃镜示慢性萎缩性胃炎;病理:炎症(++),萎缩(++),肠化生(++),Hp(-)。

中医辨证:脾虚胃热。

治则:理气健脾,清热和中。

处方:潞党参15g,怀山药15g,炒扁豆12g,茯苓15g,肥玉竹12g,生首乌30g,虎杖30g,降香9g,枳壳15g,陈皮6g,杭白芍15g,煅瓦楞30g。14剂。

二诊(7月19日):胃脘胀痛减轻,泛酸基本消失,口干已缓解,嗳气嘈杂仍作,胃纳渐馨,大便调畅。治以原意,上方去煅瓦楞、肥玉竹,加炙苏子15g、川朴12g。14剂。

三诊(8月3日):诸症好转,嘈杂基本消失,继以健脾理气为主,辅以清热活血。

处方:炙黄芪12g,潞党参15g,炒白术15g,茯苓15g,怀山药15g,八月札15g,莪术15g,白花蛇舌草30g,蛇莓30g,半枝莲15g,川芎9g,丹参9g,制香附15g,焦山楂12g,神曲12g。

随访:后加减治疗1年,诸症消失,饮食如常。2010年3月复查胃镜病理示炎症(-),萎缩(+),肠化生(+),Hp(-)。

按语:萎缩性胃炎常伴有肠化生和异型增生,多见病程长久,病变较深,虚实夹杂,病症复杂。治疗上宜扶正祛邪、补虚泻实。尤其对于有肠化生、异型增生的患者,谢建群认为多为虚瘀兼夹为病,以脾胃气虚、肝胃不和、胃阴不足为多见,易兼夹瘀、热、毒等邪。所谓中焦气虚,运化失常,祛邪纠偏能力下降;病变日久,入络成瘀,瘀毒内生。从西医学看,与局部胃黏膜血运异常,缺血、缺氧,存在营养代谢障碍有关,治疗上常在健脾益气和胃的同时,佐以活血化瘀、清热解毒。如予白花蛇舌草、蛇莓、半枝莲、山慈菇、藤梨根、石见穿等,并予以丹参、川芎、制香附、莪术等活血通络之品,以改善胃黏膜微循环状态,促进炎症吸收,以期逆转黏膜腺体萎缩、肠上皮化生和不典型增生等病变。

（袁建业　郑　昱　费晓燕　孙巧丽　卢　璐）

# 第六章

# 老 年 病

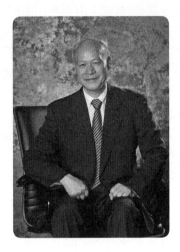

林水淼

## 一、个人简介

林水淼（1941—），男，汉族，祖籍浙江宁波，出生于上海，1964年毕业于上海中医学院。研究员，博士研究生导师，上海中医药大学教授，上海市中医老年医学研究所终身教授，上海中医药大学专家委员会副主任委员，上海市名中医，第五、六批全国老中医药专家学术经验继承工作指导老师，全国名老中医药专家传承工作室指导老师，享受国务院政府特殊津贴。曾任上海中医药大学副校长，上海市中医药研究院副院长，上海市中医老年医学研究所所长，上海市中医药学会老年病分会主任委员，中华中医药学会老年病分会副主任委员，中国老年学学会衰老与抗衰老科学委员会副主任委员，中华医学会理事，中国药理学会抗衰老与老年痴呆专业委员会委员。林水淼业医50余载，精研中医典籍，刻苦追溯医理，治学严谨，勇于探索，将毕生的精力都投入到了继承发扬中医事业中，擅长中医抗衰老与老年杂病，屡起沉疴。

19世纪70年代末，林水淼在龙华医院开创了老年病门诊，并创建了上海市中医系统第一个中医老年病专科。1991年，上海市中医药研究院老年医学研究所正式成立，任首任所长。1990年，中医老年医学学科列入上海市高校第二批重点学科，任学科带头人。2003年，被上海市人民政府批准为独立建制的研究机构，并更名为上海市中医老年医学研究所，至今仍是全国唯一一所经省（直辖市）级独立建制的中医老年医学研究机构。

在中医老年医学的学术理论上,林水淼系统总结了中医老年病学及中医衰老学的形成发展史,将众说纷纭的中医衰老机制归纳为七大学说 15 种机制,提出了"顺天避邪、养性节食、动而中和、葆精爱气、培本防微"的延缓衰老养生法则。在专科成立后,先生开展了大规模的人群调查,并不断进行了临床实践和科学研究。早在 20 世纪 80 年代初就首创了中医衰老的精血虚衰机制,总结出以补肾填精为主,健脾益气为辅,结合活血祛风的延缓衰老法则,并提出补肾填精以直接增强化生精血的能力为更有效的延缓衰老方法。林水淼力倡精气神学说,认为是中医老年医学的核心理论,提出"肾生精""神生精""还精"等创新观点,进一步完善了精气神互化理论。林水淼勇于探索,大胆创新,先后研制出还精煎、固真胶囊、葆贞饮等系列复方,且经动物寿命试验、神经 - 内分泌 - 免疫网络、自由基、DNA 损伤修复、胶原老化等现代研究,证实其具有确切的延缓衰老功效。还精煎于 1982 年被批准投产。其中,固真胶囊获得国家发明专利,成果先后荣获上海市及国家多项科学技术进步奖,"补肾填精法延缓衰老的机制研究"获 1985 年度上海市科学技术进步奖三等奖、1991 年度国家中医药管理局科学技术进步奖二等奖,"还精煎及其拆方对下丘脑 - 垂体 - 性腺 - 胸腺轴延缓衰老作用研究"获 1989 年度教育部科学技术进步奖二等奖,"固真胶囊研制"获 1994 年度上海市产学研工程项目优等奖。林水淼是上海市中医老年医学学科的开创者,也是国内老年医学医疗及研究工作的先行者之一。

林水淼将延缓衰老常用的补肾填精方法亦用于高脂血症和动脉硬化的治疗,突破局限于软坚、化痰、活血、消导的治法,开展了"固本降脂丸治疗高脂蛋白血症的临床及实验研究"的研究工作,证实了补肾填精法在降脂和软化血管的同时,对机体的内分泌和免疫功能具有一定的调节和提高作用,并能增强自由基的清除能力。该项课题获 1990 年度上海市科学技术进步奖三等奖。

自 1986 年起创制了"调心方""补肾方",完成了"九五"国家科技攻关计划、"十一五"国家科技支撑计划和国家自然科学基金重点项目。"调心、补肾法治疗老年期痴呆的临床和实验研究"获 1992 年度上海市科学技术进步奖二等奖,"调心、补肾、补气活血、化痰开窍治疗 Alzheimer 痴呆的临床与实验研究"获 1997 年度上海市科学技术进步奖三等奖。其中"调心方"经全国多中心随机双盲、与西药多奈哌齐平行对照临床研究,证实其疗效确切,可与国外公认西药相媲美,作为独创性成果和中国首个专治阿尔茨海默病的中药复方,已获国家批准投产上市,并获得两项国家发明专利。

50 年来,共培养了硕博士、博士后 27 名。在林水淼的指导下,2002 年成立了上海中医药大学附属龙华医院"林水淼工作室",2003 年入选上海中医药大学名中医工作室,为首批上海中医药大学名中医工作室建设单位之一,2011 年成为上海市名老中医工作室,2013 年成为全国名老中医工作室。

## 二、学术理论与学术观点

还精学术理论是林水淼历时 50 余载,尤其是在近 40 年中医老年医学的医、教、研实践基础上,通过实践总结和理论深究,提出的学术思想和理论观点。其目的在于丰富和发展中医老年医学,开拓一种新的思维和临床路径,为中老年人群提供一项保健法则。

**(一)求本溯源,精者人体生命之始**

中医药源自中华传统文化,尤其是先秦时代的道家理论为其根源,所以有的学者把《黄帝内经》称为黄老道家医学。而道家思想又源于上古的被清代纪晓岚誉为"综罗百代,广博精微"的道统思想,老子则是其杰出代表,传世名著《老子》(又名《道德经》)充分反映了这一思想。在天人相应的传统观点指导下,人体历来被认为是个小宇宙。《灵枢·岁露论》曰:"人与天地相参也。"所以,林水淼认为,要探索人体生命之秘,就必须先了解古贤对大宇宙的认识及其与人体生命的相关性。

《道德经·第二十五章》曰:"有物混成,先天地生。寂兮寥兮,独立不改,周行而不殆,可以为天下母。吾不知其名,字之曰道。"《道德经·第二十一章》曰:"道之为物,惟恍惟惚。惚兮恍兮,其中有象;恍兮惚兮,其中有物。窈兮冥兮,其中有精;其精甚真,其中有信。"《道德经·第四十二章》曰:"道生一,一生二,二生三,三生万物。万物负阴而抱阳,冲气以为和。"《庄子·知北游》曰:"形本生于精。"《庄子·秋水》曰:"夫精,小之微也;……夫精粗者,期于有形者也;无形者,数之所不能分也。"

老庄认为,道是混沌时期天地未分时的一种物质,但似有似无难以辨认。进而道中出现能可见的真实可信物质,称为"精",这就是"道生一"。精虽然十分微小,但仍可分为粗而有形和细微难以分别2种,即阴精与阳精。混沌初开,则阳精清而为天,阴精浊而为地,天地可分。但阳中有阴,如上有月星;阴中有阳,如下有地热,此即"道生二"。进而在阴阳之间化生出能协调阴阳、互相冲击,进而交融和谐、其用无穷的中和之气(精生气),即道生三。有了阴精、阳精、冲和之气,则天地之间生生化化,品物咸章,万物始生。但大到天地,小到虫蚁,万物以形为名。而每一有形的物质包括气,都本于精。精是一个负阴抱阳,冲气为和的交融体。所以,精是一种具有巨大生命力的精微物质,为万物之源。

通过对大宇宙的探究,就能更好地理解作为小宇宙的人体的生命过程。"精者生之本。"《灵枢·本神》曰:"生之来谓之精,两精相搏谓之神。"《灵枢·决气》曰:"两神相搏,合而成形,常先身生,是谓精。"《黄帝内经》作为中医学的经典,明确指出父母两精相搏就能产生新一代的精,它就是新一代生命产生的基础。无论父精还是母血都与水同类。水分子 $H_2O$ 同样是负阴抱阳。胎儿在母体羊水中生长,水也是构成人体的主要组分,此更有助于理解天一生水,精为人生之源。

### (二)精气精血并重,形体气用同治

《道德经·第四十二章》曰:"万物负阴而抱阳,冲气以为和。"那么,人体生命之精亦负阴而抱阳,是阴精与阳精的结合体。精血、精气则为阴精和阳精之代表,因此,精气和精血也是元精的重要组成部分。

精气是生命之精中具有生发气化功能的部分,精血是精中具有构成形质结构,使之成为"器"的部分。生命的每一个部分,都是结构与功能、形体与气用、精气与精血的融合体,二者相互依存、相互化生。无论精气或精血衰耗都将影响另一方,从而造成生命之精的衰耗。因此,林水淼认为过分强调其一部分而忽视另一部分都是不全面的。

林水淼尤为重视易被广大医家忽视的"精血衰耗"机制。元代朱震亨在《格致余论·养老论》中说:"人生至六十、七十以后,精血俱耗,平居无事,已有热证,何者?头昏目眵,肌痒溺数,鼻涕牙落,涎多寐少,足弱耳聩,健忘眩运,肠燥面垢,发脱眼花,久坐兀睡,未风先寒,食则易饥,笑则有泪,但是老境,无不有此。"明确指出各种衰老表现的病机在于精血俱耗。

林水淼对此进行了大量文献研究,查阅了自隋唐至明清以来具有代表性的方书,如《备急千金要方》《外台秘要方》《太平圣惠方》《圣济总录》《太平惠民和剂局方》《普济方》《古

今图书集成医部全录》等 13 部,发现记载为长生、耐老、不老、延年的方剂 124 首。其中,补肾气、养精血、阴阳双益为主的方剂 87 首,占 70.2%,其方法采用温柔而不燥的补肾药,阴阳双补,精血并益;以滋补肾阴为主 28 首,占 22.4%;以健脾益气为主 11 首,占 8.1%;其他的祛风活血解毒为主 13 首,占 10%。林水淼从治则综合分析后,发现延缓衰老应以温肾阳、补精血为主,益气健脾、养心宁神为辅,佐以活血祛风解毒,以达到精血充盈,精气强盛,营卫通调而冀却老延年。

随着年龄的增长,脏腑化生后天之精的能力随之日减,先天之储备日益枯竭,精血和精气生成之来源不足且随增龄不断的衰耗,导致了各脏器的形体和气用都发生了退行性改变。相对于青壮年人而言,老年人除了升降出入等气用功能减退外,“形坏”的问题更是尤为突出,如张介宾指出“形以阴言,实惟精血二字足以尽之”“精血即形也,形即精血”,因此林水淼认为精血虚衰是衰老各种表现的物质基础,是引起衰老、动摇根柢之根源。《素问·阴阳应象大论》曰:“年四十,而阴气自半也,起居衰矣。”说明衰老是由于阴精日益虚损的结果,而精血又为阴精之标志,可见精血虚衰是导致衰老的主要原因。朱震亨在《格致余论》中形象生动地描述了人至六七十岁之后的各种“老境”,并明确指出衰老是由于“精血俱耗”所致。邹铉在《寿亲养老新书·戒忌保护》中指出,人到老年“精血耗竭,神气浮弱,返同小儿”。叶桂在其代表著作《临证指南医案》中亦说:“中年以后,精血内虚。”都强调精血在衰老中的重要地位。

此后,林水淼又围绕“精血—精血虚衰—补益精血”,创制了“还精煎”“固真方”等中药复方,并开展了延缓衰老的系列临床试验和动物实验研究,为进一步证实精血虚衰的衰老理论提供了有力证据。

中药复方“还精煎”是林水淼通过补益精血延缓衰老研究方面取得的首项成果。19 世纪 80 年代初,林水淼开展了还精煎延缓衰老的临床研究,通过 62 例为期 1 年的观察,证实其改善老年前期和老年期神疲乏力、气短心悸、头晕失眠、腰膝酸软等常见症状,有效率达 70% 以上,并能提高受试者的细胞免疫功能,增加肺活量、最大通气量、下降残气量,改善近视力、握力和 X 线右股骨指数。证实还精煎在临床上具有一定的延缓衰老作用。其后又与赵伟康协作组织上海中医学院基础部多个教研组,从多个角度对还精煎延缓衰老的作用机制进行了深入探讨,发现还精煎能明显延长小鼠和家蚕的平均生存期;提高肺、肝环腺苷酸(cAMP)与环鸟苷酸(cGMP)的比值,增加肺通气量;电镜下观察能使老年小鼠肝细胞的亚微结构趋向正常化,对肝细胞有保护作用,并促进肝脏能量代谢以及核酸、蛋白质的合成;能提高小鼠淋巴细胞的体外存活率,抑制自身花环形成,延长淋巴细胞的自溶时间;能延缓老年小鼠卵巢、子宫及睾丸的衰老;能调整机体神经内分泌功能及免疫功能;能延缓小鼠股骨皮质下降。从动物实验的角度进一步证实了还精煎通过补益精血的方法延缓衰老的有效性。

“固真方”为“还精煎”的拆方,由何首乌、肉苁蓉等 6 味中药组成,具有补益精血之功,在 41 例临床研究中发现固真方能明显改善神疲、耳鸣、健忘、头晕、目花等衰老症状,能明显降低老年和老年前期血脂质过氧化物(LPO)含量,能明显提高红细胞超氧化物歧化酶(RBC-SOD)活性,外周血淋巴细胞转化率和 OKT4、OKT8 比例,证实固真方在临床上亦具有良好的延缓衰老作用。在动物实验中发现,固真方对老年动物下丘脑 - 垂体 - 性腺 - 胸腺轴的不同环节,无论从功能或是形体方面,均有不同程度的改善作用;能明显提高免疫功能;能明显提高心、肝、脑中超氧化物歧化酶(SOD)含量,减低 LPO 和脂褐素含量;能提高老年大鼠肺组织中 cAMP 含量,使 cAMP/cGMP 比值升高,并使老年大鼠皮肤胶原代谢中可溶性胶原和新生胶原含量明显增加;能明显抑制老年大鼠大脑皮质中线粒体单胺氧化酶单胺氧化酶 A(MAO-A)和单胺氧化酶 B(MAO-B)活性,增加老年大鼠大脑皮质和海马组织中的肾上腺素能受体($\alpha_1$ 和 β)、多巴胺(DA)受体、胆碱能(M)受体和 γ- 氨基丁酸(GABA)受体的 RT 值,具有延缓脑功能衰老的作用。

林水淼同时开展了多种不同的比较研究,再次从不同的角度证实补益精血以延缓衰老的有效性。①进行了补肾、健脾、益气、和血 4 种不同治则方药之间的比较。结果显示,补肾方能改善 29 项低下功能中的 22 项指标,益气方能改善 19 项,健脾方能改善 8 项,和血方能改善 13 项,提示对于延缓衰老,补益精血疗效最佳、作用最全,然后是益气、和血和健脾。②通过果蝇寿命实验进行了滋肾阴、补肾气、温肾阳、补肾精 4 种不同补肾方法之间的比较。结果显示,除温肾阳组外,其他各组均可提高 SW-b 果蝇的平均寿命,提高平均寿命百分率依次为补精血 15%> 补肾气 12%> 滋肾阴 8%> 维生素 E4%,温肾阳组与维生素 E 组相似;最高寿命的提高百分率依次为补精血 10%> 补肾气 5%> 滋肾阴 2.5%> 维生素 E0%,温肾阳组反而降低 2.5%。③对补益精血的同类组方固真方(何首乌、肉苁蓉、杜仲等)和葆贞方(熟地黄、枸杞、菟丝子等)进行了临床和实验研究比较,均能补益精血,补肾填精,且未用温燥之品,均为味厚、性柔之药,阴阳相济,发现两方对老年人清除自由基和机体细胞免疫功能有所提高;在动物实验研究中发现,两方均能调整下丘脑神经内分泌紊乱,提高老年大鼠下丘脑室旁核和视上核的分泌能力,减慢胸腺组织免疫功能的衰退,提示固真方和葆贞方都具有一定延缓衰老的作用。由此,林水淼提出"宁失其药,勿失其法",在用补益精血法延缓衰老时选择治法治则远比选择药物更为重要。

比较实验说明,具有补益精血作用的补肾复方,具有更直接有效的延缓衰老作用,而健脾、益气、和血法也具有一定延缓衰老的作用,是由于增强了精血的化生和流畅的能力,达到异治同归的效应,而单纯的温阳则适得其反。

**(三)还精固柢乃抗衰延年之大法**

"还精"一词首见于晋代葛洪《抱朴子·内篇·对俗》:"还精胎息,延寿无极。""还",在字义上具有返回、归还、复原的意义,其向上可追溯至《庄子·达生》所载"形全精复,与天为一"。历代中以"还"字命名的医方也不在少数,如《儒门事亲》百日还丹、《洪氏集验方》还少丹、《圣济总录》还精丸、《景岳全书》还童散等。

所谓"固柢",最早见于《道德经·第五十九章》:"深根固柢,长生久视之道也。""柢",《说文解字》:"木根也。"就是要巩固坚实生命的根基,就如树木之深根。即使后世誉为"攻下派"代表的张子和在其代表作《儒门事亲》中也认为"根本不坚,则枝叶不茂"。

林水淼提出的还精学术理论,就是在精为生命全过程的立身之源的理论指导下,努力构筑一种通过后天药物及非药物的方法,努力修复因增龄和疾病造成的生命之精的衰耗,追求对生命之源的滋养,通过精、气、神的相互化生,以修复人体形"器"与气用的退化,重振人体的生命活力,达到形气相任、形神相应的高生命质量的健康天年的理论体系,而固柢是其中重要的一环。林水淼认为要达到还精目的,尚应掌握三个要素:

1. 避害祛邪,治病护正为要 还精并非简单的补精,而是一个系统工程。在应用中要把避害祛邪,以尽量降低病理性衰老的消极作用置于重要的地位。"害",《说文解字》:"伤也。"所以"害"包括气候变化、不合理的饮食、治疗、运动、生活起居、不洁环境等一切可能伤及健康的有害因素。而可直接导致疾病的,如瘴疠疫气、不洁饮食、损伤性运动、污秽环境、七情过度、有害不避等则属于"邪"。

有"害"即当回避,有"邪"即当祛邪。正如《吕氏春秋·季春纪·尽数》所谓:"天生阴阳寒暑燥湿,四时之化,万物之变,莫不为利,莫不为害。……何谓去害? 大甘、大酸、大苦、大辛、大咸,五者充形则生害矣。大喜、大怒、大忧、大恐、大哀,五者接神则生害矣。大寒、大热、大燥、大湿、大风、大霖、大雾,七者动精则生害矣。"而"毕数之务,在乎去害"。史游《急就篇》曰:"灸刺和药逐去邪。"《素问·上古天真论》曰:"夫上古圣人之教下也,皆谓之虚邪贼风,避之有时。"所以邪是致病之害。

虽然衰老是一个退化的过程,衰即不足,不足则当补,这是基本原则。但在脏器功能及形质衰虚的过程中,"邪之所凑,其气必虚"。各种外邪就可乘虚而入或内在产生各种病理产物即邪,如气滞、血瘀、火郁、寒凝、食滞、痰饮、虫毒等的产生积聚。而一旦人体内有病邪内蕴,如不及时清除,就会如嵇康《养生论》所说"积微成损,积损成衰,从衰得白,从白得老,从老得终,闷若无端",积重难返,疾病丛生。若疾病一旦形成,其造成的病理性衰老将大大加快生理性衰老的发展速度,这是老年医学的一大特点。如晋代葛洪《抱朴子·内篇·极言》所谓:"百病不愈,安得长生。"

避害祛邪则可未病先防,有病早治,病去早复,而对老年人来讲,祛邪治病又有缓急之不同治则。对急病暴病,应速战速决,所谓"无粮之师,利在速战",但必护其胃气。对慢病久病,乃积邪所致,应宜和宜缓,尤其是顽症、重症,当戒过攻伤正。务记以命为本,护正为要,而护精是护正的重要一环。因此,对青年人尚属无毒之药,对老年不同年龄的已属小毒或常毒,而对青年人尚属小毒,对老年人已属常毒甚至大毒之治,所以宜中病即止,"十去其六七"后以"谷肉果菜,食养尽之"。遵照《素问·五常政大论》所云"无使过之,伤其正也。不尽,行复如法",以及《素问·脏气法时论》所载"毒药攻邪,五谷为养,五果为助,五畜为益,五菜为充。气味合而服之,以补精益气"。

2. 还精复原,宜以本器为先  人身之器大至脏腑,小至皮毛,乃至每一细胞每一个基因,无一非先天之精所化,以精血立形,以精气化用,从最早的一滴胎露,至精血精气不断大量不同组合,形成身体每一结构。正如《素问·阴阳离合论》所谓:"阴阳者,数之可十,推之可百,数之可千,推之可万,万之大不可胜数。"出生后依赖后天从饮食、大气环境中摄取精华,通过药物及非药物治疗增强化生气血津液精髓的能力,以滋养先天形成的每一组成部分的精气、精血,保持其形质的完整和功能的正常运行。所以每一形器都藏有自身之精。而一旦形成疾病,则其功能乃至形质将受创损伤,病邪将进一步堆积而成恶性循环。所以还精理论的原则就是当本器的气用或形质受损而邪害未入时,应注意衰老造成的生命之精衰耗的复原,以行预防,所谓"正气存内,邪不可干"。在病邪形成后,在祛邪过程中及祛邪之后,应注意时刻保护恢复受损本器的生命之精。不应片面理解"五脏六腑之精皆藏于肾",错误地认为只有肾才藏精。

3. 还精固柢,当以肾精为本  葛洪《抱朴子·内篇·极言》谓:"长生之要,在乎还年之道。""还年"就是恢复年轻时的生命活力,也即延缓衰老。庄子继承了老子的思想,在《庄子·在宥》中提出"万物云云,各复其根",在《庄子·缮性》中提出"深根宁极而待,此存身之道也"。

何者为人的生命之根底?《中藏经·论肾脏虚实寒热生死逆顺脉证之法》云:"肾者,精神之舍,性命之根。"明代《医学正传·医学或问》云:"其四脏之于肾,犹枝叶之出于根也。"《医宗必读》云:"上古圣人见肾为先天之本,故着之脉曰:人之有尺,犹树之有根,枝叶虽枯槁,根本将自生。"《图书编·肾脏说》云:"人之有肾,如树木有根。"可见历代各家多认为肾为生命之根底,所以还精固柢应以肾精为根基。又《素问·六节藏象论》曰:"肝者,罢极之本。"《素问·灵兰秘典论》云:"肾者,作强之官,伎巧出焉。"如用心包络比喻为心之外围,则肝实为肾之外围。将伤及肾精,常先伤肝精。因此,吴瑭将邪入下焦定为伤及肝肾,也为临床经验之谈,也提示在临床上肝精虚衰常为肾精虚衰的前期表现。魏之琇在治疗肝阴不足的代表方"一贯煎"中更加入滋肾水之品,既加强滋肝阴之力,又可益肾水以安其未病之脏,不愧为传世名方。所以,还精与固柢是既有联系又有区别的两个方面。还精是五脏六腑四肢百骸,凡有身形之器均需的原则;固柢是指还精应以修复肝精为先,肾精为本。

为什么益气、健脾、和血、补肾都有一定的延缓衰老作用呢? 是因为它们虽方法不同,但都能在不同程度上增强全身精血和精气的化生,而诸法中尤以补肾填精法作用最为全面。因其能直接夯实人体的生命根基,进而有利于修复全身各部的形质与功能。

由于衰老是一种退行性改变,即不断走向虚弱的过程,所以补益法必然是抗衰老的重要方法。而精是由以精气、精血为代表的阴精阳精协调组成,所以还精必须注意阴阳兼顾,气血双调。

## 三、临 床 经 验

### (一)阿尔茨海默病:从心肾论治

阿尔茨海默病是西医病名,中医学虽无该病的病名,但相类似记载散见于健忘、呆病等篇章。但文献所载健忘、痴呆均有别于今所言之痴呆病。林水淼认为,《医宗金鉴》提出神病的概念,类似于老年期痴呆,当将本病归入神病范畴。

林水淼认为本病的病因属先天基楯有异,壮年劳心思虑,老年脑髓空虚。病机上,《素问·宣明五气》说"心藏神,肺藏魄,肝藏魂,脾藏意,肾藏志",后世称为"五藏神",说明神虽然与五脏相关,但以心为主。在临床上本病症状表现以记忆、认知严重损害为主。《灵枢·本神》所说"所以任物者谓之心,心有所忆谓之意,意之所存谓之志,因志而存变谓之思,因思而远慕谓之虑,因虑而处物谓之智",生动地记述了从感觉到即刻记忆、远事记忆、思考、判断作出反应的记忆、认知过程,都是心主神明功能的体现。《黄帝内经》又认为肾藏精、生髓,脑为髓之海。《医林改错》说:"年高无记性者,脑髓渐空。"《医方集解》说:"人之精与志皆藏于肾,肾精不足则志气衰,不能上通于心,故迷惑善忘也。"从先天论,肾为先天之本。从衰老论,肾精虚衰是增龄老化的重要机制。肾精不足导致脑髓空虚的机制可以解释本病与先天遗传及增龄的关系。《医灯续焰》认为:"道过之言,行过之事,久不能记忆曰忘。若当下即不能记,索之胸臆,了不可得者,健忘也。乃心虚肾怠,水火不交,精血之府空,荣卫之道涩,致令机关不利,灵巧不开,高年衰朽者多得之。"提出心虚肾怠,精血之府空为老年人灵巧不开的主要病机,结合临床所见症状表现契合本病的病机。

林水淼根据本病属神病,可从心肾论治的理论指导,辨证分为心气虚证、肾精虚证两大主证,夹血瘀、夹痰浊两大兼证。

(1)心气虚:健忘、面色少华、脉左寸沉弱、或濡、或浮大而虚(具备),表情淡漠、反应迟钝、懒语、静则欲睡、音低、易惊(以上具备3项及以上)。

(2)肾精虚:健忘、尺脉细弱(具备),行动迟缓、动作迟缓、操作错误、语失流畅、头倾背曲、二便难控(以上具备 3 项及以上)。

(3)兼夹痰阻脑络:痰多、打鼾、或癫、或狂、幻想幻觉、对镜而言(以上具备 2 项),苔腻或滑(具备)。

(4)兼夹瘀阻脑络:目眶隐青、唇暗、舌质暗、或见瘀点、指甲青紫、脉涩(以上具备 2 项)。

治疗方法总结如下:

(1)心气虚证用调心方:党参 15g,石菖蒲 10g,远志 9g,桂枝 10g,龙骨 10g,甘草 10g,白芍 10g。

(2)肾精虚证用补肾方:熟地黄 15g,制首乌 10g,山茱萸 10g,淫羊藿 10g,锁阳 10g。

(3)兼夹痰阻脑络,加用礞石滚痰丸,每天 5g,上午和下午餐后各服 1 次,症状缓解即停服。

(4)兼夹瘀阻脑络,加用血府逐瘀胶囊,0.4g/ 粒,每次 2 粒,上、下午各 1 次,餐后服,体征消失即停服。

【医案】

医案举例一:中重度阿尔茨海默病(痴呆)

刘某,女,58 岁。2014 年 10 月 7 日初诊。家属代诉:近事遗忘 5~6 年,近 2 年增剧,近 1 年家属不让单独出门,基本生活能力大部分自理,部分丧失,功能性生活能力已丧失,曾在北京宣武医院治疗 1 年多,今慕名前来上海求诊。目前服用美金刚、安理申(盐酸多奈哌齐片)15 个月,服用复方苁蓉益智胶囊。患者自诉无明显不适。刻下:左手出现震颤,左足乏力,时有跛行。体格检查:发华,表情淡漠,反应迟钝,尚能自报姓名,但不知子女姓名。2014 年 9 月 30 日磁共振示脑萎缩以顶叶、颞叶、第三脑室为主,未见全脑广泛性萎缩。出示 5 物,即可记起 2 物。唇偏暗。脉右寸浮弱中稍沉、关沉弱、尺尚长、未及反关、神门微、中冲微。脉左寸沉弱、关偏沉、尺沉弱尚长、神门微、中冲未及。左三部好于右侧。

西医诊断:中重度阿尔茨海默病。

中医辨证:上气不足,中运乏健,肾阴渐损,孙络欠畅。

治法:益气升清,养心活血,益智和营。(北京医院选投补肾清热活血之法未见其效,故拟为先)

处方:①党参 30g,石菖蒲 20g,远志 15g,茯苓 15g,桂枝 15g,白芍 15g,炙甘草 10g,黄芪 15g,赤白芍各 6g,葛根 20g,升麻 5g,蔓荆 12g,煅龙牡各 30g,川断 15g,巴戟天 15g,红景天 15g,鹿角粉片 10g,玉竹 45g,龙眼肉 10g。14 剂。②苏合香丸,1 粒 / 次,2 次 /d。

二诊:2014 年 10 月 29 日。经由家属告知,患者面色好转,表情活跃,言语增多,要求转方。以原方减蔓荆,加川芎 15g,继续服药。

三诊:2014 年 11 月 19 日。家属代诉患者心情较前开朗,话语增多,纳谷欠香,夜溲由 2~3 次减为 0~1 次,腑行欠调已 4~5 个月,近 1 年来左手足活动欠利,近稍好转。问之能答,能回忆起自己姓名,能知来门诊所乘交通工具,但不知进食菜名,未辨别家人照顾者关系,但稍后能报其名。表情较前活跃,胆较怯。左手静止性震颤。脉右寸浮弱、尺沉弱未短。面色稍华,唇稍暗。苔薄黄腻,舌质偏红。出示 5 物,即可能答对 3 件;计算 100-7=4。证属:气血不足,肾精亏损,痰蒙机窍,神明失用。再拟益心气、填肾精、养血豁痰通窍。

处方:①党参 30g,当归 12g,川芎 15g,石菖蒲 20g,远志 20g,桂枝 15g,白芍 25g,生龙牡各 15g,白术 15g,茯苓 15g,山海螺 20g,红景天 15g,鹿角粉片 10g,生地黄 30g,川断 15g,肉苁蓉 20g,山茱萸 30g,玉竹 45g,炒杜仲 30g。14 剂。②安宫牛黄丸,1 粒 /d。

2014 年 12 月 8 日,家属来电,患者渐能关心家事,参与他人讨论,左侧肢体日渐有力,要求转方。

处方:党参 30g,石菖蒲 20g,远志 20g,桂枝 15g,白芍 15g,煅龙牡各 30g,丹参 30g,炙甘草 10g,红景天 15g,鹿茸粉片 10g,山茱萸 30g,炒杜仲 30g,淫羊藿 15g,锁阳 20g,肉苁蓉 20g,玉竹 45g,红花 10g,茯苓 30g,菟丝饼 15g。15 剂。

四诊:2015 年 1 月 21 日。问之能答,答问切题,提示下知道母女、姐妹关系及女儿姓名,知道此次抵沪时间。家属诉患者能自行穿衣进食,近日左足少力,行动困难,不愿出门,对镜自语。已停服安理申,仍服美金刚。色少华,反应迟钝,沉默少言,左手凉而少温,持物带颤。脉右寸浮弱、尺沉弱尚长。左寸浮弱、尺沉细短。苔薄白腻滑,舌嫩红,微颤。切背部及两枕、颞部温度低。证属:气血虚寒,精血亏损,髓海空虚,清阳不升。拟益气养血,填中荣脑。

处方:①熟地黄 25g,山茱萸 30g,石菖蒲 60g,远志 15g,鹿角粉片 10g,肉苁蓉 20g,川断 15g,巴戟天 15g,锁阳 15g,淫羊藿 15g,紫河车 30g,龙眼肉 10g,生晒参 15g,附子 10g,肉桂(后入)6g,天麻 10g。15 剂。②苏合香丸 15 粒,1 粒 /d。

2015 年 5 月 5 日,家属来电诉患者记忆智力尚稳定,能与子女交流,参与家事,能打麻将。续方配药,先予调心补精气,后以补肾填精血。

按语:本案初诊以"心"立法,患者左手寸脉沉弱,符合心气不足的脉象,故以调心方结合益气聪明汤加减。调心方是林水淼的经验方,以党参、桂枝为君药。党参以补益心气、养血益智。桂枝旨在助阳化气、温通血脉,以增强补益心气的功能。以白芍、炙甘草、茯苓为臣药。白芍能内和营气,可辅助桂枝以滋阴和阳、盗桂枝之辛温,又能辅党参敛阴养血、和顺气血。炙甘草益气复脉,调和诸药,一方面辅助党参补益心气,一方面协助桂枝助阳益气。茯苓主益气宁心,增智渗湿。本方用茯苓佐党参益气宁心,治疗健忘。远志能安神益智,以佐党参、茯苓安神益智、增强记忆。石菖蒲安神益智,祛痰醒脑,与远志共同佐党参、茯苓以加强开心窍、益心智的功效。龙骨、牡蛎咸微寒,重镇安神、潜阳补阴,以收敛浮散的神气、安神镇静。再配合益气聪明汤的黄芪甘温以补脾胃;葛根、升麻、蔓荆轻扬升发,能入阳明,鼓舞胃气,上行头目。致使中气既足,清阳上升,九窍通利,而至耳聪而目明。再以红景天益气活血,通脉补肾,加强补气的功效。鹿角粉片、川断、巴戟天补肾填精。

三诊时,患者心气渐振,意识稍清,已能辨识家人,言语渐多。但见舌苔黄腻,故仍在调心方的基础上加重化痰开窍之药,以白术、茯苓、山海螺配伍健脾化痰开窍,并以生地黄、当归、川芎滋阴养血以安神。并以安宫牛黄丸清凉开窍醒神。

四诊时,正值隆冬之际,冬令主司收藏,患者脑髓渐空,而"肾主骨生髓、脑为髓海",故以补精益髓立方,使肾精充盛,则髓海充盈、脑健智强。以熟地黄、山茱萸滋补肾阴。古法云"善补阴者,必于阳中求阴",故加用温而不燥的补肾阳药淫羊藿、肉苁蓉、巴戟天。以鹿角粉片、紫河车的血肉有情之品填补精血;龙眼肉养血安神;附子、肉桂流畅精血,使得补而不滞。石菖蒲、远志化痰开窍,兼顾其标。全方得以气血同补,体用并重,补中有行,标本兼顾。

医案举例二:轻度阿尔茨海默病(痴呆)

朱某,女,74 岁。2015 年 5 月 27 日初诊。家属诉有近事遗忘及疑物失窃已经数年,伴有幻觉 2 年余。因头晕不适而去中山医院就诊,从 2 月 16 日起诊已历 3 个月,服美金刚

5mg、每日 2 次,安理申(盐酸多奈哌齐片)8mg、每晚 1 次,奥拉西坦 4mg、每日 3 次。5 月 16 日复诊续服。因儿子不愿给服西药,而且认为服药后病情加重而来门诊。患者出生于上海,高中文化程度,在上海已居 10 余年。2015 年 2 月 16 日中山医院头颅 MRI 示脑沟深,余无异常。刻下患者自诉时有即刻及近事遗忘,纳谷欠香,腑行日转欠实。丈夫诉眠安,基本生活尚能自理,静则欲睡。体格检查:面色萎黄欠华,发花,形欠丰,手背前臂多老年斑,面带赤,沉默少语,问诊反应较迟钝,手心热,苔少舌质红,脉左人迎浮弦,右人迎沉细,左寸沉细,关偏弱,尺尚平,神门细可及,右寸弱偏沉,关偏沉弱,尺后稍浮。西医神经心理学检查:能知出生地,问之能答,答而切题,能知退休单位,回答目前住址正确。出示 5 物:手表、钱、钥匙、眼镜、笔。能认识 5 物。即刻回忆:能记忆所出示 5 物。告森林、皮球、国旗 3 物。近期记忆皮球 1 物。画钟实验 3 分。简易精神状态检查量表(MMSE)分值 20 分。辅助检查:2015 年 2 月 16 日中山医院头颅 MRI 示脑沟深,余无异常。

西医诊断:轻度阿尔茨海默病(AD)。

中医辨证:宗气不足,中运乏健,肾精虚劳,髓海空虚。

治法:先拟健胃运中,益气升清;后拟益气养阴,填下荣脑。

处方:白术 12g,鸡内金 15g,党参 30g,石斛 20g,炒谷麦芽各 30g,远志 15g,山药 15g,枳实 12g,茯苓 30g,黄芪 15g,制黄精 15g,石菖蒲 12g,山楂炭 10g,红景天 15g,仙鹤草 30g,大枣 10g,山茱萸 20g。15 剂。

早、晚餐后 30 分钟各 1 包,每包 100ml。嘱服中药 5 剂后,晚间停服美金刚,仍上午服美金刚 5mg,夜服安理申 5mg,每日 1 次。

二诊:2015 年 6 月 10 日。自知自己名字,对答切题,知道有儿子司机开车而来,药后近事记忆改善,能自诉早晨吃点心和牛奶,大便日行 1 次,基本成形。纳谷渐香,寐安,无头痛,自觉思维改善。以前是财务,能打算盘。目前自己停服西药。查体:左寸沉细,关小弦,尺沉细;右寸沉细弱,关细弱,尺沉尚长。舌尖偏红,苔薄白。血压 110/70mmHg。形欠丰,手心稍红,面稍赤。证属中焦渐运,上气不足,肾精虚损,髓海空虚。难以速愈,前法渐效。拟益气升清,补肾荣脑。

处方:黄芪 15g,党参 30g,炒黄柏 6g,川芎 10g,蔓荆子 12g,天麻 10g,白芍 10g,巴戟天 15g,山茱萸 12g,石斛 20g,石菖蒲 20g,川断 15g,远志 9g,桂枝 10g,麦冬 15g,五味子 10g,生地黄 12g,红景天 15g。14 剂。服法同上。

三诊:2015 年 10 月 14 日。能知儿子司机送来门诊,叫候师傅,能自行操作早餐稀饭,知儿子出差海南、小孙子名字钱某,夜寐已安,乘公共汽车下后已经能辨别方向。家属诉:未发现幻想幻觉,记忆改善。放置东西后,容易遗忘而不知。查体:面色渐华,反应正常,语声有力。神清,答问切题,能自理拉链衣服。左寸浮细,尺沉细偏短;右寸浮细中稍沉,关偏沉。舌嫩红,苔薄腻滑。MMSE 为 25 分。女子以血为先天,前法有效,增损续进。

处方:黄芪 30g,党参 30g,红景天 15g,茯苓 15g,远志 9g,炙甘草 10g,龙眼肉 10g,桂枝 10g,白芍 10g,川断 15g,肉苁蓉 15g,熟地黄 15g,当归 12g,石菖蒲 10g,山茱萸 15g,枸杞 10g。14 剂。服法同上。

此患者之后在家照顾丈夫,做饭料理家务,能去超市,方向感正确。随访至 2017 年 10 月,状况良好。

按语:此患者高中文化,生活能自理;记忆方面:即时记忆尚正常,但延迟记忆差,倒背倒记都错;在精神方面:有多疑和幻觉感,经常怀疑别人偷东西;平时反应迟钝,静则嗜睡,言语较少。脑 CT 显示脑沟深,为大脑萎缩征象。根据 MMSE 量表测定,诊断为轻度 AD,服用美金刚、安理申、奥拉西坦 3 个月无效。因儿子担心西药的副作用,而且服用西药后病情没有受到控制,有向严重的方向发展而来求助于中医治疗。

初诊时患者静则思睡,少语寡言,反应较迟钝,脉象以两寸沉细、右侧关弱为特点。心气虚弱,清阳欠升,胃气不足,中焦阻滞。精血难荣于脑,脑髓形质虚空,先天识神不足,损及元神。应先拟健胃运中,以疏通中焦。处方为枳实消痞丸加减,以健胃运中消导为主,佐以益气补肾、开心通窍立法。从还精理论看,患者以精气虚亏为主而不足于气用。精血虚衰为次而渐伤脑形。所以,治疗上以益精气为主,佐以养精血。方中党参、石菖蒲、远志、茯苓为益心气、开心窍之药;白术、鸡内金、枳实、炒谷麦芽、山楂炭运胃气、畅中州;黄精、山茱萸、石斛、大枣补肾气、益精血。患者舌质偏红,不能益气而伤津。黄芪、红景天、仙鹤草益气中寓活血之功,使上药补而能行,上达机窍。

二诊时患者药后纳谷渐香,右关沉象渐起,中运渐畅。但两寸脉沉细未复,宗气未充,取益气聪明汤之党参、黄芪、白芍、黄柏、蔓荆子、川芎、天麻易葛根、升麻,以益气升清活血;刘完素地黄饮子之地黄、巴戟天、山茱萸、石斛开心益智,补肾填精。麦冬、五味子、石菖蒲、远志、桂枝补肾气、益精血、养心阴、通心窍;红景天色赤属心,益气活血。减一诊之健胃运中,重在心肾两脏。

三诊患者症状及智力明显改善,MMSE 评分已脱离痴呆区域。取党参、黄芪、炙甘草以保元益气;茯苓、石菖蒲、远志乃《千金》开心散意;龙眼肉养心血,以引入心经,开窍益智;佐以桂芍可振心阳而增益心气之力,乃林水淼治 AD 专利成果调心方之用,和营卫而强和气血之功。熟地黄、肉苁蓉、山茱萸为刘完素地黄饮子中补肾益精血之品;当归、枸杞乃张介宾所谓气虚因精不足者当补其精;红景天能活心血;川续断能行肾精。患者年已过七旬,阴阳二衰,根柢动摇,故侧重补肾固根柢,还精而收功。

**(二)动脉粥样硬化:还精固柢**

中医并无"动脉粥样硬化"这一病名,但根据其证候,该病多散在于"痰浊""血瘀""心痛""胸痹""真心痛""眩晕""脉痹""脱疽""中风"等门类之中。临床上,近年来动脉粥样硬化的发生虽然日趋年轻化,但仍主要发生在中老年人群,并且以动脉粥样硬化为病理基础的冠心病、脑卒中等心脑血管疾病的发生率和病死率均随着年龄的增加而升高。动脉粥样硬化与增龄、衰老三者之间关系密切,实际上是一种随增龄不断增长,以中老年人为主要发病人群的慢性退行性疾病。

林水淼将动脉粥样硬化称之为"脉劳"。中医学中有"脉损""脉极"之名。《难经·十四难》中有"脉损"之病:"何谓损?一呼一至曰离经……四呼一至曰命绝,此损之脉也。"脉损指的是脉动过缓。宋代严用和《济生方》曰:"曲运神机成心劳,应乎脉极。"认为脉极由劳心损伤所主神明引起,但并无脉劳。《备急千金要方》中言:"凡脉极者,主心也,心应脉,脉与心合,心有病,从脉起。"劳者为劳倦、费力;极者为事物之极点、尽头。引起"劳""极",《备急千金要方》认为"役用非宜",《济生方》认为"施于过用",这与"劳""极"的意义相符。明代《证治要诀》曰:"积久成劳。"林水淼认为,脉劳因劳用日久而发,随着增龄,五脏百骸因劳致衰,因衰增劳,脉因劳失其柔和而终至痹塞,不和不通,故称之脉劳。所以作为奇恒之府,亦为血之府的脉,是生命活动所需要的营养物质及化生过程中的废浊之气运行出入之所,与五脏一样,生命不休,运行不止,焉能不衰,焉能不劳,故血脉当有劳,脉病应当明论。

中医药在动脉粥样硬化的防治上积累了丰富的经验,由于对该病发病机制认识的不一致,治则和方药多种多样。抗动脉粥样硬化研究和应用多集中在理气活血、益气健脾、软坚化痰等方面,而林水淼通过多年的理论研究和临床实践,本着"治病必求于本"的思想,认为老年性动脉粥样硬化当从脉劳论治,从衰入手,重在补益精血,不必拘泥于以化痰、活血为主,正虚得复则邪实易去。

补肾益气方是林水淼治疗老年动脉粥样硬化的经验方,由熟地黄、何首乌、黄芪、补骨脂等组成。方中熟地黄微温,《本草纲目》谓其能"生精血,补五脏内伤不足",《神农本草经》谓其可"逐血痹、填骨髓",《名医别录》谓其能"通血脉,益气力",为君药;何首乌补肝肾,益精血,《本草纲目》谓其"养血益肝,固精补肾";黄芪甘温,补元气,化精血,《珍珠囊》谓其能"益元气、活血生血",《名医别录》谓其能"逐五脏间恶血",与黄芪共为臣药;补骨脂性温,能"壮元阳""固精气""延年益气""主五劳七伤",为佐药。全方阴阳共济,温润而柔,共奏精血精气同补之功。经过多年的临床观察发现,补肾益气方能明显改善动脉粥样硬化患者的中医证候,降低患者颈动脉内中膜厚度,缩小动脉粥样硬化斑块的面积,并能调节血脂,清除自由基,保护血管内皮功能,降低血小板聚集,改善微循环,且明显优于同期对照的化痰、健脾、活血中药复方。

【医案】

医案举例一:颈动脉硬化(脉痹病)

凌某,男,58岁。2008年9月5日初诊。患者有高血压史,血压曾达150/96mmHg,口服科素亚(氯沙坦钾片)50mg,每日1次,能控制在130~140/80~86mmHg,近体检发现右颈动脉分叉处后壁软斑6.8mm×2.2mm,胆囊多发息肉4mm×4.3mm,肝多发性囊肿,双侧甲状腺多发小结节,吸烟嗜好,目糊,深度近视800度,无明显自觉症状,晨起痰黏。体格检查:面色潮红,唇暗,苔薄腻,舌偏暗,脉右寸浮弦欠柔,左侧沉细,两尺侧沉细左侧带涩。

西医诊断:颈动脉硬化。

中医辨证:肾精不足,痰湿瘀滞。

治法:益气补肾,化痰明目。

处方:①黄芪30g,何首乌15g,覆盆子15g,锁阳10g,肉苁蓉10g,补骨脂15g,青皮10g,半夏10g,菊花10g,枸杞10g,车前子10g,玄参30g,仙茅30g,枳实12g。21剂,中药服5天停2天。②达纳康(银杏叶片)每次1粒,每日3次,口服。

二诊:2008年10月16日。晨起有痰色白而黏,近夜寐不安,脉右寸浮弦,左寸沉细,苔薄腻偏干。此痰热未清,心气不足;拟清热化痰,养心益气。

处方:①生黄芪30g,川朴12g,莱菔子(炒)30g,鸡内金12g,金银花30g,沥半夏12g,陈皮10g,赤苓10g,柏子仁30g,炒枣仁12g,夏枯草12g,合欢皮15g,夜交藤30g,川贝母10g。10剂,先服。②生黄芪30g,玄参20g,仙茅15g,巴戟天15g,淫羊藿15g,益母草15g,生地黄12g,片姜黄10g,薤白12g,石菖蒲10g,生蒲黄(包)12g,麦冬15g,陈皮10g,夜交藤30g,合欢皮15g,豆豉12g,胆南星10g。20剂。

三诊:2008年12月4日。右颈动脉软斑未复查,近期母亲患胃癌Ⅱ期,家事繁忙,心悸烦躁时起,夜寐尚安,舌暗红苔薄,左人迎脉带弦,左寸沉细涩,右颈人迎脉小弦,右寸浮弦,右尺微。口服科素亚50mg,自测血压尚稳定在130/80mmHg左右,仍多烟。命门虚衰,心气不足,络瘀痰阻,先拟化湿理痰,活血通络。后拟膏方缓图。

处方:陈皮10g,半夏10g,赤苓10g,天麻10g,鹿衔草12g,泽泻15g,桃仁18g,玉竹45g,红花10g,川芎10g,炒赤芍12g,白术10g,地龙6g,水蛭6g。14剂。

膏方:生黄芪450g,玄参450g,仙茅300g,山羊血300g,海藻300g,田七150g,何首乌300g,地龙180g,水蛭180g,生地黄150g,枸杞150g,川断150g,杜仲150g,川牛膝150g,补骨脂300g,淫羊藿300g,桑叶150g,桑椹300g,茺蔚子150g,黑大豆150g,女贞子150g,墨旱莲300g,菟丝子200g,茯苓150g,当归150g,金樱子300g,黄连90g,豨莶草300g,泽泻300g,生山楂300g,炒麦芽300g,薤白300g,广郁金300g,生蒲黄300g,柴胡180g,赤芍300g,红参200g,白参100g,鹿角胶250g,龟甲胶250g,冰糖500g。晨夜各服1汤匙,温水化服。

四诊:2009年4月13日。近检右颈动脉已未见软斑,甚喜,近感冒3周未愈,昨发热方退,咽痛服江苏生产喉症丸而效,略咳,目糊,诊为白内障,有时行动气急而来求诊,苔薄舌偏红,脉右寸浮弦,左寸尺沉细。外邪稽留,心阳不振,拟益气托邪,宽胸活血。

处方:黄芪30g,川朴12g,莱菔子30g,金银花30g,鸡内金10g,麦冬15g,党参15g,瓜蒌皮15g,薤白12g,半夏10g,仙茅30g,玄参15g,当归15g,红花10g。28剂。

五诊:2009年8月12日。B超再检右颈动脉仍未见斑块。

按语:首诊以益气补肾、化痰明目为治则。方中黄芪为益气健脾之要药,补元气、化精血,何首乌补肝肾、益精血,两药相合益气生血;覆盆子、锁阳、肉苁蓉、补骨脂、仙茅温肾填精以补其本,能壮元阳、固精气;青皮、半夏行气化痰以治其标;玄参清热凉血、解毒散结,菊花、枸杞、车前子共入肝经,养肝明目以对症其视物模糊。全方阴阳共济,共奏精血精气同补之功。

二诊患者热象较著,夜寐欠安,此时治疗加强清热化痰,兼顾宁心安神,仍守益气补肾之法。仙茅、淫羊藿、巴戟天温肾阳、补肾精;麦冬、玄参、生地黄养阴清热,寓阴中求阳、阳中求阴;薤白、石菖蒲、胆南星宽胸化痰;益母草、生蒲黄活血化瘀,以求邪从痰化,随瘀而去;合欢皮、夜交藤宁心安神,心神安则血有所养,筋脉可濡。

三诊患者因家事繁忙,情志所致肝气郁滞,而见心悸烦躁,舌暗红,脉带涩带弦,皆为气滞血瘀之象,治拟化湿理痰,活血通络。以地龙、水蛭虫类药物增强其破血逐瘀之功效。此时正值冬令之际,患者希以膏方为治,用药仍以补肾填精、益气活血之法贯穿全局,佐以柴胡、郁金等疏肝理气之品,选用鹿角胶、龟甲胶以兼顾肾之阴阳,且血肉有情之品具有补髓填精之效,冬令闭藏收之。

四诊时患者膏方已毕,感冒3周,动而气急,为正虚邪恋,故治当益气以祛邪,重用黄芪、党参托邪外出;瓜蒌薤白半夏汤以宽胸理气、振奋心阳;依照“急则治标”原则,予莱菔子、金银花清热化痰,短期应用,见效而收。

诊治过程简明扼要,补肾、化痰、活血等法贯穿其中,尤重视补肾,以还精为本,还精以归根复命,深根固柢。精血充盈,精血流畅才能达到健康、延缓衰老的目的。故本例结局斑块除之,甚喜。

医案举例二:冠状动脉粥样硬化性心脏病(胸痹)

蕲某,男,63岁。2003年11月22日初诊。患者于华东医院计算机体层血管成像(CTA)检查发现冠状动脉左主干及前降支近段多发钙化及斑块,管腔狭窄约50%~70%,右支开口处及旋支近段有轻度狭窄,冠状动脉钙化42.6%。自觉时有胸闷伴压榨感,心悸乏力。体格检查:唇暗,苔薄腻干,舌边齿痕;脉左寸沉弱,右寸浮弦而紧。

西医诊断:冠状动脉粥样硬化性心脏病。

中医辨证:肾气不足,湿浊内阻,气滞膻中,脉络痹阻。

治法:值膏方之令,予益气宽胸、补肾活血。

膏方:黄芪450g,益母草450g,生蒲黄300g,五灵脂300g,仙茅450g,玄参450g,全瓜蒌150g,薤白头180g,桂枝150g,法半夏150g,淫羊藿300g,麦冬300g,玉竹300g,砂仁45g,木香45g,丹参450g,何首乌150g,生地黄150g,枸杞150g,桑椹300g,桑叶150g,炒黑芝麻150g,黑料豆150g,金樱子300g,杜仲150g,川断150g,川牛膝150g,金银花150g,制豨莶草180g,女贞子150g,墨旱莲300g,巴戟天150g,菟丝子150g,补骨脂150g,红景天150g,白参150g,蛤蚧2对,饴糖250g,冰糖250g,鹿角胶500g。收膏。每日2次,每次1汤匙,开水冲服。

二诊:2004年2月14日。服膏方后再来就诊,患者胸闷仅偶作,头晕头痛也减,咳痰明显减少。再拟前法出入。

处方:生黄芪30g,仙茅15g,玄参30g,玉竹15g,麦冬15g,白参10g,五味子10g,益母草15g,淫羊藿15g,何首乌15g,菟丝子15g,茯苓15g,川牛膝10g,补骨脂20g,枸杞10g,当归10g,乌药10g,桃仁10g,红花10g,木香10g。14剂。

上药晨服1个月,同时服治疗冠心病的三药:丹参片,每次3片,每日3次,口服;潘生丁(双嘧达莫),每次25mg,每日3次,口服;肠溶阿司匹林,50mg,每晚1次,口服。

三诊:2004年3月14日。胸闷心悸已不明显,但静则嗜睡,夜尿频数。脉右寸浮弦而紧,左寸渐起,苔薄。BP 110/66mmHg。

处方:白参10g,党参30g,黄芪30g,当归10g,丹参10g,玉竹15g,麦冬15g,益母草15g,仙茅30g,淫羊藿30g,巴戟天30g,玄参20g,枸杞10g,肉苁蓉20g,蛇床子15g,炒小茴香2.5g,车前子10g,远志6g。14剂。

治疗冠心病的三药续服。并嘱减少吸烟。

四诊:2004年4月11日。患者症情稳定,要求转方。

处方:白参10g,党参30g,黄芪30g,丹参15g,生蒲黄10g,五灵脂12g,玉竹30g,麦冬15g,五味子10g,益母草15g,仙茅30g,淫羊藿30g,巴戟天30g,玄参30g,生山楂15g,炒麦芽15g。14剂。

五诊:2004年5月15日。患者胸闷仅偶作。脉左寸濡弱;右寸小弦,紧势已缓;苔薄腻干,舌边齿痕。BP 114/70mmHg。考虑痰湿未清,前方加减。

处方:陈皮10g,半夏10g,茯苓15g,炙甘草6g,黄芪30g,白参10g,丹参15g,益母草15g,补骨脂20g,骨碎补15g,麦冬30g,淫羊藿30g,生蒲黄10g,五灵脂12g,仙茅30g,巴戟天30g,玄参20g,何首乌10g,瓜蒌皮30g,薤白头12g。14剂。

治疗冠心病的三药续服。

六诊:2004年6月13日。患者偶有胸闷,今年5月CTA复查为冠状动脉轻度狭窄(左),右未见狭窄。左前降支和主干根部狭窄50%,不需支架和搭桥。脉右寸弦欠柔不紧,左寸已起偏濡。以上可见冠状动脉粥样硬化已显著好转。

随访:2014年随访,无心绞痛发作,可长途国内外旅游及登山。

按语:冠心病是病理性衰老的表现之一。衰老是随着增龄生命之精不断衰耗、脏腑气用不断减弱、身形精血不断虚损、内生之邪不断累积致痰病丛生的过程。冬令是自然界由闭藏走向生发的季节,冬令膏方就是要利用自然界中生物处于闭藏的规律,充实一年中消耗的精神气血,在充实正气的同时,结合祛除病邪,达到延缓衰老、减轻疾病的目的。所以冬令膏方一定是以扶正为主、祛邪为辅,以延缓衰老为主、治疗疾病为辅。

本例患者就诊,根据症状考虑为慢病积邪所致,治疗宜和宜缓,正值冬令膏方之时,故予膏方调理缓图。患者花甲之年,肾气渐衰;肾阳虚衰,胸阳不振,心脉失于温煦,心气鼓动无力;痰瘀内积,心脉瘀阻,乃发胸痹。一诊膏方系首乌延寿丹合瓜蒌薤白桂枝半夏汤、丹参饮、失笑散全方加入。其中何首乌、枸杞、桑椹、黑芝麻、女贞子、墨旱莲、杜仲等补益肾精;鹿角胶填补精血、益气温阳;麦冬、玉竹能养血益脉,改善心肌缺血;黄芪、益母草、丹参为冠心病经典配伍,能益气活血;仙茅、淫羊藿、巴戟天、菟丝子以降脂消斑。在治疗胸痹时,活血通络法应贯穿始终,在选用常用方药时不宜温燥过度而伤阴,亦不能攻伐过猛而伤正,应以温润相宜、补通相融为原则。方中运用失笑散,适用于一切瘀血内停、血行不畅所致的痛症,古谓病此“心腹痛欲死”之人,服药后“不觉诸症悉除,只可以大声失笑而置之矣”。另外,冠心病患者多吸烟、饮酒等,耗伤阴津;且多合并高血压、糖尿病,常有耗损阴津、燥热亢盛、损及气阴等病理过程,因此在化痰活血、益气通阳的同时,亦需选用养阴药物顾护阴津,如生地黄、玄参、麦冬、玉竹、枸杞等。

二诊处方系七宝美髯丹加益气活血温阳药物;三诊、四诊处方系苁蓉丸加味;五诊处方因痰湿未清,与二陈汤合前方加减。由上可见,慢性病的抗衰老治疗,以补肾气益精血、阴阳双补为主,益气健脾为辅,佐以活血祛风解毒,以达到精血充盈,精气强盛,营卫通调而冀却老延年。

衰老是一种退行性改变,即不断走向虚弱的过程,是精虚的过程。年纪大了,影响其根柢,以肾精虚衰为主。《图书编·肾脏说》云:“人之有肾,如树木有根。”历代各家多认为肾为生命之根柢,所以还精固柢应以肾精为根基。林水淼提出的“还精理论”,其原则就是当本器的气用或形质受损而邪害未入时,应注意衰老造成的生命之精衰耗的复原,以行预防,所谓“正气存内,邪不可干”。在病邪形成后,在祛邪过程中及祛邪之后,应注意时刻保护恢复受损本器的生命之精。对于老年人而言,治疗上务记以命为本,护正为要,而护精是护正的重要一环。中医多认为心血管病的发生多为血中痰浊、瘀阻经脉而致,然“脉来弦者为中虚”,所以治疗上不必拘泥于化痰、活血等,当注重从虚入手,重视补肾、健脾,尤以补肾为要。补益法是抗衰老的重要方法,而精是由以精气、精血为代表的阴精阳精协调组成,所以还精必须注意阴阳兼顾,气血双调。补肾填精能直接夯实人体的生命根基,进而有利于修复全身各部的形质与功能。此患者已年过花甲,属于老年病范畴。治疗关键在于精血充盈,延缓衰老,冠脉粥样硬化自然而愈。

## 四、经验方与转化

### (一) 还精煎

【药物组成】生地黄、熟地黄、何首乌、续断、锁阳、女贞子等。

【功效】还精固柢,补益精血。用于老年人神疲乏力、腰膝酸软、须发早白等症状。

【临床和实验研究】

1. 临床研究

(1)衰老指标:通过临床62例为期1年的观察,证实其改善老年前期和老年期神疲乏力、气短心悸、失眠头昏、腰膝酸软等常见症状的有效率都在 70% 以上,能提高细胞免疫功能、肺活量、最大通气量、下降残气量,改善近视力、握力和 X 线右股骨指数。

(2)高血压:纳入原发性高血压患者 52 例,按疗效标准评定,有效者 24 例,占 46.2%;显效者 16 例,占 30.7%;总有效率为 76.9%(40/52)。若按中医辨证分型分析:阴虚阳亢型有效率为 3.3%(2/6),肝肾阴虚型有效率为 85.7%(12/14),气阴两虚型有效率为 81.3%(26/32)。症状总改善率为 60.3%,其中以头晕(67.4%)、目眩(63.3%)、不寐(71.2%)、腰膝酸软(65.0%)和神疲乏力(73.1%)等症状改善率较为明显。

2. 实验研究

(1)抗衰老作用:还精煎可提高或延长小鼠的存活率及老年鼠淋巴细胞的存活率。

(2)对机体免疫功能的影响:还精煎可降低老年大鼠自身花环百分率;可显著提高老年大鼠血清胸腺因子的活性,从而提高胸腺淋巴细胞的增殖以及对有丝分裂原(PHA)刺激的增殖反应。

(3)对内分泌系统的影响:对下丘脑性激素受体影响的实验结果表明,还精煎能明显提高老年大鼠下丘脑胞质 E2 和核 DHT 受体数量。其作用可能在于改善下丘脑老年性变化,使 E2 和 DHT 受体的合成增加,或使 DHT 受体由胞质到核的活化转位能力增强。

对肾素 - 醛固酮系统影响的实验发现,还精煎可使老年大鼠血浆肾素活性(PRA)和血浆醛固酮(PA)含量明显增加。揭示衰老时 PAS 代谢紊乱,还精煎具有明显纠正作用。

(4)对机体代谢的影响:通过实验发现,还精煎对大鼠或小鼠心、骨骼中羟脯氨酸含量的增龄变化有一定的延缓作用;能使老年大鼠尿羟脯氨酸恢复到青年大鼠水平,可能与提高性激素水平,从而促进骨胶原蛋白合成有关;能使老年大鼠尿蛋白排量仍然保持在青年期水平,说明还精煎对于泌尿系统的老化确有延缓作用;能改善老年小鼠肝细胞亚微结构的变化,对小鼠肝细胞有保护作用;明显增加老年小鼠肺组织中 cAMP/cGMP 比值,使支气管平滑肌张力降低,从而增加通气量;明显提高肝组织中 cAMP/cGMP 比值,揭示还精煎在促进机体能量代谢、核酸及蛋白质合成方面有明显作用。

(5)对生殖系统的影响:还精煎具有提高卵巢功能,延缓子宫、卵巢衰老的作用;可增强 3β- 羟基类固醇脱氢酶反应,说明该方对延缓睾丸衰老也有一定作用。

**(二)调心方(新药名:参枝苓口服液)**

【药物组成】人参、茯苓、远志、石菖蒲、桂枝、白芍等。

【功效主治】益气温阳,化痰安神。用于轻中度阿尔茨海默病心气不足证,症见健忘、心悸、少气懒言、表情淡漠、头晕、神疲乏力、失眠、舌质淡、脉虚无力等。

【临床和实验研究】

1. 临床研究

(1)阿尔茨海默病:将符合纳入标准的 68 例阿尔茨海默病(AD)患者,采用随机配对盲法分为调心方组、西药多奈哌齐(安理申,Donepezil)组。

中医调心、多奈哌齐都能显著改善治疗前 MMSE、日常生活活动(ADL)分值(均 $P<0.01$),改善操作性总评的有效率分别为 67.65%、64.71%,组间无明显差异。相关因子分析提示,中医调心方和多奈哌齐同时改善短程、即刻记忆和工具性日常生活能力;调心方还能改善地点定向、躯体性日常生活能力,优于多奈哌齐。

对轻中度智能障碍的 AD 患者,调心方和多奈哌齐改善 MMSE 的有效率分别为 70%、

75%;改善 ADL 的有效率分别为 45%、40%;操作性总评的有效率分别为 70%、75%。对重度患者改善 MMSE 的有效率分别为 57.14%、42.86%;改善 ADL 的有效率分别为 42.86%、28.57%;操作性总评有效率分别为 64.29%、50%。对物体记忆功能(FOM)、图形识别(RVR)、注意功能(DS)、构造能力(BD)4 种神经心理学量表的观察提示,调心方和多奈哌齐能显著改善患者的 FOM 和 DS,对 RVR 和 BD 两组药物均无明显改善作用。以上证明中药的临床疗效已达到美国 FDA1997 年批准上市的 AD 治疗药多奈哌齐的水平。

(2)轻度认知功能损害:将符合纳入标准的轻度认知功能损害患者 69 例,随机分为参枝苓组和双益平(石杉碱甲片)组,治疗前两组简易精神状态检查量表(MMSE)分值无明显差异。治疗 24 周后,两组 MMSE 分值较治疗前均有统计学意义($P<0.01$)。治疗前两组蒙特利尔认知评估量表(MoCA)分值无明显差异,治疗 24 周后,两组 MoCA 分值较治疗前均有明显改善($P<0.01$)。治疗前两组阿尔茨海默病评定量表认知部分(ADAScog)分值均无明显差异,治疗 24 周后,中药组 ADAScog 较治疗前改善($P<0.01$),参枝苓组治疗前后差值较双益平改善明显($P<0.05$)。

2. 实验研究

(1)学习记忆能力:调心方具有显著改善 Aβ 沉积所致的大鼠空间学习记忆能力下降的作用。

(2)脑内神经递质:调心方能够解除兴奋性氨基酸毒性,以达到防治 AD 的目的;能明显提高模型大鼠下降的大脑皮质胆碱乙酰化转移酶(ChAT)和海马乙酰胆碱酯酶(AchE)活性,以及下降的海马 M 受体和皮质 N 受体 Rt 值;显著增加模型大鼠下降的大脑皮质多巴胺(DA)、去甲肾上腺素(NE)和 5- 羟色胺(5-HT)含量。

(3)脑皮质线粒体呼吸链氧化酶活性:调心方能显著提高 AD 大鼠脑皮质细胞色素氧化酶活性,改善能量代谢。

(4)β 淀粉样蛋白、tau 蛋白和细胞周期蛋白:调心方对 Aβ 引起的动物脑内神经元异常表达的细胞周期相关蛋白(磷酸化 tau、Aβ、cyclinA、cyclinB1 等蛋白)有一定的抑制作用。

(5)细胞凋亡:调心方对 Aβ1-42 神经细胞毒有保护作用,可提高细胞存活率,抑制凋亡。

(6)海马脑片长时程增强(LTP)作用:调心方对 Aβ 或皮质酮对海马 LTP 的抑制效应具有明显的对抗作用。

**(三)补肾方**

【药物组成】生地黄、熟地黄、天麦冬、山茱萸、补骨脂等。

【功效主治】还精补脑、益精填髓。主治肾精亏虚、髓海不足型阿尔茨海默病、血管性痴呆。

【临床和实验研究】

1. 临床研究 纳入阿尔茨海默病患者 40 例,随机分为补肾方组和多奈哌齐组。结果发现,补肾方对 MMSE 提高的有效率为 65%,与多奈哌齐 70% 有效率相比无明显差异;对 ADL 提高的有效率分别为 45%,与多奈哌齐 40% 有效率相比也无明显差异。表明补肾方能够改善 AD 患者的认知功能和日常生活能力,与多奈哌齐相当,是治疗 AD 的有效中药制剂。补肾方对 MMSE 中与"肾者……伎巧出焉"有关的操作能力及地点定向有显著的改善作用,体现了中医学心、肾论治不同侧重的治疗环节。

2. 实验研究

(1)大鼠学习记忆:补肾方可提高模型大鼠的学习记忆能力。

（2）血清细胞因子：补肾方明显降低痴呆大鼠升高的血清 IL-2、TNF-α 水平，可调整痴呆大鼠的免疫反应。

（3）神经元凋亡：补肾方对 Bcl-2 和 c-Jun 有显著改善作用；对 Bax 有改善趋势，但无统计学意义。

（4）线粒体自噬：补肾方可改善阿尔茨海默病小鼠脑内线粒体分裂融合异常。

**（四）固本降脂丸**

【药物组成】地黄、何首乌、枸杞、肉苁蓉、巴戟天、五味子等。

【功效主治】补肾益气，阴阳共济。治疗肾气亏虚型高脂血症。

【临床和实验研究】

1. 临床研究　纳入 45 岁以上的高脂蛋白血症患者 160 例，随机分为中药组和西药非诺贝特组。结果显示，固本降脂丸和西药组均能降低血高甘油三酯、高胆固醇，但中药组同时兼有提高患者的 HDL-Ch/T-Ch 比值，降低致动脉硬化指数，提高细胞免疫功能和降低男性患者的 $E_2$/T 比值的作用，并在降低 ApoB、提高 ApoA/ApoB、改善血液流变学、升高红细胞 SOD、对肝脏无毒副作用方面优于非诺贝特。表明固本降脂丸对内分泌系统有调整功能，并能促使脂代谢重新恢复平衡。

2. 实验研究　固本降脂丸可减轻高脂血症小鼠的肝脂肪样变的程度。低度高脂肪饮食 6 个月对小鼠肝的损害不大，服用固本降脂丸后，能使低度高脂肪饮食引起的肝细胞损伤恢复至正常。

**（五）参银口服液**

【药物组成】党参、银杏叶、龙眼肉、大枣等。

【功效主治】补益心气，益智活血。治疗轻度认知功能损害。

【临床和实验研究】在开展的轻度认知功能损害（MCI）的临床观察中，纳入 117 例 MCI 患者，并按年龄、MMSE 分值配对，随机分为中药组、维生素 E 对照组和安慰剂组。与治疗前比，治疗后中药组 MCI 患者画钟测验、无意义图形再认及 MMSE 分值均提高，均有统计学意义。治疗后中药组红细胞膜乙酰胆碱酯酶活性低于安慰剂组及维生素 E 组。停药 6 个月后安慰剂和维生素 E 组分别有 2 例和 5 例转化为 AD，中药组未见转化病例。说明参银口服液能改善 MCI 患者认知功能，对降低 AD 转化率有作用。

（黄　凯）

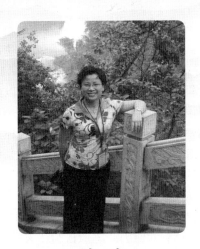

# 陈 琼

## 一、个人简介

陈琼(1960—),女,毕业于上海中医药大学中医专业,获本科学历和学士学位。现为上海中医药大学附属龙华医院主任医师、硕士研究生导师。曾师承全国著名老中医、上海中医药大学终身教授姚培发,进入第二届全国名老中医学术经验继承班学习,获卫生部、人事部、国家中医药管理局颁发的结业证书。任上海市中医药学会脑病分会委员、上海市中医药学会络病分会委员。先后培养硕士研究生多名。

从事中医临床医教研工作40余年,擅长以中医药防治心脑血管疾病、脂肪肝及老年病等;采用中西医结合方法改善血管内皮功能、延缓动脉粥样硬化;养阴柔肝、活血化瘀法治疗脂肪肝;补肾填精,助阳化气法以抗衰老。临床主张治当通补兼施,祛邪慎用攻伐;总以阴平阳秘为和,气血调和疏通为贵;注重治养结合,重视未病先防。

先后以第一负责人承担上海市教育委员会、上海市卫生局、上海中医药大学科研课题3项,并参与国家自然科学基金、上海市科学技术委员会、上海市经济委员会等课题研究。曾发表专业学术论文20篇,如《番红花对冠心病心绞痛患者$TXB2/6\text{-}keto\text{-}PGF1a$的影响》《柔肝泻脂饮治疗脂肪肝临床观察》《单用珍菊降压片与联用康宝得维治疗老年高血压病疗效观察》等,参与编著《中医内科学学习记忆手册》;副主编专著1部。

## 二、临床经验

陈琼善取众长,针对病机,直中肯綮,病证兼辨,灵活用药。她认为肾虚是衰老和老年病发生的基础,补肾法是延年祛病的主要法则。作为姚培发的学术继承人,对其治疗老年病的经验体会较深。现分述如下:

### (一)补肾填精、助阳化气抗衰老

陈琼认为,中医学对衰老的观察和延缓衰老方面有着悠久的历史。早在《素问·上古天真论》即云:"女子……五七……面始焦,发始堕。六七,三阳脉衰于上,面皆焦,发始白。……丈夫……六八,阳气衰竭于上,面焦,发鬓颁白;七八……筋不能动;八八……形体皆极,则齿发去。"历代医家对衰老病因的认识不尽相同,较有代表性的有肾虚说、脾虚说和血瘀论,而尤以肾虚说为多数医家所倡导。关于肾虚说,又有以阳虚为主和阴虚为主的不同认识。陈琼认为,就生理性衰老而言,肾虚是其根本,然而多数不表现明显的阴阳失调,而表现为肾中精气虚损。为此,陈琼提出"体用俱虚"来说明衰老的原因,以此与阴虚和阳虚相区别。她指出,体用虽亦属阴阳,然言阴阳虚者,多言其两极,盖肾内寄真阴真阳,为水火之脏,或阴虚或阳虚易从两极而化,即或为阴虚火旺,或为阳虚寒凝;而言体用俱虚,则体虚者精血不足,物质匮乏,用虚者肾气不足,功能衰退,并无明显寒热之化,这是衰老的根本原因。

陈琼认为,衰老精气虚损的形成是由于"首先精血不断衰耗,继之气虚、神败、形坏而老态至矣"。陈琼关于肾中精气虚损的衰老理论,是本源于《黄帝内经》并总结历代抗老延龄的论述及自身的临床经验而提出的。《黄帝内经》以"天癸"的衰竭作为衰老的标志,把"竭其精""耗其真""伤其神"作为早衰的原因。陈琼认为,"天癸"即精血,"真"即真元之气(即肾气),"神"是人之主宰,"天癸"先衰,即精血亏耗,继之精不化气而真元不足,气不充神则神败而死。因此,衰老以物质(精血)不足为根本,以功能(肾气)不足为表现,甚至表现为神形衰败。故《黄帝内经》把"天癸"和肾气作为人体生长壮老死的基础,即强调肾之精气在人体的重要性,说明精气虚损是衰老的根本原因。因此,补肾精、益肾气成为延缓衰老的主要法则。

陈琼认为:"具体运用补精益气法时,必须注意老年人的生理特点和肾脏的功能特点,采用补肾填精、助阳化气为妥。"她常选用熟地黄、何首乌、枸杞等填补精血,补充物质之匮乏,正如张介宾所言"精虚者宜补其下,熟地、枸杞之属是也"(《景岳全书》)。这是延缓衰老的基础,即所谓"凡欲治病者,必以形体为主,欲治形者,必以精血为先,此实医家之大门路也"(《景岳全书·传忠录中·治形论》)。精血虚损本可直补,然益肾气则多有讲究。陈琼综观补气之药味,多入脾、肺、心诸经,而较少有入肾经者,盖肾之气,由肾阳蒸腾肾精而化生,故补充肾气,必于阴中求阳。因此,在补肾填精之品中,加入补骨脂、巴戟天等扶助肾阳之药,以加强肾脏本身的功能,另佐少量天雄、细辛等温阳之峻剂,以鼓动肾气,即所谓"少火生气"之意,使真元充足以推动其他脏腑功能,达到延缓整体衰老的目的。陈琼不主张单纯补阳或单纯滋阴以延缓衰老。她认为单纯补阳之药虽可或见一时功能改善,但势必更耗精血,使虚损益甚,这就是补肾气必"精中生气"的原因;如果单纯滋阴养血,则不仅药味之甘难以化成肾中之精血,而且精血不化反易成阴凝之邪,更能戕贼人体,这就是补肾精必"气中生精"的道理。为此,她常反复告诫,抗老延年,最宜从张介宾"阴中求阳""阳中求阴"及叶桂"温养宜柔"立法,既不可因一时之功效而妄用动物类、金石类等壮阳之品,也不可一味滋腻,而忽略气化作用,只有补肾填精、助阳化气才能有益于患者长期治疗,而不至于带来副作用。

**(二)老年病辨证施治经验**

老年人由于各脏腑功能逐渐衰退,机体调节适应性锐减,容易感受外邪,且一脏得病易累及他脏或多脏,以致症情复杂。陈琼从老年人的生理特点出发,结合老年病的发病规律,指出辨证应区分主次、抓住主证,辨别真假,审标本缓急;治从通补兼施,慎用攻伐;补从肾入手,以调和阴阳为贵、疏通气血为和。

1. 辨证抓主证,辨真假,审标本缓急 陈琼认为判断主证并不是从症状出现的多少和明显与否来决定,而应从病因病机来分析比较,看哪个证是反映病理本质的、对疾病的发展变化起关键作用的,这样的证就是主证。同时,在疾病发展变化过程中,主次在一定条件下可发生转化。例如:老年高血压患者可表现为头痛、眩晕,甚至发展为中风。按一般内科辨证,为肝阳上亢、肝风内动。但对于老年人来说,由于其精气自衰,以肝肾阴虚为本,以致肝阳上亢,或肝旺之体,日久耗损肝肾之阴,故应抓住肝肾阴虚的主证。另外,肝肾阴虚日久,可阴损及阳,而致阴阳两虚之证,这时的主症就发生了变化。由此可知,在错综复杂的老年病中,应从多个证中认识到导致这些证产生的病理本质,才能不被那些表象之证所迷惑。在老年病中,还常常出现疑似难辨的相互矛盾之证,如"真寒假热""真热假寒""大寒有羸状""至虚有盛候"。此时她特别注重舌象和脉象,作为辨别真假寒热的重要参考指标,同时全面分析体质、年龄、病史、饮食、情志用药过程等,以协助辨明真假疑似证候。

对于标本缓急,通常为急则治标,缓则治本。陈琼认为,应根据老年病患者的具体疾病、病情而定,在本病重、本病急的情况下先治其本,在标病急、标病重的情况下则须先治其标。另外,由于老年人脏腑本虚,标本同治机会更多。

2. 治当通补兼施,祛邪慎用攻伐　老年患者因年老正虚,较青壮年更多见虚象。因虚而致脏腑功能减退或障碍,常使体内的代谢产物停留而形成新的致病因素,导致形成既虚亦实、虚中夹实的病理状态。临床上虚的病理表现一般为脏之气血阴阳不足,实的病理表现一般为六腑、经脉、九窍等被气、瘀、痰、湿、水、食等阻滞。故陈琼治疗老年病即使用补益法,也多通补并用,或先通后补,且用药多清补、疏补,而不纯补、壅补、腻补。所谓"通",非同于下法,而是泛指通降理气、活血化瘀、利湿化痰等能使病邪外出,气血通畅的治疗大法。而所谓"清补"则是相对温补、滋补而言,具有补益精气作用,又不温燥助火、滋腻碍湿。所谓"疏补",则指在补益药中配伍理气疏导之品,防止壅塞助邪或滋腻伤脾。如异功散,方中参、术、苓、草与陈皮相配,补气而不壅塞;如二至丸,方中女贞子与墨旱莲相结合,滋阴而不滋腻。在夏暑之季,对于老年暑湿证,她常用参、芪与清水豆卷、六一散、芦根配伍,以益气清暑化湿,既清且补,亦补亦疏,故无壅滞碍邪之虞。

老年人虽正虚较多,而虚中夹实之象也时有所见,但在应用攻伐时应慎重,不可过猛。太过攻伐则易伤正。邪虽祛而正气难复,仍达不到治疗的效果。陈琼强调在治疗老年病中,应用攻伐当遵循"衰其大半而止",不可求功心切。在用药方法上做到汗而勿伤,下而勿损,寒而勿凝,消而勿伐,补而无滞,和而无泛,吐而无缓。

3. 肾填精为宗,阴平阳秘为和　肾为先天之源,生命之根,寓元阴元阳。肾气之盛衰与机体的生长发育衰老及老年疾病均有密切的关系。如果禀赋羸弱,再加后天失养,或久病耗伤,必然导致肾中水火阴阳亏耗。"水亏其源则阴虚之病迭出,火衰其本则阳虚之证迭出",与此同时进一步影响心、肝、脾、肺诸脏,产生气、水、湿、瘀、火等病理产物,早衰和老年病就由此而发。故陈琼常以补肾填精法为宗旨,用以抗衰老和治疗各种老年病。

补肾法之运用,当分阴阳。陈琼在区别阴阳基础上,再以阴中求阳,阳中求阴,使阴阳互济,生化不已。

在治疗老年阳虚证时,她常选用肉苁蓉、鹿角胶、菟丝子、淫羊藿等温润之品,而附子、肉桂、细辛等温燥之品多用于回阳救逆,通阳祛寒,老年人用之宜慎。在温阳同时,再佐以生熟地黄、何首乌、黄精等滋阴之品,以阴中求阳。对于阳虚寒凝而成瘀者,再加桃仁、红花、川芎等活血化瘀之品,以温阳行血化瘀。

对于老年阴虚之证,陈琼多选用制黄精、玉竹、生熟地黄、何首乌、龟甲、二至丸等滋润之品,以取其滋阴填精之力,同时佐以菟丝子、鹿角片等,以阳中求阴。若阴虚而见火旺者,则选加知母、黄柏、地骨皮,以滋阴降火,"阴火"仍不潜降,则选加肉桂、怀牛膝,以引火归原,导龙入海,此法她在治疗顽固性口疮时常常运用。在补肾滋阴药中,大多滋腻呆胃,且老年人脾胃功能较弱,用之过多反而壅滞中州,故她还常少佐陈皮、砂仁等流动之品,使补而不滞,而无壅滞之虞。

陈琼强调在运用补肾法的同时,还当掺以补脾。盖脾为后天之本,气血生化之源。肾中之精气需脾之后天不断地奉养。唯当脾土健运,气血旺盛,先天乃昌。故陈琼在应用补肾法中,也十分重视老年人之脾胃功能,若脾虚不运,当先实脾,待脾转运,则脾肾兼补,使药之精微为脾所运输,肾精得充而达到治疗目的。

4. 气血宜当调和,贵在疏通　陈琼认为,老年人纯实不虚者少,虚实相兼者多;因虚而致实,因虚而致瘀是老年病的特点之一。故临床气虚兼滞,血虚有瘀者屡见不鲜;气虚有瘀,血虚气滞者亦不少见,如中风、胸痹、痞满等,其原因多由脏腑气虚,不能运行气血,以致气虚血滞,血行缓慢而成瘀阻。其治之法,主张"气以通为补,血以和为用"的原则。选方用药时,既忌壅塞黏滞,呆板蛮补,又要避免过量重用或久用。陈琼在临床上灵活应用,在补虚中调气血,在补虚中解郁积。如在治疗衰老虚损诸疾中,运用补益气血之剂,务使脾主健运、肺有治节、心使君令、肝气条达,或少伍辛香流动之品,则益气补血之品无壅滞碍邪之弊。如参、芪、术得陈皮、木香则气可补而不滞;地黄、白芍、何首乌、枸杞伍桂枝、丹参则血得益而转运。治疗缺血性脑血管疾病中风时,多用补阳还五汤配土鳖虫、桂枝,以达到补气活血、化瘀通络之效,使之元气畅旺、瘀消络通,诸证可愈。治疗老年痞满之证,她极喜用柴胡疏肝散,以行气消痞为主,认为气行则血行,气畅则痰、湿、气、血、火、食等郁滞自解。陈琼对老年胸痹的治疗,尤有心得,认为该证乃本虚标实之病,本虚则心气不足,心阳虚损,心阴失养,心神不宁,标实则气滞血瘀,痰饮阻滞。对此,她不主张单纯或长期重用"活血化瘀"之剂,而主张补益心气,以气帅血,最为恰当。陈琼常以养心汤补心强志,桂枝甘草汤温通心阳,生脉散益气养阴,加丹参、延胡索理气活血,诸药相合,气血阴阳兼调,促使药力补而不滞、静中有动,用于临床颇有效验。陈琼活血重在气,不独在活血,而是"疏其血气,令其调达",气血冲和,万病不生。这是老年病用药施治中不可忽视的一个环节。

5. 立方主次分明,用药小量缓图　老年人诸疾纷至,病情多复杂,往往虚实夹杂,寒热兼见,多脏亏损,气血俱虚,故立方遣药颇费心思以防攻其邪则损正,治一脏恐碍他脏等等。陈琼认为,在认真详细辨证的前提下,用药主次分明,而无需面面俱到;强调君臣佐使,药物相互协调,配伍严谨,力求药力专一而不涣散。她主张宜从小剂量开始为好,因为老年疾病多属慢性病,故治疗欲求速效颇难;且老年体质虚弱、抵抗力差,每人对药物的反应各不相同,对药物的耐受性亦与常人相异。故老年人用药剂量当从小剂量开始,大抵为常人 2/3,缓缓治疗,逐渐收效,若收效不显,可逐渐增量,循序渐进,直至病情起色。既要避免杯水车薪,药不胜病,也不能药过病所,诛罚无过,反而添疾。对于那些疾病缠绵不已,但病势并不危重的老年患者,陈琼常在冬令季节以膏方缓缓图治,扶正祛邪,攻补兼施。

6. 注重治养结合,重视未病先防　《黄帝内经》指出:"正气存内,邪不可干""邪之所凑,其气必虚"。治疗老年病尤当重视内因的作用,即注重调动老年人机体内在的抗病能力,不可光靠药物。陈琼强调老年病多属慢性病,非朝夕可愈,应充分调动患者的主观能动性,使之不单纯作为接受治疗的客体,而是积极配合治疗。治疗与摄养相结合的方法是治疗老年病的重要措施,在平时诊病时,她常告知老年患者饮食宜忌、起居调护及适合每个患者的体育功能锻炼。

对于老年人,陈琼非常重视未病先防的原则。她在临诊时详细观察患者的面色、舌、脉、饮食、二便等情况,稍有异常,即予诊治,正如《素问·八正神明论》所云"上工救其萌芽""下工救其已成"。老年人体质虚弱,气血不足者多,一旦证现,旋即加重,不得不慎,因此老年人已病之后,陈琼更为注意患者脏腑盛衰传变,及时遏止病情发展,此乃老年病临证中治疗是否顺利获效的关键所在。她还告诫患者注意四时气候的变化,形神合一,摄生防病。

【医案】

医案举例一:失眠(不寐)

张某,男,72 岁。2015 年 6 月 16 日初诊。患者间断性不寐伴口舌糜烂已有年余,纳少便难,食入腹胀,嗳气频作,心烦懊侬。患者平素嗜好烟酒、膏粱厚味。舌质暗红,苔薄,脉细。

西医诊断:失眠。

中医辨证:肝肾不足,真阴内耗。

治法:滋阴补肾,引火归原,宁心安神。

处方:生熟地黄各 15g,制首乌 15g,紫丹参 15g,细辛 3g,生石膏 30g,附子 4.5g,肉桂 3g,川连 3g,葛花 9g。

1 周后复诊,药后寐转安、口腔溃疡基本愈合。胃纳渐佳,大便畅行。乃守原方加枳实 15g、葛根 9g 以加重醒脾解酒毒之力。

6 月 23 日复诊,患者自我感觉良好,失眠等症亦相继渐愈,患者如获桔释,偶有小发,服此方后自能缓解。

按语:古人云"肾为水脏,主藏精,元阴元阳所系,五脏之精皆藏于肾也"。只有肾之精血充盈,才能上奉于心,则心得所养;受藏于肝,则肝体柔和;统摄于脾,则生化不息。若真阴不足,肾水难上承而心火内燔,火不下交于肾,水火不能共济,则阴阳违和,阳不入阴,虚阳浮越,扰乱神明,辄致夜不安眠。阴虚阳亢,火气上燔,每致心烦懊侬、失眠诸症迭起。舌乃心苗,君火上燔,肾水不济,津槁液枯,结毒内聚,易致口舌糜烂、溃疡累累。治宜滋阴补肾、引火归原、宁心安神。用生熟地黄、制首乌滋水益肾;生石膏、川连泄热解毒;佐小剂量细辛、附子、肉桂交通心肾,引火归原。水火相济,阴平阳秘,则夜寐趋安。因患者年事已高,久病必瘀,舌质暗红且平素嗜酒,故予丹参、葛花活血而醒脾解酒之毒力。

医案举例二:高血压(头痛)

王某,男,61 岁。2016 年 8 月 10 日初诊。患者有高血压病史 2 年余,平时血压波动于 160~150/95~98mmHg,平素常服洛汀新(盐酸贝那普利片)每日 1 粒,疗效尚好,平时自觉偶有头胀痛及眩晕。近 1 周来因家庭矛盾致头痛又起,以巅顶为主,失眠烦躁,眩晕耳鸣,视物昏花,腰膝酸软,舌质暗红,苔薄白,脉弦细。刻诊血压 170/100mmHg。

西医诊断:高血压。

中医诊断:肝肾阴虚,血脉瘀阻。

治法:补益肝肾,潜阳通络。

处方:生熟地黄各 15g,白芍 15g,杜仲 15g,桑寄生 15g,制首乌 15g,天麻 12g,石决明 30g,钩藤 15g,夏枯草 15g,川芎 12g,益母草 15g,丹参 30g,豨莶草 15g,生槐米 20g,小蓟 20g。

服药 7 剂,8 月 17 日复诊血压降为 160/95mmHg。诸症明显改善。守方继服 14 剂,9 月 2 日再诊,血压稳定在 140/80mmHg,诸症释然。为巩固疗效,上方连服 1 个月,血压未见反跳。

按语:老年高血压为本虚标实之证,其病位在肝,根源在肾。

肾气亏虚,精髓不足,水不涵木,肝阳亢于上,进而导致五脏功能失调,出现各种变证。正如陈修园所言:"究之肾为肝母,肾主藏精,精虚则脑海空而头重,故《内经》以肾虚及髓海不足立论也。其言虚者,言其病根;言其实者,言其病象。理本一贯。"故对老年高血压者,即使属"肝火之盛"亦应考虑"乙癸同源",虽见其有肝阳上亢,或阳气风动的上盛之证,还应顾及老年人有无隐伏之肾阴亏于下、阴液日耗的下虚证候。故在立方遣药中对于肝肾阴虚者,常用生熟地黄、白芍、杜仲、桑寄生、何首乌以滋补肝肾,育阴潜阳;若肝肾阴亏日久,阴损及阳者,常取二仙汤、右归丸以温补滋肾,阴阳平补,以顾其本;对于阳亢之证,则用自拟"平肝降压汤",方中生熟地黄、白芍、天麻、石决明、钩藤以育阴平肝潜阳,夏枯草、黄芩、野菊花以清肝泻火,桑寄生、杜仲辅以补益肝肾,川芎、益母草以活血化瘀利水,共奏平肝息风、清热活血之功。老年高血压患者因肝肾阴虚,阳亢无制,日久化火,热入营血,血热互结,血为之瘀结,故还存在不同程度的血瘀征象。老年高血压有着肾虚血瘀两种病理变化,故在补肾育阴潜阳中应佐以川芎、益母草、丹参、山楂、虎杖等活血化瘀,用豨莶草、生槐米、小蓟以降血压,临床多可获效。

(陈 琼)

# 第七章

# 血液疾病

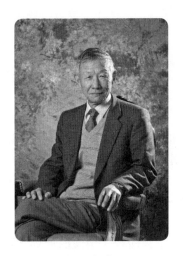

姚乃中

## 一、个人简介

姚乃中(1937— ),男,汉族,上海南汇周浦人,主任医师,教授,上海市名中医。1965年毕业于上海中医学院医疗系中医专业,同年进龙华医院内科。1976年在仁济医院血液细胞室进修后创建龙华医院血液内科。1993年晋升为主任医师,评为教授。2003年成立老中医工作室,2011年评为上海市名中医。长期从事中医医疗、教学、科研和管理工作,先后担任龙华医院内科主任、中医内科教研室副主任、龙华医院副院长;任中国中西医结合学会血液病专业委员会委员、副主任委员;上海市中医血液病医疗协作中心副主任。1997—1999年任泰国卫生部顾问。

姚乃中幼年患病,留有左脚残疾,身心受到极大打击,自小立志成为一名中医。从医数十年来,坚持临床、教学、科研并举。姚乃中博览群书,温故知新,发皇古义,融会新知,积累了丰富的经验,逐步形成个人见解,尤其在血液病中西医结合治疗方面更是独树一帜。早在20世纪80年代初,姚乃中在首届国际中医药学术会议上作"中医药治疗原发性血小板减少性紫癜110例"的学术报告,首先提出温肾填精益髓法为主治疗特发性血小板减少性紫癜(ITP)。研制"养血补铁肠溶胶囊""多子糖浆""马勃糖浆"等多种中药制剂,用于治疗血液病,收效甚著。临证之余笔耕不辍,先后发表《68例原发性血小板减少性紫癜的临床总结》

《乌鸡丸及其在慢性血液病中的应用》等40多篇论文。姚乃中在临证工作中,深入浅出地将点点滴滴的经验详尽分析、将自己的知识倾囊相授。在姚乃中的带领下,医、教、研工作全面开展,课题组学习、总结、继承、创新逐步深入,以姚乃中经验为主申请了多项课题,如"'灵鹤方'对慢性免疫性血小板减少症的疗效观察"、中医药事业发展三年行动计划"姚乃中经验方加针灸治疗慢性免疫性血小板减少性紫癜";完成《补肾方治疗难治性原发性血小板减少性紫癜40例的疗效观察》《姚乃中辨治自身免疫性溶血性贫血验案1则》等多篇论文;参加编写《实用中医家庭全书》《实用中医血液病学》《中医血液病学》《姚乃中学术经验撷英》等多部专著。

## 二、学术理论与学术观点

### (一)注重四诊,精于辨证

姚乃中具有扎实的中西医知识基础,坚持以中医理论为指导进行辨证论治,又强调要"两条腿走路",将辨证与辨病、辨药相结合,积极探索创新,真正做到古今结合、中西医结合、融会贯通,临证特点鲜明。

辨证论治是中医学的核心和精髓,是中医临床诊断和临床治疗的基本原则和方法,是中医学学术特点的集中体现。证是中医学的特有概念,是中医认识和治疗疾病的核心,临床上抓住了证,就抓住了本阶段疾病病理变化的本质。在古代与当代名医的医案中,凡能取得神效者均是辨证论治正确的结果。掌握正确的辨证论治方法,发挥中医学的特色,是每一个中医人不可或缺的技能。而精确的辨证论治是建立在详尽的"望闻问切"四诊基础之上,古人谓"望而知之谓之神",但姚乃中不片面夸大望诊的神奇,而是强调四诊结合,尤其注重问诊的重要性。姚乃中根据多年的临床经验,结合中医问诊纲要,突破呆板的"十问"模式,从饮食入手,拉家常式地问起今天早餐吃啥,患者往往能很快消除紧张情绪。在轻松的交谈中,姚乃中寻找蛛丝马迹,获取八纲、脏腑辨证的详尽依据,再结合望闻切诊,终能精准辨证,验效于临床。

### (二)衷中参西,与时俱进

中医药学有数千年的灿烂悠久历史文化,博大精深。面对西医学的迅猛发展,中医学如何在当今形式下适应日新月异的变革,彰显其伟大宝库的光辉,是每个中医人不可逃避的责任。西医学对许多疾病的发病机制、病因、临床表现进行深入研究,为治疗用药掀开新篇章。姚乃中认为,中医药也应适应新的局面,必须做到衷中参西、有机结合,才能立足于不败之地,进而谋求发展。首先要做到辨病与辨证结合:中医学以辨证论治为特色,西医学是辨病论治,两者看似毫不相关,但都经过了临床的检验,是行之有效的医学。现代中医要积极寻找二者的共同点,深入有机结合,从而提高疗效,才是中医的发展创新之路。如西医学的骨髓微循环障碍、再生不良、恶性增殖可归入中医学的瘀血、虚劳、热毒等范畴,临床表现也大致符合相关证候,因此临证可采用活血化瘀、填精补虚、清热解毒等方法来治疗。辨病与辨证论治二者相辅相成,也体现中医学同病异治、异病同治的特色。其次,要辨病与辨药结合。现代药理研究进一步证实了中药的疗效,如补肾阳药能明显促进骨髓造血细胞生长,益气生血药可提高造血干细胞的水平,为补肾填精中药治疗造血功能衰竭提供了科学依据。许多看似性味归经不符合的药物在进行了现代药理研究的前提下使用范围扩大,如自然铜、代赭石中都含有大量可被人体吸收的铁元素,故在缺铁性贫血的治疗中选用此类药物;酸性环境利于铁的吸收,因此选用中药性味酸甘的乌梅、山楂;玉米须中含有改善血管通透性的物质,在过敏性紫癜、血小板减少性紫癜中往往加用此类药物。最后需重视生理与心理结合。医学模式已向生物-心理-社会模式转变,西医学认为心理因素对疾病影响巨大,悲观、绝望、自暴自弃、恐惧等不良心理因素往往加重疾病的程度,也给临床治疗带来了困难。古人也早就认识到情志致病的重要性,因而强调医家在正确的辨病辨证治疗基础上,要合理地进行分析,安慰指导患者,增强患者治病的信心,以健康积极的心态配合治疗,从而提高疗效。姚乃中反复强调:"一个人生病后,嘴巴上说得硬绷绷的,心理上却是软绵绵的,一有风吹就以为毛病复发了。所以患者来就诊,我们不仅要给他们药物治疗,更要让他们把好心情带回去,这是一剂无与伦比的好药。"姚乃中积极提倡"快乐看病",每次门诊时,总是充满欢声笑语,快乐地给患者看病,患者再把快乐带回家,让患者得到药物治疗的同时,也得到了心理治疗。

### (三)阴阳并调,寒热共用

姚乃中在数十年的行医过程中逐渐形成了自己的风格,无论辨证论治,还是遣方用药,都讲究阴阳并调、寒热共用。《素问·阴阳应象大论》指出:"阴阳者,天地之道也,万物之纲纪,变化之父母,生杀之本始,神明之府也,治病必求于本。"《灵枢·病传》指出:"明于阴阳,如惑之解,如醉之醒。"张介宾亦强调:"医学之要,阴阳而已。"姚乃中常常为我们讲授经典,说人体疾病的发生发展和变化都是阴阳之间、脏腑之间、气血之间、寒热之间、表里之间、虚实之间失去平衡所引起的,所以中医治疗疾病首先要强调机体、脏腑的阴阳平衡。这就是治病必求其本的根本原则,所以姚乃中始终以阴阳为切入点,讲究辨阴阳,用药亦注重阴阳平衡。例如,在门诊最常见的特发性血小板减少性紫癜多属肾精不足,根据《黄帝内经》中"肾为先天之本"以及"肾藏精,精生髓,髓化血"的理论,以补肾为基础,阴阳并调,补肾壮阳和滋补肾阴同用,即张介宾所谓"善补阳者,必于阴中求阳,则阳得阴助而生化无穷;善补阴者,必于阳中求阴,则阴得阳升而泉源不竭"。但是这些患者常常有自发出血倾向,如牙龈出血、皮肤瘀斑、月经过多等等阳亢火盛动血之症,而温补肾精在提高血小板的同时,可能会致偏热、偏温,因此姚乃中非常注意佐用凉性、寒性药物来凉血、宁血。这样,阴阳互生互补,补肾又与凉血兼顾,充分体现了姚乃中的辨证思路。姚乃中治疗内科杂病,也特别注重辨证论治。如对于围绝经期综合征,他认为是阴阳失调之症。女子七七天癸将竭,是以整体的阴气衰半与癸阴衰少,自然出现阴虚现象;阴虚火旺,出现心肾不得交合,心火上炎;肾精衰竭,出现水不涵木,肝阳上亢。为此常服滋阴清热药,稍久必损及肾阳,引起阴阳两虚,火旺尤甚,治疗上更要讲究调和阴阳,既要滋补肾阴,又要平肝潜阳,既要温补肾阳,又要清泻心火。

现在许多医生的处方药味繁多,一部分原因是药物不再是自然生长而是人工培植,药力的确有些减退;更多原因是有些医生开处方,是患者有啥证开啥方,一张处方开30~40味之多。但姚乃中认为,辨证要抓住重点,用药要有的放矢,配伍要主次分明,而数十种药物的堆砌不符合辨证论治和急则治其标、缓则治其本的基本原则。姚乃中奉行经方,在辨证基础上组方用药,君臣佐使分明,遣方用药轻盈小巧,每张处方基本上只有12味左右。他常常会灵活运用经方的主药,使处方的立意明了。他的处方极其注重阴阳的平衡、寒热的互补;此外推崇药对,尤其经典的药对,阴药配阳药,寒药配热药,如黄连配肉桂,名曰交泰丸。明代李时珍说:"一冷一热,一阴一阳,阴阳相济,最得制方之妙,所以有成功而无偏胜之害也。"二药相合,相辅相成,有泻南补北、交通心肾、引火归原之妙,用于治疗失眠,疗效卓著,对顽固性口腔溃疡也屡屡见效。又如淫羊藿配知母:淫羊藿辛香甘温,补肾助阳、强壮健身、祛湿散寒;

知母甘苦而寒,质润多液,既升又降,上能清肺热,中能清胃火,下能泻相火;二药伍用,一阴一阳,阴阳俱补,可提高机体免疫功能,增强抗病能力。姚乃中常常把两味药配伍使用,不仅阴阳平衡,而且从药理上看两者配合能对激素水平进行调控,尤其用于服用激素后需减量的血小板减少性紫癜、过敏性紫癜、溶血性贫血等疾病,对于内分泌失调引起的围绝经期综合征、焦虑症之类的疾病也有较好的疗效。

姚乃中的中医功底深厚,在内科杂病的诊治上得心应手,在血液病的治疗方面更是炉火纯青,尤其对血小板减少性紫癜、各类贫血、骨髓增殖性疾病、淋巴瘤等疾病,都有自己独到的见解。

## 三、临 床 经 验

### (一)益气养血法治疗各种贫血

贫血是血液病中最常见的症状,多表现为面色㿠白或苍黄,伴头晕、乏力,活动后心慌、气急,甚则突然晕厥、昏倒。中医学将其归属于"血虚""虚劳"等范畴。姚乃中认为,造成血虚的病因主要有三方面:①脾胃功能虚弱,消化吸收障碍导致营养不良;②肾虚不能壮骨生髓,髓亏不能化血;③其他如消耗过多,过度劳累、耗伤阴血或热毒伤阴动血等,均可造成贫血。"血家属虚劳门,未有不议补虚也",故血虚者,首当补血为先,可是血的生成、运化和功能的发挥,均离不开气。"血者,水谷之精也","谷之精微,和而为血"。气和血亦是密不可分的,"血为气之母,气为血之帅",血是物质基础,气有了血的承载才能发挥生理功能,即所谓的气行则血行,气滞则血滞。那么,在治疗上必须气血双补,益气养血,行气活血。另一方面,血虚与脾肾关系最为密切。《类证治裁》云:"凡虚损多起于脾肾。"因肾为先天之本,"肾主骨,骨藏髓","髓生血","血存于骨,而行于脉","肾藏精",精血同源;脾为后天之本,气血生化之源,"中焦受气取汁,变化而赤,是谓血"。故治疗上必须抓住先天命门肾精以及后天脾胃。补命门火以阴中求阳,填肾精以阳中求阴,补后天之本,脾胃健运则升达津液,气血充沛,即所谓"当补脾者十之三四,当补肾者十之五六"。姚乃中常常说治疗血液病一定要中西医结合,治疗贫血,更要分清病因。它可以原发于造血系统疾病,也可见于许多其他疾病,如缺铁性贫血,乃机体造血原料铁匮乏所致,在辨证的基础上必须加用含有铁元素的中药,只有这样才能达到事半功倍的效果,形成辨病和辨证相结合治疗,否则影响疗效,贻误病情,酿成后患。

【医案】

医案举例一:虚劳

李某,男,5岁,2002年1月3日初诊。患儿足月顺产,半人工喂养,幼年起体虚易汗,反复外感。2001年9月起无明显诱因下出现神疲乏力,双下肢紫癜,散在分布,不对称,无瘙痒,当时未予重视,症情时有反复。至2001年11月症状加剧,至儿童医院查血象示外周血三系明显减少,结合骨髓穿刺涂片+活检报告,明确诊断为"再生障碍性贫血"。予泼尼松15mg/d+环孢素100mg/d治疗。2001年12月25日血常规示WBC $4.6 \times 10^9$/L,N 28%,L 67%,RBC $2.68 \times 10^{12}$/L,Hb 91g/L,PLT $24 \times 10^9$/L,网织红细胞1.7%。仍时有下肢散在少许瘀斑,面色萎黄,形体偏瘦,胃纳不振,二便尚调,夜寐安。舌质淡红,苔薄黄腻,脉细。

中医辨证:脾肾亏虚,脾不统血。

治则:健脾温肾,养血止血。

处方:鹿角胶 12g(另冲),淫羊藿 20g,肉苁蓉 20g,巴戟天 20g,何首乌 15g,枸杞 12g,生黄芪 20g,潞党参 20g,茜草根 20g,仙鹤草 20g,大熟地 12g,玉米须 20g,生甘草 10g。嘱:中药每日 3 次温服,如无不适,可空腹服用。饮食均衡,不必过于忌口,但慎食寒凉以免伤脾胃之阳。

二诊:2002 年 1 月 24 日。药后患儿未再出现新发紫癜,胃纳稍振,舌脉同前,守前方加阿胶 9g(另冲)、怀山药 20g、砂仁 3g(后下)。14 剂。

三诊:2002 年 3 月 12 日。患者不慎,于 2 月患水痘,于儿科医院住院治疗,暂停中药,用抗病毒药物及清热解毒中药,出现大便次数增多、日行 2~3 次、不成形,胃纳减少,面色萎黄,面部少许针尖样鲜红色出血点。2002 年 3 月 9 日血常规示 WBC $3.8 \times 10^9$/L,N 28%,L 63%,RBC $2.7 \times 10^{12}$/L,Hb 94g/L,PLT $31 \times 10^9$/L。舌质淡红,苔白腻,脉细滑。

处方:鹿角胶 12g(另冲),阿胶 9g(另冲),仙茅 15g,淫羊藿 20g,巴戟天 15g,何首乌 15g,生黄芪 30g,炒白术 12g,青防风 12g,怀山药 20g,白扁豆 20g,仙鹤草 20g,玉米须 20g,生甘草 10g。14 剂。

四诊:2002 年 4 月 2 日。患儿水痘已愈,精神渐振,胃纳渐馨,大便转干、日行 1 次。予泼尼松 5mg/d,环孢素 75mg/d 治疗,未再出现皮肤紫癜,舌质淡红,苔薄白,脉细。

处方:鹿角胶 12g(另冲),淫羊藿 20g,补骨脂 30g,何首乌 15g,枸杞 12g,女贞子 20g,桑椹 20g,陈皮 12g,鸡血藤 30g,玉米须 20g,鸡内金 12g,焦六曲 12g。14 剂。

五诊:2002 年 5 月 7 日。患儿乏力已除,胃纳转佳,近来未再外感,大便仍时有溏薄,肢体见少许散在陈旧瘀青(有碰撞史)。2002 年 5 月 6 日血常规示 WBC $5.0 \times 10^9$/L,N 39%,L 58%,RBC $3.03 \times 10^{12}$/L,Hb 99g/L,PLT $70 \times 10^9$/L,网织红细胞 2.0%。西药均减量治疗,泼尼松 5mg 隔日口服,环孢素 50mg/d。舌质淡红,苔薄,脉细滑。

处方:鹿角胶 12g,何首乌 15g,枸杞 12g,墨旱莲 20g,潞党参 20g,炒白术 12g,鸡内金 12g,仙茅 15g,阳起石 30g,淫羊藿 20g,仙鹤草 20g,生甘草 9g。14 剂。

六诊:2002 年 6 月 11 日。外院测环孢素浓度正常,已停服。诸症平,大便转调,舌脉同前,守前方加陈香橼 12g,14 剂。

七诊:2002 年 7 月 25 日。患儿过食生冷,出现腹泻,大便不成形、每日 3 行,无腹痛,胃纳可,无皮肤紫癜,偶有鼻塞流涕,舌质淡红,苔薄白,脉细数。2002 年 7 月 19 日血常规示 WBC $5.6 \times 10^9$/L,N 38%,L 59%,RBC $3.39 \times 10^{12}$/L,Hb 109g/L,PLT $80 \times 10^9$/L,网织红细胞 1.1%。继守原方,加芡实 15g、焦六曲 12g、川椒目 10g,减枸杞。14 剂。

八诊:2002 年 9 月 3 日。患儿腹泻已止,精神较振,面色透红,口淡不渴,胃纳可,无活动性出血,夜寐安。舌质红,苔薄,脉细滑。停服泼尼松。2002 年 9 月 2 日血常规示 WBC $7.0 \times 10^9$/L,N 38%,L 59%,RBC $3.56 \times 10^{12}$/L,Hb 116g/L,PLT $85 \times 10^9$/L,网织红细胞 3.0%。

处方:淫羊藿 20g,巴戟天 20g,补骨脂 30g,何首乌 15g,枸杞 12g,砂仁 3g,鸡血藤 30g,墨旱莲 20g,牛蒡子 20g,生黄芪 30g,鸡内金 12g,炙甘草 9g。14 剂。

随访:患儿复诊 2 年,坚持中药调理,逐步停服西药,肌肉渐丰,体质转强,不易外感,胃纳可,大便易溏,嘱其饮食忌寒凉,多食薏苡仁、山药等健脾之品。随访 7 年余,血常规外周血三系逐步恢复,并始终保持在正常范围。

按语:该患儿年幼喂养调护失当,脾胃受损,后天不足,脾胃为气血生化之源,脾虚运化失司,精血匮乏,故见形气不充。"肾主骨生髓","骨髓充固,气血皆从"。《素问·阴阳应象大论》云:"形不足者,温之以气;精不足者,补之以味。"《灵枢·邪气脏腑病形》言:"阴阳形气俱不足,勿取以针,而调以甘药也。"即指出以益气温养调补之剂,而使气血阴精复彰。此患儿治疗以温运脾土、补肾填髓为主以生气血,药用鹿角胶、阿胶、仙茅、淫羊藿、巴戟天、何首乌、补骨脂、肉苁蓉等;脾主统血,脾气充实则统摄有力,肌衄自收。早期出血症状明显时适当加用凉血止血药,如仙鹤草、茜草;待血小板计数上升,出血症状好转,则可适当加用活血之品,如鸡血藤改善血行,以期瘀血速去、新血得生。小儿脏腑柔弱,易虚易实,易寒易热,在处方用药时要处处顾护脾胃功能,不能过于壅滞,宜适当加入理气如香橼、陈皮等药物推动气机。平日生活饮食调护也尤为重要,尤其要注意肺脾气虚,要防止汗出当风,过食生冷,进行适当体育锻炼,以增强体质。

病例举例二:虚劳

张某,男,22岁。2003年10月14日初诊。患者无明显诱因下于2年前出现乏力头晕,面色苍白,皮肤散在出血点,上海市第六人民医院骨髓穿刺活检明确诊断为骨髓增生异常综合征(MDS-RCMD),予口服叶酸、利血生等药物治疗,症状无明显改善。平日自觉神疲乏力,易反复低热、咽痛咳嗽、时有齿衄及皮肤紫癜。此次3天来乏力加剧,低热无恶寒,体温37.5℃左右,胃纳欠佳,二便自调,夜寐尚安。2003年10月10日血常规示 WBC $1.7 \times 10^9$/L,N 60%,RBC $1.87 \times 10^{12}$/L,Hb 70g/L,PLT $58 \times 10^9$/L。舌淡胖、苔薄白腻,脉细数。

中医辨证:脾肾交亏,气血两虚。

治则:健脾益肾,补气生血。

处方:生黄芪30g,补骨脂30g,鸡血藤30g,小石韦30g,小红枣12g,淫羊藿20g,菟丝子20g,何首乌15g,枸杞12g,白茅根15g,知母12g,陈香橼12g,鸡内金12g,焦六曲12g。7剂。

二诊:2003年10月21日。低热已退,皮肤见少许散在紫癜,胃纳可,仍乏力倦怠,口苦,舌质淡红,苔薄黄腻,脉细弦。治疗上加强益气固表、活血止血,原方加茵陈20g、防风12g、生白术12g、三七12g、仙鹤草30g、鹿角胶9g(另烊),减香橼、鸡内金。14剂。

三诊:2003年11月6日。无发热及自发性出血,胃纳可,二便调,舌淡红苔薄黄,脉细。2003年10月30日血常规示 WBC $1.9 \times 10^9$/L,N 44.8%,RBC $2.27 \times 10^{12}$/L,Hb 85g/L,PLT $80 \times 10^9$/L。守前方1个月。

四诊:2003年12月8日。患者午后低热,体温持续37.4℃,可自行退去,乏力,纳差,舌淡苔薄黄腻,脉弦小数。予养阴退热,补益脾肾。

处方:生黄芪30g,知母15g,青蒿12g,猪苓20g,砂仁3g,何首乌15g,女贞子20g,补骨脂30g,鸡血藤20g,制黄精20g,淫羊藿20g,炙甘草10g。调治1个月。

五诊:2004年1月10日。低热已退,神疲乏力,动易汗出,胃纳可,大便畅,舌淡苔薄,脉弦细。2004年1月5日血常规示 WBC $2.4 \times 10^9$/L,N 46.4%,RBC $2.83 \times 10^{12}$/L,Hb 98g/L,PLT $70 \times 10^9$/L。再予益气养血、健脾补肾之剂。

处方:生黄芪30g,生白术12g,防风12g,猪苓20g,天冬60g,虎杖30g,补骨脂30g,淫羊藿24g,菟丝子18g,枸杞12g,鸡血藤30g,当归15g,鸡内金12g,陈香橼12g,炙甘草9g。坚持服用3个月。

随访:随访1年半,时有外感流涕、低热,间或腹痛、腹泻、大便不成形,偶见皮肤紫癜,予中药随症加减。至2005年7月12日复诊,查血常规示 WBC $2.7 \times 10^9$/L,N 56.9%,RBC $3.09 \times 10^{12}$/L,Hb 111g/L,PLT $80 \times 10^9$/L。诸症平稳,面色红润,精神较佳,皮肤未见紫癜,胃纳可,二便调,舌红苔薄,脉平缓。

按语:"精气内夺则积虚成损,积损成劳。"追诉病史,该患者常年从事水产零售,每隔两三日需半夜长途驾驶进货,生活起居无规律,且常年居住和工作于低湿寒冷的环境之中,以致脏腑亏损、元气虚弱。这可能是导致本病的直接原因。中医辨证属于虚劳范畴,气虚不能卫外,血虚自生内热,故见神疲乏力、反复低热外感、咽痛流涕;血资生于脾,脾虚运化无力,气血生化乏源,统摄无权,则面色苍白、时有肌衄;脾虚生湿,内外湿相合,见反复腹泻;肾主骨生髓,为造血之根本,脾肾亏虚,精血不生。结合辨病论治,属于骨髓增生异常综合征中分型较早类型,故组方用药以补虚养血、温肾健脾为主,出现感染低热、出血等症状再佐以利湿祛邪、清热凉血之品,随症加减治疗。

### (二)补肾填髓法治疗慢性血小板减少性紫癜

特发性血小板减少性紫癜(ITP)是门诊最常见的疾病之一,是以出血及外周血小板减少,骨髓巨核细胞数正常或增多并伴有成熟障碍为主要表现的常见出血性疾病。西医目前尚无根治手段,20 世纪 80 年代起首选糖皮质激素,其次为免疫抑制剂及脾切除,90 年代以来又出现了许多新疗法,如应用大剂量丙种球蛋白、白介素、雄激素等药物,这些方法有一定的毒副作用,价格昂贵,且易复发,患者难以接受。中医药治疗 ITP 具有可明显改善出血症状、稳定性好、不易复发、无毒副作用等优点,且价格低廉,受到普遍欢迎。尤其是儿童和对激素依赖、毒副反应较明显的患者,遂求助于中医治疗。

姚乃中认为,慢性 ITP 的病机以肾精亏虚为基础,伴见虚火熏灼和瘀血内停。早在《黄帝内经》就有"肾为先天之本","肾藏精,精生髓,髓化血"的理论,肾精亏虚,髓海不足,生血乏源;肾阴亏虚,虚火内动,扰动阴血,血溢脉外;病变日久,虚热煎熬津液成瘀,亦溢脉外,不及时清除,亦留为瘀血。姚乃中总结 40 年的临床经验提出了补肾填髓、活血止血的总治则,根据患者不同的生理特点施以不同的治法。例如,慢性 ITP 患者以儿童和年轻妇女多见,针对儿童气血未充、脾胃未健、固表无力,姚乃中佐以健脾固表、益气生血,同时注意药物的口感,少用或不用特别苦涩的药,再加入红枣、甘草等减轻苦味。中药一般起效比较慢,需坚持服用两三个月以上。姚乃中常说:"医生成功的第一步就是让患者喝了你的药后感觉没有特别不舒服,能来复诊。对于小朋友来说,尤其重要。"同样针对年轻妇女,姚乃中认为一定要注意月经的变化,月经来潮前,适当加用疏肝理气药;月经来潮时少用活血药,可适当加用止血药;过了经期则可重用补益药。方药常常用辛香甘温之淫羊藿,补肾助阳;菟丝子味甘,既能助阳,又能益阴,不燥不腻,为平补肝、肾、脾三经之良药;补骨脂补肾助阳、暖丹田、壮元阳;何首乌补养真阴、益精填髓,不寒不燥,养血益肝,生精益血,为补肾要药;墨旱莲、女贞子均入肝、肾两经,相须为用,互相促进,滋补肝肾,养血止血;仙鹤草、玉米须活血祛瘀。

【医案】贺某,女,51 岁。2004 年 3 月 14 日初诊。患者 1 年半前上呼吸道感染后出现皮肤紫癜、齿衄,发病前有装修新居史。外院骨髓穿刺示全片见巨核细胞 9 个,未见产板巨核细胞,血小板分布减少。先后用泼尼松、静脉注射用人免疫球蛋白(静丙)、环孢素、巨和粒(注射用重组人白介素 -11)等治疗,虽有一时疗效,但在药物减量过程中病情出现反复,最低血小板计数 $4 \times 10^9$/L。现偶见皮肤紫癜,齿龈时有渗血,自觉下肢乏力,口渴,大便畅。2005 年 3 月 12 日血常规示 WBC $5.9 \times 10^9$/L,N 59%,L 38%,RBC $4.6 \times 10^{12}$/L,Hb 136g/L,PLT $25 \times 10^9$/L,抗血小板自身抗体(PAIgG)115.7。泼尼松 5mg/d 口服中;巨和粒 1.5mg/d,皮下注射。舌质红,苔薄,脉弦小数。

中医辨证:肝肾阴虚,血热妄行。

治则:益气养阴,凉血止血。

处方:仙鹤草20g,紫草20g,茜草20g,三七10g,蒲黄炭9g,玉米须30g,菟丝子20g,女贞子20g,墨旱莲20g,淫羊藿20g,山茱萸15g,生黄芪30g,生甘草10g。7剂。

二诊:出血较前减轻,复查血常规示PLT $30 \times 10^9$/L。仍口渴,舌质偏红,苔薄,脉弦小。处方中加强益气养阴,守原方加南沙参15g、石斛12g,继进28剂。此后出血渐止,改用益气固表、补肾滋阴之方:生黄芪20g,生白术12g,防风12g,巴戟天20g,补骨脂20g,桑寄生20g,墨旱莲20g,玉米须30g,南沙参15g,石斛12g,生甘草9g。激素减半量口服,调治数月。

三诊:血小板计数已升至 $51 \times 10^9$/L。2005年7月起停服激素,症情稳定患者坚持服用中药,血小板逐步恢复正常,期间外感后血小板水平有波动,但最低不少于 $35 \times 10^9$/L,未再使用任何西药,随访5年,症情平稳。

**按语**:该患者属于难治性血小板减少性紫癜,激素治疗有效,但副作用大,病情反复,病家顾虑较多,静脉注射用人免疫球蛋白、巨和粒价格较贵,远期疗效不可靠,让人难以接受。此病按中医辨证属肝肾阴虚,阴虚生热,血热妄行伤络,出现反复皮肤紫癜、齿衄,处方用药以益气滋阴、补益肝肾、凉血止血为主。待出血情况好转,则着重于补益气阴。在激素减量中适当加以温肾之药,如淫羊藿、巴戟天、补骨脂等。一方面在一定程度上起到类激素作用,另一方面取"善补阴者,必于阳中求阴"之意,使得西药得以顺利减停,病情得以长期稳定。

### (三)益气养阴法治疗恶性淋巴瘤缓解期

恶性淋巴瘤是源自实体组织中淋巴系细胞的恶性肿瘤。随着化疗方案的不断更新、新药的不断出现,恶性淋巴瘤的临床疗效、根治率和远期生存率均有明显提高,患者大多数能进入临床缓解期。在缓解期,西医多为消极的wait and watch(等待和观察),而中医的参与,可改善症状,提高生活质量,预防复发,有一定的效果,因此为大多数患者以及越来越多的医生所接受。姚乃中认为,恶性淋巴瘤早期可能与痰、瘀有关,但在缓解期始终和"气""阴"分不开。经过早期放化疗后,患者邪毒渐消,但正气已伤,出现气虚表现,祛邪外出之力大为减弱,致使痰瘀留恋,碍于脾胃,脾为后天之本,气血亦生化不足,加剧正气亏虚;同样经过放化疗后,耗伤精血,肾阴不足,津液化生乏源,余邪灼津为痰,使不足的阴液更为亏损,表现为阴虚。因此,气阴亏虚,痰毒瘀结,余邪未净是恶性淋巴瘤缓解期的主要病机,病位则在脾肾,而采用益气养阴、健脾补肾、化痰散结的方法治疗恶性淋巴瘤缓解期,取得良好效果。他喜用以下药物:天冬、石斛相须为用,滋阴润燥、清虚热,也有甘寒清润,金水相生,达畅利三焦之妙用;莪术辛散苦泄,温通行滞、行气止痛,猪苓甘淡渗泄,利水渗湿,两药相合,祛邪不伤正,提高免疫功能,升高白细胞而去恶邪;黄芪、白术、防风健脾益气,何首乌、枸杞、黄精补肾填精,皂角刺、冰球子化痰散结。姚乃中认为,中医药主要通过益气养阴,补偏救弊,扬长避短,优势互补,以期达到最佳疗效,在改善脏腑功能,缓解症状,延长生存期方面有其优势。益气养阴中药对细胞免疫功能亦有调节作用,特别是能诱导干扰素产生和去除过量抑制性T细胞,并能调整和调动机体的抗癌能力,尤其在防治放化疗毒副作用中占有重要位置,对常见的消化系统和造血系统毒副作用治疗效果较好。

【医案】罗某,男,65岁。2011年5月17日初诊。1年前确诊胃弥漫大B细胞淋巴瘤,先行胃部分手术切除,后行R-CHOP方案化疗8个疗程后,近期评估为完全缓解,寻求中医调理。自觉胃纳尚可,食后上腹胀满,偶有呃气,口干,大便调,夜寐安。有神疲乏力,无消瘦、盗汗等表现。舌质红,苔薄白腻,脉细。

中医辨证:气阴不足,脾胃虚弱。

治则:益气养阴,健脾和胃。

处方:天冬 18g,麦冬 15g,石斛 12g,莪术 18g,党参 18g,白术 12g,猪苓 18g,防风 12g,香橼 12g,当归 18g,山楂 12g,白花蛇舌草 30g。14 剂

二诊:2011 年 5 月 31 日。患者药后腹胀好转,无嗳气,大便日行 1 次,成形,口干,神疲乏力仍作,舌质红,苔薄白,脉细。再续前方,加用黄芪 15g、茯苓 12g,以增益气之功。

随访:服用中药,上腹胀满、呃气症消,自觉体力渐增,随访 6 年,诸症平稳。

按语:本案为恶性淋巴瘤经西医治疗完全缓解,在此期间,主要是预防疾病复发,西医没有特殊治疗,而中医药主要通过扶助正气、调整阴阳、改善脏腑功能、缓解症状、补偏救弊,达到调节免疫,预防复发的目的。本案素来体质强壮,起病早期即予治疗,虽经手术、化疗,正气尚未大虚,主要表现为脾胃受损,运化不健,因此治疗时以健脾理气活血助运,顾护后天之本,从而使气血阴阳调和,配合天冬、白花蛇舌草、猪苓等清热抗毒,抑制邪毒复发。

### (四) 活血化瘀解毒法治疗骨髓增殖性疾病

骨髓增殖性疾病是一系或多系骨髓细胞不断地异常增殖所引起的一组疾病的统称。姚乃中将本病归属于“髓实”“血实”“癥积”“血痹”等范畴,并且认为本病以血瘀为贯穿整个病程的基础病机,但是在不同患者或病程的不同阶段有不同表现。如早期多见肝阳上亢,肝气郁结,郁而化火,生火生热,由于肝郁气滞,导致气滞血瘀;晚期则见肝肾阴虚,阴虚火旺,虚热内炽,热与血结而成瘀,病变日久出现气阴两虚。因此,在治疗上,活血化瘀法始终贯穿整个疾病过程,常常选用益母草、路路通、王不留行、川芎、莪术、三七、红花等。其中,益母草是一味妇科良药,味苦辛,性凉;主治月经不调、痛经、产后恶露不尽、瘀滞腹痛、跌打损伤、瘀血作痛。现代药理研究发现,益母草有抗凝血作用,能抑制血小板聚集,具有明显的抗血栓形成和溶栓作用,机制可能与抑制血小板、影响凝血功能、促进纤溶活性有关。益母草还能显著降低全血黏度以及红细胞聚集性的作用。由于目前中草药皆属于人工培植,药效远不如野生,故有时用量宜大,可用至 60g。其次,在治疗上重用虫类药以破血逐瘀通络、化积消癥。病在骨髓血液,乃血瘀气滞重证,故非一般理气活血化瘀之品可治。临证时宜重用虫类中药以获良效,如蟾蜍、地龙、鳖甲、水蛭、蜈蚣、全蝎等,以达破血祛瘀、通络和脉、消癥化积之力。但虫类药物易于耗伤气血,损及脾胃,过用有出血之虞,故应“衰其大半则止”,或适当配合小剂补益气血、健脾和胃之品。最后,在治疗上应用清热解毒、以毒攻毒类中药以增强疗效。髓内热毒瘀积是骨髓增殖性疾病的常见病机,宜予清热解毒抗癌和凉血化瘀治疗。若热毒不重,可选用蒲公英、黄芩、白花蛇舌草、半枝莲、蛇莓以清热解毒;热毒重者,常可用龙葵、青黛泻火解毒。

【医案】陈某,男,62 岁,2012 年 4 月 3 日初诊。患者于就诊前 1 年余无明显诱因出现头晕,无视物旋转,无恶心呕吐,面赤色紫,眼结膜充血,伴口唇明显紫暗,无头痛,未引起重视,做进一步诊治。于就诊前 5 天因受寒出现咳嗽时作,咳痰少,头晕面赤加重,伴鼻塞流涕,咽痒不适,易咯出,口唇明显紫暗,无发热,无胸闷胸痛,无恶心呕吐,急赴外院查血常规示 WBC $13.2 \times 10^9$/L、N 59.3%,予头孢拉定等治疗,患者鼻塞流涕好转,但仍头晕面赤,咳嗽时作,咳痰白黏,口唇紫暗,双眼充满血丝。复查血常规示 WBC $20.9 \times 10^9$/L,N 77%,RBC $8.54 \times 10^{12}$/L,Hb 211g/L,血细胞比容 61.5%,PLT $828 \times 10^9$/L,C 反应蛋白(CRP)<0.05;胸片

示两肺纹理增多,下肺纹理稍粗乱,建议随访。查体:神清,血压(BP)160/90mmHg,面色红紫,尤以两颊为甚,下眼睑明显充血,口唇明显紫暗,两肺呼吸音粗,两肺底可及少量细湿啰音。心率(HR)85 次/min,律齐,心音有力,双手末端有明显红紫色。舌质红紫,苔薄腻,脉弦。

中医辨证:肝阳上亢,瘀血阻络。

治则:平肝潜阳,活血化瘀,滋阴补肾。

处方:明天麻15g,嫩钩藤9g,莪术18g,路路通12g,王不留行12g,川芎12g,桃仁15g,天冬24g,麦冬24g,野百合18g,猪苓12g,知母12g,炒谷芽12g,炒麦芽12g。14剂。

二诊:2012年4月23日。患者骨穿示骨髓增生活跃,红系增生极其活跃,融合基因JAK2V617F发现突变。染色体检查正常。先后两次采用静脉放血疗法,加上羟基脲口服,症情明显缓解。面色由红紫色转为红褐色,口唇也有红紫转为红色,双手末端恢复了原本的血色。血常规示白细胞计数 $7.0 \times 10^9$/L,中性粒细胞百分比66.5%,中性粒细胞绝对值 $4.60 \times 10^9$/L,红细胞计数 $6.74 \times 10^{12}$/L,血红蛋白183g/L,血小板计数 $365 \times 10^9$/L。舌质暗红,苔薄,脉弦。患者肝阳渐平,瘀血仍存,治拟加强活血。

处方:天冬24g,麦冬24g,莪术18g,路路通12g,王不留行12g,川芎18g,桃仁15g,野百合18g,猪苓18g,知母24g,半枝莲30g,白花蛇舌草30g,炒谷芽12g,炒麦芽12g,益母草60g。14剂。

随访:患者中西医综合治疗后,羟基脲逐渐减至0.5g,每天1次,口服。最近复查血常规示白细胞计数 $5.2 \times 10^9$/L,中性粒细胞百分比70%,红细胞计数 $6.54 \times 10^{12}$/L,血红蛋白167g/L,血小板计数 $323 \times 10^9$/L。

按语:一诊方中用天麻、钩藤平肝潜阳,川芎、桃仁活血行血,莪术破血祛瘀、化积消肿,与猪苓合用,祛邪而不伤正,提高机体免疫功能。路路通和王不留行皆能行气活血、搜风通络,具有行而不止、走而不守之功;天麦冬均为甘寒清润之品,相须为用,滋阴润燥,金水相生,有畅利三焦之妙用;知母甘、苦而寒,质润多液,偏于泻,上能清肺热,中能清胃火,下能泻相火;百合则偏于补,与知母伍用,一清一润,一补一润,共奏滋阴之功。谷麦芽健脾和胃。二诊去天麻、钩藤,加用半枝莲、白花蛇舌草抑制骨髓的增殖,重用益母草活血祛瘀。大多数真性红细胞增多症患者都是易栓症的高危患者,加强活血的作用,决不可忽视。至于益母草的用量方面,名老中医朱良春曾说过,"中药的用量,主要根据患者的体质、症状、居住的地域、气候和选用的方剂、药物等进行考虑。由于使用目的的不同,用量也就有所不同。同一药物,因用量不同,就会出现不同的效果或产生新的功能,从而发挥更大的作用"。所以,中药用量与作用的关系值得注意。日人渡边熙曾说:"汉药之秘,不可告人者,即在药量。"另外,加上目前中草药皆属人工培植,药效远不如野生的,有时用量宜大些,此患者的用量就至60g。益母草是清热解毒、活血化瘀之品,血实有热者用之,效如桴鼓;血虚无热者用之,如落井下石。要言不烦,够用一生。

**(五)扶正祛邪法治疗热病**

血液病患者发热是司空见惯的情况,往往高热弛张,或低热缠绵,西医检查不能发现明确的感染依据,广谱抗生素的使用在临床上往往适得其反,引起双重或多重感染,最终导致脏器衰竭而死亡;有时不得已用小剂量肾上腺糖皮质激素控制,但副作用较大,且减停过程中往往病情反复,病家苦不堪言。姚乃中认为,西医的抗生素作用猛烈,有一定毒副作用,类似中药清热解毒的攻邪法,在一定范围内有效,是因为患者体内确实有外邪稽留。按中医辨证来看,若恶寒发热并见,则必有外邪未祛,治疗中强调要祛邪外出,不能因病家体虚而仅用扶助正气的补益法,反而闭门留寇,故祛邪时宜灵活运用发汗、利尿、泻下、涌吐等方法,使邪有出路,达到"邪去正自安"的目的。具体运用时兼顾病程长短、正气虚实等不同个体情况。由于血液病患者多经过化放疗、免疫抑制等治疗,正气亏虚多见,因此涌吐、泻下等较为猛烈的方法要少用、慎用,即使运用也要中病即止,以免损伤正气;相对而言,汗法、利法作用较为缓和,对正气损伤不大,因此选用较多。另外,姚乃中善于结合伤寒六经辨证治疗热病,认为热病初期往往邪犯三阳经,故而运用汗法、清法、和法,方用桂枝汤、败毒散、小柴胡汤等;病程缠绵、表现为骨蒸潮热者,按伤寒六经辨证已邪传三阴,当祛邪从后而出,在使用清骨散、青蒿鳖甲汤的同时选用清利湿热的泽泻、赤苓、车前草、六一散等药物往往可使邪出下焦而有出路。久病正气不足者无力祛邪外出,故在祛邪的同时需加用振奋正气之药,如大剂生黄芪取甘温除热之意,柴胡、升麻升提阳气,配合党参、山药等补气。高热弛张者要清热解毒凉血,可选犀角地黄汤、清瘟败毒饮、普济消毒饮等方剂加减,但要注意大剂清热解毒药物会碍伤脾胃,处方中要适当加入健脾护胃之品。总之,中药治疗热病,不外以扶正祛邪、平衡阴阳为纲,临床具体运用时灵活变化,必能奏效。

【医案】曹某,男,83岁,2014年12月5日。初诊:患者于2014年11月无明显诱因下出现齿龈出血,伴低热,外周血三系明显下降,骨穿涂片提示骨髓有核细胞增生明显降低,骨髓活检示增生极度低下,诊断为急性再生障碍性贫血,西医予输注少浆血、单采血小板、止血、抗感染、升白细胞及血小板等对症支持治疗,并加用泼尼松45mg/d口服治疗,血象维持在白细胞计数 $1.4 \times 10^9$/L,Hb 40g/l,血小板计数 $12 \times 10^9$/L 左右,患者齿龈出血好转,但体温持续不退,维持在37.5~38.5℃,入夜热盛,晨起稍减,自觉极度乏力倦怠,心悸,周身时有汗出,四肢皮肤散在紫癜,胃脘不适,纳差,二便尚可,寐安。舌体薄、质淡红,苔薄少,脉细弱。

中医辨证:本元衰竭,阴虚发热。

治则:益气生血,养阴退热。

处方:人参鳖甲汤加减。人参9g(另煎),鳖甲胶15g(另烊),南沙参15g,女贞子18g,墨旱莲24g,仙鹤草24g,玉米须30g,三七12g,阿胶9g,炙甘草9g。连续服用4剂。

二诊:身热渐平,复查血常规示 WBC $1.3 \times 10^9$/L,N 13.5%,LYM 81.2%,RBC $1.34 \times 10^{12}$/L,Hb 43g/l,PLT $39 \times 10^9$/L,CRP 86mg/L。神疲乏力较前好转,仍周身时有汗出,皮肤散在瘀点瘀斑逐步消退,未再出现新发紫癜,纳差,二便调,寐尚安。舌苔转白,脉象同前。治疗上加强益气健脾生血作用,守前方加生黄芪30g、淫羊藿24g、陈皮6g、砂仁3g,再服7剂后热平,汗出止,紫癜未再现,胃纳好转,之后再按益肾填髓养血等方法调治。

按语:《素问·通评虚实论》云:"精气夺则虚。"根据"虚则补之"的理论,当以补益为基本原则,补益的时候,必须根据病理属性的不同,分别采用益气、养血、滋阴、温阳等不同的治疗方药。患者临床表现为急劳髓枯之证,真元气血俱亏,且有阴虚发热、血热妄行之象。"有形之血不能速生,无形之气所当急固。"本方选人参鳖甲汤,取生脉散、清骨散二方之意,人参为君药,大补元气,起到益气养血、扶正退热作用,同时有固表敛汗、益气止血功效,用人参(生晒参)单独煎汤后调入汤剂中,方能奏效,不宜用党参、生黄芪等代替。鳖甲亦为君药,起到养阴退热作用。南沙参、女贞子、墨旱莲、阿胶加强益气生血、养阴填髓功效,配合三七、仙鹤草凉血止血。另外,对于虚劳的治疗,要密切结合不同的五脏病位选方用药,以加强治疗的针对性。患者禀赋虚弱,先天不足,加之后天饮食不节,致脾肾亏虚,肾亏气化无权,脾虚失于健运,中焦气机壅塞,则见胃脘不适,不思饮食,运化失司,水谷不能化生精微,精血生化乏源,故加用淫羊藿、陈皮、砂仁以温肾健脾。

# 四、经 验 方

**(一)马勃糖浆**

【药物组成】单味马勃研粉末,加蜂蜜制成糖浆。

【功效治法】清热解毒,补益脾气,收敛止血。

【方解】全方仅二味药,马勃为君药,性平,无毒,入肺经,具有清热解毒、敛疮止血之功。《本草从新》曰:"每见用寒凉药敷疮者,虽愈而热毒内攻,变生他病,为害不小。此药(即马勃)辛平而散,甚为稳妥。"《本草正义》曰:"(马勃)散血热,解毒。"蜂蜜为臣药,味甘性平,"生凉,熟温"(《本草纲目》),"补脾和胃,缓肝润肺,滋血养气"(《医林纂要·药性》),有缓急止痛、润肠通便之效,且其本身甘味浓郁,富含营养,能时时补益脾气,经过炼制后其性转温,能免寒凉之物伤及脾胃,减缓腹痛,促进残留之邪气外泄,调和马勃粉制成糖浆,又便于服用,共奏止血之功。

【适用范围】中医辨证各型的急性上消化道出血。

【临床和实验研究】早在《太平圣惠方》中即记载治疗妊娠吐衄,用马勃为末,浓米饮调下。《本草正义》曾以蜜拌揉,以水调呷,治喉痹咽疼。当时尚未有文献报道治疗急性上消化道出血,实乃姚乃中首次提出。在20世纪80年代发表文章,以马勃糖浆治疗急性上消化道出血24例,并设复方西药对照。结果显示,马勃糖浆组总有效率为91.7%,高于复方西药组的89.7%,尤其是显效率,马勃糖浆组为75%,明显高于复方药组的24.1%,且无毒副作用。

姚乃中认为,马勃系植物界中真菌界担子菌门伞菌类之一,药用取其孢子粉末,形似红细胞,直径只有5~6μm,小于白细胞。因此,极易进入破裂口的大小毛细血管堵塞创口,促使血管内凝血而起止血作用。药理研究发现,马勃含大量磷酸钠,故有机械止血作用,且止血作用不亚于淀粉海绵或明胶海绵。大量的临床报告均证实,马勃对外科手术出血、口腔出血、鼻出血、外伤出血有良好的止血作用。

蜂蜜对各种溃疡有加速肉芽肿组织生长的作用,且含有丰富的糖、维生素、氨基酸和酶等营养物质,能滋补、强壮机体,提高患者的红细胞和血红蛋白含量,亦能增加体重。所以,马勃糖浆尤其适合消化道溃疡出血,继发出现贫血者,止血补血一举两得。

**(二)养血补铁肠溶胶囊**

【药物组成】熟地黄、党参、全当归、淫羊藿、代赭石、自然铜、炒乌梅、鸡内金、陈香橼、焦楂曲。

【功效】健脾补肾,益气生血。

【方解】《类证治裁》云:"凡虚损多起于脾肾。"巢元方《诸病源候论》云:"肾藏精,精者,血之所成也。"《济阴纲目》云:"血生于脾,故曰脾统血。"清代李用粹《证治汇补·内因门·血症》云:"脾为后天之本,三阴之首也。……故血症有脾虚者,当补脾以统其血。"方中以熟地黄滋肾补血、党参健脾益气为君;全当归、淫羊藿温阳补肾生血,鸡内金、香橼、焦楂曲健脾益气、稳固中焦。代赭石味苦甘,凉血止血,去瘀生新,消肿化痰,能治疗吐血、鼻衄、肠风、月经出血不止而致的血虚证;自然铜味辛,"专入骨"(《本草求真》),乃入血行血、续筋接骨之要药也;肾主骨,骨藏髓,髓生血,二者相合,具有补肾生髓之功。乌梅酸涩而温,能敛浮热,能吸气归元,使代赭石、自然铜富含矿产重浊之品下沉丹田,同走下焦,且相伍为用,又能得春生肝木之味,条达气机,输布气血。看似性味归经不符合的药物,在辨证和辨病相结合原则下,可共奏益气生血之功。

【适用范围】因肠道原因引起的慢性病型贫血。

【临床和实验研究】养血补铁肠溶胶囊充分体现了辨证和辨病相结合的原则。从辨证的角度来看,益气生血,宜脾肾论治。方中重用了熟地黄、党参、淫羊藿、全当归补益脾肾,配合鸡内金、香橼、楂曲健脾开胃。从辨病来看,缺铁性贫血常常有造血原料缺乏和体内血液丢失两大类原因。现代药理研究提示,代赭石、自然铜富含铁等元素,能补充造血原料铁蛋白,另外,代赭石重坠降逆,能"镇包络之气,除血脉之热"(《得配本草》),对于上下消化道出血、妇科失血有止血之功效。而方中选用乌梅和山楂则考虑到在酸性环境中铁蛋白更易为肠道所吸收,充分诠释了中西医结合治疗的理念。

**(三)多子糖浆**

【药物组成】枸杞子、女贞子、菟丝子、桑椹子、覆盆子、楮实子、补骨脂等。

【功效】滋阴补肾,益气生血。

【方解】枸杞子、女贞子、菟丝子为君,三者均为味甘性平之品,可入肝肾两经,滋补肝肾,充盈精血。楮实子、覆盆子、桑椹子为臣,加强补肾益精、滋阴养血之功。"善补阴者,必于阳中求阴,则阴得阳升而泉源不竭","血乃中焦之汁,流溢于中以为精,奉心化赤而为血"。故方中加入壮火益土之要药补骨脂,以阳中求阴,使后天与先天相续,腐水谷而化精微,气血生化源源不绝,共奏益气生血之效。

【适用范围】血小板减少症。

【临床和实验研究】姚乃中常常幽默地把产生血小板的巨核细胞称为老祖宗,取其"多多产子,多多益善"之义。正恰逢处方中草药最后一字均有"子"音,故以多子糖浆命名。血小板减少症常常表现为骨髓中巨核细胞成熟障碍,重用滋阴补肾、生精填髓之品,以期益气生血,改善血小板功能,减轻患者的出血症状,提高血小板数值,达到安全指标,减少西药的副作用。

**(四)灵鹤方**

【药物组成】淫羊藿、仙鹤草、巴戟天、仙茅、菟丝子、熟地黄、山茱萸、参三七。

【功效】温肾益精,活血止血。

【方解】温而不燥,补而不腻之淫羊藿、巴戟天、仙茅、菟丝子温肾益精,避开大辛大热、刚燥峻猛等易致动血、迫血妄行之品。佐以熟地黄、山茱萸等滋阴补肾,阴中求阳,达到滋肾填髓、平衡阴阳之目的,从而使肾精充固,血小板正常生长,血液平稳循行于脉内。本病的治疗,止血固为当务之急,然而止血的同时须谨防留瘀为患。《血证论》指出:"既是离经之血,虽清血、鲜血,亦是瘀血。""经隧之中,既有瘀血踞住,则新血不能安行无恙,终必妄走而吐溢矣。"病程迁延,反复出血,必有瘀血停结,阻滞脉络则血行不畅,血不循经,溢出脉外。肾元亏虚,阳气不足,血得温则行,阳虚亦加重血行不畅致瘀血停留。《素问·调经论》曰:"血气者,喜温而恶寒,寒则泣不能流,温则消而去之。"因此,加用仙鹤草、参三七之类活血兼有养血、止血、散瘀,化瘀而不伤正,活血不动血,祛瘀生新的药物,以防止血后瘀血留滞,造成反复出血,从而达到已有之瘀渐化、未成之瘀能防的作用。

【适用范围】特发性血小板减少性紫癜。

【临床和实验研究】临床研究显示,特发性血小板减少性紫癜患者使用"灵鹤方"治疗 3 个月后,外周血血小板计数升高,平均血小板体积缩小,紊乱的 T 细胞免疫功能得到改善,巨核细胞反馈调节因子 TGF-β 也有所下降,P 均 <0.05;与使用肾上腺糖皮质激素的对照组相比,临床疗效相近(P>0.05),没有明显的毒副反应。

姚乃中一直说自己与许多同道相比所取得的成绩是微不足道的,医道迢迢,其修远矣! 未来中医药的发展辉煌之路也还需要老一辈中医人老骥伏枥的耕耘。因此,虽白首之年,未敢释卷,要在有生之年继续孜孜不倦、默默探索,辛勤耕耘,精心作业。他好学不倦,老而弥笃的精神让学生由衷敬佩。姚乃中甘愿做红花绿叶下的一棵小草,让红花更鲜艳,绿叶更粗壮,小草生生不息。他最大的心愿就是为创建仁爱、和谐的医院,为传承、创新中医药事业尽自己的绵薄之力。

（沈 伟 徐 旻）

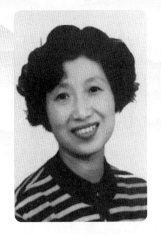

**万丽娟**

# 一、个 人 简 介

万丽娟(1954—),女,内科副主任医师,1977年毕业于上海中医学院医疗系,1992年完成硕士课程。临床工作40余年,注重辨证与辨病相结合,擅长用中医中药治疗内科常见病、多发病。特别是对血液系统各类疾病颇有研究,用中西医结合的方法治疗各种血液病,取得了良好的临床疗效。多年来发表相关论文10余篇,其中《益气填精法治疗难治型血小板减少性紫癜》获全国中青年优秀论文奖,《黄芪注射液在血液病中的运用》获上海市白玉兰医学论文奖。

# 二、经 验 方

## 双黄双丹治疗骨髓增殖性肿瘤

骨髓增殖性肿瘤(MPN)包括真性红细胞增多症(PV)、原发性血小板增多症(ET)和原发性骨髓纤维化(PMF)。MPN通常表现为外周血一系或多系细胞增多→外周器官浸润(肝脾肿大)→出现骨髓衰竭甚至向白血病转化。MPN的病因主要是基因突变,导致调节细胞的功能失常(增殖、分化、凋亡),人体的免疫功能失调。发病高峰年龄在50~70岁左右,患者主要临床表现为血管运动性症状、血栓塞及出血等。血栓塞是造成MPN患者致死致残的重要原因。

### (一)传统疗法治疗MPN

阿司匹林治疗PV与ET。

放血疗法治疗PV。

细胞减少治疗PV与ET(羟基脲、干扰素、白消安等)。

PMF的治疗(雄激素、沙利度胺、马法兰及造血干细胞移植等)。

上述治疗的目的:延缓疾病发展,预防血栓、出血,降低转化急性白血病的风险。但上述西药毒副作用显而易见。

### （二）中医中药治疗 MPN

临床上，MPN 患者根据病史、症状、实验室报告，结合舌苔脉象、中医分型，多见气虚血瘀型或气阴两虚伴血瘀型，按照辨证与辨病相结合的原则，采用益气养阴、活血凉血法治疗。

通过多年的临床观察，予 MPN 患者服用双黄双丹中药处方数月或数年后，改善了症状，改变了血象，减少了并发症的发生。对病情不稳定、血象波动较大的，方中加用中药青黛、山慈菇、白花蛇舌草，必要时酌情加用西药。

## 双 黄 双 丹

【药物组成】黄芪、黄精、丹参、丹皮。

【功效】益气养阴，活血凉血。

【方解】黄芪是临床首选的补气之品，黄精益气养阴。双黄（黄芪、黄精）具有提高和调节人体免疫功能的作用。现代药理分析报告颇多，此不一一列举。丹参首载于《神农本草经》，是最常用的活血化瘀中药之一，临床应用广泛。研究表明，丹参能保护血管内皮细胞，抑制和解除血小板聚集，降低血黏度，抗血栓形成，并能诱导细胞凋亡及抗肿瘤。丹皮具有凉血清热、活血化瘀功能。近代药理研究分析证明，丹皮能抗凝血、降低血小板黏附性和红细胞的聚集性，对血栓形成有干预作用，还具有止血、抗过敏及抗肿瘤等作用。双黄双丹四药同方，病证结合，长期服用，可综合效用。

【医案】秦某，女，66 岁。初诊：2010 年 12 月。患者 2008 年体检发现血红蛋白、红细胞水平偏高，未予重视。2010 年因经常头晕乏力、面部潮红、肢体麻木就诊，瑞金医院经血常规、B 超、骨穿检查确诊为 PV，予羟基脲、干扰素治疗 3 个月余，因症情反复，故来本院要求中医治疗。刻下：患者主诉头晕头疼，肢体麻木，容易疲劳，经常口干，大便干结、2~3 日一行（质干），夜寐欠安，多思易醒。舌质暗红，苔薄，脉细弦。血常规：血红蛋白 186g/l，红细胞计数 $676 \times 10^{12}$/L，白细胞、血小板均正常。

中医辨证：气阴两虚，脉络不通。

治则：益气养阴，活血化瘀。

处方：黄芪 12g，黄精 15g，淡竹叶 9g，郁金 15g，珍珠母 30g，丹参 15g，丹皮 12g（每日 1 剂）。

西药：羟基脲，每日 2 片，继续服用。

医嘱：多饮水，适当运动，调节情志。

二诊：服药 2 周，患者大便已调，每日一行，夜寐转安，苔脉同上。方中去淡竹叶，继续服用中西药物。

连续服药 1 个月，患者诸症改善。复查血常规：血红蛋白 156g/l，红细胞计数 $502 \times 10^{12}$/L，白细胞、血小板均正常。舌质偏红，苔薄，脉细弦。中药处方去郁金、珍珠母，服双黄双丹中药每日 1 剂，西药羟基脲减量至每日 1 片。

此后患者连续服用双黄双丹方 3 个月，症状稳定，血象逐渐下降，西药羟基脲减至每日半片，患者对治疗有了信心，又坚持服药半年余，病情好转稳定，血象恢复正常，停用西药，继续中药巩固治疗。后续随访 2 年，患者多次复查血常规均在正常范围，停用中西药物。

按语："正气存内，邪不可干。""邪之所凑，其气必虚。"MPN 的发生与患者正气虚弱有密切关系。虽然从表面看，患者有热象、有瘀证，但 MPN 的发病多见于中老年人免疫功能下降，且常常有过度劳累的诱因等等,因此双黄双丹方中重用黄芪益气补虚,以达到治本的目的。

益气活血法在心脑血管疾病、免疫系统疾病、老年病、肿瘤等领域均获显著疗效。临床证明,丹参的活血化瘀作用与黄芪的补气行血功能相伍,能发挥出极佳的临床效果。每味中药都有多方面的作用,可通过合理配伍,协同增效。

中医中药治疗血液病,有待进一步研究提高,使中医中药为人类健康发挥更好更大的作用。

（万丽娟）

# 第八章

# 心血管疾病

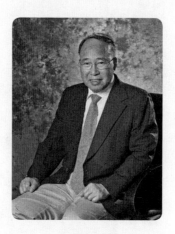

林钟香

## 一、个人简介

林钟香(1938—),男,福建福州人。上海中医药大学教授、博士研究生导师,龙华医院终身教授。1962年上海中医学院医疗系本科毕业,同年任职于龙华医院内科,长期从事临床、教学和科研工作。1981—1983年以及1993—1994年两度赴美国华盛顿大学医学院生物工程中心担任访问学者;曾担任上海中医药大学附属龙华医院心内科主任,中华中医药学会老年病分会常务委员,中国无创心功能学会委员,上海市中医药学会老年病分会副主任委员,上海市西学中高级研修班指导老师,龙华医院林钟香名中医工作室导师,德国不来梅市中医研究所高级专家,越南传统医学高级顾问。2016年被评为上海市名中医。

林钟香从事中医药治疗心血管病50余年,擅长治疗冠心病、各种心律失常、心功能不全、扩张性心肌病、病毒性心肌炎、风湿性心脏病、代谢综合征、难治性心衰、心血管神经症等心系疾病,以及内科杂病的中医综合调摄,临床疗效显著。先后发表专业学术论文40余篇,主持、指导、参与了多项国家级、省部级、局级科研课题,其中1996年负责完成上海市自然科学基金课题"携带式阻抗法动态心输出量监护仪的研制"并申报国家专利1项。林钟香创制的院内制剂——舒心饮,2004年获上海市科学技术成果奖1项;2008年获上海市中西医结合科学技术奖1项,2012年获上海中医药科技奖二等奖1项,2013年获中华中医药学会科学技术奖三等奖1项。

## 二、学术理论与学术观点

林钟香学术上推崇"气阴两虚,因虚致瘀";"正虚外风,从风论治";同时心病从肝肾论治,注重调摄;津血为病,调气为先。

### (一)气阴两虚,因虚致瘀

心系疾病包括中医"胸痹""真心痛""心病""心水""心悸""水肿""厥逆"等。"胸痹"可以说是心系疾病中最重要的一种,早在两千多年前,张仲景的《伤寒杂病论》指出其病机为"阳微阴弦",并记载了瓜蒌薤白半夏汤、乌头赤石脂丸等多种方剂;清代王清任创制血府逐瘀汤等著名方剂;近30年,医者信奉"通则不痛,不通则痛",多用活血化瘀类方剂。林钟香集数十年临床经验,在心系疾病的治疗中特别重视益气养阴。他认为胸痹属"本虚标实"之证,本虚指气血阴阳亏虚,标实有气滞、血瘀、痰湿及风邪入络等。林钟香临证重视"益气养阴"为主,主张"心病从虚论治",补气养阴并重,创立了益气养阴方舒心饮。通过调补气血而助行血通脉化瘀,从本论治,切中胸痹和心悸主要病机,取得良好的临床疗效。治疗心律失常的"复律宁",则取法《伤寒论》"炙甘草汤"补虚养阴之意,同时结合多年临床用药经验创制而成。

该学术理论及临床应用,是对中医"气血相关""津气相关"理论的传承和发展。中医认为气和血、津液的生成与运行是密切相关的。气属阳,主动,主温煦;血和津液属阴,主静,主濡润。但两者皆源于脾胃化生的水谷精微和肾中的精气,在生成、运行方面关系密切。气与血,乃阴阳互根,自然之理也。"气为血之帅","气能行血","气能行津",气的推动作用是血液循行的动力。故若气虚或气滞皆可影响气血津液的运行,最终导致血脉不通,瘀血内生、痰瘀阻滞。

### (二)正虚外风,从风论治

1. 气阴两虚——发病之本 气和阴关系极为密切。阴者,阴血、阴津也。气能生血、行血和摄血;血能载气和化气。气能生津、化津;津亦载气。气不行血导致血行不畅、甚则血瘀内停,气不行津既能滋生痰浊又能引起血脉瘀滞,所以气阴两虚是心系病证的重要病理。通过大量临床研究发现,40岁以后动脉硬化发生较多,且随着年龄增大而发病率持续增加,女性则常见于绝经期之后,可见动脉粥样硬化和冠心病多发生于人体肾脏精气开始亏虚的时候。根据中医气血理论,认为血液的正常流动有赖于心气的推动、肺气的敷布、肝气的疏泄,而元气是生命活动的原动力,人体各脏腑组织器官的功能活动均需要其激发和推动,元气乃以父母先天之精气为根基,肾中精气所化。由此可见,推动人体血液正常运行的原动力,实为元气而具体体现于心、肺、肝的功能上。推动血液之气虚,实为元气亏虚,肾中精气不足所致。故补气须补元气,主要是肾中精气。在此基础上创制的院内自制制剂舒心饮、复律宁均以益气养阴为原则分别治疗胸痹心痛、心悸(心律失常),并在临床使用中取得了良好的效果。

2. 风邪——诱导发作的重要因素 风邪是冠心病心绞痛发作的重要致病因素。冠心病心绞痛多属中医"胸痹""心痛"等范畴,病因病机极为复杂。《灵枢·五邪》认为:"邪在心,则病心痛。"指出心痛的病因乃邪在心。《素问·举痛论》中"寒气客于脉外则脉寒,脉寒则缩蜷,缩蜷则脉绌急,绌急则外引小络,故卒然而痛"的描述与冠状动脉痉挛引发的心绞痛极为相似。又《诸病源候论》曰:"心痛者,风冷邪气乘于心也。"《杂病源流犀烛·心痛》亦曰:"心痛引背多属风冷。"明确指出风邪入侵是心痛发病的重要因素。风为百病之长,为六淫之先导,能独兼五邪而犯心,成为心绞痛的主要发病因素。气候变化如气温、气压的降低,风向的转变,季节的更替等是导致本病的主要诱因,而这些变化属中医风邪范畴。心痛发作时具有"乍间乍盛,休作有时"的特点,亦提示心痛与风有内在联系。《诸病源候论·心痛病诸候·久心痛候》谓:"其久心痛者,是心之支别络脉,为风邪冷热所乘痛也,故成疹不死,发作有时,经久不瘥也。"描述了冠心病心绞痛成慢性发作的过程。此外,从发病时间而言,胸痹心痛多发于肝气所主之时。《素问·脏气法时论》曰:"心病者,日中慧,夜半甚。"此夜半之时由肝气所主,胸痹心痛多发于此时,说明其与肝、风相关甚密。这同风木得令,气易乖乱,刚气初生,风挟阴寒内攻息息相关。有诸内必行诸外,胸痹心痛多现风性,揭示风邪在胸痹心痛的发病机制中起着极其重要的作用。

治疗时加用祛风药,体现了中医"审证求因""审因论治"的辨证思想。祛风药既可发散风寒,祛风除湿,又善宣痹通阳,益气升清,行气活血,通络止痛,能够消除引起胸痹、心痛的诸多病因。现代药理研究表明,多数祛风药具有扩张冠状动脉,解除血管痉挛,促进血液循环,扩张外周血管,改善微循环,促进脂类代谢,降低血脂,减轻血液黏滞,以及抗炎、抗凝、防止血栓形成等药理作用,为祛风药治疗心系疾病提供了理论依据。

**(三)心病多郁,调肝为要**

1. **从肝论治,疏肝解郁** 肝藏血,主疏泄人一身之气机,气又为血之帅,故肝失疏泄,就会影响气血运行,故明代章潢明确指出"肝者,凝血之本"。血液的调节与肝主疏泄的功能密切相关,肝失疏泄有疏泄不及和太过之区别,若属肝疏泄不及、气机郁滞而致心情抑郁,嗳气叹息,胸胁胀满,气血运行不畅者,林钟香多主张疏之以刚克柔,采用疏肝理气、疏肝活血、疏肝清热等方法使其气机调畅,气血和调,心脉通畅。常用柴胡疏肝散、逍遥散、越鞠丸等加减化裁治疗。若由于肝疏泄太过,气机逆乱而致肝火上炎,肝阳上亢者,林钟香多主张柔之以柔克刚,采用清肝泻火、平肝潜阳、平肝息风等方法使其肝气冲和,肝体充实,气血畅通。常用天麻钩藤饮、镇肝熄风汤、丹栀逍遥散等加减治疗,刚柔并济,随证加减,灵活应用。

2. **从肾论治,调和阴阳** 肾为先天之本,水火之宅,内藏真阴,心血依赖肾之阴精的补充;肾又内寄元阳,为一身阳气之源,肾气隆盛,则心阳振奋,脾得温煦。久病之人,必伤肾气。

若肾气虚不能蒸腾气化而致心阳虚,鼓动无力,则血行滞涩,内结为瘀;若肾阳虚失于温煦,寒凝经脉,胸阳不振而水泛为痰,或肾阴虚火旺,灼津成痰,痰瘀交阻,上犯心胸清旷之区,痹阻心脉,则发为惊悸、怔忡,是心系疾病的常见症状。肾为阴阳之根,与心水火相反相成,阴阳相济,肾之阴精可助阳化血,肾之元阳可辅心通阳。故林钟香在治疗心律失常时每每从培补肾之气血阴阳入手,使肾元得固,心肾相交。根据阴阳互根互长原理,治疗中可治以"阴中求阳,阳中求阴"之法。根据患者肾中阴阳偏盛偏衰的状况,分别予以温肾阳、补肾气、滋肾阴之法,在临证时常用二仙汤、真武汤、二至丸、金匮肾气丸等方剂。杜仲、制狗脊、桑寄生、知母、黄柏、仙茅、淫羊藿是林钟香在临床上的常用之品。

3. **注重调摄** 多与素体亏虚、饮食失节、情志失调、劳欲过度等因素有关,故饮食、起居、情志的调摄对疾病的发展及预后也非常重要,在辅助治疗中起着不可或缺的作用,故林钟香在临证过程中十分强调情志的调摄、饮食的宜忌,每每叮嘱患者重视整体调摄、生活规律的改变,忌食辛辣发物,而达到"三分治,七分养"的目的。

**(四)津血为病,调气为先**

1. **病于津血,调之以气** 气、血、津、液是构成并维持人体生命活动的基本物质,三者在生理上相互依存,相互为用。中医认为,气能生血、行血和摄血,血能载气、生气,气能生津、化津,津亦能载气。而其中又以气为"人之根本"。人禀赋于天地之气而生,生后亦有赖于后天精气的充养。故《医门法律》云:"气聚则形成,气散则形亡。"气、血、津液三者在病理上亦可相互影响,交互为病。如气滞或气虚致心气运行不畅,则影响津血之运行;津液停聚,积水成饮,凝饮成痰,痰阻脉络,血滞则瘀,痰夹瘀血,窠囊遂生;若血瘀脉中或溢出脉外,停而为瘀,阻滞气机,水湿亦停,聚而成痰,痰瘀互结,亦可影响气行。《素问·痿论》云:"心主身之血脉。"林钟香认为心以血为体,以阳为用,心主血脉功能的正常发挥有赖于阴血与阳气两端。在此基础上,总结心系病多由劳神、耗气、伤阴而致,气阴亏虚无以行血、生血,是其本;痰浊瘀血为病理产物,是其标,两者合而为病,致使心经心脉失于濡养,因此益气养阴乃心病重要治则。同时,林钟香认为"凡阴阳之要,阳密乃固",阴阳协调方能保持人体"气立如故",其关键在于阳必须致密于外,阴才可固守于内。气者属阳,津血属阴。唯有阳气充沛,气机调畅,方可化生津血,鼓动心血正常运行。故心病者以津血为病,当以调气为先。

2. 调气为先,顾护脾胃　《灵枢·脉度》云:"气之不得无行也,如水之流,如日月之行不休。"活力充沛、流行不止是气之两大特性,对此林钟香指出调气应注重气的运行与生化两方面。气机阻滞,则气无以行血,致血行不畅,甚则血瘀内停;气不行津,既能滋生痰浊,又能引起血脉瘀滞。对于调畅气机,林钟香善从调节脏腑升降出发,多以疏肝解郁、和胃降逆、宣降肺气等法协调脏腑气机。此外,对痰浊、瘀血等有形实邪阻滞气机者,则多以益气活血之法疏利气血,协调气机。与此同时,林钟香认为,心病患者久病多虚,多有气虚之本,故调气更应强调温阳补气,其中尤以补益、顾护脾胃运化功能为要。"有胃气者生,无胃气者死。"脾胃为后天之本,气血生化之源,实则气血生化不断,四体安康,反之气血生化乏源,病损难复,故补益、顾护脾胃之气在疾病治疗大法中的重要性不言而喻。且脾为心之子,母病及子,子病及母,心系疾病大多与脾胃密不可分,再则心病患者均为久病服药之人,尤其大部分患者最初起便服用西药治疗,心血管相关药物常有胃肠道不良反应,虽无严重的症状,但脾胃之气已受伤虚损;而中药方面益气养阴、重镇安神定悸中药或滋腻碍胃、或寒凉伤胃。故林钟香在处方用药上时刻不忘顾护脾胃之气,自始至终将"健脾益气"的原则贯穿于理、法、方、药之中。在林钟香的处方中时常可见四君子汤的身影,亦常见大枣、淮小麦、炒谷麦芽、神曲、山楂之属,旨在顾护胃气,培补气血,并通过健旺脾胃之气来起到活血、行津之效,使气、血、津液得以正常运化,达到治疗疾病的目的。

## 三、临床经验

### (一)冠状动脉粥样硬化性心脏病的诊治经验

冠心病患者多有长期精神过度紧张、睡眠不足的病史,耗神、耗气、伤阴,阴津气血亏乏,则易致痰浊血瘀,心经心脉失于滋润濡养,故易发胸痹心痛之证。临床辨证复杂多变,必须结合全身症状表现进行。

以心为主,兼顾他脏是林钟香治疗冠心病"胸痹"的经验。"心为五脏六腑之大主",心功能的正常与他脏的配合与联系密不可分,心病可以影响他脏的功能。流行病学显示,冠心病多发病于40岁以后,其发病率与年龄衰老呈正相关,这与"年四十而阴气自半"的中医观点不谋而合。肾为先天之本,中年以后,肾中精气亏虚,化血不足,导致心之气血亏虚,心脉失于濡养而发为胸痹。明代张介宾曾谓:"心本乎肾,所以上不宁者,未有不由乎下,心气虚者,未有不因乎精。"肾虚与冠心病之间存在内在联系,因此,应注重补肾,以达水火相济、阴阳平衡的目的。治心不忘兼调他脏,五脏之中各有权重,是对《黄帝内经》整体调节观念的最好诠释。

1. 益气养阴大法贯穿始终 《黄帝内经》云:"忧思则心系急,心系急则气道约,约则不利。"五志过极皆可化火伤阴。阴虚体质之人日增。冠心病多发于中老年人。朱震亨所云"阳常有余,阴常不足",指的是中年以后,阳邪偏盛,阴精多衰。冠心病大多形成于年老体衰者,人之衰老,关键在于肾,肾主水受五脏六腑之精而藏之,故肾为精血之海,精气衰不能化阳温煦形体,精血亏则不能化阴滋润脏腑。因此说,年老体衰的冠心病患者,不但有精气衰不能化阳致气虚血瘀一面,亦有精血亏不能化阴滋润脏腑导致脉道不利,胸脉痹阻。

临床冠心病常与糖尿病、高血压相伴随而发病。糖尿病、高血压引起的胰岛素抵抗,与"阴虚"之本关系密切。

对冠心病气阴虚证的研究表明,心脏指数降低,后负荷加重,心肌耗氧增加,心脏做功效率下降,微循环障碍,血黏度增高,脂质代谢紊乱,血管紧张素、内皮素显著增高,自主神经功能紊乱,多有交感神经功能偏亢。林钟香认为,冠心病患者大多年老体衰,脏腑功能减退,具有气阴两虚的症状与体征,且以心、肾气阴虚衰尤为突出,故气阴两虚是冠心病发生发展的内在物质基础。故在临证时经常采用益气养阴法治疗冠心病心绞痛、经皮冠脉介入术(PCI)后、冠状动脉搭桥术(CABG)后患者,每每收到显著疗效。

2. 祛风药在心绞痛发作期的应用 林钟香在中医药防治冠心病的临床实践中发现,在益气养阴基础上加用祛风药如羌活、防风、威灵仙、葛根、秦艽等(此类药物具有辛香走窜特性),治疗冠心病每每在临床上能收到意想不到的疗效。历代医家就有对风邪致心痛的认识,认为风冷邪气可诱发心痛,如《诸病源候论》有"心痛者,风冷邪气乘于心也",《杂病源流犀烛·心痛》有"心痛引背多属风冷"等论述。李杲指出:"诸风药升发阳气,以滋肝胆之用,是令阳气生,上出于阴分。"阳气升发,气机通畅,则疼痛自解。李杲的"风药通之"理论对治疗胸痹心痛用风药有启迪作用。林钟香认为,气候变化为心绞痛的主要诱因,而风邪首当其冲。风邪入侵是心痛发病的重要因素,正气不足是根本。羌活、防风、威灵仙、葛根、秦艽等祛风药,除具有祛风、通络、止痛作用外,尚有通脉、活血、开心窍等功效,在辨证论治基础上伍以祛风药治疗冠心病心绞痛可取得良好疗效。在临床上,羌活配防风是历代祛风药中最常用的药对,二者有协同之妙。现代药理研究发现,羌活具有解热、镇痛、抗心肌缺血及增加心肌营养性血流等药理作用,防风具有镇静及抗惊厥、解热镇痛、抗凝和抗病原微生物的作用。通过扩张冠状动脉,解除血管痉挛,促进血液循环,降低血压,扩张外周血管,改善微循环,调节神经、体液系统,促进脂类代谢,降低血脂,减轻血液黏滞,以及抗炎、抗凝、防止血栓形成等多方面的药理作用,为治疗冠心病心绞痛提供了理论依据。

【医案】

医案举例一:稳定型心绞痛(胸痹心痛)

罗某,女,66岁。2015年4月21日初诊。患者2012年2月左右出现劳累后胸闷心慌不适,经休息可自行缓解,无胸痛、心悸等不适,平时尚可坚持一般日常活动,当时未治疗。2012年8月8日于外院查冠脉CT示前降支近中段混合斑块伴管腔轻中度狭窄;心脏彩超示射血分数(EF)61%,左室舒张功能减退,左室收缩功能正常。之后3年中,患者胸闷心慌反复,胸闷发作时自服麝香保心丸。2015年初开始出现活动后胸闷心慌伴心悸、乏力。2015年3月20

日患者自觉胸闷加重,偶有心前区刺痛,服用麝香保心丸后可缓解。至我院就诊,查心脏彩超示 EF 58%;轻度二尖瓣关闭不全;轻度三尖瓣关闭不全。查心电图示窦性心律,室性期前收缩,ST-T 改变。给予稳心颗粒 1 包、每日 2 次,胸闷无明显好转。舌质红,苔薄黄,脉弦细弱。

西医诊断:稳定型心绞痛。

中医辨证:痰瘀互结,肝郁肾虚。

治则:祛瘀化痰,疏肝补肾。

处方:血府逐瘀汤合二仙汤加减。桃仁 9g,红花 6g,柴胡 9g,黄连 3g,当归 9g,川芎 15g,葛根 18g,益母草 30g,制南星 9g,蒲公英 30g,姜半夏 9g,茯苓 15g,制香附 15g,延胡索 15g,枳实 15g,杜仲 15g,桑寄生 15g,仙茅 15g,淫羊藿 15g,知母 9g,黄柏 9g,生甘草 9g,防风 3g,威灵仙 6g。14 剂。

二诊:2015 年 5 月 5 日。患者胸闷不适稍有改善,活动后气短无明显好转,咳嗽咳痰,痰易咳出,腰酸稍缓,太息较前缓解,半月来胸部刺痛发作 1 次,持续约 5 秒,自行缓解,胃部不适无明显改善,胃纳尚可,夜寐可,舌暗红,苔薄黄,脉弦细弱。血压 142/96mmHg。处方:上方加煅瓦楞 30g,14 剂。

三诊:2015 年 5 月 19 日。患者诉诸症均有所改善,纳可,夜寐可,二便调,舌红,苔薄白,脉弦细弱。血压 132/80mmHg。处方:继续服上方 14 剂。

按语:中医认为胸痹,其病位在心。《灵枢·五邪》指出:"邪在心,则病心痛。"患者年逾六十,平素饮食不节,嗜食肥甘厚腻,因此其病因为饮食不节,年老体虚。其病机为本虚标实,本虚为肝肾亏虚,标实为瘀血、痰浊交互。患者年逾六十,肾阳不足,无力上济心阳,导致心阳亏虚,运血无力,则瘀血阻滞,气机受阻,脉络壅塞,发为胸闷气短、胸痛,痛如针刺。气机受阻,亦可致肝失条达,肝气郁滞,则时欲太息。气郁日久化火,肝火内炽,上扰心神,常挟痰瘀阻塞心络,可加重胸闷胸痛。肝火横逆犯胃,则胃部泛酸不适。久食膏粱厚味,恣而化痰,阻滞气机,郁而化热伤阴,阴伤易致脉络失养,久病易致瘀,亦可致脉络闭阻,心脉闭塞,发为胸闷胸痛。舌暗红,苔黄腻,脉弦细滑,为痰瘀互结、肝郁肾虚之证。因此,治则为祛瘀化痰,疏肝补肾。方选血府逐瘀汤合二仙汤加减。方中桃仁破血行气而润燥,红花活血祛瘀以止痛,共为君药。制香附疏肝理气止痛,为气中之血药,川芎、延胡索活血行气止痛,为血中之气药,取血行则风自灭之义,枳实破气行滞而止痛,四药合用使气血调畅;制南星、姜半夏燥湿化痰;柴胡、黄连疏肝气、泻肝火,正如李杲所谓"柴胡泻肝火,须用黄连佐之";林钟香临证中常结合中老年患者肾精亏虚、阴阳失调的特点,选用知母、黄柏、仙茅、淫羊藿以滋养肾阴、泻肝火,又补肾壮阳;杜仲、桑寄生补肝肾、强筋骨;配伍当归、益母草养血和血以调理气血,以上共为臣药。葛根生津止渴,顾护阴液,以防黄连、制南星、姜半夏之燥湿伤津;肝火犯胃可致胃脘不适,故用蒲公英清热解毒、制酸;脾胃为后天之本、气血生化之源,脾胃之气既伤,元气亦不能充,而诸病之所由生也,故方中选用茯苓健脾益胃,以防热药影响脾胃功能;风药辛香走窜,风药通之,阳气升发,气机通畅,则疼痛自解,故方中加入防风辛温发散、作用温和,威灵仙通行十二经,尤适用于风邪偏胜之掣痛,以上共为佐药。使以生甘草清热解毒,调和诸药。二诊时,患者除胃部泛酸无明显改善外,余症状均有所改善,故宗原方加煅瓦楞以加强制酸功效。三诊时,患者诸症均有所改善,故原方继续服用。

医案举例二:陈旧性心肌梗死(胸痹心痛)

李某,男,79 岁。2015 年 11 月 24 日初诊。患者 10 年前劳累后出现胸闷不适,休息 10

分钟可缓解,故未重视。5 年前无明显诱因下出现胸闷痛,考虑急性心肌梗死于外院行 PCI,术中植入药物支架 2 枚,具体不详。患者 1 年前复查冠脉造影示支架在位通畅,平素口服拜阿司匹灵(阿司匹林肠溶片)、波立维(硫酸氢氯吡格雷片)、阿托伐他汀等药,症情较为平稳。1 周前,因情绪激动后自觉胸闷明显,时有心慌,活动后喘促气急,平素自觉周身疼痛乏力,时有头晕困倦,大便 2~3 天一行,质软成形,小便可,胃纳可,夜寐欠佳,入睡困难,舌暗红,苔薄白,脉细。查血常规、心肌酶谱均正常,心电图示窦性心律,偶发房性期前收缩,ST-T 改变。舌质淡红、苔薄白、脉细。

西医诊断:陈旧性心肌梗死。

中医辨证:气虚血瘀,痰浊闭阻。

治则:益气活血,化痰祛湿。

处方:当归补血汤、四物汤合半夏厚朴汤加减。黄芪 30g,当归 15g,川芎 15g,白芍 9g,葛根 30g,香附 15g,延胡索 15g,熟地黄 15g,半夏 9g,茯苓 15g,杜仲 15g,防风 9g,桑寄生 15g,狗脊 15g,甘草 9g,厚朴 15g,苍术 15g,酸枣仁 30g,枳实 9g,车前草 15g。14 剂。

二诊:2015 年 12 月 8 日。患者胸闷不适稍有改善,活动后喘促气急稍有改善,周身疼痛乏力缓解明显,头晕仍有,困倦感较前减轻,胃纳可,夜寐尚可,舌暗红,苔薄白,脉细。处方:上方加丹参 15g,14 剂。

三诊:2015 年 12 月 22 日。患者诉诸症均有所改善,大便 1~2 天一行,小便可,胃纳可,夜寐尚可,舌暗红,苔薄白,脉细。处方:继续服上方 14 剂。

按语:本案胸痹心痛属西医学急性冠脉综合征,以胸部疼痛、痛处固定不移为特征,伴见胸闷、心慌、气短及乏力为主要临床表现。中医学认为,本病属本虚标实证,而且多为虚实夹杂。本虚以气血阴阳亏虚为主,标实表现为血瘀、痰浊,二者可单独出现,也可相互交杂。活血化瘀需辨证施治,不可一味活血,临床上主要选用养血活血之品。四物汤补血活血,方中熟地黄味厚滋腻,为滋阴补血之要药,用为君药;当归甘温质润,补血养肝,又可助熟地黄补血之力;白芍酸甘收敛,养血敛阴,并可缓急止痛;川芎辛散温通,上行头目,行气活血通络,与当归配伍畅达血脉之力显著,加入香附活血行气,共奏补血行血之功。肝藏血,肾藏精,精血同源,相生互化,故补血取治肝肾,以杜仲、桑寄生、狗脊加入补肝肾、强筋骨。患者自觉周身疼痛乏力、头晕困倦,痰湿状况明显,故以半夏厚朴汤行气散结、化痰除湿(方中半夏、厚朴均为苦辛温燥之品,前者擅于化痰散结,后者长于行气除痞,两者配伍,痰气并治);脾为生痰之源,且中焦为气机升降枢纽,予茯苓、苍术渗湿健脾,使痰无所生;患者阳不敛阴,夜间不寐,故以酸枣仁入心、肝经,养心阴,益肝血而安神,且可改善心慌症状。林钟香认为,患者年老体衰,正气多有不足,故予黄芪补气升阳,效补阳还五汤补气活血通络之意,并与防风、葛根共奏益卫固表之效。患者二诊胸闷不适改善欠明显,遂予丹参增活血之效,且能破宿血,补新血。

**(二) 心律失常的诊治经验**

房性期前收缩、室性期前收缩及心房颤动是心律失常中最常见的类型,属于中医学“心悸”“惊悸”或“怔忡”等范畴,是心血管内科的常见病、多发病。临床上主要表现为心悸、乏力、胸闷、头晕等症状。常见于各种器质性心脏病,如冠状动脉粥样硬化性心脏病、风湿性心脏病、高血压性心脏病、心肌病及病毒性心肌炎等,也可见于其他系统的疾病之中。恶性心律失常是心源性猝死的重要原因。抗心律失常的常用药物在治疗过程中还要注意其毒副作用,尤其是对肺和甲状腺功能的影响。中医药具有毒副作用小的特点,气血并补、燮理阴阳、标本兼治、整体调节,发挥多靶点治疗疾病的作用。其在抗心律失常的同时,解决了心律失常患者常见症状,如乏力、气短、失眠等,提高患者的生活质量。既克服了西药、中药单体、单味药的治疗靶点单一的局限性,又避免了抗心律失常西药容易发生的不良反应等缺点,有着较高的临床实用价值。

1. 重视阴液,标本兼治　各种原因的心律失常虽然病因各异,但中医病机大同小异,患者多属"本虚标实"之证,故林钟香在治疗其"标实"之证的同时不忘"培本",且疏肝理气与补益肝肾药物的有机组合体现了"标本兼治"的特色。

在唐宋以前许多医家认为"心悸"的发生与外因刺激密切相关。唐宋以后众多医家开始侧重于内因发病方面的研究。宋代严用和在《济生方·惊悸论治》中指出"惊悸者,心虚胆怯之所致也,且心者君主之官……",认为惊悸是心虚胆怯所致,治宜"宁心气以壮胆气";明代张介宾认为心悸应从气血、阴阳亏虚等虚证来论治。《景岳全书·杂证谟·怔忡惊恐》云:"怔忡之病,心胸筑筑振动,惶惶惕惕,无时得宁者是也。……此证惟阴虚劳损之人乃有之,盖阴虚于下,则宗气无根,而气不归源……"认为怔忡乃阴虚劳损所致,治疗调护上宜"养气养精,滋培根本"为主。林钟香针对心悸"本虚标实"这一基本病机,倡导在益气养阴的基础上,兼及清热、化痰、行瘀、安神、补肾等方面以治疗各类心律失常,取得较好的临床疗效。

2. 病证结合,兼收并蓄　辨证论治是中医学的精髓,辨病则是西医学的特色,将两者有机结合,取长补短,将使我们对疾病的认识更全面,治疗更有效。金寿山在《金匮诠释》自序中云:"能辨证而不识病,可谓只见树木不见森林,在诊断上缺乏全局观点,在治疗原则上会毫无原则地随证变法;当然只识病而不辨证,也就是只见森林不见树木……诊断上虚实不分,治疗上实实虚虚,损不足而益有余。"故林钟香临证时常在辨证论治的基础上加用一些现代中药药理研究证实有抗心律失常的中药如青蒿、苦参、炙甘草等,而达到增强抗心律失常之效。

3. 重视情志,心肝同治　肝藏血,主疏泄一身之气机,气又为血之帅,若肝失疏泄,就会影响气血运行,故明代章潢明确指出"肝者,凝血之本"。林钟香认为,心律失常的发病与情志因素关系密切。如《血证论》云:"肝属木,木气冲和条达,不致遏郁,则血脉得畅。"林钟香根据现代都市人群生活节奏快、工作压力大的特点,在临床上治疗各类心律失常时多主张心病从肝论治,用药中使用少许行气药物,便可以调理气机于轻灵之中,气行则血行,血行则神安。由于肝失疏泄有疏泄不及和太过之区别,故治疗原则亦不同。若属肝疏泄不及、气机郁滞而致心情抑郁,嗳气叹息,胸胁胀满,气血运行不畅者,林钟香多主张采用疏肝理气、疏肝活血、疏肝清热等方法,使其气机调畅,气血和调,心脉通畅,常用柴胡疏肝散、逍遥散、越鞠丸等加减化裁治疗。若由于肝疏泄太过,气机逆乱而致肝火上炎,肝阳上亢者,林钟香多主张采用清肝泻火、平肝潜阳、平肝息风等方法使肝气条达,肝体充实,气血畅通,常用天麻钩藤饮、镇肝熄风汤、丹栀逍遥散等加减治疗,药物配伍也主张刚柔相济、寒热共用。

4. 顾护先天,从肾论治　林钟香认为肾为先天之本,水火之宅,内藏真阴,心血依赖肾之阴精的补充;肾又内寄元阳,为一身阳气之源,肾气隆盛,则心阳振奋,脾得温煦。久病之人,必伤肾气,故林钟香在治疗心律失常时每每从培补肾之气血阴阳入手,使肾元得固,心肾相交,而达到悸动止而心自安之效。

中医学认为,肾为先天之本,水火之宅,内藏真阴,心血依赖肾之阴精的补充;肾又内寄元阳,为一身阳气之源,肾气隆盛,则心阳振奋,脾得温煦。若肾气虚不能蒸腾气化而致心阳虚,鼓动无力,则血行滞涩,内结为瘀;若肾阳虚失于温煦,寒凝经脉,胸阳不振而水泛为痰,或肾阴虚火旺,灼津成痰,痰瘀交阻,上犯心胸清旷之区,痹阻心脉,则发为惊悸怔忡。肾为阴阳之根,与心水火相容,阴阳相济,肾之阴精可助阳化血,肾之元阳可辅心通阳。故林钟香在治疗心律失常时每每从培补肾之气血阴阳入手,使肾元得固,心肾相交。根据阴阳互根互长原理,治疗中可施以"阴中求阳,阳中求阴"之法。根据患者肾中阴阳偏盛偏衰的状况,分别予以温肾阳、补肾气、滋肾阴之法。林钟香认为,心律失常的患者多数都是年老久病之人,久病及肾,肾中气血阴阳本身就比较亏虚,在治疗时强调补肾为先就显得格外重要,故其在临证时常用二仙汤、真武汤、二至丸、金匮肾气丸等加减治疗各类心律失常,特别是房性期前收缩、室性期前收缩和心房颤动等,每每收到意想不到的效果。杜仲、制狗脊、桑寄生、知母、黄柏、仙茅、淫羊藿是林钟香在临床上的常用之品。

5. 注重调摄,养护结合 对于心律失常后期心功能不全明显的患者,林钟香在临证时主张:其一,标本兼顾,攻补兼施。他认为慢性心功能不全所致"水饮内停"的患者均为久病体虚之人,证属"本虚标实",故治疗时应该强调扶正固本,不可本末倒置,一味攻逐,中伤正气,故方中益气温阳与利水消肿的药物多同时运用。根据"急则治其标,缓则治其本"的原则,林钟香在处方用药时根据患者疾病的不同阶段,灵活运用益气温阳药与利水消肿药。其二,重视顾护脾胃之气。《黄帝内经》云"有胃气者生,无胃气者死",所以林钟香在处方用药时常常不忘顾护脾胃之气。心血管病患者是久病服药之人,脾胃多虚弱,故林钟香在治疗患者时自始至终将"健脾益气"的原则贯穿于理、法、方、药之中。正如近代名医岳美中所言"若医者治慢性病懂得培土一法,则思过半矣"。顾护胃气能使后天资生有源,中气斡旋得复,顽疾始有转机。其三,林钟香在临证时十分注重气、血与水饮之间的关系,遣方用药在利水消肿的同时不忘加入行气活血之药,以取"气行则水行""气行则湿化""血不利则为水"之意。故林钟香常用厚朴、益母草、大腹皮等以行气活血利水。

【医案】

医案举例一:心律失常(心悸)

孙某,女,44岁。2006年1月8日初诊。患者近1个月来活动后出现胸闷、心慌明显,去浦东东方医院做心电图示频发房性期前收缩,部分呈二联律,偶发室性期前收缩伴ST-T改变。行动态心电图(HOLTER)示频发房性期前收缩、5 728次/24h,偶发室性期前收缩、649次/24h。予服倍他乐克(美托洛尔)、心律平(普罗帕酮)等药物后,仍间断出现上述症状。近几天来胸闷、心慌呈加重倾向,遂于2005年6月8日来我院就诊。患者来就诊时情绪低落,自诉胸闷、心慌时作,尤以夜间及活动后较著,部位以胸骨后及心前区明显,伴有头昏头晕,无视物旋转,无恶心呕吐,无恶寒发热等。患者既往有冠心病病史5年,否认高血压、糖尿病及传染病病史,否认家族遗传病史,否认药物过敏史。形体偏胖,肉按之松软,血压130/80mmHg,两肺呼吸音清,未闻及干湿啰音,心率72次/min,期前收缩7~8次/min,杂音(-),腹检(-),神经系统检查(-)。舌质淡胖、边有齿痕,苔白滑,脉结代而细。纳呆,寐差,二便尚调。

西医诊断:心律失常。

中医辨证:肝郁气滞,肾阳亏虚。

治则:疏肝理气,补肾助阳。

处方:柴胡疏肝散合二仙汤加减。柴胡10g,当归10g,川芎10g,炒白芍10g,制香附12g,枳实15g,竹茹15g,青蒿20g,苦参15g,生龙骨15g,淫羊藿15g,知母10g,黄柏10g,益母草20g,生甘草10g,仙茅15g。7剂,并予心律平150mg,每8小时1次,口服。

二诊:2006年1月15日。就诊时情绪低落比以前已有改善,胸闷、心慌症状较前好转,间断性发作次数也明显减少,但气短乏力感仍较明显,夜寐欠安。血压130/75mmHg,心率75次/min,期前收缩6~7次/min,杂音(-)。舌质淡胖、边有齿痕,苔白滑,脉结代。纳呆较前好转,寐差,二便尚调。继服心律平150mg,每8小时1次,口服。患者夜寐较差,故加夜交藤以养心安神。

处方:柴胡10g,当归10g,川芎10g,炒白芍10g,制香附12g,枳实15g,竹茹15g,青蒿20g,苦参15g,生龙骨15g,仙茅15g,淫羊藿15g,知母10g,黄柏10g,益母草20g,生甘草10g,夜交藤30g。14剂

三诊:2006年1月29日。患者精神状态较好,自诉胸闷、心慌已明显改善,夜间阵发性发作的次数明显减少,夜寐较前改善,仅气短乏力依然,血压125/75mmHg,心率70次/min,期前收缩5~6次/min,杂音(-)。舌质淡胖、边稍有齿痕,苔薄白,脉结代。纳谷可,寐尚安,二便尚调。患者症状改善明显,故心律平减量为100mg,每8小时1次,口服。患者肝郁气滞的表现已不甚明显,气阴不足的症状依然,故去柴胡、川芎、制香附而加生脉散。

处方:党参20g,当归10g,麦冬15g,炒白芍10g,五味子10g,生龙骨15g,枳实15g,竹茹15g,青蒿20g,苦参15g,夜交藤30g,仙茅15g,淫羊藿15g,知母10g,黄柏10g,益母草20g,生甘草10g。14剂

四诊:2006年7月13日。患者自诉胸闷心慌症状已基本消失,仅活动后偶有发作,气短乏力也有好转,纳谷可,寐安,二便尚调。舌质淡胖,苔薄白,脉结代。复查HOLTER示偶发房性期前收缩、1 535次/24h,偶发室性期前收缩、425次/24h。并嘱其心律平减量为50mg,每8小时1次,口服。继续服用原方并随诊。

处方:党参20g,当归10g,麦冬15g,炒白芍10g,五味子10g,生龙骨15g,枳实15g,竹茹15g,青蒿20g,苦参15g,夜交藤30g,仙茅15g,淫羊藿15g,知母10g,黄柏10g,益母草20g,生甘草10g。14剂

按语:心悸是指气血阴阳亏虚,或痰饮瘀血阻滞,心失所养,心脉不畅,引起心中急剧跳动、惊慌不安,不能自主为主要表现的一种病症。《丹溪心法》提出"责之虚与痰"的观点。该患者素体虚弱,肝肾亏虚,心之气血阴阳不足,再加上工作紧张,情志不遂而发为"心悸"。根据中医"以心为本,五脏相关"及"女子以肝为先天"的理论,从调补肝肾的角度来补益心之气血阴阳。肝为风木之脏,心之母,心火的下降、肾水的上升均以肝为枢纽,肝为气血调节之枢纽,临床上常见由于肝郁气滞而导致心主血脉功能失常而产生心悸、胸痛等。心主血,肾藏精,心血肾精同属阴质,精可生血,血亦可化精。心血循冲任之脉流于肾中,与肾精化合变为精;肾精入冲任之脉上注于心,与心血化合而化为血。故《温热经纬》云:"脉者,原于肾而主于心。"而且心主火,肾主水,心火下潜以温肾阳,肾水上济以资心阴,共奏阴阳协调、水火相济之功。本患者来就诊时情志不舒,面色苍白,形体偏胖而按之松软,舌质淡胖、边有齿痕,苔白滑,脉结代而细。综观舌脉,四诊合参,证属肝郁肾虚,故治拟疏肝理气、补肾助阳,以柴胡疏肝散合二仙汤加减。柴胡疏肝散以疏肝理气而解郁,二仙汤以调心肾、交阴阳,两者结合达到心、肝、肾同治。生龙骨以镇惊安神,为治疗心神不宁、心悸失眠的要药;青蒿、苦

参、益母草是林钟香治疗冠心病心律失常的经验药,其中益母草尤适合于女性患者,且现代药理研究表明三者确实有改善冠脉血流及抗心律失常作用。诸药合用,使肝郁得疏、肾虚得补、心悸得宁,体现了林钟香一贯主张的"心系疾病从肝肾论治"的观点。

医案举例二:心律失常(心悸)

王某,男,47岁。2006年3月18日初诊。2年前感冒后出现胸闷、心悸,与浦东公立医院做心电图示频发室性期前收缩,部分呈二联律。曾服胺碘酮、慢心律(盐酸美西律片)、心律平等治疗,仍间断出现上述症状。近1个月来出现上述症状,HOLTER示偶发室性期前收缩,1 572次/24h。遂于2006年3月18日就诊于我院。查体:血压120/90mmHg,心率72次/min,律齐。舌红、苔白腻,脉弦,寐差。

西医诊断:心律失常。

中医辨证:痰火扰心。

治法:滋阴益气、补心安神,兼清热化痰。

处方:黄芪生脉饮合平胃散加减。黄芪30g,太子参15g,麦冬15g,五味子6g,苦参15g,葛根15g,杜仲12g,青蒿12g,川连3g,丹参30g,川芎12g,夜交藤30g,枳壳15g,厚朴12g,合欢皮30g,炙甘草12g。14剂。并予心律平150mg,每8小时1次,口服。

二诊:2006年4月1日。诸症较前好转,寐欠安,血压110/80mmHg,舌红、苔白腻,脉弦,心率78次/min,律齐。继服心律平150mg,每日3次。因患者舌苔仍白腻,故去太子参、麦冬、炙甘草;同时寐较前好转,故去夜交藤、合欢皮。舌仍红,说明心肾阴虚,增加女贞子12g、墨旱莲12g、桑寄生12g等补肾之品。加用苍白术各12g、云茯苓12g以增强健脾燥湿之功。14剂

三诊:2006年4月15日。无不适主诉。舌红、苔白腻,脉弦。继服心律平150mg,每8小时1次,口服。加用木香9g以行气去湿。14剂。

四诊:2006年4月29日。主诉:偶有心悸。血压120/80mmHg,舌红,苔白,脉细。继服心律平150mg(每8小时1次,口服)及以上中药。

按语:心悸是指气血阴阳亏虚,或痰饮瘀血阻滞,心失所养,心脉不畅,引起心中急剧跳动、惊慌不安,不能自主为主要表现的一种病症。《丹溪心法》提出"责之虚与痰"的观点。本患者素体虚弱,兼劳累过度,耗伤心血,心肾阴虚,不能上制心火,虽气阴两虚但无明显的五心烦热、口干、盗汗、耳鸣、头晕等证候,故选用黄芪生脉饮为主方,益气养阴、补心安神。因患者舌苔白腻,故兼用平胃散加青蒿、黄连清热去湿化痰而随证加减。

**(三)心功能不全的诊治经验**

心功能不全属于中医学"水肿""喘证""心悸"等范畴。《灵枢·营卫生会》有云:"夫血之与气,异名同类。"《血证论·崩带》云:"水为血之倡,气行则水行,水行则血行。"林钟香认为,心功能不全的发病以气、血、水三因一体,阳(气)虚为本,瘀血、水饮为标,本虚而标实。在此基础上,林钟香提出心功能不全治宜益气温阳利水,并根据"急则治其标,缓则治其本"的原则,针对患者疾病的不同阶段,对益气温阳药与利水消肿药的孰轻孰重做灵活处理。

1. 扶正固本,贵在健脾　林钟香认为,心功能不全"水饮内停"的患者均为久病体虚之人,且久服药物,脾胃虚弱,治疗时应强调扶正固本,不可本末倒置,一味攻逐,中伤正气,故益气温阳与利水消肿的药物多同时运用,并将"健脾益气"贯穿始终,正合于《黄帝内经》"有胃气者生,无胃气者死"之理;其次,《景岳全书》中也指出"水惟畏土,故其制在脾",益气健

脾可达到培土制水的作用。林钟香益气多用黄芪、党参、太子参等，以补中益气，健脾利水；温阳多用熟附子、桂枝、细辛等，以温振心阳，培本扶正；利水则选用茯苓、葶苈子、泽泻等，调畅三焦，通利水道。

2. **着眼三因，祛邪有道**　着眼构成心功能不全的气、血、水三因，林钟香通过灵活处理三者关系达到祛邪不伤正、标本兼治的功效。对于"三因"之瘀血，林钟香选用川芎、丹参、赤芍、鸡血藤、红花诸药，活血兼养血，化瘀不伤正。此外，林钟香在利水消肿方面常采用行气利水及活血利水之法，多用枳实、厚朴、大腹皮、益母草等行气活血，同时能兼顾利水之药，乃取"血不利则为水""气行则水行"之意。

3. **整体调养，五脏并治**　诚如《丹溪心法·喘》所云："六淫七情之所感伤，饱食动作，脏气不和，呼吸之息，不得宣畅而为喘急。亦有脾肾俱虚，体弱之人，皆能发喘。"心功能不全多被历代医家归于"喘证"范畴，林钟香强调其病位以心为主，同时亦累及肺、肝、脾、肾、三焦、膀胱等多系统。因此，其治疗不离于心，亦不止于心。林钟香遣方用药以心为主，或配合宣肺、疏肝，或伍以健脾、温肾，或通调三焦，或渗利膀胱，其要旨务使五脏安和。益气温阳利水之法用治心功能不全以扶正为本，攻补兼施，调养五脏，"三因"并治，亦可避免诸多西药之弊，验之临床，屡获良效。

【医案】

病案举例一：心功能不全（喘证）

李某，女，48岁。2005年3月31日初诊。患者有风湿性心脏病病史30年，近2年来，每于轻体力活动后即感喘促气急，常有双下肢浮肿。查体：二尖瓣面容，两肺呼吸音粗，时可闻及哮鸣音，双肺底可及湿啰音，心界向左下扩大，心率约90次/min，房颤律，心尖区可闻及舒张期Ⅲ级隆隆样杂音。曾于外院间断服用中药治疗，但疗效不显。为求进一步治疗，遂至我院门诊就诊。刻下：活动后气急喘促，常有双下肢浮肿，纳一般，小便少，大便调，寐欠安。舌淡胖，苔薄白腻，脉沉细。

西医诊断：心功能不全。

中医辨证：水饮凌心。

治法：温阳利水。

处方：真武汤合防己黄芪汤加减。熟附片10g，茯苓10g，炒白术10g，芍药10g，生姜10g，桂枝10g，黄芪20g，防己10g，葶苈子（包）30g，益母草20g，川芎10g。14剂。

二诊：2005年4月7日。气急喘促，双下肢浮肿好转，寐欠安，舌脉同前。辨证同前，宗原法调摄。前方加酸枣仁12g，继进14剂。

随访：此后随症加减，进服中药1年余，气急喘促及双下肢浮肿诸症基本消除。

按语：患者素有风湿痹证，内舍于心，故而心气亏虚。患者久病心阳渐衰，则心火无以温煦脾阳，中焦失于运化，阳虚饮停，水邪泛溢，故见下肢浮肿、尿少之症。《医贯·喘论》有云："真元耗损，喘出于肾气之上奔……乃气不归元也。"久病及肾，耗伤肾阳，致肾阳虚弱，肾不主水，水邪泛溢，干肺凌心，心阳不振，肺气上逆，故见喘促气急；舌淡胖，苔薄白腻，脉沉细，皆为虚中夹实之佐证。故治拟温阳利水，遣方化裁真武汤合防己黄芪汤。《本经疏证》言黄芪"利营卫之气，故凡营卫间阻滞，无不尽通"。本方重用黄芪正切中其要义，以补气升阳，利水消肿，合以大辛大热之附子温肾助阳，化气行水，兼暖脾土，以温运水湿，两者共为君药。《本草求真》云："防己，辛苦大寒，性险而健，善走下行，长于除湿通窍利道。"方以防己祛风湿、利水肿,兼以茯苓、白术健脾化湿,淡渗利水,共为臣药;佐以生姜辛散水气,葶苈子泻肺利水,桂枝合茯苓、炒白术辛甘化阳以温通心阳,益母草、川芎活血行气,取其"血不利则为水"之旨,芍药既可通利小便亦可敛阴和阳、顾护阴液。诸药合之,共奏益气温阳利水之效。

本病患者有风湿性心脏病病史30年,迁延不愈而累及全身病变,出现心房颤动、心衰等并发症,已失却手术、药物等西医治疗的最佳时期,此时治疗备感棘手。中医治疗以辨证施治,着眼气、血、水三因,所谓"急则治其标,缓则治其本",治疗以扶正为本,益气温阳,顾护、扶助患者正气,并灵活使用利水、行气、活血之法以除实邪,务以调和心、肺、脾、肾诸脏。循序渐进,得获良效。

医案举例二:心功能不全(喘证)

戴某,男,85岁。2005年12月10日初诊。患者20年前被确诊为冠状动脉粥样硬化性心脏病、心房颤动,逐渐出现心衰症状,间服地高辛、消心痛(硝酸异山梨酯片)、利尿剂。近1周来,出现胸闷、心悸,夜不能平卧,动则气急,尿少、双下肢浮肿等症。查体:BP 150/80mmHg,颈静脉充盈,颈动脉搏动明显,肝-颈反流征阴性,两肺呼吸音粗,双肺满布细湿啰音,心率130次/min,房颤律,心尖区可闻及舒张期Ⅲ级杂音。心电图示心房颤动伴心肌缺血。心脏彩超示二尖瓣关闭不全,少量心包积液,EF 43.8%。虽经强心、利尿、扩冠治疗,效果不明显,为求进一步治疗遂至我院门诊就诊。刻下:神清,精神萎靡,胸闷、心悸,喘息、夜不能平卧,咳吐白色泡沫痰,量多,伴大汗出,乏力肢冷,纳呆,口干欲饮,小便少,大便尚调,夜寐欠安,舌紫暗、苔白腻,脉沉细促。

西医诊断:心功能不全。

中医辨证:心肾阳虚,血瘀水阻。

治法:温阳利水,益气活血。

处方:黄芪20g,党参15g,当归15g,丹参15g,泽泻15g,桑寄生15g,杜仲15g,川芎12g,制半夏12g,茯苓12g,桂枝12g,熟附子12g,益母草20g,葶苈子30g,炙甘草9g。14剂。

二诊:患者胸闷、心悸、咳喘减轻,纳馨,小便增加,双下肢肿消,夜能平卧。守方再进14剂后,复查心脏彩超示心包积液消失,EF 52%。

按语:《类经》云:"阳来则物生,阳去则物死。"慢性心功能不全病程较长,反复发作,主要与心气、心阳不足有关。患者因饮食不节或劳倦内伤,痰瘀互结,痹阻胸阳,而致心悸、胸闷,病久脾肾阳虚,脾失健运,肾失气化,水饮内停,上犯心肺,外溢肌肤,从而形成心肾阳虚、血瘀水阻本虚标实之证。本方以黄芪、熟附子、葶苈子为主药,黄芪补气升阳兼以消肿,熟附子振奋心阳,葶苈子泻肺平喘。加以党参、当归、川芎益气健脾,养血活血;制半夏、茯苓健脾化湿,桂枝合茯苓温通心阳而利水;泽泻、益母草活血利水;杜仲、桑寄生温补心肾之阳;炙甘草调和诸药。全方标本兼顾,攻补兼施,共奏益气活血、温阳利水之功。

值得一提的是,对于心功能不全引起的顽固性水肿,林钟香尤喜用葶苈子,用量一般为20~30g。《景岳全书》载葶苈子"善逐水气,不减大黄,但大黄能泄血闭,葶苈能泄气闭,气行而水自行也。若肺中水气满胀急者,非此不能除"。可见,葶苈子的运用其旨在助肺布敷宣散,通调水道,泻肺利水,故治疗顽固性水肿屡有奇效。

### (四)高血压的诊治经验

高血压多归属中医学"眩晕""头痛""风眩"等范畴。现代中医较多使用"眩晕"这个病证名称对高血压进行辨证论治。本病的记载最早见于《黄帝内经》,如"肝病头目眩,胁支满"(《素问·标本病传论》)、"邪在心,则病心痛喜悲,时眩仆"(《灵枢·五邪》)等。高血压与五脏均密切相关,尤以肝肾为重。本病多本虚标实,风、火、痰、瘀为主要的病理环节。常见辨证分型以肝阳上亢、肝肾阴虚、痰浊中阻、气阴两虚居多,围绝经期高血压妇女多见冲任不调。

1. 肝肾同调,燮理阴阳　林钟香认为高血压的病位在肝,根本在肾,因而临证尤重肝肾,倡导肝肾同调。高血压多因肝阳上亢或肝风上扰所致。《黄帝内经》曰:"诸风掉眩,皆属于肝。"然肝脏五行属木,体阴而用阳,易阳亢于上,或阴虚生风,而肾之阴精亏虚,水不涵木,肝失所养,则更易致肝阴不足。故林钟香常以平肝息风、补肝益肾之法治疗高血压,临证喜用天麻钩藤饮加减。方中天麻、钩藤、石决明平肝息风而潜阳,栀子、黄芩清肝泻火,配合川牛膝、杜仲、桑寄生补益肝肾。若有阳动化风之势,可酌加龙骨、牡蛎、珍珠母等;若肾精不足,则再加枸杞、生熟地黄、狗脊、续断等。对围绝经期肾精不足和相火旺的高血压患者,可再用二仙汤加减以燮理阴阳,加强补肾之功。

2. 重视兼证,调畅情志　高血压病久者常兼有"痰瘀"之象,"久病必瘀""百病皆由痰作祟",因而林钟香亦重视兼证的治疗,以达到更好的治疗效果。对于瘀者,林钟香常用血府逐瘀汤加减,或再加益母草、三棱、莪术等行气活血之品;对于痰者,则常用黄连温胆汤加减,或再佐以白术、茯苓、石菖蒲等健脾化痰之药。

同时,林钟香在临证过程中十分重视患者的情绪状态对疾病发生、发展的作用。现代都市人群生活节奏快、工作压力大,情绪的抑郁、精神的紧张均会导致血压的居高不下。《丹溪心法·六郁》云:"气血冲和,万病不生,一有怫郁,诸病生焉。故人身诸病,多生于郁。"故林钟香临证时经常采用疏肝理气解郁之法治疗顽固性高血压患者,方用逍遥散、柴胡疏肝散等加减,或酌加柴胡、郁金、香附等,若兼有虚烦之象可以栀子豉汤加减清心除烦,若兼有痰热内扰可用黄连温胆汤加减,常常会收到很好的效果。

【医案】

病案举例一:高血压(眩晕)

蔡某,女,56岁。2004年10月18日初诊。患者有高血压病史3年,最高达170/100mmHg,平素服用洛汀新(盐酸贝那普利片)10mg/d,血压控制在140/90mmHg左右,时感头晕,脑后及颈项胀痛,心烦,烘热汗出,易发口腔溃疡;近2个月血压不稳定,波动于140~165/90~100mmHg。刻下:头晕,脑后及颈项胀痛,心烦易怒,烘热汗出,口腔溃疡已半月,肢冷畏寒,纳少,梦多,大便干结,两日一行。查体:BP 155/95mmHg,形体偏瘦,双肺(-),心率84次/min,律齐,各瓣膜听诊区未闻及病理性杂音,双下肢压迹(-),舌暗红,苔薄黄,脉弦细。

西医诊断:高血压2级,高危。

中医辨证:心肝火旺,阴阳不调。

治法:清心平肝,燮理阴阳。

处方:天麻15g,钩藤15g,白蒺藜15g,潼蒺藜15g,麦冬15g,连翘15g,夏枯草10g,蒲公英15g,白花蛇舌草30g,丹参10g,当归10g,牛膝15g,益母草20g,生地黄15g,淫羊藿15g,仙茅15g,知母15g,生甘草10g。14剂。

二诊:头晕减轻,口腔溃疡已愈,仍心烦烘热,肢冷,纳可,梦多,二便正常,舌略红,苔薄白,脉弦细。心肝热减,阴阳失调,以平肝为主,调理阴阳。上方去连翘、白花蛇舌草、牛膝,加杭白菊10g、白芍15g、灵磁石30g。14剂。

三诊:头晕明显减少,心烦烘热减轻,肢冷,纳、眠、二便均正常。血压基本稳定于

130~140/85~90mmHg。拟补肝肾、调阴阳,兼平肝宁心。

处方:天麻15g,钩藤15g,白蒺藜15g,潼蒺藜15g,生地黄15g,山茱萸6g,白芍15g,杭白菊10g,枸杞10g,麦冬15g,仙茅15g,淫羊藿15g,知母15g,益母草20g,当归10g,生甘草10g。以此方加减服用3个月,诸症消失,血压稳定于130/80mmHg。

按语:本例患者初诊见头晕,脑后及颈项胀痛,心烦易怒,口腔溃疡,大便干结,舌暗红,苔薄黄,脉弦细,为心肝火旺、肝火上炎之象;但同时伴有烘热汗出,肢冷畏寒,呈现寒热错杂,阴阳失调。治疗首先清心肝之火,调理阴阳,用天麻、钩藤、潼白蒺藜、麦冬、连翘、夏枯草、蒲公英、白花蛇舌草清心平肝,合入二仙汤燮理阴阳,丹参、牛膝、益母草活血,以助阴阳交通。二诊心肝之热减轻,但仍有肝火上亢之象,故去清热的连翘、白花蛇舌草、牛膝,加杭白菊、白芍、灵磁石以加强平肝潜阳之力。三诊症状明显减轻,应从本调治,肝体阴而用阳,肝阳肝火之盛实由肝之阴血不足;阴阳失调其本在肾,且肝肾同源,故当补肝肾、调阴阳,兼平肝宁心,酌加山茱萸、枸杞补肝肾之品,服用3个月而获良效。

医案举例二:高血压(眩晕)

邹某,男,46岁。2005年8月2日初诊。患者5年前发现血压偏高,当时无明显不适,亦未用药。半年前自觉头晕,赴医院测血压150/105mmHg,开始服珍菊降压片1片(每日3次,口服),血压控制在140/90mmHg左右,仍阵发头晕。患者1个月前无明显诱因出现手脚麻木,曾做肌电图未见明显异常,口服弥可保(甲钴胺片)、新B1(呋喃硫胺片)等营养神经药物后略有好转,为进一步诊治收入病房。刻下:阵发头晕头昏,乏力,四肢麻木,饮食睡眠二便均正常。舌暗红,苔黄腻,脉弦细。

西医诊断:高血压2级。

中医辨证:痰浊上蒙。

治法:平肝息风,化痰通络。

处方:天麻钩藤饮加减。天麻10g,钩藤15g,当归10g,炒白芍10g,丹参15g,益母草20g,木香6g,炙远志10g,枳实15g,竹茹15g,半夏10g,茯苓15g,威灵仙15g,炙僵蚕10g,广地龙15g,桑寄生15g,独活10g,生甘草10g。14剂。

二诊:头晕发作次数减少,四肢麻木略好转,纳可,夜寐稍欠佳,二便正常,舌暗红,苔黄腻较前改善,脉弦细。原方加潼白蒺藜各15g,继服14剂。

三诊:头晕症状消失,肢体麻木偶有,纳、眠、二便均正常。血压基本稳定于130/85mmHg左右。拟补肝肾、调阴阳,兼活血通络。

处方:天麻15g,钩藤15g,桑寄生15g,杜仲15g,知母12g,黄柏12g,淫羊藿15g,益母草30g,半夏10g,茯苓15g,木香6g,独活10g,僵蚕10g,丹参15g,当归12g,桑枝12g,生地黄15g,熟地黄15g,甘草10g。14剂。

随访:以此方加减服用3个月,诸症消失,血压稳定于130/80mmHg左右。

按语:该患者新发症状为手脚麻木,查体浅感觉正常。从中医角度看,四肢麻木伴头晕属于肝风内动之象。患者长期饮酒,喜食肥甘,工作劳累,导致痰浊内生,肝肾不足,肝阳偏亢,夹痰上蒙则头晕阵作,阻于脉络则血脉不畅、四肢麻木。故治疗予平肝息风、化痰通络法。三诊时症状明显好转,应从本调治,肝体阴而用阳,肝阳肝火之盛实由肝之阴血不足;阴阳失调,其本在肾,且肝肾同源,故当补肝肾、调阴阳,以杜仲、桑寄生、淫羊藿、生熟地黄、知母、黄柏等滋补肝肾,共调阴阳。

## 四、经验方与转化

### (一) 舒心饮(龙华医院院内制剂)

舒心饮作为上海中医药大学附属龙华医院的院内制剂,由黄芪、党参、麦冬、生熟地黄、桑寄生、枸杞、葛根8味中药组成。作为治疗冠心病的院内制剂,在临床上取得良好的成绩。方中黄芪、党参为君药,取"大气一转,其结乃散"之意,健脾补气;正气充沛,气帅血行,无气滞和血瘀之虞。麦冬与生地黄、熟地黄相须为用,同为臣药,功善滋阴养血,兼清虚热;血为气配,黄芪、党参得助,共奏益气养阴,兼除虚热之效。桑寄生、枸杞共为佐药,滋养肾阴、平补肝血,具养阴活血之效,使心肾相交、水火相济,以达阴阳调和之境。葛根为使药,主升发清阳,助诸药上行,直达病所,通补兼施。本方通中寓补,以补助通,以顾本为主兼以治标,有活血而不破血、补气而不耗气之特点,共奏益气养阴、活血通脉之功。现代研究也表明,其具有抗炎、抗凝、改善血流动力的作用。

1. 临床研究 本方通中寓补,以补助通,以顾本为主,兼以治标,有活血而不破血、补气而不耗气之特点,共奏益气养阴、活血通脉之功,对胸闷、胸痛等临床症状的改善具有效果。气阴两虚、气虚、血瘀是冠心病及术后冠脉事件的主要病机。舒心饮能显著降低支架术后患者的气阴两虚、气虚和血瘀积分值,可显著改善冠心病支架术后患者的本虚标实证。并且,舒心饮能够更好地改善胸痹患者胸闷和失眠中医证候。血小板活化指标可能是反映方证对应程度的中药作用靶点。舒心饮和血府逐瘀汤均在心绞痛疗效、心电图疗效、中医胸痹证候总疗效、抑制血小板活化方面有显著作用;方证对应组疗效更佳。同时在评价中药舒心饮治疗冠心病心绞痛的临床疗效及安全性中,舒心饮治疗冠心病心绞痛安全、有效。

2. 实验研究 冠心病的发生发展涉及的病理基础包括炎症反应、氧化应激、脂质沉积等,而舒心饮作为中药复方,以多靶点、多途径的特点在各方面都起到一定的作用。

(1)舒心饮的抗炎作用:舒心祛风汤治疗冠心病心绞痛的临床疗效及作用机制研究显示,舒心祛风汤能降低冠心病患者白介素-6、肿瘤坏死因子-α的水平,治疗冠心病心绞痛疗效确切,其机制可能与抑制炎症反应有关。通过研究舒心饮对动脉粥样硬化形成过程中相关致炎因子的影响和量效关系,阐明了舒心饮干预和延缓动脉粥样硬化形成的可能机制。舒心饮能显著降低血清总胆固醇,升高 HDL/TC 比值,降低血管紧张素Ⅱ;显著降低动脉内膜厚度、泡沫细胞阳性内膜面积及其占内膜总面积的百分比;显著降低基质金属蛋白酶-9(MMP-9)的蛋白表达和 MMP-9/TIMP-1 的比值,显著增加金属蛋白酶组织抑制物-1(TIMP-1)的蛋白表达。舒心饮能影响动脉粥样硬化形成过程中炎症的启动和致炎因子的激活,延缓其进程,稳定其斑块,预防和治疗动脉粥样硬化性疾病。

通过研究舒心饮对动脉粥样硬化形成过程中相关致炎因子的影响和量效关系,阐明了舒心饮干预和延缓动脉粥样硬化形成的可能机制。舒心饮能显著降低血清总胆固醇,升高HDL/TC 比值;显著降低动脉内膜厚度、泡沫细胞阳性内膜面积及其占内膜总面积的百分比;能显著降低 P 选择素(P-selectin)、单核细胞趋化蛋白-1(MCP-1)在大鼠胸主动脉内膜的表达。中剂量舒心饮也许是抗动脉粥样硬化治疗的最佳剂量。舒心饮能影响动脉粥样硬化形成过程中炎症的启动和致炎因子的激活,延缓动脉粥样硬化的进程,预防和治疗动脉粥样硬化性疾病。

（2）舒心饮的抗栓作用：通过观察舒心饮与抗血小板药物联合应用对冠状动脉支架血栓等术后冠脉事件的预防作用，发现舒心饮能降低血浆 CRP，且 P 选择素（CD62P）也有降低的趋势；舒心饮与抗血小板药联合应用能预防冠脉支架血栓等术后冠脉事件，且疗效优于单用抗血小板药。通过研究舒心饮对急性心肌缺血鼠血小板活化的影响，阐明了舒心饮治疗冠心病的可能机制。舒心饮能抑制急性心肌缺血再灌注小鼠 CD62P 的高表达，降低急性心肌缺血大鼠的 PAR、Fg 和 TXBZ/6-keto-PGF$_{1\alpha}$ 的比值，与对照药抵克力得（噻氯匹定）比较差异无显著性意义。舒心饮可有效抑制急性心肌缺血鼠血小板活化，且防治冠心病的作用与其抗血小板活化机制有关。

（3）舒心饮参与肾素血管紧张素系统的机制探索：采用放射免疫法观察冠心病气阴两虚型患者服用舒心饮治疗前后血肾素、血管紧张素的变化，并以开博通（卡托普利）为对照组。结果发现，舒心饮能显著降低血管紧张素（$P<0.01$），对临床症状和体征的总有效率为 87%；提示舒心饮可能通过抑制肾素 - 血管紧张素系统（RAS）而发挥治疗作用。

（4）舒心饮的降血脂作用：通过观察舒心饮对冠心病心绞痛气阴两虚型患者血脂变化的影响，发现舒心饮可降低冠心病心绞痛患者血清总胆固醇（TC）、低密度脂蛋白（LDL）水平。我们应用多普勒超声心动图检查了 31 例冠心病左心室舒张功能不全患者在舒心饮治疗前后舒张功能的变化以及临床症状、体征、心电图和血脂的变化，发现舒心饮主要改善冠心病患者左心室舒张早期功能，提高舒张早期左心室充盈血流速度及充盈血流量，从而改善临床症状及心电图表现。

（5）舒心饮改善缺血再灌注的作用：舒心饮能明显减轻离体心肌缺血再灌注后心肌组织钙含量，改善、增加心肌肌质网（SR）的钙摄取率，减轻心肌细胞内钙超负荷。研究显示，舒心饮治疗冠心病左心室舒张功能不全有良好的应用前景。通过观察舒心饮对豚鼠心脏缺血再灌注的改善作用，发现对于缺血后损伤的心肌，于再灌注的同时给予舒心饮（1.6g/L），能明显抑制血栓素的释放，促进前列环素 $I_2$ 的产生，减少心肌内皮素的含量，加速清除氧自由基，降低心肌组织脂质过氧化物的含量。结论：舒心饮具有抗心肌缺血的作用。

（6）舒心饮抗心肌细胞凋亡的作用：通过探讨舒心饮预给药对急性心肌缺血大鼠心肌细胞凋亡抑制因子（Fas）的影响，为舒心饮的临床应用提供了依据。舒心饮可明显降低血肌酸激酶（CK）、乳酸脱氢酶（LDH）浓度，下调肿瘤坏死因子 -α（TNF-α）、Fas 转录水平及 Fas、Caspase3 蛋白水平的表达。舒心饮预处理对大鼠急性缺血心肌有保护作用。下调死亡途径的受体和配体，从而拮抗心肌组织的凋亡，可能是其作用机制之一。

**（二）复律宁冲剂、复律宁颗粒（龙华医院院内制剂）**

选用经典处方炙甘草汤和生脉散为主加减化裁而成，由党参、五味子、瓜蒌皮、黄芩、淮小麦、大枣、炙甘草、麦冬、龙骨、牡蛎、丹参、苦参、枸杞、菟丝子、茶树根组成。方中淮小麦、大枣、炙甘草养心血、健脾胃、宁心安神；党参、麦冬、五味子益气养阴；重用黄芩清热存阴、泻火解毒；菟丝子、枸杞滋补肝肾，平补阴阳；苦参清热化湿，龙骨重镇安神，瓜蒌皮宽胸理气，丹参活血化瘀。本方针对心悸"本虚标实"这一基本的病因病机而设，在益气养血、宁心安神固本的同时，兼顾清热、解郁、理气、化湿，扶正祛邪，使患者恢复阴平阳秘的正常生理状态，可治疗各种功能性和器质性的心律失常。复律宁冲剂从理、法、方、药等方面体现了中医治疗的特色，主张气血并补，调理阴阳，标本兼顾，整体调节，发挥多靶点治疗心律失常的同时，克服了西药、中药单体、单味药治标不治本的局限性，解决了心悸患者除心律失常外的其他症状如乏力、气短、失眠等,避免了抗心律失常西药容易产生毒副作用等缺点,从而缓解临床症状,提高患者的生活质量。

1. 复律宁改善心律失常患者的临床研究 将 60 例室性期前收缩患者随机分为治疗组和对照组各 30 例。治疗组给予口服复律宁颗粒每次 10g,每日 2 次;心律平安慰剂每次 150mg,每日 3 次。对照组给予口服复律宁颗粒安慰剂每次 10g,每日 2 次;心律平片每次 15g,每日 3 次。两组疗程均为 4 周。结果发现,复律宁颗粒治疗室性期前收缩与心律平疗效相当。复律宁冲剂对气阴两虚型心律失常有较好的临床疗效。

2. 现代药理研究 现代研究在机制上也验证了其抗心律失常的机制。复律宁能够延迟氯化钙及乌头碱所引发的心律失常的发生,可能是与其能够影响细胞膜上的钠离子、钙离子通道对钠离子、钙离子进出心肌细胞有调节作用有关。现代药理学研究发现,苦参碱对心肌细胞的直接作用,类似于一种非特异性"奎尼丁样"效应,即通过心肌细胞钾、钠电子传递系统降低心肌应激性,延长绝对不应期,从而抑制异位节律点;瓜蒌皮可对抗氯化钡及乌头碱所致心律失常;丹参酮可改善肥大心肌细胞中存在的电生理异常和减轻心肌肥厚的发生;甘草黄酮苷能对抗乌头碱、氯仿所致心律失常;黄芩总黄酮除了有调节血脂、降低血压、抑制平滑肌细胞增殖的作用外,还可抗乌头碱和结扎左冠状动脉前降支复灌诱发的大鼠心律失常。这些单味药的实验研究为复律宁颗粒治疗心律失常提供了药理学参考,但复律宁颗粒抗室性期前收缩的疗效机制还有待药理学研究证实。复律宁颗粒的抗心律失常作用,在前期的研究中收到了良好的疗效,并且对室性期前收缩的疗效更加突出。

实验研究:采用氯化钡致大鼠心律失常的动物模型,按药性、功效、药理作用将复方药物拆方分组后,设阳性药物对照进行实验研究。结果:复律宁组、各拆方组及阳性对照组均能明显推迟氯化钡致大鼠心律失常的出现时间,缩短持续时间,与盐水组比较有显著性差异($P<0.01$)。拆方三组的作用优于拆方一组、拆方二组,差异有统计学意义($P<0.01$);而复律宁组与拆方三组的作用非常接近,两者比较无显著性差异($P>0.05$)。结论:复律宁冲剂及其各拆方组可不同程度地延缓氯化钡致大鼠心律失常的出现时间,缩短心律失常的持续时间,有较显著的抗实验性心律失常的保护作用。各拆方组对氯化钡所致心律失常有较好的保护作用,其中拆方三组(精简方组)对抗心律失常的作用与复律宁组无显著差异,其药效作用与全方最为接近。

(沈 琳 张 娜 肖 颖 诸 晨 谢 心)

# 第九章

# 高血压

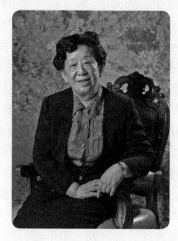

顾仁樾

## 一、个人简介

顾仁樾（1937—），女，上海市青浦人，上海中医药大学附属龙华医院心内科主任医师，上海中医药大学教授、博士研究生导师。1962 年毕业于苏州医学院医疗系，1978 年调入上海中医药大学附属龙华医院心内科工作。曾历任上海中医药大学附属龙华医院业务副院长、心血管内科主任，上海市专家医学研究中心高级顾问，《国外医学：心血管疾病分册》《中国中西医结合杂志》《中华医学实践杂志》等杂志编委，上海市徐汇区科技协会及老年病协会理事。

顾仁樾投身于医学事业近半个世纪，兢兢业业，锲而不舍，锐意创新。1996 年获中华全国总工会"全国先进女职工"称号，2001 年获国务院政府特殊津贴。

学术上，她倡导"临证注重整体与辨证相结合，发挥中医、中西医结合优势"；提出心系疾病当重视活血，灵活运用补气活血、行气活血、补血活血、温阳活血、攻下活血、祛痰活血、理气活血、解毒活血等多种活血方法。顾仁樾强调，治疗心系疾病，必需重视脾胃的护养，立足脾胃，辨证用药。顾仁樾擅治各类内科疑难杂症，尤以心血管病见长。多年来，致力于心血管内科中西医结合之路，坚持医、教、研三点并重。潜心临床，于 1987 年建立中医高血压专科。1999 年，中医药防治高血压专科被评为上海市特色专科，顾仁樾为学科带头人。

顾仁樾勤于教学,曾兼任上海中医药大学西医内科学教研组成员,长期承担本科生课堂教学及临床带教的任务。历年来,培养博士研究生 9 名、硕士研究生 14 名、名中医工作室传承人 4 名,培养上海市西学中高级研修班指导老师 2 名、徐汇区中医人才培养计划师带徒1 名。

顾仁樾亦非常重视科研,长期专注于中药新药的开发研究。承担国家、省市、局级科研项目 12 项(其中 8 项为第一承担人),发表论文 76 篇,出版专著 5 部。获科技成果奖 3 项和荣誉称号多项。先后负责研制成多种医院自制药品,如白蒺藜颗粒冲剂、912-Ⅱ片(即现在的脑心多泰胶囊前身)、银蒺胶囊、活血潜阳胶囊等。在心脑血管病防治中,顾仁樾重视对活血中药的临床应用,对某些常用中药如三七、西红花、白蒺藜等进行临床和实验研究,在临床有效的基础上进行新药研发。尤其对白蒺藜进行了 10 多年的研发,现已完成临床研究,商品名为脑心多泰,已申报新药证书和生产批文,并获专利证书(专利号:ZL 001 35190.7)。1995 年,该药作为阶段性成果获上海市科学技术进步奖三等奖。2005 年,"白蒺藜治疗心脑血管疾病的有效组分研究和新药开发"获上海医学科技奖三等奖。

## 二、学术理论与学术观点

顾仁樾 1957 年考入苏州医学院医疗系,步入西医学的大门;1962 年毕业后分配到太仓市人民医院内科,开始初步接触中西医结合的思想;3 年南京中医药大学西学中班的系统学习,跟随江苏省名中医唐蜀华学习,加深了对中医药学的认识,临床上有意识地应用中医药诊治疾病;1978 年调入名师、名医云集的龙华医院中医内科,在名老中医吴圣农带教下,正式走上中西医结合之路,尤其在防治心脑血管疾病方面,受到吴银根治疗眩晕(高血压)以五脏辨治为基础,重视潜阳、活血的经验影响,逐渐形成自己的中西医结合防治心脑血管疾病的特色。

临证时,立足中医的辨病辨证与方药相结合,把握病情,选择最佳治疗法则,同时结合西医学的最新进展,衷中参西,能中不西,中西医结合。提出:血以流为贵;祛邪着重寒、热、痰、瘀;扶正重调气、血、阴、阳;心系疾病要顾护脾胃,脾胃健则气血生、痰浊除;治心须治神;治未病注重祛浊邪。防治心脑血管疾病,活血是其核心,条达是其根本,如应用补气活血、行气活血、温阳活血、祛痰活血等法,使心、气、血、阴阳协调,心肌、血管得到再灌注,以达到气血条达的目的。

## 三、临 床 经 验

经过 50 年从事中西医结合治疗心脑血管疾病的临床工作,顾仁樾逐步形成了自己独特的诊治经验。在中西医结合诊疗内科疾病方面具有独特的见解,尤其是心系疾病,更是经验丰富、颇具特色。顾仁樾认为,中西医结合不是中药和西药的简单组合,而是运用中医学和西医学的理论认识疾病,把握疾病发生发展的脉络,从宏观和微观、局部和整体、时间与空间多角度探索疾病的本质,这样才能做到治病"必求其本"。顾仁樾根据南方人体质特点以及心血管多发于老年人的特点,结合中医藏象理论,提出了心系疾病发病不离后天脾胃、治疗当重视活血的学术观点。

**(一)辨证精确乃治病关键**

中医有着与西医截然不同的思维方式。顾仁樾认为,中医治病的本质在于根据疾病对人所造成的不平衡状态,用中医药独特的方式予以纠正,使之恢复正常,而不是直接对抗病因。由于每个病患、每种疾病都不完全相同,因而可以说没有一种固定的特效药来解决全部问题。中医治疗的关键在于认清患者的状态,辨证施治,才能针对性用药。这种不同的状态就是中医所说的"证",也就是说中医的关键在于辨证。临诊不仅要精确辨证,还要求有"量"的概念,如阴虚,对不同患者有轻重缓急之不同,若不辨"量",而统一用药,那么病轻药重则导致矫枉过正,同样也会走向反面;若病重药轻,难以去病,姑息养奸,则达不到好的治疗效果,因而可以说中医治疗疾病难在辨证是否精确。

顾仁樾常言,古代名医治病多见奇效,而今人采用古法古方,久治不见其效,原因就在于辨证精确,如张仲景治病之法,直接切中病机,只用六七味药便见较好的效果。那么如何才能辨证精确呢?顾仁樾认为:其一,医生必须要有广博的知识面,即"识证"多;其二,医生应当细心询问、鉴别,以利于准确把握疾病,即"知病";其三,医生要有一个敏锐、开放的大脑,不放过患者每一个细微的异常变化,并且善于从各种复杂的症状中找出它们之间的联系,从而直接把握疾病的本质,即所谓"擒贼擒王"。从哲学上讲,这是先解决最主要矛盾的方法。所谓"开放"即不要被习惯思维束缚,应时时以患者个体差异为准。例如高血压,很多医者一见便不假思索认为证属肝阳上亢、痰湿壅盛,却不知尚有阳虚致病者;一见肿瘤便以为是热毒;一见甲状腺肿大,便从"甲亢"立论,以为阴虚火热,却不思有阴虚水饮内停;一见咽喉肿痛,便断为火毒,却不知亦有阴毒为患。各种规范及常规不是一成不变的。临床医生不仅要有一般所见,更要有灵活大胆的己见,不能囿于成见。

作为一名医师,尤其是中医师,面对病患,更应当细致入微,认真体查病情,不仅要知病,且要识证。这样在临床上才能万无一失,积累良好的实践经验。中医辨证难,因此必须要在辨证上下功夫,这样才能提高自己的医疗能力。

**(二)处方用药需谨守病机**

中医之精华在于辨证,而辨证之难,在于识病机。若不知病机,盲目下药,必然药不中病,疗效不佳。辨证的恰当与否取决于自己对病机的分析透彻与否,症状纷繁,其病机或许一二,但其中某个病机可能是疾病发展的中心环节。

把握病机也决非易事,这需要一个开放的、联系的、冷静而敏锐的思维。而具备这样的大脑思维,必须有两个前提条件:一是扎实的中医理论功底,二是全心全意地关注患者。也只有如此,才能打破常人思维的局限,治疗方能得心应手。

如心脏病患者最怕便秘,当今医生不去辨证,不思便秘有气虚、阴虚、阳虚之别,而一味给予润肠片治疗,其结果往往导致水电解质平衡紊乱,诱发或加重心功能不全。气虚无力行之而秘者,大剂四君子即可;阳虚所致便秘,即所谓寒结,当大剂淫羊藿、补骨脂、肉苁蓉、乌药等用之,阳气一通,其结自解,附子、肉桂亦为良药。若因肺气不降所致,杏仁、紫苏子、桔梗可立见奇效;若实热而结,大承气汤可也;若阴虚而结,增液汤可也;若津亏,麻子仁丸可也。故而中医治病在于"中机",若谨守病机,皆可见良效。

但对于病机的把握,当前临床有两种缺陷。其一是辨证不精确。如对糖尿病,一见多饮多食,但言阴虚有热,岂不知患者尿液清流、腰膝酸冷、下肢不温,一派寒象;一见高血压即言肝阳上亢,或阴虚阳亢,或痰湿内盛,却不知亦有高血压伴大便无力、便溏、腰膝酸冷等阳虚症状。这些皆因中医辨证不精确,而一误再误,以致形成一种错误的"共识"。其二,明知证为此,却不敢下药。如明知气虚便秘,却不敢用白术;明知阳虚心痛却不敢用桂、附;明知消渴为寒,却不敢用温阳药物,此皆世之偏见所致。

**（三）心系疾病 不离脾胃**

顾仁樾论治心病,往往不离"脾胃"宗旨。这是因为在中医藏象学说中,二者无论在生理还是病理上,均有密切的联系。中医认为,心主血脉,心脏的正常搏动,主要依赖于心气。心气充沛、气血充足才能维持正常的心率和心律,而心气充沛、气血充足有赖于脾胃后天之本的生化。此外,血液在脉中运行,更依赖脾气的统摄、脾胃的旺盛。

心主神志,血液是神志活动的物质基础;脾在志为思,思则气结,气结则气血流通失常而影响心主神志的功效。同时,脾胃共居中焦为气血生化之源,饮食入胃经脾胃的腐熟消化吸收化生气血,即"食气入胃,浊气归心,淫精于脉"。脾胃运化正常,气血充足则神明得养、神志得安,气血亏虚则神明失养。依五行学说,心脾二者之间存在着火土相生的母子关系。心脾经络相通,联系密切。

由此可见,心气充沛、血液充盈和脉道通利是血液正常运行的基本条件,而气血的充足有赖于脾胃后天之本的生化,血液在脉中的运行依赖于脾气的统摄,脾胃之气旺盛,血的化生充足,心血随之充盈。

若脾胃受损,运化失司,通降、腐熟失司,中焦气机则升降失常,从而产生水湿、痰浊、血瘀等病理产物,使血运失畅、心脉痹阻、胸阳不展,出现各种心脏功能失常的病理表现,如胸闷、胸痛、心悸气急、口唇青紫等症。心之所病,有气虚、血虚、阴虚、阳虚、心火炽盛、痰火扰心、痰浊乘心、心脉瘀阻等证型,其中心血虚、心气虚弱、痰浊乘心、心脉瘀阻等证型常从脾论治。心阴虚和心火亢盛常从胃论治。

当脏腑有病,取病之脏腑治疗,疗效不佳时,可考虑从脾胃论治。顾仁樾认为,治疗心系疾病,可立足脾胃辨证用药。通常以3类证型常见。

1. 心脾两虚型 因劳倦、思虑太过,心血暗耗,脾气虚损,气血化生不足,无以奉心充脉,心失荣养,表现为心脾两虚、心脉失养。症见胸痛隐隐,心悸,怔忡,胸闷,气短,体倦神疲,多梦易醒,眩晕,健忘,面色无华,唇甲色淡,饮食无味,舌淡暗,苔薄白,脉细弱滞涩。治以健脾益气,养心安神。方用归脾汤加减:党参、黄芪、白术、当归、炙甘草、酸枣仁、龙眼肉、远志、桂枝、丹参、红花、桃仁、鸡血藤、延胡索、三七粉。

2. 脾阳虚衰型 因脾阳虚损累及于心,出现心阳不足,而且因中阳虚损,寒饮内生,循经上注心脉,痹阻心阳。症见胸闷、心悸、头眩、呕恶、冷汗出,每因寒冷诱发或平素胃脘冷痛,喜温喜按,大便溏薄,食少,腹胀,形寒肢冷,神疲,舌淡苔白,脉沉迟。治以温中散寒,健脾益胃,通络止痛。方用附子理中汤加味:党参、白术、干姜、附子、炙甘草、茯苓、桂枝、丹参、红花、郁金、延胡索、三七粉。

3. 脾虚湿盛型 因素体痰湿内蕴,心脾气虚易致心脉不畅。若再遇连日阴雨,外湿极易与内湿相应,加重心气痹阻,使心脉瘀滞更为加重。症见胸闷痛加重,脘闷,口黏,纳呆,泛恶,头沉重昏糊,便溏,尿短,舌苔腻,脉缓弱。治拟畅心脉,必先去湿,欲去其湿,必先芳化醒脾。湿去心脉自畅。常用三仁汤加减。药用藿香、杏仁、白豆蔻、薏苡仁、半夏、厚朴、石菖蒲、荷叶、通草、滑石、茯苓。对于本证的治疗,临床还应辨别湿浊、湿热,或痰浊、痰热之不同。湿浊内盛,脾胃不健者,治拟芳香化湿,行气和胃,方用平胃散加味;湿热痹阻者,治拟宣畅气机,清化湿热,方用三仁汤加味;痰浊痹阻者,治以化湿祛痰,宣通胸阳,方用瓜蒌薤白半夏汤合小陷胸汤加减;偏于痰热者,治以清热化痰、通络止痛,方用黄连温胆汤加味。

#### （四）心病临证　重视活血

人一身之气血以流通为贵,而心主血脉,脉为血之府,因此心系疾病不离活血化瘀。心系疾病多有"心悸""怔忡""胸痹""真心痛""眩晕""头痛"等,其病位在心,发病复杂,而瘀血常常贯穿各类心系疾病,尤其是疾病发展至晚期阶段。因而,顾仁樾临证从整体出发,辨证施治,结合病因病机灵活运用活血法,只要是心血管疾病,常多加一两味活血药物以流通气血,破瘀通痹,往往收效。她认为,善于活血而不拘于活血是治疗的关键。

1. 补气活血　老年患者,常见气虚血瘀证,因老年体衰致心气亏虚、鼓动无力,而致心脉瘀阻。可见心悸气短、倦怠乏力、面色白、面目浮肿或胸痛,舌质微紫,舌体胖嫩,脉细涩或结或代。治疗气虚血瘀,当治病求本、攻补兼施,活血的同时兼以补气。

补气必须行气,补血必须活血。气性善行,若仅补而不行,则易致壅滞。血虽主静,但指血之性属静,血之体却周流不休,故补血必须辅以活血,以防血滞。顾仁樾临床上补气,多佐以香附、川芎、桂枝、郁金、玫瑰花、合欢花等行气,补血稍佐丹参、川芎、赤芍、桃仁、红花等活血。

补气血之前必须无瘀滞,所谓瘀血不去则新血不生。在补气血之前必须先看有无气滞或血瘀现象。否则一旦妄补,则犯了"实实之戒"。

2. 温阳活血法　血贵流通,得寒则凝,得温则行。不少冠心病患者,因寒邪客于经脉或久病阴损及阳,阳虚生寒,胸阳痹阻,致血行失畅,心脉瘀阻而发病。症见面色苍黄而暗,唇紫,腹大肢肿,按之如泥,喜暖畏寒,四肢不温,舌淡紫或舌淡而有瘀斑,脉沉迟。对于这一类患者,可选用辛温活血药,如桂枝、细辛、干姜等;对阳虚寒甚者,选用附子、鹿角片、吴茱萸等相伍。实验证实,助阳药与活血药同用,不仅能加强血液循环,还有兴奋和强化机体内多系统的功能。

3. 攻下活血法　攻下活血法用于血瘀里实证。张仲景首先提出了蓄血证及攻下化瘀的治则,列出桃仁承气汤、抵当汤、抵当丸、下瘀血汤等方。六腑以通为用,如有形积滞与寒热相搏,气血壅遏,瘀热内阻,或寒瘀互结,闭塞不通,可致腑气通降失常而发病。于活血化瘀中加生大黄、芒硝,寒证另加附片、干姜,热证另加黄连、牡丹皮、栀子,可使腑气通而瘀结散,对血瘀里实证疗效显著。

4. 祛痰活血法　痰瘀闭阻亦是冠心病常见病因之一。唐宗海《血证论》曰:"痰水之壅,由瘀血使然""血积既久,亦能化为痰水"。痰阻则血难行,血瘀则痰难化,痰滞日久,必致血瘀,瘀血内阻,久必生痰。对于瘀血而兼痰浊者,在治疗上应痰瘀并重,选用瓜蒌、半夏、石菖蒲等与活血化瘀药联用。

5. 解毒活血法　热毒内遏,可熬血成瘀,即"血受热,则煎熬成块",使心脉不畅;瘀血内结,也可蕴热化毒。瘀血与热毒相互搏结,则为瘀热、瘀毒之证,治宜活血化瘀与清热解毒配伍,可加用黄连、赤芍、牡丹皮等解毒凉血药物。

## 四、经验方与转化

在中西医结合的科研道路上,顾仁樾及她领导的工作室对学术总结—确立研究对象—临床科研—成果转化这一模式走了一条独特的创新之路。

#### （一）学术经验的提炼继承

顾仁樾在多年临床工作中逐渐发现,心脑血管疾病(包括动脉粥样硬化性血栓性脑梗死、冠状动脉粥样硬化性心脏病,以及原发性高血压等)的中医病理基础往往不离痰、瘀。究其原因,顾仁樾常言"百病皆生于痰""瘀血为百病母胎"。痰瘀者,既是体内因气血、阴阳、脏腑功能失调而致的病理产物,又是多种疾病的致病因素。如冠心病心绞痛为本虚标实之病,虽历代医家对其中医辨证各持己见,但对其病理改变的认识却趋于一致,认为心血瘀阻、不通则痛是根本原因;此外,对脑梗死而言,脑为元神之府,脑之经络纵横交错,是运输津血濡养大脑的重要通道。若恼怒忧思,痰瘀丛生,阻塞脑络,脑失所养,就会出现失语、神昏、偏瘫等。因而,顾仁樾将活血祛痰作为治疗心脑血管疾病的主线:主以治病求本、调理五脏;痰瘀并治、重视兼证。

### (二)研究对象的确立

中医药学要想获得更大的发展,适应现代医疗对新时代中医、中西医结合医学新的更高的要求,单纯依赖临床经验积累的方法是不能达到目的的,必须依靠科研方法的进步和新的科研成果的产出及广泛应用。对于如何选择研究对象,顾仁樾认为,思路正确与否是临床科研所选课题优劣的关键。中西医学各自具有独特的理论体系,近代科学发展采用还原论的方法,不断将整体分解为部分,现代生命科学也正是建立在这一基础之上发展而来。中医学自古以来重视整体观念,中西医学的结合,可以说是方法论的结合。因此,从中西医理论上选择近似之处,采用现代方法论研究中医,如辨证诊断标准化、微观化、单味中药或复方制剂对疾病作用机制的环节和靶点以及中药有效成分的研究等,对于中医在国际的推广将具有较大意义。

正是基于以上观点,顾仁樾选择从临床疗效较好的中药着手,进行药物组分与作用机制的研究,将古老中医学术经验进行现代化药理研究。顾仁樾在临床治疗中发现,白蒺藜对于心脑血管疾病的治疗往往可起到画龙点睛的作用。白蒺藜之名最早见于宋代苏颂的《本草图经》(1061 年),性微温,味辛苦;《神农本草经》将其列为上品,具有平肝解郁、活血祛风、祛痰止咳、宣痹通阳、补益肝肾、明目、利尿、止痒之功,可用于头痛眩晕、胸胁胀痛、乳闭乳痈、目赤翳障、风疹瘙痒等症。综合而言,白蒺藜兼有祛风、化痰、活血之功效,且既具有通利之功,又有补益之效。药学研究发现,白蒺藜及其提取物具有降血压,调控血脂,阻止动脉、心肌及肝脏脂质沉着,抗心肌缺血,改善血液流变学,抗血小板聚集,抗衰老等作用。白蒺藜为中医在心脑血管疾病中应用最多的一味中药之一,因而顾仁樾选择了将白蒺藜作为突破研究的对象。

### (三)白蒺藜有效组分的提取

对传统中药的开发离不开对药物有效成分的研究,这样更有利于中药在国际上的推广。10 余年来,工作室与中国科学院上海药物研究所进行了长期的合作,所提取的白蒺藜有效组分是中药白蒺藜全草中的有效成分。在临床应用白蒺藜治疗心脑血管病实践并确认其有效的基础上,10 余年来通过化学、药理、临床等多个学科密切合作,从白蒺藜中分得 40 多种化合物,最后确定 6 种呋甾皂苷(其中 5 种呋甾皂苷化合物为新化合物,并申请了发明专利)为主组成的有效组分。

### (四)白蒺藜有效组分的临床研究

对于提取的有效组分,工作室首先进行了一系列临床观察。1996 年的实验观察了白蒺藜有效组分之一 JL-1 对心脑血管疾病患者的临床疗效。研究采用随机、单盲法将 52 例心脑血管疾病患者分为 JL-1 治疗组和阿司匹林对照组,分别采用 JL-1(225mg/ 片)每日 3 次,每次 1 片,2 个月为 1 个疗程;以及阿司匹林肠溶片(375mg/ 片),每日 1 次,每次 1 片。每组治疗前后检测血液流变学和生理生化指标。研究表明,两组对头痛头晕、胸闷、四肢麻木、心悸等的症状改善均有显著意义,且两组间比较无明显差异。对血液流变学的各项检测指标也表明,两组均可显著降低高切、低切下的全血黏度、纤维蛋白原、血细胞比容,两组间比较无显著差异。而 JL-1 组在降低甘油三酯与升高高密度脂蛋白的疗效方面,均明显优于阿司匹林组。

在白蒺藜有效组分对动脉粥样硬化干预作用系列研究中,观察了白蒺藜胶囊治疗冠心病心绞痛的临床疗效。研究表明,其对冠心病心绞痛(胸痹)有较好的疗效,能改善心肌缺血、缓解心绞痛发作、减少硝酸甘油用量,并能降低血液黏稠度,使用期间未发现明显不良反应。另一项观察脑心多肽(白蒺藜有效组分)对动脉粥样硬化患者影响的研究中,62 例冠心病患者被随机单盲分为两组:脑心多肽组 32 例,银杏胶囊组 30 例。观察两组对血浆脂质过氧化物(LPO)、红细胞内超氧化物歧化酶(SOD)以及血流动力学的影响。研究表明,脑心多肽大、小剂量组有抗脂过氧化、提高红细胞内超氧化物歧化酶活性、抗血小板聚集、改善血液流变、降低纤维蛋白原作用,且在升高 SOD 以及降低纤维蛋白原方面优于银杏胶囊组。工作室又系统评价中药第 5 类新药脑心多泰胶囊(白蒺藜有效组分)治疗动脉粥样硬化性血栓性脑梗死(肝阳上亢、瘀血阻络证)的疗效及安全性。该研究采用随机双盲、平行对照、多中心临床研究,180 例符合要求的患者分为 3 组:A 组脑心多泰 30mg 剂量组、B 组脑心多泰 20mg 剂量组、C 组脑心多泰 0mg 剂量组(淀粉剂)。28 天后进行疗效评定。经 FAS、PPS 两种方法分析,A 组和 B 组两组均明显改善中医症状和疗效,减少神经功能缺损总分,提高 Barthel 指数总分百分比,改善神经功能缺损疗效,且以上均优于 C 组,经统计学处理有统计学意义。安全性方面,所有观察病例未出现过敏反应,无发生严重不良事件和不良反应。从而表明脑心多泰胶囊治疗动脉粥样硬化性血栓性脑梗死(肝阳上亢、瘀血阻络证)安全有效。

对与白蒺藜有效组分的研究还涉及了该组分对高血压患者的临床疗效的研究。研究表明,可改善高血压血瘀证患者血液流变性,减少血小板聚集及降低血脂,延缓高血压患者终末期损害。

**（五）白蒺藜有效组分的实验研究**

1. 药效学研究 1996 年,工作室与中国科学院上海药物研究所联合对白蒺藜有效组分之一 JL-1 进行了系列实验研究,包括对大鼠体外血小板聚集作用、对氯化钾(KCl)引起的离体兔主动脉血管平滑肌收缩的作用、大鼠体外血栓形成、家兔眼球结膜微循环障碍以及自发性高血压大鼠血清 $TXB_2$ 和 6-Keto-PGF1a 的作用。研究表明,JL-1 对由 ADP 引起的大鼠血小板聚集,由 KCl 引起的离体兔主动脉血管平滑肌收缩和大鼠体外血栓形成均有显著抑制作用,改善由高分子右旋糖酐引起的兔球结膜微循环障碍,显著降低正常大鼠和高血压大鼠 $TXB_2$ 含量。

2. 抗心肌缺血的研究 工作室建立了整体大鼠心肌缺血再灌注模型,并同时以白蒺藜有效组分[ 小剂量 15mg/(kg·d),大剂量 45mg/(kg·d)]对大鼠进行预处理。研究表明,白蒺藜有效组分可明显降低大鼠心肌缺血再灌注损伤(IRI)模型的肌酸激酶同工酶(CK-MB)活性、心肌梗死区重量 / 心脏重量比以及结扎后和再灌注不同时间点的 $\Sigma ST$,改善心肌细胞超微结构,升高心肌缺血再灌注模型大鼠血清一氧化氮(NO)水平,降低内皮素 1(ET-1)水平,从而表明其具有较强的抗心肌缺血和 IRI 作用。

3. 对动脉粥样硬化的影响 2003 年,工作室对白蒺藜有效组分进行了更进一步研究。研究将 33 只雄性新西兰大白兔随机分成正常对照组、高脂模型组、银杏胶囊组、脑心多肽小剂量组、脑心多肽大剂量组。大体形态、光镜显示,脑心多肽(白蒺藜有效组分)大小剂量组能减轻动脉粥样硬化病变程度,减少泡沫细胞层数,减轻平滑肌细胞增生。

工作室进一步对白蒺藜有效组分的抗动脉粥样硬化进行了分子水平的研究。研究小组建立了兔动脉粥样硬化模型,观察主动脉壁形态学改变、动脉粥样斑块病变程度,并用反转录聚合酶链反应(RT-PCR)方法测定动脉粥样硬化血小板源性生长因子 -A 基因表达的改变。研究表明,白蒺藜有效组分明显减少粥样斑块病变程度,降低生长因子 PDGF-A mRNA 表达水平。从而说明白蒺藜有效组分可能通过调控 PDGF-A mRNA 基因表达水平,干预动脉粥样硬化。

4. 抗高血压的研究 除自身具有一定降压作用外,白蒺藜有效组分抗高血压的作用更多体现在保护心、脑、肾等靶器官上。近期工作室对自发性高血压大鼠的抗心、肾纤维化作用进行了研究。研究小组测定了自发性高血压大鼠(SHR)的血压、左心室重量指数、心肌羟脯氨酸含量、肾病理变化及胶原沉积改变,并用 Western-blot 方法检测肾 BMP7、Smad5、Smad6 蛋白表达水平,探讨该组分抗肾纤维化的可能分子机制。结果表明,白蒺藜有效组分能降低 SHR 收缩压、心肌胶原含量,并从形态学角度证明了白蒺藜有效组分具有抗高血压心、肾纤维化作用。分子生物学研究表明,白蒺藜有效组分可能通过对 BMP/Smads 通路的调控改善高血压肾纤维化。

10 余年来,顾仁樾工作室围绕中心学术思想进行了系列研究。通过提炼学术经验,综合临床经验,选择最具代表性的药物或治则作为研究对象,申请了多项课题,进行了临床新药开发,申请了专利,取得了一定的成果。

【医案】

医案举例一:窦性心动过速(心悸)

患者,女,45 岁。诉 1 个月前由于工作压力大,心情烦闷,反复出现心悸、胸闷等症状,情绪波动较大时症状明显,深呼吸可稍缓解。于当地医院就诊,服用盐酸伊伐布雷定片(早晚各 1 片)无明显好转。就诊时诉自觉心慌、心跳加速,伴有乏力感,夜寐不安,纳可,二便调。查体神清,精神焦虑,血压 100/75mmHg,两肺呼吸音清,心率 114 次 /min,心律齐,各瓣膜听诊区未闻及杂音。查心电图示窦性心动过速。舌暗淡,苔薄白,脉弦。

西医诊断:窦性心动过速。

中医辨证:肝气郁结,心脉瘀阻。

治法:疏肝解郁,活血通脉。

处方:黄芪 30g,党参 15g,云茯苓 15g,白术 15g,白芍 15g,升麻 15g,葛根 15g,丹参 30g,川芎 12g,广郁金 12g,柴胡 9g,制香附 12g,枳壳 12g,茯神 15g,合欢皮 15g,珍珠母 30g,黄精 12g,龟甲 9g。7 剂,每日 1 剂,水煎服。

复诊:1 周后。诉心悸、睡眠状况明显改善,但仍自觉偶有胸闷,无其他不适。

调整方药:柴胡 9g,制香附 12g,川芎 12g,黄精 12g,白术 15g,白芍 15g,枳壳 12g,薄荷 6g,黄芪 30g,党参 15g,云茯苓 15g,升麻 15g,葛根 15g,当归 12g,生地黄 12g,熟地黄 12g,茯神 15g,合欢花 12g,珍珠母 30g。14 剂,水煎服,每日 1 剂。

后复诊,无明显心悸、胸闷,纳可,便调,夜寐安,舌淡,苔白,脉细。

按语:患者中年女性,接近围绝经期,情绪波动较大。由于工作压力大而心情抑郁烦躁,夜寐欠安;又因工作劳累,有一定的气虚。结合舌脉,该患者为肝郁气滞、心脉瘀阻,心神不安,故治以疏肝理气、活血通络、解郁安神。首方以黄芪、党参、白术、茯苓补中益气,升麻、葛根、丹参、川芎活血通络,广郁金、柴胡、制香附、枳壳疏肝理气,黄精、龟甲养阴,茯神、合欢皮、珍珠母宁心安神。

对于缓慢性心律失常,顾仁樾通过长期的临床实践和总结整理,形成了自己独特的治疗方案。她认为,该病的病机多本虚标实,本虚以心气虚、心脾肾阳虚、气阴两虚证多见;标实以夹瘀、夹痰、痰瘀互结为主。治疗当"实则泻之、虚则补之,扶正祛邪"为本,并以"温阳理气、活血化瘀"为主要治法,临床灵活运用参附细辛桂枝汤等方剂。

医案举例二:扩张型心肌病(心悸)

患者,男,43岁。因"反复胸闷、心悸、气促4年,加剧月余"就诊。患者素体虚弱,经常感冒,4年前曾患病毒性心肌炎,此后反复出现胸闷、心悸、气促等症状,长期口服速尿(呋塞米)、安体舒通(螺内酯)、倍他乐克、雅施达(培哚普利)等治疗,但症状仍时有反复。就诊时胸闷、心悸时有发作,短气乏力,畏寒怕冷,腰膝酸软,纳寐可,二便调。神清,神委,血压正常,两肺呼吸音清,心率86次/min,心律不齐,各瓣膜听诊区未闻及杂音。双下肢凹陷性水肿。心电图提示窦性心律,频发房性期前收缩,ST段压低。心脏彩超示左房室肥大,左室内径56mm,左室射血分数44%。舌暗淡,苔薄白,脉细涩。

西医诊断:扩张型心肌病。

中医辨证:阳虚水泛,气虚血瘀。

治法:益气温阳,活血利水。

处方:黄芪30g,附片9g,党参30g,桂枝12g,丹参30g,川芎12g,云茯苓15g,泽兰泻各15g,降香6g,薏苡仁30g,葶苈子15g,酸枣仁15g,炙甘草9g。14剂,每日1剂,水煎服。

复诊:胸闷、心悸明显改善。原方续服2个月,无明显心悸气喘,四肢温,纳可便调,夜寐安,舌淡,苔白,脉细。

按语:患者为中年男性,素体虚弱,又复感外邪,久病未愈,致心气亏虚,心肾阳虚,出现血瘀、水湿内停之证。方中黄芪补中益气、利水退肿,附片温肾助阳,同为君药。桂枝通阳化气,党参补气益肺脾,助君药以益气温阳,共为臣药。丹参活血祛瘀、养血安神,川芎辛散温通、活血祛瘀,云茯苓渗湿利水、健脾和胃、宁心安神,泽兰、泽泻活血祛瘀、利水消肿,薏苡仁利水渗湿、健脾和胃,葶苈子泻肺定喘、利水消肿,降香行气活血,酸枣仁养血安神,同为佐药。方中炙甘草益气和中,与桂枝通阳,并能减轻附子之毒性,同时起到调和诸药的作用,为使药。上方诸药合用,共奏温阳强心、化瘀利水、宁心安神、健脾和胃之功,可谓标本兼顾,扶正祛邪,达到改善机体微循环、增强心肌收缩力、增加心脏排出量、减轻心脏负荷、促进心室回缩的作用。

顾仁樾认为,慢性心功能不全以心气虚为发病基础,心阳虚是疾病发展的标志,心肾阳虚是疾病的重笃阶段,治疗当以益气温阳、补虚扶正为本,结合活血利水以祛除实邪,意在纠偏补弊,并根据辨证、辨病不同做相应调整,从而改善心功能,提高患者生活质量。

医案举例三:冠状动脉粥样硬化性心脏病(胸痹)

张某,男,68岁。2018年3月16日初诊。患者10余年前起出现胸闷、心慌,活动后加重,胸痛不明显,无头晕、晕厥,无活动后气急,无下肢浮肿,曾就诊于我院,心电图提示ST段压低,曾行冠脉造影术提示左回旋前段狭窄 90%,植入支架 1 枚(具体不详)。术后长期服用拜阿司匹灵、氯吡格雷、他汀类等药物治疗,后症情好转。近 3 周来,患者活动后胸闷心慌加剧,胸痛不剧,可平卧,时有头晕,纳差,无下肢水肿,故来门诊。冠心病病史 10 年,详见现病史,有慢性支气管炎病史 10 年余,具体治疗不详,现多年未发。否认糖尿病等其他内科疾病史,无肺结核、肝炎等传染病史,曾行冠脉支架植入手术。否认有烟酒等不良嗜好。刻下:胸闷心悸时作,活动后加剧,有时伴有气促,头晕,夜间可平卧,面色不华,口唇紫暗,平素畏寒肢冷,胃纳不佳,大便秘结,夜寐尚安。舌暗、边有瘀斑,苔薄白,脉沉涩。

西医诊断:冠状动脉粥样硬化性心脏病。

中医辨证:心血瘀阻型。

治则:疏肝行气,活血通络。

处方:血府逐瘀汤加减。生地黄 12g,桃仁 9g,红花 6g,当归 12g,炙甘草 15g,赤芍 12g,枳壳 12g,川芎 9g,牛膝 12g,柴胡 9g,桔梗 6g,麦冬 12g,甘松 15g,党参 15g,黄芪 15g,肉桂 3g。7 剂。水煎服,每日 1 剂,早晚分服。同时嘱患者续服西药。

二诊:2018 年 3 月 30 日。服上药 7 剂,自觉胸闷、心悸症状好转,纳食好转,胸闷偶作,仍有眩晕不适,夜间平卧,上下楼梯后觉气促,无明显咳嗽咳痰,大便通畅,夜寐安。舌暗,瘀斑稍好转,苔薄白,脉沉细涩。查体:神清,精神稍萎靡,面色欠华,两肺呼吸音清,未及干湿啰音,心率 75 次 /min,律欠齐,可及期前收缩 1~2 次 /min,未及杂音,腹检(-),神经系统(NS)(-),双下肢压迹(-)。前方加葛根 30g、威灵仙 15g。续服 14 剂,水煎服,每日 1 剂,早晚分服。

三诊:2018 年 4 月 13 日。服上药后,胸闷、活动后气促症状明显好转,纳食如常,头晕好转,上下楼梯仍觉少气,二便调,动则汗出,舌淡,苔薄白,脉沉。查体:神清,精神欠振,面色欠华,两肺呼吸音清,未及干湿啰音,心率 80 次 /min,律欠齐,可及期前收缩 1 次 /min,未及杂音,腹检(-),NS(-),双下肢压迹(-)。

处方:血府逐瘀汤合六君子汤加减。前方加白术 15g、茯苓 15g、陈皮 12g、半夏 15g。继服 14 剂,水煎服,每日 1 剂,早晚分服。

服上药月余,诸症明显缓解,继以前法调理,诸症渐平。

按语:本案患者为老年男性患者,既往有冠状动脉粥样硬化性心脏病及高血压病史,症状明确而典型。中医认为,本病可属"胸痹"范畴。所谓胸痹,侠义是指胸部闷痛甚则胸痛彻背、短气、喘息不得卧为主症的一种疾病,轻者仅感胸闷如窒、呼吸欠畅,重者则有胸痛,严重者心痛彻背、背痛彻心。现代常常辨病与辨证相结合,认为冠心病归属于胸痹范畴,而不一定有典型的心前区疼痛症状,也可表现为胸闷、心悸等。中医关于胸痹的病机,可谓各家学说,众说纷纭。最著名的当属汉代张仲景《金匮要略》正式提出胸痹病名并进行了专门论述:"胸痹之病,喘息咳唾,胸背痛,短气,寸口脉沉而迟,关上小紧数,栝蒌薤白白酒汤主之";"胸痹不得卧,心痛彻背者,栝蒌薤白半夏汤主之"。现代对于该病的发生,多认为与寒邪内侵、饮食不当、情志失调、年老体虚等因素有关。病机有虚实两方面:实为寒凝、气滞、血瘀、痰阻,痹遏胸阳,阻滞心脉;虚为心脾肝肾亏虚,心脉失养。病情进一步发展,瘀血闭阻心脉,可心胸猝然大痛,而发为真心痛。如心阳阻遏,心气不足,鼓动无力,可见心动悸、脉结代;若心肾阳虚水邪泛滥,水饮凌心射肺,可出现咳喘、肢肿等。

本病辨治关键,在于察该患者时有胸闷、心悸,活动后加重,平素气促,舌暗、边有瘀斑,考虑证为心血瘀阻。顾仁樾认为,该患者为老年,长期患病,气血亏虚,且久病入络,必有瘀血痹阻经络,阻滞气机,发为胸痹。故心血瘀阻为本病的关键病机。关于该病的治疗,结合患者症情,当以《医林改错》血府逐瘀汤加减。

血府逐瘀汤为著名理血剂,具有活血化瘀、行气止痛之功。原书主治(《医林改错》卷上)"头痛""胸疼""胸不任物""胸任重物""天亮出汗""食自胸右下""心里热(名曰灯笼病)""瞀闷""急躁""夜睡梦多""呃逆(俗名打咯忒)""饮水即呛""不眠""小儿夜啼""心跳心忙""夜不安""俗言肝气病""干呕""晚发一阵热"。唐宗海《血证论》卷八云:"王清任著《医林改错》,论多粗舛,惟治瘀血最长。所立三方,乃治瘀活套方也。一书中惟此汤歌诀'血化下行不作痨'句颇有见识。凡痨所由成,多是瘀血为害,吾于血症诸门,言之綦详,并采此语以为印证。"该方主治胸中血瘀证。胸痛,头痛,日久不愈,痛如针刺而有定处,或呃逆日久不止,或饮水即呛,干呕,或内热瞀闷,或心悸怔忡,失眠多梦,急躁易怒,入暮潮热,唇暗或两目暗黑,舌质暗红,或舌有瘀斑、瘀点,脉涩或弦紧。临床常用于治疗冠心病心绞痛、风湿性心脏病、胸部挫伤及肋软骨炎之胸痛,以及脑血栓形成、高血压、高脂血症、血栓闭塞性脉管炎、神经症、脑震荡后遗症之头痛头晕等属瘀阻气滞者。本方主治诸症皆为瘀血内阻胸部,气机郁滞所致。即王清任所称"胸中血府血瘀"之证。胸中为气之所宗,血之所聚,肝经循行之分野。血瘀胸中,气机阻滞,清阳郁遏不升,则胸痛、头痛日久不愈,痛如针刺,且有定处;胸中血瘀,影响及胃,胃气上逆,故呃逆干呕,甚则水入即呛;瘀久化热,则内热瞀闷,入暮潮热;瘀热扰心,则心悸怔忡,失眠多梦;郁滞日久,肝失条达,故急躁易怒;至于唇、目、舌、脉所见,皆为瘀血征象。治宜活血化瘀,兼以行气止痛。方中桃仁破血行滞而润燥,红花活血祛瘀以止痛,共为君药。赤芍、川芎助君药活血祛瘀;牛膝活血通经,祛瘀止痛,引血下行,共为臣药。生地黄、当归养血益阴,清热活血;桔梗、枳壳,一升一降,宽胸行气;柴胡疏肝解郁,升达清阳,与桔梗、枳壳同用,尤善理气行滞,使气行则血行,以上均为佐药。桔梗并能载药上行,兼有使药之用;甘草调和诸药,亦为使药。合而用之,使血活瘀化气行,则诸症可愈,为治胸中血瘀证之良方。考虑患者为老年患者,久病必虚,久病入络,气血必虚弱,采用黄芪与活血药相配,使气旺则血行,活血而不伤正,取气为血帅、气行则血行之意,共奏补气活血通络之功;且黄芪兼有利水之功,一举两得。桂枝为温阳通络之品,佐以桂枝开痹散寒,如疼痛较为明显,则易桂枝为肉桂,则开胸止痛效果更佳。

顾仁樾根据多年临床经验,因患者时有期前收缩,故加用甘松理气止痛。现代药理研究表明,甘松具有抗心律不齐的作用,对异位性室性节律的抑制强于奎尼丁。

二诊患者仍有头晕。顾仁樾引《慎斋遗书》云:"头为诸阳之首,病患头晕,清阳不升也。"治以升清降浊为主,而葛根"气味皆薄,最能升发脾胃清阳之气"。加用葛根鼓舞脾阳阳气上升,从而治头晕。现代药理研究表明,葛根具有抑制血小板聚集,扩张脑血管,降低脑血管阻力,增加脑血流量,改善脑微循环的作用。

三诊患者诸证好转,宗六君子汤意,继以理气活血、健脾益气药善后。六君子汤乃四君子汤加陈皮以理气散逆,调理脾胃;再加半夏以燥湿除痰而成!治疗气虚有痰,脾虚腹胀鼓胀等。因其和四君子之药皆是中和之品,故名六君子也。至于四君子汤就是人参、土炒白术、茯苓各二钱,炙甘草一钱,生姜三片,大枣二枚。人参甘温大补元气为君药,土炒白术苦温燥湿、健脾补气为臣药,茯苓甘淡、渗湿泻热为佐,甘草甘平和中益土为使。气足脾胃运化强健,饮食倍进,则其他脏腑滋养有源而令整体身强。故六君合血府逐瘀汤可有益气健脾、活血化瘀之功,诸证渐消。

医案举例四:脑动脉供血不足(眩晕)

李某,男,66 岁。2018 年 6 月 16 日初诊。患者 2 周前在公园散步时,无明显诱因情况下出现头晕,伴双下肢乏力,行走欠稳,向前倾倒,无耳鸣,不伴视物模糊,休息约 15 分钟后症情缓解。当时未予重视,回家后仍自觉头晕,下肢乏力。1 周前于中山医院门诊查头颅 CT 示脑内少许腔隙灶,两侧上颌窦少许炎症。颈动脉 B 超示双侧颈动脉内膜增厚,双侧颈动脉供血降低,右侧颈动脉硬斑形成。TCD 示双侧椎 - 基底动脉、左侧颈内动脉外段血流速度减慢,提示脑供血不足。给予活血、扩血管等对症治疗后,效果不明显。遂于今日来诊。既往有腰椎间盘突出 5 年,有高脂血症病史,否认高血压、糖尿病等内科慢性疾病病史。曾少许饮酒数年,现已戒酒。刻下:头晕,双下肢乏力,行走欠稳,形体偏胖,少气懒言,平素畏寒,动则汗出,时伴有胸闷,休息后可好转。胃纳可,夜寐欠安,小便调,大便干结。舌淡暗、边有瘀斑,舌下脉络迂曲,苔薄白,脉细。

西医诊断:脑动脉供血不足,高脂血症。

中医辨证:气虚血瘀。

治则:健脾益气,活血通络。

处方:补阳还五汤加味。黄芪 60g,川芎 12g,当归 15g,地龙 9g,桃仁 9g,红花 9g,赤芍 15g,炒枳实 15g,葛根 30g,牛膝 12g,炙甘草 9g。7 剂。水煎服,每日 1 剂,早晚分服。同时嘱患者续服西药。

2018 年 6 月 23 日二诊:服上药 7 剂,自觉头晕、畏寒、大便干结症状好转,但仍觉下肢乏力、时有四肢麻木,夜寐欠安,舌质暗淡,舌底脉络稍迂曲,苔薄白,脉细。查体:神清,精神欠振,两肺呼吸音清,未及干湿啰音,心率 68 次 /min,律齐,未及杂音,腹检(-),NS(-),双下肢压迹(-)。

处方:生脉散加减。前方去葛根,加三棱 9g、莪术 15g、酸枣仁 15g。续服 14 剂,水煎服,每日 1 剂,早晚分服。

2018 年 7 月 6 日三诊:服上药后,头晕、乏力症状基本消失,行走如常,但仍觉少气,夜寐多梦,胃纳尚可,二便调,夜寐欠安,舌淡,苔薄白,脉细。

处方:柴胡疏肝散加减。前方去三棱、莪术,加党参 30g、白术 15g、茯苓 12g。继服 14 剂,水煎服,每日 1 剂,早晚分服。

服上药月余,诸症明显缓解。继以前法调理,诸症渐平。

按语:本案患者为老年男性,脑动脉供血不足,是一种人脑某一局部的血液供应不足,从而引发脑部缺血缺氧而出现一系列脑部功能障碍临床表现的疾病,临床主要分为运动神经功能失灵、感觉功能障碍、精神意识异常等几大类型。症状归纳起来,主要表现在:头晕,特别是突然感到眩晕;肢体麻木;暂时的吐字不清或讲话不灵;肢无力或活动不灵;与平日不同的头痛;突然原因不明的跌跤或晕倒;短暂的意识丧失或个性和智力的突然变化;全身明显乏力,肢体软弱无力;恶心呕吐或血压波动;整天昏昏沉沉的欲睡;脑供血不足患者一侧或某一肢体不自主地抽动;患者突然但暂时出现的视物不清。西医认为,该病是由供脑血管病变引起的一过性或短暂性、局灶性脑或视网膜功能障碍,临床症状 24 小时内完全缓解,不留神经功能缺损症状和体征。如果神经症状的持续时间大于 24 小时,则属于脑血管意外。本病在中医范畴内并无特定病名,发作时隶属于中风范畴,根据其发病时症状及证候治疗等特点属于中风先兆。先兆期为肝阳上亢,内风旋动,表现出一派动象,符合风邪的致病特点,即"中风急性期,风性善行而数变"。而不发作时,根据其临床表现,可归于眩晕、头痛等范畴。

本案患者为典型的脑动脉供血不足症,根据其主要表现,将其纳入"眩晕"范畴。眩晕是由于情志、饮食内伤、体虚久病、失血劳倦及外伤、手术等病因,引起风、火、痰、瘀上扰清空,或精亏血少,清窍失养,以头晕、眼花为主要临床表现的一类病证。顾仁樾综合本案患者症状及舌脉表现,认为本病为"虚"所引发。《黄帝内经》首先提出了"虚可致眩"的观点。《灵枢·卫气》认为:"上虚则眩。"《灵枢·口问》说:"上气不足,脑为之不满,耳为之苦鸣,头为之苦倾,目为之眩。"《灵枢·海论》指出"脑为髓之海",而"髓海不足,则脑转耳鸣",认为眩晕一病以虚为主。明代张介宾在《黄帝内经》"虚可致眩"的理论基础上,更对该理论的病因病机及治疗方案作了详尽论述。

顾仁樾综合前人论述,认为"无虚不能作眩"之论点,多见于老年患者,总因脾肾气衰,脉道不畅,血液不能上奉于脑,致脑失濡养而成眩。本案患者年老,常有气血亏虚,脑失所养;脾失健运,痰浊中阻,清阳不升,故见头晕;脾气亏虚,不能行血,瘀血阻滞脉络,血液不能上供于脑及四肢,可见头晕,下肢乏力、行走不稳;气虚不能固表,症见畏寒汗出;脾气亏虚,运化乏力,故而大便干结;气血亏虚,不能濡养心神,故而夜寐欠安。然其病理结果总属气虚血瘀,脉络不通。

咎其治疗,可以补阳还五汤加减益诸脏之气,活一身之血,以改善局部血液循环,促进神经功能恢复。补阳还五汤为王清任《医林改错》中治疗气虚血瘀的经典方。重用黄芪为君,入肺、脾、肾三经,善补一身之气,大补脾胃之元气,使气旺血行,瘀去络通。当归为臣,长于活血,兼能养血,因而有化瘀而不伤血之妙。赤芍、川芎、桃仁、红花共为佐药,助当归活血祛瘀;地龙、葛根、牛膝为使而通经活络,甘草同为使药而调和诸药。本方的配伍特点在于大量补气药与少量活血药相配,气旺则血行,活血而又不伤正,共奏补气活血通络之功。王清任在《医林改错·半身不遂论叙·半身不遂本源》中云:"夫元气藏于气管之内,分布周身,左右各得其半。人行坐动转,全仗元气。"王清任认为:人体的阳气,原本左右各五成,若一个人失去五成元气后,就会患半身不遂。这个方子,重用黄芪,能使亏空的五成元气恢复回来。元气又叫阳气,所以叫"补阳还五汤"。

另外,顾仁樾善将西医研究成果应用于中医临床。现代药理研究表明,补阳还五汤能增加血小板内环磷酸腺苷的含量,抑制血小板聚集和释放反应,抑制和溶解血栓,以改善微循环,促进侧支循环。其中,黄芪含多糖、黄酮类,具有提高机体抗脂质过氧化及清除自由基作用,可增强机体抗氧化能力,能够改善微循环,改善血液流变,对红细胞的变形能力有激活和恢复能力,并能抑制血栓形成及降低血小板的黏附率;桃仁、红花、当归、川芎具有抗凝及抑制血小板聚集作用,改善血流瘀滞状态,恢复正常的血液供应;地龙具有激活纤溶酶原作用,能溶解血栓及动脉硬化斑,同时可软化血管,恢复动脉弹性;葛根含葛根黄酮,有明显扩张脑血管、增加脑血流量、改善脑循环作用。诸药配伍,能有效扩张椎-基底动脉,改善其供血作用。

二诊患者头晕、乏力症状基本消失,行走如常,但仍觉时有肢体麻木,夜寐欠安,舌底脉络稍迂曲,苔薄白,脉细。顾仁樾考虑此为血瘀日久,脉络不通,见四肢麻木,心脉受阻,心神失养,阳不入阴,神不守舍,而致入眠不易,梦中惊魇;因病致瘀,多为顽固性不寐迁延日久,邪气扩散,由气传血,由经入络,此即"久病必瘀"。瘀阻已成,内扰心神,外现血瘀之征象。故纳入活血通络之三棱、莪术,同时予酸枣仁养心安神。现代药理表明,三棱有抑制血小板聚集、延长血栓形成时间、缩短血栓长度和减轻血栓重量的作用,还有延长凝血酶原时间及活化部分凝血活酶时间的趋势,降低全血黏度。莪术增加股动脉血流量的作用在活血化瘀药中最为明显。综观全方,诸药合用,健脾益气、活血通络、安神,头晕症状可除。

三诊患者诸症皆好转,考虑患者年老体弱,气虚日久,顾仁樾宗四君子汤意,纳入党参、白术、茯苓。四君子汤为治疗脾胃气虚证的基础方。《医方集解·补养之剂》云:"此手足太阴、足阳明药也。人参甘温,大补元气,为君。白术苦温,燥脾补气,为臣。茯苓甘淡,渗湿泻热,为佐。甘草甘平,和中益土,为使也。气足脾运,饮食倍进,则余脏受荫,而色泽身强矣。"顾仁樾以四君子汤合补阳还五汤调理,而诸证渐平。

医案举例五:冠状动脉粥样硬化性心脏病(水肿)

戴某,女,71 岁。2018 年 5 月 2 日初诊。患者自 3 年前起,逐渐出现下肢浮肿,腹胀,伴有活动后气短乏力,畏寒,且症状逐渐加重。近 1 年来,患者登 1 层楼梯即感胸闷、心悸、气促,甚至夜间睡眠时有呼吸困难,咯吐白色泡沫痰,需端坐后好转。半年前,患者逐渐出现下肢浮肿逐渐加重,至医院就诊,诊断为冠心病、慢性心功能不全,长期服用地高辛、利尿剂、长效异乐定(单硝酸异山梨酯缓释胶囊)等,未见明显效果,病情仍反复发作。遂来诊。既往否认其他慢性疾病病史。刻诊:下肢浮肿,腹部胀满,稍有活动如登 1 层楼梯即感胸闷、气短、乏力,需休息后好转,夜间睡眠时有呼吸困难,纳食减少,平素畏寒,腰背酸痛,双膝酸软,腹胀,尿量偏少,大便质偏稀薄。舌淡紫,苔薄白,脉沉细涩。

西医诊断:冠状动脉粥样硬化性心脏病,慢性心功能不全,心功能 3 级。

中医诊断:心肾阳虚。

治则:温肾强心,利水消肿。

处方:真武汤加减。制附片 15g,茯苓 15g,猪苓 15g,白术 12g,桂枝 9g,生姜 9g,赤芍 15g,白芍 15g,泽泻 12g,泽兰 12g,丹参 30g,川芎 12g,菟丝子 12g,川断续 12g,炙甘草 9g。7 剂。水煎服,每日 1 剂,早晚分服。同时嘱患者续服西药。

二诊:2018 年 5 月 9 日。服上药 7 剂,自觉下肢浮肿减轻,夜间可平卧,咳嗽咳痰稍减少,腹胀好转,大便稀薄,登楼梯时仍气短,畏寒,时有腰酸背痛,舌质暗淡,苔薄白,脉沉细涩。前方去桂枝,加肉桂 6g、杜仲 15g。续服 14 剂,水煎服,每日 1 剂,早晚分服。同时嘱患者继续服用西药。

三诊:2018 年 5 月 23 日。服药后,下肢浮肿基本消失,可登 3 层楼梯,畏寒及腰背酸痛好转,胃纳欠佳,小便调,大便仍稀薄,口淡,舌淡,苔白腻,脉细。前方去生姜,加干姜 9g、厚朴 12g。继服 14 剂,水煎服,每日 1 剂,早晚分服。同时嘱患者续服西药。

服上药月余,下肢浮肿、腹胀消失,活动后气短乏力明显缓解,继以前法调理,诸症渐平。

按语:本病患者为慢性心功能不全患者,以下肢浮肿、腹部胀满等右心功能不全症状为主要表现,故可归于"水肿"范畴。本病在《黄帝内经》中称为"水",并根据不同症状分为风水、石水、涌水。《灵枢·水胀》对其症状作了详细的描述,如"水始起也,目窠上微肿,如新卧起之状,其颈脉动,时咳,阴股间寒,足胫瘇,腹乃大,其水已成矣。以手按其腹,随手而起,如裹水之状,此其候也"。至于其发病原因,《素问·水热穴论》指出:"故其本在肾,其末在肺。"顾仁樾认为,水肿的基本病机是肺失宣降通调,脾失转输,肾失开合,膀胱气化失常,导致体内水液潴留,泛滥肌肤。在发病机理上,肺、脾、肾三脏相互联系,相互影响,又与心密不可分。盖水为至阴,故其本在肾;水化于气,故其标在肺;水唯畏土,故其制在脾。本患者老年,脏腑功能失调,乃肾阳虚衰,火不暖土,肾虚水泛,上泛心肺,而致水肿。

顾仁樾又言,本患者先出现水肿,且水肿日久不消,后出现心悸,故可考虑为"心肾阳虚证"。此类患者除有畏寒肢冷外,往往伴有腰膝酸软或酸冷等明显的肾阳虚见症。肾阳虚不能气化水液,水液内停,泛溢肌肤则浮肿;小便化源不足,故尿少,水气凌心,致心阳虚衰,鼓动乏力,故心悸;阳虚水泛,上攻于肺,肺虚则气不化精而化水,水液停聚,可见咳喘咳痰。患者出现的胸闷气短、咳喘,传统中医理论认为乃寒水射肺所致。实乃心阳虚无力行血,血滞肺脏,肺气壅滞,宣降不利,肺气上逆之故。

故而,顾仁樾认为,本患者为老年,反复呼吸困难3年余,脏腑功能失调,脾肾两虚,每于外邪引动,导致心气、心阳衰惫,无力鼓动血行,血液瘀滞,水液停聚,腹胀,进而下肢浮肿。总之,本患者发病时心肾阳虚,因精气不足,而致肾不纳气,心阳不振。

顾仁樾认为,慢性心功能不全的形成,心肾阳虚是关键,喜用《伤寒论》温肾强心、利水消肿之真武汤加减。正是取其壮火制水之意,乃是治本之大法。真武汤在《伤寒论》中有2条:一条是太阳病篇82条,"太阳病发汗,汗出不解,其人仍发热,心下悸,头眩,身瞤动,振振欲擗地者,真武汤主之";另一条是少阴病篇316条,"少阴病,二三日不已,至四五日,腹痛,小便不利,四肢沉重疼痛,自下利者,此为有水气。其人或咳,或小便利,或下利,或呕者,真武汤主之"。前者为发汗过多,损伤阳气,外则不能解太阳之邪,内而伤及少阴之气;后者是少阴本经自病,阳虚水气内停证也。水的气化、温煦、统摄、输布等,主要依赖肾中阳气之蒸腾,如果肾中阳气虚弱,不能温化水气,则水便会成为致病因素而充斥于三焦,出现头眩、心下悸、气短、浮肿、畏寒肢冷、身痛,以及咳、呕等水气泛滥之证。真武汤正是为阳虚水泛而设,其方药不外乎扶阳与散水,即扶少阴心肾之阳,摄失约之水。方中用大辛大热之炮附子为主药,壮肾中之阳,使水有所主;辅以白术之苦燥,建立中气,使水有所制;佐以生姜温散水邪,更以白芍酸敛和营,使阳气归附于内,并可缓解附、姜之辛温,不使其伤阴。诸药相合,共奏温阳利水之功效。方名真武,盖取固肾之义。西医学研究证明,真武汤有改善血液循环、增加肾脏血流量、提高心肌收缩力、兴奋中枢神经、调节胃肠功能等作用。

另外,真武汤治疗本证,尚可结合《素问·汤液醪醴论》治水三法,疗效更甚。本证治疗,采用了洁净府和去宛陈莝法。如洁净府法(净府,指膀胱),意在行水利尿,使水邪从下消散。患者右心衰竭,见下肢浮肿、腹胀腹水、小便不利,可配合桂枝、猪苓、泽泻利水消肿。另,患者久病必瘀,且心肾阳虚每致气血运行不利,亦采用"去宛陈莝"法。日久为陈,瘀积为宛,腐浊为莝。去宛陈莝,乃散结通络、活血化瘀之意。心力衰竭有发绀、下肢浮肿、舌质暗等,均提示有瘀血存在。《金匮要略》水气病篇云:"血不利则为水。"故顾仁樾治疗本病在真武汤基础上,佐以去宛陈莝法,加用了赤芍、泽兰、丹参、川芎等活血化瘀之品。

综合本方,以附子温肾阳,苓、术温脾阳;白芍阴柔以制术、附之燥,且合生姜和营卫,猪苓、桂枝、泽泻利水消肿,赤芍、泽兰、丹参、川芎等活血化瘀,川断续、菟丝子温肾助阳、强腰膝。诸药合用,共奏温肾强心、利水消肿之功效。

二诊时患者症状改善,但仍畏寒,时有腰酸背痛,实乃肾阳虚衰、阳气不固所致,故方易桂枝为肉桂,加用杜仲强腰膝。肉桂辛、甘、大热,可补元阳、暖脾胃、除积冷、通血脉。肉桂与桂枝同生于桂树,肉桂为桂树皮,桂枝为桂树嫩枝。二者皆有温营血,助气化,散寒凝的作用。但肉桂长于温里止痛,入下焦而补肾阳,归命火;桂枝长于发表散寒,振奋气血,主上行而助阳化气,温通经脉。现代研究表明,肉桂对垂体后叶素引起的家兔急性心肌缺血有改善作用;能增加豚鼠离体心脏的冠脉流量,并能对抗垂体后叶素所致豚鼠离体心脏的冠脉流量减少,促进心肌及胸部侧支循环开放,从而改变其血液供应,呈现对心肌的保护作用。故此时易桂枝为肉桂,着重取其温补肾阳作用。

三诊时患者下肢浮肿基本消失,可登3层楼梯,畏寒及腰背酸痛好转,胃纳欠佳,口淡,为阳虚日久,脾肾互为影响所致。肾为先天之本,脾为后天之本,肾阳虚衰不能温养脾阳,导致脾肾俱虚。脾虚阳气不足,多引起大肠功能失调,导致脾虚泄泻。加用干姜味辛,温中散寒,回阳通脉,燥湿消痰;厚朴行气消积,燥湿除满,降逆平喘。余宗首诊方意,继用前法调理而诸证渐平。

(陈昕琳 刘 宇 陈 伟 马贵萍 陈 冉 靳琪鹏)

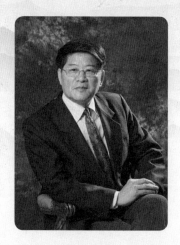

## 周 端

## 一、个人简介

周端(1950—),男,医学硕士,上海中医药大学教授,主任医师,博士研究生导师,博士后合作导师。全国名老中医学术传承工作团队导师,龙华医院名中医工作室导师。中华中医药学会膏方委员会名誉主任委员,中华中医药学会心病分会常务理事,中华中医药学会名医学术研究分会副主任委员,上海市中西医结合学会养生学与康复医学专业委员会名誉主任委员,上海市食疗研究会副会长,上海市中医药学会膏方分会主任委员,上海市中医药学会心病专业委员会常务委员,国家中医药管理局"十二五"重点专科预防保健科专科带头人,上海市中医心病优势专科学科带头人,上海中医药大学心病学术团队学术带头人,龙华医院学术委员会副主任,高血压研究室主任。上海市卫生系统高级职称评审委员会委员,国家药典委员会《临床用药须知》中医专家组成员,科技部科技人员服务企业特派员,《中医杂志》审稿专家,国家自然科学基金委员会评审专家,中华医学科技奖第二、三届评审委员,教育部科学基金及成果评审专家,上海市科学技术委员会基金及成果评审专家。

1975年毕业于上海中医学院中医系,先后师从江克明、吴圣农、姚培发等多位名家。静心探索,理论扎实,师古而不泥古,创新而不离中医宗法。至今,已从事中医临床、教学、科研工作40余年。临证实践方面,熟读经典,潜心研读《黄帝内经》《伤寒论》《难经》《金匮要略》等经典医书。周端认为《金匮要略》所确立的整体观、阴阳五行、辨证施治的理论仍是现今中医学的基石,其所采用的脏腑经络以及八纲辨证仍是现今中医内科学最基本和重要的辨证方法,其所确定的治未病、标本缓急、扶正祛邪及脏腑补泻的基本治则,仍是现今中医内科的基本治则,其方药组成理论更为后世之楷模。科研工作方面,先后承担了国家级课题4项,省部级课题10余项,发表各类论文200余篇,编写专著2部、全日制教材1部(副主编)、创新教材1部(主编),作为编委2次参加《中华人民共和国药典临床用药须知:中药成方制剂卷》的编写。共同负责国家新药基金项目等的开发研究,脑心多肽获得了药物临床研究批件,并获得上海市科学技术进步奖三等奖。主持的三七花总皂苷的开发,获得了上海市科学技术委员会、上海市经济委员会多项资助,申报并获得3项专利,获得了上海市医学发明奖。

在教学方面,至今培养了博士研究生 9 名、硕士研究生 15 名,目前仍有 2 名博士、2 名硕士在读。并指导龙华医院及浦东分院、长宁区等多名中青年培养对象,获得了上海中医药大学以及上海中医药大学龙华临床医学院优秀研究生导师称号。

## 二、学术理论与学术观点

### (一)心系疾病多以心为中心,重视心与各脏腑关系

周端认为"心者五脏六腑之大主","心"是脏腑中重要的器官,各脏腑在心的领导下互相联系,分工合作,构成一个有机的整体,心与小肠、脉、面、舌等构成心系统。心,五行属火,为阳中之阳脏,主血脉,藏神志,与四时之夏相通应。心的功能主要为主血脉、主神志、主汗。其与各脏腑的关系:心开窍于舌,其华在面。心的气血强弱,往往可以从舌的变化上反映出来,亦可显露于面部的色泽变化。

### (二)调畅三焦气机,活血化瘀贯始终

周端结合多年临床经验及诸多医家对心病的认识,认为气滞血瘀是导致心悸胸痹的基本病机,若外感六淫、寒热之邪伤劫血液,或情志不和,波及血行,或生活失节,血阻脉中,均会致瘀血内潜,心血不畅,血流不通,脉道不利,不通则痛;血脉受阻,扰动心神,神不清明,则发惊悸、怔忡。老年心悸胸痹常出现不同程度血瘀证,治疗中要结合理气活血化瘀才能显效。

周端常用檀香、瓜蒌皮、郁金、延胡索等理气宽胸药,丹参、川芎、红花等活血化瘀药,临证相须为用。旋覆根通调气机,降逆化浊,枳壳长于理气宽胸;陈皮其气芳香,辛行苦降,功善理气健脾、燥湿化痰;橘络功能行气通络,化痰止咳;薤白辛开苦降温通,善于宣通胸中阳气,温散阴寒痰浊凝滞,疏通胸中气机。

活血化瘀药的应用在所有方中均有出现。常用的药物有当归、丹参、川芎、红花、桃仁、赤芍、牛膝、血余炭等。以丹参、川芎最为常用。川芎,味苦性温,是活血化瘀、祛风止痛之要药。《日华子本草》载川芎"治一切风,一切气,一切劳损,一切血"。

周端善用虫类药,认为其善破积消结、搜风剔络、活血祛瘀、宣风泄热,性善行走攻窜,通经达络,搜剔疏利。此外,虫类药因与人类体质较接近,易被人体吸收利用。周端尤其善用水蛭。水蛭,别名蚂蟥、马鳖、肉钻子,味咸、苦,性平,有小毒,归肝经;功善破血逐瘀,通利水道;咸苦入血分,力峻效宏,为化瘀通络、消癥祛积之要药。《本草纲目》谓:"咸走血,苦胜血。水蛭之咸苦,以除蓄血……"体外抗凝实验表明,水蛭活性成分对凝血酶具有十分显著的抑制作用,并有一定程度增加心肌血流的作用,对组织缺血、缺氧有保护作用。临床取其破血逐瘀之功,常用于治疗血滞经闭、腹中肿块、跌打损伤、瘀血作痛、脑卒中半身不遂等。用于体虚者,可配伍人参、当归等补益气血之品,以防伤正。亦可用于高血压及脂代谢异常患者,其常用剂量为 6g,临床应用有良效。

周端还常用地龙治疗肝阳上亢、肝风内动之眩晕头痛、风湿痹痛、肺热或过敏性咳喘等,常用剂量为 9g。

穿山甲性微寒,入肝、胃经;咸能软坚,性善走窜,可透达经络,直达病所;功善散风通络,通经下乳,消肿排脓。《医学衷中参西录》谓:"穿山甲,味淡性平,气腥而窜。其走窜之性,无微不至,故能宣通脏腑,贯彻经络,透达关窍。凡血凝血聚为病,皆能开之。"临床治疗胸痹心痛之病证,见胸闷、短气、心胸阵痛如针刺、入夜更甚、舌质紫暗、脉沉涩者,尤为适用。然此药败血破气,有伤胃气之虞。周端常用穿山甲30g,生白术90g,打粉服,4g/d,1 个月 1 个疗程。

《素问·五脏生成》王冰注："气行乃血流。"气是推动血行脉中之动力。治血首治气,使气机调畅,气和则血和。只有善于利用气与血的协同关系,才能取得事半功倍的疗效。

### (三)学崇丹溪,重视气阴

周端博采历代医家学说,但不故步自封,墨守成规,而是溯源《内》《难》,发微仲景,融汇金元四大家之所长,结合现代人的致病特点,对朱震亨之滋阴法特别推崇,擅用经方,又不受经方的拘束,临证坚持辨证论治的基本原则,处方用药以寒热表里虚实为纲目,往往经方、时方并用。

周端潜心研究心血管疾病多年,认为多数患者长期受疾病所扰,病程后期常常出现便秘、尿频、尿浊、潮热或盗汗或遗精、多食、腰膝酸软、五心烦热、心慌、气短、眠差、消瘦、肢体麻木等。周端认为此慢性疾病多属气阴两伤,脾肾阳虚,心血或滞或不足,治疗宜标本兼顾,益气养阴,补益肝肾。组方常用生黄芪、太子参、生白术、南北沙参、生地黄、麦冬、黄精、玉竹等。生黄芪功善健脾补气,补气升阳之功佳;太子参、白术加强健脾益气之功,使气血津液生化得复,而使津液生成增加;沙参甘凉柔润,配合麦冬、玉竹可益气养阴生津,清胃热、养胃阴。地黄乃补肾家之要药,益阴血之上品。其养血补阴,补而不腻,于方中常加入丹参、川芎、郁金等理气活血药,使津液营血得以流动濡养全身。在滋阴同时选加白术、茯苓等药味甘平者,健脾益气助运,盖阳能化阴,气行则津行,热去津存。

若中焦湿阻,患者胃纳不舒、嗳气反酸,多选生薏苡仁、苍术、厚朴、砂仁、郁金等通利中焦气机,祛湿化浊,切不可乱投燥烈之品重创阴津。若患者出现气虚血滞、阴虚血滞所致的瘀滞脉络,影响目络出现目糊或眼底出血,常用菊花、青葙子明目;影响下肢则出现下肢的乏软无力、麻木,用川芎、鸡血藤、络石藤、当归活血养血通络,佐以桂枝、威灵仙等温经祛寒;若疾病后期肾失封藏,肾阳衰微,水饮上凌心肺,表现为浮肿、喘促,常用何首乌、女贞子、桑椹、枸杞补肾生精,萆薢、车前子、茯苓利水消肿;若阴伤津亏出现大便秘结,加用火麻仁润肠通便,或后期脾肾阳虚寒湿内生,常用熟地黄、诃子、芡实温肾止泻。

## 三、临床经验与转化

### (一)周端治疗高血压经验:血瘀阳亢是高血压的病机关键。

高血压属于中医学"眩晕""头痛"范畴,主要涉及心、肝、肾诸脏,致病因素作用于机体导致肝肾阴阳失调,气血逆乱,引发本病。周端认为:

1. 肝肾阴虚为本　老年高血压为本虚标实之证,病位在肝,根源在肾。肾气亏虚,精髓不足,水不涵木,肝阳亢于上,进而导致五脏功能失调,出现各种变证。正如陈念祖所言:"究之肾为肝母,肾主藏精,精虚则脑海空虚而头重,故《内经》以肾虚及髓海不足立论也,其言虚者,言其根源;其言实者,言其病象,理本一贯。"高血压的遗传因素及随年龄增高而患病率明显升高的现象,临床表现为头晕、头重、头痛、健忘失眠、烦躁、视物昏花、腰膝酸软、耳鸣耳聋、性功能衰退,都反映了老年高血压肾虚证的客观存在。故对老年高血压者,即使属"肝火亢盛",亦应考虑"乙癸同源",虽共有肝阳亢于上,或阳亢风动的上盛之证,还应顾及老年人肾阴亏于下,阴液日耗的下虚之候。故立方遣药时,对于肝肾阴虚者,常用生地黄、熟地黄、白芍、杜仲、桑寄生、何首乌以滋补肝肾,育阴潜阳;若肝肾阴亏日久,阴损及阳者,常取二仙汤、右归丸以温补滋肾,阴阳平补,以顾其本;对于阳亢之证,则用自拟息火平肝降压汤,方中天麻、石决明、钩藤以平肝镇潜,夏枯草、黄芩、野菊花以清肝泻火,桑寄生、杜仲辅以补益肝肾,川芎、益母草以活血化瘀利水,共奏平肝息风、清热活血之功。

2. 血瘀为标 周端认为,高血压患者因肝肾阴虚,阳亢无制,日久化火,热入营血,血热互结,血为之瘀结,存在不同程度的血瘀征象。从西医学角度分析,高血压患者若血压长期得不到控制,就会出现各种靶器官的损害,由此产生冠状动脉粥样硬化、心绞痛、脑动脉硬化、中风等,这无不与血瘀有关。从微观辨证来看,高血压患者血液黏稠度增高、甲皱微循环障碍等,都存在着血瘀的表现。故周端在补肾滋阴潜阳中,常佐川芎、益母草、丹参以活血化瘀,对血液黏稠度增高者,加生山楂、虎杖。

高血压虽然有着肾虚和血瘀两种病理变化,但周端认为这两种改变并非孤立存在,而是有着密切的相关性。肾虚是本,血瘀是标,血瘀是在肾虚的基础上逐渐发展而来,并进一步加重肾虚,二者相互影响,形成了一个密切相关的病理链,并且导致本病各种并发症的产生,并贯穿于老年高血压的始终。因此,肾虚与血瘀结合起来,更能反映老年高血压的中医病理本质。

同时,周端亦重视高血压的防治。他认为高血压治疗模式的转变正是中医"治未病"思想的继承和发展,强调未病先防、有病早治、既病防变、瘥后防复。

**(二)周端治疗冠心病经验:阳微阴弦阐释冠心病**

冠心病属中医胸痹、心痛、真心痛、卒心痛等范畴。"胸痹"病名最早见于汉代张仲景《金匮要略》。《金匮要略·胸痹心痛短气病脉证治》曰:"夫脉当取太过不及,阳微阴弦,即胸痹而痛,所以然者,责其极虚也。今阳虚知在上焦,所以胸痹、心痛者,以其阴弦故也。"仲景以"阳微阴弦"之语,详尽概括了全篇理论观点:胸痹是由于胸中阳气不足,阴寒之邪上乘,胸阳痹阻所致,乃本虚标实之证。

目前,多数学者认为冠心病的发生多与寒邪内侵、饮食不当、情志失调、年老体虚有关,病位主要涉及心肝脾肾,主要病理机制为本虚标实、虚实夹杂(本虚为气血阴阳的亏虚,标实乃为气滞、寒凝、痰浊、血瘀)。周端认为,胸痹的主要病机为胸阳痹阻,病理变化主要表现为本虚标实、虚实夹杂。本虚为气虚、阴虚、阳虚等,标实为血瘀、痰浊、阴寒等,最终致胸阳痹阻,发为胸痹。周端认为:

1. "阳微阴弦"的概念用于当今临床当有所拓展 "阳微"不仅包括心阳不足,更应包括心气、心阴之不足,因临床上心之气阴不足较为多见。为何如此呢? 原因如下:①胸痹的发病人群多为中老年。年过半百,脏腑虚损,阴阳气血亏虚,而诸虚中又以气阴两虚为要。《黄帝内经》提出:"年四十,而阴气自半也。"《难经》云:"损其心者,调其营卫。"②临床上冠心病常与高血压、糖尿病、高脂血症等合并存在。《素问·至真要大论》曰:"诸风掉眩,皆属于肝。"肝阳上亢证是高血压中的常见证型,而导致肝阳上亢的病理基础是肝肾阴虚。肝阳上亢形成之后,阳愈亢而阴愈虚,可见阴虚在高血压中的基础病机。糖尿病的主要病机是阴虚津亏,而阴虚亦是其主要病机。高脂血症主要为痰湿阻滞,痰湿久留体内,阻碍气血津液的正常运行,影响气阴之化生,气阴两虚的发病概率也很高。③当然,临床中也有阳虚患者存在,但其之所以阳虚,或因本身体质即为阳虚,或因病程迁延日久,耗气伤阳或阴损及阳而致,病程一般较长。因阳气不足导致痰、湿、瘀产生的患者,年龄一般较大,病程一般较长。而"阴弦"也应由阴寒扩大为痰浊、血瘀、阴寒等,其中瘀血的形成贯穿冠心病全过程,而且随着病情的发展和病程的迁延,血瘀的程度也日趋加重。根据中医理论,气为阳,血为阴,"气"象征着脏器的功能,气之于血,有温煦、化生、推动、统摄的作用。气能生血,其一是指血液的化生源于水谷精气;其二是指气化是血液生成的动力;其三,精化为血,也是在肾气的作用下完成的。唐宗海曾言:"血属阴而下行,其行也,气运之而行也。"心主血,血之运行赖气之所统,所谓"气为血之帅",气虚无以温煦推动,血必因之而凝滞瘀阻。素体阴虚,或思虑劳心过度,耗伤营阴,或热邪灼伤心阴,致心阴亏虚,阴伤及气,久则气阴两虚。另一方面,阴液不足,虚火内炽,营阴涸涩,灼血为瘀。故《读医随笔》有"阴虚必血滞"之说。瘀血阻滞,影响气、阴之化生,必会导致气阴之不足;血属阴,血瘀必加重阴之不足,故气阴两虚与血瘀互为影响,形成恶性循环。阳虚者,阳气推动乏力,温煦无能,血亦因之瘀阻。寒凝者,血亦为之而凝泣。痰湿阻于体内,影响血之运行,亦可致血瘀。王孟英云:"痰饮者,本水谷之悍气……初则气滞以停饮,继则饮蟠而气阻,气既阻痹,血亦愆其行度,积以为瘀。"可见,各种病理因素均可最终导致瘀血的产生。此外,冠心病具有起病缓慢,病程见长,中老年多发,易反复,缠绵难愈等特点。中医认为"久病入络"。如《素问·缪刺论》云:"邪客于足少阴之络,令人卒心痛。"

2. 治疗用药特点

(1)辨证论治,病证结合:周端在治疗本病时,非常强调辨证论治,在临床上一般将本病分为气阴两虚、心气不足、心阳不振、痰湿阻滞4型,而瘀血贯穿于各证型中。气阴两虚常用太子参或西洋参、茯苓、白术、麦冬、五味子、生地黄、白芍、黄精、百合、石斛、玉竹、枸杞、当归、何首乌、葛根、丹参、川芎、泽兰等;心气不足常用太子参、党参、黄芪、茯苓、白术、山药、北秫米、葛根、丹参、川芎、泽兰等;心阳不振常用桂枝、附子、黄芪、太子参、党参、白术、茯苓、葛根、丹参、川芎、泽兰;痰湿阻滞常用半夏、瓜蒌皮、胆南星、橘红、葛根、丹参、川芎、泽兰等。血瘀甚者,加用蒲黄、莪术、三七、桃仁、红花、延胡索、鸡血藤、玫瑰花等;若年老体弱、肾精不足,则还可加用补养肾精之熟地黄、山茱萸、杜仲、桑寄生、怀牛膝及鳖甲、龟甲等血肉有情之品;若因肝郁气滞者,用疏肝解郁行气之合欢花、川楝子、延胡索、佛手、香橼皮、玫瑰花等;若郁而化火者,加牡丹皮、知母、黄柏等;寐差者,常加酸枣仁、柏子仁、合欢花、琥珀、远志、夜交藤等。若脾胃功能欠佳,或久病用药致消化不良,常用旋覆梗、佛手、香橼皮、砂仁、谷麦芽、山楂、神曲等以顾护脾胃。

周端还强调用药要有针对性,辨病与辨证相结合。若合并心律失常者,常用琥珀粉、苦参、甘松、万年青根、毛冬青、灵芝、酸枣仁、柏子仁、夜交藤、合欢花、龙齿、龙骨、牡蛎等;若合并高脂血症者,可辨证选用当归、丹参、蒲黄、桑寄生、决明子、泽泻、山楂、黄连、凤尾草等有降血脂作用的药物;兼有糖尿病者,可辨证选用玉竹、黄精、麦冬、山茱萸、黄芪、人参、苍术、黄柏等具有降糖之功的药物;合并高血压,常加天麻、钩藤、决明子、潼蒺藜、白蒺藜、泽泻等。

(2)活血化瘀,贯穿始终:因瘀血贯穿本病始终,活血化瘀可使心脉畅通,通则不痛。常用药有丹参、葛根、川芎、郁金、延胡索、玫瑰花、泽兰、桃仁、红花、蒲黄、莪术、三七、当归、鸡血藤、穿山甲等。丹参活血调血、益气安神、补血益气、宁心调肝,《重庆堂随笔》称"其功在活血行血"。现代药理研究提示,丹参有降压、降低血黏度、抑制血小板聚集、保护内皮细胞的功能,另有抗动脉粥样硬化的作用;现代药理亦证实葛根可扩张冠状动脉,增加冠脉血流,降低心肌耗氧,抑制血小板聚集;川芎、延胡索、郁金、玫瑰花等可活血行气止痛,川芎、郁金、玫瑰花还可条达肝气,降低情绪波动的频率和幅度,以防诱发心绞痛;泽兰、桃仁、红花、蒲黄、三七均可活血祛瘀止痛;当归、鸡血藤可养血活血;莪术、穿山甲活血之力较强,穿山甲更有破血逐瘀、搜剔通络之功。《医学衷中参西录》云:"穿山甲……气腥而窜。其走窜之性,无微不至,故能宣通脏腑,贯彻经络,透达关窍。凡血凝血聚为病,皆能开之。"

(3)温通心阳,宣痹止痛:因本病的主要病机为心之气阴不足,兼有血瘀、痰湿、阴寒阻滞,致胸阳痹阻,心脉瘀阻,久之,还可耗伤人体的阳气而致阳虚。故宣通胸阳或温阳通痹尤为重要。周端临证时针对有无阳虚症状采用通阳或温阳的治法。如无阳虚表现,取《金匮要略》枳实薤白桂枝汤之意,常用桂枝 1.5~3g,枳实 9g 或薤白 9g 等通阳,俾心阳宣通,痹阻得以解除,自然通则不痛。桂枝辛甘性温,有通阳宣痹之效。周端特别强调通阳之时桂枝量宜少,温阳之时量宜大。《本经疏证》云:"其用有六,曰合营,曰通阳,曰利水,曰下气,曰行水,曰补中。"枳实宽胸通阳,薤白辛散苦降,温通滑利,通阳散结,《名医别录》云其"温中,散结气"。如有阳虚表现,则用桂枝 6~12g,附子 9~15g。桂枝有温通经脉、散寒止痛之功;附子辛甘性热,不仅能上助心阳,还可下补肾阳,且辛散温通,有散寒止痛之功。

(4)宣利气机,助心行血:气血是构成人体最基本的物质。在生理上,气与血相互化生,病理上亦相互影响。气滞则血行不畅而为瘀,血瘀亦影响气之运行而致气滞。瘀血与气滞并存是瘀血病证最常见的病理机制,故其治疗当气血并调。心肺同居上焦,病理上常相互影响。肺主气、助心行血,为调节气机的重要脏器,若肺气通利,则气机得以通利调畅,胸阳之痹阻得以宣通,血瘀亦为之解散,故周端常用桔梗 9g、杏仁 9g 通利气机,宣肺调畅。桔梗既升又降,以升为主,功擅宣通肺气,升清降浊;杏仁辛散苦降,以降为主,长于宣通肺气,润燥下气,滑肠通便。二药配伍,一升一降,升降调和,气机得以调畅,胸痹得以宣通。

3. 胸痹的类证 现代临床上,多把冠心病与胸痹心痛相提并论,但冠心病并不等同于胸痹心痛。我们认为,从病症及临床表现方面,一些呼吸系统的疾病也归属于胸痹心痛的范畴。这从张仲景及历代医家对胸痹心痛的论述可见一斑。早在《黄帝内经》中就有胸痹临床表现的描述。《素问·脏气法时论》曰:"心痛者,胸中痛,胁支满,胁下痛,膺背肩甲间痛,两臂内痛。"《金匮要略·胸痹心痛短气病脉证治》曰:"胸痹之病,喘息咳唾,胸背痛,短气,寸口脉沉而迟,关上小紧数,栝蒌薤白白酒汤主之";"胸痹不得卧,心痛彻背者,栝蒌薤白半夏汤主之"。可见胸痛、喘息、咳、短气为胸痹心痛的常见表现。心与肺同居上焦,与肺相邻,经脉相联,故肺脏有病,则累及于心。心主血,肺主气,心与肺属于气与血之关系。肺主宣发肃降,朝百脉,能促进心行血的作用。《灵枢·本脏》有"肺大则多饮,善病胸痹"的记载。结合西医学,可以认为肺源性心脏病、急性肺栓塞、慢性阻塞性肺疾病等出现胸痛、气急喘促、咳唾不能卧表现时,可按胸痹心痛进行辨证论治。

明清以前,心痛和胃脘痛常常混淆不清。宋代陈言《三因极一病证方论·九痛叙论》认为:"心痛……以其痛在中脘,故总而言之曰心痛,其实非心痛也。"明清之后,明确提出心痛与胃脘痛有别,纠正了"心痛即胃脘痛"的错误。王肯堂《证治准绳》云:"或问丹溪,言心痛即胃脘痛,然乎? 曰:心与胃各一脏,其病形不同,因胃脘痛处在心下,故有当心而痛之名,岂胃脘痛即心痛者哉。历代方论将二者混同叙于一门,误自此始。"结合临床,冠心病心绞痛表现不典型时可以出现胃脘部疼痛、痞满。部分胃脘痛可以胸痹心痛概括。可以用"阳微阴弦"的病机原则进行诊治。

**(三)周端治疗慢心功能不全临床经验:五脏相关论心衰**

慢性心功能不全(又称慢性充血性心力衰竭)是各种心血管疾病发展到危重阶段的最终结果,症状复杂,辨证困难。根据其临床表现和病理生理变化,属中医学"心悸""喘证""水肿"等范畴,临床上常表现为心悸、胸闷、气促、浮肿、发绀,舌质暗或淡,脉沉细无力等。

1. 五脏相关，以心为本，他脏为标　《金匮要略》指出："心水者，其身重而少气，不得卧，烦而躁，其人阴肿。"描述了心水症的一般症状，类似现代的心力衰竭。周端认为，慢性心力衰竭病位在心，但不局限于心。在心力衰竭的发生发展过程中，肺、脾、肾、肝都与心相关，都与心互相制约、互相影响。如久患肺病，治节无权，水津不布，痰水内结，则可遏伤心阳，阻塞心气；久患肾病，命门火衰，火衰则气化不利而水饮内停、水寒不化，以致心体失养，水气凌心；脾病不能为胃行其津液，脾不运化，痰湿内生；肝失疏泄，津液失布，瘀血内生，这些都可能是诱发心力衰竭或使心力衰竭加重的因素。反之，心力衰竭又可以引起多脏腑的功能障碍，如心力衰竭时，血脉瘀阻，肺气怫郁而气短咳喘，肝血瘀滞而肿大；母病及子，中阳不运而脘痞纳呆腹胀；水火不济，心肾两虚而水饮停积等。总之，慢性心力衰竭虽关联五脏，但以心病为本，他脏为标。心力衰竭不离乎心，亦不止于心。

2. 本虚标实，心气亏虚为本，瘀血、水饮、痰浊为标　慢性心力衰竭虽然病情复杂，表现不一，但基本病机概括为心气亏虚为本，瘀血、水饮、痰浊为标，心气虚贯穿于慢性心力衰竭的整个病变过程，气虚、阴虚、阳虚，瘀血、水饮、痰浊相互作用或转化，临床表现多为虚实夹杂。周端认为，心居胸中，为阳中之阳。心气亏虚，则见气短，喘咳倚息，劳动则甚；重者张口抬肩，汗出肢冷，舌淡胖，脉沉细，甚者浮大无根。若气损及阴，致气阴两虚，则兼见口干心烦，舌嫩红少苔。阴虚及阳，则阴阳两虚。心主血脉，血脉运行全赖心气的推动，气（阳）虚，运血无力，则血瘀。如《医学入门》所说："血随气行，气行则行，气止则止，气温则滑，气寒则凝。"心气亏虚，鼓动无力，血行滞缓，血脉瘀阻，见心悸气促，胸中隐痛，咳唾血痰，唇紫，爪甲紫暗，颈部及舌下青筋显露，胁下癥块，舌质紫暗，脉沉细涩。气（阳）虚，津液失布，则见水肿以下肢为甚，尿少，心悸，神疲，舌淡胖、苔白，脉沉细或虚数。甚则气促咳唾，胸胁胀痛，肋间饱满，形成悬饮。另外，水饮亦与血瘀有关，所谓"血不利则为水"。瘀血水饮虽继发于心气亏虚，但一旦形成又可进一步损伤心气，形成由虚致实、由实致更虚的恶性循环，从而出现心力衰竭，故心气亏虚是心力衰竭之内因，标实由本虚发展而来。

3. 灵活变通，分期证治　周端认为，慢性心衰早期临床表现以心气亏虚为主，见心悸、气短、神疲、乏力、懒言，动则汗出，舌淡，苔白，脉虚；病至中期则气虚及阴，表现为气阴两虚，见心悸、气短、口干心烦，失眠多梦，自汗或盗汗，舌质红，苔薄白，脉细数无力；病程进展至晚期则阴虚及阳，表现为阴阳两虚，水饮上泛，见心悸怔忡，形寒畏冷，气急、喘促、水肿，舌淡胖或有齿痕，苔薄白，脉沉迟无力或结代。治疗应重点调理心脏的气血阴阳，临床上主张分期辨治，即早期以心气亏虚为主，当补益心气；中期以气阴两虚为主，治以益气养阴；晚期多见阳虚水泛，当温阳利水。在各期发展过程中，灵活运用活血、祛痰、逐饮之法，同时兼顾多脏同病或其他兼证，注重整体功能的调理。周端补益心气多以保元汤为基础方，益气养阴多以生脉散为基础方。益气善用人参、黄芪。实验证明人参能改善心肌代谢，加强心肌收缩力，减少心肌耗氧量，尤其对心衰患者作用明显。黄芪补气升阳。养阴喜用北沙参、麦冬、黄精、玉竹等。补阳善用桂枝、附子，温通心阳、助阳化气。周端认为，善补阳者必阴中求阳，故在补阴基础上用少量附子、桂枝，一般为3g左右。若兼有肝阳上亢、头晕目眩，则加用羚羊角粉。补肾纳气、益精助阳，善用蛤蚧、冬虫夏草、补骨脂、杜仲、益智仁、胡桃肉等。活血化瘀，多选用丹参、泽兰、川芎、红花、三七等，尤善以丹参、泽兰、川芎三者配伍，活血行气兼利水消肿。渗湿利水，多选用葶苈子、紫苏子、车前子、茯苓等。周端治疗顽固性心衰喜用毛冬青、猫人参、万年青根，剂量均在30g左右。现代药理研究证明，毛冬青能增加冠脉血流量，降低外周阻力,有抗血栓作用;万年青根有强心、抗心律失常作用;猫人参健脾除湿,利水消肿。三者配伍治疗慢性心衰屡建奇功。常用瓜蒌皮 30g、郁金 12g,活血通脉、宽胸宣痹。同时还选用水蛭、穿山甲等用以破血逐瘀消癥。应用海藻、莪术等软坚散结之品以改善心室重塑。

4. **补益心气,贯穿始终** 因心气亏虚为慢性心力衰竭的主要病机,故补益心气为治疗的基础。阴阳分治之中,又以温补阳气为主。《素问·生气通天论》说:"阳气者,若天与日,失其所则折寿而不彰,故天运当以日光明。"心属火,为阳中之阳,人体生命活动有赖于心阳的温煦。周端补益心气多以保元汤为基础方,益气养阴多以生脉散为基础方。益气善用党参、太子参、黄芪、淮小麦、生白术、茯苓、北秫米、生薏苡仁等,实验证明,人参能改善心肌代谢,加强心肌收缩力,减少心肌耗氧,尤其对心衰患者作用明显。黄芪补气升阳。

5. **活血利水,兼顾其他** 气为血之帅,气行则血行,益气的同时活血化瘀必不可少;血不利则为水,水得温则化,故温阳活血利水是治疗慢性心力衰竭的重要环节之一。活血化瘀,多选用丹参、川芎、泽兰、三七、当归、玫瑰花、桃仁、红花、赤芍、血竭、生蒲黄等,尤善于丹参、泽兰、川芎三者的灵活配伍。还选用水蛭、穿山甲等以破血逐瘀消癥,海藻、莪术等软坚散结之品以改善心室重塑。渗湿利水多选用葶苈子、紫苏子、车前子、茯苓等。周端善用蛤蚧、冬虫夏草、补骨脂、山茱萸、杜仲、狗脊、益智仁、胡桃肉等,宗叶桂"血肉充养"之说,取血肉有情之品补养先天。因脾胃为后天之本,土旺则诸脏安,故常佐以轻灵流通、健脾通利之品,如绿萼梅、川楝子、延胡索、旋覆梗、谷芽、麦芽、鸡内金等顾护脾胃。治疗慢性心力衰竭患者伴有心律失常,多选用琥珀粉以镇惊安神或灵芝、苦参、甘松、酸枣仁、柏子仁、夜交藤、合欢花、龙齿、龙骨、牡蛎等,尤以琥珀粉用药频率最高,屡建奇功。若合并高脂血症,可辨证选用当归、丹参、蒲黄、桑寄生、决明子、泽泻、山楂、黄连、凤尾草等有降血脂作用的药物。兼有糖尿病者,可辨证选用玉竹、黄精、麦冬、山茱萸、黄芪、人参、苍术、黄柏等具有降糖之功的药物。合并高血压,常加天麻、钩藤、决明子、潼蒺藜、白蒺藜、泽泻等。

### (四)周端治疗心悸临床经验:攻补兼施,病证结合

心悸病名,首见于《金匮要略》和《伤寒论》,称之为"心动悸""心下悸""心中悸"及"惊悸"等,指患者自觉心中悸动不安,表现为心搏异常,或快或慢,或跳动过重,或忽跳忽止,且常伴胸闷、气短、寐差、眩晕等,或见晕厥。呈阵发性或持续不解,每因情志波动或劳累过度而发作,病情轻者为惊悸,重者为怔忡。心悸的病位在心,病久可及他脏,虚实夹杂,随证治之。

1. **病位在心,五脏关联** 周端认为,心悸的病位主要在心,由于心神失养引起悸动不安。但其发病与五脏六腑密切相关。正如《灵枢·邪客》曰:"心者,五脏六腑之大主也,精神之所舍也。"心为君主之官,主血脉;脾统血,主运化。如脾失健运,则痰湿内阻,扰动心神,心神不安;或脾不生血,心血不足,则心神失养致心脾两虚型心悸。肝为心之母,藏血,主疏泄,母虚则子虚,若肝失所藏则心血亏虚;或肝失疏泄则气滞血瘀,扰动心神。肾主水,藏精,心肾相交,水火相济则安,若肾精不足,精不化血,可致心血不足;或肾阴不足,不能上制心火;或肾阳不足,心阳失于温煦,均能导致心悸。肺为相傅之官,主气,通调水道,如肺气不足,水津不布,痰水内结,则可阻滞心气,遏伤心阳。可谓"心悸不离于心,不止于心"。因此,临床辨证论治心悸时应整体把握,全面考虑,不可偏执于一脏。

2. **以虚为本,痰瘀水饮为标** 心悸包括惊悸与怔忡,临床多见心慌不安,自觉心中跳动,不能自主,常伴胸闷、气短或伴有心律失常。《黄帝内经》"心如悬若饥状"即形象地描述

了心悸特征,张仲景称之为"心动悸""心下悸"。周端对心悸的病因病机有独到的见解,认为心悸之病因多为年老体虚、久病不愈,或劳累过度,耗伤气血,心主血脉失常致心悸;或情志不畅,气机失调使心神不宁;或饮食劳倦,脾失健运,气血生化乏源致心神失养而发心悸。认为心悸的病机关键以虚为本,痰瘀、水饮为标,本虚标实。虚者即为气血阴阳之亏虚,心失所养所致"心动悸",或心气亏虚、心阴不足、心血不足、心阳不振、心肾阳虚、心脾两虚、肝肾阴虚。实者多为痰火扰心、水饮上凌或瘀血内阻使心脉不畅,临床多表现为虚实夹杂,虚实之间可相互转化,因虚致实,实久更虚,如阴虚致痰热,阳虚致水饮,气虚致血瘀。

3. 补虚为主,攻补兼施　周端治疗心悸以补虚为根本,认为"正气存内,邪不可干"。补虚即补气血阴阳之虚,同时兼顾活血化瘀、祛痰、逐饮以祛除标实之邪,配以养心安神或重镇定志药。心悸患者多有心气虚,见心悸气短,动则为甚,神疲乏力,自汗懒言,苔薄白,舌质淡红,舌体胖、边有齿痕,脉细结代。心气虚日久可致心血虚、气阴两虚及心阳虚,因此周端尤其注重补益心气。气为血之帅,血为气之母,故补益心气多以保元汤为基础方,益气多用党参、太子参、黄芪、山药、生白术、淮小麦等,气虚甚者用人参大补元气,扶助心气;若见心悸气短,头晕乏力,心烦失眠,口干盗汗,舌红少津,脉细数,则属气阴两虚证,以生脉散为基础方,随证加用麦冬、黄精、玉竹、生地黄、百合、枸杞、石斛等益气养阴之品,心血虚者方用四物汤加减,心阳虚者善用少量附子、桂枝温通心阳、助阳化气。活血化瘀多选用丹参、泽兰、川芎、红花、当归、三七等;祛逐痰饮多选用半夏、瓜蒌皮、胆南星、橘红、葶苈子、车前子、茯苓等。方中酌加理气健脾及补肾填精之品,盖脾为后天之本,土旺则诸脏安,常用绿萼梅、佛手、香橼皮、川楝子、旋覆梗或参苓白术散加减;补肾填精常取补骨脂、山茱萸、怀牛膝、杜仲、狗脊、益智仁、胡桃肉等补养先天之本。全方气血调和,阴平阳秘,化痰逐饮,心神得养。

4. 辨病辨证,有机结合　周端治疗心悸,既注重病证结合,又注重传统中医理论与西医学相结合,并随疾病的发展变化随时调整治疗。如冠心病之心悸,周端认为发病多为中老年,年过四十,阴气自半,由于阴液亏虚,阴虚火旺,损及元气导致气阴两虚,或气滞、寒凝、痰浊、血瘀阻滞心脉,多为虚实夹杂,治疗上多采用益气养阴、活血通阳法,或瓜蒌薤白半夏汤通阳散结、行气祛痰;高血压心脏病引起的心悸,多为情志不遂、饮食不节、劳逸无度致肝肾阴阳失调,气血逆乱,血行郁滞所致,故治疗多以补益肝肾、活血潜阳为主,常选用天麻、钩藤、决明子、杜仲、桑寄生、怀牛膝、生龙骨、红花、三七、三棱、莪术等。若年老体弱,肾精不足,气血两虚者,则双补气血、补肾填精;若肝郁火盛,则疏肝解郁泻火;若痰浊内盛,则化痰健脾降浊。病毒性心肌炎之心悸,多为邪毒外侵,内舍于心,常呈气虚或气阴两虚证,治疗可采用银翘散或生脉饮随证加减;功能性心律失常引起的心悸常表现为心率快速型心悸,多属心虚胆怯、心神动摇所致,方选琥珀定志丸镇惊定志、养心安神。风湿性心脏病之心悸,多为心脉痹阻,当以宣痹通络为主;慢性心功能不全之心悸,当分期辨治,予补益心气、活血利水治疗。心悸伴有心律失常者,在辨证论治基础上多选用琥珀粉以镇惊定志或灵芝、酸枣仁、柏子仁、夜交藤、合欢花、龙齿、牡蛎等养心安神,或选择临床研究证实有抗心律失常活性的药物,如甘松、苦参、黄连、万年青根等。周端尤其重用琥珀粉。琥珀粉自古有"安五脏,定魂魄"记载,每日3g口服,屡屡有效,针对心率快速型心律失常有奇效。其次使用频率较高的是甘松,每日15g。现代药理研究发现,甘松具有镇静、抗心肌缺血、抗缺氧作用,其提取物缬草酮作用于不同的离子通道,具有膜抑制和延缓动作电位作用,能阻断折返,有效治疗心律失常。

### (五) 周端治疗高脂血症经验：中西互参论治高脂血症

高脂血症是临床多发病、常见病。调脂是治疗和预防冠心病、脑血管病的重要手段。从中医学角度出发，痰浊入血和脏腑功能不足是高脂血症发生的重要原因。根据不同的临床症状，可将其归于"胸痹""眩晕""痰证"等范畴。

1. 痰瘀为标，脾虚为本 西医学解释了脂类在肝、胰腺、小肠和血管中的转运、代谢过程。从中医角度，周端认为脾在高脂血症发生发展的过程中起重要作用，因脾为后天之本，气血生化之源，津液输布的枢纽。《素问·经脉别论》云："食气入胃，散精于肝，淫气于筋。食气入胃，浊气归心，淫精于脉。脉气流经，经气归于肺，肺朝百脉，输精于皮毛。毛脉合精，行气于府。府精神明，留于四脏"；"饮入于胃，游溢精气，上输于脾。脾气散精，上归于肺，通调水道，下输膀胱。水精四布，五经并行"。宗《黄帝内经》理论，周端认为膏脂源于水谷精微，其化生、转运、输布亦与脾密切相关，且在脾、胃、肺、小肠、膀胱等脏腑的共同作用下化生、转运、输布。膏脂由脾胃"游溢精气"所化而来，赖"脾气散精，上归于肺"以转运、输布，和调于五脏，洒陈于六腑，充养于百骸。同时，营出中焦，由水谷精微所化，泌入于脉，化而为血，且与"仓廪之官"关系密切。若饮食不节，过食肥甘厚味；或脾胃本虚，失其健运；或思虑过度，劳伤心脾，均可致脾虚，失其"游溢精气"和"散精、上归"之职，非但气血生化紊乱，膏脂转运、输布亦不利，滞留于营中，形成高脂血症，而见肢麻、头晕、胸闷或痛、心悸等症。故脾气虚弱为病之根本。周端诊病时，除四诊查体外，尤其注重患者饮食、二便，以此判断脾气的强弱。

脾虚失职，则如冯兆张《冯氏锦囊秘录》所言："不能致精于肺，不输水道，则清者难升，浊者难降，留滞于膈，瘀而成痰。"痰瘀不化，壅滞血脉，加之脾虚无力推动血行，致瘀血内停；脾虚，失其健运，津液不布，则水湿停聚而成痰，故"脾为生痰之源"。故本病的病位在血脉，而兼及其他脏腑。脾虚为本，痰浊、瘀血、气滞为标。王清任《医林改错》言："元气既虚，必不能达于血管，血管无气，必停留而瘀。"周学海《读医随笔》亦谓："气虚不足以推血，则血必有瘀。"痰瘀壅遏气机，气机阻滞，痰瘀易生，相互影响，互为因果，致膏脂转运，输布不利，滞留营中，发为本病。综上，周端认为本病以脾虚为本，痰瘀气滞为标，虚实夹杂。饮食不节，过食肥甘，思虑过度及年老体衰，均可使脏腑功能失调，脾虚气弱而致痰瘀气滞，而后者壅滞血脉使膏脂转输失常，又是形成本病的直接原因。

2. 中西互参，灵活运用 周端在辨证的基础上，结合高脂血症痰瘀互结的特点，认为肢体麻木不仁，可与中医典籍中所载"血痹""偏枯"相联系，治拟滋阴养血荣脉，常用当归、白芍、川芎、丹参等。当归偏养血和血，川芎偏行血散血，二药相伍，互制其短而展其长，气血兼顾，养血行气活血，是周端常用的药对。白芍养血柔肝，缓急止痛，与当归相须为用。同时周端临证时，把现代药理研究结果与辨病论治相结合，选用有降脂作用的药物如荷叶、苏叶、黄连、泽泻、决明子、山楂等。且善用对药，如痰瘀内阻，加用瓜蒌皮和郁金。瓜蒌皮可扩张冠状动脉，增加冠脉流量，对心肌缺血有明显的保护作用；郁金有减轻高脂血症的作用，能促进胆汁分泌和排泄。若气滞明显，常用丹参和川芎。一味丹参，功同四物，亦能扩张冠脉，改善心肌缺血，并能扩张外周血管，改善微循环，有抗凝、促进纤溶，抑制血小板聚集，抑制血栓形成的作用，能降血脂。对于瘀滞严重的患者，在使用活血化瘀之品时，周端颇为严谨，特别是肿瘤患者，总以祛瘀不伤正为原则，凡见瘀血之证，每桃仁、红花相须为用以活血化瘀，必配当归、白芍补血养血。脾为生痰之源，肺为贮痰之器。周端临证常用黄精和玉竹，二药味甘性平,作用缓和,共奏养阴滋肾润肺之功。黄精和玉竹主要含有多糖、低聚糖、氨基酸等成分,具有提高人体免疫力,强心,降低血脂、血糖等作用。诸药相合,肺脾并治,兼畅气机,脾气健则化源充,肺气旺而津液布,三焦畅则气化正而水道疏利,痰浊自去。

3. 寓通于补,标本兼治　本病病程较长,本虚标实,因此把握虚实之轻重、标本之缓急是本病论治之关键。重视对病之本脾虚气弱的治疗,补气健脾每每重用生黄芪、黄精、山茱萸、党参,结合患者眩晕、胸闷不舒、咳痰、口淡不欲食、肢体麻木痉挛、间歇性跛行而配合丹参、川芎、水蛭活血化瘀,石菖蒲、郁金等化痰开窍,瓜蒌皮、郁金理气宽胸,通天草引药上行,生发脾胃之气。肝脾同居中焦,肝主疏泄,分泌胆汁,储存于胆,供脂质消化之用。若肝失疏泄,一则气机不畅,三焦气化失常,气血津液运行不畅;二则木不疏土,痰湿困脾,变生脂浊,壅塞脉道而成本病。高脂血症中痰瘀胶着,又可进一步阻碍气机。故周端在治疗上重视气机的调畅,善用柴胡、佛手、八月札。气机调畅则脂浊无以生。痰浊、瘀血既是高脂血症的病理产物,又是致病因素,两者互为因果,可促使病情发展,应根据患者的具体情况,辨别主次轻重缓急,区别对待。对于肥胖或兼有痰湿者,用顺气导痰汤、涤痰汤等为主治疗,而多数患者则需要痰瘀并治,可将化痰及活血的方剂合方加减运用。临床对于血脂升高,病程较长,见面色晦暗、口唇及舌质紫暗或舌有瘀点瘀斑、脉涩、肌肤甲错等,周端常用虫类药,如地龙、僵蚕、水蛭等,或嘱患者全蝎、蜈蚣打粉每日吞服,以活血破瘀。

**(六) 周端中医膏方治未病思想**

中医膏方源远流长,为传统中医的重要治疗技术。在中医药理论的指导下,以一般中药饮片为基本原料,配以高档中药材为主的精细料,胶类、糖类等相关辅料,按规定的药物处方和制剂工艺将其加工制成膏剂的一类中药制品,即为膏方。中医膏方是中医理、法、方、药的集中体现,具有确切的疗效,明确的适用范围、应用禁忌与注意事项。膏方中医特色明显,中医内涵丰富。

周端十分注重中医膏方的治未病思想。他认为,中医膏方必须以中医理论为指导,辨证论治为基础,强身与疗疾相结合,在未病先防、有病早治、既病防变、病愈防复、摄生防衰等方面有着不可替代的作用。周端中医膏方的学术思想主要集中于以下几方面:

1. 中医辨证和辨病相结合　中医的"证",是机体在疾病发展过程中某一阶段的病理概括,包括了病变的部位、原因、性质以及邪正关系,反映出疾病发展过程中某阶段病理的变化本质,因而它比症状更全面、更深刻、更正确地揭示疾病的全貌。中医辨证是认识归纳疾病的基础,论治是在辨证的基础上确定理法方药,从而治疗疾病。

"病"是在特定病因作用下机体病理演变的全过程,是对疾病发生发展全过程的特征与规律所作出的概括,是疾病本质的反映,是支配疾病发展全过程的根本矛盾。"病"有特定病因及发展演变的规律,常表现出若干固定的症状和相应的证候。

周端强调,中医膏方的临床实践必须坚持辨病辨证相结合的原则。他认为首先需要从总体角度把握疾病的病因、病理机制,是谓辨病;临证时又需抓住患者目前疾病所处阶段的病机本质,是谓辨证,必须使辨证准确,辨病全面,二者结合,不可偏主,相须而不相离。同时,中医膏方的构成分为中药材、膏类制剂、细料三部分,处方较大、兼顾面较多,必须坚持用中医基本理论进行辨证分析,突出主证,确立病机,体现中医理法方药,不可简单罗列症状,处方用药切忌机械地涵盖阴阳气血而无君臣佐使之分。

周端应用中医膏方治疗冠心病,适用于心肌缺血、阵发性心绞痛、心律失常、慢性心功能不全。对于动脉硬化斑块明显增多者,加用瓜蒌皮、皂角刺、海藻、夏枯草、生山楂、生牡蛎、郁金等化痰降浊、软坚散结;若合并高血压者,常用天麻、钩藤、白蒺藜、干地龙、青葙子等具有降压之功的药物;兼有糖尿病者,可辨证选用蚕茧壳、黄连、凤尾草、玉竹等具有降糖之功的药物;合并高脂血症者,可辨证选用决明子、荷叶、泽泻、山楂等有降血脂作用的药物。冠心病患者合并出现脂肪肝时,服用人参后可致肝区胀痛,故当慎用,而改用冬虫夏草;合并慢性肾功能不全,有蛋白尿、低蛋白血症者,少用龟甲胶、鳖甲胶,可加重黄精、玉竹、山茱萸等滋阴药的剂量以利于收膏,或加用少量琼脂。有血瘀出血倾向者,如支气管扩张、血尿者,可选生蒲黄、三七、茜草等活血止血,而穿山甲、水蛭、桃仁、红花等少用甚至不用。冠心病常伴随高脂血症、高尿酸血症,因此对于痛风、血尿酸增高、高脂血症、慢性肾功能不全等患者,应少用阿胶、鹿角胶、龟甲胶、鳖甲胶等熬制膏滋方,以免病情加重或痛风复发,可以改用琼脂收膏。

2. 阴阳并重,以平为期 《素问·宝命全形论》云:"人生有形,不离阴阳。"阴阳学说是中医学最基本的理论,贯穿于中医理论体系的各个方面。《素问·阴阳别论》曰:"谨熟阴阳,无与众谋。"在养生与治病方面,谨熟阴阳,以平为期。"阳中求阴、阴中求阳"的治疗思想是阴阳互根关系在中医治疗上的运用和体现。把握病证的阴阳属性,有目地地选择用药,阳病治阴,阴病治阳。通过药物的特性,在补不足损有余的同时,阴阳兼顾,做到"阴中求阳,阳中求阴"。周端在中医膏方临证中,非常强调阴阳并重、以平为期的治疗理念。

心血管疾病是慢性疾病,或因虚致实,或因实致虚,然而迁延日久,多呈虚实夹杂、本虚标实之势。若遇外感风寒、饮食劳倦、七情触犯,则更虚其本,而形成虚者愈虚、实者愈实的恶性循环。膏方中多入补益之剂,辨气血阴阳有余不足而配制,可扶助正气、燮理阴阳,使正虚得复,"正气存内,邪不可干",故可阻遏外邪侵袭,提升自身抗邪能力。一方面长养了正气,使脏腑虚损的状态得到纠正,则其功能也慢慢恢复,从而使气血渐充,经脉通盛,则邪实亦可驱除。另一方面,气血阴阳之虚损日久,必伤及肾中精气,动及人生根本。《素问·金匮真言论》云:"夫精者,身之本也。"而《素问·阴阳应象大论》更是昭示大法:"精不足者,补之以味。"膏方之中或配伍味厚滋腻之品,或佐以血肉有情之品,善于填精扶羸,培本固元。总之,膏方对这些疾病的最关键作用在于通过扶正填精,使正胜邪却,阻断疾病的恶性循环。

3. 顾护脾胃,通补兼施 周端非常重视脾胃理论在中医膏方中的应用。"脾为后天之本",中医膏方在治未病方面的独特疗效正是通过调理脾胃运化,使精血旺盛、元气充沛、气机通调、阴平阳秘,正是"脾旺则百病不生"之意。传统的中医膏方味厚质重,滋腻碍胃。故处方选药时必须处处顾护脾胃之气,与理气运脾健胃之药同用,脾胃气旺则五脏六腑皆旺,才能发挥中医膏方的独特疗效。举凡胃有夙疾者当先治其病,而后再行滋补;中焦枢机不畅者,必先燮理升降枢机为开路方;食欲不振者,当先振奋中气,予佛手、陈皮、白扁豆、鸡内金等;若食积不化者,加焦山楂、焦神曲;脾虚便溏者,宜扶中州以实大便,予怀山药、炒白术、茯苓、薏苡仁等。老年人以及脾胃功能虚弱者,常佐以轻灵流通、健脾通利之品,如绿萼梅、川楝子、延胡索、旋覆梗、谷麦、麦芽、鸡内金等,或疏肝理气,或和胃通降,相辅相成,相得益彰,能消除补药黏腻之性,以助脾运吸收之功。

临床常见的心血管疾病以中老年患者居多,病程长、易患因素多、病情反复,其发病多与先天禀赋不足、年老体衰、饮食失节、情志不遂、劳逸失度等导致脏腑气机失调、气血阴阳失衡有关,病机上具有久病多虚、久病及肾、久病入络、久病致郁、久郁生痰的特点。中医膏方是补虚纠偏,调整气血阴阳的有效治疗手段,传统中医膏方具有厚腻滋重的特点。因此,周端在治疗心病疾患过程中,强调通补兼施,使补而不腻,通而不损,切忌一味求补。

周端认为,冠心病治疗中应当重视气血的调养与通畅,临证时常用人参、党参、黄芪、白术、黄精等大补心气,麦冬、玉竹、南北沙参、五味子等滋养心阴,丹参、桃仁、当归、川芎、赤芍、红花、葛根等活血化瘀以利气血通畅,更常加枳壳、广木香、佛手、降香、郁金、柴胡以行气解郁、疏通三焦气机,瓜蒌皮、薤白、檀香、制半夏、茯苓宽胸化痰,山楂、炒谷麦芽、鸡内金、焦六曲消导积滞,使气机灵动,气血通畅,防止膏剂黏滞难化;对高血压患者素体阳亢者,在补肾平肝的同时,注意清降气火、涤痰化瘀,以防膏滋药黏滞留瘀及助痰生火。

【医案】

医案举例一:心悸

杨某,17岁。2010年10月3日初诊。1个月前受凉后鼻塞、流涕、咽痛,伴发热,经治疗(抗炎、退热)后好转。2周前自觉阵发性心悸、胸闷,活动后尤甚,伴气短乏力,动则汗出,口渴欲饮。查柯萨奇病毒阳性。24小时动态心电图示Ⅰ度房室传导阻滞、Ⅱ度Ⅰ型房室传导阻滞(2010年9月18日)。诊为"病毒性心肌炎",经用极化液、辅酶Q10、万爽力(盐酸曲美他嗪片)、维生素等治疗后症状未见明显好转,仍觉心悸、胸闷阵作,遂求中医进一步治疗来诊。刻下:发作性心悸、胸闷,气短乏力,动则汗出,口干,纳寐差,大便调。舌红,少苔,脉细。

西医诊断:病毒性心肌炎。

中医辨证:气阴两虚,心神失养。

治则:益气养阴,宁心安神。

处方:太子参15g,黄芪30g,麦冬12g,当归12g,川芎15g,桂枝1.5g,赤芍9g,郁金9g,生龙骨30g,生牡蛎30g,鸡内金15g,谷芽30g,麦芽30g,甘草9g。14剂。

医嘱:饮食清淡,忌食煎炸酸辣等刺激性食物。防寒保暖,适当运动。

二诊:2010年10月10日。患者诉服药后心悸、胸闷发作减少,汗出及口干好转,纳可,眠稍差,大小便可。舌红,苔薄白,脉细。证属气阴两虚,心神失养;治拟益气养阴,宁心安神法。考虑患者心悸、胸闷等症状较前好转,素有腰酸,拟于原方基础上加用健腰强筋之品,加怀牛膝15g。继用14剂。

三诊:2013年10月24日。患者自诉无心悸、胸闷症状,仍偶有汗出,无口干,纳寐可,二便调。舌稍红,苔薄白,脉细。查心脏彩超正常。24小时动态心电图复查示窦性心律,基本正常。证属气阴两虚,心神失养;治拟益气养阴,宁心安神。考虑患者已无心悸、胸闷,诸症状好转,故守上方,继服14剂以巩固。

按语:病毒性心肌炎为西医学名称,中医学虽无此病名,但依其病位、病机及临床表现可归属中医"心悸""怔忡""胸痹"等范畴。《灵枢·五邪》谓:"邪在心,则病心痛。"《医宗金鉴》云:"悸自内惕者也,悸因中虚,故脉弱而无力。"

本证的形成多由于急性期邪毒太盛,或失治误诊,或平时心肺气阴素虚,使病情反复发作,迁延不愈,耗伤心气心阴所致。本病的病机以气虚阴虚为本,热毒血瘀为标。病位主要在心,尚可涉及肺、脾、肾三脏。病性主要为心气阴亏虚,但亦可出现夹痰、夹瘀或阴阳两虚之证。心主血脉,风热或风湿之邪损伤于心,使心扩大,心气不足,运血无力,心失所养,则有心悸、怔忡。心肺同属上焦,心为君主,肺为相傅,两者关系密切。心气不足,运血无力,脉络瘀阻,心气虚又累及于肺,使肺气不足,宗气运行不畅,则有胸闷、气短、心前区疼痛或不适。劳则气耗,故有动则尤甚。阴津不足,口咽失润,则口燥咽干。气虚表卫不固则有自汗,阴亏虚热内蒸则有盗汗。心阴亏虚,虚火内扰,心神失养则有心烦失眠。津液亏损,舌体失润则舌红、少苔。心气阴两虚,鼓动无力,脉道不充,其脉细。

本证多出现在病毒性心肌炎的中后期。本证的发生是由于患者青少年男性,心常有余,外感邪毒,易于化火,伤津耗液,日久致气阴重耗。心之气阴两伤,心失所养,故致胸闷心悸、气短乏力、动则汗出、口渴欲饮等症;舌红,苔少,脉细,均提示气阴已伤,因此治以益气养阴、活血通脉、镇静安神。方用生脉饮加减,以太子参、黄芪、麦冬益气养阴,为君药;当归养血和血,川芎活血行气,桂枝温经通脉,赤芍活血通脉,为臣药;郁金清心解郁,龙骨、牡蛎镇静安神,鸡内金、谷芽、麦芽消食健脾和胃,为佐药;甘草调和诸药,为使药。待气阴恢复如常,则诸症消矣。

病案举例二:心悸

孙某,女,65岁。2013年12月18日初诊。患者有高血压病史多年,高脂血症。又心绞痛时作,常服硝酸甘油缓解。近1周胸闷心慌时作,伴有心前区疼痛,发作时服用硝酸甘油可以缓解,但近来频率增多,为求进一步诊治来求医。相关体征及实验室检查:冠脉CT示左前降支中段狭窄,左中间支斑块形成。刻下:胸闷心悸,精神一般,怕冷,乏力肢软,纳寐一般,二便调。舌淡紫,舌苔薄,脉沉细。

西医诊断:冠心病,心绞痛。

中医辨证:气虚血瘀。

治则:益气养阴,活血化瘀。

处方:黄芪15g,白术30g,茯苓30g,生薏苡仁30g,黄精30g,麦冬12g,何首乌9g,丹参30g,川芎9g,泽兰9g,水蛭9g,瓜蒌皮30g,郁金12g,檀香9g,枳实9g,甘松30g,苏木9g,地龙9g,六神曲15g,谷麦芽各30g。14剂。

医嘱:避风寒、慎起居,调饮食,畅情志,避免过度劳累,保持大便通畅,随访。

二诊:2013年1月8日。胸闷心悸好转,寐差,纳可,二便调。舌暗红,脉沉细。仍属气虚血瘀,伴见阴虚症状。续以上方益气活血养阴,加合欢花9g、酸枣仁9g滋阴养神,改用焦六曲加强健胃消食,再加煨木香9g行气导滞。续服14剂,继观。

按语:冠心病诊断的金标准是冠状动脉造影,患者左前降支中段狭窄,左中间支斑块形成,并伴有心绞痛、胸闷心慌等症状,可以诊断为冠心病-心绞痛。冠心病可归为中医"心悸""胸痹"范畴。《灵枢·五邪》谓:"邪在心,则病心痛。"《医宗金鉴》云:"悸自内惕者也,悸因中虚,故脉弱而无力。"心悸是因外感或内伤,致气血阴阳亏虚,心失所养;或痰饮瘀血阻滞,心脉不畅,引起以心中急剧跳动、惊慌不安,甚则不能自主为主要临床表现的一种病证。饮食不当、情志失调、年迈体虚都是胸痹的病因。本例患者以心悸为主,伴有胸痹。根据患者症状及舌脉,高血压数年,脉道不利,可引起瘀血阻滞,并且有高脂血症,提示痰湿壅盛;痰凝气聚可成血瘀,又肢软乏力,怕冷,属气虚症状,参考舌脉,属气虚血瘀,伴有阴虚症状。方中黄芪、白术、茯苓、薏苡仁补中益气,黄精、麦冬、何首乌滋阴养血,丹参、泽兰、川芎、水蛭、苏木、地龙活血化瘀,瓜蒌皮、郁金、檀香、枳实等行气宽胸,甘松宁心安神。后患者胃脘不适,再加煨木香、焦六曲顾护脾胃;合欢花、酸枣仁滋阴安神。待患者脉道通利,血流通畅,阴气恢复,则诸证自除。

病案举例三:喘病

沈某,66岁。2013年2月19日初诊。患者风湿性心脏病病史30年,心房颤动,常服地高辛 0.125mg(每日 1 次)、华法林 2.5mg(每日 1 次),常觉气短,喘促,活动后明显。1 个月前劳累后出现下肢憋胀不适,足踝部浮肿,晨轻暮重,未予重视,逐渐小腿轻度浮肿,短气喘促,动则尤甚,无夜间憋醒,无胸痛持续。相关体征及实验室检查:BP 125/70mmHg。脑钠肽(BNP)735pg/ml。刻下:气短,善太息,动则喘促,乏力易倦,小腿轻度浮肿,纳呆,夜寐尚可,二便调。舌淡暗体胖、边有齿痕,苔薄,脉细结代。

西医诊断:风湿性心脏病,慢性心功能不全(心功能Ⅳ级)。

中医辨证:心肺气虚。

治则:益气养阴、利水平喘。

处方:人参 12g,蛤蚧 4g,炙黄芪 15g,茯苓 15g,麦冬 12g,黄精 30g,泽兰 9g,泽泻 12g,玉米须 30g,冬瓜皮 30g,莪术 15g,丹参 15g,肉桂 9g,猫人参 15g,毛冬青 15g,炙甘草 9g。14 剂。

医嘱:饮食清淡,忌食发物。

二诊:2013 年 3 月 18 日。短气喘促明显好转,下肢浮肿减轻,纳可,寐尚安,无胸闷心悸,二便调。舌淡暗胖、少量齿痕,苔薄,脉细结代。证属心肺气虚,治拟益气养阴、健脾化湿。参蛤散大补心肺之气,心气足则心阳得振,肺气足则宣肃得当,水湿得以疏泄。然水湿虽去,中焦脾胃运化失司,应加重健脾化湿之治,故加薏苡仁 30g、白扁豆 9g 以健脾化湿,续服 14 剂。

按语:慢性心功能不全发生于多种器质性心脏病过程中,是由于任何心脏结构或功能异常导致心室充盈或射血能力受损的一组复杂临床综合征。临床表现主要包括活动耐量受限(如呼吸困难乏力等)和液体潴留(如水肿等)等。

中医学中无"心力衰竭"病名,根据临床症状,多归属"喘证""心悸""胸痹"等。目前认为,心力衰竭为本虚标实之证,本虚以气虚为主,常兼阳虚、阴虚,标实以血瘀为主,常兼水饮、痰浊。

根据中医"异病同治"理论,周端提出,心衰病位主要在心,以心为本,他脏为标,五脏相关,其中尤以心肺关系最为密切。如《医学集成》云:"心系于肺,肺为华盖,统摄大内,肺气静则心安,肺气扰则心跳。"《景岳全书》云:"心本乎肾,所以上不宁者,未有不由乎下,心气虚者,未有不因乎精。"治疗当以"心肺同治",故使用参蛤散治疗心力衰竭。

参蛤散出自《普济方》,由人参、蛤蚧两味药组成。人参大补元气,益肺气,享有"百草之王"的美誉,主要有效成分为人参皂苷和人参多糖。现代药理研究证实,人参是非洋地黄类正性肌力药,能明显提高心衰患者心排血量和心脏指数,抗心律失常,增加冠状动脉和外周血管血液流量,提高心肌耐缺氧能力。人参皂苷 Rb1 能有效抑制急性心肌梗死大鼠的心室重构,保护心功能。人参皂苷 Rg2 能改善心功能不全兔的血流动力学状况,具有强心作用。蛤蚧,始载于《开宝本草》,为我国名贵中药之一。蛤蚧咸平。归肺肾经,补肺气,助肾阳,定喘嗽,益精血。明代医家李时珍《本草纲目》中记载蛤蚧"补肺气,定喘止渴,功同人参;益阴血,助精扶羸,功同羊肉"。据现代药理研究,蛤蚧提取物能够解痉平喘、抗炎、降低血糖,增强机体免疫功能,显著提高自由基代谢酶的活性及耐缺氧,具有抑制炎症前期血管通透性增加、渗出和水肿等作用。人参、蛤蚧两药相须为用,切中慢性心衰病机,正是宗"治病必求于本"之旨。

本例患者 66 岁,以短气喘促伴下肢浮肿前来就诊。患者风湿性心脏病已有 30 年,常有气短喘促,久病则耗伤心肺之气阴,结合舌脉,可辨为心肺气虚。周端偏向于"治虚为主,治标为辅"。患者壮年时发病,累及心肺脉络。久病耗伤气血,因起居不当,则致心肺之气更虚,心气虚则心阳不振,肺气虚则上焦不举,水湿不归正化,沉积于下肢足踝。予参蛤散为主大补心肺之气,则心阳得振,水湿得化。后方加重健脾化湿之品,中焦如权,水湿化于无形,则心肺之气得充,水湿之邪得去,气机调畅,病情逐渐好转。

周端在心肺同治理论指导下,善用参蛤散治疗慢性心功能不全。根据《黄帝内经》"心主血脉""肺朝百脉""肺主气",近代张锡纯《医学衷中参西录》"心有病可以累肺作喘"的理论,体现中医"异病同治",再结合临床慢性心衰、呼吸困难程度分级,提出分期论治:早期以治疗心肺气虚为主,中期重视气阴两虚,后期以心肾阳虚为主。重用参蛤散,随访中晚期心衰患者近 5 年来的生存情况,生存率达 80% 以上,平时减少去急诊或住院治疗。围绕这一学术观点,在浦东新区科技发展基金资助下,对参蛤散治疗慢性心力衰竭进行了深入的研究。在临床研究中,发现参蛤散结合西医基础治疗能有效改善心肾阳虚型充血性心力衰竭患者心功能,抑制血清 BNP 水平。目前正在进行参蛤散对慢性心力衰竭大鼠相关内分泌因子的影响及心室重构等的影响研究。在中药超微细粉研究方面,依托上海市教育委员会引进技术的吸收与创新计划资助,有益气活血通痹作用的中药超微细粉小复方(人参、三七、麝香)可减轻大鼠心肌缺血的病理性损伤程度,能够改善缺血心肌收缩功能,对大鼠心肌缺血再灌注损伤有改善作用,以中粉、超微细粉效果最佳。在上海市科学技术委员会、上海市经济委员会等部门的资助下,周端带领团队进行了三七花总皂苷新药开发前的研究。在实验研究中,针对单纯性高血压,三七花总皂苷具有降低血压的作用;可减少心脏局部 Ang II 的含量,抑制 AT1 mRNA 表达,逆转 SHR 左心室肥厚;可能通过降低细胞内钙离子浓度,抑制钙调神经磷酸酶活性和三磷酸肌醇受体 I 型的蛋白表达,进而抑制去甲肾上腺素诱导的人主动脉血管平滑肌细胞增殖。三七花总皂苷已进入新药开发程序。项目获得发明专利 2 项,2007 年"三七花总皂苷的制备在治疗高血压病药物中的应用"获第二十一届上海市优秀发明选拔赛三等奖,已发表论文 10 余篇,培养硕士、博士研究生 4 人。

(王佑华 曹 敏 李广浩 沈 艳 魏易洪 朱灵妍

周 莉 刘春燕 刘兆杰 李淑淳)

# 第十章

# 内分泌疾病

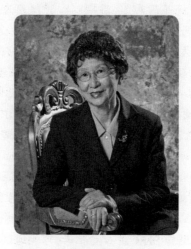

**徐蓉娟**

## 一、个 人 简 介

徐蓉娟(1940— ),女,汉族,出生于上海中医世家(祖父徐小圃、父亲徐仲才均为全国知名中医),徐小圃学术流派第四代传人。主任医师;上海中医药大学附属龙华医院终身教授、博士研究生导师、教学名师、专家委员会委员;上海市名中医;中华中医药学会糖尿病分会委员,世界中医药学会联合会糖尿病专业委员会常务理事。2003年成立龙华医院徐蓉娟名中医工作室。1998年创办龙华医院内分泌代谢专科,为首任行政科主任;2008年创办上海市中西医结合内分泌代谢病专业委员会,任首届主任委员。从事临床医疗、教学与科研工作50余年,以中医为主、中西医结合辨证施治内科疾病,尤其对内分泌代谢性疾病有较高造诣。患者遍及海内外,其精湛的医术及高尚的医德广获病家和同行的好评。提出附子配伍的"温阳十法"。主持或参加国家自然科学基金等各级课题19项,通过研究成果多项。研制多种自制制剂(如芪丹糖肾颗粒等),获专利3项。"益气活血补肾法治疗早期糖尿病肾病的临床应用及作用机制""温阳益气化痰祛瘀治疗非活动期Graves眼病临床及机制研究"等先后获上海医学科技奖三等奖、上海市中西医结合科学技术奖一等奖、专利银奖等7项奖项。

曾任龙华医院西医内科教研室主任,主讲《诊断学》《内科学》。主编普通高等教育"十五"国家级规划教材《内科学》、新二版《内科学》及其配套教材共4部。2015年作为上海市精品课程"内科学"项目负责人,《内科学》获校优秀二等奖等教材奖 3 项。著有《徐蓉娟学术经验撷英》;总结徐小圃、徐仲才学术流派经验,共同主编《徐小圃、徐仲才临证用药心得十讲》等 4 部;发表《徐小圃、徐仲才"温阳九法"探析》等论文 108 篇。培养博士研究生 5 名、硕士研究生 10 名。曾任第三批全国优秀青年中医临床人才培养项目指导老师;上海市高层次中医临床人才指导老师;上海市优秀青年中医临床人才培养计划导师;上海市中医领军人才带教老师。先后荣获上海市育才奖、上海市卫生局先进工作者、上海市非遗代表性传承人,以及中西医结合贡献奖、上海市中西医结合学会高级荣誉会员、上海市医学会资深会员等称号。

## 二、学术理论与学术观点

### (一) 临诊以温阳扶正为要,注重配伍

1. 临诊以温阳扶正为要　徐蓉娟师从父亲徐仲才,继承与发扬徐小圃学术流派的扶阳理论,创新用于内科,尤其是内分泌代谢病领域。

徐氏流派认为:"阴为体,阳为用,阳气在生理状态下是全身动力,在病理状态下又是抗病主力,在儿科尤为重要"。如《素问·生气通天论》曰:"阳气者,若天与日,失其所则折寿而不彰,故天运当以日光明。"因此,主张治病必须时时顾及阳气。故在临床上,不论外感内伤,凡久病失治或辗转求治者,每多阳气受损,应不失时宜地采用扶阳法。

徐蓉娟认为,老年患者各脏腑功能减退,内分泌代谢病病程缠绵,病情复杂,临证多见正气亏虚、虚实夹杂之证候,因此十分重视扶助正气。遵"治病必求于本""正气存内,邪不可干"的古训,擅用"损者益之""劳者温之"等治则,认为温肾扶阳既要见微知著,不失时宜,又要明确其应用宜忌,以防误治。徐氏流派认为,气虚有寒者即是阳虚,阳虚无寒者便为气虚。徐蓉娟对于寒象明显者则不失时宜地运用附子,待阳气恢复后再改用益气药以巩固疗效。

徐蓉娟灵活选用各种温补肾阳药物,如附子、肉桂、淫羊藿、补骨脂、菟丝子等,均有独到的经验,其中附子常为首选。益气药常选用黄芪、人参、太子参、党参等,尤其是黄芪,以其性味甘温,有益气升阳之功,具升发脾阳之性,实乃益气扶正第一要药。又因其益气而升阳,故能治中气下陷之症;且因其益气而固表,故用治表虚自汗、易于感冒等症;更因其益气而利水,故治气虚水肿必不可少。消渴病患者多见气虚血瘀,以黄芪为主药益气活血,气旺则血行。至于消渴病之变症,如疮疡内陷、脓熟不溃或溃久不敛等,黄芪更是必用之品。

2. 温阳扶正注重配伍　徐氏流派重视扶阳,但非唯阳气论者,强调"阴阳互根"是中医的理论核心,阴无阳不生,阳无阴不长。崇尚张介宾"善补阳者,必于阴中求阳,则阳得阴助而生化无穷"的观点。认为,附子药力虽强悍,但若与他药配伍得当,确能起到振奋阳气,扶正祛邪,调节全身功能的作用。

徐蓉娟总结小圃及仲才先生应用附子的配伍经验,提出了附子配伍的"温阳九法":即附子与潜降、解表、健脾、清热、化湿、利水、泻下、收敛、滋阴、固涩等药同用,分别称为温潜法、温解法、温培法、温清法、温泄法、温化法、温和法、温滋法、温固法。且常集多个温阳法于一方,处方精练,疗效卓著。

徐蓉娟认为,内分泌代谢性疾病多伴有血瘀证,究其原因是人体气血之运行,以气为主导。然气虚日久,则阳气衰惫,而致血行不畅,停滞脉中,百病丛生。故凡见阳虚血滞之证,

每以温阳药与活血药配伍,气运血行则百脉调畅也。故临诊附子常与活血化瘀药同用,创立了附子配伍的"温运法",与"温阳九法"统称附子配伍的"温阳十法"。

徐蓉娟使用附子温阳扶正时,均可采用"温阳十法"多法配伍,附子与其配伍药可各行其道,各司其职,相互协同,又可相互监制、防偏纠弊,使阴得阳助、阳得阴济,从而也拓展了附子的应用范围。

**（二）消渴传变多兼瘀,化瘀活血贯全程**

1. 活血化瘀贯全程　糖尿病是慢性内分泌代谢疾病,病程长,并发症多。糖尿病及其常见的并发症(尤其是慢性并发症),如视网膜病变、肾病、周围血管病变、脑血管意外、下肢动脉硬化闭塞症及肢端坏疽等,以及伴发病(冠心病、高血压等),均与血瘀息息相关。

《临证指南医案》《医林改错》等都认为"久病多瘀""久病入络即瘀血"。徐蓉娟认为,血瘀成因于气滞、气虚、血寒、血热、外伤等,诸多因素伴消渴而存,故血瘀也可发生于消渴病早期甚至前期,为此治瘀须贯穿消渴病全程,当然在晚期各种变证丛生之时,活血化瘀更是重要的治疗大法。

消渴病早期多以阴虚内热证为主,此时由于阴虚内热,血热妄行而成瘀;或虚火久蒸,干血内结,瘀滞不通。治疗以滋阴化瘀为主。部分消渴患者以湿热困脾为主,治则以清热祛瘀为主。

消渴病中期以气虚及气阴两虚型为主,内热已不明显,气虚更为突出,气机不畅,或气虚推动无力,而致血瘀。治疗以益气活血为主。

消渴病后期常表现为阴阳两虚,而以阳虚更为多见。阳虚则寒,寒则血凝致血瘀。治以通阳行血为主。

2. 治瘀抓主证,用药有讲究　消渴病起病隐匿,病程长,久之必致脏腑功能失常,气血津液紊乱,阴阳失衡,这为瘀血的产生奠定了基础。血瘀既是消渴病的致病因素之一,也是消渴病的病理产物。徐蓉娟临证运用活血化瘀法时每在详细辨证基础上,针对消渴病的不同阶段,采用不同的活血化瘀法以对证施治。然而治瘀需抓住主证。

徐蓉娟针对血瘀不同病机,常用的"活血祛瘀八法"有益气活血法、通阳行血法、理气活血法、养阴活血法、化瘀祛瘀法,还酌用清热活血法、祛瘀通络法、祛瘀止血法等。

活血药中,丹参因既能活血又能生血,攻中兼补,"一味丹参功同四物",故为徐蓉娟所喜用。当归与赤芍、益母草与路路通、三棱与莪术也是常用之药对,有时择其中之一,而当归与赤芍多用于血虚夹瘀之证,益母草与路路通则用于月经失调,三棱与莪术常用于癥瘕积聚。此外,川芎、桃仁、红花等也屡被选用。

在临床遇见某些疑难杂证、怪病奇疾,审察舌象脉象、形体症状,即便并无瘀象,但根据"奇病多瘀""怪病多瘀",也常选活血化瘀之品而屡获效。

**（三）内分泌代谢病常由痰作祟**

1. "百病多由痰作祟"　中医的"痰"含义很广,凡是由于人体水液代谢障碍而形成的病理产物中较稠浊的部分都可称之为"痰",而其中清稀的部分称之为"饮",合称"痰饮"。另外,还包括瘰疬、痰核和停滞在脏腑经络等组织中未被排出的痰液,称为"无形之痰"。因此,徐蓉娟认为"瘿瘤""突眼""肥胖""痤疮"等均属痰的范畴。

徐蓉娟认为,许多内分泌代谢疾病都与痰有关,重视"百病多由痰作祟"的观点,尤其在诊治怪病、疑难病症、顽固性疾病时,常灵活使用化痰散结法,每多效验。张介宾说:"故治痰者,必当温脾强肾以治痰之本,使根本渐充,则痰将不治而自去矣。"徐蓉娟临证亦将温阳益气法灵活运用于化痰散结中,在桥本甲状腺炎、Graves 眼病等多种内分泌代谢疾病中皆获良效。

2. 治痰须"病证结合" "痰之为物,随气升降,无处不到",所以痰病的表现复杂多样。徐蓉娟临证每从不同的病证出发,结合内分泌代谢疾病各自的特点,运用化痰散结法,病证结合,诊治疾病。

(1)甲状腺肿大或甲状腺结节:甲状腺疾病属中医"瘿病""瘿瘤"等范畴。徐蓉娟认为,无论甲状腺肿大或甲状腺结节均与痰有关,治则有相似之处。甲状腺疾病多见于女子。"女子以肝为先天"。本病多由忧思郁怒,导致肝郁气滞,脾失健运,水湿内停,凝聚成痰,痰气交阻于颈部,致使气、痰、瘀聚于颈前,发为瘿瘤。虽然病因由肝而起,但均与痰有关,故治瘿须治痰。久病致虚,扶正与祛邪同治。

甲状腺结节肿块质地柔软者,以气滞为主;质韧或稍硬,多不疼痛,活动度良好者,以痰凝为主;扪之质地坚硬,压之疼痛,多以血瘀为主。治疗在化痰软坚的基础上,每配合疏肝理气、活血化瘀等法。化痰散结常选白芥子、浙贝母、夏枯草、炙鳖甲、生牡蛎、半夏等。若见身重困倦、口中黏腻、舌苔厚腻,多属痰湿中阻,祛湿化痰常选用藿香、佩兰、苍术、陈皮、半夏、厚朴、砂仁等。对恶性结节可酌情增加清热解毒之品。

(2)Graves 眼病:又称甲状腺相关眼病。该病按病情发展可分为活动期和非活动期。西医以大剂量激素或免疫抑制剂治疗活动期 Graves 眼病,而对非活动期尚缺乏有效的治疗措施。

徐蓉娟认为,Graves 眼病非活动期多无明显充血、水肿等热象,常有突眼、斜视、复视、视力减退等症状。分析其病机:发病日久,痰饮积聚;瘀血阻络,致痰瘀互结。而目突经久不愈者,多为阳气亏虚,寒痰凝聚所致,故缠绵难愈。自 2003 年起用益气温阳、化痰祛瘀法治疗,常见良效。

(3)肥胖:中医认为痰湿内蕴是肥胖症的基本成因,正如《丹溪治法心要》所云"肥白人必多湿痰"。徐蓉娟认为,肥胖主要由于嗜食膏粱厚味、久卧久坐、外感湿邪等内外因的影响,致肺、脾、肾、肝等脏腑功能失调,痰湿内蕴,变为膏脂,蓄于肌肤,日积月累而成。临床表现多为本虚标实,气虚为本,痰浊膏脂为标,往往兼有气滞、血瘀。徐蓉娟辨治肥胖症时常伍用化痰散结之品,多可获效。

**(四)身心并治**

随着社会的发展和疾病谱的变化,21 世纪医学模式已转向"社会 - 心理 - 生物医学模式",内分泌代谢性疾病也不例外。徐蓉娟强调很多内分泌代谢性疾病,如糖尿病合并忧郁症、围绝经期综合征、诸多甲状腺疾病等,患者可有情绪急躁易怒、恐惧、焦虑、忧郁、失眠等症状,而诱因往往是情志失调。及时帮助患者恢复健康的心理状态,提高生活质量,加速身体疾病的治疗,也是中医药治疗内分泌代谢性疾病的重要目标。故徐蓉娟在治疗上述疾病时非常重视调畅情志,身心同治。正如《东医宝鉴》云:"……欲治其疾,先治其心,必正其心,乃资于道……此真人以道治心,疗病之大法也。"提示善医者,必先医其心,而后医其身,心身应同治。

五脏的功能都与内分泌代谢功能有密切联系。五脏元真失畅可致内分泌失调,如肝气郁结、心肾不交、心脾两虚等。因此,徐蓉娟善从脏论治情志病,如疏肝解郁、交通心肾、健脾养心等。因五脏功能密切相关,失调之时常累及多脏,故徐蓉娟常联合多脏施治。

# 三、临 床 经 验

## (一) 糖尿病

糖尿病是由多种病因引起的以慢性高血糖为特征的内分泌代谢病。现代中医称之为"消渴病",属于中医"消渴""肥胖"等范畴。徐蓉娟认为消渴传变多兼瘀,化瘀活血贯全程。

1. 糖尿病的辨证分型　本病属本虚标实之证,以气血阴阳虚损为本,燥热痰瘀为标。初期多以阴虚为本,燥热为标,治当以滋阴清热为主;中期则以气虚或气阴两虚为本,痰阻血瘀为标,治宜标本兼顾,扶正祛邪,当以益气和/或养阴,祛瘀化痰治之;发展到后期脏腑虚损,引起诸多兼症,多责之痰湿血瘀,治当健脾补肾,化痰除湿祛瘀。气虚则无力推动血行;阳虚则寒,寒凝则血滞;阴虚内热,血凝成瘀,以致血瘀贯穿始终。病位在肺、胃、脾、肾,主要在脾肾。

目前,糖尿病的辨证分型尚未统一,徐蓉娟通过长期证型统计后,提倡以血瘀证为兼证的辨证分型方法:①糖尿病可分为阴虚热盛、湿热困脾、气虚或气阴两虚、阴阳两虚4型。最多见的是气虚或气阴两虚证。这4型与病程相关,阴虚热盛型多见于早期,阴阳两虚多见于后期有并发症阶段。②所有糖尿病患者中兼有血瘀证者约占70%,尤其是在糖尿病后期及其并发症阶段,血瘀常贯穿病程始终。③血瘀证很少单独出现,常为上述4型的兼夹证。

2. 分期论治糖尿病　徐蓉娟认为,消渴病早期以阴虚内热为主证者,常采用滋阴、清热化瘀法,以消渴方、玉泉丸、二冬汤等为主方,常用天花粉、葛根、麦冬、天冬、生地等生津清热、养阴增液,黄连、黄芩、知母等清热降火,酌情配伍当归、桃仁、丹参、鸡血藤等既能活血又能生血之品,必要时选用牡丹皮、大黄等清热活血药。对以湿热困脾为主证者,多用清利化瘀法,以藿香正气散、平胃散、四妙丸等为主方,喜用苍术、白术、厚朴、茯苓、薏苡仁等健脾化湿之品及黄芩、黄连、茵陈、虎杖等清热利湿之品,酌情配伍牡丹皮、山楂、赤芍等兼具清热或消食功效的活血药。

消渴病中期以气阴两虚为主证,多采用益气活血法,常以七味白术散为主方,以黄芪、党参、白术、茯苓、怀山药等益气健脾之品为主药,配伍丹参、赤芍、三棱、莪术等活血化瘀药。徐蓉娟认为气为血帅,气充气畅则血润血行;血为气母,血充血濡则气生气运。益气与活血,二法合一。故常用益气健脾、活血祛瘀之法,以达补气生津、气旺血行津布之功。

消渴病晚期以阴阳两虚为主证,多用通阳行血法,以黄芪桂枝五物汤、金匮肾气丸等为主方,选黄芪、桂枝、细辛、附子等为主药温经通阳,配伍川芎、当归、赤芍、鸡血藤、水蛭、僵蚕等活血通络药。其中,桂枝、鸡血藤、水蛭这三味药尤为赏用。若伴有畏寒、肢冷、小便清长等阳虚见症,则多加附子温阳,以增强行血之功效。

糖尿病常见胸痛、眩晕、中风、水肿、关格、淋证、脱疽等并发症或伴发病,临床表现千变万化,可根据脏腑气血阴阳的虚损和邪实之证辨证论治,方药也可灵活化裁,不必拘泥。

徐蓉娟通过益气养阴、活血祛瘀、清泻燥热、健脾化湿、滋阴补肾、温肾助阳、疏肝健脾、通络止痛等法,改善代谢功能,防止或延缓并发症的发生和发展,提高患者的生活质量,延长寿命。

3. "清上温下"治疗1型糖尿病　1型糖尿病属"消渴"范畴,常烦渴多饮、小便频多清长。徐蓉娟认为其病阴损及阳,肾阳亏虚,同时伴有上焦实热的"上热下寒"状态;用徐氏治疗小儿暑热症的"连附龙磁汤"(徐小圃经验方)加减治疗 1 型糖尿病,温肾扶阳、清心泻火,每获奇效。

连附龙磁汤组成:黄连 3g,熟附片(先煎)9g,龙齿、磁石(先煎)各 30g,蛤粉、天花粉、补骨脂、覆盆子、菟丝子、桑螵蛸各 9g,白莲须 6g,缩泉丸(包)9g。水煎服。

4. 在辨证论治的基础上根据降糖作用强弱、作用机制及药物性味选择中药

(1)根据降糖作用强弱择优选用:经临床和药理实验证实,具有降糖作用的单味中药达 70 余种,如黄芪、人参、地黄、丹参、桑叶、葛根、天花粉、黄连、知母、荔枝核、石斛、玉竹、枸杞、女贞子、山茱萸、玉米须、五味子、三七、菟丝子、山药等。这些中药具有益气、养血、滋阴、活血、清热等 10 余种不同的功效。上述中药均为徐蓉娟治糖尿病的常用药物。

在辨证基础上优先选用上述对证且降糖作用强的中药,合理组方,以期具有更好的降糖疗效。如益气健脾多选用黄芪、人参、白术等。

(2)根据中药或其降糖活性成分的作用机制选用:中药因其活性成分不同而降糖作用机制各不相同,故根据患者的具体情况,在辨证基础上合理选择中药。例如:黄芪具有双向调节血糖作用,能降低尿蛋白,提高机体免疫功能,为首选的补气药。人参皂苷能促进胰岛 β 细胞分泌,黄连、薏苡仁、葛根、牡丹皮、玉竹等均有改善胰岛素抵抗的作用,故对胰岛素抵抗为主的患者常选用之。葛根、地黄、人参的醇提物对非酶糖基化有明显抑制作用;五味子、山茱萸、山楂等对由晚期糖基化终产物(AGEs)引起的糖尿病微血管病变有改善作用。

(3)根据药物性味优先择用:推崇"酸苦制甜"之说。黄连、黄芩、大黄、知母、栀子等苦味之品,有清热泻火的功能,能清三焦之热,并有"釜底抽薪"之功。乌梅、白芍、酸枣仁、山茱萸等酸味药降血糖、尿糖,敛汗。酸味和苦味之药均有较强的降糖作用,故常选用之。虽应慎用炙甘草,但当糖尿病合并心律失常或绝经期综合征时,常分别选用炙甘草汤和甘麦大枣汤。

5. 主张个体化综合防治糖尿病

(1)中西医结合综合防治糖尿病:主张遵循最新版中医及西医糖尿病防治指南,采用中西医结合方法防治糖尿病,包括诊断、三级预防、控制目标、生活方式干预、慢性并发症及心脑血管疾病等。

(2)饮食治疗:是糖尿病的基础治疗。糖尿病及糖尿病前期患者都需要接受个体化饮食治疗,可提高胰岛素的敏感性,尤其是超重和肥胖者。应根据患者体质和季节选择相应的食物。

(3)运动治疗:也是糖尿病的基础治疗。应根据年龄、性别、体力、病情及有无并发症等不同条件,因人而异,循序渐进。

(4)控制血糖:轻者可仅在饮食及运动基础上加中药治疗,但大部分患者需用西药降糖。应酌情合理选用口服降糖药(二甲双胍、磺脲类、格列奈类、α 糖苷酶抑制剂、二肽基肽酶 4 抑制剂、噻唑烷二酮等)和 / 或胰岛素治疗;积极控制血压、血脂,改善微循环,防治心脑血管病及各种慢性并发症。

(5)善用膏方调治糖尿病:膏方能全面调理人体气血阴阳之平衡,既补虚疗疾,又增强体质、抗衰益寿,体现"未病先防,既病防变",也是进补的最佳方法。糖尿病患者(尤其是老年),可予膏方调治,但需酌情限制糖类、甜味及高热量的中药及食材。

**(二)糖尿病肾病**

糖尿病肾病(DN)是糖尿病最主要的微血管并发症之一,占 2 型糖尿病的 20%~40%。

本病可称"消渴病肾病",或根据其证候特征归属中医"水肿""虚劳""关格"等范畴。

1. 提倡"未病先防,既病防变"　糖尿病肾病是指由糖尿病引起的慢性肾病,主要包括肾小球滤过率(GFR)低于 60ml/(min·1.73m$^2$)或尿微量白蛋白/肌酐比值(ACR)高于 30mg/g 持续超过 3 个月。早期糖尿病肾病的特征是尿中白蛋白排泄轻度增加(微量白蛋白尿),逐步进展至大量白蛋白尿和血清肌酐水平上升,也是目前引起终末期肾病(ESRD)的首要原因。当进入晚期肾病期,病情常难以逆转,故徐蓉娟认为 DN 防治的关键是"早"。

2. 糖尿病肾病的病机及辨证分型　本病病位在肾,可涉及五脏六腑;病性为本虚标实,本虚为肝脾肾虚、五脏气血阴阳俱虚,标实为气滞、血瘀、痰浊、浊毒、湿热等。

临床上消渴肾常见 4 型:气阴两虚、肝肾阴虚、气血两虚和脾肾阳虚。分别治以益气养阴、滋补肝肾、补气养血、温肾健脾。

在糖尿病及其并发症阶段血瘀贯穿始终,糖尿病肾病也不例外,尤其在晚期更为明显,主张治疗时活血化瘀贯穿全程。

3. 分期论治糖尿病肾病

(1)益气活血补肾法治疗早期糖尿病肾病:西医以微量白蛋白尿(UAlb)30~300mg/24h 持续出现为诊断早期糖尿病肾病的标准,此时尿常规中蛋白 <0.5g/24h,患者多无明显水肿。

尿中蛋白是人体的精微物质,其化生固摄由脾,封藏由肾,本应营养人体四肢百骸而不该流失。早期 DN 消渴病程多已较长,虽无水肿、胀满等症,可有尿浊,但从尿中出现微量蛋白直到终末期肾衰竭,均属于肾病范畴,故中医病名应定为"消渴病肾病"。

徐蓉娟认为大部分早期 DN 患者,既有神疲乏力、舌体胖大、脉细无力等气虚表现,又有四肢麻木、头胸疼痛、舌暗紫或瘀斑、瘀点等血瘀证候,还有腰腿酸痛、耳鸣耳聋等肾虚症状。此时,糖尿病初期常见的"三多"燥热之象反而不明显。故认为本病与消渴病治不得法,肾元禀赋亏损有关。脾失健运,水谷精微不能化生气血,清浊不分,统摄无权,精微随尿液排出,则出现尿浊、尿甜。消渴日久,脾虚及肾,肾气亏虚,失于收藏固涩,致精微物质从小便排出。气为血帅,气行则血行,气虚不能鼓动血行,血液停滞而成瘀;或阴虚内热,耗津灼液,津血同源,互为滋生,津亏则不能载血畅行而成瘀;或病损及阳,阳虚寒凝亦可导致血瘀;久病入络,血脉瘀滞而成瘀。发病的基本因素是"虚"和"瘀"。证属气虚血瘀,肾精不足,治拟益气活血、补肾泄浊。

徐蓉娟在临证中采用"重视脾肾、早期防治""活血化瘀贯穿全程""泄浊通腑"等观点治疗早期 DN。故自拟经验方"芪丹糖肾颗粒",作为院内制剂已使用 20 余年,获奖 3 项。该方以黄芪为君,益元气、壮脾胃、补诸虚不足;丹参等为臣,活血祛瘀,且与黄芪配伍,益气与活血相得益彰;山茱萸等为佐,补肝肾、收敛固涩。

(2)附子温阳多法治糖尿病晚期肾病:糖尿病晚期肾病包括临床糖尿病肾病期(显性白蛋白尿)和肾衰竭期(血肌酐升高)。临床上可见高度水肿、高血压,终末期可伴恶心呕吐等症状。中医古文献并无糖尿病晚期肾病的确切病名记载,但古籍中消渴继发"水肿""腰痛"、"尿浊""关格"的记载,皆属此病范畴。

徐蓉娟认为,晚期糖尿病肾病是一种虚实夹杂,病机复杂的疾病。"虚"主要是脾肾亏虚,在治疗上应采用健脾补肾的"温培法"。宗《黄帝内经》"形不足者,温之以气;精不足者,补之以味"之旨,常用附子或肉桂等温肾药,配伍党参、白术、茯苓、怀山药等健脾药。

肾病后期之水肿多属阴水,以脾肾阳虚者为多,当投温阳利水之剂,方用真武汤为主。

附子配伍利水药之"温泄法",对舌苔厚腻者,用藿香、佩兰、苍术、厚朴、陈皮等芳香化浊、燥湿理气之品,伍附子、肉桂或桂枝扶正达邪、助阳温化。对恶心呕吐者,加紫苏、半夏、川连;尿糖高加蚕茧壳、五倍子;尿蛋白者,多加黄芪、苍术、牛蒡子;夜尿多者,加金樱子、覆盆子;血压高者,加杜仲、桑寄生等。

4. 主张综合防治糖尿病肾病

(1)生活方式干预,限制蛋白摄入:微量白蛋白尿者应控制在 0.8~1.0g/kg,显性蛋白尿者及肾功能损害者应控制在 0.6~0.8g/kg。以优质蛋白质为主。低盐饮食(食盐 3~6g/d);长期规律的适量运动,控制体重;戒烟。

(2)血糖控制应遵循个体化原则:建议糖化血红蛋白(HbA1c)不超过 7%。对老年患者,可适当放宽至 7%~9%。根据肾脏损害程度选药,可选用对肾脏影响较小的口服降糖药(格列喹酮、瑞格列奈和 α- 糖苷酶抑制剂)和胰岛素来控制血糖。应根据 GFR 酌情减量或停药。

(3)控制血压:合并肾病的血压控制目标为 130/80mmHg。血管紧张素转化酶抑制剂(ACEI)或血管紧张素受体阻滞药(ARB)在糖尿病肾病中有控制血压、减少蛋白尿、延缓肾功能进展的作用,是治疗糖尿病肾病的一线药物。使用期间应监测血清肌酐及血钾水平,血肌酐 >265.2μmol/L(3mg/dl)的肾病患者慎用。亦可联用钙通道阻滞剂(CCB)、噻嗪类或袢利尿剂、β 受体阻滞剂等降压药物。

(4)严格控制血脂、积极改善微循环、尽量避免使用对肾脏有损害的药物等。

**(三)糖尿病周围神经病变**

糖尿病神经病变(DN)是糖尿病最常见的慢性并发症之一,患病率约为糖尿病患者的60%。本病可以累及感觉神经、运动神经及自主神经等。临床最为常见的类型是周围神经病变,表现为肢体尤其是双下肢远端的麻木、发凉、针刺样或烧灼样疼痛,并有乏力神疲、畏寒等症状。

徐蓉娟认为,本病可归属中医"血痹""痹证""痛证""痿证"等范畴。

1. 糖尿病周围神经病变的病机与辨证论治　本病由于消渴日久,气耗阴伤,气血阴阳俱虚,脏腑功能失调,气血运行不畅,导致湿浊内停,痰浊瘀血痹阻脉络,气血不能通达四肢末端,肌肉筋脉失于濡养所致。多表现为四肢末端感觉障碍、肌肉痿软、痛如针刺或麻木等,严重者可出现局部坏疽、发凉等阳虚寒凝之症。

病位在脉络,内及肝、脾、肾。气血阴阳亏虚为本,痰瘀阻络为标。有"气不至则麻""血不荣则木""气血失充则痿"之说,提示本虚的重要性。

故徐蓉娟临证多采用补气温阳、活血通络法治疗本病,并据病症变化灵活化裁,且喜配伍虫类药以加强搜剔通络之功,常采用内外合治法。

糖尿病周围神经病变(DPN)以凉、麻、痛、痿四大主症为临床特点。临证当首辨虚实,虚当辨气虚、阴虚、阳虚之所在;实当辨瘀与痰之所别,但总以虚中夹实最为多见。治疗当在辨证施治、遣方择药前提下,酌情选加化瘀通络之品,取其"以通为补""以通为助"之义。常见证型:①气虚血瘀证:治以补气活血,化瘀通痹;②阴虚血瘀证:治以滋阴活血,柔肝(筋)缓急;③痰瘀阻络证:治以祛痰化瘀,宣痹通络;④肝肾亏虚证:治以滋补肝肾,填髓充肉;⑤阳虚寒凝证:治以温经散寒,通络止痛。

2. 宗补气温阳,活血通络法　徐蓉娟认为,本病的病机关键在于气虚是迁延不愈的原因,阳虚是最终的必然趋势,而血瘀贯穿始终。

虽然本病辨证有气虚血瘀、阴虚血瘀、痰瘀阻络、肾阳亏虚证,合脉络瘀阻、肝肾亏虚等证型,但求治者最多见肾阳亏虚、络脉瘀阻证,因为此时痛苦难忍,必定求治,而较轻者未必主动长期求治。故首推益气温肾、活血通络法。症见:肢体麻木疼痛、发凉、怕冷,肌肉萎缩,常伴形寒肢冷,大便溏泄,夜尿频多,恶心不欲食,神倦嗜卧,或有浮肿,舌质淡白或胖嫩,苔白厚或浊,脉沉细或沉迟。临诊时:轻者以黄芪桂枝五物汤为基础方,有益气通阳、行血除痹之功,正如《金匮要略》所云"血痹阴阳俱微,寸口关上微,尺中小紧,外证身体不仁,如风痹状,黄芪桂枝五物汤主之"。重者则用桂附八味丸合补阳还五汤加减,药用黄芪补气,桂枝、熟附子温阳,熟地黄、山茱萸滋补肝肾,山药、茯苓健脾益气,细辛辅佐桂附温经通络,仙茅、淫羊藿温补肾阳,白芍、丹参、当归、川芎、鸡血藤活血化瘀,延胡索止痛等。

3. 擅用虫类药,搜风通经络 徐蓉娟认为"以通为补""以通为助",而虫类药搜剔穿透使经行络通。常用蜈蚣、全蝎、水蛭、地龙、僵蚕等搜风通络,使浊瘀凝开,邪去正复。蜈蚣走窜之力最强,外至经络,内达脏腑,凡气血凝滞之处均能开之。全蝎配蜈蚣为常用药对。龙华医院自制蝎蜈胶囊,代替饮片,既服用方便,又能节约药材。

4. 内外治并举,多途径用药 徐蓉娟认为"内治之理,即外治之理;内治之药,即外治之药"。常采用内外同治法,弥补内治之不及。通过辨证后采取中药熏洗、穴位敷贴、针灸、按摩等各种疗法,从不同途径、不同靶点改善患者的临床症状。中药局部熏洗疗法可利用药物的物理及药理作用共同发挥功效。熏洗和穴位敷贴,每日2次,14日为1个疗程。

**(四)甲状腺功能亢进症**

甲状腺功能亢进症(简称甲亢)最常见于毒性弥漫性甲状腺肿(Graves病),临床以高代谢症候群、甲状腺肿大和突眼为主要表现。本病多见于中青年女性,属中医学"瘿病""瘿瘤"等范畴,多数学者认为中医病名以"瘿气"最为合适。如无明显甲状腺肿大而有相应症状者,可归属"消渴""心悸""自汗"等范畴。临床表明,中医中药治疗甲亢具有整体调理、作用持久、复发率低等特点,在改善症状、减轻西药不良反应等方面均具有一定优势。

1. 分期分型辨治 Graves 病

(1)甲亢的分期论治:本病的基本病机为本虚标实。本虚可分为阴虚、气阴两虚,部分可表现为脾气亏虚。标实则主要是在本虚基础上产生的肝火、胃火、心火,也可表现为肝气郁结、肝风内动、痰火内郁、痰湿中阻、痰瘀互结等。徐蓉娟诊治本病多采用分期论治与病证结合的方法,一般可分为初、中、后3期,初期多实,中期虚实并见,后期多为虚中夹实。

1)初期:从肝郁火旺论治——疏肝解郁、清泻肝火、消瘿散结。方从丹栀逍遥散或栀子清肝汤加减。药用柴胡、当归、白芍、白术、茯苓、连翘、牡丹皮、栀子、白芥子、浙贝母、甘草等。

2)中期:从阴虚火旺论治——滋补肝肾、养阴清热。方予一贯煎、知柏地黄汤加减。药用北沙参、麦冬、当归、生地黄、怀山药、山茱萸、枸杞、知母、黄柏、川牛膝、龟甲等。临诊时应根据兼夹证的不同辨证施以化痰祛瘀等。另外,甲亢以肝肾亏虚为本,出现阴亏于下,阳旺于上,故治宜滋阴降火。养阴药宜选轻灵柔和之品,如女贞子、墨旱莲、白芍、制首乌等,"壮水之主,以制阳光",滋阴清热。

3)后期:从气阴两虚论治——甲亢至后期多见气阴两伤。故治以益气养阴为主。方用《温病条辨》三甲复脉汤、生脉散等加减。药用黄芪、太子参、天冬、麦冬、五味子、酸枣仁、柏子仁、玄参、牡蛎、贝母等。然临床患者表现多样,错综复杂,往往阴虚、气郁、内热并见,且常有夹痰夹瘀之象,故需标本同治,益气养阴的同时,加用理气、活血、化痰之品则消瘿散结更具疗效。

(2)随症加减:咽喉不适,加桔梗、木蝴蝶、射干利咽消肿;胃热内盛而见多食易饥者,加生石膏、知母清泄胃热;脾胃运化失调,便溏者,加党参、白术、怀山药等健运脾胃;虚风内动,手指及舌体颤抖者,可加钩藤、白蒺藜、白芍平肝息风;心悸失眠者,用丹参、柏子仁、远志养心安神;目赤胀痛者,可用枸杞、青葙子、谷精草清肝明目。

2. 分期分型辨证治疗 Graves 眼病　约25%~50%的 Graves 病患者伴有不同程度突眼,其中浸润性突眼即 Graves 眼病,又称甲状腺相关眼病。Graves 眼病在中医古籍中记载甚少。《世医得效方》中"鹘眼凝睛""鱼睛不夜"与 Graves 眼病活动期相似。其病机为风热毒邪壅阻,涩滞眼络致目珠日渐胀起,赤痛坚硬,属肝郁火旺证,医家多用疏肝清热养阴等法治疗突眼。而非活动期 Graves 眼病未见古籍记载。

徐蓉娟认为,活动期病机为风热毒邪壅阻,涩滞眼络所致,症见目珠日渐胀起,赤痛坚硬。常分3型:风毒肝火,上攻眼目型;肝郁脾虚,痰饮积聚型;阴虚火旺,气滞痰凝型。非活动期多无明显充血、水肿等热象,常有突眼、斜视、复视、视力减退等症状。病机为发病日久,痰饮积聚;瘀血阻络,痰瘀互结。可分2型:气阴两虚、痰瘀阻滞型;阳气亏虚、痰瘀阻滞型。而目突经久不愈者,多为阳气亏虚、寒痰凝聚所致,故缠绵难愈。自2003年起,我们课题组用益气温阳、化痰祛瘀法治疗阳气亏虚、痰瘀阻滞型轻度突眼有效率达80.6%,改善中重度突眼有效率达62.5%,获奖3项。

徐蓉娟认为,Graves 病突眼常为虚实夹杂,主张扶正和祛邪同治。虚证主要有脾虚、阴虚、阳虚、气阴两虚。补虚扶正常用黄芪、党参、白术、太子参、麦冬、五味子、黄精、生地黄、熟地黄、枸杞、桂枝、淫羊藿等。而祛邪则根据辨证,常采用疏肝理气、清肝明目、化痰祛瘀等治则,药用柴胡、白芍、枳壳、桔梗、菊花、谷精草、青葙子、丹参、桃仁、穿山甲、白芥子、浙贝母、茯苓、陈皮等。

3. 抗甲状腺药物不良反应的中医治疗　抗甲状腺药物(ATD)有硫脲类(丙硫氧嘧啶)和咪唑类(甲巯咪唑)两类,常见粒细胞减少、肝损害、药疹等不良反应,此时西医治疗颇感棘手。在调整西药的同时,中医中药辨证施治有助于消除不良反应,控制甲亢。

(1)粒细胞减少:徐蓉娟认为,甲亢患者大多存在气血亏虚的病机,因此益气生血法为其正治。可在原甲亢辨证用药的基础上合用八珍汤加减。方中当归、熟地黄、白芍为补血之要药,配党参、黄芪,重在补气以生血,最终达到气血双补,升高白细胞的作用。徐蓉娟尤喜用鸡血藤一药,常用之补血活血,加强补血生新之功。同时,可配合应用升白细胞药物,以达到最佳的治疗效果。

(2)药物性肝损:徐蓉娟常在辨证分期治疗基础上,加用垂盆草、虎杖、丹参、灵芝等。另外,亦常合用一贯煎等柔肝之剂,药用五味子、白芍、枸杞等。现代中药药理证明,垂盆草的有效成分为垂盆草苷,通过改善肝细胞损伤,显著降低血清转氨酶,达到保肝的作用。可配合使用保肝西药或中成药。

(3)药疹:中医认为,药疹多属于"邪毒内陷"范畴。此因正气内虚,外受风邪,郁于肌表,不得宣泄,化热化火,火毒炽盛,或内陷入里,伤及营血,则发皮疹。若毒邪侵入脏腑,可火毒攻心,危及生命。治疗上,在辨证的基础上酌予祛散风邪,清营凉血,佐以渗湿之药。可加用荆芥、蝉蜕开发腠理,透解在表之风邪;白鲜皮、地肤子、苦参、白蒺藜、蕲蛇、乌蛸蛇祛风止痒;当归、赤芍、牡丹皮、生地黄清热凉血。

### （五）甲状腺功能减退症

甲状腺功能减退症（简称甲减）是由各种原因导致的甲状腺激素合成、分泌或生物效应不足所致的一种临床综合征。临床表现为乏力、畏寒、记忆力减退、反应迟钝等。严重者出现黏液性水肿，甚至昏迷。目前在碘充足的国家，甲减的患病率在1%~2%不等，女性患甲减的风险几乎是男性的10倍，老年人甲减的患病率可以更高。

总甲状腺素（$TT_4$）、游离甲状腺素（$FT_4$）降低是诊断甲减的必备指标。原发性甲减血清促甲状腺素（TSH）降低，中枢性甲减血清TSH增高。亚临床甲减仅有血清TSH增高，血清$TT_4$或$FT_4$正常。血清甲状腺过氧化物酶抗体（TPO-Ab）及甲状腺球蛋白抗体（TgAb）阳性是确定原发性甲减病因的重要指标，也是诊断自身免疫性甲状腺炎（桥本甲状腺炎）的金标准。

甲减的中医病名可归属于"瘿病""瘿瘤""瘿劳"等范畴。根据其相应证候也可归属"虚劳""水肿""心悸""五迟"等范畴。

1. 甲减的中医病因病机　甲减的主要病因是桥本甲状腺炎（HT）、甲状腺手术、放射性碘治疗、抗甲状腺药物过量等。原发性甲减绝大多数和缺碘以及自身免疫性疾病（桥本甲状腺炎等）相关。甲减的中医病因有先天不足、饮食不节、水土失宜等。

情志不畅致肝郁气滞，脾失健运，以致痰湿内停，痰气互凝，循经上行，结于喉结之处，则导致本病发生。重者脾肾阳虚，聚而成痰，阳气不运、气化失司、开阖不利，可导致水湿、痰浊、瘀血等邪留滞全身。

本虚是本病的基本病机，虽可气血阴阳皆虚，但阳虚为甲减发病的主要病机。病变日久，正虚邪留，产生瘀血、痰浊、水湿等病理产物，又进一步加重阴阳失衡，从而甲减，虚实夹杂。病位在心、肝、脾、肾。

本病多见于女性：女性容易情志不畅；妇女经期、胎前产后、绝经期肾气受损，正气不足，外邪乘虚侵入而致病。

2. 甲减的辨证论治　甲减的主要证型为肾阳虚衰证、脾肾阳虚证、心肾阳虚证。

（1）肾阳虚衰证：治法温肾助阳，益气祛寒。方用桂附八味丸加减。药用熟附子、肉桂、红参、肉苁蓉、熟地黄、山茱萸、山药、茯苓、淫羊藿、泽泻等。宗"善补阳者，必于阴中求阳"及《难经》"损其肾者，益其精"之旨，常以桂附八味丸为主，加入菟丝子、肉苁蓉之类，阴阳两顾。若肾阳虚衰甚者，可伍仙茅、淫羊藿、鹿茸加强温肾之功；若兼脾虚，则可配黄芪、党参、白术脾肾双补；若有血瘀征象，可加丹参、桃仁活血通脉。

（2）脾肾阳虚证：治法温中健脾，扶阳补肾。方用补中益气汤合四神丸加减。药用人参、黄芪、白术、茯苓、熟附子、补骨脂、干姜、升麻、当归、砂仁、泽泻、红枣、陈皮等。

（3）心肾阳虚证：治法温补心肾，强心复脉。方用肾气丸合生脉散加减。药用熟附子、肉桂、党参、黄芪、麦冬、五味子、当归、生地黄、炙甘草等。因"肾命不能蒸运，心阳鼓动无能"，常见心动过缓，脉沉迟缓的心肾阳虚之象。黏液性水肿的病机是脾肾阳虚不能运化水湿，故治疗旨在增加痰湿之运化，当以温阳助运为法，才能巩固疗效。水肿剧者，加车前子、葶苈子、泽泻等。

在甲减初期和恢复期除有肾阳虚衰证候外，多兼肝郁气滞痰凝，后期还常伴有痰阻血瘀证候，治疗应在温肾助阳的基础上佐以疏肝解郁、软坚化痰、活血消瘿。此外，可见阴阳两虚、气血两虚、肝肾阴虚等证，治疗应在温肾助阳的基础上分别佐以调补阴阳、益气养血或滋阴平肝。

综上所述,中医治疗甲减可改善体质,调节机体免疫功能,扶正祛邪,改善症状等。

3. 温阳扶正注重配伍治疗甲减　徐蓉娟认为,老年各脏腑功能减退,甲减者居多。临诊尤以先天之本和后天之本的功能下降为突出,脾肾亏虚型往往阳虚证与气虚证互见。擅用"损者益之""劳者温之"治则;认为温肾扶阳既要见微知著,又要不失时宜。

徐蓉娟治疗甲减使用附子温阳扶正时,均采用"温阳十法"多法配伍,且常集多个温阳法于一方,强调"阴阳互根"。对甲减之治疗,基于其临床一派虚寒阳虚之表现,以温肾助阳益气为主是为常法,但宗"善补阳者,必于阴中求阳"及《难经》"损其肾者,益其精"之旨,当从肾阴着手,滋养肾阴以复其肾阳乃是根本大法。徐蓉娟喜以六味地黄丸为主,加入菟丝子、肉苁蓉、黄精之类,阳虚甚者再加附子、肉桂,潜阳育阴、阴阳两顾。故常用温培、温潜、温固、温滋等温阳多法治疗甲减。

擅长中西医结合,治疗甲减患者常用中药配合甲状腺激素替代治疗。

**(六) 桥本甲状腺炎**

桥本甲状腺炎(HT)是慢性淋巴细胞性甲状腺炎(又称自身免疫性甲状腺炎)中最常见的类型。HT 占所有甲状腺疾病的 20%~25%。多见于 30~50 岁的中年妇女。本病可归属于中医学"瘿病""瘿瘤""瘿劳"等范畴。西医对甲状腺功能正常者尚缺乏有效的治疗方法,故中医治疗备受关注。徐蓉娟善以"病证结合""分期论治"治疗桥本甲状腺炎。

1. 桥本甲状腺炎的中医病因及病机　徐蓉娟认为,首先是先天禀赋不足,其次为情志内伤,饮食及水土失宜,导致肝失疏泄,脾失健运,气滞血瘀,津聚成痰,气滞血瘀痰凝互结颈前,瘿肿乃成,而发本病。素体阳虚者,劳倦内伤,导致气血亏虚,水湿凝聚,壅聚于颈前,泛于肌肤,久病及肾,肾阳衰虚,命门火衰,脾肾阳虚。素体阴虚者,久病耗气伤阴,以致气阴两虚。阴不制阳,可致肝阳上亢;阳损及阴,可致阴阳两虚。

本病属本虚标实之证,本虚有阳虚、阴虚、气虚;标实以气滞、痰凝、血瘀为主。病位在颈前肝经循行之处。

2. 桥本甲状腺炎的"分期论治"　HT 属自身免疫性甲状腺疾病,因遗传与环境因素共同影响所致。常见甲状腺弥漫性肿大,峡部尤为明显、质韧。血清甲状腺过氧化物酶抗体(TPO-Ab)和甲状腺球蛋白抗体(TgAb)显著增高是诊断本病的金标准。

根据甲状腺破坏的程度可分 3 期:甲状腺功能正常,亚临床甲减($FT_4$ 正常,TSH 升高),临床甲减($FT_4$ 降低,TSH 升高)。少数甲状腺功能始终正常。另有部分患者表现为甲亢与甲减交替。

初期甲状腺功能正常,可有甲状腺肿大,治以理气化痰散结。伴甲减时,多属气虚阳虚,治以益气温阳、补肾健脾;伴甲状腺毒症时常属气阴两虚,治以益气养阴。但经甲状腺激素替代治疗后,甲减症状常得到纠正,后期甲状腺肿大,质地较硬的痰瘀凝结证候明显,治以行气化痰、活血消瘿。若 HT 伴明显甲减或甲状腺毒症按相关章节辨证治疗。

西医治疗桥本甲状腺炎主要是纠正甲状腺功能:①临床甲减或亚临床甲减时酌情给予甲状腺激素替代治疗。②甲亢时可予抗甲状腺药治疗,但剂量宜小,以免甲减。常配合限制碘摄入和适量补硒,补硒可降低 TPO-Ab 滴度,但长期过量服用,可导致肝损害、指甲变形和毛发脱落等不良反应。

3. 桥本甲状腺炎的"辨证论治"

(1)肝郁脾虚证:治拟疏肝健脾。方用逍遥散合六君子汤加减。药用柴胡、白芍、白术、茯苓、半夏、陈皮、当归、川芎、浙贝母、生牡蛎、甘草等。

（2）脾肾阳虚证：治拟益气温阳，补肾健脾。方用阳和汤或右归饮合六君子汤加减。药用黄芪、党参、白术、茯苓、半夏、香附、象贝母、白芥子、淫羊藿、熟地黄、肉桂、鹿角胶等。

（3）气阴两虚证：方用生脉散加味。药用生黄芪、党参、麦冬、五味子、玄参、浙贝母、生牡蛎、白芍、茯苓、生地黄、知母等。

（4）痰瘀互结证：方用二陈汤合桃红四物汤加减。药用白术、茯苓、半夏、陈皮、当归、川芎、赤芍、桃仁、红花、水蛭、生牡蛎、浙贝母等。

徐蓉娟治疗桥本甲状腺炎的数据统计整理与挖掘分析，提示临床上最常见证型是肝郁脾虚证和痰瘀互结证，治以疏肝健脾、化痰祛瘀。临证以柴胡、郁金、枳壳、白芍、香附、青皮等疏肝理气；以黄芪、党参、白术、茯苓、半夏、陈皮等益气健脾；以瓜蒌皮、浙贝母、白芥子等化痰散结；以丹参、桃仁等行滞活血。若甲状腺肿大明显、质地较软，则加用荔枝核、瓦楞子等破气化痰之品；若局部较韧或较硬、经久不消，多用牡蛎、三棱、莪术等破血行瘀，也可酌加虫类药。对于形体肥胖、水肿、腻苔等痰湿见证者，每以二陈汤为基本方加减。

甲状腺自身抗体血清 TPO-Ab 和 TgAb 阳性滴度明显升高者，常重用黄芪、灵芝，以改善机体的自身免疫功能，降低 TPO-Ab 和 TgAb 的滴度。

徐蓉娟总结如下：①甲减多属脾肾阳虚证，临床上常用温补脾肾法配合甲状腺激素替代治疗，可使甲减及时纠正，故此期较短暂。②甲亢见肝郁火旺或表现为气阴不足者，治以益气养阴，以生脉散合二至丸加减为主，酌情伍用活血消瘿汤。③久病及肾，肾阳亏虚，命门火衰，阳损及阴，可致阴阳两虚，治以滋阴温肾。

**（七）肥胖症**

肥胖症是由于能量的摄入超过消耗而导致人体脂肪过多积累，体重增加的一种慢性疾病。肥胖与糖尿病、高脂血症、高血压、冠心病、脑卒中等多种疾病密切相关，严重损害了患者的身心健康。随着生活水平的不断提高，我国成人超重者比例也逐年升高。

肥胖症属中医"痰饮""肥人"等范畴。徐蓉娟认为，本病病因主要有先天禀赋不足、过食肥甘厚味、久卧久坐少动、情志不畅等。其发病与脾、胃、肝、肾等多脏腑有关，临床多为本虚标实，虚者为脾肾亏虚，实者为痰阻、湿滞、血瘀、肝郁等。徐蓉娟所诊治的肥胖症患者中，有很多合并代谢综合征，这类患者又有其复杂多样的特点。

徐蓉娟把肥胖症归纳为"肥人多湿、肥人多郁、肥人多瘀、肥人多虚"四大特点，治疗上主张健脾益气、化痰祛湿为主，同时根据患者的具体情况，配合疏肝解郁、补益肝肾、化瘀泄浊、清热通便等治法。另外，久病肥胖者中，亦有不少阳虚见症，此时就要不失时宜地温肾扶阳，以防止变证发生。

1. 肥人多湿，化湿健脾不离益气固本　脾气亏虚、痰湿内蕴为肥胖症最基本的病机，因此临证最常运用健脾益气、化痰祛湿法。健脾益气多用四君子汤合防己黄芪汤加减，可用于各型肥胖症，尤其适用于面色淡白、肌肉松软、多汗、容易疲劳、身体沉重或下肢浮肿等虚证。若头身困重、胸闷纳呆、渴不引饮、舌体胖、苔腻、脉濡细等湿象明显者，则着重祛痰化浊、利湿降脂，药用苍术、半夏、薏苡仁、茯苓、泽泻、佩兰、草决明、柴胡、金银花、荷叶、虎杖等。徐蓉娟尤喜用苍术，认为其具醒脾化湿之功，湿除则脾阳振，体胖自消。

2. 肥人多郁，解郁疏肝勿忘补益肝肾　肥胖症患者中不乏胸闷胁胀、烦躁易怒、情志不舒、月经失调，证属肝郁气滞者，徐蓉娟常以逍遥散为主疏肝解郁，药用柴胡、枳实、当归、香附、郁金、生山楂、荷叶等。久病肥胖多为本虚标实,往往合并肝肾阴虚,徐蓉娟常以六味地黄丸、二至丸滋补肝肾,药用墨旱莲、女贞子、何首乌、生地黄、山茱萸、枸杞、菊花、灵芝等。

3. 肥人多瘀,化瘀泄浊常用清热消导 徐蓉娟推崇化瘀泄浊法治疗肥胖症,认为气虚则无力推动血行,血行不畅而致瘀,反之痰湿瘀热可阻遏气机生化,若单纯补气治本,则有生痰增瘀之虞。肥胖兼瘀者,则佐以活血祛瘀法,药用茺蔚子、丹参、当归、川芎、赤芍、益母草、三七、香附、牛膝等。徐蓉娟认为大黄为减肥要药,有攻积导滞、泻火通腑、行瘀通滞的作用,以推陈致新。水蛭属破血攻瘀的猛剂,是治疗陈旧性瘀血之要药,适宜于久有瘀血之证。如大黄与水蛭合用,功效倍增。对于肥胖者或 2 型糖尿病、糖尿病前期以胰岛素抵抗为主者,血脂异常者均可使用。徐蓉娟科室共同研制的成药"泄浊降脂片"(原名:调脂降糖片),以水蛭为君,大黄为臣,长期临床观察证实对肥胖症、高血糖、高血脂均有良好疗效。

徐蓉娟尤推崇防风通圣散治疗肥胖症。该方原用于治疗风热壅盛、表里俱实之证,由大黄、芒硝、防风、麻黄、荆芥、生姜、薄荷、连翘、桔梗、石膏、白术、甘草等组成。对多方治疗不效者,常以此方去芒硝而用,疗效颇佳。

4. 肥人多虚,补虚扶正兼顾脾肾双补 先天之本在肾,后天之本在脾,脾与肾是相互依赖的,肾阳之盛衰有赖于脾气散精之滋养,而脾胃之功能又靠肾阳的温煦来实现。

肥胖症患者如果病程过长,尤其合并高血糖、高血脂、高血压等病症,各脏腑功能减退,则几乎必有脾肾亏虚的状态存在,且神疲乏力、腰膝酸软、畏寒肢冷等症状极为常见,部分患者起病隐匿,并由于明显的肥胖而掩盖了其他问题,直至出现了严重的心、脑、肾疾患才被发现确诊。临证多采用健脾补肾法,喜用益气药黄芪,伍用苍术、白术、山药等强健脾胃,熟地黄、山茱萸、女贞子、墨旱莲等补肾填精,下肢浮肿小便不利者则加用茯苓、泽泻等药以利水消肿。

5. 肥人亦有阳虚,温肾扶阳妙在见微知著 徐氏流派以擅用温阳药附子而著称。徐小圃高度概括总结了应用温阳药的理论依据:"阳气在生理情况下是生命的动力,在病理情况下又是机体抗病的主力。"徐蓉娟秉持这一学术思想,在具有阳虚见证的患者中,不失时机地进行温肾扶阳治疗。如因脾阳不足,致冲任失调,停经不孕,或兼肾阳虚者,常加用淫羊藿、桂枝、熟附片、桑寄生、肉苁蓉等温肾之品,壮脾肾之阳而除湿。

对于温阳药附子,认为临床上只要具备畏寒、肢冷、舌润、脉沉细等主症,其他症状不必悉具,便可放手应用。温阳药的运用要趁早、及时,不能等到阳虚证端倪毕露了才用,而是要见微知著地尽早应用。常配伍磁石、龙齿、龙骨、牡蛎等潜镇药,此即温潜法。配伍目的,一则可以抑制附子的副作用,二则可使阳气秘藏,起到"少火生气"的功效。温阳法的运用是丰富多样的,根据患者的具体病情,可灵活使用温培法、温清法、温泻法、温化法、温固法等治则。

# 四、经验方与转化

**(一) 芪丹糖肾颗粒(曾用名:治糖保肾冲剂)**

【药物组成】黄芪、丹参、山茱萸、葛根、蚕茧等 6 味中药。

【功效法则】益气活血补肾。

【方解】黄芪为君,益元气、健脾胃、补诸虚不足。丹参活血祛瘀,为臣,且与黄芪配伍,益气与活血相得益彰。蚕茧、山茱萸合用为佐,补肝肾、收敛固涩。葛根甘辛,凉,归脾、胃经,可生津止渴、升阳止泻，为使。山茱萸酸涩，微温，主要功效为补益肝肾，收敛固涩，可以减少尿蛋白的流失。蚕茧甘温，可生津止泻，止血止渴。《本草纲目》云："蚕茧，方书多用……煮汤治消渴，古方甚称之。"配合黄芪，固精缩尿，从而达到降低尿蛋白之功。

【适用范围】早期糖尿病肾病。

【临床和实验研究】20 世纪 80 年代起，徐蓉娟认为 DN 的防治应"早"。提出早期 DN 的病机主要因消渴病治不得法，脾失健运，肾元亏损，血液停滞而成瘀。其中"虚、瘀"为发生发展的基本因素，对气虚血瘀肾亏型早期糖尿病肾病，治宜益气活血补肾，故自拟经验方"芪丹糖肾颗粒"，作为院内制剂使用 20 余年，颇见成效。

长期随访，部分患者尿微量白蛋白已转为正常。本项目临床共通过上海市科学技术委员会、上海市教育委员会等多个课题资助，共进行 445 例的芪丹糖肾颗粒治疗早期 DN 随机、阳性对照（贝那普利）的研究。结果显示，芪丹糖肾颗粒能有效改善早期 DN 气虚血瘀肾亏的中医证候，总有效率 84.61%，显著优于贝那普利（32.50%）；有效降低尿微量白蛋白，总有效率 69.23%，与贝那普利相当。同时，该颗粒还具有一定的降糖调脂、降低血黏度作用。多次的动物实验结果显示与临床相似的研究结果。还率先提出早期糖尿病肾病动物模型建立的评判标准。发现芪丹糖肾颗粒治疗早期 DN，有效降低尿微量白蛋白，改善肾小球滤过和肾小管重吸收功能，并能改善肾增大、基底膜增厚、系膜面积增大等病理变化。其机制在于该方能调节血管活性物质，显著降低冯·维勒布兰德因子（vWF），改善血管内皮损伤，缓解血液的高凝状态；显著降低血清 CRP 浓度，有效控制炎症的发展；降低 TGF-$\beta_1$、PDGF 等多种细胞因子 mRNA 及蛋白质表达的水平；抑制肾小球系膜细胞增殖和分泌 FN、LN、CL-Ⅳ、TGF-$\beta_1$ 和 PDGF 等。

"益气活血补肾法治疗早期糖尿病肾病的临床应用及作用机制"先后获 2011 年中国中西医结合学会科学技术奖三等奖、2011 年上海市科学技术奖三等奖及 2010 年上海市中西医结合学会科学技术奖三等奖。

【医案】张某，女，55 岁。2011 年 12 月 19 日初诊。口干多饮多尿 7 年，伴泡沫尿 2 年。半年前多次检查 24 小时尿微量白蛋白（UAlb）185.4mg 左右，尿蛋白与肌酐比值（UACR）176.5（正常值 <30），空腹血糖（FBG）7mmol/L，餐后 2 小时血糖（2hBG）14.3mmol/L。外院诊断为 2 型糖尿病、早期糖尿病肾病。经中西药治疗，效果不显而来求治。刻下：乏力神疲，口干多饮，尿泡沫多，腰痛耳鸣，视物模糊，大便日行 3~4 次，不成形，夜寐不安。

中医辨证：脾肾两亏，瘀血阻络。

治法：益气健脾，活血补肾。

处方：生黄芪 30g，党参 15g，茯苓 15g，丹参 15g，地龙 9g，熟地黄 9g，怀山药 15g，山茱萸 9g，葛根 15g，杜仲 12g，薏苡仁 15g，牛蒡子 15g，五味子 9g，茯神 15g。14 剂。嘱饮食控制，适当运动，继续每日亚莫利（格列美脲片）2mg。

二诊：每日成形便 2 次，寐较安，仍有泡沫尿。苔白腻，脉同前。自测 FBG 7.3~8.3mmol/L，2hBG<10mmol/L。原方加苍术 12g、陈皮 9g。14 剂。

三诊、四诊：乏力改善，大便实，泡沫尿减少，夜寐尚酣。腻苔已化，脉细。拟前法出入。均 14 剂。

此后每 2 周复诊，继续半年，诸症改善，中药随诊加减。亚莫利减半。复查 FBG 6.5~8.6mmol/L，2hBG 6.5~8.6mmol/L；UAlb 64.8mg/24h，UACR 61.8。

按语:早期糖尿病肾病,初诊时乏力便泻为脾气虚弱之征象;尿泡沫多,腰痛耳鸣,视物模糊,乃肾气亏虚所致;腰痛、舌质暗,则为血脉瘀阻的表现。故先拟益气健脾,活血补肾。二诊,便泻有所改善,但苔白腻,故加苍术、陈皮化湿健脾。此后脾虚改善,肾亏之征象显见,处方继续益气活血外,加强补肾,并用黄芪、苍术、牛蒡子降低尿蛋白。复查指标,疗效显著。

### (二)桥本甲减方

【药物组成】熟附子、桂枝、熟地黄、山茱萸、怀山药、茯苓、泽泻、生牡蛎、车前子等。

【功效】温肾助阳,利水消肿。

【方解】本方乃附桂八味丸加减。熟附子温补肾阳;桂枝通阳,走而不守,对于水饮内聚等症更宜。熟地黄、山茱萸等滋阴药,有"阴中求阳"之意。怀山药健脾;茯苓、泽泻利水通淋;车前子利水消肿;附子配伍生牡蛎,温肾潜阳,使阴平阳秘。

【适用范围】桥本甲状腺炎肾阳亏虚、水饮内停型。加入菟丝子、肉苁蓉之类,阴阳兼顾。若肾阳虚衰甚者,可配伍仙茅、淫羊藿、鹿茸加强温肾之功;若兼脾虚,则可配黄芪、党参、白术脾肾双补;若有血瘀征象,可加丹参、桃仁活血通脉。

【临床和实验研究】徐蓉娟认为,使用附子温阳扶正时,均可采用"温阳十法"多法配伍;附子与其配伍药可各行其道,各司其职,相互协同;使阴得阳助、阳得阴济。

### (三)疏肝健脾、化痰祛瘀桥本方

【药物组成】黄芪、党参、柴胡、郁金、白芍、香附、生牡蛎、浙贝母、白芥子、丹参、灵芝等。

【功效】疏肝健脾,化痰祛瘀。

【方解】黄芪、党参等益气健脾;柴胡、郁金、白芍、香附等疏肝理气;生牡蛎软坚散结,浙贝母、白芥子等化痰散结;丹参等行滞活血;灵芝养心安神,补气益血,与黄芪协同,增强人体免疫力。

【适用范围】桥本甲状腺炎肝郁脾虚、痰瘀互结型。若甲状腺肿大明显、质地较软者,则加用荔枝核、瓦楞子等破气化痰之品。若局部较韧或较硬,经久不消者,多用三棱、莪术等破血行瘀。

甲状腺自身抗体血清 TPO-Ab 和 TgAb 阳性滴度明显升高患者,常重用黄芪及灵芝,以改善机体的自身免疫功能,降低 TPO-Ab 和 TgAb 的滴度。

【临床和实验研究】2015 年完成徐蓉娟治疗桥本甲状腺炎的数据统计整理与挖掘课题,收集徐蓉娟诊治 162 例桥本患者资料,处方 1 704 张,共用中药 239 味。结果提示,临床上最常见的证型是肝郁脾虚、痰瘀互结证,治以疏肝健脾、化痰祛瘀法。临证以柴胡、郁金、枳壳、白芍、香附、青皮等疏肝理气;以黄芪、党参、白术、茯苓、半夏、陈皮等益气健脾;以生牡蛎、浙贝母、白芥子等化痰散结;以丹参、桃仁等行滞活血。

【医案】朱某,女,22 岁,学生。7 年前发现甲减,未正规治疗。次年甲亢,曾不规律服他巴唑(甲巯咪唑)、优甲乐(左甲状腺素钠片)、硒酵母等,2012 年停药。近 3 个月乏力神疲、畏寒、浮肿、脱发、健忘、颈粗,大便秘结,伴停经 3 个月。外院检查:2 月 12 日 $FT_3$ 2.67pmol/L↓,$FT_4$ 5.461pmol/L↓,TSH>150mIU/L↑,TgAb 447.3ng/ml↑、TPO-Ab>1 300IU/ml↑。舌淡红,舌体胖,齿痕明显,苔薄白,脉沉迟。查体:表情淡漠,反应迟钝,身浮面肿;甲状腺Ⅱ度肿大,峡部明显,质地坚韧;心率 64 次/min,律齐。

西医诊断:桥本甲状腺炎,甲减。

中医诊断:肾阳亏虚,水饮内停。

治则:温肾助阳,利水消肿。

处方:桂附八味丸加减。熟附子 9g,川桂枝 9g,熟地黄 12g,山茱萸 12g,怀山药 15g,茯苓 12g,泽泻 12g,生牡蛎 30g(先煎),车前子 15g(包煎),杜仲 12g,枸杞 9g,肉苁蓉 9g,生甘草 9g。14 剂。另,医嘱优甲乐 50μg,每日清晨餐前半小时口服。忌碘盐及海鲜;定期复查甲状腺功能及自身抗体。

二诊:畏寒减、浮肿略消,仍有乏力倦怠,大便 4 日一行。未行经。舌脉如前。复查 $FT_3$ 3.31pmol/L↓,$FT_4$ 7.31pmol/L↓,TSH 41.99mIU/L↑。原方改肉苁蓉 15g,加火麻仁 15g、当归 9g、白芍 12g。14 剂。

三诊:畏寒减、肿消,颈胀好转,大便日一行,乏力改善。3 月 11 日行经,量中色鲜。复查 $FT_3$ 5.42pmol/L,$FT_4$ 14.841pmol/L,TSH 2.376 6mIU/L。舌淡红,舌体胖、有齿痕,苔薄白;脉沉。查体:浮肿消,颈粗好转,心率 76 次 /min,律齐。原方去麻仁。14 剂。

四诊:有乏力神疲,畏寒减、肿已消,纳谷香,大便调,夜寐安。颈粗,舌体胖好转,苔薄白,脉沉。方用:黄芪 15g,灵芝 15g,熟地黄 12g,山茱萸 12g,山药 15g,茯苓 12g,淫羊藿 15g,肉苁蓉 15g,杜仲 12g,枸杞 9g,生甘草 9g。14 剂。

五诊:心情欠佳,略乏力,无畏寒,颈粗质韧。辨证属肝郁脾虚、痰瘀互结证,治宜疏肝健脾温阳、化痰祛瘀散结。方用:黄芪 15g,党参 12g,柴胡 9g,郁金 12g,白芍 12g,熟地黄 12g,当归 9g,生牡蛎 30g,浙贝母 12g,灵芝 15g,淫羊藿 15g,生甘草 9g。14 剂。

此后每 2 周复诊,诸症安好,乏力减,甲状腺略较前缩小;甲状腺功能指标已正常,甲状腺抗体水平下降。

按语:本患者乏力神疲,畏寒浮肿、脱发健忘、颈粗,便秘,停经;淡漠迟钝,身浮面肿;脉沉迟,均为甲减黏液性水肿表现。$TT_4$、$FT_4$ 降低,TSH 增高为原发性甲减。甲状腺Ⅱ度肿大,峡部明显,质地坚韧;血清 TPO-Ab 和 TgAb 显著增高是桥本甲状腺炎的主要依据。故西医诊断为桥本甲状腺炎、甲减。中医诊断为瘿劳(肾阳亏虚,水饮内停型)。治宜温肾助阳,利水消肿。

药用桂附八味丸加减。二诊时因大便秘结改肉苁蓉 15g,加麻仁 15g、当归 9g、白芍 12g 以温润通腑,养血调经。三诊时虚寒浮肿已明显好转,腑通经行。体会如下:

1. 附子温阳扶正注重配伍　前三诊寒象明显时则不失时宜地运用附子,并采用温潜、温培、温泄、温和、温滋、温运六法,集于一方。

2. 黄芪配合灵芝　四诊时已无明显虚寒浮肿之征象,阳气恢复,故去熟附子、川桂枝、泽泻。改用益气药黄芪以巩固疗效。黄芪配合灵芝,以改善机体的自身免疫功能,降低 TPO-Ab 和 TgAb 的滴度。

3. 疏肝健脾温阳,化痰祛瘀散结　五诊时阳虚证候已去,有乏力、抑郁、颈粗质韧的证候,辨证属肝郁脾虚、痰瘀互结证,治宜疏肝健脾温阳、化痰祛瘀散结。

4. 中西医结合　治疗严重甲减病例,主张及时伍用左甲状腺素。

5. 控制碘摄入量　患者生活在沿海城市,长期服碘盐,已明确诊断为桥本甲状腺炎,故应忌服碘盐及食富碘食品及药物。但可使用含碘量低的中药,如生牡蛎以消瘿散结。

**(四) 清上温下消渴方**

【药物组成】黄连、熟附片(先煎)、煅龙齿、磁石(先煎)、天花粉、补骨脂、益智仁、菟丝子、金樱子等。

【功效】清上焦实热,温下源虚寒。

【方解】清上用黄连、天花粉,温下用熟附片、补骨脂、益智仁。佐以龙齿、磁石潜阳,有温潜之意;取菟丝子、金樱子等,加强温肾固涩之效。

【适用范围】消渴症(尿崩症或 1 型糖尿病等)肾阳亏虚伴上焦实热型。

【临床和实验研究】20 世纪 30 年代初,夏季婴幼儿疾病"暑热症"在上海、我国南方和东南亚盛行。该病表现为发热持续、起伏,少汗,头额干灼而两足不温,烦躁,口渴多饮,小便频多清长。中西医家对其均颇感棘手。徐小圃在纷繁多变的临床表现中抓住上实下虚的证型要点,认为病机主要是元阳虚于下,邪热淫于上,确定"清上温下"的治则,创制连附龙磁汤,清心泻火,温肾扶阳。该方以附子温下,黄连清上为君臣,佐以龙齿、磁石潜阳,菟丝子、覆盆子等温肾,为儿科、内科医家所常用,治愈无数。

尿崩症因烦渴多饮,小便频数清长,属中医"消渴"范畴。其病机主要是久病下元亏虚,肾阳不足,津液不能上承。1 型糖尿病多因胰岛素分泌不足,以致血糖升高。起病较急,多尿、多饮、易饥、消瘦等三多一少症状明显,可属中医"消渴"范畴。徐蓉娟传承徐氏温阳扶正、重视配伍的经验,用于治疗内分泌代谢性疾病,分析其病机同样为"上盛下虚",故确定"清上温下"的治则,创新用于治疗尿崩症与 1 型糖尿病,采用连附龙磁汤加减,清心泻火,温肾扶阳,每获奇效。

【医案】张某,女,68 岁。自 9 岁起多尿、烦渴多饮,诊断为尿崩症。曾多方求治,效果不显。近 4 个月胸闷心悸,曾做冠脉 CT 示冠状动脉轻度狭窄,口干引饮加重,故来求治。初诊:口干引饮,每日饮水达 8 000ml,半夜必饮 500ml,夜尿多次。双下肢发冷,小便清长,每日尿量约 8 000ml。胸闷心悸,夜寐不安。舌体胖、质偏红,苔薄白,脉沉细。

中医诊断:上盛下虚。

治则:清上温下,益气活血。

处方:黄连 3g,熟附片 9g(先煎),活磁石 30g(先煎),补骨脂 15g,金樱子 15g,桑椹 15g,天花粉 15g,太子参 15g,麦冬 12g,丹参 12g,郁金 12g。14 剂。

二诊:口渴大减,夜间未饮,尿液减少,每日尿量减至 6 000ml,睡眠改善,胸闷心悸略好转。舌体胖、偏红,苔薄白,脉沉细。上方加减。14 剂。

此后每 2 周复诊,经治半年,诸症改善,尿量减至每日 4 000ml 左右。

按语:本案有烦渴多饮的上焦实热证候,久病阴损及阳,肾阳亏虚,故见双下肢发冷、尿清长之下焦虚寒证候。徐蓉娟遵其祖父、父亲的治小儿暑热症经验,采用清上温下法,创新用于尿崩症:清上用黄连、天花粉,温下用熟附片、补骨脂。同时用磁石,有温潜之意;取桑椹、金樱子等,加强温肾固涩之效。配伍用太子参、麦冬有温培、温滋之意;温运配伍用丹参、郁金诸活血化瘀之品。全方集温清、温潜、温培、温固、温培、温滋、温运六法于一炉。

### (五) 益气温阳、活血通痹方

【药物组成】黄芪、川桂枝、白芍、当归、川芎、桃仁、红花、延胡索、威灵仙、蝎蜈胶囊等。

【功效】益气温阳,活血通痹。

【方解】黄芪甘温益气而温脾阳;桂枝散寒温通经脉,得黄芪益气而振奋卫阳;白芍养血和营而通血痹,与桂枝相合,共奏调和营卫之功。桃仁、红花、川芎活血化瘀。延胡索活血行气止痛;威灵仙祛风除湿,通络止痛。蝎蜈胶囊搜剔通络止痛。

【适用范围】糖尿病周围神经病变,血痹(阳气亏虚,脉络瘀阻型)。

【临证加减】病情顽固而寒盛者可加用川乌、草乌等祛风散寒、温经止痛之品,或酌加上述温阳药,以增强药效。气虚甚者重用黄芪等益气药;血瘀重者加三棱、莪术及水蛭、蜈蚣、全蝎、地龙等虫类药;肢麻如蚁行加独活、防风、僵蚕;肢痛固定加白附子、白芥子;痰浊阻络者加茯苓、半夏、远志、白芥子等祛痰药;气滞者加陈皮、青皮、香附、佛手、枳壳等理气药。常加徐长卿、威灵仙、乌梢蛇等胜湿通络化瘀;鸡内金、炒谷芽、炒麦芽和胃助运。常配合葛根升阳生津,除烦止渴;杜仲补肝肾,强筋骨;桑枝以通为要,长于通经络、行津液、利关节、祛风除痹止痛。

【临床和实验研究】徐蓉娟认为,糖尿病周围神经病变求治者中最多见为肾阳亏虚、络脉瘀阻证,故首推益气温肾、活血通络法。取益气通阳、行血除痹的黄芪桂枝五物汤为基础方。主张"以通为补""以通为助";常用虫类药以搜风通络;采用内外同治法。配合穴位敷贴及中药熏洗,中医证候总有效率73.3%,治疗后神经传导速度均明显高于治疗前($P<0.01$)。制订诊疗常规,住院患者约30%使用此方案。获校级中医特色诊疗项目。

【医案】耿某,男,79岁。口干、多饮、多尿15年,确诊为2型糖尿病,同时出现四肢麻木疼痛,伴周身乏力、皮肤瘙痒等症,曾用二甲双胍、阿卡波糖等治疗,血糖控制欠佳。近3周肢麻痛加重,自服甲钴胺、华佗再造丸等药无效而求诊。初诊:四肢麻木疼痛,伴乏力倦怠,畏寒肢冷,双下肢感觉减退,夜尿频多。舌淡胖,苔薄白腻,舌下络脉增粗,脉弦结代。入院后查肌电图,双下肢感觉及运动神经传导速度均减慢。诊断为糖尿病周围神经病变。

中医辨证:阳气亏虚,脉络瘀阻。

治则:益气温阳,活血通痹。

处方:黄芪桂枝五物汤合桃红四物汤加减。黄芪30g,川桂枝9g,赤芍12g,白芍12g,当归12g,川芎15g,桃仁12g,红花9g,水蛭6g,鸡血藤30g,延胡索15g,威灵仙15g,独活12g,桑寄生15g,怀牛膝12g。同时服用蝎蜈胶囊,每次5粒,每日2次。中药熏洗及穴位敷贴,每日2次。

二诊:2周后四肢麻木疼痛症状明显改善,原方出入。继续门诊随访。

按语:因证属气阳亏虚、脉络瘀阻,故方以黄芪桂枝五物汤合桃红四物汤加减,以益气温阳,活血通痹;配伍蝎蜈胶囊,以搜剔通络止痛;配合中药熏洗及穴位敷贴,内外同治而获效。

(徐蓉娟　彭欣　姜宏军　李红　葛芳芳　张亚利)

# 第十一章
# 外科疾病

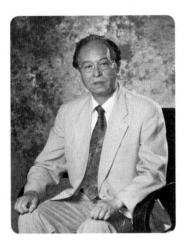

陆德铭

## 一、个 人 简 介

陆德铭(1935— ),男,出生于浙江平湖新埭镇。上海中医药大学终身教授,主任医师、博士研究生导师,上海市名中医,享受国务院政府特殊津贴,第二、第三、第四批全国老中医药专家学术经验继承工作指导老师,第二批全国优秀中医临床人才研修项目指导老师。曾担任上海奉贤县齐贤公社卫生院院长,上海中医学院附属龙华医院副院长,上海中医学院党委副书记、常务副院长、院长兼上海市中医药研究院院长等职。曾任上海市中医药研究院临床一所乳房病研究室主任、国家教育委员会重点学科龙华医院中医外科学学科带头人、《上海中医药杂志》主编、卫生部政策与管理专家委员会第一届委员、上海市高等教育局高级专业技术职务评审委员会委员、中华全国中医学会上海分会副理事长、上海市中医药专业委员会副主任委员、上海市气功科学研究会副理事长、上海市中医药学会顾问、上海市中医药学会外科分会顾问、中华中医药学会乳腺病专业委员会顾问、教育部重点学科中医外科学顾问等。迄今从事中医外科临床、教学和科研工作 60 余年,勤求古训、温故知新、知常达变、不断创新。半个多世纪以来,他一直工作在外科疾病的中医研究和防治的第一线,对乳腺病的防治尤有心得,是享誉海内外的治疗乳腺病的中医专家。陆德铭的学术思想和成就受到国内外学术界的关注,被收入 1988 年美国传记学会《世界著名领导者辞典》、1990 年英国剑桥国际传记中心《世界名人辞典》及《当代中国科技名人成就大典》等。

学术上，陆德铭全面继承顾伯华中医学术经验，并博览古今书刊杂志，勤奋研习中医学经典，汲取现代科学技术，冲破传统理论的桎梏，善于推陈出新，对乳房病、甲状腺病、痈疽、皮肤病、蛇咬伤、急腹症等疾病的治疗具有丰富经验，尤其擅长乳腺疾病的治疗和研究。在治疗乳房病、复发性口腔炎、带状疱疹及其后遗神经痛、甲状腺病、毒蛇咬伤等方面造诣颇深。总结出以切开扩创、拖线、垫棉压迫等综合外治法治疗浆细胞性乳腺炎，归纳出必须切开所有脓腔，尤其是切开通向乳头孔的瘘管，充分刮除坏死组织，务必使创面从基底部长起等手术治疗要点；在辨证论治基础上，选用丹参、白花蛇舌草、赤芍、虎杖等清热活血祛脂药以提高疗效、减少复发，取得损伤小、复发少的良好疗效，在国内外享有盛誉。陆德铭在顾伯华用"二仙汤"治疗乳腺增生症的经验基础上，以调摄冲任、疏肝活血法组方研制了医院制剂"乳宁冲剂"、协定方"小叶增生方"，进一步提高了治疗乳腺增生症的疗效，有效率达93%以上。"乳宁冲剂"后更名为"复方仙蓉颗粒"。陆德铭在临证中重视辨病与辨证相结合，在国内首先提出"冲任失调"是乳腺癌不同于其他肿瘤的病机关键，以益气养阴、调摄冲任法研制协定方"乳宁Ⅱ号""乳腺癌术后方"等辨证治疗乳腺癌术后转移复发的患者，如骨转移、肺转移、肝转移等，缓解了西医治疗的副反应，显著改善了患者的生活质量和生存期。

陆德铭经过大量临床实践，反复思考，甘为人先，提出对中医外科的疑难复杂病证进行科学研究的具体思路。曾主持国家"七五"攻关和国家自然科学基金项目及市局级科研课题20余项。2005年"切开拖线、灌注（介入）与垫棉绑缚法相结合综合治疗浆细胞性乳腺炎"获上海市医学科技成果奖三等奖，2008年"拖线疗法在难愈性窦瘘类疾病治疗中的运用和发展"获上海市科学技术进步奖二等奖等。陆德铭首次提出以调摄冲任、疏肝活血法辨证论治乳癖，拟定"乳宁冲剂""小叶增生方""乳块消"，临床应用取得显著疗效。陆德铭认为，乳腺增生症的发生是女性周期性激素失调所致，指导研究生从临床研究和动物实验证实他的推断。先后主持了1986年国家"七五"攻关项目、1992年上海市教育委员会科研项目和国家自然科学基金项目、1993年上海市科学技术委员会项目、1994年国家中医药管理局项目、1995年国家中药制药工程中心项目、2004年上海市卫生局项目、2006年上海市经济委员会生物医药专项等多项课题，进行系列研究。1992年"顾伯华治疗乳腺增生病的经验研究"获上海市科学技术进步奖二等奖，1993年主编出版《实用中医乳房病学》，1995年"调摄冲任疏肝活血法纠正乳腺增生病激素失调的研究"获国家中医药管理局科学技术进步奖三等奖，1996年"乳宁冲剂对乳腺增生病催乳素、单胺类神经递质及单胺氧化酶的研究"获上海市中医药科技成果奖二等奖，2005年"复方仙蓉颗粒"（原名"乳宁冲剂"）获国家六类新药临床试验批文，2008年完成二期和三期临床试验。陆德铭在国内首先提出"冲任失调"是乳腺癌不同于其他肿瘤的病机关键，研制协定方"乳宁Ⅱ号""乳腺癌术后方"等调治乳腺癌术后患者，指导学生在国内率先开展中医药干预乳腺癌癌前病变、抑制乳腺癌复发转移、提高乳腺癌患者生命质量的研究。先后承担国家自然科学基金项目、国家中医药管理局项目、上海市教育委员会重点项目、上海市卫生局项目、上海市重点学科、上海市白玉兰基金等8项课题，研究成果获教育部科学技术进步奖二等奖、上海市科学技术进步奖三等奖。陆德铭曾先后主编中医外科学教材和著作12部。主编普通高等教育中医药类规划教材《中医外科学》(6版)、普通高等教育中医药类规划教材学习指导丛书《中医外科学教学指导》等，主审教育部十五规划教材《中医外科学》和全国普通高等教育中医药类精编教材《中医外科学》

等。主编《中医药学高级丛书·中医外科学》《中国传统临床医学丛书·中医外科学》《实用中医乳房病学》《中医外科诊疗图谱》《实用中医外科手册》等专著。2009 年又领衔修订已出版 20 余年的《实用中医外科学》。陆德铭虽年逾古稀,仍壮心不已,怀着满腔热情,把自己的一生融入中国医药事业之中,指导后学。

培养传承人情况:历年来,培养博士研究生 25 名、硕士研究生 1 名,还培养上海市和全国名老中医师承班、西学中班学生 10 名。

## 二、学术理论与学术观点

### (一) 燮理气血阴阳、崇尚阴阳互求

陆德铭在临床诊治中,善于运用中医学阴阳气血理论指导临床实践。他指出,辨证论治首当辨明阴阳,因为病因、脉证与药性皆有阴阳,阴阳既明,则治之无讹。

首辨阴阳,崇尚阴中求阳,阳中求阴。从外科临床所表现的症候群中,可以辨别阴阳的属性。陆德铭认为临床辨证,审别阴阳是首要环节。在论治方面,当考虑到病有阴阳气血的偏盛偏衰,药物有寒凉温热之性,在施治上以阴药治阳病,以阳药治阴病。以阴阳来审别疾病的性质、病变的部位、体质的强弱、邪正的盛衰等,指导临床辨证用药,从而调节机体失和之阴阳,达到治愈疾病的目的。

陆德铭常告诫学生,在临证辨治时,病情往往是复杂变化着的,不要拘泥于一点而要综合参考分析,一个病往往是多个症状组合而成,不可能单纯表现为纯阴证或纯阳证,往往阴中有阳,阳中有阴,阴阳交错,而且随着病情发展到一定阶段,阴阳的属性也会随之而产生相应变化,所以要从疾病发展的整个过程去辨别阴阳,抓住主要症状,掌握疾病的性质,施治方可有的放矢。如在治疗乳癖时擅用仙茅、淫羊藿、肉苁蓉、鹿角片等补助肾阳,同时常在助阳药中酌加山茱萸、枸杞、天冬、生首乌等滋阴补肾,以期治阳顾阴,收阴生阳长、阴阳平调之功。

再论气血,强调气血贵充裕、调畅。陆德铭认为,在一般情况下,人体的正气旺盛,外来之邪就不易侵犯,所谓"正气存内,邪不可干";当人体气机紊乱,正气相对薄弱时,则抵御外邪能力减弱,而致人体发病,所谓"邪之所凑,其气必虚"。故陆德铭在临床上十分重视扶助正气,常以四君子汤益气健脾,以固根本。陆德铭亦善用黄芪,认为黄芪乃补气之要药,用于久病气虚体弱者,常与党参、白术配伍而达补气健脾之功;用于卫外阳气不固者,常与防风、白术同用,取玉屏风散之意,达固密腠理、益卫固表之功;用于气虚脾弱水肿者,常与防己、白术配伍而行气利水;用于气血不足,疮疡脓成不溃,或溃后久不敛口者,与穿山甲、皂角刺、白术、茯苓、党参等配伍,达补养气血、生肌托毒之功;用于气虚伴血瘀者,常与桃仁、丹参、三棱、莪术合用,达行气活血作用。在扶助正气的同时,陆德铭也非常重视精血的调理。他认为,气与血共同来源于脾胃的化生,气中有血,血中有气,两者相互依附,相互为用,共同滋养温煦脏腑。在临诊时,症见面色萎黄发白、头晕目眩属血虚者,常以当归、白芍、熟地黄、阿胶、川芎、鸡血藤等,取四物汤之义调补气血;对症见皮肤瘙痒、干燥脱屑等血虚生风者,常以生熟地黄、当归、肉苁蓉、防风、肥玉竹等养血祛风润燥。在临床上往往气血同病,故常采用气血同治的方法,如补气摄血、行气活血、补气活血等。而气血病变表现在外科临床上,多见于气滞血瘀、气虚血瘀、气不摄血等。如在治疗甲状腺疾病时,由于肝气郁结、横逆犯脾、脾失健运,而致气滞痰瘀凝聚于颈部而成肿块,往往采用疏肝理气、化痰活血等法,使肿块得以消

散。又如带状疱疹后遗神经疼痛，常多发于年老体弱患者，在皮损痊愈后仍有阵发性剧烈疼痛。陆德铭认为，此多因患者年老体弱，既有正气不足、气不运血之本虚，同时又兼有气血瘀滞之邪实，故治当标本兼顾，扶正以祛邪，益气活血而化瘀。再如，乳衄一症，多由肝气不舒，郁久化火，迫血妄行而致，也有病久体虚，气不摄血而致，故临床亦多以泻肝凉血、补气摄血等治疗。

张介宾曰："善补阳者，必于阴中求阳，则阳得阴助而生化无穷；善补阴者，必于阳中求阴，则阴得阳升而泉源不竭。"陆德铭集多年临床经验，从众多中药中筛选出黄芪、党参、白术、茯苓最善补气健脾；当归、熟地黄、何首乌、枸杞补血生血效果最佳；淫羊藿、仙茅、巴戟天、肉苁蓉等最宜温肾助阳；玄参、麦冬、石斛、沙参、女贞子、天花粉最善补阴生津；柴胡、制香附、郁金、延胡索等疏肝理气；桃仁、丹参、三棱、莪术等活血化瘀。总之，陆德铭治疗气血之病，大多以行气活血、益气活血、补益气血、益气摄血等相兼并用，且这些治法应用于临床确实收到了满意的效果。

**（二）识病是关键，辨病与辨证相结合**

陆德铭强调临床诊治首先识病，把辨病与辨证结合，成为其临床思维特色。

临床诊治首先辨病。辨证论治是中医的特色，但中医不仅讲辨证，也强调辨病。所谓辨病，就是认识和掌握疾病的现象、本质及其变化规律。清代《兰台轨范·序》云："欲治病者，必先识病之名。能识病名，而后求其病之所由生。知其所由生，又当辨其生之因各不同，而病状所由异，然后考其治之法。一病必有主方，一方必有主药。"陆德铭认为，中医外科疾病大多以外在的局部病变来表现，是可以直接观察到的疾病，不同疾病局部表现各异，同一疾病不同阶段也表现不一。这样就需要综合四诊的望、闻、问、切，尤其是对局部症状的观察，运用正确的思维方式，根据临床特点，通过与相关疾病的鉴别、区分相似的症状，首先作出疾病的诊断、确定其病名。这样才能掌握疾病发生发展及转归预后，使病名和理、法、方、药之间形成了相对应的联系，其中所提炼出的诊断、治疗要点以及行之有效的治疗方法，对诊治疾病有十分重要的意义。

辨病基础上辨证。在外科中首先强调辨病，其目的在于明确疾病的诊断及必然出现的局部病变和由此产生的典型症状，从而揭示疾病的演变规律。辨证的目的在于揭示患者机体具体发展阶段的个体特殊性，经同病异证、异病同证的辨别分析，把握疾病发展现阶段的主要矛盾，使诊断更加深入细致。经综合收集与疾病有关的临床资料，分析内外致病因素及病位所在，与患者的个体情况结合，通过八纲辨证、脏腑辨证、经络辨证以及外科特有的肿痛痒脓麻、溃疡色形、善恶顺逆的辨证，进行综合分析和归纳，进而对病变的病因病位、病变机制、功能状态及演变趋势等作出综合评定，从而确定证，以进一步指导治疗。

陆德铭认为，在辨证过程中，不要拘泥于一点，要全面综合分析。由于每一个病的症状表现复杂，而且病情又在不断发展和变化。所以一个病所表现的证，往往是许多症状综合在一起，并随着病情的变化而转化的。外科疾病多有局部症状及体征，因此辨证不仅要辨全身症状还要辨局部症状。在辨证的过程中，不能仅从一时表面现象着眼，要作深入分析，了解症状的主要方面，疾病的性质及全部过程，从各方面掌握辨证方法。这样才不会被一时的假象所掩盖，作出正确辨证，以提供有效的治疗方法。辨病之后，则基本上了解了疾病演变趋势，在此基础上进一步辨证，把辨证与该病所有的治疗方法和方药紧密联系，使治疗方法个体化，且可对疾病的预后进行判断，从而达到提高疗效的目的。中医外科诊治疾病首先强调辨病,往往从疾病的主要症状入手,在辨病的基础上进一步辨证,把辨病与辨证相结合,两者相辅相成,使诊断更具体精确。

四诊之中,陆德铭首重舌诊。外科疾病大多在体表有形可征,如体表疮疡、皮肤病,医生通过望诊就能了解局部病情。望诊在外科四诊中居于首位。《望诊遵经》提出:"治病必先知诊,诊病必先知望。"陆德铭讲,如果说在外科中望局部病变可以辨病的话,望舌象即可辨证。舌象能比较客观地反映人体内在的正气盛衰、病邪性质及深浅,在辨证分型、遣方用药等方面起着关键的作用。当证候与舌象不相符时,必须四诊合参,全面分析,确定从舍,才能作出正确的诊断。患者有一定证型的症状、体征,但无相应舌象,这种情况往往病情较轻,病位浅,病邪未及脾胃,更未及血及心,故其舌质舌苔均如常人。有舌象而无明显症状者,一是由于体质禀赋的关系出现舌象;二是病邪在内,尚无外候,如若病发,其势必重。许多疾病在发作之前,往往先有异常舌象者,不应等闲视之,应密切注视,仔细观察,争取早期诊断、早期治疗。

### (三)必伏其所主,而先其所因

陆德铭认为,疾病的产生,必有其根本的原因,病机的变化,也有其关键所在;疾病证候虽然繁乱复杂,也有其主次真伪可辨;在疾病的发生发展过程中,必然会产生一些与其相关的症状与体征,这些客观的指征是疾病外在的现象,在临诊中运用四诊和辨证辨病相结合的手段,并对其加以综合分析,找出疾病在某一阶段的病变本质,是审因求本的关键所在。陆德铭治病强调治病求本,重视调补肝肾脾胃之先后天之本。陆德铭认为肾为先天之本,先天之精所藏之处,元阴元阳寓于其中,是生命之根,为脏腑阴阳之本;而脾为后天之本,主运化,故人体生命活动的持续和气血津液的生化都有赖于脾胃运化的水谷精微奉养周身。肾气的盛衰,则关系到疾病的发生和发展。如肾阴肾阳失调,会导致其他脏腑的阴阳失调。同样,其他脏腑的疾病,日久也必然影响到肾,损耗肾中精气,所谓久病及肾,故治疗用药尤其强调调理脾肾,如在乳癖的治疗中立调摄冲任法为治疗大法,包括补肾助阳、养血和营等等。陆德铭认为肾为先天之本,肾气化生天癸,而激发冲任的通盛,肾气不足则天癸不充,冲任不盛,乳房受累而致乳癖,又冲任隶于阳明,冲任血海之盈亏又与脾胃后天之本有关,故脾胃虚损时,不能濡养冲任而致冲任失调产生乳癖,故在诊治中,调补脾肾有其重要意义。同时,陆德铭处方用药时时顾护胃气,用药中病即止,以免过剂而损伤脾胃,因脾胃之气的盛衰往往关系到疾病的转归和预后,所以在临床上特别注重脾肾二脏的调理。

在临诊时,陆德铭又详明标本,找出病证的根本原因,抓住疾病的本质,分清病变过程中所表现出的症状的主次关系,指出标根于本,标是现象,本才是实质,只有充分地搜集、了解疾病的各个方面,包括症状在内的全部情况,然后依据八纲辨证、藏象学说、病邪学说、经络学说等进行综合分析和归纳,进而对其病变的病因病机、功能状态及演变趋势等作出综合性的评定,才能透过现象看到本质,找到疾病的根本原因,从而确立恰当的治疗方法,只要解除病本,病标则随之而解。陆德铭认为,在辨证过程中,不要拘泥于一点,要全面综合分析。由于每一个病的症状表现复杂,而且病情又在不断发展和变化,所以一个病所表现的症状,往往是许多症状综合在一起,因而就不会纯粹地表现出阳证和阴证,且疾病的属阳属阴不是固定不变的,而是随着病情的变化而转化。在辨阴证阳证的过程中,不能仅从一时表面现象着眼,要作深入分析,了解症状的主要方面、疾病的性质及全部过程,从各方面掌握辨证方法。这样才不会被一时的假象所掩盖,作出正确辨证,以提供有效的治疗方法。辨病之后,则基本上了解了疾病演变趋势,在此基础上进一步辨证,把辨证与该病所有的治疗方法和方药紧密联系,使治疗方法个体化,并可对疾病的预后进行判断,从而达到提高疗效的目的。中医外科诊治疾病首先强调辨病,往往从疾病的主要症状入手,在辨病的基础上进一步辨证,把辨病与辨证相结合,两者相辅相成,使诊断更具体精确。

陆德铭精研经典,结合几十年的临床经验,总结形成了独到的治未病观点。陆德铭认为,"未病先防,已病早治,既病防变"这一预防为主的思想贯穿于中医外科学疾病各个环节中,对提前干预疾病的发生,减缓疾病的发展具有重要的指导意义。陆德铭认为阴阳平衡是治未病的核心。不论是平人还是欲病、已病、初愈者,治疗时皆当"谨察阴阳所在而调之",以平衡阴阳为要。陆德铭认为从外科临床所表现的症候群中辨别出阴阳的属性,以阴阳来审别疾病的性质、病变的部位、体质的强弱、邪正的盛衰等,指导临床辨证用药,从而调节机体失和之阴阳,达到治愈疾病的目的。陆德铭认为扶助正气是治未病的根本,"正气存内,邪不可干","内养外防"是未病先防的重要内容和方法。培养正气,应当注意重视调适精神,加强体育锻炼,生活起居有规律。平素心情舒畅,精神愉快,则有利于血脉流通,气机调畅,阴阳和调,正气充足。此外,在饮食方面勿偏嗜、失节或食用不洁之品等,饮食调和,脾胃健运,就能化生精气,滋养人体,保持身体健康。另外,在预防疾病方面,开展普查工作亦当重要。因此,针对中医病因病机对疾病进行非药物的健康调养干预措施,避免疾病危险因素,可以预防疾病的发生。

"已病早治"是关键。陆德铭认为,疾病初起之时,一般病位较浅,病情较轻,邪气不盛,对正气的损害也不甚严重,故早期治疗能事半功倍,疾病则不会发展加重,更不会恶化;若到病邪盛、病情深重时才开始治疗则较为棘手。在治疗乳腺不典型增生等癌前病变时,陆德铭认为早期邪盛,正气尚未大衰,治疗重在祛邪,"当其邪气初客,所积未坚,则先消之而后和之"。如此,见微知著、防微杜渐和截断转移,以杜绝疾病向纵深发展,既可提高治愈率,又能防止其恶变。

"既病防变"是治疗的重点。疾病的发展和传变是有规律的,因此在治疗时,可根据疾病的传变规律,"先安未受邪之地",预先对可能受影响的部位加以固护,增强其抗邪能力。此即"既病防变"之精神要。正如陆德铭在乳腺癌复发转移的治疗中,着重于治本,所谓"养正积自除",故应"扶正为主,祛邪为辅"。扶正可祛邪、抑邪、防邪,以扶正固本为防止复发转移的主要方法。再如,治疗乳腺癌术后放疗副反应的同时,注意疾病的传变,尤其对于放射性肺炎等迟发的放疗副反应,采取措施避免其发生,并提出了养阴润燥、活血等治法,来防治迟发的放疗副反应。这时"治未病"的思想是旨在把握治疗时机,防止病情的加重及疾病的发展变化。

## 三、临 床 经 验

陆德铭在中医外科学领域不同学科中均有建树,限于篇幅,现择部分乳房疾病的治疗经验简述如下。

### (一)乳房疾病的常用治法

1. 温肾助阳,调摄冲任 乳癖、乳岩、乳疬等常见乳房病的发生,当首推冲任失调,故调摄冲任为治疗乳房病的求本之法。因为脏腑功能失常,气血失调均可导致冲任失调而致乳房病,其中又以乳癖的发生与冲任两脉关系最为密切。陆德铭以温肾助阳来调摄冲任,从众多温阳药中筛选出性温不热、质润不燥之淫羊藿、仙茅、鹿角片、肉苁蓉、巴戟天、补骨脂等补助肾阳,调补冲任,从治本着手,佐以他法,不仅乳腺肿块、疼痛可消,癌肿得到控制,同时胞宫不充,肾虚诸症均得到纠正。助阳之时又酌加山茱萸肉、天冬、枸杞、生首乌等滋阴补肾,以期治阳顾阴,平补阴阳。温肾助阳、调摄冲任法从根本上调整内分泌激素紊乱,调整体内阴阳平衡,是诊治乳房病的根本之法。

2. 疏肝理气,调畅气机　女子以肝为先天,肝藏血,主疏泄,可直接调节冲任之血海的盈亏。陆德铭认为,肝郁气滞在乳房病发病学上具有重要的意义。且肝肾同源,肾气不足则肝失所养,肝之疏泄功能失常,致气滞痰凝血瘀变生乳癖及乳病等病。故疏肝理气、调畅气机也为治疗乳房病的重要法则,用药强调气血以通为用,临证取药常以理气活血同用,并从众多的理气药中选出了郁金、川芎、莪术、丹参等血中之气药,香附、柴胡等气中之血药,以及枳壳、延胡索、青皮、八月札、川楝子、佛手等药,意在调畅气机,俾气行则血行,气顺则血顺,气血通畅,则瘀结自消。

3. 活血化瘀,疏通乳络　乳房疾病,临床上多表现以固定性疼痛及肿块为主症,二者均为血瘀证的特征表现。肝气不舒,气机阻滞,久则由气及血,使血行不畅,经隧不利,乳络闭阻,气滞血瘀,凝结成块,不通则痛。由此可见,乳房病患者出现血瘀证势在必然。陆德铭在治疗乳房病时,重视活血化瘀、疏通乳络法的应用,常用当归、赤芍、桃仁、红花、三棱、莪术、泽兰、益母草等活血化瘀,王不留行、丝瓜络、路路通等疏通乳络,以气血通畅为目的,临床取活血化瘀药也必掺入理气之品,如香附、柴胡、延胡索等,使气血通畅则肿块消散于无形。活血化瘀、疏通乳络法的应用,可以有效改善局部组织的血液循环,改善患者的"高凝"状态,从而减少癌细胞的滞留机会,对防止癌细胞的着床和转移有着重要的意义。

4. 化痰软坚,消肿散结　陆德铭认为,乳房疾病多与情志的变化有密切关系。思虑伤脾,或肝郁气滞,横犯脾土,均可导致脾失健运,痰湿内生;肾阳不足,不能温煦脾阳,则津液不运而聚湿成痰;肝郁久则化热化火,灼津成痰,痰、气、瘀互结而成乳块。痰湿凝结在乳房病发病学上也占有一定的地位。陆德铭选用山慈菇、海藻、昆布、贝母、牡蛎、夏枯草、白芥子、半夏、僵蚕等化痰软坚、散结消肿,为乳块的消散创造了有利条件。

5. 清泄胃热,利湿解毒　女子乳房为足阳明经所属,阳明胃经多气多血,妇女气机多易抑郁,七情郁结日久则可化火化热。陆德铭常以牡丹皮、栀子、龙胆、黄芩、知母等清泄胃热;生薏苡仁、泽泻、蒲公英利湿解毒;仙鹤草、茜草、生地榆凉血止血;半枝莲、蛇莓、蛇六谷、山慈菇、龙葵、石上柏等抗癌解毒,在乳癌术后配合使用抗癌药物可增加对放、化疗的耐受性协同治疗而增效,并达到防止复发转移的目的。

6. 健脾益气,养血生津　冲任为气血之海,脏腑之血皆归冲脉,若脾胃虚则生化之源不足,不能灌养乳络而致乳房病。故临证常以生黄芪、党参、白术、茯苓、怀山药等益气养血、健脾和胃,改善患者的脾胃虚弱,扭转营养不良状况,缓解乏力、消瘦、食欲不振等症状,并改善由放、化疗引起的胃肠道反应,提高机体免疫系统的防御能力。乳癌患者也常因放、化疗引起热毒灼伤阴液而出现一系列阴虚之证,陆德铭常用玄参、麦冬、沙参、川石斛、枸杞以及鳖甲、龟甲等血肉有情之品,通过养阴增液,使体内阴阳趋于平衡,并可增加放化疗的效果和减轻由此带来的毒副作用,增加肿瘤患者对放、化疗的耐受性,并且对癌细胞的生长和转移具有抑制作用。

7. 移情易性,调节情绪　陆德铭常告诫:乳房病的发生发展与患者的精神因素、情绪变化,心理因素密切相关。患者发病后精神负担较重,而部分患者恐癌心理较强,整日沉湎于来日短苦的紧张情绪中。陆德铭认为,这些情绪的异常变化,常造成忧思伤脾,惊恐伤肾,如此脾肾虚弱失调则机体免疫功能低下,不能抵御外邪而常遭侵犯,故在诊治中,应十分注重调节患者情绪。曾曰:"情志可致病也可愈病。"对待患者关注的痛苦之处,往往通过仔细的解释工作来解除患者的疑虑,心药并施,使患者充分信赖医生,主动配合积极治疗,往往收效明显。陆德铭临床诊治乳腺增生及乳病,常以调摄冲任、理气活血化瘀为治疗大法,对与情志变化相关者,常佐以柴胡、佛手、八月札、合欢皮等调畅气机。

**(二) 外吹乳痈分期辨治经验**

外吹乳痈是指发生于妇女哺乳期的乳房部的急性化脓性疾病,相当于西医的急性乳腺炎。陆德铭将外吹乳痈分为三期(初期、成脓期、溃脓期)、三证(气滞热壅证、热毒炽盛证、正虚毒恋证),辨证论治,内外结合,临床收到良好效果。陆德铭认为,乳痈初期以消为贵、以通为顺,治拟疏肝清热、通乳消肿。自拟乳痈方,全方贯穿于"通",疏散通络,重点突出,佐以行气活血,意在和营。临证尤要注意避免过用寒凉中药或抗生素,以免气血得寒则凝,闭阻血脉,不利痈肿消散,反使病程迁延,肿块消散缓慢或形成僵块,迁延难愈。

手法操作排除蕴积宿乳,法简而效速,对早期乳痈的消肿止痛,往往有"立竿见影"的效果。手法排乳是药物外敷及内消使通的补充,二者的有机结合,可起到相辅相成、事半功倍的功效。陆德铭还强调,要指导患者家属掌握正确的人工排乳手法,以巩固疗效,防止复发。实际操作中要注意三不可:一者挤乳用劲不可过大;二者每次挤乳时间不可过长;三者排乳次数不可过少,每日 3~5 次为宜。

1. 乳痈成脓偏外治 乳痈酿脓已成,需结合外治,切开引流,以外敷九一丹或八二丹加药线提脓引流,金黄膏(青黛膏)外敷,脓尽改用生肌散、白玉膏外敷。对于此类患者,每次查房时,陆德铭谆谆教导我们必须掌握好辨脓生熟深浅和切开时机,切开要得宜,引流要通畅,切开深浅要适度,减少并发症的发生。同时要注意回乳节流。

2. 乳痈溃脓期多变证,需多种手段综合治疗 外吹乳痈手术切开排脓或脓熟时自行破溃出脓后,中医辨证多属正虚毒恋证,治以清热解毒、活血理气,辅以清补。清补重用黄芪,因其既具有益气养血生肌之效,又有清解余毒之功。临床上运用黄芪应观察舌苔,苔薄或苔薄黄腻者,只要食纳可,仍可应用。在剂量上,认为只有重用方能起效,剂量由 15g 开始,渐次加大,最多用至 60g。外治脓未尽时以九一丹或八二丹、药线引流,脓尽用生肌散、白玉膏生肌收口。

溃脓期若毒邪过盛或治疗失当,可出现低热不退,心烦潮热,乳汁自疮口溢出形成乳漏、袋脓或传囊等并发症。临床常见的有僵块、袋脓、传囊乳痈、乳漏和脓毒败血症等 5 种,临床治疗颇困难,常久治难愈。陆德铭根据不同并发症的特点采用内服、外敷、手术及其他外治法等多种手段综合治疗,取得了较好的临床疗效。

【医案】黄某,女,31 岁。2008 年 7 月 16 日初诊。右乳红肿热痛伴结块,反复发作月余。患者顺产后哺乳 1 个月,乳汁多而少吸,局部结块红肿热痛反复发作,先后自溃疮口 2 个、刀溃疮口 1 个。屡用中药和多种抗生素治疗,寒热不退,体温仍在 38.5~39℃,红肿结块尚有新发。神疲乏力,面色不华,纳呆,口干且苦,大便秘结。体格检查:右乳以乳晕为中心,红肿波及整个乳房,范围 10cm×8cm×4cm,外上象限已有轻度波动。舌苔腻、边尖红,脉细数。

中医辨证:肝胃蕴热,热盛肉腐,成脓传囊。

治则:扶正托毒,和营清化湿热。

处方:柴胡 12g,白术 9g,茯苓 9g,当归 12g,赤芍 15g,丹参 15g,蒲公英 30g,王不留行 12g,忍冬藤 12g,全瓜蒌 30g,枳实 12g,金银花 9g,牡丹皮 9g,黄芩 9g,紫花地丁 30g,角针 12g,生黄芪 12g,生甘草 3g。外用千捶膏贴于轻度波动处,再外盖金黄膏。

2 天后,右乳外上象限乳晕附近波动最明显处,切开排脓,排出脓液约 100ml。疮口用二宝丹药线引流、红油膏盖贴外,加用胸罩将乳房托起垫棉压紧,使疮口引流通畅。

经治 10 天,体温正常,肿块缩小,脓液减少,脓色转清,停用药线,继续加压抬高乳房,垫棉压迫。舌苔薄,脉濡细。治当益气养荣,和营清化。

处方:生黄芪 30g,党参 12g,焦白术 9g,茯苓 12g,半夏 12g,苏梗 12g,陈皮 6g,制香附 12g,当归 12g,白芍 9g,川芎 9g,瓜蒌 12g,蒲公英 30g,天冬 9g,生甘草 4g。

1 周后疮口愈合。回访 3 个月,未有复发。

按语:此患者为传囊乳痈,应用柴胡、金银花、牡丹皮、黄芩、紫花地丁、当归疏泄肝气,清阳明胃热;蒲公英、忍冬藤、王不留行等疏通乳络;当归、赤芍、丹参以和营;加之新产体虚,更受病邪缠绵日久,面色㿠白,正气不足,故以生黄芪、白术、茯苓、角针扶正托毒外出;而在脓液排出之后则应以扶正为主,兼顾祛邪。同时配合抬高乳房、药线引流、垫棉压迫等外治疗法,便于积脓排出通畅,防止脓液坠积形成袋脓,促使疮口愈合。

**(三)辨病辨期辨证相结合,内外合治粉刺性乳痈**

粉刺性乳痈是发生在非哺乳期或非妊娠期的乳房慢性化脓性疾病,相当于西医的浆细胞性乳腺炎、肉芽肿性乳腺炎等。本病临床表现复杂多样,常在非哺乳期、非妊娠期发病,且常用辅助检查手段对本病的诊断缺乏特异性,常易误诊误治。陆德铭在继承顾伯华经验基础上,近 50 年来致力于本病的研究,根据临床患者的病情变化,不断探索、改进手术方法,取得了较好的疗效。

通过多年临床观察,陆德铭认为本病的主要病因有:①先天不足:患者素有乳头凹陷畸形,肝经血气不易正常疏泄,致乳络不畅,气血瘀滞,结聚成块;②七情内伤:七情内伤,肝郁气滞,营血不从,乳络失疏,气血瘀滞,结聚成块,或肝郁脾虚,湿浊内蕴,阻于乳络,痰瘀交阻,久结成块,郁久化热,或胃热壅盛,蒸酿肉腐而成脓肿,溃后成瘘;③冲任失调:冲任失调,乳络失和,湿浊内阻,日久成块;④外感邪实:外感邪实,湿热相蒸,热腐成脓,溃后成瘘。陆德铭认为,此类患者发病除乳房外伤、该区域乳管炎性增生、管腔狭窄闭塞外,还与各种原因引起的体内性激素水平的改变,主要是垂体泌乳素的升高有关。可能与患者产后调补过度,回乳后仍过食肥腻厚味有关。临床内治常分两个证型进行治疗。肝经郁热型,治拟疏肝清热、活血消肿。余毒未清型,治拟益气和营、清化托毒。治疗中充分把握本病临床特点,辨期与辨证相结合,全身辨证和局部辨证相结合,抓住具体病例在疾病发展过程中的主要矛盾,灵活运用内治和外治方法,尤其是多种具体治疗方法的有序配合使用,临床取得了较好的疗效。治疗上未溃偏内治,早期治疗以消为贵,脓成已溃偏外治。

**(四)调摄冲任法治疗乳癖**

乳癖相当于西医的乳腺增生症。陆德铭认为乳癖之为病,当首责冲任失调,且冲任失调为发病之本,肝郁痰凝为发病之标,调摄冲任乃治病求本之大法。冲任与肾、肝、脾胃、气血均有密切的关系,故提出了温补肾阳、疏肝理气、活血化瘀、养血和营等治法均可调摄冲任。经多年实践论证,临床效果良好,得到了中医学术界的认可。陆德铭提出了冲任失调为乳腺增生症发病之本,调摄冲任为治疗大法。但冲任无本脏,不能独行经,故临证要辨冲任与肾、肝、脾胃、气血的关系。采用补肾益气、疏肝理气、健脾和营、活血化瘀等多途径调摄冲任法治疗乳腺增生症,可调整性激素的不平衡。在遣方用药中,拟定了调摄冲任、疏肝活血的基本方,从而调节女性性轴功能。方中基本药物包括淫羊藿、肉苁蓉、鹿角片、郁金、香附、桃仁、丹参、延胡索、莪术等。并且,陆德铭遣方用药别具一格,既考虑中医的理法方药,又善于吸收现代中药药理的研究成果,力争一药多用、药少精专。陆德铭治疗乳腺增生症的经验方"小叶增生方"和中成药验方"乳宁颗粒"(复方仙蓉颗粒)应用于临床实践,均取得了良好的疗效。

### (五) 扶正祛邪治疗乳岩

乳腺癌属中医乳岩范畴,是严重威胁女性健康的恶性肿瘤。陆德铭认为,乳岩的病因病机不外正虚、邪实两端,而疾病的不同时期又有所侧重。乳腺癌的发生,与正气不足,邪毒留滞有关。女性年届更年之期,肝肾不足,或肾气不充,天癸涸竭,气虚血弱,冲任二脉空虚,故气血运行失常,气滞血瘀,久则聚痰酿毒,相互搏结于乳房而生癌瘤。也有部分患者,因饮食不调,情志不畅,肝郁气滞,冲任失调,气血痰瘀凝滞于乳络而为乳癖,日久瘤化而癌变。乳腺癌患者,一经确诊,大多选择手术治疗,术后患者多见气阴、气血亏虚;复因化疗、放疗,更加耗竭阴液,成"虚虚之体"。乳癌经手术、放化疗后,邪气虽渐消,但仍有极少癌毒蛰伏体内,成为"余毒""伏邪"。陆德铭在临床上还十分强调冲任二脉与乳腺癌发生、发展的关系。冲任二经属奇经八脉,非脏腑所直出之脉,是十二经之湖泽,禀受十二经之余气,蓄以灌所养所司之器官,其中以肾、肝、脾胃与冲任关系最大。饮食、劳倦、内伤七情等皆可导致正气虚衰,阴经不养,阳经无奉,肾气疲惫,脾气损伤,无以灌养冲任,致冲任失调而生乳岩。

故乳腺癌的发生,是因虚致实、因实更虚、虚实夹杂的过程,本虚而标实。其中,冲任失调、痰毒瘀结又是常见的基本病机。在临床上,术前患者,往往因为对疾病的恐惧、思虑过度,多见肝郁气滞;而术后患者,屡经放、化疗耗损,多伴气阴两虚。陆德铭认为,影响乳腺癌转移、复发的因素很多,与病灶局部或全身状况密切相关。其基本因素是残存癌毒。残存癌毒即中医所谓"伏邪""余毒"。乳腺癌患者虽经手术治疗,癌毒祛之八九,但体内仍有残留之"余毒"。由于癌毒具有性质隐缓、毒性猛烈、易于扩散、易耗正气、易致痰瘀凝滞等特点,稽留不去,则易于沿络脉、经脉或随气血旁窜他处发生转移。而"余毒"强弱又是其能否旁窜他处的决定性因素。余毒之性,有轻有重。余毒轻,则正能胜邪,余毒不外窜;余毒盛,则正不胜邪,余毒旁窜于脏腑经络而成转移病灶。此外,手术后的多种因素,如七情内伤、过劳(包括劳神、体劳、房劳过度)以及治疗时攻伐太过等,可以进一步导致患者脏腑功能减退,阴阳气血失调,正气亏虚,外抗和内固癌毒的能力下降,也会引起癌毒的走窜扩散,在机体某部最虚之处或适宜生长部位发生转移。由此可见,余毒未尽是乳腺癌术后复发、转移发生的关键因素,而正气内虚(包括冲任失调)是乳腺癌术后复发、转移发生的内在根本原因。

对于乳腺癌的治疗,陆德铭尤其重视早期诊断及早期的综合治疗。他认为,有手术指征的患者应以手术为先,术后选择规范的放疗、化疗或内分泌治疗,再配合中药,不仅能够增强患者的体质,对放、化疗也起到减毒增效的作用;同时,长期服用扶正祛邪中药,还能一定程度减少乳腺癌的复发转移。而对于晚期乳腺癌患者来说,中医药治疗应重视扶正与祛邪两方面,主张治病求本,审证求因,采用辨病与辨证相结合、扶正与祛邪相结合的原则,同时又以扶正培本为主,祛邪抗癌为辅。他认为,在"治未病"思想指导下,通过积极的治疗,预防乳腺癌术后的复发转移具有重要的临床价值;在乳腺癌治疗过程中应重视扶正,强调冲任失调是发生乳房疾病的最主要致病因素,同时临床观察到大多数患者确实有"正虚"情况存在,而肾为先天之本,故而在乳腺癌治疗过程中应重视温育肾阳以扶助正气,只有调整脏腑、气血、阴阳平衡,使内环境达到稳定,才能做到所谓的"正气内守"。同时,更应认识到患者"余毒"尚在,结合现代临床实践,特别是对于那些具有病理组织学分化较差、腋淋巴结转移较多、雌孕激素受体阴性等不良预后指征的患者,主张"祛邪务尽",加大"祛邪"力度,务求廓清余毒以达"祛邪以扶正"之目的。所以,扶正与祛邪相结合的原则贯穿治疗乳腺癌的始终。

陆德铭常言,临床治病,需病、证结合,审证求因,治病求本。对于乳腺癌的治疗,应抓住其本虚标实的实质。由于"冲任不能独行经",受盛于肝、肾、脾胃之经;肾主先天之精,受五脏六腑之精而藏之,注于冲任而主乎天癸;脾为后天之本,气血生化之源,阳明气血皆注于冲任。故乳腺癌的用药,扶正主在健脾、补肾、养肝,祛邪重在散结、化痰、活血,扶正须顾及气血、阴阳、肝、脾、肾三脏,祛邪又不可伤及正气。临证每以下列几组药物相互配伍,组成治疗本病的基本方剂:生黄芪、党参、白术、茯苓等益气健脾,顾护后天;南沙参、枸杞、川石斛、生地黄、天麦冬等滋阴生津;当归、川芎、白芍、制首乌等养肝生血;淫羊藿、肉苁蓉、鹿角片、巴戟天、补骨脂等温阳益肾,调摄冲任;半枝莲、龙葵、七叶一枝花、蜀羊泉、苦参、生薏苡仁、石见穿等清热解毒;莪术、三棱、山慈菇、海藻、蛇六谷、露蜂房、制南星等活血化瘀,化痰散结。

# 四、经验方与转化

### (一)复方仙蓉颗粒(曾用名:乳宁冲剂)

【药物组成】淫羊藿、肉苁蓉、鹿角片、莪术、桃仁、郁金、香附等。

【功效】调摄冲任,疏肝活血。

【方解】淫羊藿、肉苁蓉、鹿角片等温阳补肾气而调补冲任,性温而不热,质润而不燥;莪术、桃仁、郁金、香附等疏肝理气、活血化瘀,以软坚散结。

【适用范围】乳腺增生症、乳房纤维腺瘤、乳腺囊肿、闭经泌乳综合征、性早熟性女性乳房发育症、乳腺癌等。

【临床和实验研究】陆德铭认为,肾为先天之本,肾气化生天癸,而激发冲任的通盛,肾气不足则天癸不充,冲任不盛,或痰瘀凝结,经气受阻,气血不畅,影响乳房而致乳癖,故提出乳癖的治疗当以调摄冲任为大法。20世纪90年代初,陆德铭根据多年临床体会,拟方制成院内制剂"乳宁冲剂"治疗乳癖,在临床使用屡见良效,并带领学生开展了一系列临床和实验研究。近10年来,陆德铭临证较常用的协定方"小叶增生方",就是在乳宁冲剂的基础上加仙茅、山茱萸调摄冲任,三棱、丹参破瘀散结,山慈菇、海藻软坚消肿,延胡索疏肝理气止痛,共奏调摄冲任、疏肝活血、软坚散结之功,主治乳房小叶增生症、乳房纤维腺瘤、乳腺囊肿、闭经泌乳综合征、性早熟性女性乳房发育症等均获良效。2005年,乳宁冲剂获得国家新药临床试验批文,更名为"复方仙蓉颗粒",于2008年完成了新药二期临床试验。

【医案】

医案举例一:乳腺增生症(乳癖)

曹某,女,34岁。1996年7月12日初诊。主诉:两乳房胀痛8年。两乳房胀痛,经前尤甚,经后减轻,曾服逍遥丸、小金丹等无效。目前乳房疼痛较剧,与月经无明显关系。现诊:月经前期检查,见两乳房各象限扪及结节状肿块百余个,质中,部分偏硬,推之活动,触痛明显,肿块与皮肤均无粘连,两腋下未及肿大淋巴结。舌暗红、边有瘀滞,苔薄白,脉濡。

西医诊断:乳腺增生症。

中医诊断:冲任失调,肝郁气滞。

治法:调摄冲任,疏肝活血,化痰软坚。

处方:仙茅9g,淫羊藿30g,肉苁蓉12g,鹿角片12g(先煎),山慈菇15g,海藻30g,三棱15g,莪术30g,甲片15g,制香附9g,益母草30g,当归12g,泽兰9g,延胡索12g。14剂。

投药2周,乳房疼痛明显减轻,肿块变软,苔薄质偏红,脉濡。治守愿意,前法踵进。又服3个月,增加八月札、柴胡、桃仁、红花、丹参以理气活血。乳房疼痛消失,两乳肿块消散十之七八,唯两乳房外上象限尚可扪及颗粒状肿块,质软。于前方去八月札,加制南星30g。再服药2个月,诸症俱消,乳房肿块消失,临床治愈。1年后随访,述停药后乳房无胀痛,月经正常。

医案举例二:乳腺增生症(乳癖)

胡某,女,35岁。2008年6月5日初诊。主诉:两乳胀痛结块2年余。患者双乳结块疼痛已久,胀痛多在经前尤甚,经后痛减。此次月经后双乳胀痛依旧。已婚未育。体格检查:双乳各象限可及片块状结节,黄豆样大小,质地偏硬,活动度大,与皮肤无粘连,双腋下未及肿大淋巴结。月经周期正常,经量可,色暗红。现诊:心烦易怒,烦躁不安,胃脘胀满不适。舌质红,苔薄,脉细。

西医诊断:乳腺增生症。

中医诊断:冲任失调,气滞血瘀。

治则:调摄冲任,理气活血。

处方:仙茅9g,淫羊藿30g,肉苁蓉12g,山茱萸9g,广郁金12g,制香附9g,当归12g,丹参30g,桃仁15g,鹿角片12g,三棱15g,莪术30g,益母草30g,延胡索15g,山慈菇15g,海藻30g。14剂。

二诊:2008年10月27日。双乳胀痛减轻,胃脘已舒,夜寐不易入睡,口干。舌红,苔薄,脉细。

处方:淫羊藿30g,肉苁蓉12g,巴戟天12g,桃仁15g,广郁金12g,制香附9g,柴胡12g,丹参30g,三棱15g,莪术30g,延胡索15g,山慈菇15g,海藻30g,石见穿30g,酸枣仁30g,柏子仁12g,夜交藤30g,珍珠母(先煎)30g。14剂。

药后诸症缓解,乳房结块已消,继服2周以巩固疗效。

医案举例三:乳房增生症(乳癖)

毛某,女,42岁。2009年9月14日初诊。主诉:双侧乳房刺痛2个月。患者双乳刺痛不适,经前明显,经后好转,在情绪不佳时疼痛明显,月经周期正常,量多,色鲜红。同时患者时有胸闷不适,心烦易怒。专科检查:双乳可及散在片块样结节,质中。触痛中等,边界欠清,左乳头凹陷,右乳头正常。双腋下未及肿大淋巴结。现诊:双下肢皮肤瘙痒,纳寐可,二便调。舌质暗,苔黄腻,脉滑。

西医诊断:乳腺增生症。

中医诊断:肝郁化热,气滞血瘀,冲任失调。

治则:理气活血,凉血清热,调摄冲任。

处方:柴胡9g,白芍9g,怀牛膝15g,海藻30g,桃仁15g,制南星15g,三棱9g,莪术15g,

黄芪 9g,鹿角霜 4g,淫羊藿 9g,生地黄 15g,赤芍 15g,牡丹皮 9g,苦参 10g,白鲜皮 9g,火麻仁 10g。14 剂。

二诊:服药 2 周后,双乳疼痛明显减轻,双乳结块较前变软。胸闷不适好转,仍有心烦易怒。双下肢瘙痒自觉明显好转,夜寐安。舌质偏暗,苔腻,脉弦。前方续服 14 剂。

按语:乳癖临床很常见,治疗多从肝、脾、肾着手,治法包括疏肝理气、化痰散结、调摄冲任几个方面。陆德铭治疗本病注重调摄冲任,常用仙茅、淫羊藿、肉苁蓉、鹿角片补肾助阳,调补冲任,以治其本,且鹿角片还有活血消肿、温通散结的作用;制香附、延胡索疏肝理气止痛,加山慈菇、海藻化痰软坚散结,三棱、莪术活血化瘀通络,增强消散之功效,并加当归、益母草、桃仁和血调经。诸药合用,使冲任调摄、肝郁得疏,痰瘀得消,肿癖得散。

案一患者病起 8 年,结块难消,故治疗中又加八月札、柴胡、红花、丹参理气活血,制南星祛痰散结,坚持治疗近半年而获全功。案二患者二诊时乳房结块疼痛显著改善,但出现口干、夜寐欠佳等症状,故去性热之仙茅,加酸枣仁、柏子仁、夜交藤养心安神,珍珠母平肝潜阳,使组方药味阴阳寒热较为平衡,适合较长时间服用,以善其后。案三患者病程最短,双乳刺痛在情绪不佳时加重,伴胸闷心烦等,肝气郁结证明显并有化热征象。故治疗以柴胡疏肝理气,三棱、莪术、桃仁、赤白芍、牡丹皮活血凉血、祛瘀止痛。又因双下肢瘙痒而加苦参、白鲜皮清热利湿止痒。

总之,治疗乳癖之病,应细辨乳痛性质、肿块大小质地,全身症状和患者本身体质等,分清寒、热、虚、实,根据病情辨证用药。治疗期间,还要嘱咐患者避免情志抑郁、恼怒,适当控制脂肪的摄入,忌食动物内脏和油炸炙烤之品,戒除烟酒嗜好,生活规律,劳逸结合,以期巩固疗效,避免复发。

**(二) 乳癌术后方**

【药物组成】生黄芪、党参、炒白术、茯苓、南沙参、石见穿、露蜂房、莪术、淫羊藿、肉苁蓉、巴戟天等。

【功效】益气养阴,调摄冲任。

【方解】生黄芪为君,辅以党参、白术、茯苓等益气健脾,加南沙参益气养阴;佐以淫羊藿、肉苁蓉、巴戟天等补肾助阳,调补冲任;莪术、露蜂房、石见穿活血软坚。全方共奏益气养阴、调摄冲任、活血散结之功。

【适用范围】乳腺癌术后诸证等。

【临床和实验研究】陆德铭几十年来致力于中医药治疗乳腺癌的研究,从中医理论探讨到临床有效方药的总结都做了大量工作。"乳癌术后方"是陆德铭在临床上用来治疗乳腺癌术后患者的常用基础方,用生黄芪、党参、白术、茯苓、南沙参、枸杞等益气健脾、养阴生津,扶助正气提高机体免疫能力;肉苁蓉、山茱萸、淫羊藿等调摄冲任以治根本;三棱、莪术、桃仁、丹参活血化瘀攻坚,使肿块消散于无形;露蜂房、石见穿等抗癌,共奏益气养阴、调摄冲任、解毒散结功效,主治乳腺癌术后、晚期乳腺癌、乳腺癌术后复发转移者。应用临床至今已近 30 年,并对此方从多角度开展了临床观察以及作用机制的实验研究。现将主要研究结果总结如下:

1. 中医药治疗乳腺癌的理论研究　中医的临床需要理论作为指导,而中医理论的认识又来源于临床实践。陆德铭在数十年临床实践和研究中逐渐形成自己独特的治疗乳腺癌的理论。

（1）确立乳腺癌的治疗法则：陆德铭认为，肿瘤疾病的发生、发展过程，从邪正关系来说，是正邪斗争的过程。正邪斗争的消长盛衰决定着肿瘤疾病的发生、发展、变化及其转归。因而，治疗肿瘤疾病的一个基本原则，就在于扶助正气，祛除邪气，使得肿瘤疾病向稳定、好转、痊愈的方向转归，让机体早日康复。

扶正，是扶助机体的正气，增强体质，提高机体抗邪、抗病能力的一种治疗原则。祛邪，是祛除邪气，排除或消弱病邪侵袭和损害机体的一种治疗原则。乳腺癌的发生、复发、转移同机体正气不足，人体对外来邪毒抵御的能力下降，有着极大的关系。乳腺癌一旦被发现，目前治疗多选用手术、放疗、化疗等，尽管癌肿已被切除或控制，但机体也受到了一定程度的损伤，从而导致气血、阴津亏损，脾失健运，阴阳失调，再加上患者对不良预后的担忧，致使肝气郁结，失于条达，影响冲任二脉的运行，从而使脏腑功能减退，正气虚弱，抗病能力低下，不能抑制癌细胞的生长、转移，影响预后及生存质量。所以，乳腺癌术后以肾气不足、冲任失调、肝脾肾虚为本，以肝气郁结、脾失健运、气滞血瘀、痰凝结毒为标。我们对乳腺癌术后患者的治疗，在健脾益气、养阴生津、温肾助阳的同时，予以化痰软坚、活血化瘀、清热解毒、以毒攻毒，来达到扶正祛邪。

总之，乳腺癌术后患者在放疗、化疗的同时，中医治疗以扶正为主；放、化疗结束后，治疗以扶正祛邪合并使用；对于乳腺癌晚期有转移的患者，治疗中在加强扶正的同时，更应加强祛邪的治疗。

（2）乳腺癌术后患者辨证分型研究：历代中医学文献中都没有涉及乳腺癌患者经手术治疗后的辨证分型，为配合西医学治疗现状，陆德铭对术后患者的临床辨证分型规律进行总结分析，以指导临床治疗。

通过对乳腺癌术后患者进行症状询问的问卷调查，在此基础上，对患者进行聚类分析，确定分类后，再对每一类进行主成分分析，找出各类的主成分。将统计分析所得的辨证分型模型向全国各地专家咨询，对此模型进行修正并确立证型名称及主症、次症后，经频数分析得出证型分类。先后共对千余例乳腺癌术后患者辨证分型规律进行了探讨，总结出乳腺癌术后患者证型以气阴两虚、冲任失调为主，兼有肝胃不和或气血两亏，提出以益气养阴、调摄冲任、佐以解毒为主的治疗方法，根据临证不同兼证加用疏肝和胃、养血安神、抗癌解毒等法取得了良好的疗效。

2. "乳癌术后方"的临床研究　在扶正祛邪中医理论的指导下，陆德铭以益气养阴、调摄冲任、活血散结、清热解毒作为乳腺癌治疗的主要方法，临床经验方"乳癌术后方"即在此基础上组方而成。

（1）乳癌术后方防治乳腺癌复发转移的研究：乳癌术后方治疗乳腺癌的主要临床价值就在于它可以有效防治乳腺癌的复发转移。以乳癌术后方为基础方在临床上治疗乳腺癌患者已达数十万人，多年大样本的观察让我们看到了可喜的临床疗效。为了更科学地验证此方疗效，观察乳癌术后方对乳腺癌术后患者 5 年复发转移率的影响，我们将 300 例乳腺癌术后患者分为治疗组和对照组，治疗组在西医治疗的同时服用乳癌术后方，对照组采用相同的西医治疗。随访 5 年，观察乳癌术后方对乳腺癌术后患者 5 年复发转移率的影响。结果显示，完成 5 年随访的 266 例患者，治疗组 5 年复发转移率低于对照组（$P<0.05$），提示乳癌术后方能有效降低乳腺癌术后患者 5 年的复发转移率。

（2）乳癌术后方可改善乳腺癌患者的生活质量：中医药治疗乳腺癌是一种多途径、多层次、多渠道及多靶点的整体综合治疗，"带瘤生存"和生命质量提高是其显著特点。我们采用欧洲癌症治疗研究组织生活质量核心量表 EORTCQLQ-C30，先后对近千例乳腺癌患者运用"乳癌术后方"治疗前后分别进行问卷调查。结果显示，"乳癌术后方"治疗 6 个月，临床症状明显改善，与非中药治疗组比较差异有统计学意义。患者在生理功能、情感功能、认识功能等方面都有不同程度的提高；生活质量总评价各项治疗前后有明显改变。提示乳癌术后方能明显提高乳腺癌患者的生活质量，有很好的临床应用价值。

（3）乳癌术后方可改善乳腺癌患者的免疫功能：我们应用流式细胞术对 30 例乳腺癌患者、45 例乳腺良性疾病患者外周血 T 细胞亚群及 NK 细胞进行检测，分析乳腺癌及乳腺良性疾病患者机体免疫指标的特点及临床意义。研究发现，乳腺癌术后患者外周血 T 淋巴细胞亚群及 NK 细胞百分比异常病例率较高，且 CD4/CD8 比值较低下，说明机体处于免疫抑制状态。经"乳癌术后方"治疗半年的 32 例患者与半年前相比，T 细胞亚群、NK 细胞百分比及 CD4/CD8 比值的异常病例率均有显著改善（$P<0.05$）。说明经"乳癌术后方"治疗半年后能显著提高机体免疫功能，患者临床症状的明显改善可能与提高机体 T 细胞亚群及 NK 细胞的免疫功能互为关联。

【医案】

医案举例一：乳腺癌（乳岩）

易某，女，52 岁。2003 年 8 月 20 日初诊。患者于 2003 年 6 月 5 日在肿瘤医院做右乳癌改良根治术，病理示浸润性导管癌Ⅱ级，ER（+），PR 少（+），neu（±），ALN0/9（-），术后 CMF×4 次。左乳胀痛伴有结块，已停经。自觉神疲乏力，口干欲饮，胃脘胀痛，食欲不振，嗳气，夜寐不易入睡，睡则易醒。体格检查：左乳各象限可及数十枚片块样结节，黄豆大小，质地中等，与皮肤无粘连，双腋下未及肿大淋巴结。未婚未育，否认服用含性激素保健品。否认乳腺癌家族史。现诊：神疲乏力，口干欲饮，胃脘作胀，夜寐不易入睡。舌质淡红，苔薄，脉细。

西医诊断：乳腺癌。

中医辨证：气阴两虚，冲任失调，心神不宁。

治则：益气养阴，调摄冲任，解毒安神。

处方：黄芪 30g，党参 30g，白术 12g，茯苓 12g，南沙参 15g，枸杞 15g，山茱萸 9g，石见穿 30g，莪术 30g，露蜂房 12g，防风 9g，川石斛 15g，蛇六谷 30g，怀牛膝 30g，酸枣仁 12g，夜交藤 30g，灵芝 30g。14 剂。

二诊：2004 年 2 月 12 日。上方续服 5 个月后，一诊主症均消失，左乳胀痛，结块未消散。舌淡红，苔薄白，脉细。治则同前。

处方：黄芪 30g，党参 12g，白术 12g，茯苓 12g，南沙参 15g，枸杞 15g，山茱萸 9g，淫羊藿 15g，肉苁蓉 12g，石见穿 30g，莪术 30g，露蜂房 12g，垂盆草 30g，鹿角片（先煎）12g，海藻 30g，桃仁 15g，丹参 30g，蛇六谷 30g，怀牛膝 30g，制南星 30g。14 剂。

三诊：2004 年 4 月 1 日。服药 2 个月后，大便欠畅，一日一行，时有腹胀，嘈杂，左乳胀痛已除。舌淡红，苔薄，脉濡。证属气血两虚，冲任失调。治拟益气养血，调摄冲任。守上方，去垂盆草，加生地黄 30g、知母 12g、大腹皮 15g，续服 14 剂。

四诊：2005 年 1 月 27 日。易外感，左乳增生结节尚未全消，结节较前变软，腹壁毛囊炎红肿疼痛，舌淡红，脉濡，苔薄腻。守上方，去生地黄、知母、大腹皮，加紫花地丁 30g、蒲公英

30g、防风 9g,续服 14 剂。

五诊:2005 年 6 月 30 日。续服上方 14 剂后腹壁毛囊炎治愈,守上方去紫花地丁、蒲公英,续服 4 个月后,左乳增生结节大部分消失,胀痛较前明显减轻,结节较前变软,B 超提示脂肪肝,舌淡红,脉濡,苔薄。守前方续服。

六诊:2005 年 10 月 13 日。右乳癌术后 2 年 4 个月余,近年来容易外感,咽痒干咳,燃热汗出,口渴欲饮,左乳增生结节已消,舌淡红苔薄,脉濡。

处方:黄芪 30g,党参 30g,白术 12g,茯苓 12g,南沙参 15g,枸杞 15g,山茱萸 9g,淫羊藿 15g,肉苁蓉 12g,石见穿 30g,莪术 30g,露蜂房 12g,防风 9g,射干 12g,细辛 6g,蛇六谷 30g,怀牛膝 30g,龙葵 30g,蜈蚣 2g。14 剂。

七诊:2005 年 11 月 17 日。续服药物近 1 个月后,感冒减少,余无明显不适,舌淡红苔薄,脉濡。守上方,去防风、射干、细辛,加制南星 30g,再服 14 剂。

药后诸症均愈,续服中药,随访至今,未见病情反复。

医案举例二:乳腺癌术后,骨转移(乳岩)

金某,女,65 岁,退休工人。1997 年 6 月 12 日初诊。主诉:左乳腺癌术后 1 年 10 个月,全身骨痛 5 个月。患者于 1995 年 4 月 13 日在上海某医院行左乳腺癌改良根治术,病理报告示浸润性导管癌、伴坏死钙化。腋淋巴结 2/14(+),ER、PR 不详,术后 CMF 方案化疗 6 周期,未行放疗,服他莫昔芬(三苯氧胺)2 年。1997 年 1 月出现腰痛、伴全身骨痛,在华山医院行 ECT 检查提示"全身多发性骨病变,右第 5、6 前肋,$T_6$、$T_7$、$T_{12}$ 放射性浓聚(E8770)"。5 月 2 日 ECT 检查提示"右第 5、6 前肋,$T_6$、$T_7$、$T_{12}$ 放射性浓聚较 1 个月前加重";在中山医院行 MRI 检查提示"$T_6$ 病理性骨折,$T_7$、$T_{12}$ 压缩性骨折伴许莫氏结节"。在肿瘤医院行放疗治疗,并口服盐酸曲马多止痛,每天 4 粒。现症:骨痛剧烈,双下肢抬举不利,难以下床活动,神疲乏力,形体消瘦,不思饮食,夜寐不安,口干,舌红、边有瘀紫,苔光剥,脉濡细。

西医诊断:乳腺癌术后,骨转移。

中医辨证:气阴两虚,冲任失调,邪毒四窜。

治法:益气养阴,清热解毒。

处方:生黄芪 60g,党参 30g,白术 9g,茯苓 12g,淫羊藿 15g,山茱萸 9g,肉苁蓉 12g,南沙参 15g,枸杞 15g,石见穿 30g,露蜂房 30g,莪术 30g,鳖甲 15g(先煎),生地黄 30g,鹿角片 12g(先煎),山慈菇 15g,蛇六谷 60g(先煎),石上柏 30g,徐长卿 30g(后下),天龙 2 条。14 剂。

二诊:1997 年 6 月 26 日。药后胃无不适,夜寐已安,仍食欲不振、口干欲饮。处方:上方加生薏苡仁 15g、炒谷芽 30g、神曲 12g、陈皮 9g、制南星 30g。14 剂

三诊:1997 年 7 月 12 日。家属代诊,主诉不思饮食,余无不适。效不更方,上方继服。

四诊:1997 年 9 月 25 日。骨无疼痛,食欲不振,苔少中剥。处方:前方去石上柏,加蜀羊泉 30g。

五诊:1997 年 11 月 6 日。诉近日骨扫描复查提示右第 5、6 前肋浓聚明显减少,$T_4$ 浓聚增高,口干欲饮,食欲不振,腰椎疼痛。舌边破碎,苔中剥,脉濡。处方:乳癌术后方加鳖甲 15g(先煎)、生地黄 30g、天冬 15g、鹿角片 12g(先煎)、山慈菇 15g、蛇六谷 60g(先煎)、制南星 30g、石上柏 30g(后下)、炒谷芽 30g、神曲 12g、天龙 2 条,减露蜂房至 18g。

六诊:1997 年 12 月 4 日。家属代诊,主诉腰部放疗后疼痛消失,食欲稍振,口干。处方:上方去天龙,加补骨脂 30g、蜈蚣 2 条。

后续治疗：至 1998 年 1 月 8 日复诊时，肋骨疼痛已消，左下肢不能抬举，骨无疼痛，食欲稍增，仍以乳癌术后方为主加减治疗。经调治 1 年后，身疲乏力、食欲不振等明显改善，体重增加，时有骨痛，右下肢抬举欠利，但止痛药已减至 2 片。至 2000 年 2 月 2 日主诉骨无疼痛，止痛片维持 2 片，食欲尚可；后复查骨病灶同前，右髂骨时有疼痛，但每天能起床活动 10 小时。至 2001 年 8 月 15 日已调治 4 年余，两下肢骨痛有时加重，曾大便失禁 1 周，但下肢知觉正常，并能行走。该患者坚持中药调治 11 年，骨无疼痛，食欲可，精神振，体重增加 10kg，后因脑血管疾病死亡。

按语：中医学认为，肿瘤发生的内在原因是正气亏虚。陆德铭在长期的临床实践中，认为气阴不足、冲任失调为乳腺癌术后共有的病机。治疗以"乳癌术后方"为主益气养阴、调和冲任、解毒散结。方中生黄芪、党参、白术、茯苓等健脾益气，改善患者的脾胃虚弱，缓解乏力、消瘦、食欲不振等症状；淫羊藿、肉苁蓉、巴戟天等补肾助阳，调补冲任，从治本着手；助阳药中加山茱萸、南沙参、枸杞等滋阴益肾药，以收阴生阳长、阴阳平补之功；莪术、露蜂房、石见穿活血软坚。临床随诊中交替选用蜀羊泉、制南星、龙葵、蛇六谷、蜈蚣等清热解毒抗肿瘤之品，出现病情变化，则随证加减。

案一患者体质较弱，兼证不断。陆德铭以扶正祛邪为总则，标本兼顾，随证加减，综合调治。如夜寐欠安，用酸枣仁、夜交藤、灵芝等；腹胀、胃阴不足、大便干结加知母、生地黄、大腹皮等；腹壁毛囊炎加紫花地丁、蒲公英等；咳嗽咽干加防风、射干、细辛等。

案二患者病情较重，乳腺癌骨转移因气血生化乏源，冲任两脉空虚，肾虚则骨骼空虚，以致邪毒乘虚而入，正不胜邪所致。癌毒侵犯骨骼则见骨痛剧烈，气虚则见身疲乏力、食欲不振等症，阴液亏虚可见口干欲饮、夜寐不易入睡、苔少中裂、脉细等症。陆德铭临证在基本方基础上，交替选用制南星、龙葵、苦参、石上柏、蛇六谷、蛇莓、徐长卿、蜈蚣、天龙等清热解毒抗肿瘤之品。陆德铭还用补骨脂，取其补肾健骨之效，还具有抗肿瘤、促进骨髓造血功能的作用，可谓一药多用；骨痛明显者，喜用徐长卿，认为该药既有抗肿瘤之效又有明显止痛之功。腹胀、食欲不振加陈皮、九香虫、枳壳、焦三仙等。陆德铭强调，药物用量轻重至关重要，处方擅用重剂，常谓大剂方能起沉疴，如生黄芪常用 30~60g，认为重用黄芪不仅可增强机体免疫功能，而且可抗癌、抑癌，用量轻虽补则无力扶正；淫羊藿 15g，莪术、石见穿、怀牛膝、半枝莲、龙葵等则用至 30g，若量轻则欲攻却难达病所；特别对肿瘤转移患者有些药虽言其毒，亦常超量使用，如露蜂房 30g、制南星 30g、蛇六谷 60g，收其以毒攻毒之功。运筹帷幄，起沉疴而愈顽症。

（叶媚娜）

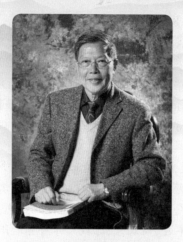

## 唐汉钧

## 一、个 人 简 介

　　唐汉钧（1938—），男，籍贯江苏江阴。上海中医药大学教授，主任医师，博士研究生导师（国务院学位办评聘），上海中医药大学专家委员会委员，上海中医药大学学位评定委员会委员，上海中医药大学外科专业学位评定委员会主任，中国中医科学院博士后合作导师，上海中医药大学附属龙华医院终身教授、专家委员会副主任委员，第三、第四、第五、第六批全国老中医药专家学术经验继承工作指导老师，享受国务院政府特殊津贴，1995 年评为上海市名中医。曾任上海中医药大学附属龙华医院副院长、中医外科主任、学科学术带头人。曾任上海市乳腺病临床医疗协作中心主任委员，上海市外科学会主任委员，中华中医药学会乳腺病专业委员会副主任委员。曾任国家自然科学基金委员会评审专家，中华医学会、中华中医药学会科学技术评审委员会专家。1963 年毕业于上海中医学院，师承沪上中医外科名家顾伯华，从事中医外科临床、教学、科研工作 50 余年，学术上推崇"治病必求其本""治外必本诸内"的学术思想，主张外病内治，内治与外治相结合，辨证与辨病相结合，局部与整体相结合；重视调整阴阳、脏腑、气血、经络的平衡。1987 年起，相关临床成果及科学研究曾获卫生部重大科技成果甲级奖、教育部科技成果二等奖、国家中医药管理局科技成果奖、上海市科学技术进步奖、上海医学科技奖、上海市临床医疗成果奖、上海市卫生局中医中西医结合科研成果奖等 20 余项。主编卫生部"十一五"研究生规划教材《中医外科临床研究》《现代中医乳房病学》《中国医籍大辞典·外科》《中国民间外治独特疗法》等著作及教材 30 余部，发表专业论文百余篇。先后培养博士、硕士研究生 30 余名，博士后 2 名，全国老中医药专家学术经验继承学员 8 名，上海市高层次中医、中西医结合学术研究班学员 5 名，百人计划、启明星、医苑新星、大学后备专家等 10 余名。2002 年，唐汉钧工作室成为龙华医院率全国之先成立的名中医工作室之一。2003 年，成立上海中医药大学"唐汉钧名医工作室"。2005 年，成立上海中医药大学"唐汉钧名师工作室"，同年成立上海市名老中医药专家学术继承研究工作室，2012 年成为国家中医药管理局全国名老中医药专家传承工作室。在唐汉钧主持下，名医名师工作室以总结、继承和发扬老中医丰富临床经验、学术思想为中心任务，以临床常见病诊疗为基础,以疑难重症治疗为突破口,开展了临诊带教、教学查房、学术交流、资料整理等工作;并与中医外科、乳腺科科室工作紧密结合在一起,开展了慢性溃疡、糖尿病足、复杂性窦瘘、乳腺癌、浆细胞性乳腺炎、急性乳腺炎等中医疗效确切、中医特色鲜明的疾病的规范化诊疗体系研究,在医疗、教学、科研和培养新一代中医接班人诸方面均取得了良好成绩;同时工作室成员在医疗、教学、科研,如提高临床诊治能力、开阔临床思路、提高中医内涵、加强课题承担能力、提升学术水平及学术地位等诸方面取得长足进步。唐汉钧本人曾获全国卫生系统先进个人、上海市劳动模范、上海市十佳医师、第三届高尚医德奖、上海市职业道德先进个人、中共上海市科技教育系统优秀共产党员等荣誉,并被载入英国剑桥《世界名人辞典》、美国国际名人传记中心《世界名人录》;所带领的科室曾获上海市劳动模范集体称号和"五一"国际劳动奖章。

## 二、学术理论与学术观点

唐汉钧从事中医临床、教学、科研工作 50 余年,外科诸法精通,内科功底深厚,临床疗效卓著,擅长治疗中医外科诸疾,对疮疡、乳房病、甲状腺疾病、周围血管疾病、淋巴结肿和皮肤、肛肠、下肢的慢性溃疡、复杂性窦瘘,以及肿瘤术后调治等疑难杂病均积有丰富的治疗经验。

唐汉钧崇尚"治病必求其本""治外必本诸内"的学术思想。他认为,"凡疡证虽发于表,而病根则在于里",中医外科疾病虽然表现的症状较为表浅,主要以人体的体表证候为主,但往往是由内脏的病变所导致的。外科疾病的治疗方法虽有内治和外治两大类,临证一些轻浅小恙或可单以外治法获效,然而大部分外科疾病切不可"治其外而不治其内,治其末而不治其本",必须重视内治。调理脾胃是外病内治的重要环节,需重视脏腑协调,如肺与脾、肝与脾、肾与脾的脏腑平衡。唐汉钧尤为注重脾胃的平衡,善于将东垣脾胃思想运用于外科。他认为脾胃可主气化津液、运化水谷、生化气血,因此健脾益气在防病、治病和防变等方面都具有重要意义。"治病必求其本",治本尤重肝脾肾,视疏肝理气、益气健脾、滋养肝肾为扶正根本;治病亦应祛邪,祛邪辨证选用清热解毒、和营活血、化痰软坚、祛瘀消肿等法。外科之疾,亦重外治。前贤马培之主张治疗外科病"既求方脉而刀圭益精"。唐汉钧临证在整体治疗基础上,亦重外治,在其 50 余年的临床实践中尤其擅长敷贴、熏洗、垫棉、缠缚、结扎、药捻、切开等诸种传统外治法的运用,并且屡有拓展创新,诸如微创手术、挂线、拖线、灌注冲洗等。

继承传统,发展创新。20 世纪八九十年代,临床渐显急难重危病症减少,慢性病、迁延病增多。唐汉钧与时俱进,针对疾病谱的变化对慢性病、迁延病的临床治疗与研究加强关注,取得了一系列的创新成果,丰富和发展了顾氏外科的学术思想和治疗体系。对慢性难愈性溃疡,在国内首先提出"祛腐、祛瘀、补虚、生肌"的学术观点,从而弥补了"祛腐生肌"的不足(临床常遇到腐去肌皮不生的情况);并将对"臁疮"的治疗扩大到脱疽、糖尿病坏疽、放化疗溃疡、神经创伤、慢性难愈性皮肤溃疡等,研制出"复黄愈创生肌油膏"应用于临床,并取得显效。在传统药捻法治疗浅表软组织窦瘘基础上,进一步拓展,采用药捻、拖线、介入、灌注、垫棉等外治诸法治疗术后复杂性窦瘘(如头颅脑膜瘤术后、心脏置瓣膜术后、腹腔微创术后等感染形成的窦瘘创口不愈合等等)。治疗复杂性浆细胞性乳腺炎与肉芽肿性乳腺炎,在国内最早提出"未溃重内治、已溃重外治"的学术观点,治效达到国内先进水平。采用"疏肝健脾、扶正清瘿"法治疗桥本甲状腺炎等疾病,成为治瘿疾含碘古方的成功转化。采用"扶正祛邪"取代"以毒攻毒"法治疗乳腺癌、甲状腺癌等肿瘤术后,治效达到国内先进水平。

# 三、临床经验

唐汉钧 50 余年从事中医外科临床工作,积有丰富的临床经验。现分述如下:

## (一)诊治外科急危重症的经验——截断扭转病势,直折鸱张邪热

顾氏外科第四代传人唐汉钧擅治外科重急病症,如疔疮走黄、疽毒内陷、毒蛇咬伤、糖尿病足脓毒血症等。例如经手的重症有头疽 380 余例,毒蛇咬伤 240 余例,糖尿病足、脱疽 150 余例,浆细胞性乳腺炎 400 余例,创面铜绿假单胞菌、耐药金黄色葡萄球菌感染 250 余例,婴儿肛瘘 168 例等,患者均获得有效救治。

唐汉钧认为,疔疮走黄乃火毒炽盛,走散入血,当以清热凉血解毒之品截断扭转病势,直折其鸱张之邪热,以犀角地黄汤合七星剑加减,迅速制止火毒扩散,以救其急。唐汉钧认为,疽毒内陷乃正不胜邪,邪毒内陷入里,内侵脏腑,正虚达邪无力,邪毒内陷,失守脏腑,故在治疗中应以扶正托毒为主,重用生黄芪扶正举陷,同时辅以清营托毒、达邪解毒之品,如当归、生地黄、金银花、蒲公英、皂角刺、穿山甲等。素有消渴病者,多阴虚火炽,应配伍养阴清消之品,如生地黄、石斛、葛根、黄芩、黄连等,临床更应力求短期控制血糖为要。

唐汉钧认为,救治毒蛇咬伤重在急诊救治。中医将毒蛇咬伤分为风毒、火毒、风火毒。"风为百病之长,其性善行而数变"。风毒轻则侵犯经络,循经直上,导致臂/腿瘀肿、麻木;重则内侵脏腑,犯肺致呼吸受阻,风毒传肝,引动肝风,抽搐昏迷。火毒为阳邪,咬伤处迅速红肿灼痛,火毒炽盛,生风生火,风火相扇,则邪毒肆虐五脏,侵扰营血。故救治毒蛇咬伤,唐汉钧强调应内外救治一并上,首先要"急"与"救",且应以"解毒排毒,促毒外泄,防毒内侵"为救治的核心。内治以清营凉血解毒为主,除选用半枝莲、半边莲、七叶一枝花、七星剑、一枝黄花、牡丹皮、白花蛇舌草、白茅根、生地黄、生蒲黄、垂盆草、六月雪等外,还需根据"治蛇不泄,蛇毒内结""二便不通,蛇毒内攻"之说,关注通腑利尿,使邪有出路,导毒下泄,防毒内攻,可加上车前草、薏苡仁根、枳实、生大黄等。毒蛇咬伤后,早期的局部外治至关重要,诸如缚扎、扩创、针刺八邪/八风、箍围、环封等法,均应及时采用,以阻止蛇毒的扩散与侵袭。

唐汉钧认为,重症脱疽临床多见于中老年人,既有闭塞性动脉硬化又有糖尿病足的患者,年迈气血虚衰,气阴不足,血脉瘀滞不畅;更因膏粱厚味,痰浊瘀阻脉络,故治疗应益气养荣(阴)、活血祛瘀、化痰通络并进,选用补阳还五汤、二陈汤、三妙丸、桃红四物汤加减,若感染严重则加用清热解毒的清营汤、四妙勇安汤。

## (二)诊治颈淋巴肿大的经验——重视阴阳辨证,阳证疏风化痰,阴证养荣化痰

唐汉钧对于颈部淋巴结肿大,重视阴证阳证之辨治。急性淋巴结炎红肿热痛属阳证,多因风温痰热而发,当以疏风清热、化痰消肿为治。选用荆芥、防风、黄芩、金银花、连翘、牛蒡子、僵蚕、象贝母、全瓜蒌、夏枯草、制半夏等。有不少患者在使用抗生素治疗后,湿痰郁滞,形成僵肿,出现迁延亚急性表现,此时虽仍属阳证,但却有气血、湿痰阻滞的半阴半阳征象,拟加用柴胡、陈皮、制半夏、桃仁、赤芍、莪术、三七等行气活血之品。唐汉钧认为,颈项部淋巴结结核(瘰疬),起病慢,三五堆叠或审生,属阴证。病灶虽在浅表,而病源则在肝脾与肺肾。多因肝郁脾虚,痰湿内生,日久阴虚痰凝,伤及肺肾,其治当虚实兼顾。由于病程久长,临床多见肝脾、肺肾与虚痰、邪浊诸证错杂,增加辨治难度,因此辨证用药更需精细,方可收

效。临床常以丹栀逍遥散、二陈汤、六味地黄丸、八珍汤、左归丸、右归丸加减。近年淋巴瘤亦多见，当拟益气健脾、养荣化痰为治，在八珍汤、二仙汤基础上加用猫爪草、山慈菇、七叶一枝花、白花蛇舌草、莪术等。

**（三）诊治甲状腺疾病的经验——疏肝理气、健脾化痰是治瘿病之总则**

甲状腺疾病（相当于中医之瘿瘤）是妇女多发的内分泌疾病，近年来发病率有逐年增高的趋势。传统中医学认为瘿瘤之疾，多为肝郁气滞，或饮食水土失宜所致。唐汉钧结合多年的临床经验认为，古之瘿瘤多因内陆山水缺碘，故治疗多用含碘药物，如海藻、昆布、海带等，经典用方有四海舒郁丸、海藻玉壶汤等；今之瘿瘤多与工作压力、长期操劳、身体透支等相关，临床选用柴胡、郁金、苏梗、八月札、婆婆针、夏枯草等疏肝理气，党参、白术、茯苓、黄芪、大枣、甘草、陈皮、制半夏、象贝母等健脾化痰，少用含碘药物。若瘿瘤结节质地较硬为血瘀痰凝，可加三七、桃仁、赤芍、莪术等活血化瘀之品；若囊性感明显为痰湿蕴结，可加莱菔子、白芥子、桔梗等化痰散结之品；若有咽炎、咽痒、咽痛等症状，可加黄芩、板蓝根、玄参、鱼腥草等清热利咽之品。唐汉钧指出，近年临床多见慢性亚急性甲状腺炎，除工作压力大伤肝，长期劳累损脾外，复受风邪所致，故早期治疗应在疏肝健脾基础上加疏风清热、化痰消肿为治，临床可选用荆芥、牛蒡子、金银花、连翘、薄荷、玄参等。若伴有甲状腺功能亢进口干心悸者，加用生地黄、麦冬、沙参、五味子等滋阴清热、养心宁神；甲亢伴手颤、头眩者，加天麻、石决明、钩藤等平肝息风潜阳；伴有甲状腺功能低下，神疲乏力、腹胀、虚肿、腰膝酸软、纳少肢凉者，加入淫羊藿、肉苁蓉、菟丝子、巴戟天、仙茅、附子、肉桂、赤小豆、防己、泽泻、薏苡仁等温补脾肾、利水消肿。对于甲状腺癌术后患者，应注重扶助正气，健脾益气、补益肝肾，同时配合清热解毒、化浊消瘀，清解余毒。

全身辨证与局部辨证相结合是中医外科的一个特色。唐汉钧诊治甲状腺囊肿、囊腺瘤较大者，除内治外还加用自创新制的"瘿瘤消肿散"（中药颗粒剂：丁香、肉桂、乳香、没药、白芷、南星、姜黄、象贝母、夏枯草等），醋调后外敷或掺冲和膏外敷，以助消肿散结。

**（四）诊治乳腺病的经验**

1. 诊治乳腺癌经验——扶正祛邪为治疗原则　唐汉钧认为乳腺癌手术后病机为"正虚邪滞"，治疗原则为"扶正祛邪"，而不是"以毒攻毒"。唐汉钧指出乳腺癌的辨证今昔有异，昔日中医治疗对象多为未手术的乳腺癌患者，现在则以手术后的乳腺癌患者为主。患者术前癌毒瘀阻，故以往治疗原则多解毒逐瘀，祛邪占主导地位；现今手术后患者癌灶已除，癌毒几尽，但经受手术之伤，放化疗药毒续扰损害，使正气虚弱，虚为十之七八，体内尚有不断产生的湿瘀痰滞胶结而成的邪浊毒尚存，邪为十之二三，故应采用"扶正与祛邪"为治则，"扶正占七八，祛邪为二三"。唐汉钧认为，术后放化疗期间正虚甚而邪滞轻，扶正与祛邪可9∶1，放化疗结束，内分泌治疗期间，扶正与祛邪可8∶2，术后2~3年正气渐复而湿浊再生，扶正与祛邪可调整为7∶3等。"扶正祛邪"的调整还应考虑患者体质强弱、病程长短、肿瘤状况、手术状况、放化疗、内分泌方案等具体情况。

唐汉钧"扶正祛邪"的用药特色：扶正选用黄芪、太子参、白术、茯苓等益气健脾，生地黄、肉苁蓉、菟丝子、补骨脂、淫羊藿滋养肝肾；祛邪选用半枝莲、石见穿、白花蛇舌草、鹿衔草、凤尾草、露蜂房等清热解毒，莪术、桃仁、丹参、川芎、赤芍等活血化瘀，浙贝母、山慈菇、制半夏等化痰软坚，以及全蝎、蜈蚣、露蜂房等虫类峻猛药抑杀残留癌毒。放疗期间增生地黄、天麦冬、沙参、石斛、黄精、山茱萸等养阴生津；化疗期间增和胃化浊止呕之品，如姜竹茹、姜半夏、煅瓦楞、谷麦芽、吴茱萸、黄连等。唐汉钧重视三阴性乳腺癌术后患者的治疗,认为和其他亚型相比,该型癌毒侵袭性强、复发转移早、生存期短,故应强化扶正祛邪的治疗。扶正用八珍汤、二仙汤加减,更增益黄精、山茱萸、肉苁蓉、山药、五味子、天冬等补养之品;祛邪加用七叶一枝花、山慈菇、猫爪草、干蟾皮等解毒逐瘀之品。唐汉钧诊疗病案中积有众多三阴性乳腺癌术后 5 年、8 年、10 年的患者,亦表明中医中药在提高生存率方面具有重要的作用。唐汉钧治疗乳腺癌善用对药,如白花蛇舌草和莪术、猫爪草和象贝用于乳腺癌术后淋巴转移;淫羊藿和灵芝、女贞子和墨旱莲用于乳腺癌术后内分泌治疗患者;补骨脂和骨碎补用于乳腺癌术后骨转移;黄芩、百部、丹参、石上柏和百合等用于乳腺癌术后肺转移。乳腺癌患者思想负担重,焦虑情绪,悲观失望,故唐汉钧重视帮助患者树立战胜疾病的信心,解除患者的精神负担。他常跟我们学生提起特鲁多医生的名言:"有时去治愈,常常去帮助,总是去安慰。"并且教诲学生:医者仁心,医学要有温度,医生不仅要有高超的医术,更要尊重生命,关爱病患,有高尚情操和对患者的人文关怀。

2. 诊治乳腺增生症经验——从肝、脾、肾、冲任论治 唐汉钧认为,乳癖病位虽在乳房,而病源乃肝脾肾脏腑的功能失调,以及冲任二脉气滞、血瘀、痰凝所致。唐汉钧指出,乳癖之治,前贤有重治肝,有重治肾与冲任,在临床上均可取效。他在前人治疗肝、肾基础上再加上治脾,则在临床上取效更佳。临证多选用柴胡、赤白芍、郁金、香附、佛手等疏肝理气;黄芪、白术、茯苓、党参、怀山药益气健脾;巴戟天、续断、肉苁蓉、淫羊藿、鹿角片温肾助阳,当归、熟地黄、女贞子、墨旱莲调摄冲任。若间有纤维腺瘤,多为痰浊瘀滞,可加桔梗、象贝母、夏枯草、赤芍、桃仁等化痰祛瘀之品。唐汉钧指出,临床常见乳腺增生症、瘿肿(甲状腺结节、桥本甲状腺炎)、子宫肌瘤、卵巢囊肿、月经病等同时出现的情况。按西医认识,乳腺小叶增生与子宫肌瘤、卵巢囊肿、月经病、甲状腺结节肿等是完全不相关的独立疾病,需至不同科室治疗。唐汉钧认为,这些病证均有内在联系,可归于肝脾肾与冲任失调所致,按疏肝健脾、调摄冲任、滋补肝肾、理气化痰法施治,并在临诊治疗中取得疗效,真可谓"一石三鸟"之果。

3. 诊治浆细胞性乳腺炎与肉芽肿性乳腺炎经验——内外合治,未溃重内治,已溃重外治 近年临床多见肉芽肿性乳腺炎与浆细胞性乳腺炎,且均为难治性疾病,加之临床病证均酷似癌疾,由此唐汉钧强调指出,明确诊断与鉴别诊断为临床第一要务,应重视病史以及超声、钼靶、磁共振等检查。唐汉钧认为,无论浆细胞性乳腺炎还是肉芽肿性乳腺炎,其治疗原则应为"未溃重内治,已溃重外治"。"未溃重内治"应从肝脾入手,方选柴胡清肝饮加减,选用柴胡、栀子、夏枯草、金银花、白花蛇舌草、黄芩、蒲公英、皂角刺等。乳头内或脓液中有较多脂质样分泌物者,加生山楂、王不留行;腐去新生阶段,加益气健脾药,如生黄芪、太子参、白术、紫苏梗、陈皮、姜半夏、生谷芽、生麦芽;若僵肿未消,属痰浊血凝,加玄参、象贝母、三七、桃仁、当归、赤芍等。唐汉钧认为,"已溃重外治",临床辨证选用敷贴、药捻引流、纱条引流、微创切开、拖线、冲洗(滴灌)、垫棉绑缚及乳头矫形法等。唐汉钧指出,拖线法是我院在国内率先创制的一种外治方法,通过此方法可把乳房部的外形损伤降低到最小。

4. 诊治急性乳腺炎经验——甘寒清热、宜消宜通、外治内治总相宜 急性乳腺炎属中医学"乳痈"范畴,哺乳期乳腺炎又称"外吹乳痈"。唐汉钧认为,乳痈之治,当以"通"为用,以"消"为贵,以疏肝清热、通乳消肿为治则。因此,唐汉钧在临床常运用瓜蒌牛蒡汤加减治疗,选用金银花、连翘、黄芩、牛蒡子、天花粉等疏风清热、消肿散结;柴胡、青陈皮、瓜蒌仁、皂角刺等疏肝理气、通乳散结。乳汁瘀积可加王不留行、漏芦、路路通、通草,并可适时加入鹿角霜温通散结。若此前患者应用过量抗生素、寒凉中药,形成僵块不消者,可加醋炙山甲、赤芍、桃仁等软坚散结。发热可加蒲公英、知母、鹿衔草;回乳可加生山楂、炒麦芽;新产妇恶露未净者,加当归、川芎、益母草等。唐汉钧认为,本病初期至酿脓期为实热之证,法虽应清热解毒,但亦不能妄用寒凉之品,一则过用寒凉之药易使乳房结块,形成僵块,难以消散;二则苦寒之品易损脾胃;三则"产前一盆火,产后一盆冰",过用寒凉药会使恶露淋漓不净。故临证多选用金银花、黄芩、蒲公英等甘凉清热之药。

### (五)诊治慢性难愈性创面的经验——在"祛腐"的基础上,倡导"祛瘀与补虚"

唐汉钧通过长期临床观察,从大量"腐祛而新肌不生"的慢性皮肤溃疡临床病例中,总结出"祛腐"后,更要"祛瘀"与"补虚";"瘀与虚"为病之本源,"邪与腐"为病之标。"邪腐易除、瘀虚难复",此乃治慢性皮肤溃疡之难点与重点。因此,唐汉钧在前人"祛腐生肌"的基础上创造性提出了"祛瘀生肌""补虚生肌"的学术理论。且从传统的治疗臁疮(下肢慢性溃疡)为切入点,拓展于糖尿病性难愈性溃疡、放射性溃疡、肿瘤性溃疡、毒蛇咬伤性溃疡、铜绿假单胞菌感染性溃疡等多种难愈性溃疡的治疗,并按"祛瘀补虚生肌"的理论研制了外用复黄生肌愈创油膏。通过内外兼顾,分期论治治疗多种慢性难愈性创面。其中,内治以益气养荣、祛瘀通络为治则贯通整个治疗过程,早期创面脓腐多,湿热毒甚者,加清热利湿、解毒消肿,意使瘀毒移深居浅;中后期局部创面腐脱脓尽,新肌不生,创口不合,机体正气转虚,故宜益气养荣、祛瘀通络为治,意在扶正康复。在同一治疗原则指导下,外治用药根据创面不同阶段,也做相应调整。早期湿热毒瘀,脓腐多者,祛腐为主,辅以祛瘀生肌,选用九一丹或用中药溻渍、湿敷法。外治用祛腐之法,当中病即止,以免损伤新肌。中后期局部创面腐脱脓尽,以祛瘀补虚生肌为主,外敷自创"复黄生肌愈创油膏",生肌与祛瘀并用,使血气通利,脉络通畅,从而生肌长皮。

### (六)诊治复杂性窦瘘的经验——内外合治,倡导"灌注、药捻、垫棉等"综合外治

在20世纪70年代前,中医外科治疗复杂性窦瘘以体表软组织疮疡引起者为多,主要方法是药线引流。但随着疾病谱的改变,外科手术的增多,复杂性窦瘘不再是单一的浅表管道,而是具有位置深、分支多,或者部位险要、周围有重要脏器,或者周围脂肪组织多、血供少、缺乏营养等特点,如心脏瓣膜置换术后,肝胆、阑尾、子宫、头颅等外科术后以及骨骼手术后形成的复杂性窦瘘。此类复杂性窦瘘在诊查方面,传统球头银丝或探针探查难以完整了解窦瘘的走行,因此,唐汉钧在传统诊查手段的基础上,结合现代X线造影、螺旋CT三维成像技术,对复杂性窦瘘的诊断有了多维、全面的认知。

唐汉钧认为,复杂性窦瘘的形成,气血亏虚是本,邪浊瘀滞是标,故治疗应内治与外治结合。若病灶红肿热痛,或脓水量多、味臭秽,宜清热利湿解毒为主,佐以祛瘀透脓托毒之品,外治可用清热解毒中药灌注,药线或拖线蘸九一丹引流祛腐,金黄膏外敷清热消肿;若红肿疼痛不明显,或隐痛绵绵,脓水量少或清稀,宜益气养营托毒为主,佐以和营活血之品,外治可用活血祛瘀中药灌注,药线或拖线蘸掺药引流,外敷红油膏或冲和膏以和营消肿;脓尽则改用生肌散、复黄生肌愈创油膏灌注,白玉膏外敷生肌收口,内服补养气血中药,同时配合垫棉法、绑缚法、热烘法等促进愈合。

唐汉钧把复杂性窦瘘的外治概括为祛腐、祛瘀、生肌三个阶段,并在继承前人传统药线引流的基础上,创用中药滴灌法、置管冲洗法、拖线疗法等,结合切开法、垫棉压迫法,从而减少对组织的损伤和外形的改变。

## 四、经验方介绍与转化

### （一）乳安祛邪方

【药物组成】生黄芪、太子参、白术、茯苓、紫苏梗、丹参、灵芝、淫羊藿、黄精、山茱萸、薏苡仁、白花蛇舌草、露蜂房、莪术、石见穿、红枣、生甘草。

【功效】益气健脾，补养肝肾，清热解毒，祛瘀化浊。

【方解】乳腺癌术后，气随血脱，血虚气亦虚；再加放化疗，耗气伤津更甚。故调治重在扶正与祛邪。先天之本为肝肾，后天之本为脾，益气健脾，培补肝肾，滋养气血为扶正，从而调整机体之阴阳、气血、脏腑、经络达到协调与平衡，使正气恢复，"正气存内，邪不可干"，以防止乳腺癌的转移和复发。本方重用生黄芪，重在扶正以达邪。李时珍言黄芪为补药之长，盖因黄芪补气，气足而能生血、行血。方中用黄芪之生者，取其补而无壅滞之功；太子参能助黄芪补气之力，与白术、茯苓、苏梗相配理气健脾。丹参、红枣养血活血；灵芝、淫羊藿、黄精、山茱萸调补肝肾；白花蛇舌草、莪术、露蜂房、石见穿、薏苡仁等清热解毒、化浊祛瘀。全方共奏扶正祛邪之功。

【适用范围】本方主要适用于乳腺癌手术后，对于神疲纳呆、肢软乏力、腰膝酸软等正虚邪滞之证最为对证。若出现脘腹胀满、嗳气频频，可加煅瓦楞、荜澄茄、谷芽、麦芽；心烦易躁、肝郁化火，可加菊花、栀子、夏枯草；入寐困难，夜寐易醒，可加五味子、酸枣仁、夜交藤、合欢皮；纳食不思，可加谷芽、麦芽、生山楂；腰膝酸软，可加杜仲、桑寄生、牛膝；自汗盗汗，可加碧桃干、糯稻根、淮小麦；淋巴结及远处转移，可加蛇六谷、象贝母、白芥子；肺转移，可加百部、石上柏、干蟾皮；骨转移，可加补骨脂、土鳖虫、虎杖、干蟾皮；肝转移，可加茵陈、垂盆草、蜀羊泉、七叶一枝花；脑转移，可加僵蚕、全蝎、蜈蚣、羚羊角、钩藤、石菖蒲；放疗伤阴，舌质红苔剥，可加麦冬、天冬、石斛；化疗不思食、恶心泛酸，可加姜竹茹、姜半夏、吴茱萸、黄连；内分泌治疗出现潮热出汗，可加女贞子、墨旱莲或知母、黄柏；血常规指标偏低，可加血肉有情之品龟甲、鹿角、阿胶。

【临床和实验研究】乳安祛邪方应用于乳腺癌术后患者 288 例临床观察结果表明，乳安祛邪方能明显减少放化疗副反应，增加细胞免疫功能，延长术后 3 年、5 年生存率。放化疗期间加服中药的患者共计 87 例，服用中药后消化道反应明显减轻，大多数患者消化道症状消失，少数伴有轻度恶心，但不影响日常生活；多数患者白细胞、红细胞、血小板均在正常范围，少数放化疗后白细胞计数下降者，服用本方后，白细胞计数至下次放化疗时多能升至正常范围，减轻了骨髓抑制状况。放化疗期间加服本方的部分患者在放化疗前、放化疗结束后检查 T 细胞亚群及 NK 细胞，经治疗前后 6 个月数据的比较（$P<0.05$），结果发现能明显提高患者细胞免疫功能。对患者生存率的影响：中药治疗组随访 270 人，总随访率为 93.75%，其中随访 3 年者 280 人次，占 97.4%；随访期间，死亡 4 例，3 年生存率 96.4%；随访 5 年者 269 人次，5 年生存率 90.5%，与文献报道比较，5 年生存率明显提高。

有实验研究表明，乳安祛邪方对二甲基苯蒽（DMBA）诱发的大鼠乳腺癌有明显抑制作用；淫羊藿、鹿角片体外抗肿瘤采用血清药理学方法，对雌激素受体（ER）（+）的人乳腺癌细胞株（McF-7）、ER（-）的人乳腺导管癌细胞株（MDA-MB-435s）都有显著杀伤作用；黄芪多糖对小鼠移植瘤有明显抑制作用。

【医案】安某，女，32 岁，2009 年 4 月初诊。病史：患者左乳腺癌术后半年。2008 年 10

月在江西省上高县做左乳腺癌改良根治术。术后病理示左乳浸润性导管癌,左腋下淋巴结7/10(+);免疫组化:ER(-)、孕激素受体(PR)(-),人类表皮生长因子受体-2(CerbB-2)(+)。泰素(紫杉醇注射液)+表阿霉素+5-氟尿嘧啶(TEF)方案化疗6次,局部放射治疗25次。当时神疲乏力,胃纳不香,夜寐尚可,二便调。舌质淡舌苔薄,脉濡细。

西医诊断:乳腺癌术后。

中医辨证:气虚脾弱。

处方:首方以乳安祛邪方14剂,配合西黄丸1支,每日2次服用。

二诊:患者回江西坚持服用上方中药2个月,神疲乏力逐渐改善,胃纳渐馨,二便通调。刻诊:患者面色润泽,精神良好,时有腰酸,胃纳可,二便调,舌苔薄腻,脉濡。再拟乳安祛邪方+佛手、何首乌、杜仲。

三诊:患者左上臂瘀肿,略感作胀,左前臂和手背不肿,舌质淡,舌苔薄腻,脉濡细。在前法基础上佐以清热通络之品。前方去佛手,加桑枝、忍冬藤、白芥子,西黄丸1支,每日2次。

四诊:患者左上臂瘀肿略消、作胀减轻。再拟前方续治,期间每年4~6次复诊,辨证加减用药。治疗5年,病况证情稳定,生活质量良好,复查各项指标均正常。

按语:乳腺癌手术后患者的治疗拟扶正与祛邪兼顾,西医的手术与放化疗皆属于攻邪的措施。该患者乳腺癌手术后来诊时,刚完成放化疗,体虚乏力,当属攻邪已足,而扶正不足,中医治疗需以扶正为主,选用黄芪、太子参、白术、茯苓、苏梗、丹参、灵芝、黄精、红枣益气健脾,补养气血;扶正还需补养肝肾,选用淫羊藿、何首乌、杜仲、山茱萸等;患者有7个腋下淋巴结转移,说明邪毒不能尽除,选用露蜂房、白花蛇舌草、石见穿、莪术,并加服西黄丸以清解余毒,祛瘀化浊。定期复查相关指标,若有癌毒复动征象,则加大中药解毒散结抗瘤药力。期间因出现患者上肢回流障碍的并发症,则佐用桑枝、忍冬藤、白芥子等清热通络消肿之品。

**(二)乳安消癖方**

【药物组成】柴胡、郁金、香附、天冬、八月札、丹参、鹿角片、肉苁蓉、党参、白术、茯苓、黄精、红枣、生甘草。

【功效】疏肝健脾,调摄冲任。

【方解】乳癖(乳腺增生症)的治疗历代多从气论治,如"乳癖……多由思虑伤脾,恼怒伤肝,郁结而成"(《疡科大全》),"乳癖由肝气不舒郁结而成"(《疡科心得集》)。近年研究认为,乳癖与肝、脾、肾三脏及冲任两脉关系密切。本方从肝、脾、肾三个环节入手,分别以疏肝理气、健脾化痰、补肾调摄冲任为治。选取柴胡、香附、八月札、郁金疏肝理气;四君子汤加红枣益气健脾;丹参养血调肝,功同四物;鹿角片、肉苁蓉温补肾阳,天冬、黄精养阴生津,一阳一阴平衡水火,调摄冲任。

【适用范围】本方主要适用于乳腺增生,以乳胀痛为主症,且随喜怒消长之肝郁脾虚者最为对证。若出现情绪易波动、肝火偏旺,可加黄芩、菊花、绿萼梅、夏枯草;乳胀痛严重,可加川楝子、延胡索;结块偏硬,可加莪术、桃仁;伴有乳头溢液,加芡实、白果、龙骨。兼有结节性甲状腺肿,可加玄参、象贝母、夏枯草;兼有子宫肌瘤,加土茯苓、莪术、当归;绝经后妇女,加淫羊藿、菟丝子、龟甲、熟地黄、当归等。

【临床和实验研究】临床研究报道,乳腺增生青中年患者多肝郁脾虚,中年、中年后患者多肝肾不足、冲任不调。对于局部仅有疼痛与触痛而无肿块的,为无形,属气滞,拟选用疏肝理气的中药,如柴胡、郁金、香附、延胡索、佛手等;对于局部有肿块的为有形,气滞久郁而成形,触诊时肿块有软韧感的多为乳腺囊性增生,质硬韧的多为纤维增生或为纤维瘤化,应分别加用活血化瘀、软坚散结的中药,如丹参、参三七、赤芍、桃仁、益母草、象贝母、海浮石、龙葵、煅牡蛎等;对于伴有乳头溢液的,应在辨证与辨病的基础上辨治,若CT或X线片证实为垂体微腺瘤的,而乳头溢液又多为双侧的,可用天麻、白芷、夏枯草、僵蚕等;若血检泌乳素增高的,可加女贞子、墨旱莲、仙茅、巴戟天;若导管镜检为乳腺导管扩张或乳腺导管炎的,可加鹿衔草、蒲公英、皂角刺、忍冬藤、白花蛇舌草等;若仅仅有乳头溢液的,可加白果、龙骨、芡实、乌贼骨等。

有临床研究,对专科门诊乳腺增生症 122 例进行了神经递质、内分泌激素水平的变化与中医辨证分型的关系观察,认为临床辨证结合神经内分泌的分泌水平进行论治,有助于提高临床疗效,催乳素(PRL)异常升高是其共性,临床可选用降低 PRL 药物;对 5- 羟色胺(5-HT)、雌二醇($E_2$)绝对值过高而以肝郁为主的患者,应给予疏肝活血药物,可改善局部(肝脏、乳腺)及全身血液循环,有利于激素在体内代谢,加强肝脏对雌激素灭活能力;对于 $E_2$ 相对值过高,孕酮(P)、睾酮(T)绝对值不足及多种激素平衡紊乱[$E_2/P$、$E_2/T$、卵泡刺激素 / 黄体生成素(FSH/LH)异常升高 ]而以冲任失调为主的患者,应以补肾温阳、调补冲任为主治疗,补肝肾调冲任药物可通过改善下丘脑 - 垂体 - 卵巢轴多个环节功能紊乱而提高机体内环境的稳定能力,并通过改善恢复机体本身内在调节功能,抑制乳腺组织增生,从而起到积极的治疗作用。

【医案】李某,女,60 岁,2010 年初诊。病史:患者 5 年来,反复两乳疼痛,近 1 周胀痛加重。1987 年曾行副乳手术。绝经 10 年余。1 年前曾 "脑梗死"1 次,时常头晕。就诊时两乳疼痛,伴关节酸痛,畏寒肢冷,胃纳可,二便调,夜寐安。舌质淡苔薄腻,脉濡。专科检查:两乳外观无异常,均散在大小不等的痞块,质地中等,压痛(+),双腋下未及肿大淋巴结。B 超示双乳小叶增生。X 线钼靶示双乳乳腺组织退化不全,小叶增生表现。

西医诊断:乳癖。

中医辨证:肝郁气滞、肾亏。

治则:调补肝肾,疏肝理气。

处方:乳安消癖方加淫羊藿、当归、生地黄、川芎、天麻、菊花。服药 14 剂。

二诊:两乳转为胀痛为主,关节酸痛减轻,胃纳可,二便调,夜寐安。舌质淡苔薄腻,脉濡。再续前法,前方去生地黄、菊花,加川厚朴、延胡索、灵芝。又服药 2 周,乳房胀痛缓解。再守方续治 1 个月,以巩固疗效后停药。

按语:本例为乳腺增生症,患者为 60 岁老年妇女,正好印证了《疮疡经验全书》和《外科图说》中所写"乳癖乃五六十岁老人多生此病"。患者除了有肝郁气滞的症状"两乳疼痛"外,还有"关节酸痛、畏寒肢冷"肝肾不足的表现,又有脑梗死病史,故治疗以调补肝肾、疏肝理气为主,佐以息风通痹之治。"乳安消癖方"疏肝理气,补益脾肾,再加淫羊藿、当归、生地黄、川芎、天麻、菊花柔肝息风之品。二诊时,症情已有所减轻,在原方的基础上去菊花、生地黄,加延胡索、川厚朴以加强理气止痛之力;加灵芝意在安神助眠。一般服药 2~3 个月为 1 个疗程,多可收效。

(三) 乳安消痛方

【药物组成】柴胡、黄芩、香附、青皮、陈皮、王不留行、牛蒡子、蒲公英、金银花、全瓜蒌、漏芦。

【功效】疏肝清热,通乳散结。

【方解】乳痈(急性乳腺炎)初期至酿脓期虽为实热之证,但亦不能妄用寒凉之品,一则过用寒凉之药会使乳房结块"欲消不消,欲脓不脓",继而形成僵块转化成慢性或亚急性迁延性乳腺炎,难以消散;二则大苦大寒之品易苦寒败胃,水谷精微依赖脾胃输化,脾健胃运则乳汁生化有源;三则产妇"产前一盆火,产后一盆冰",妇人产后整体属虚,过用寒凉药会使恶露淋漓不净。故本方选用金银花、黄芩、蒲公英等甘凉清热或苦寒较轻之药,且剂量不宜过重,一般在9~15g;柴胡、香附、青皮、陈皮疏肝理气;牛蒡子、全瓜蒌清热化痰消肿;王不留行、漏芦行气通乳。诸药合用,共奏疏肝清热、通乳散结之功。

【适用范围】本方主要适用于急性乳腺炎早中期(未成脓或初成脓时),以乳房结块肿痛、乳汁分泌不畅为主症之肝胃郁热者最为对证。若出现高热,可加生石膏、知母;结块明显、乳汁不畅者,可加皂角刺、穿山甲、鹿角片;恶露未尽者,可加益母草、当归。若过用寒凉或用抗生素后形成僵块不消,拟去香附、青皮、陈皮、牛蒡子,加象贝母、皂角刺、丹参、生黄芪等。

【临床和实验研究】有临床研究报道,以内服疏肝清热、通乳散结中药,配合按揉法治疗早期急性乳腺炎30例,肿块消退,无1例成脓,痊愈率为100%。认为急性乳腺炎早期以疏导为主,以通为用,以消为贵,使乳汁有出路;中药内服治疗与手法按揉配合运用,疗效更佳。

【医案】陆某,女,2012年4月初诊。病史:患者急性乳腺炎,右乳红肿疼痛伴发热1天。产后20天右乳乳头被婴儿咬破,未治疗后结痂自愈,2天后右乳外上出现红肿结块、疼痛拒按,高热39℃,胃纳欠佳,恶露量少,大便2日未行。专科检查:体温38℃。右乳外上象限可触及质硬结块,肤色鲜红,压痛明显,边界欠清,红肿范围约5cm×4cm,右乳泌乳明显少于左乳,右乳头轻度破碎。舌质红,苔腻略黄,脉细。

西医诊断:乳痈。

中医辨证:肝胃郁热。

治则:疏肝清热,通乳散结消肿。

处方:乳安消痈方加连翘、生地黄、知母、益母草。服药3剂。局部外敷金黄膏,乳头外涂青石软膏。

二诊:3日后患者发热已退,右乳肿痛减轻,但结块未消,右乳泌乳欠畅,大便已通。治疗再继前法,初诊方去知母、连翘,加鹿角片9g。并指导手法按摩以通络排乳。又治疗5天,患者右乳肿块消散,泌乳通畅。

按语:该患者产后未满月,出现急性乳腺炎,发病与乳头破碎风邪入侵有关,右乳结块肿痛明显并伴有高热属乳痈之早中期。当拟疏肝清热、通乳消肿之治,选用全瓜蒌、牛蒡子、柴胡、金银花、蒲公英、连翘以疏肝清热消肿,高热便秘故加生地黄、知母,理气通乳用橘叶、王不留行、漏芦。同时注重局部外治,用青石软膏治疗乳头破碎,金黄膏敷于乳房红肿结块处,治疗3天后,发热退,肿痛缓解,但结块未消。考虑到起病时间短,乳腺导管有轻度阻塞,脓灶尚未形成,故给予按摩通络排乳手法以助乳汁分泌。患者产后属虚,苦药不宜多用,故去知母、连翘,加鹿角片通乳散结,而获痊愈。

**(四)扶正清瘰方**

【药物组成】柴胡、黄芩、玄参、象贝母、夏枯草、鹿衔草、黄芪、党参、白术、茯苓、灵芝、淫羊藿。

【功效】益气健脾,疏肝化痰。

【方解】慢性淋巴细胞性甲状腺炎相当于中医的"瘿炎""瘿肿",是发生在甲状腺的一种自身免疫性炎性疾病;其临床特点是起病隐匿,甲状腺弥漫性肿大,质地韧硬,可伴有结节,早期可伴甲亢征象,此后大多发展成甲状腺功能减退。患者发病前多有劳倦思虑而易为外邪感染的病史,如工作紧张,经常加班,过度劳累,精神压力大,容易感冒,身体长期处于亚健康状态等。盖过劳则伤肝肾,思虑过度则伤脾,脾失健运则气血乏源,正气虚损则外邪易侵,风温邪浊侵入少阳瘿处,邪浊留恋则临床变证百出。在此辨证基础上,当拟益气健脾以扶正调病之本源,疏肝清热、化痰消肿以清外邪。方中重用生黄芪益气健脾,佐以党参、白术、茯苓健脾化湿,灵芝、淫羊藿益气补肾;柴胡疏肝理气,黄芩、玄参、夏枯草清热泻火解毒,象贝母清热化痰,既疏解外感风温,又清解内生痰瘀之邪热。诸药合用,共奏益气健脾、疏肝化痰、扶正清瘿之功。

【适用范围】本方主要适于瘿炎、瘿肿,相当于西医学慢性淋巴细胞性甲状腺炎,又称桥本病、桥本甲状腺炎等。临床表现为颈前甲状腺结节、漫肿,质中或硬韧,或颈部胀,或咽炎、咽痛、咽部不适,多伴有神疲乏力,倦怠思睡,畏寒怕冷,肢体肿胀,腹胀纳呆,健忘脱发,腰膝酸软,舌质胖大,舌苔白腻,脉缓迟等脾肾不足证候。伴甲状腺功能减退,加用淫羊藿、菟丝子、肉苁蓉、当归、熟地黄、肉桂、鹿角胶等温阳补肾之品;腰膝酸软明显者,加杜仲、山茱萸、桑寄生等固腰补肾之品;头晕眼花者,加山茱萸、枸杞补益肝肾之品;心悸气短者,加丹参、五味子、红景天、薤白等温补心阳之品;若伴甲亢,心烦手抖、易烦易怒,加菊花、栀子、钩藤、石决明等平肝潜阳之品。

【临床和实验研究】临床研究表明,扶正清瘿方治疗桥本甲状腺炎疗效确切。以扶正清瘿方为基础方随症加减治疗桥本甲状腺炎 52 例,治愈 8 例,显效 14 例,有效 25 例,无效 5 例,总有效率 90.38%。明显改善桥本甲状腺炎患者咽喉不适、疲乏无力、食欲不振等主诉症状,降低患者过高的甲状腺球蛋白抗体(TgAb)与甲状腺过氧化物酶抗体(TPO-Ab)水平。

实验研究发现,扶正清瘿方能明显降低实验性自身免疫性甲状腺炎(EAT)动物模型甲状腺自身抗体水平,明显改善 EAT 动物模型甲状腺病理分级,调节 T 淋巴细胞亚群比例并恢复正常,抑制淋巴细胞因子干扰素 -C(IFN-C)分泌,减轻自身免疫性甲状腺炎的自身免疫反应性;其作用机制的关键可能是通过调节 T 淋巴细胞亚群的功能,从而达到对自身免疫反应的抑制作用。扶正方组(黄芪、党参、白术、茯苓、灵芝、淫羊藿等)长于抑制细胞损伤,而清瘿方组(柴胡、黄芩、玄参、象贝母、夏枯草等)长于降低自身抗体。

【医案】陈某,女,45 岁,2013 年 5 月 9 日初诊。病史:患者结喉旁、咽中不适月余,经外院做甲状腺、颈部淋巴结 B 超,血清甲状腺自身抗体检测支持桥本甲状腺炎的诊断。于外院口服硒酵母片治疗效果不明显,就诊时自诉结喉旁有紧压感,咽中有痰,平时易疲乏,易患感冒,胃纳尚可,夜寐欠安。舌质淡、尖红,舌苔薄腻,脉濡。体格检查:两侧甲状腺轻度肿大,质韧,峡部亦肿。查甲状腺 B 超提示甲状腺弥漫性病变。甲状腺激素及自身抗体检查示三碘甲状腺原氨酸(T$_3$)、甲状腺素(T$_4$)、游离三碘甲状腺原氨酸(FT$_3$)、游离甲状腺素(FT$_4$)、促甲状腺素(TSH)均正常,TPO-Ab 大于 1 300IU/ml,TgAb 150.5IU/ml。

西医诊断:慢性淋巴细胞性甲状腺炎(桥本甲状腺炎)。

中医辨证:肝郁脾虚,湿痰凝结,正虚邪恋。

治则:疏肝健脾,清化痰浊。

处方:扶正清瘿方为主加减。

服用 1 个月后,自觉结喉部紧迫感明显减轻。又加减服用上方 2 个月后,复查 $T_3$、$T_4$、$FT_3$、$FT_4$、TSH、TgAb、TPO-Ab,均恢复正常范围。随访半年,诸症未见复发,各项检查均正常。

按语:桥本甲状腺炎属中医学"瘿炎""瘿肿"范畴。肝郁脾虚、痰凝瘀滞为本病的病机特点。肝郁脾虚为其本,痰瘀凝滞为其标。治疗上以益气健脾、疏肝解郁治其本,扶其正;清瘿化痰、软坚消肿治其标,祛其邪。

**（五）益气化瘀方（糖尿病足经验方）**

【药物组成】生黄芪、沙参、麦冬、生地黄、葛根、丹参、赤芍、川芎、地龙、忍冬藤、丝瓜络、黄柏、牛膝。

【功效】益气养阴,清络化瘀。

【方解】糖尿病足系素体阴虚消渴,水亏火炽,正气内虚,致使火毒炽盛,助邪为病,久则耗气伤阴,终致气阴两虚;复因感受邪毒,阻于经络,以致气血运行失畅,肌肤失养,瘀久化火成毒而致。故气阴两虚,络脉瘀阻,热毒蕴结为其发病基础。气阴两虚为其本,邪热蕴络为其标。并且其标本之间互为因果,相互作用,相互影响。糖尿病足的辨证治疗,应依据病程、证型不同,选用清热解毒、和营活血、托毒排脓、益气养阴等诸法。而针对糖尿病足的基本病机,临床以益气化瘀方为治疗该病的基础方,并在该病不同的发展阶段辨证加减。方中生黄芪、沙参、麦冬、生地黄、葛根益气养阴生津;丹参、赤芍、川芎、地龙活血祛瘀;忍冬藤、丝瓜络、黄柏、牛膝清热通络。全方共奏益气养阴、活血化瘀、清热通络之效。

【适用范围】本方主要适用于气阴两虚型脱疽,相当于西医学糖尿病足等。患者多有 10 年以上糖尿病病史,因外伤感染引发患足暗红肿痛,疼痛不寐,溃破脓腐,溃烂不愈,或形成多个穿通性窦道,舌质红,舌苔剥。若病程日久,局部溃疡腐肉未尽,脓液清稀不止,创面肉芽不鲜,生长缓慢,经久不愈,舌质红或舌质淡,舌苔剥或花剥,伴有面色无华、神疲乏力、心悸气短、口干欲饮、胃纳减退、肢体发凉、肌肉萎缩等气阴两虚表现。若疮面脓腐渗出量多,舌苔腻,应去沙参、麦冬,加苍术、薏苡仁等清热化湿之品;若感染严重,患处红肿,周身发热,有瘀斑者,加牡丹皮、水牛角、紫花地丁、紫草、板蓝根等清热凉血解毒之品;舌质红,舌质剥,伤阴明显者,加玄参、石斛、天花粉等养阴生津之品;阴虚及阳而见阳虚者,加附子、淫羊藿、桂枝等温阳通络之品;疮面脓腐脱尽,新肉难生者,加党参、白术、茯苓等益气健脾之品。

【临床和实验研究】长期的临床观察和研究发现,糖尿病溃疡多有疮口下陷,久不收口,腐肉已脱,起白色厚边,脓液稀少,肉芽灰白或暗淡,疮周皮肤色暗黑,板滞木硬,或青筋显露,舌暗红或淡紫,或有瘀斑,苔白腻,脉细涩等"虚""瘀"之象,因此认为"虚""瘀"是糖尿病溃疡创面难以愈合的关键。所谓"虚"即全身营养不良,血液灌注不足,供血供氧不良;"瘀"即全身及局部创面微循环障碍。只有气血充足、络脉充盛,瘀滞祛除,才能断生腐之源,生肌长皮。在长期临床研究的基础上,提出"补虚生新""祛瘀生新"理论,临床总结为益气养阴、清络化瘀法。益气化瘀方治疗糖尿病足取得了显著效果。益气化瘀方通过调控生长因子的合成和分泌,促进细胞分裂增殖,改善创面的血液循环,调控胶原的合成及代谢,调控创面修复过程中(转化生长因子 -$\beta_1$)TGF-$\beta_1$ 信号转导分子修复基因磷酸化细胞信号转导分子(Smad3)的表达,调节创面修复基质形成,营养创面等而发挥多途径、多点、多环节、多层次的综合调控作用,从而提高机体本身修复能力,并创造一种既利于修复,同时又不破坏正常组织修复进程的生理环境,促进难愈性创面愈合,有效地预防或减少瘢痕形成,提升愈合质量。

【医案】林某,女,78 岁。2009 年 10 月 28 日初诊。病史:患者有糖尿病史 20 余年,1 个月前有糖尿病感染性休克抢救病史。就诊时右足背及右小腿溃烂疼痛,体形消瘦、口干喜饮、出汗频频、夜寐不安、食纳平平,周身疲软乏力,舌质红、舌苔光剥,脉弦。专科检查:右足背至右小腿广泛红肿,肤温高,见多处皮肤大片溃烂,溃烂处肉芽色暗红,见大量黄白色脓腐及灰褐色坏死组织,肌腱广泛暴露,味臭秽。实验室检查:快速血糖18.2mmol/L(注射胰岛素治疗,血糖控制仍不理想)。血常规示白细胞计数$21.3 \times 10^9$/L,红细胞计数$3.32 \times 10^{12}$/L,血红蛋白(Hb)98g/L,血小板计数$69 \times 10^9$/L。

西医诊断:糖尿病足。

中医辨证:气阴两虚,邪热蕴络。

处方:内服中药以益气化瘀方为基础方,加鹿衔草、芙蓉叶、紫花地丁,并结合外治疗法,2周后患者疮面腐肉十去七八,疮面肉芽色淡红,渗液量多淋漓,质地稀薄,疮周肤色瘀暗。邪去正虚,加用党参、白术、茯苓、当归等益气健脾、补血生肌之品,待脓腐祛尽,后期增加活血通络之品。整个治疗过程中配合控制感染、控制血糖等治疗。经过2个多月治疗,患者右下肢疮面方始愈合,痊愈出院。

### (六)复黄生肌愈创油膏

【药物组成】大黄、蛋黄油、象皮、珍珠粉、血竭、紫草、龙骨、麻油。

【功效】活血祛瘀,补虚生肌,滋润敛疮。

【方解】方中以大黄、蛋黄油为主药。大黄破血逐瘀,具有促进血液循环、增加溃疡面局部血供和氧合的功效;蛋黄油是传统的民间流传愈合疮口的单验方,富含蛋白质、维生素、微量元素和胶原等物质,能提供丰富的局部营养,二者"祛瘀""补虚",相得益彰,故名"复黄"。象皮、珍珠粉助蛋黄油生肌长皮,使肌平皮长;血竭为"散瘀血、生新血之要药""敷一切恶疮疥癣久不合者";紫草凉血活血,具有促进肉芽组织生长的作用。以上诸药,各司其功,共助祛瘀生肌。龙骨外用敛疮生肌,麻油生肌润肤兼以赋形,合风化石灰水调适创面酸碱度,使其更接近于中性,以利于肉芽组织的生长,同为佐使。全方合用,切中病机,有活血祛瘀、补虚生肌、滋润敛疮之功。

【适用范围】主要用于慢性难愈性创面后期脓腐已去、新肌难生,创面久久不愈合,且证属气虚血瘀者。

【临床和实验研究】中医学对疮疡治疗有着悠久的历史和良好的疗效,积累了丰富的临床经验,认识到疮疡形成的病因病机和辨证论治,多以湿热脓腐为辨证依据,以"祛腐生肌"为治疗原则,治愈大量病例。近30年来临床研究发现,慢性下肢溃疡多有脓腐清除后疮口仍然不长,而且有疮口下陷,脓液稀少,肉芽灰白或暗淡,疮周皮肤色暗黑、板滞木硬等"瘀滞"之证,并出现疮口久久不愈、下肢乏力、肌肉柔弱等"虚"象,从而在既往"祛腐"的基础上,提出"祛瘀补虚"的治则,突破了停留在"祛腐生肌"上的传统愈创观念,率先在国内提出"祛瘀生肌""补虚生肌"的学术观点,确立了"祛瘀补虚生肌"的治疗法则,从而丰富了中医学的愈创理论及治疗原则,提供了中医治疗慢性难愈性溃疡的新思路、新方法。临床研究显示,复黄生肌愈创油膏能使慢性下肢溃疡创面色泽红润,黏稠明净的分泌物(脓液)增多,创面湿润,疼痛减轻,肉芽生长加速,上皮爬升明显,愈合后瘢痕不明显。动物实验表明,复黄生肌愈创油膏能刺激慢性皮肤溃疡创面新生血管形成,扩张微血管,改善创面血液循环及组织血液灌注量;能促进局部创面组织细胞分泌表皮生长因子(EGF)、碱性成纤维细胞生长因子(b-FGF)等多种内源性生长因子;能增加局部组织纤维连接蛋白(FN),甘氨酸、脯氨酸、赖氨酸等 11 种合成胶原所必需的氨基酸,以及与蛋白质合成密切相关的微量元素 Zn 的含量,从而使肉芽迅速生长,创缘上皮迅速向心爬行,加速创面愈合。复黄生肌愈创油膏能提高创面渗出液中透明质酸酶(HA)的含量,并维持在一个较高的水平;能提高创面Ⅲ型胶原的比例;能调控转化生长因子 -1(TGF-1)信使核糖核酸(mRNA)的表达,进而既能发挥良好的促进创面愈合的作用,又能减少创面瘢痕形成。

【医案】史某,男,46 岁,2009 年 11 月 6 日初诊。病史:左足跟腱手术后伤口不敛 8 个月。患者 2009 年 3 月 11 日新华医院行左足跟腱手术,术后伤口感染,延迟愈合,在新华医院住院治疗,静脉滴注抗生素,疮面换药至今已逾 8 个月仍不敛,慕名前来诊治。查体:左足跟腱见陈旧性手术瘢痕,中见一大小约 5cm×3.5cm 不规则疮面,肉芽暗淡不鲜,部分高突,按之虚浮,有黏稠分泌物外溢,可能为腱鞘液,疮周瘀滞、僵肿,触痛轻度。舌质淡胖暗红,舌苔薄白腻,脉濡。

西医诊断:臁疮。

中医辨证:气虚血瘀。

治疗:外治予生肌散、复黄生肌愈创油膏以活血祛瘀、补虚生肌、滋润敛疮,合以益气健脾、活血通络中药,每日 1 剂,口服。

二诊:2 周后查见疮面似较前有所缩小,疮缘有白色上皮生长,肉色转红,分泌物清晰,诉 2 周中曾有线结脱出,疮周瘀滞及僵肿区亦有所改善,加用绑缚法、热烘法。2 个月后患者跟腱疮面逐渐愈合,并嘱适度功能锻炼。随访 10 个月未见复发,步履正常。

按语:慢性下肢溃疡属中医“臁疮”“溃疡”“顽疮”范畴,是外科临床常见病、多发病。《理瀹骈文》云:“外治之理即内治之理,外治之药即内治之药,所异者法耳。”在“祛瘀补虚生肌”原则指导下,该例外用复黄生肌愈创油膏,加上绑缚疗法、热烘疗法,内服益气健脾补虚、活血祛瘀清络中药,内治与外治相结合,化瘀与补虚并用,使气血通利,虚复瘀化,脉络通畅,肌生皮长,获得痊愈。

**(七)清热败毒饮**

【药物组成】金银花、紫花地丁、连翘、黄芩、生黄芪、皂角刺、丹参、赤芍、当归、生甘草。

【功效】清热解毒,益气托疮,和营消肿。

【方解】清热败毒饮是在清代《医宗金鉴》仙方活命饮、五味消毒饮的基础上,结合多年临证经验所拟。在外科临床应用 30 余年多有效验,并已列入上海中医药大学附属龙华医院制剂。方中金银花、紫花地丁、黄芩、连翘清热解毒、消肿散结,为治疮痈之要药;生黄芪、皂角刺、生甘草益气托毒、排脓解毒;当归、赤芍、丹参祛瘀活血、解毒消肿。诸药合用,共奏清热解毒、益气托疮、和营消肿之功。

【适用范围】主治痈疽疮疖、疔疮、丹毒、乳痈、水火烫伤等,在临床取得了良好的治疗效果,并延伸用于痛风、痤疮、皮炎、蛇串疮、热疮、痔漏等疾病亦广为有效。

【临床和实验研究】动物实验表明,清热败毒饮对金黄色葡萄球菌感染小鼠有一定的保护作用,同时体外抗菌实验发现清热败毒饮的细菌回收率远低于 70%,对金黄色葡萄球菌有较大的抑菌活性,而免疫功能方面,清热败毒饮通过提高金黄色葡萄球菌感染小鼠的总 T 细胞(CD3+)水平而提高其免疫功能。现代药理实验表明,金银花、紫花地丁、黄芩等具有抗病原微生物的作用,对多种致病菌有抑制作用,有抗炎、抗敏、解毒,促进白细胞吞噬的作用;生黄芪、当归、丹参、皂角刺、甘草等具有提高和调节免疫功能、增强心血管功能,并有抗菌、抗病毒抗肿瘤的作用。清热败毒合剂对慢性难愈性创面金黄色葡萄球菌和铜绿假单胞菌的生长均有明显抑制作用,能够降低金黄色葡萄球菌和铜绿假单胞菌的 AI-2 浓度,抑制细菌生物膜的形成。

【医案】傅某,男,46 岁,2014 年 3 月 16 日初诊。病史:右上肢红丝疔走行伴胀痛 1 日余,加重半日。患者诉昨日下午洗鱼时不慎被鱼刺刺伤后出现右手拇指红肿疼痛,后出现右上肢红丝向上走行伴疼痛,否认恶寒发热,今日上午自觉局部红肿疼痛难耐,故至中山医院就诊,予头孢呋辛静脉滴注,症情未见好转,疼痛加重。刻诊:右上肢红丝走行臂弯伴疼痛,右手拇指红肿疼痛,胃纳可,夜尿频,大便偏干,夜寐欠安。查体:右手拇指掀红肿胀,右上肢内侧红丝走行至上臂,局部肤温高,触痛明显,右腋下触及肿大淋巴结,触痛明显。舌质红、苔薄黄,脉弦滑。

西医诊断:红丝疔。

中医辨证:火毒炽盛,红丝走络。

治则:清热解毒,益气托疮,和营消肿。

处方:①予清热败毒饮 30ml,每天 3 次,口服;②金黄膏外敷。

5 天后,患者右上肢红丝肿痛基本消退,右拇指红肿疼痛减轻,右腋下肿大淋巴结亦消退。续用前法。3 天后,患者右拇指红肿疼痛消退。

按语:红丝疔是发于四肢,皮肤呈红丝显露,迅速向上走窜的急性化脓性疾病,相当于西医的急性管状淋巴管炎。多因内有火毒凝结,外有皮肤破损感染毒邪,毒流经脉,向上走窜而成。清热败毒饮中有紫花地丁、金银花、连翘、黄芩等清热解毒之品,有生黄芪、皂角刺等托毒之品,更有赤芍、丹参、当归等活血化瘀之品。诸药合用,共奏清热解毒、和营托毒、消肿止痛之功。

### (八) 蛇伤败毒汤

【药物组成】半边莲、半枝莲、七叶一枝花、白花蛇舌草、生大黄、枳实、车前草。

【功效】清热凉血解毒,通利二便。

【方解】半边莲、半枝莲、七叶一枝花、白花蛇舌草清热解蛇毒,亦是民间常用治毒蛇伤的中草药。中医历来有"治蛇不泄,蛇毒内结""二便不通,蛇毒内攻"之说,因此在毒蛇咬伤治疗中,通利二便是十分重要的。生大黄、枳实通腑泄热解毒,车前草清利小便,使蛇毒通过二便外泄,正如《外科证治全生集》所云"毒尽从大小便排出"。

【适用范围】本方主要适用于毒蛇咬伤患者,并根据蛇毒类型辨证加减。风毒证(以神经毒症状为主),在本方基础上加白芷、僵蚕、蝉蜕、钩藤,抽搐频繁者加蜈蚣、全蝎;火毒证(以血循症状为主),本方合犀角地黄汤、黄连解毒汤加减,瘀斑甚加仙鹤草、生蒲黄、白茅根、大蓟、小蓟、地榆;风火毒证(以混合毒症状为主),本方加生地黄、赤芍、牡丹皮、白芷、僵蚕。此外,上肢咬伤,加桑枝、黄芩;下肢咬伤,加牛膝、黄柏;眼睑下垂、复视,加夏枯草、菊花、川芎、白芷;恶心呕吐,加姜半夏、姜竹茹;昏迷,加安宫牛黄丸鼻饲;肝功能损害,加茵陈、虎杖、栀子、垂盆草;肾功能受损,加玉米须、山茱萸、金蝉花、六月雪;心功能受损,加麦冬、五味子、苦参、丹参。

【临床和实验研究】临床研究表明,对毒蛇咬伤患者采用蛇伤败毒汤为基础方随症加减为主的综合治疗方法,69 例患者治愈 37 例,显效 16 例,有效 15 例,死亡 1 例,总有效率98.5%,痊愈显效率76.8%,表明蛇伤败毒汤治疗毒蛇咬伤具有良好的疗效。

【医案】刘某,女,41 岁,2013 年 7 月 16 日初诊。病史:右足背毒蛇咬伤后肿痛 2 天。患者于 2013 年 7 月 14 日傍晚 4 点左右在草坪上收衣服时不慎被毒蛇咬伤,当时局部肿痛,肿胀向上蔓延,即至复旦大学附属金山医院就诊,路途中出现复视、心慌、胸闷不适,金山医院予蛇伤常规处理后患者病症未减、肿势不退,复视加重,急来我院就诊。刻诊:蛇伤处肿痛明显,右足背、小腿肿痛影响步履,视物模糊,两肋掣痛,脘腹不适,恶心不纳,大便 2 日未解。查体:右足背见一约 2cm×2cm 十字形扩创术后疮面,深约 0.8cm,肉色暗红不鲜,无明显渗血,少量渗液,右足背至小腿中下段肿胀,右足背肤色稍暗红,肤温偏高,痛不可触,右大腿内侧瘀青,右侧腹股沟未触及明显肿大淋巴结。辅助检查:谷丙转氨酶 138U/L,谷草转氨酶 364U/L,肌酸激酶 1 0031U/L。舌质暗红、苔薄黄、脉弦。

西医诊断:毒蛇咬伤。

中医辨证:风火毒证。

治则:清热凉血解毒,活血祛风,通利二便。

处方:蛇伤败毒汤结合辨证加减,皮下瘀青加生地黄、赤芍、牡丹皮;肝功能受损加垂盆草、虎杖、茵陈;视物模糊加白芷、僵蚕、桑叶、菊花;脘腹不适、恶心加陈皮、姜半夏;下肢肿胀加泽兰、牛膝。同时予常规蛇伤外治处理。上方服 3 剂后,患者右下肢肿痛明显好转,视物模糊、恶心好转,大便通畅,查见右足背扩创术后疮面缩小,肉色暗红,少量渗液,右足背、小腿肿胀明显减轻,触痛轻度,右大腿内侧瘀青转暗。前方去白芷、僵蚕。再服 5 剂,患者右下肢肿痛已消,视物亦明,恶心亦消,胃纳增,二便调。查见右足背疮面闭合,周围稍有肿胀,肤色不红,右小腿肿胀消退。

按语:中医历来有"治蛇不泄,蛇毒内结""二便不通,蛇毒内攻"之说,因此在毒蛇咬伤治疗中,通利二便是十分重要的。方中生大黄、车前草通利二便,使蛇毒外泄;半枝莲、半边莲、七叶一枝花、白花蛇舌草、生地黄、牡丹皮、赤芍、虎杖清热解毒,凉血止血;白芷、僵蚕、桑叶、菊花祛风清热明目;陈皮、姜半夏和胃止呕;忍冬藤清热通络,牛膝祛瘀利水,引药下行。诸药合用,达到清热凉血解毒、活血祛风、通利二便之功。毒蛇咬伤的救治是综合性的治疗措施,同时还需结合局部扩创排毒、抗蛇毒血清及激素的应用等,须视病情轻重适度对症处理。

(程亦勤 蒉纲 刘晓鸫 阙华发 向寰宇

楼 映 廖明娟 邢 捷 徐杰男 周 敏)

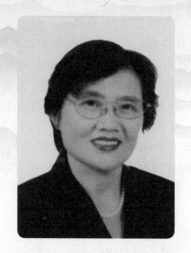

## 汝丽娟

## 一、个 人 简 介

汝丽娟(1937—),女,江苏盛泽人。上海中医药大学附属龙华医院中医外科主任医师,教授。1965 年 6 月毕业于上海中医学院,同年分配至龙华医院中医外科。1995 年晋升为主任医师。从事中医外科医疗工作 30 余年,擅长临床治疗外科疮疡、乳房病、甲状腺病、周围血管病、皮肤顽疾、肛门痔瘘以及疑难杂症。主张辨证论治与辨病论治相结合,内治与外治相结合,中西医结合,扬中医之长。汝丽娟担任上海中医药大学临床教学工作,期间收集汇总临床典型病例拍摄幻灯制成图谱,编写电化教材以及制成成套皮肤病例切片,对中医外科教学质量的提高做出了贡献。参与多项部市级课题,其中"乳腺增生病的临床及实验研究"获上海市科学技术进步奖二等奖,"调摄冲任疏肝活血法治疗乳腺增生病激素失调的研究"获国家中医药管理局科技成果奖三等奖。20 世纪 70 年代初,由汝丽娟主诊,首次开设龙华医院甲状腺专科门诊,治疗大量甲状腺肿瘤患者,研制了"甲瘤合剂",取得治愈率为 43.2%、有效率为 87.6% 的疗效。先后发表了《甲状腺肿块内服治疗五法——180 例临床观察》《中医中药治疗痢特灵药疹 78 例》《雷公藤煎剂治疗皮肤病 183 例疗效分析》《中药治疗中轻度烧烫伤 132 例》《手部疗疮并发指骨化脓性骨髓炎》《闭塞性动脉硬化症坏疽期的辨证论治——附 108 例临床观察》《从〈刘涓子鬼遗方〉看中国早期外科之发展》等 20 余篇专业学术论文;先后参编《实用中医乳腺病学》《实用中医外科学》《现代中医药应用与研究大系·外科卷》《中医外科诊疗图谱》《中国民间外治独特疗法》《中国中医秘方大全》等 10 多部专业书籍。

## 二、临 床 经 验

### (一)疏肝理气活血、调摄冲任法治疗乳腺增生症

乳腺增生症在月经期与非月经期用药应有所区别,前者重视"养血调经",四物汤为主;后者重视"疏肝理气",逍遥散为主。乳腺增生症应重视定期检查,年龄超过 20 岁的

妇女,应每月自我检查乳房 1 次,时间在经后 7~10 天为宜,每 3 年接受医生检查 1 次;超过 40 岁的妇女,应每年接受医生检查 1 次,每 3~6 个月做 1 次 B 超检查,必要时行 X 线钼靶片检查。自查发现肿块或乳房有异常者,应及时去医院诊治。此外,乳腺增生症应重视临床鉴别诊断,尤其是与乳腺癌、乳腺纤维腺瘤、乳腺不典型增生、异常增生和钙化灶的鉴别。

【医案】吴某,女,28 岁,未婚,未育。两乳发现结块 1 年伴乳房疼痛,以胀痛为主,偶有刺痛,经前加重。月经量少,色暗,夹有血块。否认有乳腺癌家族史。B 超示两乳腺增生。检查:两乳房外上、外下、内下方扪及片块状、条索状结块,质地软韧,部分偏硬,两腋下未扪及淋巴结;舌质淡红,苔薄白,脉细弦。

中医辨证:肝郁气滞,冲任失调。

治则:疏肝理气活血,调摄冲任。

处方:柴胡 9g,郁金 9g,制香附 9g,八月札 9g,天冬 9g,丹参 15g,川芎 9g,当归 12g,肉苁蓉 9g,鹿角片 9g,白术 12g,茯苓 9g。

服药 2 周后,乳房胀痛明显减轻,结块变软。主诉月经来潮,量少腹胀,大便秘结。前方加益母草 15g、全瓜蒌 15g 以活血调经通便。3 个月后乳房疼痛消失,结块大部分消散,月经量较前增多,色红,无血块。再守原方服药 3 个月巩固疗效。

**(二)疏肝清热、和营消肿法治疗急性乳腺炎**

中医药治疗急性乳腺炎具有相当的优势,应首选。乳腺炎初发用中药内服、外敷后大多能消散;中期有脓肿或多发性脓肿(传囊乳痈)的,中医采用切开加药线引流和垫棉压迫法等综合治疗,由于切口小、乳房损伤小、痛苦少、乳房外形保持良好,患者乐于接受,使得中医药治疗急性乳腺炎在民间享有良好的声誉。此外,乳痈不能妄用寒凉之品,一防形成僵块难以消散;二防苦寒败胃;三防产后恶露淋漓不尽。故多选用金银花、黄芩、蒲公英等甘凉清热或苦寒较轻之药。

【医案】杨某,女,30 岁。产后 4 个月,因左乳头先天性凹陷而乳汁分泌不畅,2 周前发现左乳晕部肿块,后肿块逐渐增大,出现红肿疼痛,伴发热。在外院静脉滴注头孢拉定等抗生素,发热渐退,但乳房肿块难消。检查:左乳头一字形凹陷,以乳头为中心扪及一肿块,范围约 8cm×8cm,质硬,皮色红,乳晕上方已形成脓肿,大小约 3cm×3cm。左腋下扪及肿大淋巴结,质中,活动,触痛明显。舌质红,苔薄黄,脉弦数。

中医辨证:热毒壅盛。

治则:疏肝清热,和营消肿。

处方:柴胡 9g,蒲公英 30g,金银花 12g,橘皮 9g,郁金 9g,皂角刺 9g,当归 12g,赤芍 9g,全瓜蒌 12g,生黄芪 15g。

同时,在局麻下于脓肿波动最明显处行切开引流术,术中引流脓液 40ml,以镊子探查,发现脓腔向乳头下方深约 5cm。术后每日用药线蘸九一丹插入疮口以提脓祛腐,周围僵块处外敷金黄膏以助消散。

2 周后,疮周僵块大部消散,疮口内脓水减少,脓腔变浅,有少量乳汁从疮口溢出,此为"乳漏"之变。内服的中药在前方基础上加生山楂 15g、生麦芽 30g 以回乳,并配合垫棉压迫法促进疮口愈合。又 1 周后疮口愈合。

## 三、经验方介绍

### 扶正清瘿方治疗慢性淋巴细胞性甲状腺炎

慢性淋巴细胞性甲状腺炎相当于中医的"瘿炎""瘿肿"，是发生在甲状腺的一种自身免疫性炎性疾病；其临床特点是起病隐匿，甲状腺弥漫性肿大，质地韧硬，可伴有结节，早期可伴甲亢征象，此后大多发展成甲状腺功能减退。患者发病前多有劳倦思虑而易为外邪感染的病史，如工作紧张，经常加班，过度劳累，精神压力大，容易感冒，身体长期处于亚健康状态等。盖过劳则伤肝肾，思虑过度则伤脾，脾失健运则气血乏源，正气虚损则外邪易侵，风温邪浊侵入少阳颈瘿处，邪浊留恋则临床变证百出。在此辨证基础上，治拟益气健脾以扶正，疏肝清热、化痰消肿以清外邪。扶正清瘿方正合此意。

### 扶正清瘿方

【药物组成】生黄芪、山茱萸、茯苓、红枣、柴胡、郁金、香附、八月札、板蓝根、黄芩、桃仁。

【功效】健脾补肾，疏肝清热。

【方解】方中重用生黄芪益气健脾，茯苓健脾利湿，山茱萸益气补肾；柴胡、郁金、香附、八月札疏肝理气，黄芩、板蓝根清热泻火解毒，桃仁活血。诸药合用，共奏健脾补肾、疏肝清热、扶正清瘿之功。

【适用范围】本方主要适用于瘿炎、瘿肿，相当于西医学慢性淋巴细胞性甲状腺炎，又称桥本病、桥本甲状腺炎等。临床表现为颈前甲状腺结节、漫肿，质中或硬韧，或颈部胀，或咽炎、咽痛、咽部不适，多伴有神疲乏力，倦怠思睡，畏寒怕冷，肢体肿胀，腹胀纳呆，健忘脱发，腰膝酸软，舌质胖大，舌苔白腻，脉缓迟等脾肾不足的证候。

【临证加减】伴甲状腺功能减退，加用淫羊藿、菟丝子、肉苁蓉、当归、熟地黄、肉桂、鹿角胶等温阳补肾之品；腰膝酸软明显者，加杜仲、山茱萸、桑寄生等固腰补肾之品；头晕眼花者，加山茱萸、枸杞补益肝肾之品；心悸气短者，加丹参、五味子、红景天、薤白等温补心阳之品；若伴甲亢，心烦手抖，易烦易怒，加菊花、栀子、钩藤、石决明等平肝潜阳之品。

【医案】薛某，女，40岁。患者1年前自觉颈前部不适，1个月前去外院就诊，经做B超、行甲状腺细针穿刺、血清甲状腺自身抗体检测、甲状腺[131]碘核素扫描，均支持桥本甲状腺炎的诊断。于外院经西药治疗效果不明显，遂来门诊求治。主诉自觉颈前部有紧压感，时有心悸，平时易疲乏，易患感冒，胃纳尚可，夜寐欠安。TgAb、TPO-Ab较高；苔薄腻，舌尖红，脉濡。

中医辨证：肝郁脾虚，风热痰湿蕴结。

治则：扶正清瘿。

处方：柴胡9g，郁金9g，象贝母9g，鬼针草9g，玄参9g，板蓝根15g，生黄芪30g，白术12g，茯苓9g，山茱萸9g，淫羊藿12g，何首乌12g，枸杞12g，红枣15g，炙甘草12g。

患者以此方为主加减服用1个月后，自觉颈前部紧迫感明显减轻，也无心悸，又加减服用上方2个月后，复查$FT_4$、TgAb、TPO-Ab均恢复正常范围。随访半年，诸症未见复发，各项检查均正常。

按语：桥本病近年来在临床越来越多见，目前西医尚无良好的治疗方法，我们应用扶正清瘿中药治疗有明显疗效，且无不良反应，在临床应用上有良好的前景。

## 四、医　　话

传统中医学历来重视辨证论治。证是中医学特有的名词,是人体在疾病发展的某一阶段的病理机制的高度概括。辨证是根据患者的主要临床表现来反映疾病的一种诊断模式。在临床上常常可以看到不同的疾病,每种疾病都有其自身独特的发病机制和特点,这就要求在治疗中医外科疾病时,要辨证与辨病相结合,除了在四诊合参的基础上辨证分析以外,还要根据病证的特点,辨明中医外科病名,然后采用相应的内治法、外治法。如同样是湿热下注的证型,丹毒、臁疮、带状疱疹、脱疽的治疗侧重不同。丹毒侧重于凉血清热解毒,臁疮侧重于清热利湿化瘀,带状疱疹侧重于清热解毒止痛,脱疽则侧重于清热利湿通脉。又如同属于肝郁气滞的证型,甲状腺结节与乳腺小叶增生的治疗却各不相同。甲状腺结节治疗以疏肝理气、软坚散结为法,可在柴胡、香附、郁金等药的基础上加海藻、昆布、海蛤壳等;而乳腺小叶增生则以疏肝理气、调摄冲任为法,在柴胡、香附、延胡索等药的基础上,加鹿角片、淫羊藿等。由此可见,只有辨证与辨病相结合,才能更明确地反映中医外科疾病的病证,才能更好地了解疾病发展变化的趋势,从而为采用恰当的治疗方案提供依据。

中医学认为,肝主疏泄,调畅情志,若肝气郁结,则易克脾土;脾主运化水湿,化生水谷精微,若脾运不健,水湿可聚而为痰,气结痰凝,结聚于经前结喉部,则可形成甲状腺疾病。因此,汝丽娟认为,治疗甲状腺疾病时,应抑木扶土,疏肝健脾,同时还要注意调畅情志,调节饮食。采用中医辨证,以疏肝健脾、散结消肿法治疗自身免疫性甲状腺疾病、结节性甲状腺肿、甲状腺腺瘤具有明显的优势。结节性甲状腺肿、甲状腺囊腺瘤手术后有一些患者仍然有复发,或仍需长期服用西药治疗,自身免疫性甲状腺疾病采用西药治疗疗程长,不良反应多,而采用中医药疏肝健脾、散结消肿治疗,可以明显改善症状,减少西药激素的服用,防止术后复发,经长期临床使用证明安全可靠,患者也乐于采用。

## 五、古　方　经　验

### (一) 犀角地黄汤

【方名】犀角地黄汤。

【出典】《小品方》录自《外台秘要》。

【组成】犀角、生地黄、赤芍、牡丹皮。

本方用苦咸寒之犀角为君,凉血清心而解热毒,使火平热降,毒解血宁;臣以甘苦寒之生地黄,凉血滋阴生津,一以助犀角清热凉血,又能止血,一以复已失之阴血;用苦微寒之赤芍与辛苦微寒之牡丹皮共为佐药,清热凉血,活血散瘀,可收化斑之功。四药相配,共成清热解毒、凉血散瘀之剂。本方配伍特点是凉血与活血散瘀并用,使热清血宁而无耗血动血之虑,凉血止血又无冰伏留瘀之弊。

【适用范围】用于热入血分证、热迫血溢证。见热扰心神,身热谵语,舌绛起刺,脉细数,或热伤血络,斑色紫黑、吐血、衄血、便血、尿血等,舌红绛,脉数,或蓄血瘀热,喜忘如狂,漱水不欲咽,大便色黑易解等。

【现代临床用药经验】本方现代临床均以水牛角代犀角,可应用于各种类型的外科感染性疾病证属毒入血分者,如疔疮走黄、疽毒内陷、坏疽型丹毒、特发过敏性紫癜、毒蛇咬伤(火毒型)、银屑病(进展期)等。疔疮走黄可加金银花、野菊花、紫花地丁、蒲公英、紫背天葵等清热解毒之药;疽毒内陷可加四君、四物、玄参、麦冬、天花粉、生黄芪、皂角刺等益气养荣托毒、益气养阴托毒之品;坏疽型丹毒可加黄柏、牛膝、芙蓉叶、鹿衔草等清热利湿之品;特发性紫癜皮肤型可加紫草、鹿衔草、虎杖、仙鹤草、大小蓟等清热解毒、凉血止血之品,肾型可加金蝉花、玉米须、薏苡仁根,关节型可加虎杖、独活、牛膝,腹痛型可加黄连、木香、延胡索等;毒蛇咬伤可加半边莲、半枝莲、白花蛇舌草、七叶一枝花、生大黄、枳实、车前草等清热解毒、通利二便之药;银屑病(进展期)可加紫草、大青叶、马齿苋、鹿衔草、芙蓉叶等凉血清热解毒之品。本方为寒凉峻剂,阳虚失血、脾胃虚弱者忌用。本方中病即止,不可过用、久用。

**(二)补阳还五汤**

【方名】补阳还五汤。

【出典】王清任《医林改错》。

【组成】黄芪、赤芍、川芎、当归、地龙、桃仁、红花。方中重用生黄芪为君,取其力专而性走,大补元气,使气旺血行;又配伍当归、赤芍、川芎、桃仁、红花活血祛瘀、通利血脉;地龙性温走窜,通经活络,共为佐使。方中活血祛瘀的药用量较小,其目的主要在于活血以通经络,可协助主药黄芪共奏益气活血通络之功。

【适用范围】中风及中风后遗症,半身不遂,口眼歪斜,语言謇涩,口角流涎,小便频数或遗尿不禁,舌暗淡,苔白,脉缓。

【现代临床用药经验】本方现代临床上可用于各种外科疾病证属气虚血瘀者。如股肿(下肢深静脉血栓形成)可佐以活血利湿消肿的药物,如丹参、泽兰、泽泻、薏苡仁、益母草、赤小豆、茯苓等;臁疮(下肢静脉曲张性溃疡)可佐以益气健脾的药物,如党参、白术、茯苓、升麻、怀山药等;脱疽(血栓闭塞性脉管炎、闭塞性动脉硬化症)寒湿证、血瘀证可佐以温补肾阳、温经散寒的药物,如淫羊藿、肉苁蓉、附子、细辛、桂枝、鸡血藤、白芥子、鹿角胶等;"久病入络",如慢性淋巴管炎栓塞、毛细血管炎栓塞、末梢神经炎等气血痰浊瘀滞等疾患可用虫类通络药搜剔疏络,除络中沉疴之邪,常在补阳还五汤的基础上加用水蛭、全蝎、蜈蚣、虻虫、土鳖虫等虫类搜络之品,或用忍冬藤、鸡血藤、络石藤等藤类清络之品,或用丝瓜络、白芥子、王不留行、路路通等祛瘀通络之品。本方黄芪宜生用,功能益卫固表、利水消肿、托疮生肌,主治"痈疽,久败疮,排脓止痛,大风癞疾,五痔鼠瘘,补虚,小儿百病"(《神农本草经》),在外科被誉为"疮家圣药"。本方证是由于气虚血瘀所致,以正气亏虚为主,原书称为"因虚致瘀",故生黄芪用量宜重(可从30~60g开始,效果不显,再逐渐增加),祛瘀药宜轻。使用本方,需久服缓治,疗效方显,愈后还应继续服用一段时间,以巩固疗效,防止复发。本方正气未虚、余邪未尽者慎用。

# 六、用 药 经 验

**(一)单味药**

1. 猫爪草 猫爪草,甘、辛,微温,归肝、肺经,功能化痰散结、解毒消肿,临床可用于瘰疬痰核、疔疮、虫蛇咬伤、偏头痛、疟疾、牙痛。对其药理历代本草均无记载,民间主要用于治疗颈淋巴结结(俗称老鼠疮)、腮腺炎(俗称痄腮)。药理学研究表明,猫爪草能改善淋巴结结核病灶周围的血液循环,使药物易于渗透到组织内。其不仅可以抑制结核杆菌的生长,还能提高机体的免疫力,增强药物的杀菌效果,减缓耐药菌的产生。同时对肿大的淋巴结有化瘀消肿作用,使抗菌药更易渗透到组织内起到杀菌效果。猫爪草为临床治疗肺结核、颈淋巴结结核、淋巴瘤之要药,常用量15~30g。治疗肺结核常与黄芩、百部、丹参合用;治疗颈淋巴结结核常与半夏、南星、夏枯草等合用;治疗淋巴瘤常与莪术、石见穿、象贝母等合用。治标的同时,注重扶正,往往根据患者体质虚弱情况,是否有盗汗、消瘦等症状,予以六味地黄丸、八珍汤、补中益气汤、香贝养荣汤加减固本治疗。患者初服用猫爪草治疗会有嗜睡感,一般用药2~4周后会逐步恢复正常。颈淋巴结结核患者亦会出现局部红肿疼痛,轻者会逐步消散,重者会穿溃流脓,如果穿溃可以结合外治愈合疮面。

2. 柴胡 柴胡,始载于《神农本草经》,列为上品,性微寒,味苦、辛,归肝、胆经。功能透表泄热,疏肝解郁,升举阳气。主治感冒发热、寒热往来、疟疾、肝郁气滞、胸胁胀痛、脱肛、子宫脱垂、月经不调。柴胡在外科临床常作为治疗乳腺增生、乳痈、甲状腺疾病等的要药。

(1)治疗乳腺增生:乳房阳明胃经所司,乳头厥阴肝经所属,肝脉络于胸胁。现代妇女要承担家庭生活及工作两方面的压力,易于精神紧张,心烦易怒,有所愿不得志者,常积于心,忧郁伤肝,肝气滞而乳络失其通畅。气机阻滞,凝结成块,不通则痛,故每遇情绪不适则颇感不舒。气为无形,乳房结块亦随情绪变化而忽有忽无。此类患者归属肝气郁滞型,应从肝入手辨治,治则以疏肝理气为主,方选小柴胡汤、逍遥散加减,常选用柴胡、香附、郁金、玫瑰花、佛手、陈皮、姜半夏等。

(2)治疗乳痈初起:症见乳房胀痛结块,皮肤不红,伴有恶寒发热、头痛不适等,舌质淡红,苔薄白,脉弦。此期主要为肝失疏泄,乳汁郁积而成,治以疏肝理气,解郁通乳。常用柴胡、枳壳、黄芩、瓜蒌、牛蒡子、蒲公英、橘叶、王不留行、漏芦等。

(3)治疗甲状腺疾病:工作烦劳,情志不畅,则肝郁易损脾土,脾运受损,水液运化失常,日久聚液成痰,痰气凝滞。痰瘀互结,发于足少阳颈前结喉瘿处而成多发性结节性甲状腺肿。常以柴胡、八月札、婆婆针、夏枯草、象贝母为要药,以疏肝化痰,俾木郁得开,则土运得健,而痰自化。

此外,清代高秉钧《疡科心得集》以温病三焦学说为鉴,按上中下三部治疗疮疡,中部多为肝郁、气滞,多有应用柴胡。

**(二)药对**

1. 玄参配象贝母 玄参味甘、苦、咸,性微寒,归肺、胃、肾经,功能清热凉血、泻火解毒、滋阴,主治温邪入营、内陷心包、温毒发斑、热病伤阴、舌绛烦渴、津伤便秘、骨蒸劳嗽、目赤、咽痛、瘰疬、白喉、痈肿疮毒。象贝母味辛、苦,性微寒,清热化痰、开郁散结,《本草正义》载其蓄寒泄降而能散结。玄参、象贝母两药合用治疗咽喉肿痛、痰火瘰疬、慢性咽炎、梅核气、甲状腺结节、甲状腺肿、桥本甲状腺炎等。

2. 菊花配黄芩 菊花辛、苦,微寒,归肺、肝经,功能发散风热、清肝明目、平抑肝阳、清热解毒。菊花味辛微寒而发散以除风热;甘凉清润而善平肝阳明目,苦寒清泄解毒而消疮疖肿毒,既为风热外感、温病初起之常用,又是阳亢眩晕、目疾诸症之要品,且疮肿疔毒多用。《本草纲目》载:"(菊花)昔人谓其能除风热,益肝补阴。盖不知其得金水之精英尤多,能益金水二脏也。补水所以制火,益金所以平木,木平则风息,火降则热除。用治诸风头目,其旨深微。"黄芩苦、寒,归肺、胃、胆、大肠经,功能清热燥湿、泻火解毒、止血、安胎。黄芩善清上焦湿热和肺热,又能清胆火而和解少阳,清热泻火而凉血止血,并能清热安胎。《本草正义》载:"黄芩苦寒,亦通治湿热之品,故《本经》先以主诸热为提纲。……黄芩凉血胜热,故为实热痈疡通用之药。"临床以两者配伍治疗头面部疮肿痤疮,如头额口鼻疖肿、粉刺、热疮等。

### (三) 组药——黄芪、灵芝、淫羊藿

黄芪在外科被誉为"疮家圣药",味甘微温,入肺、脾经,生用功能益卫固表、利水消肿、托毒生肌,主治"痈疽,久败疮,排脓止痛,大风癞疾,五痔,鼠瘘,补虚,小儿百病"(《神农本草经》)。《名医别录》曰:"逐五脏间恶血。补丈夫虚损,五劳羸瘦。止渴,腹痛,泻痢,益气,利阴气。"历代医家应用生黄芪多治痈疽托毒、消渴、小便不利、浮肿、血痹、自汗、盗汗、肌热、肠风、尿血、石疽等。现代医家则用于外科疮疡的托毒、生肌,固表,止汗,治风水浮肿等。临证中重用生黄芪,剂量达 30g 以上,取其固表托毒、利水消肿、活血化瘀、补中益气,常用于治疗疽毒内陷、痔瘘术后尿潴留、脱疽、乳腺癌术后补虚等病证。

《本草汇言》云:"又阴疮不能起发,阳气虚而不溃者,黄芪可以托脓毒。"在疽毒内陷的治疗中,重用生黄芪为托毒主药,配合养阴并凉血清热之品,冀其阴长阳生,正复邪泻。

痔瘘术后尿潴留之所以不通,主要在于膀胱气化不利。黄芪性善补,为补气药之长,而生黄芪尤能补气升阳,益三焦之气,俾三焦气化,水道通调,膀胱气化正常,尿液自下也。生黄芪可配合车前草、白花蛇舌草清下焦湿热,合马钱子振阳利尿。

脱疽的治疗,活血化瘀是关键。《本经逢原》认为黄芪"用生者……能通调血脉,流行经络,可无碍于壅滞也"。"气为血之帅","治血先治气",在活血化瘀的基础上加用补气药,法宗清代名方"补阳还五汤",重用生黄芪以取其益气活血通络之功。生黄芪更能托毒外出,既去其毒,又解其瘀,两善其功。

乳腺癌术后,气随血脱,血虚气亦虚。又加放化疗,耗气伤津更甚。术后调治,重在扶正,扶正以达邪,"正气存内,邪不可干"。扶正可以抑制乳腺癌的转移和复发。李时珍言黄芪为补药之长,盖因黄芪补气,气足而生血、行血,气充则脏腑功能增强,精血滋生,临床上配合补肾填精、血肉有情之品,可以补益脏腑,化生精血,治诸虚不足,故在乳腺癌根治术后的调治中黄芪用生者,取其补而无壅滞之功。

灵芝,性味甘、平,归心、肺、肝、肾经,主治虚劳、咳嗽、气喘、失眠、消化不良、恶性肿瘤等。《神农本草经》列灵芝为上品,谓紫芝"主耳聋,利关节,保神,益精气,坚筋骨,好颜色。久服轻身,不老,延年",谓赤芝"主胸中结,益心气,补中,增智慧,不忘。久食轻身,不老,延年,神仙"。《药性论》谓灵芝"保神益寿"。《本草纲目》指出灵芝"疗虚劳"。动物药理实验表明,灵芝对神经系统有抑制作用,对循环系统有降压和增强心肌收缩的作用,对呼吸系统有祛痰作用。此外,还有护肝、提高免疫、抗菌等作用。

淫羊藿性味辛、甘、温,具有补肾阳、强筋骨、祛风湿的功效。《日华子本草》载:"治一切冷风劳气,补腰膝,强心力,丈夫绝阳不起,女子绝阴无子,筋骨挛急四肢不任,老人昏耄,中年健忘。"《医学入门》云:"补肾虚,助阳。治偏风手足不遂,四肢皮肤不仁。"本品含淫羊藿苷、淫羊藿次苷等。西医学研究表明,淫羊藿多糖有增强机体免疫功能的作用,具有抗衰老、增强心肌收缩力、消炎及抗病原微生物、改善血流动力学和血液流变、提高白细胞生成的作用。

临床将黄芪、灵芝、淫羊藿三味药加入辨证处方中以增加"扶正"的分量,尤其是肿瘤术后患者,用以提高机体免疫,预防复发转移。

(汝丽娟)

# 第十二章

# 胆道疾病

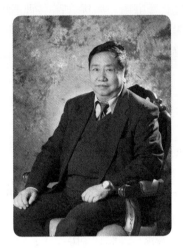

朱培庭

## 一、个人简介

朱培庭（1939—），男，上海人，主任医师，教授。1965年毕业于上海中医学院，师从已故著名外科专家顾伯华、徐长生。现为上海市名中医，博士研究生导师，博士后合作导师，上海市非物质文化遗产项目海派中医"顾氏外科疗法"代表性传承人之一，上海中医药大学附属龙华医院终身教授，上海市中医文献馆馆员，第五批全国老中医药专家学术经验继承工作指导老师，全国卫生系统模范工作者，享受国务院政府特殊津贴。现任国家中医药管理局全国中医胆石病重点专科主任，教育部重点学科中医外科学术带头人，上海市医学领先专业重点学科中医外科负责人和学科带头人，中国中西医结合学会普通外科专业委员会顾问，上海市中西医结合学会外科专业委员会名誉主任委员，上海中医药大学专家委员会委员。曾任上海中医药大学附属龙华医院中西医结合外科主任、西医外科教研室主任、科研处处长、胆道疾病研究室主任，国家中医药管理局全国中医胆石病医疗中心主任及中医外科实验室（国家三级）主任等职。曾获上海市第二届科技精英提名奖、全国卫生系统模范工作者、上海中医学院优秀科技工作者、上海中医药大学突出贡献科研工作者、上海中医药大学"三育人"先进个人及上海市中西医结合学会"高级荣誉会员"等荣誉，并被载入英国剑桥国际传记中心《国际名人录》。

朱培庭长期致力于外科疾病的临床、教学和科研,硕果累累;尤其对胆道结石和胆道感染,依据中医学"同病异治"理论,确立"胆病从肝论治"学术思想,走产学研结合之路,在全国处于领先地位,并多次荣获国家及省部级奖励。成功研发出了一系列防治胆石病的中药新药,并获得了新药证书(含胆宁片、升清胶囊及芍杞颗粒)。研发的中药新药胆宁片于2016年12月获得加拿大卫生部天然药品和非处方药局批准的上市许可证(Product Licence),成为第一个"功能主治"全部被欧美国家政府认可的复方中药。先后共承担国家级省部级课题近40项,其中获国家"七五"攻关课题、国家自然科学基金资助共5次。获各级奖项近20项(主要包括上海市科学技术进步奖一等奖1次,上海市科学技术进步奖二等奖2次,上海市科学技术进步奖三等奖1次,上海市第一届优秀产学研工程一等奖,2002年首届全国中医药优秀科技著作奖一等奖,第四届徐光启科技金奖,中国中西医结合学会科学技术奖二等奖及上海市中西医结合学会科学技术进步奖二等奖等)。核心期刊发表有关胆石病、胆道感染等学术论文120余篇,编著以《实用中医胆病学》为代表的学术论著及教材共9部,申请国家专利2项。

培养传承人情况:历年来,培养博士后1名,博士研究生10名,硕士研究生9名,全国及上海师承班以及西学中班学员10名,名中医工作室传承人11人,上海市领军人才1名,上海市卫生局领军人才1名,龙华医院中青年名中医2名。

## 二、学术理论与学术观点

中医认为,胆附于肝,为六腑之首,又为奇恒之府,肝胆互为表里,五行同属于木。《灵枢·本输》称:"胆者,中精之腑。"戴起宗《脉诀刊误》云:"肝之余气溢入于胆,聚而成精。"胆汁来源于肝之余气。胆汁所以能正常排泄和发挥作用,亦依靠肝的疏泄功能。肝与胆在生理功能上密切相关。现代中医对胆石病的研究起始于20世纪50年代后期。朱培庭于20世纪80年代时即对胆石病的中医治疗进行了系统的研究,由此在国内率先提倡"胆病从肝论治"理论。

胆病多由肝而生:肝之疏泄功能失常,会影响胆汁的分泌与排泄而形成胆道疾病。胆道系统最常见的疾病之一胆石病即是一种由肝而生之病。中医学认为,情志不舒、或郁怒日久,以致肝气郁结,胆腑气机不利;湿热内盛,蕴结肝胆,湿热与胆汁胶结;痰浊瘀血内结于肝胆等,均可致胆汁排泄不畅,凝结而为石。

胆病易累及于肝:"肝气主升,胆气主降。"肝气升发、疏泄,有助于胆腑疏利、通降,不致郁滞;胆气和降,有助肝气升发、条达,不致郁遏。倘若胆气和降失常,胆汁排泄不畅,自然阻碍肝气的升发和条达,影响肝之疏泄,此谓"胆病常波及于肝"。

胆病常有肝病征:肝病及胆,胆病及肝,肝胆病临床互见,但是,胆病常缺乏特异性症状、体征,而同肝病相似。胆石病多表现为胁肋部疼痛、右上腹不适、食后饱胀、打呃嗳气、口干口苦、大便干结,进食油腻后症状加重,证属肝气郁结或肝阴不足。

治胆必依赖于肝:肝五行属木,主疏泄,与脾胃升降密切相关。《血证论》说:"木之性主于疏泄,食气入胃,全赖肝木之气以疏泄之,而水谷乃化;设肝之清阳不升,则不能疏泄水谷,渗泄中满之证,在所不免。"药食同性,药物发挥作用必依赖肝之正常疏泄以维持脾胃的运化,否则,药物难以见效。

胆病直接从肝治:肝与胆在解剖、生理、病理方面有着非常密切而直接的关系。《素问·灵兰秘典论》曰:"肝者,将军之官,谋虑出焉。胆者,中正之官,决断出焉。"肝主谋虑,胆主决断,谋虑后则必决断,而决断又来自谋虑,同样证实二者关系非常密切。因此,某些胆病可直接治肝。

朱培庭认为,从肝治胆实为正本清源之举。胆石病多发于中老年人。《黄帝内经》云:"年四十,阴气自半也,起居衰矣。"因此,本病的发病多以肝阴亏虚为主,治疗上倡导"养肝柔肝"为治疗大法,并依据"善补阴者,必于阳中求阴,则阴得阳升而泉源不竭"之医理,喜在滋养肝阴方中加黄芪、太子参,补气助阳,以促阴生。同时认为肝虽为刚脏,体阴而用阳,肝气肝阳常有余,肝阴肝血常不足,从肝治胆,切不可过度伐劫肝阴,因此临床上多用玫瑰花、绿萼梅、香附等甘酸性平力缓之品,少用或适当使用柴胡、枳实、木香、陈皮、青皮等辛燥易截肝阴之品,并且喜用南北沙参、天花粉、天麦冬、石斛等养阴益气之药。

朱培庭对中医药现代化的思考和实践也堪称经典。他认为中医现代化应该坚持中医理论为指导,走小复方的道路。朱培庭从医50余载,围绕胆道疾病,结合历代医家论述及肝胆西医学解剖、生理学对肝胆关联观点的一致性,首次提倡"胆病从肝论治"的理论,并后续围绕该核心理论思想,延伸出核心内容——两个分期、两种证型及三个代表性新药。①两个分期:朱培庭在前期诊疗胆道疾病指南基础上,将胆道疾病分为急性发作期和慢性静止期。②两个证型:在慢性静止期,朱培庭通过临床观察发现胆道疾病患者以肝胆气郁型和肝阴不足型二者多见,故将这两个证型列为主要证型进行临床诊治。③三个中药新药:依据中医学"同病异治"理论,针对上述两种主要证型分别采用疏肝利胆法和养肝柔肝法治之,效果显著。同时研发相应证型的中药新药(含胆宁片、升清胶囊和芍杞颗粒)。

朱培庭的三个中药新药都是根植于临床,结合现代的科学技术和方法进行剂型改革创新,再服务于临床,是转化医学的有效实践。胆宁片作为上海市第一个中药新药品种,目前已成为第一个"功能主治"全部被欧美国家政府认可的复方中药,体现了中医药的独特理念,这标志着我国中药现代化、国际化的重要进展,也昭示了朱培庭的远见卓识。

# 三、临床经验

朱培庭是创立中医胆病学理论体系的先驱之一,自20世纪80年代以来,通过对胆石病的大量系统研究,提出了胆石病静止期的主要辨证分型为肝胆气郁和肝阴不足两大证型,提出了"胆病从肝论治"学术理论并进行了系统深入的临床与应用基础研究,形成了独特的理论体系和诊治经验。此外,朱培庭在治疗胰腺炎、肝脓肿、原发性胆汁性肝硬化、脂肪肝等疾病方面也有着丰富的临床经验,逐一介绍如下,以飨同道。

### (一) 胆石病的诊治经验

胆石病是肝内胆管结石、肝外胆管结石、胆囊结石的统称,因其中医的病因及发病机制类似且同属于胆道系统,故统称为胆石病。朱培庭通过长期的临床实践和研究,首先提出将胆石病分为发作期和静止期两大类的学术观点,每类再细分若干证型。这种分类方式更加符合外科临床的特点,是一种基于疾病病理生理特点的中医辨证分类方法,具有独特的优势。

1. 病因病机 本病属中医"胁痛""胆胀""黄疸"范畴。中医学认为,胆为六腑之首,又为奇恒之腑、中精之腑,内藏清净之液,可助脾胃运化;胆具有"腑"之特点,以下行通降为顺;胆附于肝,五行同属木,与肝同司疏泄之职。胆石病的发生多由情志不畅、饮食不节、外邪入侵、虫积入侵胆道等引起,因情志或饮食、外邪等阻滞气机,导致肝胆疏泄失常,脾胃运化失常,肝胆气郁,郁久化热,湿与热相熏蒸,煎熬浓缩胆汁而生成结石。胆石形成后,又可阻滞胆道,加重肝胆疏泄功能异常,久则血瘀,不通则痛,故发为右胁疼痛。此外,肝气失疏,则木旺乘脾土,易发为恶心、呕吐等。

2. 辨证论治

(1)急性期:此期相当于西医的胆囊结石合并急性胆囊炎发作,也可见于胆总管结石合并急性胆管炎。

肝胆蕴热(蕴热期):症见脘腹疼痛,可牵引及后背,口苦咽干,腹胀,纳少,发热或无热,大便干结或正常,无黄疸,舌微红,苔薄白或微黄,脉平或弦紧。治疗宜疏肝清热,通下利胆。方选大柴胡汤合金铃子散;常用药物为柴胡、枳壳、延胡索、木香、川楝子、黄芩、生栀子、茵陈、金钱草、生大黄、元明粉。

肝胆湿热(湿热期):症见胁肋或脘腹疼痛如掣、如绞,腹痛拒按,或右侧胁肋之下可触及包块,发热或往来寒热,口苦咽干,恶心、呕吐,不思饮食,或伴有皮肤巩膜色黄如橘,便秘溲深黄,舌红,苔黄腻,脉弦滑或滑数。治疗宜清热利胆,化湿通下。方选茵陈蒿汤合大柴胡汤;常用药物为茵陈、虎杖、生栀子、黄芩、白花蛇舌草、金钱草、茯苓、薏苡仁、青皮、陈皮、柴胡、生大黄、元明粉。

肝胆热毒(热毒期):症见胁肋或脘腹部疼痛较重,痛引肩背,持续不解,范围较广,腹强拒按,或胁肋下可触及包块,高热,口干唇燥,面红赤或深黄,目黄,严重时甚或神昏谵语,皮肤瘀斑,四肢厥冷,舌红绛或紫或有瘀斑,苔黄质干,灰黑或无苔,脉微欲绝。治疗宜泻火解毒,养阴利胆。方选茵陈蒿汤合黄连解毒汤;常用药物有茵陈、虎杖、生栀子、黄连、黄芩、龙胆、生地黄、生石膏、生大黄、元明粉、青皮、陈皮等。若见口干舌绛者,系热极伤阴,需加玄参、麦冬、石斛等养阴生津;若肢冷脉微者,系热深厥亦深,需加人参、知母、甘草;若出现亡阳或阴阳离决,需先回阳救逆,以参附汤为主。

胆石病急性期病情复杂多变,初期中医药治疗效果较佳,湿热期或热毒期时,病情多较危重,需要外科手术干预或中西医结合治疗方可,切不可泥于一法,以免延误病情。

(2)静止期:此期相当于西医胆囊结石合并慢性胆囊炎或肝内胆管结石稳定期、胆总管结石稳定期。

肝胆气郁:症见右中上腹时有隐痛发作,食入脘腹作胀,嗳气,纳食不馨,可伴便秘,口不干,舌淡红,苔薄白或薄白腻,脉平或弦。治疗宜疏肝利胆,健脾和胃。方选胆宁汤(朱培庭经验方);常用药物有茵陈、虎杖、生大黄、青皮、陈皮、郁金等。

肝阴不足:症见胁肋部胀满或隐痛,头晕目眩,口干欲饮,纳食欠佳,食入胀甚,经期女性可伴有月经量少色淡,舌尖红刺或有裂纹,或光剥,脉细弦。治疗宜养肝柔肝,疏肝利胆。方选养肝利胆汤(朱培庭经验方);常用药物有生地黄、何首乌、枸杞、茵陈、虎杖、生大黄、生山楂、鸡内金、麦芽、玫瑰花、绿萼梅、佛手等。

目前,静止期胆囊炎的治疗药物已开发成功3种中药新药,分别是胆宁片(肝胆气郁型)、升清胶囊(又称清胆胶囊、胆石净,肝胆气郁型)、芍杞颗粒(又称养肝利胆颗粒,肝阴不足型)。胆宁片已上市多年,广受好评。升清胶囊目前仅供院内制剂使用。相信升清胶囊与芍杞颗粒在不久的将来,也将投入市场造福于更多的患者。

**(二)急性胰腺炎的诊治经验**

中医并无急性胰腺炎这一病名,根据其临床症状,可归入"腹痛""结胸""黄疸""厥脱"

等范畴。其中,由胆石病引起的急性胰腺炎称胆源性胰腺炎,引起胰腺坏死或出血的胰腺炎称重症急性胰腺炎。朱培庭认为,该病初期正盛邪轻,以气机郁滞多见;中期正盛邪实,实邪结聚、湿热相搏、血瘀互阻;晚期正虚邪实,常见寒热、郁结之邪内陷,致气血厥乱,阴耗阳伤,甚者阴竭阳亡。朱培庭认为,该病病情发展迅速,初期诊治时机的把握尤为重要,疾病后期并发症较多,多危重症,因此主张以中西医结合诊治为主,也将单纯性胰腺炎与重症急性胰腺炎单独进行了辨证分型。

1. 病因病机  本病的成因多因饮食不节,如暴饮暴食、嗜食肥甘或饮酒所致,因食积于中,或肥甘厚腻滋生湿热于内,或酒毒生热与湿相搏,湿热与食积互结,湿热蕴结,肝胆郁滞,发为黄疸;亦有胆石下排胆道或蛔虫内扰窜入胆道,阻滞肝胆气机疏泄发而为病;亦有郁怒之后,情志郁结不畅,肝脾失调,中焦枢机不利,气机郁滞,升降失司,或水湿互结,发为腹痛、恶心、呕吐等症状。

2. 辨证论治

(1)急性胰腺炎

气滞郁热:症见脘腹胀痛,阵阵而作,嗳气频作或干呕,大便干结,舌稍红,苔薄黄或腻,脉弦。治拟疏肝理气,清热通下。方选清胰汤加减;常用药物有柴胡、白芍、生大黄(后下)、黄芩、枳壳、黄连、木香、延胡索、芒硝、甘草等。

肝胃湿热:症见脘腹疼痛连胁,寒热往来,胸闷心烦,口苦咽干,或伴有皮肤黄染、目黄染,舌红,苔黄腻,脉弦滑。治拟清热化湿,通下和胃。方选大柴胡汤加减;常用药物有柴胡、黄芩、枳实、生大黄(后下)、川楝子、龙胆、法半夏、茵陈、蒲公英等。

脾胃湿热:症见脘腹疼痛拒按,腹胀满,发热,口渴,恶心,呕吐,大便燥结不通,小便短赤,舌红,苔黄燥,脉滑数。治拟峻下热结,行气通便。方选大承气汤加减;常用药物有生大黄(后下)、红藤、芒硝、枳壳、桃仁、赤芍、川楝子、生山楂、败酱草等。

气滞血瘀:症见腹痛较轻,痛处固定,胃纳欠佳,大便通而不畅,舌稍红,苔薄黄,脉弦细。治拟理气解郁,活血化瘀。方用膈下逐瘀汤;常用药物有柴胡、枳壳、延胡索、白芍、穿山甲、五灵脂、乌药、皂角刺、莪术、三棱、甘草等。

(2)重症急性胰腺炎

胃肠热结:症见腹痛剧烈,腹胀,痞满拒按,手不可近,大便秘结,发热,口干渴,恶心呕吐频繁,舌红苔白或黄,脉弦或紧或数。治拟通里攻下,理气通腑。方用加味锦红汤(朱培庭经验方);常用药物有生大黄、红藤、蒲公英、厚朴、生地黄、胡黄连、生山楂等。

肝胆湿热:症见胁肋及上腹疼痛,如掣如绞,拒按,手不可近,发热或寒热往来,口苦咽干,恶心呕吐,不思饮食,或伴皮肤黄染、目黄染如橘色,便秘溲赤,舌红苔黄腻,脉滑或滑数。治拟清热利胆,化湿通下;方用加味锦红汤,加用砂仁、蔻仁、半夏、薏苡仁等。

热毒血瘀:症见腹痛、腹胀减轻,上腹仍疼痛,伴有压痛,高热,潮红,口干渴甚,汗出,舌红,紫暗或有瘀斑,苔黄。治拟清热解毒,凉血活血;方用加味锦红汤,加用水牛角、牡丹皮、赤芍等。

饮停胸胁:症见胸腹硬满,痛不可近,日晡潮热,短气烦躁,口干舌燥,大便秘结,舌红,苔黄,少津,脉沉紧。治拟泻热通下,攻逐水饮。方用加味锦红汤合大陷胸汤;常用药物为生大黄、红藤、蒲公英、厚朴、生地黄、胡黄连、生山楂、芒硝、甘遂等。

**(三)胆源性肝脓肿**

本病属于中医"肝痈""胁痛""黄疸"等范畴,可继发于急性梗阻性化脓性胆管炎,占肝脓肿发病原因的30%~40%,发病后,感染的控制较难。朱培庭认为,该病的发展可分为早、中、后三期。疾病早期及中期,人体正气亢盛,邪气亦实,故常见正邪交争之相;疾病后期,正气亏虚,而邪气未净,正气无力祛邪,病情多缠绵反复难愈。故朱培庭主张,早期及中期的治疗以祛邪为主,以祛邪务尽为原则;后期的治疗以扶正与祛邪相结合,务必注意顾护正气,方能奏效。

1. 病因病机　中医认为,肝胆互为表里,因七情内郁或恼怒伤肝,或胆石阻滞胆道,导致肝失疏泄,胆汁疏泄失司,气滞则血行受阻,生热化火,内热煎灼胆汁日久,则化为脓,发为肝痈;或因长期嗜食膏粱厚味,嗜酒过度,肠胃积热,脾胃运化失司,湿浊中阻,与热相搏,生痰化热,壅结于肝胆之络,痰湿交阻,化生肝痈;或因病后邪热留于肝络,熏蒸化腐,久则上循于肝,化为肝痈。

2. 辨证论治

肝郁胆热:症见右胁肋轻度疼痛不适,寒战发热时作,口干,口苦或正常,大便略干,舌红,苔薄黄或黄腻,脉滑数或弦数。治拟清肝利胆,理气解郁。方选柴胡清肝汤合金铃子散加减;常用中药有柴胡、黄芩、牛蒡子、生栀子、当归、白芍、川芎、生地黄、连翘、金银花、天花粉、延胡索、川楝子、生甘草等。偏痰湿者,可加苍术、陈皮、枳壳;偏于瘀血者,可加苏木、参三七末。

火毒蕴盛:症见右胁肋部疼痛,寒战发热较重,肝区可有叩痛,精神萎靡,口苦,口干,大便干结,舌红,苔黄腻,脉滑数。治拟泻火解毒,佐以透脓。方选黄连解毒汤合大柴胡汤加减;常用中药有柴胡、生栀子、生大黄、枳实、黄芩、赤芍、黄连、黄柏、金银花、紫花地丁、半边莲、连翘、薏苡仁、败酱草等。

正虚毒恋:症见疲劳乏力,精神不振,时有低热,寒战不明显,或伴腰酸、盗汗、视物昏花;或伴纳食不馨,腹泻;舌淡红,苔薄白或薄黄,或少苔,脉细或细数。对于气血两虚症状明显的,治拟益气活血、清热解毒,方选加味四妙汤;对于肝肾阴虚症状明显的,治拟补益肝肾、清热解毒,方选六味地黄丸;对于脾胃虚弱症状明显的,治拟健脾益胃、清热解毒,方选香砂六君子汤。在上述方药基础上,需加用鱼腥草、败酱草、黄柏等清热解毒之品。

**（四）原发性硬化性胆管炎**

本病初期无明显临床表现,中后期才逐渐出现临床症状,依据其后期的临床症状和体征,可以归属于中医"黄疸""积聚""臌胀"的范畴。本病病情较复杂,目前中西医均无有效的治疗方法,病情后期,常需要行肝移植治疗。

1. 病因病机　朱培庭认为,该病总的病机为湿热交蒸,或寒湿瘀滞肝胆,溢于肌肤,发生黄疸,致脾胃受损,久病及肾,脾肾俱损,水湿不运,气化无权,气血凝聚,而见癥块、臌胀。湿邪为本病的主要致病因素。湿与热合,或者湿从热化,蕴阻中焦,中焦气机受阻,肝胆疏泄功能亦受影响,湿热熏蒸肝胆,发为黄疸;若素体脾肾阳虚,中阳不振,致寒湿凝滞血脉,胆汁受阻,则发阴黄;因本病病程较长,后期才出现黄疸,故以阴黄多见。若湿热或寒湿留恋不去,致使肝脾失调,气血凝滞,脉络痹阻,停于胁下,则形成癥块,使气血瘀阻,水湿停聚,发为臌胀。

2. 辨证论治

初期:此期正气尚存,见肌肤发黄、黄如橘色、尿赤、舌红等。治拟清热利湿。常用药物有黄芩、龙胆、蒲公英、茵陈、生栀子、红藤、牡丹皮、泽泻等。

中期：此期开始出现正气不足之病证，见舌胖、苔剥或光、脉细等。治拟清热利湿，益气扶正。常用药物有党参、黄芪、白术、枸杞、生地黄、熟地黄、当归等。

后期：此期多正虚邪实，见肌肤泛黄、黄色晦暗、水臌浮肿、神志恍惚等，病情多危重。治拟健脾理气，活血利湿。常用药物有党参、黄芪、白术、枸杞、熟地黄、麦冬、沙参、木香、厚朴、青皮、乌药、白芍、柴胡、茵陈、黄芩、栀子等。

### （五）原发性胆汁性肝硬化

原发性胆汁性肝硬化，又称肝内梗阻性胆汁性肝硬化。本病病因未明，可能与自身免疫有关，临床主要表现为进行性黄疸。中医也可归属于"黄疸""积聚""臌胀"等病范畴。湿邪为本病的主要致病因素。中医病因病机同原发性硬化性胆管炎。朱培庭认为，通利小便是治疗本病的基本法则。

辨证论治

血虚肝旺：症见面色萎黄无华，色素沉着，皮肤干燥瘙痒，或粗糙、变厚，脱屑，抓后血迹累累，或有头晕、眼花、心慌、失眠等，舌淡，苔薄，脉细或弦数。治拟养血润肤。方选养血润肤饮或当归饮子加减；常用药物有当归、麦冬、枸杞、川芎、白蒺藜、钩藤、生地黄、肉苁蓉、白芍、鸡血藤、丹参等。

湿热夹瘀：症见皮肤瘙痒，目肤俱黄，黄色鲜明，发热口渴，小便短少，色黄而赤，胁满或痛，食欲不振，舌暗红，苔黄腻，脉弦滑或弦涩。治拟清热利湿，活血化瘀。方用茵陈蒿汤加减；常用药物有茵陈、赤芍、金钱草、生大黄、栀子、红花、柴胡等。

肝脾失调：症见胁腹胀满，可扪及痞块，四肢乏力，食欲不振，食后腹胀，大便不成形，舌淡，苔白，脉弦。治拟疏肝健脾。方选柴芍四君子汤加减；常用药物有柴胡、白术、法半夏、陈皮、土鳖虫、赤芍、白芍、生黄芪、炙甘草等。

脾肾阳虚：症见目肤俱黄，黄色晦暗，食少纳呆，腹胀脘痞，形寒肢冷，腰酸膝软，大便溏或软，小便不利，舌淡，苔白腻，脉沉迟。治拟温化寒湿，健脾补肾。方选茵陈术附汤加减；常用中药有茵陈、白术、茯苓、猪苓、泽泻、附子、干姜等。

气滞血瘀：症见面色青紫或晦暗，胁下痞块坚硬，脘腹胀满，腹水或多或少，腹壁青筋怒张，皮肤硬化似皮革，或肢端动脉痉挛，舌质暗，脉沉涩。治拟理气活血，通络利水。方选血府逐瘀汤加减；常用药物有泽兰、枳壳、穿山甲、丹参、赤芍、车前草、茯苓、鳖甲、猪苓、泽泻等。

本病的中医药治疗，以改善皮肤瘙痒、消退黄疸、恢复肝功能和防治肝纤维化及其他并发症为目标。

### （六）脂肪肝

本病属于病理学的诊断，中医可归属于"痰湿""湿阻""积聚""胁痛""瘀阻"等范畴。病变脏腑主要在于肝脾，素体亏虚是发病的根本。由于饮食失节、形体肥胖、七情内伤、素体正虚等所致。

1. 病因病机　因长期过食肥甘，醇酒厚味，伤及脾胃，脾虚失运，不能输布水谷之精微，清阳不升，浊阴不降，湿聚成痰。或因脾虚失运，痰湿内结或湿热内蕴，痰浊阻滞，使气机郁滞，肝失疏泄，血脉瘀阻，痰瘀互结所致。或因形体肥胖，懒怠多卧，使气血运行不畅，肝郁脾虚，痰浊壅塞，气血瘀滞而致病。或因七情内伤，尤其是郁怒伤肝，思虑伤脾，使肝脾不调，中焦气机不畅，脾失健运，湿浊不化，凝聚成痰，痰阻气机，甚则血行不畅，痰浊与气血搏结，乃成本病。或因正气不足,久病伤及正气,使气血亏虚,或病后失调或久病失治,以致阴伤气弱,或湿热留恋不去,湿痰凝滞,影响气血运行而继发本病。

2. 辨证论治

痰湿中阻:症见脘腹痞闷,肝区不适,形体肥胖,肢体困重,易疲劳,呕恶纳呆,口黏多痰,大便不爽,舌质暗,苔白腻,脉滑。治拟燥湿化痰,理气降浊。方用三子养亲汤合四逆散加减。

肝郁气滞:症见肝区胀满或胀痛,攻窜不定,胸闷气短,嗳气纳少,劳累或情志不畅时症状加重,舌红,苔薄白,脉弦。治拟疏肝理气活血。方用柴胡疏肝散加减。

血瘀阻络:症见右胁刺痛,痛有定处,乏力,面色较暗,肋下可触及痞块,并有触痛,舌质暗或暗紫,或可见瘀斑,脉沉涩。治拟活血化瘀通络。方用膈下逐瘀汤加减。

肝肾阴虚:症见右胁隐痛,痛势缠绵,头晕乏力,腰酸膝软,遇劳则加重,面部眼眶灰暗,舌红,少苔,脉细弱。治拟滋阴柔肝养肾。方用六味地黄丸加减。

此外,在该病的初期,以气滞、食积等较常见,治疗以疏肝健脾、化痰消食为主,可选用柴胡疏肝散加生山楂、浙贝母、桔梗、郁金等;疾病中期以痰积为主,治疗以化湿利浊、清热解毒为主,可选用甘露消毒丹加减治疗;久病以瘀积互阻为主,治疗以益气、活血、化瘀为主,可选用血府逐瘀汤加黄芪、白术、党参、生山楂等。

**（七）胆囊癌**

胆囊癌是一种恶性程度很高的外科疾病,绝大部分患者手术后的愈合均较差。目前中医药治疗集中在胆囊癌术后以及无法行手术切除的晚期胆囊癌患者。朱培庭在临床过程中诊治的早期胆囊癌术后的患者中,存活时间最长的已经超过10年,在胆囊癌患者的中医诊治中有自己独特的临床经验。

1. 病因病机　根据临床症状和体征,中医认为本病属于"胁痛""腹痛""黄疸""癥瘕"等范畴。与其相关的脏腑主要是肝、胆、脾、胃。朱培庭认为,该病的病因病机包括气滞血瘀、湿热蕴结、脾虚湿阻三方面。

气滞血瘀:胆为中清之腑,肝胆互为表里,同主疏泄,胆汁源于肝,贮藏于胆。因七情内伤,致肝气郁结不解,胆汁郁积,不通则痛,可发为右胁下胀痛或绞痛,积结于胆管而发生癌症。

脾虚湿阻:脾主升清,主运化水液,喜燥而恶湿。若饮食不节,过饮寒凉等损伤脾阳,则寒湿内阻于中焦,中焦气机升降失司,肝气失其疏泄,胆汁疏泄必受影响,日久则胆汁郁结,不通则痛,发为胁痛。

湿热蕴结:因肝气郁结,日久化火,或饮食失节,脾胃受损,脾胃运化水湿功能失司,湿浊蕴于中焦,中焦气机升降受阻,则食欲减退,恶心,呕吐;湿浊日久化热,湿热相搏,熏蒸肝胆,则发为黄疸。

2. 辨证论治

气滞血瘀:症见情志抑郁或易怒,右胁胀痛、刺痛或绞痛,牵及肩背,口苦,纳少,大便秘结,舌苔薄黄或有瘀点,脉弦。治拟疏肝利胆,理气活血。方选大柴胡汤加减;常用药物有柴胡、黄芩、枳实、郁金、木香、赤芍、八月札、白花蛇舌草、半枝莲、石见穿、丹参。便秘重者,加生大黄、玄明粉;腹胀者,加厚朴、大腹皮;伴发热者,加生栀子、牡丹皮。

脾虚湿阻:症见神疲乏力,目黄,身黄,黄色晦暗,脘腹胀满,右胁下可及肿块,畏寒,恶心,食少,大便溏薄,舌淡红、边有齿痕,苔白腻,脉濡细。治拟益气健脾,温阳化湿。方选茵陈术附汤加减;常用药物有茵陈、白术、制附子、干姜、党参、木香、三棱、莪术、炮山甲、白花蛇舌草。腹痛者,加鸡血藤、七叶莲;恶心欲吐者,加姜半夏、川黄连。

湿热蕴结:症见目黄,身黄,右胁下胀痛或胃脘胀闷,口苦食少,恶心欲吐,小便黄,大便秘结,舌质红,苔黄腻,脉滑数。治拟清热化湿。方选龙胆泻肝汤合茵陈蒿汤加减;常用药物有柴胡、龙胆、黄芩、金银花、蒲公英、茵陈、生栀子、大黄、白花蛇舌草、薏苡仁。便秘者,加用玄明粉;口干明显者,可加用生地黄、麦冬。

### (八) 胆汁反流性胃炎

该病临床较为多见,尤其是在胃切除术后或胆道手术、慢性胆道疾病患者中。该病的诊断一般需要依靠胃镜检查,单纯的症状和体征并不能做出诊断。本病可归属于中医"胃脘痛""呕吐""胃反""呕胆"等范畴。

1. 病因病机　胆汁来源于肝胆。胆汁反流系中焦气机升降失司,升清降浊功能失调所致,因此,本病的发生与脾、胃、肝、胆相关。朱培庭认为,胆失疏泄,胃气上逆是本病发生的基本病机。因情志不畅,肝气郁结,肝木乘脾土,脾主升清功能失常,浊气上泛,症见腹部胀满不适;胆液不能下行,蕴结中焦而化热,胃失和降,则发为呕吐吞酸,或呕吐苦水或胆汁,口苦;胆液反复逆行入胃,耗伤胃液,则生虚火,症见干呕、胃中隐痛、口干、饥不欲食等;病久则虚,因虚则气血运行受阻而化生瘀血,症见腹痛如针刺等。

2. 辨证论治

肝郁气滞:症见胃脘部胀满不适,呕吐吞酸,嗳气频繁,胸胁闷痛,每因情志因素而痛作,舌边尖红,苔薄白,脉弦。治拟疏肝利胆,和胃降逆。方选四逆散合二陈汤加减;常用中药有柴胡、芍药、枳实、半夏、厚朴、陈皮等。痛甚者,加延胡索;郁久化热者,可加黄连、竹茹、生栀子等。

胆胃不和:症见呕吐吞酸,甚则呕吐苦水及胆汁,胃脘部闷胀,便秘或大便不畅,舌苔薄黄腻,边尖红居多,脉弦紧。治拟疏肝和胃,降逆止呕。方选半夏厚朴汤合左金丸加减;常用中药有厚朴、紫苏叶、半夏、生姜、茯苓、黄连、吴茱萸等。如并见口苦嘈杂,大便秘结者,可加生大黄、枳实。

胃阴不足:症见呕逆反复发作,时作干呕,胃痛隐隐,口干咽燥,似饥而不欲饮食,舌红津少,中有裂纹,少苔或无苔,脉细数。治拟养阴益胃,降逆止呕。方选一贯煎合芍药甘草汤;常用中药有沙参、生地黄、麦冬、枸杞、当归、芍药、甘草。可酌情加石斛、竹茹、佛手、绿萼梅等。

瘀血阻络:症见中上腹隐痛缠绵日久,痛如针刺,痛有定处而拒按,或见吐血,黑便,舌质紫暗,脉涩。治拟活血化瘀,理气止痛。方选调营敛肝饮合失笑散;常用药物有川芎、阿胶、枸杞、酸枣仁、蒲黄、五灵脂、丹参等。若失血日久,心悸少气者,可用归脾汤。

## 四、经验方与转化

### (一) 胆宁片(又名"胆宁汤""清胆片")

【药物组成】大黄、虎杖、郁金、山楂、陈皮、青皮、白茅根。

【功效】疏肝利胆,清热通下。

【方解】方中用大黄泻下攻积、清热泻火、解毒、活血祛瘀、利胆退黄。虎杖性味苦寒,归肝胆经,泄郁热利湿,达活血散瘀、利胆退黄、解毒之多重功效。青皮、陈皮同用,取青皮性温,味苦、辛,色青气烈,归经入肝胆胃气分,疏肝破气,散结消滞;取陈皮性温,味微苦、辛,理气,健脾,燥湿,化痰。两者配对,既能调肝脾,又可调脾胃,共奏疏肝健脾、理气止痛之功。郁金性苦能泄,味辛能散,入肝胆经,利胆退黄,舒肝行气开郁、行气活血化瘀。山楂酸甘化阴入肝经,理脾和胃,消食健胃化积。全方以大黄、虎杖为君,清热泻火解毒直折肝胆之火,使湿无所依附;以青皮、陈皮、郁金行气之品为臣,疏导肝胆之气;佐以白茅根清热利尿,生津液;以山楂为使,消食导滞,并酸甘引药入经。全方在疏利肝脾气机的同时,取胆汁之苦而用苦药从其类,共奏疏肝解郁、利胆通腑之功效。诸药共投,熔疏肝利胆、清热泄浊通利法于一炉,顺应贯穿胆石症疾病始终的肝郁气滞、肝胆湿热病机主线,标本兼顾,虚实并调。

【适用范围】气郁型慢性胆道感染、胆石病。

【临床和实验研究】慢性胆道感染、胆石病是临床的常见多发病,对这类疾病的非手术治疗目前还缺乏有效的药物。胆宁片的临床观察结果有效率为94%~95%。采用随机双盲对照前瞻性临床试验,结果显示胆宁片临床疗效优于利胆排石片(《中华人民共和国药典》1985年版第一部),前者有效率达95.38%,后者有效率为83.21%($P<0.05$)。

从胆宁片扩大临床应用过程中,还观察到有较少一部分的病源,在较短的3~6个月治疗中,影像诊断提示除胆囊、胆管炎症减轻外,并有胆结石容量(体积与数目)的变化,占9.92%。提示胆宁片可能尚有溶解胆石的药理作用,有待进一步研究。

胆宁片先后两次的扩大临床试验,均证实其有助于改善肝功能,使增高的谷丙转氨酶(SGPT)、胆红素(SB)、碱性磷酸酶(AKP)等在短期内恢复正常。

通过大白鼠对胆宁片利胆作用的观察,表明胆汁流量与治疗剂量有依存关系,胆汁流量随药物剂量的增加而递增。在4g/kg剂量时,出现统计学意义($P<0.05$)。该试验证明,胆宁片有促进胆汁分泌的利胆作用。

应用豚鼠胆色素结石模型对胆宁片进行防石作用与致石胆汁影响的观察发现,胆宁片能明显降低肝脏胆汁β-葡糖醛酸糖苷酶(β-G)活力,降低胆汁中游离胆红素与钙离子含量,逆转成石趋势,使实验动物的成石率由86.66%下降至26.66%($P<0.01$),有明显的防石作用。

通过豚鼠胆色素结石模型肝、胆组织的病理与超微结构观察,发现胆宁片能作用于肝细胞水平,能使模型肝的脂肪变性由92.31%下降至35.72%($P<0.01$),有非常显著的抗脂变能力,且能使变性的肝细胞微细结构恢复正常,使胆囊慢性炎症消退。

胆宁片能显著提高肝$Na^+$-$K^+$-ATP酶活性,并能明显降低肝$Mg^{2+}$-ATP酶活性。

相关研究成果于2015年获上海市科学技术进步奖一等奖;1992年获上海市科学技术进步奖二等奖及国家中医药管理局中医药科学技术进步奖三等奖;1996年获上海市优秀产学研工程项目一等奖;2004年获中华中医药学会科学技术奖二等奖。

胆宁片于1991年8月获得中华人民共和国卫生部颁发的新药证书,成为上海市第一个三类中药新药。2016年12月,胆宁片获得加拿大卫生部天然药品和非处方药局批准的上市许可证(Product Licence),成为第一个"功能主治"全部被欧美国家政府认可的复方中药。

【医案】高某,女,39岁。2014年5月初诊。患者有胆囊结石病史,半年来右胁肋时有窜痛,善叹息,偶有乳房肿痛,3天前因情绪抑郁出现右胁肋胀闷窜痛,大便两日一行,欠畅,纳食欠馨。于外院查B超示胆囊泥沙样结石,胆囊收缩功能欠佳。口服熊去氧胆酸,效果不佳。刻下:右胁胀满疼痛,善叹息,乏力,神疲,右胁胀满隐痛,食少。舌质淡红,苔薄白,脉弦。

西医诊断:胆囊结石,慢性胆囊炎。

中医辨证:肝胆气郁。

治法:益气健脾,疏肝利胆。

处方:胆宁汤合四君子汤加减。太子参 12g,黄芪 15g,茯苓 12g,白术 12g,白芍 12g,青皮 9g,陈皮 9g,川楝子 9g,生地黄 12g,郁金 9g,枸杞 12g,茵陈 12g,虎杖 12g,香附 12g,白茅根 9g,生大黄 6g(后下),生山楂 12g,甘草 6g。3 剂,每日 1 剂,水煎服。

医嘱:调畅情志,多运动,忌辛辣香燥油腻之品,多食新鲜蔬菜瓜果。

复诊:右胁胀闷疼痛明显缓解,纳食可,大便日行一度。治以益气健脾,疏肝利胆。上方去白茅根,生大黄改 3g(后下),服用 14 剂。

处方:太子参 12g,黄芪 15g,茯苓 12g,白术 12g,白芍 12g,青皮 9g,陈皮 9g,川楝子 9g,生地黄 12g,郁金 9g,枸杞 12g,茵陈 12g,虎杖 12g,香附 12g,白茅根 9g,生大黄 6g(后下),生山楂 12g,甘草 6g。14 剂,每日 1 剂,水煎服。

三诊:右胁基本无明显不适,食欲好转,大便每日一行,无明显脘腹胀满感。前方继续服用 14 剂。

以后治疗 3 个月余,中药随症加减,胁痛未曾发作。复查 B 超示胆囊内泥沙样结石消失,胆囊收缩功能正常。

按语:六腑以通为用,胆以降为顺。由于患者情绪抑郁不畅,肝脏条达失职,导致胆失通降,气机阻滞,积而成石,不通则痛,故发此病。《金匮要略》云:"见肝之病,知肝传脾,当先实脾。"故治疗上应予以益气健脾,疏肝利胆。方用胆宁汤合四君子汤加减。四君子汤益气健脾,且四药为平和之品,温而不燥,补而不峻,辅以黄芪弥补太子参补气之不足。胆宁汤中以虎杖、大黄、茵陈为君,通下利胆湿热,青皮、陈皮、郁金疏肝理气,佐以白芍、枸杞养阴柔肝,川楝子、香附理气止痛。

**(二)升清胶囊(又名"胆石净""清胆胶囊")**

【药物组成】大黄、虎杖、陈皮。

【功效】疏肝利胆。

【方解】方中大黄性味苦寒,归脾、胃、大肠、肝、心经,功效泻下攻积、清热泻火解毒、利胆退黄;虎杖性味苦寒,归肝、胆、肺经,功效利胆退黄、清热解毒、泻下通便,与大黄有协同作用;陈皮性味辛、苦、温,归脾、肺经,功效理气健脾、疏肝解郁。以上这三味药配伍合理,大黄配虎杖,入肝经,利胆退黄通便,再配以陈皮,加强疏肝解郁、理气通便的功效。三药合用,共奏疏肝解郁、利胆通腑之功效。

【适用范围】慢性胆囊(管)炎(或并结石),属气滞证,湿热蕴伏未清者。

【临床和实验研究】升清胶囊对慢性胆囊(管)炎(或并结石)疗效确切,与胆宁片两组临床疗效愈显率分别为 63.33%、50.67%,总有效率分别为 89.67%、83.33%,两组比较有显著性差异($P<0.05$);两组 B 超疗效愈显率分别为 27.33%、24.0%,总有效率分别为 76.33%、72%,两组比较无显著性差异($P>0.05$)。两组综合疗效愈显率分别为 35.67%、32.0%,总有效率分别为 88.33%、80.67%,两组比较无显著性差异($P>0.05$)。症状体征治疗前后积分差值比较,除舌质一项有显著性差异($P<0.01$)外,其余各项均 $P>0.05$,两组无显著性。两组病种、病程、年龄与疗效的关系比较,均基本上无显著性差异($P>0.05$)。

升清胶囊治疗前后血常规、尿常规、便常规及心电图、肝功能、肾功能均无明显变化,表明升清胶囊对心、肝、肾和造血系统均无明显损害,是一种安全可靠的新药。

在使用升清胶囊治疗慢性胆囊(管)炎(或并结石)过程中,除有 22 例出现了短暂的腹痛、腹泻等症状(未停药)外,未见其他不良反应,表明该药无明显副作用,作用安全。

在慢性胆囊炎合并结石的 218 例患者中,经 4 周治疗后,有 12 例痊愈,说明该药对胆石症有一定的疗效。我们认为,胆石症患者如能坚持长时间服药,其疗效可能随疗程延长而提高。因此,升清胶囊是一种安全有效的治疗慢性胆囊(管)炎(或并结石)的中药新药。

【成果转化】该药于 2003 年获得国家食品药品监督管理局颁发的新药证书。

【医案举例】参见胆宁汤医案。

### (三) 芍杞颗粒(又名"养肝柔肝汤""养肝利胆颗粒")

【药物组成】何首乌、枸杞、白芍、陈皮、炙甘草。

【功效】养肝柔肝,疏肝利胆。

【方解】方中以何首乌、枸杞、白芍滋养肝阴。何首乌补肝肾,益精血,李时珍谓"此物气温,味苦涩,苦补肾,温补肝……功在地黄、天门冬诸药之上";枸杞味平而润,性滋而补,能生精益气,所谓精不足者补之以味也;白芍苦酸微寒,入肝、脾、肺三经,能养血敛阴,柔肝止痛。白芍配甘草,正合《黄帝内经》所说"肝苦急,急食甘以缓之""以酸泻之"之义。盖芍药能泻肝之急,甘草能缓肝之急,古人赞谓二药相配止腹痛如神。陈皮苦辛温,入脾、肺二经,能理气健脾。

【适用范围】肝阴不足型胆石病(慢性胆囊炎、胆囊结石、胆总管结石、肝总管结石、肝内胆管结石、慢性胆管炎等)。

【临床和实验研究】通过对 274 例慢性胆道感染、胆石病作辨证分析,结果发现临床辨证属肝胆气郁者仅占 44.53%,而属肝阴不足者却占 55.47%,分别采用疏肝利胆、健脾和胃的胆宁汤与养肝柔肝、疏肝利胆的柔肝煎进行辨证治疗,前者取得 86.82%,后者取得 84.13% 的有效率,2 组治疗结果无显著差异($P>0.05$),说明以肝胆气郁型与肝阴不足型两型辨证并施以相应的治疗是符合治疗该病的辨证规律的。

在以上工作基础上,为了进一步研究养肝柔肝法在胆石病治疗中的作用与机制,我们又设计了具有养肝柔肝作用的养肝利胆合剂Ⅱ号与养肝柔肝 + 疏肝利胆作用的养肝利胆合剂Ⅰ号对照进行临床试验。经过对 360 例肝阴不足型慢性胆道感染、胆石病的双盲、随机、对照前瞻性研究,总有效率Ⅱ号组为 90.11%、Ⅰ号组为 92.11%,两组总体治疗效果无显著性差异($P>0.05$)。两组治疗前后的生化检测与影像检查结果经统计学处理也无显著性差异($P>0.05$)。临床试验结果告诉我们,应用养肝柔肝法治疗肝阴不足型胆石病的疗效与应用养肝柔肝 + 疏肝利胆法治疗的结果是一样的。可以认为,养肝柔肝法是治疗肝阴不足型胆石病的一种较为合理的辨证治疗方法。

应用豚鼠胆色素结石模型对中药养肝利胆合剂Ⅰ号(养肝柔肝 + 疏肝利胆法)与Ⅱ号(养肝柔肝法)进行防治胆色素结石的观察,提示 2 种合剂都能降低胆汁 β- 葡糖醛酸糖苷酶活力、降低胆汁游离胆红素百分比与胆汁中的钙离子含量,具有明显的防石作用。两种合剂的效价在统计学上无显著差异($P>0.05$)。

应用 SD 大白鼠对养肝利胆合剂Ⅱ号进行了利胆作用观察,证实此药具有明显的利胆作用。

通过对豚鼠肝质膜 ATP 酶活性改变、对抗自由基生成的防御酶——超氧化物歧化酶(SOD)与脂质过氧化物(LPO)含量的变化,以及肝、胆组织病理及超微结构的观察,证实Ⅰ号合剂与Ⅱ号合剂都能作用在肝细胞水平,提高 SOD 活力,清除自由基,具有抗肝脏脂肪变和逆转肝细胞超微结构异常变化的作用。

应用豚鼠胆色素结石模型和 SD 大白鼠对中药养肝柔肝法与养肝柔肝法＋疏肝利胆法进行防治胆色素结石的观察,显示二法都能降低胆汁 β-G 活力、胆汁游离胆红素百分比与胆汁中钙离子的含量,具有明显的防石作用。

实验研究结果证实,养肝柔肝中药具有从肝细胞发挥防治胆色素结石的作用,是临床治疗肝阴不足型胆石病较为理想的药物。

相关研究于 1990 年获上海市科学技术进步奖二等奖、上海市卫生局中医药科技进步奖二等奖;1991 年获上海市卫生局中医药科技进步奖二等奖、上海市科学技术进步奖三等奖;1997 年获上海市重大科研项目档案评选三等奖。该药于 2009 年 12 月获得国家食品药品监督管理局新药证书批文。

【医案】胡某,女,72 岁。2012 年 7 月初诊。患者有胆囊结石、慢性胆囊炎病史 10 余年,以往多次 B 超检查提示"胆囊泥沙样结石沉积,胆囊壁毛糙"。平素无明显腹痛,偶于进食油腻饮食后出现右胁胀满隐痛,控制饮食或服用利胆药物后症状可缓解。辅助检查:以往多次 B 超检查提示"胆囊泥沙样结石沉积,胆囊壁毛糙"。刻下:就诊前饮食未加以控制,近 5 天来病情复发,反复右胁胀满隐痛,口苦咽干,纳差,食入腹胀,溲黄便干。舌质红、中有裂纹,苔薄少,脉细弦。

西医诊断:胆囊结石伴慢性胆囊炎。

中医辨证:肝阴不足,胆失疏泄。

治法:养阴柔肝,疏肝利胆。

处方:养肝利胆汤加减。生地黄 12g,何首乌 9g,枸杞 12g,茵陈 12g,虎杖 12g,生山楂 12g,郁金 9g,生大黄 6g(后下),佛手 9g,绿萼梅 6g。7 剂,每日 1 剂,水煎服。

医嘱:忌食辛辣香燥油腻饮食。

复诊:右胁仍有胀满隐痛,但较前有缓解。效不更方,前方另加川楝子、延胡索。

处方:生地黄 12g,何首乌 9g,枸杞 12g,茵陈 12g,虎杖 12g,生山楂 12g,郁金 9g,生大黄 6g(后下),佛手 9g,绿萼梅 6g,川楝子 12g,延胡索 12g。14 剂,每日 1 剂,水煎服。

三诊:右胁已无隐痛,口苦咽干减轻,仍感纳差脘痞,大便如常。治以疏肝健脾。上方去虎杖、茵陈,加陈皮、白术、茯苓,生大黄改 3g(后下),服用 14 剂。

处方:生地黄 12g,何首乌 9g,枸杞 12g,陈皮 6g,白术 9g,茯苓 9g,生山楂 12g,生大黄 3g(后下),郁金 9g,佛手 9g,绿萼梅 6g,川楝子 12g,延胡索 12g。14 剂,每日 1 剂,水煎服。

按语:师曰:"司疏泄者肝也,肝之余气泄于胆,聚而成精。"胆汁者,助运化之精汁,非阴不生,故养肝阴方能助胆汁之化生。又曰:"流水不腐,户枢不蠹。"胆石之成与胆汁行滞有关,故养阴增水行舟,其石自消。且胆为六腑之一,当以通为顺。《黄帝内经》曰:"病胁下满,气逆,二三岁不已……病名曰息积。"此亦肝木有余之证也。外有伤寒,发寒热而胁痛者,足少阳胆、足厥阴肝二经病也,治以小柴胡汤,无有不效者。今木克胃土,乃见纳差。故方中以生地黄、何首乌、枸杞为君,滋肝养阴以化生胆汁;郁金、佛手、绿萼梅、茵陈、虎杖行气利胆,生大黄泄下通腑,山楂健脾助纳。纵观全方,治源与治流并举,故收效甚捷。二诊因仍有右胁胀满隐痛,另加川楝子、延胡索行气止痛。三诊症减,以纳差为主,故减苦寒败胃之虎杖、茵陈,生大黄量减半,另加茯苓、白术、陈皮健脾助运。

(梁晓强 余奎 顾宏刚 张静喆 郁超 孙逊)

# 第十三章

# 肛肠疾病

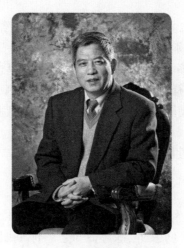

## 陆金根

## 一、个人简介

陆金根（1947—），男，教授，主任医师，博士研究生导师，上海市名中医，全国名中医工作室导师，上海中医药大学中医外科研究所所长，享受国务院政府特殊津贴。医术生涯深得著名中医外科泰斗顾伯华亲传，全面继承"顾氏外科"精髓。从事中医外科工作45载，尤其擅长中医肛肠病，通晓理论，精于手术。依据中医"腐脱新生"理论，"以线代刀"，首创"隧道式对口拖线引流法""主管拖线法"等技术，开创复杂性肛瘘中医微创模式；首创"痔外静脉丛剥离术"治疗复发性血栓外痔，远期疗效国际领先。根据老年性便秘特点，采用益气养阴法治疗便秘，明显改善患者生活质量。研发中药新药"复黄片"治疗痔疮出血，疗效远优于已上市的同类药物。采用中西医结合疗法成功抢救多例临床上罕见危重病症"会阴部急性坏死性筋膜炎"，荣获首届上海市临床医疗成果奖。此外，先后承担"国家高技术研究发展计划（863计划）""国家重点基础研究发展计划（973计划）""国家自然科学资金"等国家级、市级、局级科研课题10余项，发表论文40余篇，编写专著与教材10余部，主编教材1部，授权专利11项。先后培养博士后1名，博士、硕士研究生30余名，国家名老中医学术继承学员以及各级各类的人才逾20人。

## 二、学术理论与学术观点

陆金根 1973 年毕业分配至龙华医院,即师承中医外科名家顾伯华,深得顾老亲传。在长期的临床实践中,陆金根总是坚持以"中"为体、以"西"为用的医学实践模式,在洞悉疾病的西医学病因、病理、治则治法的同时,凭借深厚扎实的中医理论根底,融入中医的整体观念、辨证论治,践行中西互参、西为中用。

陆金根认为,局部整体观有两个方面的含义:一是把局部作为一个整体来认识,二是局部的问题要从整体来分析。以肛瘘的治疗来说,肛瘘可以潜行于肛周各个间隙,要从肛门局部整体观出发,保护好肛门的功能,保护好肛门局部的整体性。治疗痔疮亦多从局部整体观出发,采用小切口、潜行剥离的方法,尽可能地减少组织损伤,从而最大限度减少创伤,保护肛门的功能。而对于便秘的治疗,陆金根则认为便秘虽表现为局部的现象,但要从整体的观点来分析。从西医来说,有结肠慢传输导致便秘,有或因出口梗阻导致便秘,也多有二者混合型便秘;也更有可能为全身性疾病导致的症状之一,如糖尿病、中风或精神疾病等。从中医的观点出发,便秘多责之于大肠传导失司,与五脏皆相关,其中与肺脾肾关系尤为密切。肺与大肠相表里,肺气宣发肃降和大肠传输密切相关。古人用"提壶揭盖"之法治癃闭,陆金根常依此理治疗便秘。脾主运化,为胃行其津液,脾之津液为胃热所约束,热结肠燥,便秘作也,或脾虚中气不足,大肠传导乏力,亦可形成便秘。肾司二便,肾阳主温,肾阴主润,肾虚温润无权,则大肠传导失司,魄门开阖失度,导致便秘。所以便秘虽为局部表现,但陆金根从整体观念出发,从肺脾肾入手,以益气养阴为主导,屡获良效。再如,放射性肠炎多为肿瘤放疗所致,归因于正气不足、湿热瘀滞。陆金根从整体观出发,认为射线所伤为热毒,热毒之邪易耗伤气阴,二者相加,患者多表现为气阴不足、湿热留恋之证,治疗当从益气养阴、清化湿热入手,而扶正与攻邪之偏重,可据病证、体质、病程等综合考虑。

肛肠病的治疗方法分为内治和外治两种。陆金根认为,要摆正手术与药的位置,能药则药,不能药则手术。何时用刀、何时用药,当根据不同病种、疾病的不同阶段结合个体因素,局部辨证和整体辨证相结合,综合考虑。或以内治为主结合外治,或以外治为主结合内治,并行或兼行择机而定。如肛痈初起,以消为贵,内治为主,清热利湿解毒,结合外敷箍毒消肿;成脓之后,当祛毒外泄,及时切开引流,兼以内治;脓溃成漏,当以手术、外用药物治疗为主,并视情结合内治促进伤口愈合。再如炎性肠病的治疗,多以内治为主,可以配合灌肠等外治法;而一旦穿孔等并发症发生,又当以外治为主。对于中医外科内治法最具特色的"消、托、补"三法,陆金根认为应当灵活施治。"以消为贵,内治尤宜贵早。""内治贵早"为历代医家所尊崇。陆金根又对"以消为贵"的思想进一步发展,认为凡是在辨病辨证理论指导下的一切消除"形症"的治法皆可归属消法范畴,可灵活应用于肛肠病的初、中、后各阶段。如肛痈初起,以消为主,内外合治,若后期溃脓或结块,可补中带消或消托并施。再如依"酸可收敛、涩可固脱"的指导,早期内痔采用注射术,亦属消法范畴。"托法"分为透托和补托两类。透托法以透为主,以补为次,主要适应证为邪毒亢盛而正虚不明显之邪盛虚少证;补托法以补为主,以托为次,用于正气不足,不能托毒外达,疮形缓起难溃,以及正气不足,不能排毒于外,疮疡外溃不敛,正虚邪恋者。二者既有脓出毒泄的共同点,又有补益轻重不等之不同点。"补法"以补益气血为主,多用于疾病后期,气血不足之证。这种"不足"的辨证应用,可以是全身气血亏虚的临床表现,如神疲乏力、面色无华等症状;也可以是局部气血亏虚的表现,如创面肉芽暗红、生肌迟滞等。

外治之术重局部辨证,灵活施治"刀""药"。陆金根认为,外治亦需注重强调局部辨证论治,外治之药与内治之药不尽相同,如丹药等提脓祛腐之剂为外治常用,而内治因其含有大毒而很少使用。如肛周脓肿切开引流,切口应围绕肛缘做放射状切口,切口大小深浅应根据脓肿部位、脓腔大小而定,一般脓腔深而大者切口宜大,反之亦然,但总以引流通畅为度。至于外用药物,种类繁多,有膏药、油膏、箍围药、掺药、草药等,临证施用当结合局部色形、肿痛、脓、痒等,辨其阴阳虚实,灵活应用。如阳证肿疡,可用金黄膏掺芒硝外敷箍毒消肿,溃后可用八二丹药线引流,脓腐尽以生肌散掺在疮面上,外贴白玉膏抑或红油膏。总之,治疗要点在于"谨守病机,各司其属"。

## 三、临床经验与研究

### (一)复杂性肛瘘治疗经验

现代研究证明,肛管外括约肌的完整性、内括约肌反射的完整性、肛门局部上皮电生理感觉,以及瘢痕组织引起的肛管缺损是影响肛门节制功能的主要因素。因此,如何选择肛瘘手术的方式,最大限度保护肛门内外括约肌、减少肛管缺损成为肛瘘治疗中至为关键的一步。陆金根多年来一直致力于"中医微创"疗法的研究和探索,创制了"隧道式拖线法""主管拖线术"等系列拖线术式。此系列拖线术根据中医学"腐脱新生"的理论,吸收现代外科"微创"理念,经不断改进而成,是一种独具中医特色的肛瘘保留括约肌术式。

陆金根认为,治疗肛瘘关键在于首先要正确探清瘘管走向及感染内口,即肛瘘的病症全貌要明确。除了运用传统中医的银质探针、直肠指检以及内镜进行诊断外,在临床中还结合现代诊断技术,提高诊断的准确性,如腔内超声、磁共振成像(MRI)等,不断提高诊断准确性。另外,陆金根在瘘道造影的基础上,结合螺旋CT三维成像技术,把肛瘘管道的走向做成三维图像,使其一览无余,为手术中如何准确安置拖线提供了必要的客观依据。

手术中切口及拖线的设置,在手术前,结合超声和MRI、CT等的检查结果,初步确定切口和拖线的部位,包括切口的大小、数量以及拖线的长短和数量。手术中结合运用亚甲蓝染色,以方便寻找管道走向,提高手术的准确性,并且遵循单纯性肛瘘采用隧道式主管拖线,复杂性肛瘘支管拖线,高位肛瘘采用挂线法结合拖线法处理的原则。做到拖线以直线为主,拖线部位不能有残腔,拖线两端引流通畅,拖线长度应控制在5cm以内,若管道太长可以采用分段拖线法处理。近年来,拖线的材料也在不断改进中,在原来采用的丝线的基础上,把输液皮条改进后拟作拖线运用,更方便冲洗,减少摩擦,缩短换药时间,减轻患者在换药过程中的疼痛,使医者和患者配合自如,提高手术治愈率。

拖线术术后的处理正确及时与否也是治疗是否成功的重要因素。手术后在保证患者大便通畅的前提下,每日早晚或便后换药,换药前先做局部清洁。以中药熏洗治疗,一般可用中成药(如痔疾洗液),也可以苦参汤为主方自行配制。换药中用0.9%氯化钠注射液冲洗,将提脓祛腐药九一丹或八二丹放在丝线上缓慢拖入瘘管内蚀管10~14天,待引流创面及拖线处无明显脓性分泌物、肉芽组织鲜红时,即是拆除拖线的最佳时机。在拆除拖线的前一天,可进行清洁灌肠,以达到控制大便2~3天的目的。一旦拆除拖线后,即配合使用"垫棉压迫法",即在拆除拖线之后,以小型棉块或纱块垫压于患处,外用橡皮膏或绷带适度加压,使原来的空腔皮肉粘合,最终达到伤口愈合目的。《外科正宗》第一百四十九条记述了痈疽内肉不合法:"痛疽、对口、大疮内外腐肉已尽,惟结痂脓时,内肉不粘连者,用软绵帛七八层放患上,以绢扎紧,将患处睡实数次,内外之肉自然粘连一片,如长生成之肉矣。有患口未完处,再搽玉红膏,其肉自平矣。"垫棉压迫疗法由于采用适当的加压固定,可使瘘管管壁空腔皮肉密切接触,管腔发生粘连,促进管腔肉芽生长,最终愈合。

### (二)肛周会阴部坏死性筋膜炎证治经验

肛周会阴部坏死性筋膜炎以皮肤和皮下筋膜组织迅速广泛坏死而不侵犯肌肉组织为主要病理特点,常合并中毒性休克综合征。陆金根根据本病发病急、进展快、创面大、预后差的临床特点,结合中医学"疽由筋骨阴分发"及病发多于肛前会阴部位,将该病命名为"肛疽"。其病机主要是本虚标实。气阴不足为本,邪毒内蕴为标。气不足则卫外不固,阴不足则内热生,或诱以六淫之邪,或因不洁之邪伤表,邪气乘虚入侵,内伏太阳或少阴,蕴而化热,又逢内热,聚而成毒,热毒蚀肌腐肉,轻则红肿热痛、臭秽发脓,重则毒入营血,内传脏腑而成本病。手术配合药物治疗本病,需遵循手术与换药相结合,西药与中药相结合,辨证与辨病相结合,整体治疗与局部治疗并重的治疗方针。急性期以中西医结合为主,恢复期以中医药为主。强调中西贯通,非西医不可救其急,非中医不可缓其势。本病一经确诊,需及早彻底清除坏死组织,因本病实际受累区域比预期更大,故切口应足够大,直至以用器械或手指无法将皮肤和皮下组织从深筋膜分开为止。可做多个切口,对口引流,必要时配合拖线疗法,肛周两侧脓腔较深应放置胶管引流冲洗,通常在尽量保留皮肤的前提下,必须力求引流通畅,以确保所有坏死部位得到彻底切开。并视病变进展,需及时多次清创,将坏死组织及时去除。伤口敞开换药,用3%过氧化氢溶液和0.5%甲硝唑溶液交替冲洗,再用双氧水溶液纱条疏松填塞伤口内。

此外,陆金根提出,足量合理选用敏感抗生素、早期高压氧疗法、中医辨证施治、中药局部换药,对治疗本病的重要性。术后即便在没有细菌学资料的情况下,也应选用高效广谱抗生素。以后需反复做脓液细菌培养以早期发现致病菌,及时调整抗生素。同时采用高压氧舱治疗,对于控制感染,尤其厌氧菌感染是必要的。同时早期介入中药治疗,有利于整个病程的恢复,应用中应注意整体与局部的辨证、扶正与祛邪的关系。治分三期,扶正与祛邪兼顾。肛周会阴部坏死性筋膜炎初起,主要表现为患处局部肿胀疼痛,皮色紫红成点状,从中心点迅速向四周扩散,疮顶色灰黑,切开后脓浊秽,味臭难闻,痛剧不止,多伴恶寒发热,甚至高热烦躁等一派热毒炽盛表现。此时以邪实为主,治疗重在祛邪,并注意时时顾护胃阴。治宜清热解毒凉血,以黄连解毒汤合犀角地黄汤加减,药用黄连、黄柏、黄芩、金银花、连翘、白花蛇舌草、紫花地丁、水牛角、生地黄、赤芍、牡丹皮等。因本病来势凶险,在中药用量上应较治疗一般性疮疡为大,生地黄、金银花、紫花地丁等常用至60g。如出现高热不退、神昏谵语、血压下降等疔毒走黄之证,加用安宫牛黄丸或紫雪散。中期局部疮面多见坏死筋膜色灰暗,脓似粉浆污水,气味恶臭,脓腐难脱或肉芽淡红,脓水清稀,或伴气阴(血)不足表现,此时邪气未退,正气渐衰,治疗当扶正与祛邪兼顾,以托毒排脓,药用八珍汤合四妙勇安汤加金银花、连翘、穿山甲、皂角刺等。病情稳定后,恢复期局部疮面肿不明显,皮色不红而暗淡,当以扶正为主,以补气血、促生肌,药用加味十全汤加玄参、天花粉等,促进生肌长肉。至于外用药,早期创面脓腐明显,以提脓祛腐药九一丹或八二丹,可加速腐败坏死组织的脱落液化;恢复期创面坏死脱落干净,用生肌散等能促进肉芽及上皮生长的药物,促进伤口愈合。我科迄今对"肛疽"的治愈率高达82%,明显高于文献所报道的25%~40%。

### (三)论治功能性便秘

陆金根认为，功能性便秘虚证为多，气阴两虚为主，多由素体阴虚、津液不足，或热病之后、津液耗伤，或年老体虚、阴血不足，或过食辛辣厚味、醇酒炙煿等耗伤津液，导致气虚而致肠道推动无力、阴虚而致肠道失养，发为便秘。

《医宗必读·大便不通》云："有老年津液干枯，妇人产后亡血，及发汗利小便，病后血气未复，皆能秘结。"病家及医者每每图一时之快，久用峻泻通下之法，日久则导致津气亏耗，津血不能濡养大肠，气虚不行，大肠传送乏力而便结于肠，且日久又可及肾，而呈恶性循环。所谓"损其津液，燥结愈甚"（《兰室秘藏·大便结燥门》）。兹阴虚生内热，故临证可见烦热、口干、舌红少津、脉细数等一系列阴虚火旺之象。"法当补养气血，使津液生则自通"（《医宗必读》），治宜益气养阴、开秘通下。陆金根临证多用生黄芪、生白术、生地黄、当归、麦冬、玄参等益气养阴、滋阴润燥。黄芪为补药之长，能补一身之气。《本经疏证》谓："黄芪一源三派，浚三焦之根，利营卫之气，故凡营卫间阻滞，无不尽通。"白术苦而甘温，味厚气薄，健脾益气；《药类法象》言其"除湿益燥，和中益气"。生地黄、麦冬、玄参三药合用，取法"增液汤"，意在增水行舟，滋阴救液、凉血清热、生津润燥；玄参苦咸而凉，滋阴润燥，壮水制火，启肾水以滋肠燥；生地黄甘苦而寒，清热养阴，壮水生津，以增玄参滋阴润燥之力；麦冬甘寒，滋养肺胃阴津以润肠燥。三药合用，养阴增液，以补药之体为泻药之用，使肠燥得润、大便得下。当归养血润肠。若阴虚火旺明显，可加黄柏、知母。

调畅气机，以肺为先，以降为和。"肺与大肠相表里"。肺之肃降与大肠传导息息相关，上窍闭则下窍不通，若肺失清肃，则肠腑闭塞不通。朱震亨云："肺气不降，则大便难传送。"陆金根临证多选杏仁、桔梗、紫苏子等宣肺降气之品，使脏腑气机升降有序，肺气得宣，肃降得行。杏仁降气润肠。桔梗辛温升散，利肺气、通咽膈、宽中理气；桔梗、枳实合用，有宽中下气之效。清代王学权认为："桔梗，开肺气之结……肺气开则府气通，故亦治腹痛下利，昔人谓其升中有降者是矣。"紫苏子降气以开上窍、升清降浊、祛痰降气为主，且有滑肠通便、宽郁开胀之效。《本草汇》载："苏子，散气甚捷，最能清利上下诸气……通二便。"

大肠者，传导之官。六腑以通为用，以降为和。大肠气机调畅，糟粕方能传导下行。功能性便秘患者多久服泻药，使气机枢转不利，气结为患，脾胃失和，升降失司，腑气不通。陆金根临证喜用川厚朴、枳实、枳壳、莱菔子调畅肠道气机，多获良效。川厚朴、枳实二药合用，取法仲师《伤寒论》小承气汤和《金匮要略》厚朴三物汤，取其下气除满、行气消胀之功。厚朴苦、辛，气温，性燥，有宽中化滞、平胃气之功，其温可以燥湿、苦可以下气。李杲曾论："厚朴，苦能下气，故泄实满；温能益气，故能散湿满。"《本草衍义补遗》载："枳实泻痰，能冲墙倒壁，滑窍泻气之药也。"二药配合使用，相辅相成，行气消导、调畅气机功用颇佳。枳壳引气下行，《本草纲目》曰"其功皆能利气……枳壳利肠胃"。莱菔子降气除胀，类似枳、朴，而其通便之力则胜之；又因其降气通便而不伤阴，可用于阴虚肠燥津亏之便秘。又《医学衷中参西录》云："莱菔子……顺气开郁，消胀除满，此乃化气之品，非破气之品。"

便秘日久，尚需养心柔肝、活血化瘀。便秘久病，易致情志不畅，患者多忧思多虑、脾伤气结，或抑郁恼怒、肝郁气滞，导致心血暗耗，神不守舍。临床表现除见大便干结或不甚干结外，多伴胸胁满闷，精神忧郁，烦躁不宁，舌苔薄腻，脉弦。对此型便秘，陆金根取法甘麦大枣汤之意，临证多加用炙甘草、淮小麦、大枣、丹参、郁金、合欢皮等养心柔肝、宁心安神。《黄帝内经》云："心病者，宜食麦。"小麦甘润滋养、养心缓急。《金匮要略心典》谓："小麦为肝之谷,而善养心气,甘草、大枣甘润生阴,所以滋脏气而止其躁也。"丹参止烦满,益心气,《滇南本草》谓其"补心定志,安神宁心"。郁金清心解郁,《本草衍义补遗》谓其"治郁遏不能散"。合欢皮味甘气平,主养五脏,《本草蒙筌》言其"利心志补阴,安五脏明目。令人事事遂欲,时常安乐无忧"。

功能性便秘日久,便结难下,气滞日久,推动无力,血行不畅,则瘀血内停,所谓"久病必瘀、久病兼瘀"。陆金根认为,在治疗功能性便秘时,气道通、血道也需通也!虽无明显瘀血症状,但据"久病血伤入络"之理,在辨证治疗的基础上适当加入活血化瘀药,必能达事半功倍之效。多数顽固性便秘患者临证除有气滞腑行不畅症状外,尚可见舌暗或有瘀点、瘀斑,脉多沉涩等血瘀表现。其病机属瘀血阻滞肠腑,腑气通降不利。对此,陆金根在理气通便的基础上,常加用桃仁、虎杖、当归等活血通便药,俾使瘀血消散、气机流畅,则便秘可除。桃仁味苦能泻滞血,体润能滋肠燥。《珍珠囊》载:"桃仁,治血结、血秘、血燥,通润大便,破蓄血。"虎杖活血通经,缓泻通便。

陆金根巧用下法,喜用滋润,慎用攻伐。对于功能性便秘缠绵难愈者,可以在前述诸法基础上,酌用下法,可以选用火麻仁、郁李仁等功擅润燥滑肠的药物。《药品化义》载:"麻仁,能润肠,体润能去燥,专利大肠气结便闭。凡老年血液枯燥,产后气血不顺,病后元气未复,或禀弱不能运行皆治。大肠闭结不通,不宜推荡,亦不容久闭,以此同紫菀、杏仁润其肺气,滋其大肠,则便自利矣。"郁李仁专治大肠气滞、燥涩不通。另外,还可选用肉苁蓉、杏仁等药物。其中,肉苁蓉"润五脏,益精血,滑肠"(《本草分经》),而杏仁苦泄润利,有理气润肺、开结润燥之功。

陆金根认为,功能性便秘多病变日久,患者多正气亏虚,切勿妄投攻下,应避免滥用芒硝、大黄等攻伐峻下的药物。若只图一时之快,一味投用大黄、芒硝、芦荟等峻猛攻下之品,则宜致苦寒伤脾,正气更耗,症状反而加重。正如《兰室秘藏·大便结燥门》所云:"大抵治病,必究其源,不可一概用巴豆、牵牛之类下之,损其津液,燥结愈甚。"朱震亨亦云:"如妄以峻利药逐之,则津液走,气血耗,虽暂通而即秘矣。"另外,大黄、芦荟、番泻叶等蒽醌类药物久用可致结肠黑变病。峻猛攻下药虽非陆金根常规用药,但如确属阳明腑实之热结旁流证,"急则治其标",投用峻下之剂,但只宜一二剂,中病即止,以免过剂伤正。

### (四)痔便血论治

陆金根认为,便血多由于湿热下注、热盛迫血妄行所致,多采用凉血清热利湿为主治疗。也有少部分患者大量便血,可兼见气血两虚之证。《临证指南医案》云:"痔疮下血,湿热居多。"清代陈士铎《洞天奥旨》卷九云:"痔疮生于谷道肛门之边,乃五脏七腑受湿热之毒而生者也……虽痔之形状甚多,而犯湿热则一也。"陆金根认为,痔便血多因患者饮食不节,恣食生冷、肥甘,伤及脾胃而滋生内湿,湿热交融,下注肛门,致使肛门部气血纵横、经络交错而生内痔;热盛则迫血妄行,血不循经,则血下溢而便血。正如《疡医大全》所云:"过伤生冷,有耽于醇酒者,有好嗜辛辣煎炒炙煿者。肠胃受伤,以致有湿热浊气瘀血流注肛门。"《外科正宗》云:"夫痔者乃素积湿热,过食炙烤,因久坐而血脉不行,又因七情而过食生冷,以及担轻负重,竭力远行,气血纵横,经脉交错,又或酒色过度,肠胃受伤,以致浊气瘀血,俱能发痔。"

治疗以凉血清热利湿为主,药用生地黄、赤芍、牡丹皮、苍术、黄柏、川牛膝、生地榆、生槐花、生蒲黄、侧柏叶。或又佐以藕节炭、仙鹤草、墨旱莲等,效果满意。正如《东垣十书》所云"治痔漏大法,以泻火、凉血、除湿、润燥为主";《丹溪心法·痔疮》所云"痔疮专以凉血为主"。

生地黄味甘苦、性寒而入血分，能清营血分之热而凉血，通过凉血尚有止血之功效，可用于血热引起的各种出血症。《汤液本草》载生地黄"诸经之血热，与他药相随，亦能治之，溺血便血亦治之"。陆金根认为，凉血止血药多有留瘀之弊，治疗应不忘"疏其血气，令其调达，而致和平"的宗旨，可在止血剂中少佐散瘀之品，使止血而不留瘀，如牡丹皮、赤芍之属。赤芍苦、微寒，有清热凉血、散瘀止痛之效。《药品化义》云："赤芍，味苦能泻，带酸入肝，专泻肝火。盖肝藏血，用此清热凉血。"牡丹皮有清热凉血、活血散瘀之效。《神农本草经疏》载："牡丹皮，其味苦而微辛，其气寒而无毒，辛以散结聚，苦寒除血热，入血分，凉血热之要药也。"

地榆凉血止血，性沉降，尤宜治疗下焦出血，乃痔科要药。《沈氏尊生书》地榆甘草汤即以地榆为主治疗便血。《本草纲目》载："地榆，除下焦热，治大小便血证。"槐花具有凉血止血、清肝泻火的功效，为治疗便血的常用药。《本草求真》载槐花"治大小便血，舌衄"。蒲黄，味甘，性平，入肝、心经，甘缓不峻，性平而无寒热偏胜之弊，长于活血化瘀、收涩止血，具有止血不留瘀之妙。蒲黄生用凉血止血效果最佳。单味生蒲黄煎服或吞服、外敷等，都能凉血止血，若随证配伍其他药物，则效果更佳。侧柏叶生用，长于凉血而止血热妄行。在止血方剂中，无论寒热吐血，都可佐用侧柏叶。《本草汇言》载："侧柏叶……凡吐血、衄血、崩血、便血，血热流溢于经络者，捣汁服之立止。"苍术苦温燥湿健脾。朱震亨云："苍术治湿，上、中、下皆有可用。"黄柏苦寒清热燥湿，偏走下焦，为治下焦湿热要药。川牛膝乃引经之品，可引药下行，辅以藕节炭收敛止血、仙鹤草及墨旱莲益气摄血。藕节炭具有收敛止血的功能。仙鹤草功能止血，性既不温热也不寒凉，乃平和之性，作用广泛，可用于身体各部位出血病证，且无论寒、热、虚、实均可应用，可单独服用，也可配合其他止血药同用，常与墨旱莲相须为用。如属于血热妄行，可配合凉血、止血药如生地黄、赤芍、牡丹皮、侧柏叶、藕节炭等。墨旱莲酸凉甘，酸能收敛，凉能止血、能清热，甘能滋养肝肾，入肝、肾二经，对因肝肾阴虚和血热引起的各种出血证，都有很好的止血作用。《赤水玄珠》载："旱莲草甘寒滋阴泻热，酸寒凉血止血，若以鲜品入药，清热止血力更强。"

陆金根认为，气与血的关系密切，"气为血之帅，血为气之母"，患者出血较多，损伤气血，可酌情加用仙鹤草、墨旱莲益气摄血，体现了气能生血、气能摄血之意。正如《不居集》所云："一身气血，不能相离，气中有血，血中有气，气血相依，循环不已。"因血为气之母，血能生气，所以血盛则气旺，血衰则气少。《血证论》云："血之所以不安者，皆由气之不安故也，宁气即是宁血。"

### （五）论术后排尿困难

肛肠疾病手术采用腰麻，排尿反射受抑制；术中损伤或肛管内敷料填塞过多，创口疼痛引起膀胱和后尿道括约肌反射性痉挛；以及患者紧张不习惯在床上排尿等等多种因素，可导致术后小便不畅，甚至出现尿潴留。陆金根认为，治疗宜在稳定情绪，热敷/按摩下腹部以诱导排尿，促使自行排尿等基础上加以中药治疗。

本病多为本虚标实之证，局部湿热蕴结下焦，气化不利属实；整体脾肾气虚，清阳不升为虚。湿热阻滞，气化不达膀胱，故时欲小便而不得出。因此，治疗需扶正补气，兼清热利湿。陆金根临证常用生黄芪、车前子、白花蛇舌草、马钱子等4味药物。重用生黄芪30g补气利尿为君，且研究表明，黄芪煎剂给大鼠皮下注射或麻醉犬静脉注射均有利尿作用，且利尿作用持续时间长；车前子为臣，有利水道、通小便、止痛之功，且李杲云"车前子，能利小便而不走气，与茯苓同功"；白花蛇舌草清热利湿，《广西中草药》载其"清热解毒，活血利尿，治……

尿路感染";马钱子消肿止痛,虽有毒,含有生物碱,主要为番木鳖碱(士的宁)及马钱子碱,但小剂量使用可提高平滑肌张力,增加膀胱逼尿肌和尿道内括约肌的功能。

### (六)论丹参在便秘方中的应用

便秘患者方中加丹参一味,尤以久秘或年老者为甚。丹参之载,始见于《神农本草经》:"主心腹邪气,肠鸣幽幽如走水,寒热积聚,破癥除瘕,止烦满,益气。一名却蝉草。生川谷。"并且列为上品。后世众医书亦皆称颂其治血之效,如《日华子本草》有言:"破宿血,补新生血……止血崩带下,调妇人经脉不匀,血邪心烦。"《本草纲目》云:"活血,通心包络。治疝痛。"唯通便之功仍不可得。中医论便秘以虚实分之,日久功能性便秘或老年便秘患者尤多虚秘,且虚者可分气、血、阴、阳。其中,又以气、阴两虚兼夹为主证,似《景岳全书·杂证谟·秘结》所云"凡属老人、虚人……多有病为燥结者。盖此非气血之亏,即津液之耗"。后病程缠绵,盖中医凡久病之证,多从"瘀"论治,一来"气为血之帅,血为气之母",血瘀阻于肠道之间则血瘀气滞,肠道气机受阻,便秘丛生。二来,瘀血不去,新血不生,血愈渐虚,然津血同源,津液更为亏损,故气、阴两虚复盛。再者,"气有余便是火",且血瘀日久,易于化热,因而"血瘀""热结""肝郁"等病理产物丛生。另有文著,便秘患者多焦虑抑郁,是为"心主血,主神","肝藏血,主疏泄,调情志",恰与丹参本性相合。

众多医家主张便秘与血瘀互为因果,瘀血既为便秘日久之病理产物,亦为日久便秘之致病因素,血瘀则气阻、津亏、郁热逐现,便秘愈甚。由此可见,丹参之于便秘方,其治血之用最为关键。便秘方中添一丹参,主取其活血、凉血、养血之效。因此,对于便秘患者而言,丹参有效地提高了肠黏膜微循环的血灌注量,且在刺激平滑肌及肌间神经丛以维持正常肠道动力的同时也促进了肠道肌肉层规律性收缩与舒张,增强肠蠕动,故而起到促进排便的作用。丹参治血之功不仅来源于其本身的理血奇功,更有其他功用与之相辅相成。丹参味苦,微寒,古医方中多有以其清热避瘟的记载,如丹参赤膏、丹参汤等。日久便秘患者或有气滞而热结及血瘀而热结之人,热结较甚则燥屎难下,虽有大黄、石膏之峻下之品,但于久病之人必虚,或易伤正而使虚者更虚,且久病之人必瘀,故思量后方以丹参清热之力更为相合。且丹参味苦性寒降泄,更归心经,在凉血之时,更可清热除烦,宁神定志。老年患者更多胸痹、心悸,排便努挣难免耗损心气,佐一丹参更可护心。

另,临床多见便秘日久之人焦虑、烦躁、时有叹息,情志不舒,此乃"郁结"。郁症之中,气、血、痰、火均可致郁而进一步导致气血亏虚,推动无力。郁症主脏在于肝,有道"肝藏血,主疏泄,调情志"。且"肾司二便,而传送之职,则由庚金,疏泄之权,则在乙木"。肝常困于气、血,而丹参本就具有养血安神之功,另其归肝经,养肝血以舒郁,养心血以宁心,加之活血化瘀等功,则其开郁散结之效自不必论。

便秘是多种疾病的一种症状,是一繁杂的病种。古代文书对其病机论述不一,如《素问·举痛论》有:"热气留于小肠,肠中痛,瘅热焦渴,则坚干不得出";《医学正传》提出"气机郁闭"之便秘;《血证论》又言:"……又有瘀血闭结之证,或失血之后,血积未去,或跌打损伤,内有瘀血,停积不行,大便闭结"。可见滋阴清热、开郁散结、活血化瘀等均为治便秘之要点。丹参"治血"之效卓群,而恰又多种功效合而为一,故以丹参一味加入便秘方中更可使疗效倍增,且各型便秘均为适宜。

### (七)肛裂手术治疗经验

肛裂是肛肠科临床常见疾病,表现为肛管皮肤全层裂开并伴有形成的慢性梭形溃疡。

肛裂以周期性疼痛、出血、便秘为主要症状,分为早期肛裂和陈旧性肛裂。陈旧性肛裂需要手术治疗,目的是将肛管溃疡性裂口连同"哨兵痔"以及栉膜带、肛乳头等"附件"一并切除,并切断适量内括约肌。临床实践中,低年资医师常困惑于手术方式的选择,难以把握手术切口位置及切口深度。目前,肛裂手术的方式大致可分为 3 种,包括 3 点、9 点位侧切扩肛术,深切扩肛术,以及后侧正中部"V"形切开"Y"形松解术。下面分别介绍陆金根对这三种术式的操作技巧与处置经验。

1. 截石位 3 点、9 点位括约肌(双或单)侧切术 陆金根认为该术式应注意四点。首先,皮肤切口不宜过大,放射状切口的近肛缘侧距离肛缘应在 1~2cm。其次,需断离的内括约肌可以用血管钳从切口内寻找,但必须以另一手指在肛门直肠内做导引,便于正确寻找与挑出暴露,也可避免直肠黏膜损伤。再次,括约肌的断端不能在有明显渗血的状态下回纳,必须仔细处理,以避免局部血肿形成。最后,切口先不做皮肤缝合,继做另一侧手术,经观察无明显出血征象后再先后做皮肤缝合。

2. 深切扩肛术 陆金根认为该术式应注意以下六点。首先,宜选截石位 5 点位为手术切口点位。5 点位较之截石位 7 点操作相对便利,且一般而言截石位 5 点处动脉血管存在的概率较小。第二,从皮肤切开起,逐层依次向下,层次清晰,可使疮面平坦,利于引流,直达内括约肌群。第三,切忌用血管钳挑起一束混杂性括约肌肌束予以断开,易造成创面的窟窿形,再做整修,势必创伤大,手术创形态势不易控制。内括约肌部切断的尺度应依据术前肛管周径大小、肛管松紧度以及患者个体的体型(如高矮、大小、肥瘦)而定。第四,在内括约肌打断部分肌束的基础上,需再佐以手指扩肛。这样既可使肌束不断裂,又可使肌群形态重组,同时扩肛拉伸的肌束疮面较平坦,利于换药和引流,而且相对偏大的血管断裂性的出血概率明显少。陆金根认为不做切开法,单纯扩肛治疗肛裂成功率低,肛管皮肤与直肠下端的黏膜没被切开,括约肌群未能彻底拉伸而形态被重组,在一定时段后又会再复发,常导致肛管周径如旧。第五,他主张术后应排成形之便,因为每一次正常排便等于是极有效的扩肛,是手术之后的继续治疗。第六,凡肛裂所并发的一切"附属件"如瘘管、肥大乳头、栉膜带、外痔及继发的炎性隐窝应一并处置,不遗留。此外,术中创面如有明显渗血,务必钳夹缝扎,阻断术后可能大出血的环节,以保证术后的安全。

3. 后侧正中部"V"形切开"Y"形松解术 陆金根认为该手术方式应严格控制适应证。瘦者皮下组织少而松宜用,肥者皮下组织满而紧慎用。此外,术中应注意三点。首先,皮瓣游离要彻底,保障足够松弛度,否则皮肤缝合易造成张力性撕裂。其次,"Y"形缝合是为近肛端的皮瓣能向肛缘推移而增大肛口周径的宽度,游离松解不够,上移距离短,手术效果肯定差。最后,内括约肌部位也需做部分肌束断离,双重松解效果更理想。

陆金根根据多年临床经验,提出肛裂手术治疗的核心是保障肛门周径的适度,保证肛门括约功能的完整性,避免务须修正的再手术,努力提升患者的生活质量。陆金根临证治疗肛裂经验丰富,值得临床学习借鉴。

### (八)混合痔手术治疗经验

混合痔是肛肠科最常见的疾病。混合痔手术方式主要有外切内扎术、外剥内扎术以及吻合器痔上黏膜环切术(PPH)。前两种手术常佐以悬吊之技。

1. 外切(或外剥)内扎术 外切内扎与外剥内扎术,区别在于对"外痔"部分的处理方式不同。"切"的手术简单,然手术创面大,肛周皮肤缺损多,不易做必须的缝合。"剥"是将外痔病灶的静脉团(丛)剥离、剔除,手术相对难度高,耗时长,然术后手术创面相对小,肛周皮肤缺损少,为缝合创面所必需的皮瓣提供了条件。手术中应注意以下几点:

(1)注意皮桥、黏膜桥的保护和存留:没保留黏膜桥、皮肤桥,几乎就是一个360°创伤,既愈合期长,且愈合瘢痕无弹性余地,易致肛管(门)狭窄。

(2)注意"内痔"部分的缝扎点要保持"犬齿状":若"内痔"部分的结扎点处于同一水平面,术后愈合瘢痕的挛缩可致直肠下端狭窄。"犬齿状"是指缝扎点位上下落差。

(3)外痔区域切、剥疮面的缝合选择:①疮面缝合虽可明显缩短治疗周期;②然务必留1~2处敞开疮面不予缝合,以此保障术后肛管(门)的周径必然相应增大,不致狭窄。

(4)必要时在相应的"外痔"切、剥区域适度打断相应的内外括约肌,可以避免术后肛门的狭窄而便于排便。

(5)"悬吊"可缩小"外痔"被切(或剥)所形成的创面:"悬吊"能否成功有效,在于是先缝扎内痔,还是先切(或剥)外痔,有一个类似下围棋时所讲究的"先后手"的顺序问题。

综上所述,正确的手术操作一定是先(切或剥)处理外痔,将内痔及已被"游离"的外痔整体最大程度上推,再继做内痔的缝扎,由于支点上提固定,产生的拉力即可显现效应。

2. PPH 这种手术方式应力避术后肛门直肠的坠胀、隐痛症状与狭窄体征。手术中应注意以下几点:

(1)手术适应证一定要从严掌握。

(2)术中一定要做肛指检查,了解直肠黏膜松弛度,以及直肠腔隙容积量(空间)。

(3)"荷包"缝合针间密度及进针的深度应视每一个患者的实体体征而定,不能一统。"击发"之前荷包缝线牵拉务必要匀度。

(4)必要时附加"痔外静脉丛剥离",以保证术后肛周区域的清纯度。

**(九)炎症性肠病经验**

炎症性肠病(IBD)是一组特发性、慢性、炎症性肠道疾病状态。炎症性肠病涵盖的病种包括克罗恩病(CD)与溃疡性结肠炎(UC)。克罗恩病中医称之为腹痛、泄泻、积聚、便血;溃疡性结肠炎中医称之为休息痢、久痢、肠澼。

根据中华中医药学会脾胃病分会《溃疡性结肠炎中医诊疗专家共识意见》(2009年),溃疡性结肠炎常用的中医辨证分型与治则为:①大肠湿热证,治宜清热化湿,调气行血;②脾虚湿蕴证,治宜健脾益气,化湿助运;③寒热错杂证,治宜温中补虚,清热化湿;④肝郁脾虚证,治宜疏肝理气,健脾和中;⑤脾肾阳虚证,治宜健脾补肾,温阳化湿;⑥阴血亏虚证,治宜滋阴清肠,养血宁络。克罗恩病目前尚无统一的规范标准。

陆金根发现,炎症性肠病在临床上可见一组症候群:首先,排便次数增多。第二,排便时间定时或无定时;有些与进食有关,进食后即欲排便;有些突发激惹发作。第三,大便成形或溏薄,有便血与黏液(单离或混合),便血色泽晦暗。第四,腹痛部位无固定;程度以钝痛居多,剧痛少见;疼痛性状持续隐痛,断续频发。第五,腹胀者矢气或增多,或未增多;排气后或减轻或如常。综上所述,全身症状可见面色㿠白,神委,排便次数增多,腹痛腹胀明显,便血或有或无,黏冻或多或少,突发性腹痛排便无先兆之证,随即而发,夜寐差,性情烦躁焦虑,苔黄腻,也可白腻,脉多涩,也带细或弦。此外,诊断应以肠镜影像学为准。

陆金根认为,炎症性肠病的共同特征是:症可缓可消,而病难愈;易迁移,易复发;疗效个体差异大。因此,治疗中应注意四点:①抓要点,抓某一阶段的主要症状和体征;②归大类,分型不宜过细,否则易拿捏不定,进而造成偏差;③定主线,辨清邪实、正虚、变症,即抓主症顾兼症;④立治则,大法中容小法。

陆金根治疗炎症性肠病"清、补"二法择机而施。他将炎症性肠病分为4型,分型与治则分别是:①湿邪内蕴、脾失运化,治宜清热解毒为先,健脾化湿为辅;②肝旺侮脾、肠风内生、湿浊壅滞,治宜疏肝健脾祛风为重,清浊化湿为从;③湿邪未尽、脾肾阳虚,治宜温补脾肾之阳,佐以清化湿浊;④湿浊困脾、肝急扰神,治宜清化之际,务以缓肝主之。此外,治疗中尤其不忘肝之变,肝旺侮脾;不忘情志之伤,心神之变,源于肝郁,损于脾运;不忘虚损之脏,肾阳虚之变。

陆金根常用方剂有红藤败酱散、白头翁汤、痛泻要方、苓桂术甘汤、甘麦大枣汤、二仙汤、大乌头煎等。常用药物有红藤、败酱草、白头翁、秦皮、地锦草、萹蓄、青黛、黄芩炭、柴胡、防风、白芍、陈皮、炒白术、怀山药、扁豆、薏苡仁、赤石脂、白豆蔻、诃子、淮小麦、大枣、生甘草、炙甘草、炮姜炭、淡附片、山茱萸、仙茅、淫羊藿、巴戟天、菟丝子、柴胡、茜草等。

用药后一般2周即可明显起效,症见腹泻改善,腹痛减轻,神清气爽,睡眠得安,食欲转馨,面色转华。肠镜检查可见充血缓解,水肿消退,溃疡修复,脓苔消失。血液学检查可见血沉下降,渐趋正常。此外,陆金根尤其关注患者体重是否增加,认为体重增加是病情好转的标志。

## 四、经验方与转化

### (一)红英饮

【药物组成】红藤、败酱草、白头翁、山茱萸、生黄芪、太子参。

【功效】益气补肾,清热解毒。

【方解】红藤为君药,味苦,性平,入胃、大肠经,具有清热解毒、活血通络的功效,是治疗肠痈的要药。败酱草、白头翁为臣药,与红藤合用,加强清热解毒、活血排脓的作用。生黄芪补益中土,温养脾胃。《神农本草经》曰黄芪"主治痈疽,久败疮,排脓止痛……补虚"。《珍珠囊》曰:"黄芪甘温纯阳,其用有五:补诸虚不足,一也;益元气,二也;壮脾胃,三也;去肌热,四也;排脓止痛,活血生血,内托阴疽,为疮家圣药,五也。"太子参体润性和、补气生津,配黄芪,补益之效大增。山茱萸为佐药,壮元气、补益肝肾。三药协同共为佐使药。全方急攻缓补,内外兼施,共奏益气补肾、清热排毒之功。

【适用范围】湿热内蕴、脾肾两虚型泄泻。

【临床和实验研究】回顾性研究2016年上海中医药大学附属龙华医院克罗恩病肛瘘患者服用红英饮的疗效,观察组35例为中药红英饮口服联合切开拖线疗法并结合生物制剂英夫利昔单抗静脉滴注治疗,对照组31例为切开拖线疗法结合生物制剂英夫利昔单抗静脉滴注治疗。结果:中药组愈合时间为(39.86±5.78)天,明显较对照组愈合时间缩短[(48.29±4.98)天,$P<0.01$]。克罗恩病活动指数(CDAI)、肛周疾病活动指数(PDAI)及中医证候总积分明显改善,差异有显著意义。研究提示红英饮在缩短克罗恩病肛瘘愈合时间,缓解症状,提高生活质量方面有其优势。

动物实验显示,红英饮能够改善葡聚糖硫酸钠(DSS)诱导炎症性肠病(IBD)小鼠模型结肠大体形态变化和病理损伤情况,降低血清IL-6,结肠组织STAT3、p-STAT3蛋白与p53 mRNA的表达,同时促进VEGFmRNA的表达。

【医案】刘某,男,42 岁。2014 年 2 月 21 日初诊。患者自诉每日解赤白黏冻便 2~4 次,伴有脐周腹痛、齿龈出血,口苦,舌红,苔白腻,脉细数。电子肠镜检查提示溃疡性结肠炎(直、乙结肠)。

西医诊断:溃疡性结肠炎。

中医辨证:湿热内蕴,脾肾阳虚。

治则:温补脾肾,佐以和营清热。

处方:红藤 15g,败酱草 30g,牡丹皮 9g,白头翁 15g,秦皮 12g,木香 3g,玄参 15g,炒白术 12g,巴戟天 15g,大枣 15g,炙甘草 9g。28 剂。

二诊:2014 年 3 月 21 日。患者症状缓解,每日解大便 1~2 次,便质软,偶有黏冻,腹痛不甚明显,无口苦,舌红苔薄,脉细濡。辨证:气阴亏损,湿热下注。治则:养阴清热利湿。

处方:玄参 12g,生地黄 12g,麦冬 12g,天花粉 12g,太子参 15g,黄柏 15g,白头翁 30g,秦皮 12g,地锦草 30g,红藤 30g,败酱草 30g,厚朴 9g,生甘草 3g。28 剂。

三诊:2014 年 4 月 18 日。患者大便每日 1 次,质软,无黏冻,无腹痛。舌尖红,苔薄白腻,脉细数。再拟原法为治。

处方:红藤 15g,败酱草 30g,白头翁 15g,秦皮 12g,青黛 15g,黄柏 12g,黄芩 15g,地锦草 30g,防风 30g,白芍 30g,炒白术 15g,陈皮 9g,太子参 15g,山药 12g,菟丝子 15g,巴戟天 15g,大枣 15g,炙甘草 9g。28 剂。

四诊:2014 年 5 月 16 日。患者刻下大便 1 日 1~2 次,质软成形,无腹痛,体重渐增。舌尖红,苔薄白腻,脉细数。再拟原法为治。上方续服,21 剂。

五诊:2014 年 6 月 6 日。患者大便 1 日 1~2 次,质软成形,无腹痛。2014 年 6 月 5 日复查电子肠镜提示全大肠黏膜未见异常。

按语:溃疡性结肠炎是一种病变主要累及结肠黏膜和黏膜下层的慢性非特异性炎症,病因尚不十分清楚。临床表现为腹泻、黏液脓血便、腹痛等,属中医"泄泻""腹痛""肠澼"等范畴。本病多因感受外邪,内蕴大肠;或损伤脾胃,酿生湿热;或饮食所伤,脾失健运,湿浊内生,郁而化热;或情志失调,损伤肝脾,肝脾不和,气滞血瘀;或素体肝肾不足而发。本病病位在大肠,涉及脾、肝、肾、肺诸脏。湿浊蕴肠,气滞络瘀为基本病机,脾虚失健为发病基础,饮食不调为主要发病诱因。陆金根治疗溃疡性结肠炎,倡导在扶正祛邪的辨证治疗中,始终应顾护胃气,不可单纯补摄;治疗以"热痢清之、寒痢温之、初痢实则通之、久痢虚则补之、寒热交错者清温并用、虚实夹杂者攻补兼施"为治疗大法;认为疾病初起之时,以实证、热证多见,治宜清热化湿解毒;久病多虚、多寒,应补虚温中,调理脾胃,温阳补肾,兼以清肠,收涩固脱。临床用药宜结合具体病情施治,忌过早补摄,忌峻下攻伐,忌分利小便。本案初诊,患者解赤白黏冻便,伴腹痛,舌红,苔白腻,脉细数,辨证为湿热内蕴、脾肾阳虚,方用红藤、败酱草、白头翁、秦皮、地锦草等清肠化湿、解毒消痈;加牡丹皮、木香行气活血通络;久病累及脾肾,故用玄参、白术、大枣补益中气,巴戟天温阳益肾。二诊患者偶解黏冻便,腹痛亦不甚明显,舌红,苔薄,脉细濡,证属气阴亏损、湿热下注,故以玄参、生地黄、麦冬三药合用,取法增液汤,意在养阴清热,与天花粉、太子参合用更增益气生津之力;黄柏清热燥湿,厚朴调畅气机。三诊患者症状基本已除,以青黛、黄柏、黄芩加强清热利湿之效;并合白芍、防风、白术、陈皮健脾祛风,益气固本;太子参、菟丝子、山药等温补脾肾;诸药合用,清热利湿、凉血排脓、行气止痛、补脾温肾,则黏血便止,腹痛消,诸症愈。续服上方以巩固疗效,复查肠镜已无明显异常,收效甚佳。

### （二）益气开秘方

【药物组成】生黄芪 30g，生白术 15g，枳实 12g，杏仁 12g，生地黄 15g，当归 15g。

【功效】益气养阴，润肠通便。

【方解】方中以生黄芪、白术为君药，其中黄芪味甘、性微温，入脾、肺经，有补气升阳、托毒生肌等功效；白术味苦甘、性温，归脾、胃经，有健脾益气、燥湿利水等功效。《本草正义》载："黄芪……补益中土，温养脾胃，凡中气不振、脾土虚弱、清气下陷者最宜。"脾气健则津液布。通过补气益气，升清降浊，蒸化津液，以达补阴目的。滋阴而生津，津气互化，大肠亦得以濡养。方中以杏仁、枳实为臣药，理气开秘以开上窍、通下窍，促进大肠传导能力。杏仁味苦，性温，入肺、大肠经，《本草便读》认为其"能润大肠，故大肠气闭者可用之"。黄芪、白术与杏仁、枳实合用，在补益脾肺之气的同时，宣肃肺气，肺气条达则大肠传导功能恢复正常。生地黄为生津清热养阴之要药，当归具有养血补血、润肠通便的功效，少佐以生地黄、当归以助养阴增液、濡养肠道之功。全方共奏益气养阴、润肠通便之功。

【适用范围】脾气虚弱型功能性便秘。

【临床和实验研究】2009—2010 年以本方治疗 30 例气阴两虚型慢传输型便秘患者，并与 30 例莫沙必利口服组对照。结果：益气开秘方观察组总有效率为 73.33%，莫沙必利组总有效率为 46.67%，差异有统计学意义。治疗后，益气开秘方组对排便时间的改善程度明显优于对照组（$P<0.01$），对于腹胀的改善优于对照组（$P<0.05$）。益气开秘方组治疗前后血清 NO 含量及 P 物质（SP）含量变化，与对照组比较，差异均有统计学意义（$P<0.01$）。益气开秘方组升、降结肠振幅、频率治疗后均较治疗前明显提高，与对照组比较差异均有统计学意义（$P<0.01$）。

动物实验研究显示，益气开秘方可促进肠动力障碍（STC）模型小鼠的结肠组织中一氧化氮合酶（NOS）、血管活性肠肽（VIP）表达。体外实验研究显示，正常组、STC 模型组与益气开秘方中药组 Cajal 细胞均存在钙离子振荡，其中模型组 Cajal 细胞钙振荡幅度明显减弱，益气开秘方中药组 Cajal 细胞钙振荡幅度接近正常组；加入外源性 NO 供体后，细胞内荧光强度在数秒内迅速上升，再经 PKG 抑制剂干预后，细胞内荧光强度迅速下降至接近药物干预前的基础水平。研究提示，益气开秘方对肠动力的恢复作用可能是通过 NO-cGMP-PKG 途径，增加一氧化氮合酶（NOS）表达，促进 NO 的释放，发挥 NO 对 Cajal 细胞的保护作用。

【医案】朱某，男，82 岁。2014 年 10 月 10 日初诊。患者便秘 2 年，排便费力，约 3~5 日解大便 1 次，质干，近半年来又因服用治疗帕金森病的药物致便秘更甚，常 5~7 日方可解便 1 次，便质干硬，口干。舌质红，苔薄，脉沉细。

西医诊断：便秘。

中医辨证：气阴亏损。

治则：益气养阴清化。

处方：生黄芪 45g，生白术 45g，生地黄 30g，麦冬 12g，玄参 30g，当归 30g，炒枳实 30g，大腹皮 15g，炒枳壳 30g，莱菔子 30g，全瓜蒌 30g，槟榔 18g，木香 9g，丹参 30g，桃仁 12g，红花 12g，火麻仁 30g，生甘草 9g，川朴 15g。14 剂。

二诊：2014 年 10 月 24 日。服上方后矢气明显增多，排便较前有所改变，约 3 日解便 1 次，质仍偏干，口干不甚。舌质瘀，苔薄，边有齿痕，脉沉细。再拟益气养阴清化为治。

处方:生黄芪 45g,生白术 45g,生地黄 30g,当归 30g,炒枳实 30g,玄参 30g,莱菔子 30g,全瓜蒌 30g,大腹皮 15g,桔梗 12g,杏仁 12g,丹参 30g,槟榔 18g,木香 9g,桃仁 12g,红花 12g,火麻仁 30g,生甘草 9g。14 剂。

三诊:2014 年 11 月 7 日。服药近 1 个月,排便渐畅,每 1~2 天可排便 1 次,自感较前顺畅,便质转软。舌质瘀,苔薄润,脉沉细。再拟原法为治。

处方:生黄芪 60g,生白术 60g,生地黄 30g,玄参 30g,当归 30g,炒枳实 30g,全瓜蒌 30g,莱菔子 30g,大腹皮 30g,炒枳壳 15g,川朴 15g,桔梗 12g,丹参 30g,槟榔 18g,木香 9g,桃仁 12g,红花 12g,火麻仁 15g,生甘草 9g。14 剂。

四诊:2014 年 11 月 21 日。患者排便已基本顺畅,量亦增多,且可成形。舌质瘀,苔薄腻,脉沉细。继拟原法为治,原方 14 剂。

五诊:2014 年 12 月 5 日。近 1 周大便虽每日可行,但量较前减少,质干硬。舌质瘀,苔薄腻,脉沉细。再拟益气养阴为治。

处方:上方加麦冬 12g、南北沙参各 15g、知母 15g、百合 15g。14 剂。

六诊:2014 年 12 月 19 日。患者尚能每日排便,但近日矢气少,腹胀明显,伴口干欲饮,舌体刺痛。舌质瘀,苔腻,脉沉细。拟益气养阴、和营通络为治。

处方:生黄芪 60g,生白术 60g,生地黄 30g,玄参 30g,天花粉 15g,麦冬 12g,当归 15g,炒枳实 30g,川朴 15g,莱菔子 30g,全瓜蒌 30g,大腹皮 30g,炒枳壳 15g,槟榔 18g,木香 9g,丹参 30g,桃仁 12g,红花 12g,火麻仁 30g,生甘草 6g。14 剂。

七诊:2015 年 1 月 2 日。大便每日可行,质转稀溏,反较前费力,伴胃脘嘈杂不舒,时有心悸心慌。舌质瘀,舌体胖,苔薄,脉沉细。再拟益气养阴、生津润肠。

处方:上方去天花粉,加太子参 15g、五味子 15g、桑椹 30g、柏子仁 15g。14 剂。

八诊:2015 年 1 月 16 日。患者大便基本每日 1 行,偶有间日排便,便质软,近日自觉胃脘闷胀,矢气少,夜寐欠安。舌质淡,苔白腻,脉弦带滑。再拟益气养阴、温肾润燥为治。

处方:生黄芪 60g,生白术 60g,生地黄 30g,玄参 30g,当归 30g,炒枳实 30g,川朴 30g,莱菔子 30g,全瓜蒌 30g,桔梗 12g,炒枳壳 30g,丹参 30g,槟榔 30g,桃仁 12g,红花 12g,火麻仁 30g,肉苁蓉 15g,柏子仁 15g,生甘草 12g。14 剂。

按语:便秘是常见病,严重者可影响患者的生活质量。除了一些器质性因素外,心理因素、饮食因素、药物因素也会导致便秘,正如本案患者年老体衰,气阴亏虚,素有老年性便秘,但在服用治疗帕金森病的药物以后,便秘明显加重。除此之外,服用一些抗抑郁药、抗癫痫药等也会导致便秘,临床上治疗便秘时需要注意。由于有些药物患者必须长期服用,因此药物性便秘治疗上比较困难,病情也容易反复,治疗周期较长。陆金根认为本案患者年老体虚,阴血不足,气虚推动无力,阴虚肠道失养,故发为便秘。《医宗必读》曰:"老年津液干枯,妇人产后亡血,及发汗利小便,病后血气未复,皆能秘结,法当补养气血,使津液生则自通。"根据病因病机,陆金根认为对于本案患者,在治疗上则应益气养阴,兼以清热。方中重用生黄芪可补一身之气,重用生白术健脾益气,生地黄、玄参、麦冬合用可增水行舟、滋阴凉血清热、生津润燥,与当归合用,更可养血润燥,俾肠润则大便得行。患者为老年患者,故用火麻仁润下,一般不使用大黄、番泻叶等峻下药物,以免攻伐太过,损伤正气;六腑以通为用,以降为和,故陆金根在治疗时注意调畅气机,又肺与大肠相表里,故采用桔梗、杏仁配伍,一升一降,宣肺降气,使气机升降有序,俾肺气宣降,肠腑则通;厚朴、枳实合用,则可下气除满、行气消胀,配以枳壳、莱菔子，更可导气下行、降气通便；木香可通三焦、解六郁，槟榔下气最速，二者合用，亦增下气除满之功；久病夹瘀，故用桃仁、红花、丹参以奏活血祛瘀、润肠通便之功；由于药物因素导致的便秘病程较长，且易反复，患者精神压力相对较大，易引起睡眠质量欠佳，故常加用柏子仁养心安神，兼以润肠通便。患者为老年人，且久病体虚，肉苁蓉可补肾阳、益精血、润肠通便，且现代药理学研究表明肉苁蓉有增强肠蠕动的作用，故针对药物性便秘可考虑使用；生甘草可调和诸药。

**（三）复黄片**

【药物组成】蒲黄炭、地榆炭、槐角、大黄。

【功效】凉血止血，消肿止痛，清热通便。

【方解】蒲黄炭为君，《中华本草》载其味甘微辛，性平，归肝、心、脾经。《药品化义》载："蒲黄……若诸失血久者，炒用之以助补脾之药，摄血归源，使不妄行。"单此一药而具标本同治之功，兼有止血不留瘀之妙。蒲黄炒炭后能增强收涩作用，止血作用显著，多用于吐血、咯血、鼻衄、便血、尿血、崩漏。地榆炭收敛止血，槐角凉血止血，均为治疗便血良药，共为臣。君臣合用可使血既止且不留瘀。槐角的凉血佐以大黄的泄热通便，使得热既除而血自安。

【适用范围】风热瘀阻兼湿热壅滞之肛肠疾病的出血症状。

【临床和实验研究】临床研究表明，复黄片治疗内痔便血安全、有效。1992 年，复黄片获批上海市卫生局第一批自制制剂。在第四代传人陆金根及其团队的努力下，进行了系列的临床、临床前研究及成果转化。2006 年 11 月 22 日复黄片组方获得国家发明专利。2012 年 8 月获得药物临床试验批件。由上海中医药大学附属龙华医院制定的双中心随机盲法阳性药物对照实验设计方案，由上海中医药大学附属曙光医院和上海市中医医院负责实施试验的复黄片治疗 144 例内痔出血病例研究中，试验组口服复黄片 4 粒，每日 3 次；对照组口服痔宁片 4 粒，每日 3 次。在第 3 天和第 7 天时观察患者的便血、齿线上黏膜等症状体征的变化。结果显示，试验组完成 70 例，对照组 72 例。治疗后，两组各症状体征积分均下降；治疗组便血积分下降优于对照组，差异有显著意义。治疗第 3 天，治疗组总有效率（59%）高于对照组（28%），差异有显著意义。两组均无明显不良反应发生。

复黄片具有消炎、消肿、止痛、止血、收敛和抗菌等药理作用。动物实验研究显示，复黄片给药 1 周能明显缩短小鼠断尾出血时间、家兔凝血时间和凝血酶原时间；能明显减轻大鼠肛门局部溃疡程度及肛周组织肿胀；在体外一定浓度下对 8 种实验菌株均有不同程度的抑制作用。试管法结果显示，其抗菌效果依次为金黄色葡萄球菌＞沙门菌、大肠杆菌、白念珠菌＞痢疾杆菌＞枯草芽孢杆菌、甲型溶血性链球菌、肺炎球菌。对金黄色葡萄球菌最低抑菌浓度可达到 0.59mg/ml。平皿法结果显示，其抗菌效果依次为甲型溶血性链球菌、肺炎球菌＞金黄色葡萄球菌、沙门菌、大肠杆菌、白念珠菌、痢疾杆菌＞枯草芽孢杆菌。其最低抑菌浓度最低可达到 2.75mg/ml。

此外，复黄片小鼠急毒试验、大鼠长毒试验均显示安全。大鼠 I 阶段生殖毒性试验显示大鼠生殖系统功能检查无异常。

【医案】林某，男，38 岁。2014 年 1 月 10 日初诊。患者反复便血近 2 个月，色鲜量较多，排便每日 1 行、质干，溲赤，肛门灼热疼痛，2 年前曾行痔疮手术。苔黄腻，脉浮数。肛检：截石位 7 点位见手术瘢痕，3 点、11 点位混合痔，内痔黏膜充血、糜烂。

西医诊断：混合痔。

中医辨证:湿热下注,迫血妄行。

治则:凉血清热化湿。

处方:生地黄 15g,赤芍 15g,牡丹皮 15g,苍术 15g,黄柏 12g,川牛膝 12g,生地榆 30g,生槐花 12g,生蒲黄 12g,侧柏叶 30g,藕节炭 30g,仙鹤草 30g,墨旱莲 15g,生甘草 9g。

二诊:14 剂后来诊。患者便血及其他诸症皆消。苔黄腻,脉浮数。效不更方,继服原方 14 剂以巩固疗效。

按语:陆金根认为Ⅰ度、Ⅱ度内痔便血多由于湿热下注、热盛迫血妄行引起,采用凉血清热利湿为主治疗,效果满意。方中生地黄能清营血分之热而凉血,通过凉血尚有止血之功效,可用于血热引起的各种出血症;《汤液本草》载生地黄"诸经之血热,与他药相随,亦能治之,溺血便血亦治之"。陆金根认为,凉血止血药多有留瘀之弊,治疗应不忘"疏其血气,令其调达,而致和平"的宗旨,可在止血剂中少佐散瘀之品,使止血而不留瘀,如牡丹皮、赤芍之属。地榆凉血止血,性沉降,尤宜治疗下焦出血,乃痔科要药。槐花具有凉血止血、清肝泻火的功效,为治疗便血的常用药;蒲黄生用凉血止血效果较佳,单味煎服或吞服、外敷等都能凉血止血,若随证配伍其他药物,则效果更佳;侧柏叶生用,长于凉血而止血热妄行,在止血方剂中,无论寒热吐血,都可佐用,《本草汇言》载"侧柏叶……凡吐血、衄血、崩血、便血,血热流溢于经络者,捣汁服之立止"。苍术苦温燥湿健脾,朱震亨云"苍术治湿,上、中、下皆有可用";黄柏苦寒清热燥湿,偏走下焦,为治下焦湿热要药;两药配伍即为二妙丸,是中医用于清热燥湿的名方,广泛应用于湿热下注引起的炎症、红肿、渗出等症。川牛膝乃引经之品,可引药下行,因此多用于治疗下部疾患。《医学衷中参西录》云:"牛膝……原为补益之品,而善引气血下注,是以用药欲其下行者,恒以之为引经。"藕节炭具有收敛止血的功能,《日用本草》载其"清热除烦,凡呕血、吐血、出血、败血,一切血症宜食之"。仙鹤草功能止血,性既不温热也不寒凉,乃平和之性,作用广泛,可用于身体各部位出血病症,且无论寒、热、虚、实均可应用,可单独服用,也可配合其他止血药同用,常与墨旱莲相须为用。墨旱莲酸凉甘,酸能收敛,凉能止血、能清热,对因肝肾阴虚和血热引起的各种出血症,都有很好的止血作用。陆金根认为,气与血的关系密切,"气为血之帅,血为气之母",因患者出血较多,损伤气血,可酌情加用仙鹤草、墨旱莲益气摄血,体现了气能生血、摄血之意。

(王　琛)

# 第十四章

# 皮 肤 病

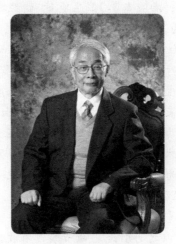

马绍尧

## 一、个人简介

马绍尧(1939— ),男,安徽省淮南八公山人。1956年高中毕业,考取了上海中医学院中医专业。1960年,拜全国著名外科大家顾伯华为师,1969年到华山医院进修,师从施守义、李祖熙等。在多位老师的教导下,打下了坚实的中西医诊治皮肤病的基础。1990年龙华医院独立成立了"皮肤性病科",担任首届主任。现为上海中医药大学附属龙华医院皮肤科主任医师、教授,"顾氏外科"第四代传承人,皮肤病方向主要传承人。上海市名中医,全国名老中医传承工作室指导老师,第三、第五、第六批全国老中医药专家学术经验继承工作指导老师,上海市后备学术专家培养指导老师,上海市名老中医药学术经验高级研修班(博士)以及上海市中医皮肤科工作室、龙华医院皮肤科工作室导师,上海市中医药学会皮肤科分会顾问,中国中西医结合学会皮肤性病专业委员会/世界中医药学会联合会皮肤性病专业委员会顾问。《中国中医药学术年鉴》编委。

马绍尧提倡谨守病机,临床要辨证与辨病相结合。融合中医经典,结合数十年临床经验,在学术上提出了"火毒立论"的皮肤病病机特点,强调重视脏腑辨证,逐渐总结形成了"从肝论治银屑病""从脾论治湿疹""从肾论治脱发"等脏腑辨证皮肤病的学术经验体系。2016年"心肺脾三脏同调理论指导下的湿疹防治研究"荣获了第六届上海市中医药科学技术进步奖二等奖。

马绍尧曾主编《现代中医皮肤性病学》《现代中医皮肤性病诊疗大全》《实用中医皮肤病学》《临床袖珍手册:中医外科》《马绍尧治疗皮肤病临证经验医案集要》等。并先后参编《中医外科学》(高等医药院校教材,第5版)、《中医外科学》(教学参考资料,顾伯康主编)、《实用中医外科学》(顾伯华主编)、《中国医学百科全书·中医外科学》(黄耀燊主编)、《皮肤病研究》(秦万章主编)、《中医外科临床手册》(顾伯华主编)、《儿科常见病症》(张奇文主编)等。先后发表文章60余篇,主要有《阴阳学说在中医外科临床的运用》《皮肤病的辨证分型施治》《辨证治疗寻常型银屑病312例》《辨证治疗系统性红斑狼疮96例临床观察》《慢性皮肌炎的辨证施治》《辨证治疗50例系统性硬皮病临床总结》等。

培养传承人情况:历年来培养博士研究生3名,全国及上海师承班及西学中学员10余人,名中医工作室传承人10余人。

## 二、学术思想与学术观点

皮肤病上千种,50多年来,他总结运用中医中药治疗有效者300多种,病因复杂,治法繁多。归纳其要点有二:

### (一)急性皮肤病多数以风湿热毒为直接因素

《素问·生气通天论》说:"风者,百病之始也","汗出见湿,乃生痤疿","劳汗当风,寒薄为皶,郁乃痤"。《素问·汤液醪醴论》说:"夫病之始生也,极微极精,必先入结于皮肤。"《素问·玉机真脏论》云:"身热而肤痛,为浸淫","风者百病之长也,今风寒客于人,使人毫毛毕直,皮肤闭而为热"。《素问·太阴阳明论》云:"伤于风者,上先受之。"《素问·风论》云:"风者善行而数变,腠理开则洒然寒,闭则热而闷","风气与太阳俱入,行诸脉俞,散于分肉之间,与卫气相干,其道不利,故使肌肉愤䐜而有疡"。上述论述与临床所见相符。当然,风邪与寒、湿、热、火、毒合而为病者多,如风寒、风热、风湿、风湿热、风火毒等,如荨麻疹、湿疹、皮炎等过敏性皮肤病,以及麻疹、风疹、手足口病等病毒性皮肤病。"风淫于内,治以辛凉",因此疏散风寒、辛凉解表、祛风清热化湿、泻火解毒是常用之法,而麻黄汤、桂枝汤、桑菊饮、银翘散是常用之方。

湿邪是常见皮肤病的又一主要因素,因季节闷热,住处潮湿,或职业关系,而涉水淋雨,如《素问·阴阳应象大论》所说"地之湿气,感则害皮肉筋脉",《素问·太阴阳明论》所说"伤于湿者,下先受之"。湿邪停滞,在上则面部垢浊色暗,在下则生疮,脚气糜烂流汁。湿郁则化热、生火、生燥,也有"瘀血化水"者,以致疮疡难愈,迁延日久,不能根治,如真菌性、化脓性皮肤病,血管性、代谢障碍引起的疾患,多属此类,常以化湿为主,兼清热、泻火、解毒、燥湿、祛风、化瘀等法。常用萆薢渗湿汤、五苓散、三妙丸、防风通圣丸、龙胆泻肝丸等。

热毒引发皮肤病更为常见。《灵枢·痈疽》说:"大热不止,热胜则肉腐。"热为火之轻,毒为火之重,热火毒致病,则多数感染性皮肤病,由此而起。广义而言,病毒、细菌、支原体、油漆、汽车尾气、皮革、塑料、农药、电磁波辐射、火灾等等,均可使皮肤损容,出现热、火、毒证候,因此,清热、泻火、解毒是多用之法,银花甘草汤、普济消毒饮、凉膈散、黄连解毒汤是常用方。

### (二)慢性皮肤病,或急性失治,日久必伤及脏腑

疑难性皮肤病多与脏腑功能失调,或内外因素合而成疾,或五脏相关,某脏病久损及他

脏或多脏均伤。辨病因分六淫、内伤、饮食劳倦或其他伤害；辨病性为八纲、气血；辨病位察脏腑及所主，另有体质禀性、天气、地理、人际等。正如《素问·阴阳应象大论》所说："邪风之至，疾如风雨，故善治者治皮毛，其次治肌肤，其次治筋脉，其次治六腑，其次治五脏"；"其有邪者，渍形以为汗；其在皮者，汗而发之"；"其实者，散而泻之"，"血实宜决之"。

马绍尧比较有特色的学术思想有"从肝论治银屑病""从脾论治湿疹""从肾论治脱发"。

### （一）从肝论治银屑病

银屑病是一种常见的反复发作的急慢性炎症性红斑鳞屑性皮肤病。中医文献有类似记载，如《诸病源候论·疮病诸候·干癣候》说："干癣，但有匡郭，皮枯索痒，搔之白屑出是也。"《疮疡经验全书》云："干癣，搔则出白屑，索然凋枯，如蟹瓜路之形。"《医宗金鉴·外科心法要诀》将本病命名为"白疕"，如"白疕之形如疹疥，色白而痒多不快，固有风邪客肌肤，亦由血燥难荣外"，"生于皮肤，形如疹疥，色白而痒，搔起白皮。由风邪客于皮肤，血燥不能荣养所致。初服防风通圣散，次服搜风顺气丸（大黄、车前子、山茱萸、山药、牛膝、菟丝子、独活、火麻仁、槟榔、枳壳、郁李仁、羌活）"。由此可见，中医认为本病的发病与风邪、血分有关，治用具有祛除风邪、清热利湿、理气活血、补益肝肾、通便解毒等作用的中药。马绍尧早期认为本病多由风寒、风热之邪侵袭，营卫失和，气血不畅，阻于肌肤，日久化热而生，或因脾虚失其健运，湿热蕴积，郁阻肌肤所致；亦可因风、湿、热、毒日久化热，生风，生燥，肌肤失养而成；部分患者乃禀赋不足，肝肾两虚，冲任失调而起病（马绍尧主编《实用中医皮肤病学》）。近10年病例增多，回顾近50年的临床经验，他认为银屑病是全身性系统性疾病，虽外见于皮肤，但内伤脏腑为主，与五脏均有联系，与"肝"的关系最为密切，从发病中看，虽有外邪侵入，但多在学习紧张、工作劳累如考试、考核、升学、升级、评优、选拔、投资、争吵等后发病或加重；大多数患者有精神紧张，或有创伤经历，精神感到压抑，饮食、气候、污染、药物可能只是诱发因素。从临床症状看，皮疹多在肝胆三阳经分布处发生而难愈，如头皮、耳轮、背、腰骶、小腿前侧等，指甲有顶针箍样凹陷，肝功能不正常越来越多，肾功能损害者也在增加，可能因药物的副作用引起者也不少。从治疗效果上看，50年来的实践证明，"清热解毒"药是主药，祛邪（风、寒、湿、热等）扶正（益气、补血、养阴、和胃等）均离不开"解毒""调血"（凉血、活血、养血等）。中医理论著作《素问·五脏生成》中说："诸血者，皆属于心"，"人卧血归于肝，肝受血而能视，足受血而能步，掌受血而能握，指受血而能摄"。王冰注："肝藏血，心行之，人动则血运于诸经，人静则血归于肝脏。何也？肝主血海故也。"朱震亨《格致余论》说："司疏泄者，肝也。"肝者，其华在爪，其充在筋，以生血气；肝调节血液。

从西医学相关材料也说明与"肝"关系密切。①与先天禀赋有关。《灵枢·阴阳二十五人》云："木形之人……多忧劳于事。"《灵枢·本神》云："肝藏血，血舍魂，肝气虚则恐，实则怒。"就临床所见，"阴虚火旺"者多，可能与遗传有关。当然，现代生活紧张，工作压力大，睡眠减少，情绪易波动，容易发火动怒，内外结合，易于发病。②绝大多数患者因精神受到刺激，情绪抑郁而发作或加重，肝气不和，以致横逆或郁结，气滞郁结，日久化火，或肝经蕴热，发病较快，皮疹广泛；若失眠或少眠，心神不定，以致心肝火旺，皮疹多而色红，易于出血。③工作紧张，日夜劳累，或疾病日久，心耗阴血，心主血，肝藏血，心肝血虚，则面白神疲，皮疹暗而脱屑多，指甲干枯，或有凹陷，灰白增厚。④幼时瘦弱，肺气不足，易于肝经犯肺，或称木火刑金。肺主皮毛，肺弱则卫气不固，风邪易于侵入。宋代《圣济总录》指出："风湿客于腠理，搏于气血"，"风多于湿，则为干癣"。临证所见，因感冒上呼吸道感染、扁桃体炎而诱发皮疹者很多,呈点滴状,出血点少,尤以儿童多见。⑤多食辛辣、牛、羊肉、酒类或药毒,伤及脾胃,或有宿疾,影响消化吸收,纳食不香或有泛恶呕吐,时有便溏或与干结相交替,口臭明显,为肝旺克脾或木不疏土。肝的疏泄,有助于脾胃的运化、气机的升降,若肝的气机不利,脾气当升不升,胃气当降不降,以致形成"肝脾不和"或"脾胃不和"。处方用药,多方照顾,皮疹难以消退,病情缠绵难愈。⑥肝与肾是子母之脏,肝肾同源,肾阴虚亏,水不涵木,肝阴不足,则肝阳偏旺,引发肝火、肝风,病情更为复杂。全身抵抗能力减弱,病久或老年患者,多兼有其他疾病,皮疹难以消退。且肝肾不足者,多伴有关节炎或骨骼的实质性损害。因肾主骨。⑦肝为风木之脏,体阴而用阳,血虚则生燥生风,故《黄帝内经》说"诸风掉眩,皆属于肝""风客淫气""邪伤肝也"。张介宾《类经》加以解释:"淫气者,阴阳之乱气也,表不和则风邪客之。风木生火,淫气化热,热则伤阴,精乃消亡。风邪通于肝,故必先伤肝也。然风为百病之始,故凡病因于外而内连五脏者,皆由乎风也。"由此可见,北方银屑病多,秋冬寒冷干燥复发的也多,皆与风邪相关。

**(二)从脾论治湿疹**

湿疹是一种由多种内外因素引起的过敏反应性皮肤病。中医文献中的"浸淫疮""旋耳疮""绣球风""四弯风"等都属于本病范畴。马绍尧早期关于湿疹的认识是继承于顾伯华的经验,认为湿疹是以风、湿、热邪侵袭为主要病机,结合素体禀性不耐而成。治疗以八纲辨证为体,从外邪入手,集中于祛除"风""湿""热"三邪。对脾胃虚弱、湿浊内生与湿疹发生的关系虽有提及,但未能深入研究本病的病因病机与脏腑之间的关系。

21世纪以来,马绍尧精研中医典籍,开始运用脏腑学说指导治疗皮肤病。他从整体观出发,结合自己长期的临床经验,提出以"脾"论治湿疹的独特观点。①从病因看,自然环境的变迁、饮食结构和生活居住条件的变化等诸多因素均可使皮肤损容,出现湿、热、火、毒证候。马绍尧将之统归为"湿毒"或"火毒",而此类致病因素只会使部分人患病。马绍尧认为,盖因先天禀赋不耐,脾胃虚弱,不能运化水谷,以致湿浊内生,与上述邪毒相合而发病。所谓"邪之所凑,其气必虚",此之理也。故《脾胃论》指出:"脾全借胃土平和,则有所受而生荣,周身四脏皆旺,十二神守职,皮毛固密,筋骨柔和,九窍通利,外邪不能侮也。"②从症状看,湿疹有多形性皮疹、泛发边界不清、反复不愈的特点。临床可见"浸淫成片","糜烂流汁",皆与湿性黏滞、缠绵、重着相符。"中央生湿,湿生土",脾为后天之本,其性属土,喜燥而恶湿。脾健则水谷得以运化,脾弱则湿浊内生,水液运化失常而生湿。故经云:"诸湿肿满,皆属于脾。"③辨证求因,审因论治。人体正常水液的代谢有赖于心(肾)阳的温煦推动,脾气的运化升腾及肺气的宣发肃降功能协调,若有异常,必互相影响。心肺上焦积热可下传中焦脾土,火毒湿邪不得发散,蕴积肌肤,或由脾胃伏火合湿热之邪,引动心火,灼伤肺金,亦可由肺卫受遏,郁而化火,引动心火脾湿,合于外邪而成。而脾胃居于中焦,为气机水液出入代谢的中枢要道,所以湿疹的发病与心、肺、脾三脏有关,主要是和脾密切相关。脾主肌肉,湿邪久蕴而化热,内热则脾气温,脾气温则肌肉生热,湿热相搏,复感外邪,蕴阻肌肤,乃生诸症。风湿热诸邪蕴积而发疹,均内联于脾。所以,马绍尧认为湿疹是一种以脾气虚弱为本,风湿热毒蕴阻肌肤为标,虚实夹杂的疾病。

在临床辨证上,马绍尧指出应根据患者体质、年龄不同作出预判,如年老体弱者,脾阳不足,久则累及于肾,再贪凉饮冷,以致脾肾两虚,阴血生化之源,导致肌肤失养,易形成慢性湿疹,难以痊愈。而小儿患者,常因先天脾气不健,胃失和降,水谷难化,反成湿浊,聚而成痰犯肺,除发湿疹外,且多伴有咳痰喘鸣;若湿从火化,可引发肝胆湿热下注,易引起脐窝和阴部湿疹。依此在治疗上可有所偏重,并加以预防。

马绍尧在从"脾"论治湿疹的学术思想指导下,提出治疗湿疹应以健脾益气、清热利湿贯穿始终,并将局部证候与全身证候有效结合,根据邪正消长变化,扶正祛邪有所侧重。补脾以健运为要,祛邪以祛湿为先,重视清热解毒,同时强调辨证的灵活性,以方证治之,并根据临床实际情况应时、应地、应人而变,以及根据时节、地域、体质的不同而"随证治之"。

1. 补脾以健运为要  脾失健运是湿疹内在的主要病机,故健脾法需贯穿湿疹治疗的始终。马绍尧提出了补脾不重益气而在运化的治疗观点,在湿疹的治疗上,尤其是在脾气失健征象较为突出的儿童素质性湿疹(特应性皮炎)治疗上体现得更为明显。马绍尧依据湿疹的主要病因病理特点,认为湿疹患者脾虚的同时还兼有风湿热之邪蕴阻,纯用补脾益气之法恐碍邪不出,故多采用运脾之法。运脾法具有补中寓消、消中有补、补不碍滞、消不伤正之功用,以解除脾困,舒展脾气,恢复脾运,达到脾升胃降、脾健胃纳的正常生化为目的,所以提出"欲补脾者,健运为要""脾得运则健",即采用运脾法使脾的运化功能恢复正常而达到补脾的目的。马绍尧在药味的应用中,喜用苍术,其他如枳壳、木香也是常用运脾之药。如在其治疗儿童湿疹的常用方"运脾清肺方"(以陈皮、枳壳、姜半夏、桑叶、金银花、黄芩等)中就用到枳壳、木香,其中枳壳味辛、苦,性微寒,功能破气消积、利膈宽中,善治上中焦之气滞;木香辛温,芳香,能升降诸气,善于泄肺气、疏肝气、和脾气,故为宣通上下、畅调三焦气机的要药,并兼顾肺、脾,符合小儿湿疹的临床特点。在治疗亚急性湿疹的"健脾除湿方"(苍术、黄柏、猪苓、生薏苡仁、车前草、厚朴等)中就以苍术为君药,因苍术味微苦、芳香悦胃,功能醒脾助运、行气宽中、疏化水湿,正合脾之习性。张志聪指出:"凡欲补脾,则用白术;凡欲运脾,则用苍术。"有人对苍术心存顾虑,认为辛味刚燥,久用有劫阴之弊,而马绍尧赞同叶桂之说:"脾为柔脏,惟刚药可宣阳泄浊。"经临床观察治疗湿疹至今,未见因用苍术而明显伤阴耗液者。(对方药稍作分析,下同)

2. 强调祛湿为先  不论内湿、外湿都可以伤及脾胃。湿邪由经络入脏腑,或由饮食入脾胃,均影响脾胃升降功能,破坏脾胃的燥湿平衡,久之则影响脾胃阴阳之协调,或伤脾阳而食入不化、大便溏薄,或伤胃气而食纳不振、不知饥饿、恶心呕吐。所以马绍尧认为,在湿疹的治疗中,祛邪当先祛湿,祛湿则必理中焦、和脾胃、调升降。治疗湿邪,主张分利三焦。湿在上焦,芳化宣透,肺气调则湿自化,可用藿香、佩兰等;湿在中焦,苦温燥湿,脾胃中焦得治,则湿亦自化,可用半夏、厚朴、砂仁等;湿在下焦,淡渗利湿,"通阳不在温,而在利小便",可用猪苓、泽泻、薏苡仁等。临床上实际运用,常以三组药物混杂使用,根据病情、病位有所侧重,根据时节、地域、体质的不同,随证化裁。

3. 重视清热解毒  "六气皆能化火。"马绍尧继承顾伯华经验,以清热解毒法为治疗湿疹急性发作的大法。湿疹主要外因是风、湿、热之邪为患,临床急性发作多与湿、热、火、毒有关,如风湿热、风火毒等。"风淫于内,治以辛凉",因此辛凉解表、祛风清热化湿是常用之法,桑菊饮、银翘散是常用之方。热邪入里则在宣散风热的同时,更要注意清解热毒以截断其病势发展,驱除热毒。针对"火毒"和"热毒"的用药主要还是清热解毒之品,即属苦寒泻火之剂。此外,还有攻下泄毒、清营凉血解毒、清化解毒等法,通过不同的祛邪方法来清解、清除、清化"火毒"或"热毒"。犀角地黄汤、普济消毒饮、凉膈散、黄连解毒汤是常用方。在马绍尧治疗急性湿疹常用方除湿止痒方(生地黄、赤芍、牡丹皮、白鲜皮、地肤子、土茯苓等)中就以犀角地黄汤为主方合以祛风清热燥湿之品,达到清热凉血、利湿解毒之功。马绍尧同时提醒运用清热解毒法应注意以下几点:①根据患者的热势轻重及体质强弱,投以适当的药量。寒凉之品用之过重,有恋邪不解、损伤脾胃之弊。②清热解毒当中邪即止,用药应"勿伐天和,勿伐无过"。③热证病因较多,病机复杂,因此务必审证求因。

**（三）从肾论治脱发**

脱发是常见病、多发病,主要分为斑秃、全秃、普秃和"脂脱"。目前,脱发仍是困扰医生和患者的大问题。由于社会的进步,生活条件的改善,环境污染,工作压力大,心理不平衡等诸多因素的影响,脱发患者成倍增加。马绍尧根据中医文献记载和临床经验,提出以脏腑学说为指导治疗"脱发",开拓了思路,深化了中医理论,提高了疗效,而从肾论治脱发是其重要内容。

脱发在中医文献中早有记载,但没有系统的论述。如《诸病源候论》说:"人有风邪在于头,有偏虚处,则发秃落,肌肉枯死,或如钱大,或如指大,发不生,亦不痒,故谓之鬼舐头。"其病因为"血气衰弱,经脉虚竭,不能荣润,故须发秃落"。《外科正宗》用神应养真丹内服培其本,海艾汤外洗治其标。王洪绪《外科全生集》谓:"头上渐生秃斑,久则运开,干枯作痒,由阴虚热盛","血气不潮而成"。《外科证治全书》云:"头发干枯,成片脱落,皮红光亮,痒甚……发为血余,肾主发,脾主血,黄芪建中汤主之"。

马绍尧早期曾辨证分血虚风燥证、湿热蕴积证、气滞血瘀证、肝肾不足证4个类型治疗,认为"血虚不能滋养肌肤,毛发失去营养而脱落;情绪紧张,过分劳累,心脾受伤,生化乏源,毛发失养所致;肝藏血,发为血之余,肾主骨,其荣在发,肝肾不足而脱发。或脏腑湿热内蕴夹外邪郁于肌肤,以致营卫失和,脉络瘀阻,发失所养而成"。他认为,"脱发"病因复杂,是全身系统性疾病,与外邪、饮食、情绪、遗传等均有关系,尤与"肾"最为密切,亦可累及其他脏腑。《素问·六节藏象论》云:"肾者主蛰,封藏之本,精之处也,其华在发。"《素问·上古天真论》云:"女子七岁,肾气盛,齿更发长""四七,筋骨坚,发长极","五七,阳明脉衰,面始焦,发始堕","丈夫八岁,肾气实,发长","五八,肾气衰,发堕","六八,阳气衰竭于上,面焦,发鬓颁白","八八则齿发去"。说明肾精的盛衰和毛发的生长和脱落密切相关。《灵枢·本神》云:"生之来,谓之精。"《素问·上古天真论》云:"肾者主水,受五脏六腑之精而藏之。"《素问·经脉别论》说:"食气入胃,散精于肝","浊气归心","经气归于肺,肺朝百脉,输精于皮毛;毛脉合精,行气于府。府精神明,留于四脏","饮入于胃,游溢精气,上输于脾。脾气散精,上归于肺,通调水道,下输膀胱。水精四布,五经并行,合于四时五脏阴阳,揆度以为常也"。

《景岳全书·杂证谟·脾胃》中说得更清楚,如"人之始生,本乎精血之原;人之既生,由乎水谷之养。非精血无以立形体之基,非水谷无以成形体之壮。精血之司在命门(肾),水谷之司在脾胃。故命门(肾)得先天之气,脾胃得后天之气也。是以水谷之海本赖先天为之主,而精血之海又必赖后天为之资"。所以李中梓有"肾为先天之本,脾为后天之本"的说法。《类证治裁》说:"肺为气之主,肾为气之根,肺主出气,肾主纳气,阴阳相交,呼吸乃和。"汪绮石说:"肺为五脏之天,脾为百骸之母,肾为性命之根。""肺主皮毛",也靠肾精的滋养。肾与肺关系紧密,如《灵枢·本输》所云"肾合膀胱,膀胱者,津液之府也。少阴属肾,肾上连肺,故将两脏"。

"发为血之余",血乃"中焦受气取汁,变化而赤"(《灵枢·决气》)所成。《灵枢·营卫生会》云:"中焦亦并胃中","此所受气者,泌糟粕,蒸津液,化其精微,上注于肺脉,乃化而为血"。

命门(肾)真火可生土,即肾精增进脾的运化。而且肾藏精,肝藏血,精血可相互滋生,即"肝肾同源"。肾主骨,骨生髓,髓生血。肾为阴阳之本,心主血,肝藏血,脾统血,肺主气,均由肾之阴阳调节,使气血正常运行。

"脱发"的确切病因不明,但临床观察看,一般斑秃,钱币大小,少于三处者,多与精神紧张、睡眠不足有关,多是肾阴亏虚。柯琴云:"肾虚不能藏精,坎宫之火无所附而妄行,下无以奉春生之令,上绝肺金之化源","精者属癸,阴水也,静而不走,为肾之体;溺者属壬,阳水也,动而不居,为肾之用。是以肾主五液,若阴水不守,则真水不足;阳水不流,则邪水逆行"。一般通过调节生活、学习工作节奏,睡眠充足,保证营养即可痊愈。若产后出血过多或劳累过度,先血亏,后脾伤,再累及于肾,脱发处增至三个以上,或引起"全秃",应心脾肾同治。罗东逸说:"夫心藏神,其用为思;脾藏智,其出为意。是神智思意,火土合德者也。心以经营之久而伤,脾以意虑之郁而伤,则母病必传诸子,子又能令母虚。"脾阳不运,精水不足,则心肾不交,此即思虑劳伤,损及脾肾之证。应坚持治疗,效果仍可,但易复发。必须注意日常生活方式,不耐劳累,防治并行。严重者,病延日久,或治疗失当,或先天禀赋虚弱,肾精不充,或有遗传因素,以致全身毛发脱光者,谓之"普秃"。五脏均伤,应调心、疏肝、健脾、益肺、补肾、填精、和胃等。应遵张仲景所说:"观其脉证,知犯何逆,随证治之。"坚持调治,日久亦见成效,治愈者,亦非个别,而先天发育不全者,则应当除外。也有因其他疾病引起脱发者,应结合原发疾病配合治疗,方能收到较好效果。

脂溢性脱发多见于男性,又称男性脱发,日益增多,具有年轻化趋势。心理因素、工作压力、长期紧张、睡眠不足、焦虑、疲劳是重要原因。过度紧张引起自主神经功能紊乱,皮肤血管收缩功能失调,头皮局部血液供应减少,毛囊营养不良而致脱发。而双氢睾酮会使毛囊逐渐萎缩,使毛发变细、短小而脱落。因此,双氢睾酮水平的增高或效应增强是男性脱发的重要原因。这和中医"肾"的功能可以联系起来,考虑为肾的阴阳平衡功能失调。"脂脱"临床辨证虚证较少,实证较多,也有虚实夹杂者。常见有肾虚湿热证,由过食膏粱厚味,辛辣海鲜,火锅醇酒,脾胃受伤,运化失常,湿浊内生,日久化热,累及于肾;肾虚血燥证,由外毒侵袭,如染发、洗发液、电吹风等,风热毒蕴积肌肤,耗津伤血,血不养发,而脱落,又心焦恐惧,而致肾精亏虚;肾虚血瘀证,多因工作压力过重,日夜操劳,或心理要求过高,难以实现,郁郁不欢,肝气疏泄不畅,日久气滞血流缓慢或受阻而血瘀所致,与肾阳不足相关。

## 三、临 床 经 验

### (一)银屑病从肝论治九法

1. 肝郁火炽,血热流溢证　肝郁火炽,邪热流溢,灼伤经络,血热离经,溢于脉外。多见于银屑病进行期,治宜凉血清热解毒。药用:生地黄30g,赤芍9g,牡丹皮9g,板蓝根30g,桔梗9g,白茅根30g,土茯苓30g,菝葜30g,苦参12g,蜀羊泉30g,石见穿30g,石上柏15g。

2. 肝经气滞,热毒血瘀证　急躁郁闷,肝失疏泄,气机受阻,肝经气滞,热毒与瘀血凝结。多见于银屑病稳定期,治宜清热解毒、理气化瘀。药用:生地黄30g,赤芍9g,板蓝根30g,桔梗9g,白茅根30g,土茯苓30g,苦参12g,蜀羊泉30g,石见穿30g,柴胡9g,当归9g,川芎9g,枳壳9g,桃仁泥9g,杜红花6g,生甘草6g。

3. 肝阴亏损,血虚风燥证　情志抑郁,气郁化火,耗伤营血,以致肝阴(血)亏损,热邪因虚化为燥火。多见于病久斑片干燥者,治宜调肝养血润燥。药用:生地黄30g,赤芍9g,牡丹皮 9g,板蓝根 30g,桔梗 9g,白茅根 30g,土茯苓 30g,菝葜 30g,苦参 12g,蜀羊泉 30g,石见穿 30g,石上柏 15g,柴胡 9g,当归 9g,白术芍各 12g,香附 9g。

4. 木火刑金,风热伤肺证 肝火伤肺,风寒或风热从口鼻而入,犯肺而郁于皮毛。多见于新发点滴状皮疹,治宜泻火祛风清热。药用:生地黄 30g,赤芍 9g,牡丹皮 9g,板蓝根 30g,桔梗 9g,白茅根 30g,土茯苓 30g,菝葜 30g,苦参 12g,蜀羊泉 30g,石见穿 30g,石上柏 15g,桑菊各 9g,银翘各 9g,杏仁 9g。儿童或体重不到 40kg 者,全方减一半。

5. 心肝火旺,热毒炽盛证 心肝火旺,毒邪侵袭,热毒炽盛,燔灼营血,内伤脏腑。多见于红皮病型银屑病,治宜泻肝清热、解毒凉血。药用:生地黄 30g,赤芍 9g,牡丹皮 9g,板蓝根 30g,桔梗 9g,白茅根 30g,土茯苓 30g,苦参 12g,蜀羊泉 30g,石见穿 30g,羚羊角粉(分吞) 0.6g,玄参 12g,紫草 15g,黄芩 9g,银翘各 12g。

6. 肝旺脾伤,风湿热痹证 肝旺脾伤,失其健运,风湿热邪内侵肌肤,阻于筋骨关节。多见于关节型银屑病,治宜祛风清热、利湿通络。药用:生地黄 30g,赤芍 9g,牡丹皮 9g,板蓝根 30g,桔梗 9g,白茅根 30g,土茯苓 30g,苦参 12g,蜀羊泉 30g,石见穿 30g,羌独活各 9g,桑寄生 12g,秦艽 9g,威灵仙 9g,桑枝 30g,川牛膝 9g。

7. 木旺克土,湿热火毒证 肝强脾弱,水湿不运,郁久化热,湿热火毒之邪,蕴结肝经,流溢皮肤或阻于四肢。多见于脓疱型银屑病,治宜泻火解毒、清热利湿。药用:生地黄 30g,赤芍 9g,牡丹皮 9g,板蓝根 30g,桔梗 9g,白茅根 30g,土茯苓 30g,菝葜 30g,苦参 12g,蜀羊泉 30g,石见穿 30g,石上柏 15g,茵陈 12g,藿香 12g,紫花地丁草 30g,蒲公英 30g,一枝黄花 30g。

病久气阴两亏,津伤胃败,气虚体弱,或高热伤津,久病伤阴,精血不足,津伤胃败。多见于红皮病型或全身脓疱型银屑病好转后,治宜益气养阴、生津和胃。药用:生地黄 30g,赤芍 9g,牡丹皮 9g,板蓝根 30g,桔梗 9g,白茅根 30g,土茯苓 30g,苦参 12g,蜀羊泉 30g,石见穿 30g,太子参 12g,玄参 9g,天麦冬各 12g,金石斛(先煎)12g,肥玉竹 9g,南北沙参各 15g。

8. 肝肾不足,冲任失调证 老年患者,气阴两亏,肝肾不足;或女性怀孕,冲任失调。多见于老年或妊娠妇女(外洗),治宜清热解毒、调补肝肾。药用:生地黄 30g,赤芍 9g,牡丹皮 9g,板蓝根 30g,桔梗 9g,白茅根 30g,土茯苓 30g,苦参 12g,蜀羊泉 30g,石见穿 30g,枸杞 12g,女贞子 12g,墨旱莲 30g,淫羊藿 30g,黄芪 30g。

9. 阴虚内热,肝火犯胃证 消瘦之体,脾虚胃弱,肝火湿热;或伴有胃疾。多见于伴有胃病的患者,治宜泻肝火、护胃气。药用:生地黄 30g,赤芍 9g,牡丹皮 9g,桔梗 9g,白茅根 30g,土茯苓 30g,苦参 12g,蜀羊泉 30g,石见穿 30g,石上柏 15g,白花蛇舌草 30g,蛇莓 30g,半边莲 30g,香附 9g,砂仁壳(后下)6g。

加减法:瘙痒明显,加白鲜皮 30g、苦参 9g、徐长卿 15g;便溏,加黄芩炭 9g、石榴皮 9g、藿香 12g;眠差,加夜交藤 30g、酸枣仁 9g、牡蛎(先煎)30g;纳呆,加焦山楂 12g、焦六曲(包) 15g、谷麦芽各 15g;久病入络,加乌梢蛇 15g、炙地龙 9g、全蝎 6g 或蜈蚣 1 条;头部皮疹多,加白蒺藜 9g、野菊 12g、紫草 12g、生槐花 12g。

【医案】

医案举例一:银屑病

患者,男,43 岁。全身红斑皮疹,伴脱屑,瘙痒反复发生 4 年,皮损呈冬重夏轻,病初或复发时多有咽痛鼻塞等症,皮疹尤以头皮、肘膝伸侧及小腿部好发,逐渐增多,遍及全身,层层脱屑,瘙痒剧烈,曾在多家医院就诊,诊断为银屑病,给予"迪银(复方氨肽素片)"等西药治疗。症情反复不愈,近半个月来,皮损泛发全身,伴入夜痒甚,睡眠不安,口干口苦,大便干结,遂来中医院寻求治疗。检查:头皮、躯干、四肢泛发粟粒至钱币大小斑丘疹。色泽鲜红,表面覆有银白色鳞屑,剥之层层易脱,鳞屑剥离后基底部可见露珠状出血点,双下肢皮损融合成片,肥厚浸润,呈苔藓样变。舌质红,苔薄腻,脉弦数。

中医辨证:肝郁血热毒盛。

治则:疏肝理气凉血,清热解毒。

处方:柴胡9g,香附9g,黄芩9g,生地黄30g,牡丹皮9g,赤芍9g,紫草根15g,山豆根9g,水牛角30g,大青叶15g,土茯苓30g,白鲜皮30g,蛇六谷(先煎)15g,生甘草3g。

上方连服14剂后,患者皮疹色泽趋淡红,躯干部皮疹较前消退过半。瘙痒显著减轻。入夜寐安,大便通畅,日行1次,遂于上方中去山豆根,加丹参15g,莪术9g。又服14剂后,患者鳞屑均消,下肢苔藓化变薄,唯四肢皮肤干燥,则予以自制"青叶霜"及凡士林软膏外搽,每日2次。嗣后再诊时,患者躯干、上肢皮疹基本消退,仅见头皮、小腿部少许肥厚斑块,则再给予凉血活血汤加减。服14剂后,头皮、小腿皮损全部退尽,再续前法2周以资巩固,终获痊愈。随访3年,未见复发。

按语:寻常型银屑病急性发病或进展期患者,多为实证、热证,由肝郁火炽,血热流溢,泛发肌肤而成。宜凉血清热解毒,重用水牛角,有解心经热邪之功,具宁心除烦作用。现代药理研究证明,水牛角对血管的作用为先收缩后扩张,增加中性粒细胞的数量以消炎,且能增强白细胞的吞噬作用。生地黄、赤芍、紫草根、大青叶等均属凉性药物,具有凉血活血、清热解毒之效。其中,紫草具抗菌、抗病毒作用,可抑制免疫反应,抗凝抗肿瘤;大青叶能增强白细胞的吞噬作用,具广谱抗菌作用;生地黄、赤芍凉血活血,有显著的解热作用,能扩张血管,增加血流量,改善微循环及增强毛细血管致密度,因此可有效改善银屑病皮损易于伴见表皮筛状出血现象。白疕日久,肝经气滞,热毒血瘀,皮损肥厚难消,脱屑层层,是由于热毒之邪久盛于体内,耗伤津液,致血液黏稠,循行失畅,瘀血阻滞,肌肤失于濡养而致,故病久则宜活血化瘀、消斑通络为治。方中采用丹参、莪术之品,取其活血化瘀通络之效。现代药理证实,丹参可扩张血管、增加血流量,有抗凝、降低血浆黏度,加速红细胞通过率,改善微循环作用;莪术为破血化瘀之品,临床治疗皮损浸润肥厚、色泽暗红多有佳效。银屑病与感染、免疫功能失调、精神因素等有关。多年来,马绍尧应用凉血清热、解毒化瘀中药进行治疗,取得明显疗效,说明中医中药治疗银屑病效果是肯定的。

医案举例二:银屑病

黄某,女,31岁。1994年11月26日初诊。患银屑病8年。在某医院经确炎舒松A肌内注射,加外涂药膏治疗,停药后皮损迅速扩大,全身肿胀。伴有怕冷,发热,乏力,头痛,关节疼痛,便干溲赤等。检查:全身皮肤焮红,肿胀,脱屑,仅在腹部和下肢有4小片正常皮肤,舌质红、苔黄腻,脉弦滑数。

中医辨证:火毒炽盛,燔灼营血。

治则:凉血清热解毒。

处方:鲜生地、白花蛇舌草各50g,山豆根、黄芩、生大黄(后下)各9g,生槐花、紫草各15g,金银花、板蓝根、土茯苓、菝葜、千里光、鸭跖草、生石膏各30g,生甘草6g。泼尼松每日30mg,外用青黛散麻油调搽。

二诊:1994年12月10日。皮色转淡红、暗红,脱屑甚多,腹部及两下肢仍有轻度肿胀,少量渗液,糜烂,伴有低热、瘙痒和关节酸痛,舌红,脉细数。此火毒渐去,余热尚存,治宜凉血清热利湿。

处方:生地黄、白花蛇舌草、土茯苓、车前草、滑石各30g,赤芍、牡丹皮、金银花、生栀子、泽泻、苦参、黄柏各9g,白鲜皮15g,生甘草3g。泼尼松每日25mg,以后逐渐减量。外用同前。

三诊:1995年1月5日。皮损淡红,脱屑多,大部分皮色正常,两下肢红色斑片,鳞屑仍多,抓之易脱落,渗液减少,伴有头晕、乏力、口干唇燥、瘙痒难眠等,舌红苔剥,脉细数。此气阴两伤,余毒未清;治宜益气养阴,清热祛风。方用四君子汤合益胃汤加减。

处方:生黄芪、徐长卿、北沙参各15g,白术、茯苓、玄参、麦冬各9g,太子参、白鲜皮、夜交藤各30g,生地黄18g,生甘草3g。泼尼松每日10mg。

上药加减,又治疗2个月,停用泼尼松,小腿尚有数处暗红斑片,临床基本痊愈。

按语:红皮病属中医"丹候"范畴。《医宗金鉴·外科心法要诀》说:"诸丹本于火邪,其势暴速。"本病的起病之因,乃素体血热,中以药毒,风火热毒侵袭肌肤,导致火毒郁结不散,走窜入里,燔灼营血,甚则损及脏腑。故先用大剂量凉血清热解毒之剂,后期因火毒灼津耗气,以致气阴两亏,则用益气养阴清热之品。鲜生地一药,味甘苦寒,入心、肝、肾经,常用于热性病毒邪入营,身发斑疹,或迫血妄行,舌绛脉数等。主要因其泻火而凉血,能清营之邪热,气清而质润,并具养阴之作用,营热得清,伤津劫液之象可解,血热得凉,则皮肤红肿自消。临床上用于此类疾病,常用至30~60g,疗效明显。配以紫草等,解毒力更强,现代药理研究显示其有兴奋心脏和增加机体抵抗力的作用。白花蛇舌草能刺激网状内皮细胞增生,使细胞吞噬能力增强,促进抗体形成,刺激嗜银物质倾向于致密化改变等,从而达到消肿抗炎的目的。外用青黛散麻油调敷或外擦,可保护皮肤,减少瘙痒。青黛散由青黛、黄柏各60g,石膏120g,滑石20g,共研细末和匀而成。青黛是鲜大青叶加水打烂后,加入石灰水捞取而成,可解实验性发热,加强机体吞噬细胞的吞噬能力,降低毛细血管的通透性,有明显消炎作用,也是治疗寻常型银屑病的主药,配合有明显退热作用的石膏、黄柏等收湿止痒、清热解毒,用治皮肤红肿、灼热、糜烂、流水者,有显著疗效。另外,护理在红皮病的治疗中占有重要地位。正确的护理不仅可以加速本病痊愈,而且可以防止继发感染以免加重病情。有条件的患者最好住单人病室,给予高蛋白的流质或半流质饮食,局部有糜烂者应注意清洁,有大片脱屑时切勿用手撕扯。

**(二)湿疹辨治八法**

1. 凉血清热利湿法 此法主要适用于急性泛发性湿疹或慢性湿疹急性发作,湿热互结,热盛于湿的病证。皮损多见红斑、丘疹、水疱、糜烂、渗液,边缘弥漫不清,浸淫遍体,瘙痒剧烈。伴有口渴,心烦,小便黄赤,大便秘结,舌质红,苔薄黄腻,脉滑数等。常用药有生地黄、赤芍、牡丹皮、白鲜皮、地肤子、苦参等。

【医案】薛某,男,73岁,2003年11月12日初诊。因"皮疹瘙痒反复多年,加剧1周"就诊。患者有湿疹病史20余年,反复发作,冬天加重。1周前无明显诱因皮疹瘙痒又作,逐渐泛发至全身,口服抗组胺药及局部外搽激素药膏,症状未减轻。自觉剧烈瘙痒,心烦、口渴。检查:躯干、四肢见密集的红色斑丘疹、水疱,部分糜烂、渗出。舌质红,苔薄黄,脉滑。

西医诊断:慢性湿疹急性发作。

中医辨证:湿热互结,热盛于湿。

治则:凉血清热利湿。

处方:生地黄 30g,赤芍、牡丹皮、桑叶、菊花、金银花、连翘、地肤子、苦参各 9g,白鲜皮、土茯苓、菝葜、车前草、马齿苋各 30g,徐长卿、焦六曲各 15g,生甘草 3g。

服药 28 剂,皮疹已结痂,仍瘙痒;上方去马齿苋,加苍术 12g、黄柏 9g 燥湿清热。服药 28 剂,皮疹消退,留有色素沉着,瘙痒明显减轻;上方去桑叶、菊花、金银花、连翘、车前草,加姜半夏、陈皮各 9g 以巩固疗效。

2. 健脾燥湿清热法　此法主要适用于亚急性湿疹,脾失健运,湿邪内生,湿困脾胃的病证。皮损多以丘疹、结痂、脱屑为主,色淡红或不红,水疱、渗液少,轻度浸润,瘙痒时作,缠绵难愈。伴有胸闷纳呆,腹胀便溏,舌质淡红,苔白腻,脉濡滑等。常用药有苍术、黄柏、萆薢、猪苓、土茯苓、车前草等。

【医案】李某,男,78 岁,2003 年 11 月 21 日初诊。因"皮疹反复多年"就诊。患者 5 年来全身皮疹瘙痒反复发作,秋冬季节加重,伴有剧烈瘙痒,夜间尤甚,影响睡眠。检查:头面、腰腹、双下肢红斑、丘疹,少量渗出,结痂。舌质淡红,苔白腻,脉濡滑。

西医诊断:亚急性湿疹。

中医辨证:脾失健运,湿邪内生,湿困脾胃。

治则:健脾燥湿清热。

处方:苍术、萆薢、猪苓各 12g,黄柏、姜半夏、陈皮各 9g,红藤、败酱草、土茯苓、车前草、马齿苋、金钱草各 30g,白鲜皮、焦六曲各 15g,生甘草 3g。

服药 14 剂,头面皮疹仍多,已无渗出,仍瘙痒;上方去马齿苋、金钱草、白鲜皮,加桑叶、菊花、金银花、连翘各 9g,夜交藤 30g 以疏风清热利湿。服药 28 剂,皮疹大部消退,留有色素沉着,瘙痒明显减轻;上方去桑叶、菊花、金银花、连翘,加煨木香、陈皮各 9g 以理气和胃。服药 14 剂,皮疹基本消退,无明显瘙痒。

3. 养血祛风润燥法　此法主要适用于慢性湿疹,渗液日久,伤阴耗血,血燥生风的病证。皮损多以肥厚、粗糙、干燥、脱屑为主,伴有色素沉着、苔藓样变,瘙痒剧烈,常反复发作,经年不愈。伴有头晕乏力,口渴咽干,舌质淡红,苔薄,脉濡细等。常用药有生地黄、当归、白芍、生甘草等。

【医案】唐某,女,66 岁,2003 年 11 月 17 日初诊。因"皮疹瘙痒反复多年"就诊。患者近 10 年来双小腿反复起疹瘙痒,冬季加重,严重时抓破流水,曾多次治疗,皮疹瘙痒时轻时重,迁延不愈。近日因天气转凉,皮疹增多,瘙痒加重,自觉口渴咽干,夜寐欠安。检查:双小腿暗红色斑丘疹融合成片,皮肤肥厚粗糙,有抓痕、血痂,躯干、上肢散在小片状红斑及少量脱屑。舌质暗红,苔薄,脉细。

西医诊断:慢性湿疹。

中医辨证:湿热化火,伤阴耗血,血燥生风。

治则:养血祛风润燥。

处方:生地黄 30g,当归、白芍、小胡麻各 9g,土茯苓、白鲜皮各 30g,地肤子、苦参、玄参、麦冬各 9g,萆薢、猪苓各 12g,焦六曲 15g,生甘草 3g,夜交藤 30g,酸枣仁 9g。

服药 21 剂,瘙痒减轻,已能入睡;上方去酸枣仁,加地骨皮 15g。服药 28 剂,皮疹大部消退,残留小腿肥厚皮损;上方去地肤子、苦参,加车前草 30g 以巩固疗效。

4. 疏风清热利湿法　此法主要适用于婴幼儿湿疹和儿童异位性皮炎。异位性皮炎又名遗传过敏性湿疹,是一种具有遗传倾向的慢性过敏性皮肤病,具有反复发作、瘙痒不休的特点。中医认为本病是因先天不足,禀性不耐,脾失健运,湿热内生,复感风湿热邪,蕴积肌肤而成。皮损表现为红斑、丘疹、水疱、糜烂、渗液、结痂、脱屑等多样性,多为对称性分布,剧烈瘙痒。伴有消瘦、便溏、纳呆、神疲乏力、头晕、腰酸,舌质淡红,苔薄,脉细缓等。常用药有牛蒡子、荆芥、防风、桑叶、菊花等。

【医案】李某,女,5 岁,2003 年 10 月 24 日初诊。因"皮疹瘙痒反复 5 年"就诊。患儿数月大小时即患"婴儿湿疹",以后全身反复起疹,瘙痒剧烈,抓后流黄水,冬季加重。其父有湿疹病史。检查:头面、躯干、四肢散在红斑、丘疹、水疱、脱屑,肘窝、腘窝处皮疹融合成片,多处抓痕、血痂。舌质淡红,苔薄,脉细。

西医诊断:异位性皮炎。

中医辨证:禀性不耐,胎毒夹风湿热蕴积肌肤。

治则:疏风清热,健脾利湿。

处方:牛蒡子、金银花各 9g,荆芥、防风、桑叶、菊花、黄芩各 6g,山药 12g,生薏苡仁 30g,白鲜皮 9g,土茯苓、焦六曲各 15g,生甘草 3g,陈皮 9g。

服药 14 剂,皮疹已干,色转淡,瘙痒不甚,自觉乏力;上方加太子参 9g 益气、小胡麻 9g 养血润燥。服药 14 剂,瘙痒已止,皮肤干燥粗糙;上方加丹参 12g 以巩固疗效。

5. 养阴清热除湿法　此法主要适用于头面部脂溢性湿疹,肺胃湿热,郁久血燥,阴血不足,虚热内生的病证。皮损多见头面部弥漫性潮红、丘疹、水疱、糜烂、渗液、结黄色痂片或以脱屑为主,自觉瘙痒难忍,可累月经年不愈。伴有口渴咽干,小便黄赤,大便秘结,舌质红,苔薄黄腻,脉滑数等症状。常用药有生地黄、玄参、麦冬、马齿苋、白鲜皮、生甘草等。

【医案】倪某,女,30 岁,2003 年 9 月 23 日初诊。因"面部皮疹瘙痒"就诊。患者半年前面部出现红色皮疹,逐渐增多,曾在多家医院治疗,效果不显,瘙痒不适。检查:前额及面部粟米至碗豆大小红色丘疹,有少量渗液,结黄腻痂,少量脱屑。舌质红,苔薄黄,脉细。

西医诊断:面部脂溢性湿疹。

中医辨证:肺胃湿热,郁久血燥,阴血不足,虚热内生。

治则:养阴清热除湿。

处方:生地黄 30g,玄参、竹叶各 12g,赤芍、牡丹皮、黄芩、桑叶、菊花、金银花各 9g,丹参、虎杖、白花蛇舌草、白鲜皮、马齿苋各 30g,鹿衔草、焦六曲各 15g,生甘草 3g。

服药 14 剂,皮疹干燥,瘙痒减轻;上方去白鲜皮、马齿苋继续治疗。服药 14 剂,皮疹逐渐消退,瘙痒已止;上方加桑白皮、地骨皮各 15g 养阴清热泻肺。服药 14 剂,皮肤接近正常,原方巩固治疗。

6. 清热解毒利湿法　此法主要适用于手足部湿疹,外感湿热之毒,蕴积肌肤的病证。这一类型的湿疹多为真菌性湿疹,因为手部经常接触肥皂或清洁剂,足部多处在闷热潮湿的环境中而染病,病程极端慢性,常多年不愈。皮损多以丘疹、水疱、结痂、脱屑为主,冬季则干燥、皲裂、疼痛,久之皮肤肥厚粗糙,常对称分布。常用药有白鲜皮、苦参、土茯苓、车前草、徐长卿、藿香、一枝黄花等。

【医案】张某,女,49 岁,2003 年 3 月 26 日初诊。因"手部皮疹反复多年"就诊。患者 3 年多来,双手皮疹反复发作,冬天开裂,接触清洁剂后尤甚。检查:双手皮肤粗糙肥厚,密集丘疹,伴有多处皲裂。舌质淡红,苔薄,脉细。

西医诊断:真菌性湿疹。

中医辨证:外感湿热之毒,蕴积肌肤。

治则:清热解毒利湿。

处方:生地黄 30g,赤芍、牡丹皮、地肤子、苦参各 9g,白鲜皮、土茯苓、菝葜、马齿苋、一枝黄花各 30g,徐长卿 15g,茵陈、藿香各 12g,桂枝 9g,焦六曲 15g,生甘草 3g。该方内服后,用药渣煎汁外洗。

服药 28 剂,皮疹逐渐消退;上方去一枝黄花,加土大黄 9g、蒲公英 30g 清热解毒。服药 28 剂,双手皮肤逐渐光滑;上方加野蔷薇 12g 以巩固疗效。

7. 清利肝胆湿热法　此法主要适用于阴部湿疹及肛门湿疹,肝胆湿热、蕴阻肌肤的病证。皮损多见局部潮红、丘疹、水疱、轻度糜烂、渗液、结痂或显著浸润、肥厚,自觉奇痒难忍,不断搔抓,影响睡眠。伴有口苦,心烦易怒,舌质红,苔薄黄,脉滑数等。常用药有龙胆、龙葵、生地黄、车前草、生甘草等。

【医案】徐某,男,51 岁,2003 年 11 月 7 日初诊。因"皮疹反复多年"就诊。患者 6 年来阴囊部潮湿、瘙痒,严重时坐卧不安,影响工作和休息,伴有心烦、口苦。检查:阴囊皮肤潮红、肿胀、粗糙,轻度苔藓样变。舌质红,苔薄黄,脉弦滑。

西医诊断:阴囊湿疹。

中医辨证:肝胆湿热,蕴阻肌肤。

治则:清利肝胆湿热。

处方:龙胆 6g,龙葵 30g,柴胡、当归、赤芍、香附、郁金各 9g,延胡索 12g,生地黄、车前草、马齿苋各 30g,徐长卿 15g,蛇床子 9g,焦六曲 15g,生甘草 3g。

服药 14 剂,潮红、肿胀渐退,瘙痒渐轻;上方去蛇床子继续治疗。服药 28 剂,皮损逐渐变平;上方加茵陈、藿香各 12g 以巩固治疗。

8. 活血解毒利湿法　此法主要适用于下肢静脉曲张所致的瘀积性湿疹,风湿毒邪日久入络,邪瘀阻滞的病证。下肢胫前皮损见紫红或紫黑色斑片,间杂丘疱疹、渗液、糜烂、结痂或肥厚、粗糙、苔藓样变,下肢静脉曲张明显,肿胀瘙痒。伴有下肢沉重乏力,舌质暗红,苔白腻,脉沉细等。常用药有丹参、莪术、鸡血藤、生薏苡仁、蒲公英、土茯苓等。

【医案】崔某,男,65 岁,2003 年 9 月 13 日初诊。因"左小腿皮疹反复多年"就诊。患者 10 年来左小腿近踝部反复起疹瘙痒,迁延不愈。近来皮疹增多,逐渐向上蔓延。自觉左下肢沉重感,夜寐欠安。检查:左小腿近踝部外侧暗红色粗糙肥厚斑块,伴轻度糜烂、渗出;左下肢静脉曲张明显。舌质淡胖、边有齿痕,苔薄,脉细。

西医诊断:瘀积性湿疹。

中医辨证:风湿毒邪日久入络,邪瘀阻滞。

治则:活血解毒利湿。

处方:泽兰 9g,丹参、虎杖、忍冬藤、络石藤、鸡血藤、生薏苡仁、赤小豆、鸭跖草、车前草、金钱草各 30g,徐长卿 15g,汉防己 9g,焦六曲 15g,生甘草 3g。

服药 14 剂,渗液净,糜烂面已愈合,瘙痒消失,夜寐转安;上方去赤小豆、汉防己,加路路通 15g 活血软坚。服药 14 剂,皮疹基本消退,左小腿近踝部见褐色色素沉着;上方加白鲜皮 15g 以巩固疗效。

（三）脏腑辨证治疗痤疮七法

1. 肺经风热证　青春期生机旺盛,血气充沛,阳热偏旺,热盛伤肺,肺热熏蒸,蕴阻肌肤。常以炎性丘疹为主,皮疹红肿疼痛或有脓疱,伴颜面潮红,口干渴,大便干结,舌质红,苔薄,脉浮数。治宜泻肺清热,方用枇杷清肺饮加减,药用枇杷叶、黄芩、黄柏、桑白皮、地骨皮、平地木、南北沙参等。

2. 胃经实火证 饮食不洁,偏嗜辛辣肥甘油腻腥发之品,以致湿热困阻中焦,循经上蒸,胃经实火,外发面部而成。表现为颜面、胸背较大的红色丘疹,有的呈结节、脓疱,伴唇口干裂、便秘、溲赤、纳呆,舌质红,苔黄腻,脉滑数。治宜清泻胃中实火,方用清胃散加减,药用黄连、生地黄、当归、牡丹皮、炙升麻、藿香、防风、栀子等。

3. 心火亢盛证 心经伏热,恋而不去,心火亢盛,积热上冲颜面而发。以丘疹型和脓疱型多见,伴心烦易怒,口舌生疮,目赤肿痛,便秘,溲赤,舌边尖红,苔薄黄,脉弦数。治宜泻火解毒,方用泻心汤加减,药用生地黄、赤芍、牡丹皮、黄芩、炙百部、丹参、白花蛇舌草、蒲公英等。

4. 肝经湿热证 肝主疏泄,性喜条达,肝郁则病。或性情急躁,或情志不畅,肝失疏泄,郁久化火,过食膏粱厚味,则生湿助热,肝郁与湿热共存,外泛肌肤而成。以炎性脓疱、丘疹为主,伴烦躁易怒,胸闷不舒,目赤口苦,大便秘结,舌质红,苔薄黄,脉弦数。治宜清利肝经湿热,方用龙胆泻肝汤加减,药用龙胆、黄芩、栀子、生地黄、柴胡、当归、车前草、泽泻等。

5. 肾阴不足证 肾气渐盛之期,先天肾阴不足,肾之阴阳平衡失调,相火偏旺,循经上蒸。肾阴不足,则肺胃津亏,以致阴虚内热,外发本病。以丘疹型多见,伴腰膝酸软,手足心热,咽干口渴唇燥,心烦夜寐不安,舌质红,苔少,脉沉细数。女性患者皮疹经前加重,或有月经不调,小腹胀痛。治宜滋阴降火,方用知柏地黄丸加减,药用知母、黄柏、生地黄、玄参、麦冬、白花蛇舌草、鹿衔草、山茱萸等。

6. 脾湿痰凝证 脾虚不运,忧思伤脾,水湿内停,湿聚成痰,日久化热,湿热夹痰,凝结肌肤而致。以结节、囊肿、瘢痕为主,皮疹痒痛相兼,伴倦怠乏力,便溏,舌质淡红,苔白腻,脉濡滑。治宜健脾化湿,化痰软坚。方用参苓白术散合海藻玉壶汤加减,药用太子参、白术、茯苓、山药、海藻、昆布、夏枯草、姜半夏、青陈皮、象贝母、当归、川芎、玄参等。

7. 肝郁血瘀证 病久不愈,邪聚不散,肝郁气滞血瘀,经脉失畅,或风湿热邪蕴于肌肤,气血受遏,凝聚而成。主要为颜面皮疹经年不退,肤色红或暗红,伴烦躁易怒,胸胁不舒。女性患者多伴月经不调,经行腹痛。舌质暗红或有瘀斑,苔腻,脉沉细涩。治宜疏肝行气,活血化瘀。方用丹参饮合桃红四物汤加减,药用柴胡、当归、赤芍、生地黄、牡丹皮、川芎、丹参、香附、砂仁等。

【医案】王某,女,29 岁,2004 年 5 月 11 日初诊。因“皮疹反复 3 年,加剧 2 周”就诊。患者 3 年前面部开始发疹,时轻时重,近 2 周来皮疹明显增多,局部痒痛不舒,面部易出油。平素心烦易怒,喜食辛辣,大便秘结。检查:前额、面颊、下颌米粒至绿豆大小毛囊性炎性丘疹,夹杂少量脓疱,面部皮肤油腻。舌边尖红,苔薄黄,脉弦数。

西医诊断:寻常型痤疮。

中医诊断:心火亢盛证。

治则:泻火解毒。

处方:泻心汤加减。生地黄 30g,赤芍 9g,牡丹皮 9g,竹叶 9g,黄芩 9g,炙百部 9g,丹参 30g,白花蛇舌草 30g,蒲公英 30g,龙葵 30g,生甘草 3g。嘱患者忌食牛、羊肉及辛辣酒类。

服药 14 剂,面部皮疹几无新发,原皮疹有减轻,大便通畅,面部多油;上方去龙葵,加生侧柏叶12g、焦山楂12g。服药14剂,面部皮疹部分消退;上方加野菊花12g清热解毒。服药14剂,面部皮疹全部消退,留有红色瘢痕;上方去野菊花,加白菊花12g、白鲜皮15g。服药14剂,面部皮疹色素渐退,症情痊愈。

按语:皮肤是人体最大的器官。皮肤病虽然主要发生在皮肤肌表,但其发生、发展均和机体内脏腑功能密切相关。脏腑功能失调常常引起皮肤病的外在损害。内服药物的治疗也是通过调节脏腑功能来改善皮肤症状。马绍尧临床擅长运用脏腑辨证的方法治疗痤疮。痤疮好发于面部,尤以口周、鼻部多见。肺主皮毛,开窍于鼻,皮毛和鼻窍病症,均应从肺辨证。肺为"娇脏",不耐寒热,肺经风热,上熏头面而起疹。胃开窍于口,口面之症,亦可从胃辨证。嗜食辛辣肥甘,化热生火,湿热中阻,循经上蒸,胃经实火,外发面部而发疹。内伤七情,气郁化火,火热之邪内盛于心,心火亢盛,积热上冲颜面而发疹。肝主疏泄,性喜条达,肝郁则病,性情急躁,或情志不畅,肝失疏泄,郁久化火,过食膏粱厚味,则生湿助热,肝郁与湿热共存,外泛肌肤而发疹。先天肾阴不足,肾之阴阳平衡失调,相火偏旺,耗伤阴液,则肺胃津亏,以致阴虚内热,外发本病。脾虚不运,水湿内停,湿聚成痰,日久化热,湿热夹痰,凝结肌肤,出现脓疱、结节、囊肿。故痤疮的发病与肺、脾、胃、心、肝、肾关系密切。

现代药理研究表明,黄芩、白花蛇舌草具有广谱抗菌、消炎的功效,对痤疮丙酸杆菌有抑制作用;白花蛇舌草还有很强的抑制皮脂腺分泌的作用,并能增强肾上腺皮质功能而抑制炎症反应;丹参对痤疮丙酸杆菌有明显的抑制作用,并具有微弱的雌激素样活性和抗雄激素样作用;山楂可抑制皮脂过度分泌;甘草有类肾上腺皮质激素样作用,还可抑菌消炎。

(李咏梅　宋　瑜　高尚璞　李燕娜)

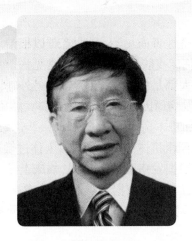

**钱雪华**

# 一、个人简介

钱雪华（1952—），男，硕士研究生导师，副主任医师。1976 年毕业于上海中医学院，后留校任教于方剂教研组，1981 年任职于龙华医院中医外科，参加疮疡、肛肠、皮肤科的门急诊、病房工作。曾任皮肤科行政副主任、康复医学科主任。历任中国康复医学会颈椎病专业委员会委员，上海市康复医学会老年病专业委员会委员，国际华人骨研学会转化医学联合研究中心委员。

从事临床、科研、教学工作 40 余年。擅长用内服和外治的方法治疗中医临床多科的常见病、多发病以及一些疑难杂症，尤其对虚证体质的中医调理和康复有较高造诣。擅治颈腰椎疾病、骨关节炎、腰腿痛、急性和慢性的肌肉扭伤、青少年特发性脊柱侧弯、肌肉和韧带的疼痛，以及各类脑病所致的后遗症和肢体活动受障、偏瘫等，在内服、外治、运用康复手段方面均有较深的研究。擅治银屑病、急慢性湿疹、荨麻疹、口腔溃疡、血管炎，痤疮及多种慢性皮肤瘙痒等疾病，运用中医进行调理和治疗，疗效较好。

曾负责国家中医药管理局、上海市体育局、上海市医学重点学科子课题等项目 4 项。"平衡导引与手法在脊柱筋骨病防治中的应用"荣获上海市科学技术奖一等奖，"导引手法治疗青少年特发性脊椎侧弯"是国家中医药管理局的临床推广项目。在《上海中医药杂志》《中国临床康复》等核心期刊发表论文 20 余篇。

# 二、经验方介绍

### 玉屏风散加三蚕治疗慢性荨麻疹

荨麻疹是一种以风团状时隐时现为主的瘙痒性过敏性皮肤病。其特点是皮肤有鲜红或苍白风团、大小不一、发无定处、忽起忽退、瘙痒不堪，消退后不留痕迹。民间俗称风疹块。中医学的"瘾疹"与荨麻疹的症状相似，故中医诊断本病为瘾疹。如《备急千金要方·痈肿毒方·隐疹》形容风疹瘙痒"忽起如蚊蚋啄，烦痒剧者，重沓垄起，搔之逐手起""赤疹热时即发，冷即止"。

本病男女老幼皆可发病,急性者尚易治,慢性者难以根治。据本人多年临床观察,此类患者人数有上升趋势,已成为临床皮肤病中的多发与常见病。

目前,临床上的常规治疗大都是抗过敏药或激素,另外辅以一些中成药,一旦转为慢性荨麻疹,却难以根治。本病的发病原因很多,如食物、药物、感染等因素都可致病,或是遗传、精神、内分泌紊乱等因素也可加重本病的复发。另外,一些过敏性体质的人更易发荨麻疹。

中医认为,本病由于禀赋不耐(机体免疫力下降),人体过敏所致。"发之在外,缘之在内",以治本为主,或是标本兼治。根据发病的原因不同,临床上分为风寒、风热、肠胃湿热、情志不遂,气血不足等多型。我在治本病时依据禀赋不耐、体虚,气血不足这一原则,主用玉屏风散加三蚕(蚕砂、蝉蜕、僵蚕),根据临床的不同分型,辅以不同的中药,在治疗慢性荨麻疹中取得了很好的疗效。

## 玉屏风散加三蚕

【药物组成】炙黄芪 30~60g,防风 12~15g,白术 15~30g,蚕砂 9~15g,蝉蜕 9~12g,僵蚕 9~12g。

【功效】益气祛风止痒。

【适用范围】急慢性荨麻疹。

气虚风起是荨麻疹发病的主要因素。方中黄芪益气固表为君;白术补气健脾为臣。佐以防风走表而散风邪,合之芪、术以益气祛邪,而防风与黄芪又能互相制约,黄芪得防风固表而不致留邪,防风得黄芪祛邪又不伤正,三药相伍,有补中有散、散中有补的功能。现代研究证明,玉屏风散具有调节人体免疫力的功效,而方中的防风能遍行周身,称治风仙药。白术能健脾培土,培土者即以宁风。纵观全方,确是一剂益气祛风之良方。

慢性荨麻疹的病因,中医学认为主要是禀赋不耐,以致外邪侵袭,瘙痒难忍,所以方中再加三蚕(蚕砂、蝉蜕、僵蚕),以增加祛风止痒的作用。蚕砂甘辛而气温,善于燥湿祛风,既能化胃肠之湿浊,配以清凉之药又可祛风止痒。僵蚕性味甘温,具有祛风散热止痒之功效。《太平圣惠方》记载僵蚕治风,遍身瘾疹,疼痛成疮者。蝉蜕味甘性寒,有疏风清热止痒的功能。这三药具有祛风、疏风、散风止痒的功能。由于性味的不同,相互配合,可治一切风邪所致的痒症。

在对慢性荨麻疹的治疗中,以此三味药为基础,辅以各种分型的对症药物,往往能取得很好的疗效。

【医案】

医案举例一:慢性荨麻疹(瘾疹)

冯某,女,48 岁。2016 年 6 月 18 日初诊。2 个月前皮肤瘙痒,抓后现鲜红色风团、大小不一,其痒难忍,发作时心烦易怒,平时口干便秘,遇热痒甚、遇冷痒减,曾去其他医院皮肤科门诊,服用抗过敏药物治疗,初起服用左西替利嗪能缓解,但停药后又发,尤以夜间发作为甚,故每日在睡前加服 1 粒酮替芬,已服月余,但不能停药,否则痒之如故。2 个月余为痒所困,非常痛苦,逐来我院求中医治疗。检查:躯平、四肢见有抓痕,划痕试验阳性。刻下:脉弦带数,舌红苔薄黄。

西医诊断:慢性荨麻疹。

中医辨证:风热客于肌表,营卫不和。

治法:益气祛风,清热止痒,通便。

处方:黄芪30g,防风15g,白术15g,蚕砂15g,蝉蜕12g,僵蚕9g,地肤子12g,徐长卿15g(后下),淡竹叶15g,西河柳12g,黄芩12g,决明子15g(包),生大黄9g(后下),生甘草9g。7剂。并嘱服用中药后3天隔天减去酮替芬1粒,少食辛辣食物。

二诊:服上述中药后,便秘已改善,瘙痒亦减少,但仍有脉弦舌红、心烦口干之症。予上方去生大黄,加麦冬12g、知母12g,再服7剂。嘱:去酮替芬,左西替利嗪隔日服之。

三诊:皮肤瘙痒明显减轻,大便通畅,风团变小、色红渐淡,心平气和,脉弦舌淡红。再拟上方,继服14剂。嘱不用再服抗过敏药。

随访:服药共计28剂,荨麻疹已控制,未再发。

按语:本病为慢性荨麻疹,属中医瘾疹,为风热客于肌表,营卫不和,邪热外不透达,内不得疏泄所致。患者全身症状为一派热象,心烦易躁,口感便秘,皮损呈鲜红色,瘙痒遇热则甚,得冷则安,脉弦数而舌红苔黄。故方中用经验方玉屏风散和三蚕益气祛风外,加之清热祛风止痒之品,如决明子、淡竹叶、西河柳、生大黄之辈,用以泻全身之热邪。决明子、黄芩上可疏上焦之邪热,使之透达于肌肤之外,下又可辅生大黄泻火通便,使热邪下泻。另,淡竹叶清热除烦,西河柳性平有散风解表的作用,助蝉蜕、蚕砂加强祛风透疹之力。方中还用了善治风痒的地肤子、徐长卿,改善了患者的瘙痒之苦。甘草既有清热之效,又可调和诸药。方中共十数味药,每药均有专功,配伍后又效力无穷,所以初诊7剂后就疗效立显,仅在二诊时因大便已通畅,但仍口干,故去生大黄,加知母、麦冬,不仅可育阴而泄热,还有清热润便之效。本病例共服中药28剂,既解了数月的瘙痒之苦,又停了抗过敏药的服用。

医案举例二:慢性荨麻疹(瘾疹)

闻某,女,32岁。2014年12月23日初诊。患者于2014年9月产后5天偶发风团奇痒,抓后该处出现淡白色风团,大小不一,曾自行服用抗过敏药依巴斯汀后痒症能控制。而后每遇月经期前后、或遇寒冷,全身瘙痒,风团又起。目前,抗过敏药也无效果,遂来我院求助中医治疗。刻下:脉细,舌淡、边有齿印。

西医诊断:慢性荨麻疹。

中医辨证:气血不足,风寒客于肌表。

治法:调和营卫,疏风散寒,扶正止痒。

处方:黄芪30g,防风15g,白术30g,蚕砂15g,蝉蜕9g,僵蚕12g,桂枝12g,制川乌9g(先煎),当归15g,白芍15g,艾叶12g,地肤子12g,徐长卿15g(后下),大枣12g,炙甘草9g。14剂,温服。

二诊:服药2周后,瘙痒明显减轻,发作次数亦少,畏寒怕冷情况亦改善,脉细,舌质淡红,嘱其减少抗过敏药,必要时停服。

处方:由于体内寒气渐祛,继予上方每剂加阿胶9g,烊冲于中药汤中热服,又服药14剂。

三诊:告知荨麻疹基本已愈,观其面色也呈红润,脉细但较前有力,舌淡红。再拟上方7剂,可隔日服用。共服2周,事后随访痊愈。

按语:本例慢性荨麻疹为产后气血不足,风寒客于肌表而致,故治疗仍以玉屏风散和三蚕为基础,佐以调和营卫的药物。方中用桂枝、白芍、川乌、艾叶温通经脉,散寒,以驱寒气外出;当归善于补血活血,为补血之圣药,性甘温质润,配伍白芍又有养血敛阴的功能,可以治疗各种血虚之证。另外,当归、白芍、艾叶三药相伍又有补血、养血、止血的作用,血盈足后使气的温煦功能得到增强、气血充沛,又可驱寒邪外出。大枣甘甜,佐以白芍以和营血;甘草甘平,又有安内攘外之能,用来调和表里。方中的地肤子、徐长卿又有祛风止痒的功能,增加了本方的止痒作用。二诊时每日方中又加阿胶9g,使气血充盈而驱寒邪外出。三诊又进7剂,2周服完,是固其本也。后临床随访,荨麻疹痊愈,而体质较产后有所增强。

荨麻疹为常见病,易识别而难治疗,很多患者在发病后,常自行治疗,口服一些抗过敏药物,不愈后再去普通门诊,由于手段不够多,往往在短时间内不能痊愈,常常演变成慢性。由于重复治疗,随着病程的延长,患者的抗过敏能力、机体免疫力都会有变化或下降,这时中医药的治疗就显得更为重要。

中医认为,荨麻疹的病因病机主要是禀赋不耐(体质下降),接触了某种或多种过敏物质所致,故笔者在临床上以玉屏风散合三蚕为经验方,旨在提高机体免疫力,加上以祛风止痒药为主,再根据辨证分型的类别予以不同中药的配伍,取得了很好的疗效。其原因主要是方证合一,但随着进一步的治疗又必须方随证变。其一,药物的加减;其二,药量的变化。如在此2则案例中同样运用僵蚕和蝉蜕,就有剂量大小的不同,主要是根据药物的性味不同而变化的。另外,防风和黄芪既能相辅又有互相制约的功能,可依据症状的需要而同时加重或减轻剂量。而三蚕中,三药均为蛋白类药物,既可助玉屏风散提高机体的免疫力,又可用来祛风止痒,临床疗效显著。但在肠胃湿热型的荨麻疹中,有些患者会对异性蛋白过敏,此时用药必须慎之,或减去不用,或减轻剂量。用药如用兵,必须审时度势,灵活运用,根据病情的变化和需要,予以必要的加减,方能取得良好的效果。

（钱雪华）

# 第十五章

# 泌尿系统、男科疾病

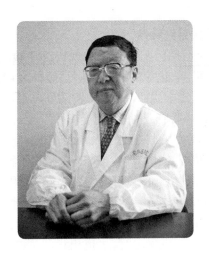

周智恒

## 一、个人简介

周智恒(1938—),男,出生于江苏省高邮市。在老中医俞济儒的鼓励下,1959年考入上海中医学院。1965年毕业,分配于上海中医学院附属龙华医院中西医结合外科。1979年创建了龙华医院中西医结合泌尿外科和男科。现为上海中医药大学教授、主任医师、博士研究生导师。2007年被授予龙华医院名中医工作室主任,2011年被评为上海市名中医。

曾任《上海医药》编委、《上海中医药杂志》编委、《中国中西医结合外科杂志》编委;上海市中医药学会第四、第五、第六、第七届理事;上海国际医学交流中心特约专家;中国中西医结合学会男科专业委员会副主任委员;中国中西医结合学会泌尿外科专业委员会常务委员;上海市中医药学会第一、第二、第三、第四、第五届男科分会主任委员;上海市希望之星培养导师;上海市2004届西学中研修班指导老师。曾获上海市高层次中西医结合研究人才指导老师培养中医人才贡献奖、红十字会人道救助奖、上海市中西医结合学会泌尿男科突出贡献奖。成立上海中医药大学附属龙华医院名中医工作室。现任上海市中医药学会男科专业委员会顾问、名誉主任委员;上海市中西医结合学会泌尿男科专业委员会顾问、名誉主任委员。

在学术上提倡继承中医传统理论,应用于临床实践。积极开展科研,发展中医药理论,不断创新，与西医学紧密结合，提倡古为今用、西为中用。做好中医人，一辈子为中医药学发展而努力奋发。先后培养博士研究生 6 名，硕士研究生 13 名，进修医师(包括新加坡、香港、澳门等地进修生)共 60 余名。发表论文 70 余篇，著作 8 部。曾获浙江省科学技术进步奖三等奖 1 项，科技成果转化奖 1 项。

## 二、学术理论与学术观点

中西医结合泌尿外科、男科以中西医结合治疗为方法，弘扬中医特色，发挥中医药之长处。独取现代西医治疗是无法取得治疗完善的效果的。因此，临床诊治提倡中西医结合，弘扬中医特色。

### (一) 中西医结合治疗泌尿系统肿瘤

目前，中西医结合治疗的运用已扩大到整个现代医疗领域，应用在恶性肿瘤方面亦行之有效。中医学和西医学手术、放化疗的共同使用已经普遍被接受和临床广泛使用。泌尿系统的恶性肿瘤都属中医学三焦学说的"下焦"，所谓下焦都有通调水道、下输膀胱的功能。《黄帝内经》云："通调水道，下输膀胱""气化则能出矣"。《丹溪心法》曰："溺血，痛者为淋，不痛者为溺血。"《明医指掌·溺血》曰："尿血者，小便血也。盖心主血，通行经络，循环脏腑。若得寒则凝涩，得热则妄行，失其常道，则溢渗于脬，小便出血也。"泌尿系统恶性肿瘤的共同特征为有血尿症状，因历史条件和医学理论体系差异的局限，传统中医没有西医学的病理诊断名称，但上述的症状历代文献均有表述。中医治疗泌尿系统恶性肿瘤，强调在整体观念下进行辨证论治、个性化治疗；强调调整整个机体的气血阴阳脏腑虚实寒热，达到阴阳平衡。《素问·灵兰秘典论》云："三焦者，决渎之官，水道出焉。"《灵枢·营卫生会》云："上焦如雾，中焦如沤，下焦如渎。"西医学所说的泌尿系统位于中医学的下焦位置。所以，诊治泌尿系统疾病还应当从"渎"字入手，配合进行疏导泄浊。

### (二) 中医治疗恶性肿瘤的原则是扶正祛邪

扶正祛邪是当前中医治疗癌肿的大法。中医学认为，肿瘤的致病因素是"癌毒"。这是一种特异性致病因子。人体脏腑功能失调、气血瘀滞是癌毒产生的基础，再加之多种因素诱导而成。毒必附邪，邪盛生毒，毒因邪而异性，邪因毒而乖张，二者相辅相成，再结合痰、瘀而成形，遂与癥瘕积聚、癌肿痞块。癌肿形成过程中不断吸收人体自身正气精血，同时其释放的毒素又在不断削弱人体正气精微，以此造成恶性循环，人体正气不断损耗，形成恶病质。

所谓扶正，就是调整机体的气血、阴阳的偏盛偏衰，达到阴阳平衡；通过调节机体免疫力，改善机体功能，进而提高生活质量，延长生存期。从西医学解释来看，一般扶正的药物(大多为健脾益气、滋补肝肾药)都具有提高白介素 -2(IL-2)、干扰素(IFN)、淋巴因子激活的杀伤细胞(LAK 细胞)水平的功效。

所谓祛邪，即去除体内癌毒，也就是中医所谓攻下积滞、祛瘀生新、化痰消浊、清热解毒等。它是中医学"实则泻之"的具体运用。西医学证实一些祛邪的药物(化痰活血、清热解毒的药物)可不同程度诱导肿瘤细胞凋亡，抑制肿瘤细胞增殖，降低毒副反应，从而达到减毒增效的作用。

### (三) 从中医学论述恶性肿瘤的病因病机

许多恶性肿瘤的发病原因迄今西医学尚未明了，它的发展和转归也相当复杂。中医学把恶性肿瘤的形成归结为内因和外因。所谓内因，是指人体正气虚弱，脏腑功能失调。当人患上肿瘤后导致正气益虚,气血进一步耗伤。此时,悲观失望,思想负担沉重,终日惶惶,严重削弱抵抗力、降低免疫力,使人的生活质量更差。

所谓外因,就是外来病邪的侵袭,如物理辐射、放射线;化学致癌物质;各种激素的滥用,食品添加剂等有毒有害成分的摄入;病毒、微生物感染等等。在现在的生活环境中,可谓防不胜防。外来病邪的侵袭,破坏机体内环境,致使恶性致病因子起作用,加上内平衡破坏致使抑癌因子失活导致恶性肿瘤发生,并加速肿瘤的浸润扩散和转移。"积之成者,正气不足,而后邪气踞之。""正气虚则成岩。"综上,引起正常细胞癌变的因素与自然环境、生活方式等相关,更与自身心理因素密切相关。所以人在生活中要乐观,要积极向上。古人说"笑一笑,十年少",我们说"笑一笑,恶性肿瘤吓到跑"。

### (四)中医药治疗恶性肿瘤的机制

中医药治疗恶性肿瘤经过近半个世纪的研究,已经取得广泛的共识和认同。中医药在恶性肿瘤治疗中的运用是通过提高机体免疫力,增强人体自身抗病能力,达到消灭肿瘤,提高生活质量,延长生存期的目的。一些常用中药如黄芪、人参、女贞子、枸杞、党参、太子参、龟甲、鳖甲、黄精、山茱萸、怀山药、甘草等可以扶正气、补虚劳,现代研究发现其对 NK 细胞、T 细胞亚群有促进作用,可促进 LAK 细胞、巨噬细胞等抑癌作用。当人体气血流通障碍,就会导致气滞血瘀,这也是恶性肿瘤轻重转归的重要因素。肿瘤患者的血液中存在着微小癌栓,当血液微循环减慢后,血液黏稠度增高,瘀血停滞导致癌栓积聚,于是肿瘤随血行转移至他处。中医药运用活血化瘀、软坚散结法,改善微循环,杀灭肿瘤细胞以抗转移。常用的中药有山慈菇、蛇六谷、白花蛇舌草、半枝莲、土鳖虫、土茯苓、蛇莓、当归、丹参、三棱、莪术、地龙、三七、泽兰、土牛膝、冬凌草、菝葜、全蝎、蜈蚣等。这些药物都是祛邪消癥的中药,能杀灭肿瘤细胞,抑制癌细胞生长,促使癌细胞凋亡。

### (五)综合治疗是科学抗肿瘤的方法

综合治疗在国外被称为"鸡尾酒疗法",即用多种治疗手段治疗同一目标。中西医结合治疗泌尿系统肿瘤优势明显,首先能手术治疗的应予以手术根除肿瘤实体灶。但经过手术治疗不等于癌肿已经治愈,还要进一步抗复发、抗转移。这时除了常规的西医学的放、化疗以及免疫治疗外,中医药可以大有作为,不仅通过扶正祛邪辨证论治可以提高人体整体功能,提高生活质量,而且对于放化疗等治疗的毒副作用更可以起到改善和优化治疗的作用。

## 三、临床经验与研究

### (一)膀胱癌

膀胱癌在泌尿系统肿瘤中发病率最高。它可以发生在任何年龄,男性发病率是女性的2~3倍。近些年来,发病率呈上升趋势。膀胱癌的发病原因与吸烟和职业接触、芳香化学物质有必要联系。其次,与膀胱黏膜局部慢性刺激有关,如慢性膀胱疾病、膀胱结石期异物刺激、膀胱黏膜白斑癌、腺性膀胱炎等。中医文献中虽没有膀胱癌病理学的病名,但有不少类似膀胱癌的记载。《明医指掌》曰:"溺血者,小便血也。盖心主血,通行经络,循环脏腑。若得寒则凝涩,得热则妄行,失其常道,则溢渗于脬,小便出血也。"这些论述与膀胱癌的病因、病机、病证极其相似。这也为现代中医治疗提供了很大的启迪。中医治疗以整体治疗为主体,辨证论治以扶正祛邪为大法。中医认为膀胱癌属本虚标实,本虚指脾肾气虚不能摄血或气血双方失统摄;标实指湿热毒邪聚于膀胱,湿毒瘀血孕育而成。一般初病多实,久病多虚,因此在治疗过程中应注意虚实的辨证。

芪慈三苓汤是周智恒"以通为补"治疗泌尿系统膀胱肿瘤的代表方。芪慈三苓汤由黄芪、山慈菇、猪苓、茯苓、土茯苓、熟地黄、白术、莪术、桂枝、炙甘草等组成。其中，黄芪甘、微温，归肺、脾经，补气升阳、益卫固表、和水消肿、扶正益气、利尿托毒；山慈菇味甘、微辛，性凉，具有清热解毒、消痈散结等功效。两者一补一清，补而不滞，共为君药。猪苓偏于淡渗利水，茯苓健脾利水，土茯苓利水解毒，三苓利水通淋，寓补于通，共为臣药；白术健脾益气，莪术行气破瘀，桂枝温通经脉，助药至病所，共为佐药；甘草清热解毒，调和诸药。药理学证实，黄芪、白术、甘草都有不同程度提高机体免疫，缓解疲劳，增进抗体产生，增强 B 淋巴细胞、T 淋巴细胞免疫功能的作用；熟地黄中的多糖、地黄苷类成分对增强人体免疫力，抑制多种肿瘤也有一定疗效。

### （二）肾癌

肾癌是泌尿系统中常见的癌肿，发病率较高，约为 12.39%，仅次于膀胱癌，在泌尿系肿瘤中的发生率占第二位，现有上升趋势。肾脏肿瘤中约 95% 是恶性肿瘤，即肾癌。由于肾脏位置系在腰部之内，部位较隐蔽不易及早发现，出现症状往往是中晚期，预后也就往往较差，对人类的健康威胁较大。现代健康意识增强，并有定期体格检查。随着检验手段的提高、影像学技术水平的提高，可早期发现、早期治疗，提高治愈率，大大提高生存率。值得注意的是，除了血尿、腰部疼痛、腰部肿块等显著症状外，一些因肾癌导致的副癌综合征也当提高警惕。如血流加快、贫血（是因血尿，肾癌毒素和肾组织大量坏死和抑制骨髓造血引起）、高血压（是癌组织压迫肾脏组织使血流减少产生大量肾素改变）、免疫系统及激素分泌变化以及男性乳房发育性功能减退、女性出现胡须和胸部多毛、闭经等。关于肾癌的治疗，除手术治疗、免疫治疗外，放射治疗和化学治疗的疗效均有限。中医中药是有益的治疗方法。中医治疗肾癌早在 2 000 多年前就有论述。《素问·脉要精微论》说："腰者，肾之府，转摇不能，肾将惫矣。"《金匮要略》曰："热在下焦者，则尿血，亦令淋秘不通。"对于肾癌，中医常以"血尿""腰痛""癥积"论治。

周智恒认为，在肾癌的诊治中，应从整体治疗出发，辨证论治是关键。

（1）对于低热、口渴、纳呆、乏力、腰酸痛，转摇活动受限，舌质暗红或黄腻、脉细数者，宜清热利湿、活血散结，用龙蛇羊泉汤治疗。

（2）腰痛喜按、小便短赤或血尿、疲倦、神情淡漠、乏力、逐渐消瘦、低热、寐不安、纳呆、大便干结、舌暗红或舌少苔，脉细濡，常需补肾益气、解毒消结，用左归丸加味。

（3）腰部肿块渐大疼痛、肿块沉重、血尿不出、精神萎靡、气短无力、消瘦、口干发热、舌质暗、脉沉细，宜补气养血、解毒散结，用十全大补汤加减。

### （三）前列腺癌

前列腺癌是老年男性常见癌症。随着生活水平的提高、人均寿命的延长，加上环境污染、空气、水、食物等因素及生活中的不良嗜好、生活规律紊乱等因素，前列腺癌已成为我国男性发病率居高不下的泌尿生殖系统癌症。全世界每年都有大于 65 万的男性被诊断为前列腺癌。2013 年上海市癌症排行榜报道，男性前列腺癌发病已位居男性发病率的前十位。中医学虽没有前列腺癌的解剖学、病理学的病名，但这种疾病与中医学论述的"癃闭""血证""痛证"等临床表现极为相似。"癃闭"之名早在 2 000 多年前的《五十二病方》中就有记载："癃"是排尿不畅，"闭"是小便不通。《医林改错》曰："无论何处，皆由气血……气无形不能结块，结块者必有形之血也。"《景岳全书·杂证谟·癃闭》载："……或以败精,或以槁血,阻塞水道而不通也。"

前列腺癌早期诊断、早期治疗,预防后,情况较好、较乐观,可以有效控制病情。但前列腺癌到出现临床症状往往都是中晚期了。这就要根据前列腺癌分期的不同选择相应治疗方法。前列腺癌的治疗方法,有手术治疗、放射治疗、内分泌治疗、中医中药治疗等。中医中药治疗前列腺癌是近几十年研究讨论较多的课题,报道的论文较多,也取得了较好的效果。但这是治疗前列腺癌的初见基础,还需要深入研究、深入实践。研究其治疗规律以取得更合理、更科学的治疗规律,取得更可靠、更有效的治疗方法和效果,可以走向世界。因为欧美国家的前列腺癌比非洲、亚洲国家发病率更高,更需要可靠有效的治疗方法。前列腺癌与雄性激素及其受体有密切关系。现在临床上分为雄激素依赖性前列腺癌、雄激素非依赖性前列腺癌及后期难治性前列腺癌。中医中药治疗是从整体出发,根据四诊八纲规律辨证论治的方法进行处方用药的。

周智恒认为,前列腺癌的中医诊治在于扶正与祛邪兼顾,提高机体免疫力,同时通过生理途径或减少西药用量而降低西医治疗的毒副作用,在改善患者症状及提高其生存质量中有举足轻重的地位。周智恒创立的"芪凌方"由生黄芪、冬凌草、熟地黄、补骨脂、益母草、白花蛇舌草、射干、姜黄、苦参、炙甘草等组成,功能益气活血、祛瘀散结,主治前列腺癌气虚血瘀证。对"芪凌方"主药生黄芪的研究显示,其可直接抑制肿瘤的增殖和分裂,黄芪多糖能促进巨噬细胞增殖并释放 TNF-α、IFN-γ 等细胞因子,提高 NK 细胞数量和活性,从而更好地发挥抗肿瘤作用。另外有报道称,黄芪多糖能显著增强机体免疫力,调节血清中 TNF-α、IL-2 浓度,进而缩短肿瘤细胞生长周期和增殖,并诱导其加速凋亡。冬凌草可清热、解毒、抗炎、活血止痛、去瘀,且其含有的冬凌草甲素,能诱导细胞色素 C 释放,促使对人骨肉瘤细胞增殖的抑制并诱导细胞凋亡途径。因此,"芪凌方"是以生黄芪提升正气、冬凌草解毒化瘀为根本,利用多种途径控制晚期前列腺癌患者的临床症状,并减少由于去势和激素治疗引起的副作用,让患者在整体上得到良好的治疗。

## 四、经验方介绍与转化

### (一)芪凌方

【药物组成】生黄芪、冬凌草、熟地黄、补骨脂、益母草、白花蛇舌草、射干、姜黄、苦参、炙甘草等。

【功效】益气活血,祛瘀散结。

【方解】生黄芪甘、微温,归肺、脾经,补气升阳,益卫固表,和水消肿,扶正益气,利尿托毒;冬凌草性味苦甘、微寒,具有良好清热解毒、活血止痛、抗肿瘤作用,两者一补一清,补而不滞,共为君药。熟地黄补血养阴,填精益髓,为臣药。补骨脂温肾助阳,健骨活血;益母草、白花蛇舌草活血散瘀,利水解毒;射干、姜黄破血行气、通经止痛;苦参清热解毒、祛风化痰除湿;炙甘草和中缓急,解毒止痛,调和诸药。

【适用范围】治疗晚期前列腺癌气阴两虚血瘀证。

【临床和实验研究】20世纪80年代,周智恒带领龙华医院泌尿科同仁以扶正为主的"前列负阴方"(生黄芪、熟地黄等)和以清热解毒为主的"红鹿合剂"(白花蛇舌草、鹿衔草等)治疗前列腺癌,并通过临床观察发现,单用滋阴或单用清热解毒法均无法很好控制癌症的发展,必须二者结合方能有效,于是将二方结合形成了本方。2011—2014年选择153例晚期前列腺癌患者随机分为运用"芪凌方"结合内分泌治疗的观察组以及只进行内分泌治疗的对照组进行临床研究,结果发现,观察组治疗后前列腺特异性抗原(PSA)明显低于治疗前、对照组治疗后分值,观察组疗效有效率55.13%,高于对照组的42.02%。观察组治疗后乏力、纳差、排尿困难、尿痛、骨痛及腰骶部痛、下肢水肿以及生活质量明显好转,优于治疗前、对照组治疗后。观察组治疗副作用发生率较对照组出现明显下降。以上各项比较均具有统计学差异($P<0.01$;$P<0.05$)。结论:"芪凌汤"具有控制晚期前列腺癌发展,减少临床症状、减轻副作用、改善生活质量等效果。并在2015年完成了上海市卫生局关于上海市中医医结合重点病种的建设项目课题"前列腺癌的中西医结合治疗",有关研究成果撰写了中文核心论文10余篇。

【医案】赵某,男,69岁,上海人。2014年9月23日初诊。患者5年前无明显诱因下出现尿频尿急,伴夜尿增多,时轻时重,时有尿无力、尿等待症状,曾间断服用前列康(普乐安片),疗效不显。近1个月来,排尿困难加重,时有小便带血,伴腰部、髋部疼痛。9月15日肿瘤医院B超检查示前列腺43mm×55mm×48mm,左侧叶回声欠均匀、伴结节12mm×6mm,残余尿80ml。PSA 82.74ng/ml。盆腔CT示前列腺癌。ECT示双侧骨盆、$L_{4\sim5}$高密度浓聚,骨转移灶。外院诊断:前列腺癌骨转移。予比卡鲁胺抑制雄激素治疗。患者平素时感胸闷气短乏力,稍劳累则感气急,纳呆,大便时溏,甚则日行3~4次,不成形,夜寐差。舌质淡、边有斑点,舌苔薄白,脉濡。肛门指诊示前列腺鸭蛋大小,饱满,表面欠光滑,质地较硬,左侧可触及结节多枚,凹凸不平,有压痛,中央沟消失。舌苔薄白,脉濡。

西医诊断:前列腺癌伴骨转移。

中医辨证:脾肾两虚,水道瘀阻。

治法:健脾补肾,化瘀利水。

处方:炙黄芪18g,冬凌草15g,潞党参15g,炒白术芍各15g,云茯苓12g,熟地黄15g,菟丝子15g,姜黄12g,白花蛇舌草15g,射干12g,石见穿15g,补骨脂15g,益母草30g,苦参15g,延胡索15g,炙升麻9g,厚杜仲15g,怀牛膝15g,炙甘草9g。7剂,水煎服,每日1剂,分2次服。

二诊:服用1周后,排尿欠畅感、气促乏力均有减少,夜寐差,尿血症状仍有。舌质淡、边有斑点,舌苔薄白,脉濡。

处方:炙黄芪18g,冬凌草15g,潞党参15g,炒白术24g,茯苓神各12g,熟地黄15g,菟丝子15g,姜黄12g,白花蛇舌草15g,射干12g,石见穿15g,补骨脂15g,益母草30g,苦参15g,延胡索15g,炙升麻9g,厚杜仲15g,怀牛膝15g,炙甘草9g,藕节炭15g。14剂,水煎服,每日1剂,分早晚2次服。

三诊:服药后,自觉排尿通畅,夜尿2次,气促乏力明显好转,尿血已止,疼痛减轻,大便日行1~2次,成形。舌淡,舌苔薄白,脉细。

处方:较前略有化裁,去藕节炭,加仙鹤草30g。

后长期在我科门诊治疗,处方酌情化裁,中西药物合用,生存至今。

按语:肾所藏先天之精有赖于五脏六腑之精濡养。只有五脏六腑之精气游溢,灌达盈肾,才能藏精、生髓、充骨。若肾气不足,不能主宰骨,骨无精充,则生化无节而成骨瘤;而五脏中以脾为运化之源,或损伤脾胃,以致运化不健、脉络壅塞、痰浊与气血相搏结,凝滞日久则蕴结成块而成骨瘤。内因为肾精不足和脾失健运。外因为浊邪诸毒,乘虚攻内,伤筋蚀骨;或气血凝滞、经络受阻,运行不畅,不通则痛;或筋骨失养,不荣而痛。加之已属肿瘤晚期,耗蚀正气,癌毒久郁化火伤阴,阴阳互根,阴损及阳,阳损及阴,最终导致人体阴阳失调,阴阳两虚。对于前列腺癌骨转移灶疼痛,周智恒认为由虚实两方面引起,即"不通则痛"和"不荣则痛"。骨转移癌的形成与肾、肝、脾关系密切,同时与痰湿内阻、瘀血内停有关。治疗当以"肾主骨生髓、脾主运化生气"理论为本,"痰""湿""瘀"为标,治宜益气温阳、祛湿化痰、化瘀通络、散结止痛四法合用,方可使筋骨得健、痰湿得化、瘀络得通而症消痛止。

#### (二)十子三花毓麟方

【药物组成】菟丝子、沙苑子、覆盆子、蛇床子、枸杞子、女贞子、五味子、车前子、玫瑰花、荷花蕊等。

【功效】调补阴阳,补肾生精。

【方解】菟丝子、蛇床子温肾壮阳;枸杞子、女贞子滋阴补肾;沙苑子、覆盆子、五味子、荷花蕊补肾涩精;车前子通利、强阴、益精;玫瑰花疏肝散结、活血理气。

【适用范围】肾虚之男性不育。

【临床和实验研究】周智恒临诊不育的一大特色是运用大量的"花""子"类药物(上海市名中医创新经验点项目编号:N2012070404)。盖中医以类比象之法,所谓物以形聚,周智恒认为精子即是人的种子,植物种子亦主生殖之事,以"子"益"子";而花亦是植物的生殖器官,富含大量微量元素和生殖所必需的精微物质,且花类药物多有疏肝理气之功,暗合长期不育患者情志消沉抑郁的体质,故往往能收到奇效。现代药理学研究结果表明,五味子可直接捕获氧自由基,具有抗氧化酶活性作用,可减少自由基对精子的损伤;菟丝子、枸杞子、女贞子可使精子质量明显改善,精子脱氧核糖核酸(DNA)中的一倍体、多倍体明显减少,正常发育单倍体的精子增多;花类中药含有丰富的锌、镁、硒等微量元素,而锌、硒等元素相对高水平有利于促进精子生成及提高精子质量。另一特色则是活血药物的使用。周智恒认为肾子之处,悬于身外,离中体为远,受气血濡养为少,易成血瘀之态,瘀血阻络,妨碍肾气生精,故活血药红花、丹参、当归、黄酒(膏方中)活血生新,催气生血,能促进局部微循环,有助于改善睾丸生精作用。

【医案】黄某,男,36岁。2014年12月5日初诊。患者28岁结婚,无避孕措施,性生活规律且正常,至今未育。爱人妇科检查正常。诉平时自感少腹胀痛,胸胁胀痛,睾丸隐痛,坠胀。有附睾炎史,否认家族遗传疾病史,否认慢性疾病史,无手术史,无外伤及药物过敏史,无腮腺炎病史。体格检查:双侧睾丸约18ml,质软,双侧附睾稍僵硬。辅助检查:精液分析示精子2~3个/HP,活动力差,抗精子抗体(-),内分泌检查正常。刻下:时有睾丸胀痛,久坐后尤甚,无排尿中断,无尿频、尿痛,无发热,偶有会阴部刺痛不适,大便尚调,胃纳一般,夜寐安。舌暗红、边有瘀斑,苔薄,脉涩。

西医诊断:少弱精子症(重度)。

中医辨证:精道瘀阻。

治法:活血化瘀,通精开窍。

处方:熟地黄15g,当归15g,川芎9g,桃仁9g,红花6g,白芍9g,五灵脂9g,蒲黄9g,延胡索12g,川牛膝15g,郁金9g,乌药6g。水煎服,每日1剂,14剂。

二诊:诉服药2周后,自觉少腹胀痛,胸胁胀痛,睾丸隐痛基本缓解。原方加赤芍12g、肉桂 6g、车前子(包)15g。

三诊:症状基本消失。十子三花毓麟方酌加生黄芪、鹿角胶等益气补肾中药。

处方:熟地黄 30g,生黄芪 30g,枸杞子 15g,女贞子 15g,当归 12g,锁阳 12g,菟丝子 15g,覆盆子 15g,五味子 9g,车前子(包)15g,沙苑子 15g,韭菜子 15g,绿萼梅 6g,红花 6g,鹿角胶 12g,紫河车粉(吞)10g。

调服治疗 3 个月后,精液分析:密度 $0.31 \times 10^8$/ml,存活率 57%,a 26%,b 13%,液化时间 50 分钟。后 1 个月女方成功妊娠,又年后得一千金。

按语:中医认为"肾主生殖"。《黄帝内经》云:"肾者主蛰,封藏之本,精之处也。"又云:"丈夫八岁,肾气实……二八,肾气盛,天癸至,精气溢泻,阴阳和,故能有子……"明确指出男子生育根源在肾,精子的生成与肾有直接关系,治疗应以补肾、通精道为基本原则。临床上针对补肾,又有填精、育阴、益气和温阳等的不同,并由此带来所用药物的差异,当然,也就会有一定的疗效差异。此例病患结合病史及实验室检查,诊断为少弱精子症(重度)。精道不通,所以虽然睾丸曲细精管中可见各类精子,但精液中几无精子。结合舌脉,患者为精道瘀阻,浊邪挟瘀阻塞精道,精道不通,精子无法排出,故成无子之精。精脉瘀阻,中医责之于血瘀阻络。精道畅通,精、血、津可正常运行、布散及排泄,各脏腑功能活动正常。精脉瘀阻,气机郁滞,在血则流行不畅,必致血瘀,血瘀一旦形成,可从器质方面形成或加重精道的梗阻。现代医学研究显示,活血药能改善生殖器官局部的血液循环,扩张血管,改善微血流,改善睾丸的血液供应。由于生殖系统炎症而致不育者,活血化瘀药则能降低炎症区毛细血管的通透性,减少炎症渗出,同时由于局部血液循环的改善,促进了炎性物质的吸收,而表现出抗炎作用。此外,活血药还有抑制纤维细胞产生胶原的作用,促进已形成的纤维蛋白溶解,因此,对输精管道阻塞者有再通作用。故治当活血化瘀,通精开窍,方从法出,法随方立,以桃红四物为底方配合金铃子散加减,待精道瘀滞渐开后,酌加赤芍防肝气疏利太过,肉桂、车前引火归原;初功成后,遂一心正道求之,加重益气之黄芪,倍滋阴荣血之熟地黄,盖"阳化气,阴成形(精)",取气能行血之义,共奏滋阴壮阳、补肾生精之功效。

### (三) 红鹿合剂

【药物组成】红藤、白花蛇舌草、鹿衔草、黄柏、红花、当归、淫羊藿、甘草等。

【功效法则】清热利湿,活血化瘀,补肾通络。

【方解】方中以红藤、白花蛇舌草为君,清热利湿,行气止痛,活血散瘀;鹿衔草、黄柏、车前子共为臣药,鹿衔草清热解毒,黄柏与车前子清利下焦湿热;当归、红花、淫羊藿共为佐药,久病必瘀,以红花清热凉血散瘀,当归补血活血,补中有动,行中有补,诚血中之气药,淫羊藿补益肝肾;甘草为使药,清热解毒,调和诸药。

【适用范围】湿热瘀阻型慢性前列腺炎。

【临床和实验研究】现代医学研究显示,活血化瘀法能改善局部微循环,促进前列腺腺泡和腺管上皮修复,调整凝血及抗凝血系统的功能,促进炎症病灶的消退,促进增生性病变的软化和吸收。现代药理学研究表明,本方中主要药物红藤的煎剂对大肠杆菌、金黄色葡萄球菌、铜绿假单胞菌、乙型链球菌、白色葡萄球菌、卡他球菌均有高敏感抑菌效果;鹿衔草有效成分熊果酚苷,在体内可水解产生氯醌与葡萄糖醛,有较好的杀菌作用;白花蛇舌草能刺激网状内皮系统增生和增强吞噬能力;红花能增加纤维蛋白溶解及抑制血栓形成;车前子中含车前子酸、车前苷、黏液质、蛋白质、琥珀酸等,具有抗炎和利小便作用,对各种葡萄球菌和杆菌均有一定的抑制作用,并有提取液可增强人体的免疫力,此外车前子黏多糖能刺激网状内皮系统的活性作用;淫羊藿中锌元素含量高,能调节前列腺液(EPS)的 pH,并提高锌离子含量等。全方合用,对前列腺炎有着很好的治疗、调护和预防等作用。

为观察本方治疗慢性前列腺炎的安全性和有效性,2005 年 1 月—2015 年 12 月委托上海交通大学医学院生物医学统计教研室编盲分组,采用分层随机分组,阳性药物(热淋清胶囊)平行对照,双盲双模拟多中心的观察设计方案。以观察单位分层,计算机随机编盲,治疗组和对照组 1∶1 分配,由上海中医药大学附属曙光医院和上海交通大学医学院附属瑞金医院共观察 128 例患者。两组在年龄、病程、证候分布等基线方面无统计学差异。结果显示,治疗组总有效率 73.44%,对照组总有效率 64.06%。从前列腺炎症状评分来看,红鹿合剂可显著改善慢性前列腺炎患者前列腺炎症状评分($P<0.01$),两组比较,治疗组疗效优于对照组($P<0.05$)。红鹿合剂可显著改善慢性前列腺炎患者疼痛和不适症状,改善患者尿频尿急、排尿余力,改善症状对患者生活影响,提高患者生活质量($P<0.01$)。两组比较,治疗组疗效优于对照组($P<0.05$)。治疗前后,患者血尿常规、肝肾功能、心电图无异常变化。基础研究显示,红鹿合剂能使金黄色葡萄球菌感染的急性前列腺炎大鼠模型中炎性细胞浸润和纤维组织增生减轻,改善微循环,促进前列腺腺泡和腺上皮修复。

【医案】冯某,男,31 岁。2015 年 9 月 23 日初诊。患者自幼年时有手淫恶习,2 年前开始出现尿频急,尿欠畅,小便涩痛,会阴刺痛,会阴部疼痛或不适;同时伴有会阴隐痛,少腹胀。在当地诊断为“前列腺炎”,经西药抗生素、哈乐(盐酸坦索罗辛缓释胶囊)等治疗后,症状时轻时重、反复发作,伴性功能障碍、失眠等神经衰弱症状。于 9 月来我院治疗。就诊时尿频、点滴不尽,小便涩痛,会阴刺痛不适。肛门指诊示前列腺饱满,质中,有压痛,中央沟浅,无结节。辅助检查:前列腺液常规(Eps)见卵磷脂小体少量 /HP,白细胞(+)/HP。前列腺液细菌培养(−),尿常规正常。刻下:腰部酸痛。舌紫暗有瘀斑,脉弦涩。

西医诊断:慢性前列腺炎。

中医辨证:下焦血瘀。

治法:活血化瘀,理气止痛。

处方:红藤 30g,鹿衔草 15g,白花蛇舌草 30g,桃红各 9g,炙没药 12g,丹参 15g,赤芍 12g,泽兰 12g,炒王不留行 9g,皂角 15g,败酱草 15g,蒲公英 15g,川楝子 9g,白芷 9g,石韦 15g,淫羊藿 15g,生甘草 9g。7 剂,水煎服,每日 1 剂,分 2 次服。

二诊:服用 1 周后,会阴刺痛完全消失。仍有尿频,舌上瘀斑有消退。复查 Eps 示卵磷脂小体(++)/HP,白细胞 4~5 个 /HP。

处方:方药再拟前方略加化裁。上方加金银花 9g、益母草 15g。14 剂,水煎服,每日 1 剂,分 2 次服。

三诊:治疗 1 个月,全部症状消失,小便正常,无尿频、尿急,无会阴部胀痛。Eps 正常。

按语:本案为慢性非细菌性前列腺炎,属中医精浊范畴。患者发病前经常手淫,肾元亏虚,久病入络,气滞血瘀。本案治疗上先予活血化瘀,佐加行气止痛。由于前列腺为多气多血之脏,气血瘀滞致腺体正常分泌腺液受阻,易致炎症的形成。本例因辨证为下焦血瘀,方从法出,法随证立,故治以周智恒效方“前列红鹿方”化裁,药症相符,效如桴鼓。

(陈 磊 郁 超 曹宏文)

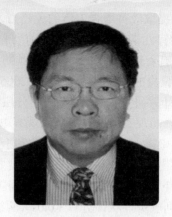

蒋学洲

## 一、个人简介

蒋学洲(1951— ),男,上海中医药大学附属龙华医院泌尿科主任医师。1976年6月毕业于上海第二医学院(现上海交通大学医学院),1976年7月起于龙华医院工作,从事泌尿外科、男科疾病的中西医结合临床诊治工作40余年。擅长以中西医结合方法治疗泌尿系统疾病,包括前列腺炎、男性性功能障碍、男性不育症、肾输尿管膀胱前列腺肿瘤、女性尿路感染、肾输尿管膀胱结石等。先后发表专业学术论文10余篇,曾主持、参与市级、局级科研项日3项。

## 二、经 验 方

### 生精方治疗不育

【药物组成】黄芪、枸杞、淫羊藿、巴戟天、锁阳、杜仲、补骨脂、生地黄、怀山药、桑椹、黄精、太子参。

【功效】补肾强精,益气养血。

【方解】淫羊藿、巴戟天、锁阳、杜仲、补骨脂温补肾阳;黄精、枸杞、桑椹、生地黄、怀山药补益肝肾,滋阴填精;黄芪、太子参大补元气,益气生津。

【适用范围】男性婚后不育,或精液分析示精子总数减少,活动力低下,头晕目眩、面目无华,神倦乏力,精神萎靡,神疲嗜睡,舌苔薄白或腻,脉细弱,辨证属气血不足、肾阳亏虚。在辨证基础上,湿重者加苍术、薏苡仁、厚朴健脾化湿,伴血瘀者加丹参、红藤、莪术活血化瘀。

【医案】郑某,男,32岁。2016年3月11日初诊。结婚3年,同房且未采取避孕措施,性欲冷淡,勃起功能略不坚,神疲乏力,头晕目眩,腰膝疼痛,胃纳欠佳,夜寐欠安。两侧睾丸坠胀感,精液分析示密度9.526(百万/ml),活率42%,A级3.4%(快速向前运动),B级5.6%(慢速向前运动)。体检:左侧精索静脉轻度曲张。B超示左侧精索静脉内径2.1mm。刻下:舌质暗紫,苔薄腻,脉沉细。

西医诊断:弱精症。

中医诊断：肾精亏虚，气滞血瘀。

治法：益气补肾，活血化瘀。

处方：黄芪30g，枸杞15g，淫羊藿30g，巴戟天15g，锁阳15g，女贞子15g，杜仲15g，补骨脂15g，生地黄15g，怀山药20g，桑椹15g，黄精15g，丹参15g，莪术12g。

二诊：2016年3月25日。服药后，自觉腰部疼痛明显缓解，勃起功能稍坚，精神提振，胃纳、睡眠改善。拟上方继续服用。

三诊：服药2个月后，自觉各方面症状明显改善。精液分析：密度29.526(百万/ml)，A级34.43%(快速向前运动)，B级10.85%(慢速向前运动)，活率64.15%。精液分析已接近正常范围。

按语：该患者婚后3年，同房未采取避孕措施而未受孕，精液分析示精子数量减少，A级(快速向前运动)3.4%，提示弱精症，性欲低下、勃起不坚、勃起持续时间短暂。体检示左侧精索静脉曲张Ⅰ度，左侧睾丸偏软，不育的原因属于男方，称男性不育。中医辨证为肾阳不足、肾阴亏损、气滞血瘀。方用淫羊藿、巴戟天、补骨脂温补肾阳；枸杞、桑椹、黄精滋补肝肾之阴；黄芪益气健脾；丹参、莪术活血祛瘀，破气消积。

# 三、医 话

"不育"之词最早见于《周易》："妇孕不育。"自《黄帝内经》开始，不育症称"无子"，《医方集解》说"无子皆由肾冷精衰造成"，明代张介宾《妇人规·子嗣类》指出"疾病之关于胎孕者，男子则在精，女子则在血，无非不足而然"。从审症求因、审因求症来看，病因之本在体虚，主要为肾虚。中医学认为，肾主生殖与发育，生殖之精来源于肾，并通过"肾-天癸-男子胞"控制与调节人体的生殖和性功能。现代研究认为，中医的肾，不仅包括解剖学的肾，还包括生殖、泌尿、内分泌、免疫、神经和造血等多系统功能，是"下丘脑-垂体-性腺轴"内分泌网络的核心，故不育症以补益肾精为基本原则。肾藏精，主生长发育与生殖，为先天之本，元阴元阳之根，如先天禀赋不足，或房事不节，或久病伤肾，或七情内伤及肾，都可造成肾气不足，肾精亏虚。

现有的中医理论而言，肾虚是导致男性不育的最重要因素，并通过临床观察以及流行病学调查研究，发现现阶段男性不育最常见的中医证候分型是肾阴不足、肾阳亏虚、肾精亏虚，故认为"肾虚"是男性不育最主要的病理基础。

由于先天禀赋的差异及后天调适的不同，相当一部分不育患者都或多或少有虚的表现，其中又以肾虚为主要矛盾。按照症状的差异，又可分为肾精亏虚、肾阳亏虚和肾阴不足等3类。

1. 肾精亏虚型 此类患者多因禀赋不足所致，具体表现为生长发育缓慢、精力低下等。这类男性本身的先天之精充养已身尚且不够，其形成的精液更是难以满足生育的要求，往往会出现精子总数、浓度、活力等指数的不达标。常用五子衍宗丸为基本方进行加减，临床疗效显著，有改善生精功能的效果。

2. 肾阳亏虚型 此类患者多表现为性欲减退，勃起功能障碍，腰酸喜温，畏寒困倦，小便清长等。这类男性龙雷之火匮乏，不能温煦精液，血清睾酮水平较低，往往会出现射精无力、精液中精子含量稀少，活力亦低下。针对这种情况，常用右归丸为基本方进行加减，增强精子活力，提高血清睾酮水平。

3. 肾阴不足型　此类患者多表现为腰酸腰痛,头晕耳鸣,潮热盗汗,手足心热等。这类男性肾中阴精不足,不能震慑肾阳及化生精液,往往会出现精液总量少、精子数目少甚则出现精液黏稠不化。针对这种情况,常用左归丸进行加减,对少弱精子型男性不育有疗效。

《素问·上古天真论》对男性的生殖生理及病症做了较详细的论述,率先提出了以肾为中心的生育观,"二八,肾气盛,天癸至,精气溢泻,阴阳和,故能有子……七八,肝气衰,筋不能动,天癸竭,精少,肾脏衰,形体皆极",认识到男子的生育能力,取决于肾中精气的强弱和天癸的盈亏。现代中医医家在辨证治疗本病的同时,结合临床实际及西医学病因病理的认识,认为肾虚是精索静脉曲张性不育的基本病机,瘀血阻滞是其重要的病理因素。本病的基本病机是肾虚为本,血瘀为标,肾虚导致血瘀,血瘀加重肾虚,肾虚与血瘀相互夹杂为患,相互影响,造成生殖之精生成障碍,从而导致不育。

在男性不育的治疗方面,通过辨证和辨病相结合,可以增强临床疗效。相当一部分患者在补肾培元、填精益髓的基础上,加用适量的活血化瘀药通畅气血后,往往能显著改善精子质量,提高临床治愈率。瘀血不去,则新血不生,新的更有活力的精子亦无法产生。活血化瘀药可显著改善组织供血状况,恢复微小血管循环障碍,协助营养物质的输送,促进气血运行,同时减轻炎症反应及水肿,加速渗出组织液的吸收,减少炎性物质的产生,加快新陈代谢,抑制纤维结构的增生,改善腺组织的软硬程度,改善组织缺血、缺氧状态,使睾丸、前列腺、精索静脉丛等部位的血液循环通畅,生精细胞功能得到提升,精子的整体情况自然好转。

男性不育与精索静脉曲张常同时存在,并可能存在一定的因果关系。精索静脉曲张对男性的精子质量和生育能力均具有潜在的不良影响。精索静脉曲张男性中部分伴精液质量异常和睾丸组织学异常,并因此而影响男性的生育能力。普遍认为,精索静脉曲张可以通过局部的组织缺氧、温度增高、代谢废物蓄积等机制导致精子质量下降和睾酮分泌减少,这些因素均导致男性的生育能力下降。尽管对精索静脉曲张的手术干预可以部分逆转其病理生理过程,但是手术治疗并不能保证实现患者的本来愿望,即配偶恢复自然怀孕,所以选择手术治疗一定要慎重并全面考虑。

2015 年,欧洲泌尿外科学会(EAU)在男性不育指南中明确规定精索静脉曲张手术最高级别推荐(A 级)适应证:临床型精索静脉曲张、少精子症≥ 2 年的无其他原因的不育症可以手术,而对于精液正常的精索静脉曲张不建议手术。

中医治疗精索静脉曲张性不育的最终目的,在于改善睾丸生精内环境,提高精液精子质量,解决患者不育问题,使女方正常受孕和生育,而不是改善曲张的精索静脉。因此,治疗切入点不是曲张的精索静脉,而是精液精子,即治疗关键是改善生精环境,以提高精液精子质量。对单侧精索静脉曲张患者而言,中医治疗还能进一步提高健侧睾丸生精能力和质量,这也正是中医治疗精索静脉曲张性不育比单纯手术治疗的优势所在。

## 四、古方经验

### (一)右归丸

【出典】《景岳全书》

【药物组成】熟地黄 15g,山药 15g,枸杞 15g,鹿角胶 10g,菟丝子 15g,杜仲 15g,山茱萸 12g,当归 15g,附子 10g,肉桂 6g。

【方解】附子、肉桂、鹿角胶培补肾中之元阳,温里祛寒,为君药。熟地黄、山茱萸、枸杞、山药滋阴补肾,养肝补脾,填精补髓,取"阴中求阳"之义,为臣药。佐以菟丝子、杜仲补肝肾,健腰膝;当归养血和血,与补肾之品相配合,以补养精血。诸药合用,肝、脾、肾阴阳兼顾,仍以温补肾阳为主,妙在阴中求阳,使阳得以归源,故名"右归丸"。

【功效】温阳补肾。

【适用范围】婚后不育,精子计数少、活动率(力)低下,性欲淡漠,面目无华,形寒畏冷,精神萎靡;肾阳不足,精气虚惫,宗筋失养,则阳痿不举;肾气不足,精失固摄,则早泄。

### (二)五子衍宗丸

【出典】《摄生众妙方》。据考证,该方源于唐代,《悬解录》和《新唐书·艺文志》"丙部子类神仙家"、《通志·艺文略》"道家外丹"均有记载,张果献给唐玄宗的圣方——五子守仙丸,即是五子衍宗丸的原方名。处方源于《证治准绳》,是温补肾阳的代表方剂之一。明代医家王肯堂云,五子衍宗丸"药止五味,为繁衍宗嗣种子第一方也,故名。"又,"衍"为广布常流之意。本方五药皆用"种子",取"以子补子"之义,有助于繁衍宗嗣,故称"五子衍宗丸",被誉为"填精补髓、温补肾阳的补肾经典方"。

【药物组成】枸杞子15g,菟丝子15g,五味子6g,车前子15g,覆盆子15g。

【方解】枸杞子、菟丝子为主药,可补肾益精、扶阳。枸杞子填精补血见长,菟丝子温肾壮阳力强。辅以覆盆子、五味子固肾涩精。佐以车前子利水泻火,妙在用此味药,泻而通之,泻有形之邪浊,涩中兼通,补而不滞。五子配伍,味厚质润,既能滋补阴血,又能蕴含生生之气,性平偏温,擅于益气温阳。

【功效】填精补髓。

【适用范围】婚后不育,神疲肢倦,腰膝酸软;肾精亏损,肾精不足,不能充养于上,则头目眩晕;肾虚不能滋养全身,肾虚则腰膝酸软,肾虚则腰膝失濡,精液不固,小便清长、遗精、滑精。

### (三)左归丸

【出典】《景岳全书》。始载于《景岳全书·新方八阵》。"善补阴者,必于阳中求阴,则阴得阳升而泉源不竭","壮水之主,以培左肾之元阴",因此以"左归"命方。

【药物组成】大怀熟24g,山药12g,枸杞12g,山茱萸12g,川牛膝9g,菟丝子12g,鹿角胶12g,龟甲胶12g。

【方解】熟地为君药,滋补肾阴,填精益髓。龟甲胶、鹿角胶为臣药,其中龟甲胶药性甘咸寒,补肝肾之阴兼能潜阳;鹿角胶药性甘咸微温,益精补血兼温补肾阳,与滋补肾阴之药相共用,可具"阳中求阴"之效。熟地黄、山茱萸、山药、枸杞三阴并补,其中山茱萸补益肝肾、涩精固脱,山药健脾补肾,枸杞补益肝肾。川牛膝活血通经、强腰壮骨,菟丝子补肾益精,合鹿角胶"阳中求阴",平补阴阳。诸药合用,共奏滋补肾阴、填精补髓之效。

【功效】壮水之主,培左肾之元阴。

【适用范围】婚后不育,腰膝酸软而痛、耳鸣;兼见潮热盗汗、骨蒸发热、五心烦热、口燥咽干、舌红少苔、脉细数。

## 五、用 药 经 验

### (一)淫羊藿

亦名"仙灵脾",味辛、甘,性温,归肝、肾经。对其壮阳功能,唐代柳宗元有颇深认识,写下诗篇"痿者不忘起,穷者宁复言……"具有温肾壮阳、强健筋骨、祛风除湿之效,用于肾阳虚、不孕及尿频等症。能促进阳虚动物核酸蛋白质的合成,促进脑部分泌系统分泌的功能,具有雄性激素样作用。有抗寒冷、起阳痿、降血压的作用。

**(二)枸杞**

又名"地仙""却老子",味甘、平,归肝、肾经,补肝肾、明目。明代医家倪朱谟曰:"能使气可充、血可补、阳可生、阴可长……"用于肝肾不足、腰酸遗精、头晕目眩,治肾虚遗精,适用于不育症中肾气不足、气血虚弱、生精功能失常所致少精症。本品含甜菜碱、多糖、粗脂肪、粗蛋白、硫胺素、核黄素、胡萝卜素,对造血功能有促进作用。

**(三)补骨脂**

又名"婆固脂""补骨鸱",味辛、苦,性温,归肾、脾经,用于肾阳不足、命门火衰、腰膝冷痛,可温补命门、补肾强腰、壮阳固精,治阳痿不起,固精缩尿。药理研究示,本品含有脂肪油、挥发油、树脂及补骨脂素,能扩张气管,保护心肌缺血,促进骨髓造血,增强免疫功能。

**(四)黄精**

味甘,性平,归脾、肺、肾经。李时珍赞之:"木金交合,而诸邪自去、百病不生矣。"用于肾虚精亏、腰膝酸软。药理研究显示,本品能促进蛋白质合成,提高免疫功能,抗衰老、耐缺氧、抗疲劳,增强代谢、强心等。

(蒋学洲)

# 第十六章

# 骨伤疾病

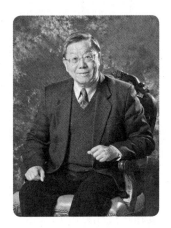

施杞

## 一、个人简介

施杞(1937— ),男,出生于江苏省东台市,现为上海中医药大学终身教授、专家委员会主任委员、主任医师、博士研究生导师、博士后指导老师,香港大学名誉教授,上海市名中医,第二、第三、第四、第五、第六批全国老中医药专家学术经验继承工作指导老师,第一批国家级非物质文化遗产项目"中医正骨疗法"代表性传承人,国务院有突出贡献专家,享受国务院政府特殊津贴。曾任上海市卫生局副局长、上海中医药大学校长、上海市政协委员、中华中医药学会副会长、中华中医药学会骨伤科分会会长、上海市中医药学会会长。目前担任上海市卫生健康委员会决策咨询专家委员会委员,上海中医药大学、上海市中医药研究院脊柱病研究所名誉所长。曾获全国"党和人民满意的好老师"、上海市卫生系统先进工作者、上海市劳动模范、上海市教书育人楷模、首批全国中医骨伤名师、全国中医药高等学校教学名师等荣誉称号,并获上海医学百年发展终身成就奖、上海中医药发展终身成就奖。

1963年毕业于上海中医学院,后于龙华医院伤科工作,师从石筱山、石幼山先生,为上海石氏伤科第四代传人,并游学各大伤科流派及沪上中医各家名医。强调中药内服与外敷调和气血脏腑,手法导引恢复筋骨平衡。数十年临床工作中,在骨伤科疾病如颈腰椎病、四肢骨关节病、骨质疏松症、类风湿关节炎、强直性脊柱炎、骨折延迟愈合、脑外伤综合征、骨科疾病"围手术期"及伤科内伤疑难杂病的中医药治疗中积累了丰富的经验,总结形成了"八纲统领、气血为纲、脏腑为本、筋骨并重、病证结合、扶正祛邪、法宗调衡、少阳为枢"的"预防—治疗—康复—养生—治未病"五位一体化的"中医骨内科学"学术思想。

2003年,施杞创立脊柱病研究所,长期致力于慢性筋骨病的研究,率领团队承担国家级及部市级课题200余项,共发表论文658篇,其中SCI收录论文186篇,主编全国高等中医药院校本科生和研究生统编教材《中医骨伤科学》以及学术专著28部。授权国家发明专利17项;授权实用新型专利7项;开发中药新药2项,研发医院自制剂16项,实现新药等科技成果及专利转让8项。先后荣获国家科学技术进步奖二等奖2项,以及部市级科技成果奖一等奖12项、二等奖13项、三等奖6项。该团队已成为科技部重点领域"创新团队"和教育部"创新团队"以及上海高校第一批"创新团队",首批"全国高校黄大年式教师团队",获得上海市"科技创新优秀团队""学习型团队""上海市工人先锋号""上海市五一劳动奖状"和上海市"劳模创新工作室"等称号。

施杞率领团队培养出一大批既秉承中医传统理念,也熟稔现代科学研究方法的人才,包括硕士研究生126名、博士研究生61名、博士后11名、学术继承人16名、全国劳动模范3人、国家百千万人才3人,以及973计划首席科学家、长江学者、国家杰出青年、国家优秀青年、全国百篇优秀博士论文获得者等国家级人才。毕业学生中有70余人已是硕博士研究生导师,成为全国骨伤学科学术带头人。

## 二、学术理论与学术观点

在坚持继承中医药的理论体系和石氏伤科的学术思想中,在临床上凸显"十三科一理贯之"的思路,注重辨证论治、整体观、恒动论,并在临床中强调辨病和辨证结合,提倡慢性筋骨病"从痹论治",以圣愈汤为底方,以调中保元汤为膏方底方,善用古方化裁,吸收先贤益气化瘀、祛瘀通络、兼化痰湿、顾护脾胃、滋养肝肾等法,总结形成痹证"十三方",配合手法、导引,内外同治,形成"八纲统领、气血为纲、脏腑为本、筋骨并重、病证结合、扶正祛邪、法宗调衡、少阳为枢"的"预防—治疗—康复—养生—治未病"五位一体化的学术思想。

在"痹证学说"和"经筋失衡学说"的理论指导下,融会石氏伤科与王氏武术伤科的特长,结合临床经验和实验研究而创立筋骨平衡手法,具体分为理筋、正骨、通络三步,配以揉、拿、滚、提、松、扳、摩、抖、捏九法,故又称"三步九法",可调和气血,祛痰化瘀,疏风通络,解痉止痛,摄养脏腑,缓解、纠正动静力平衡失调,是治疗颈椎病、腰椎间盘突出症、骨关节炎的常用方法。包括"整脊三步九法"("整颈三步九法""整腰三步九法")、"整骨三步九法"(包括"整肩三步九法""整肘三步九法""整腕三步九法""整髋三步九法""整膝三步九法""整踝三步九法")等。

积数十年的临床经验和科研心得创编"施氏十二字养生功"。此功法通过"洗、梳、揉、搓、松、按、转、磨、蹲、摩、吐、调"等十二势(简称十二字),内调气血脏腑,外强筋骨,扶正祛邪,在防治颈腰椎病的同时,进行整体调治,恢复脊柱的动静力平衡,从而达到养生保健的目的,具有动作设计科学合理、针对性强、易学易练、防治效果明显等特点,临床广泛用于慢性筋骨病的辅助治疗。

遵循双向转化的思路与方法,即源于临床,通过长期临床实践,活用流派精髓,总结基本经验和方药,形成优势方药技术,在此基础上进一步通过现代临床试验研究和应用基础研究,探索中医药防治疾病规律,阐明疗效机制,形成新的创新成果,再反哺临床,提高疗效,推广社区,充分发扬中医药的特色优势,造福民众,实现"临床—实验—临床和社区"的双向转化轨迹。带领团队长期致力于"中医药防治慢性筋骨病"的基础与临床研究,形成了稳定的研究方向,发现了椎间盘退变存在"三期变化规律"、揭示了肾藏精与骨代谢的关系、痰瘀理论与关节炎淋巴功能的关系,以及中医药的干预作用,从而为新药的开发,以及非手术中医疗法(推拿、针灸、导引等)的有效性提供了理论依据。

学科建设强调"一体两翼",即以坚持继承中医药理论体系和历代医家的学术经验为主体,以积极引用现代科学技术和整理研究中国优秀传统文化为两翼,努力推进学科建设。从事中医骨伤科临床工作近60年,形成了以中医学思维为根本,以中医药理论技术为主导,借鉴西医学知识和技术防治骨伤科疾病的综合临床能力,在防治骨折、脱位、伤筋和内伤等骨伤科疾病中积累了丰富的临床经验,开展了中医药防治颈腰椎疾病、骨代谢疾病、骨关节疾病、骨肿瘤等的临床研究,提高了患者的功能活动水平,降低了复发率和手术率。

# 三、临 床 经 验

## (一) 颈椎病

颈椎病主要由于自然退变,急、慢性损伤,感受风寒,咽部及颈部感染炎症等,内外动静力平衡失调,导致椎间盘变性(髓核脱水、纤维环变性、软骨板变性变薄)、椎体骨刺形成、关节突及其他附件血液循环等改变。根据不同的临床症状和体征,颈椎病可分为颈型、神经根型、椎动脉型、脊髓型、交感型。诊治颈椎病时,提倡按病分型,辨病、辨证、辨型相结合,治疗时以"缓解筋肉痉挛、消除局部炎症因素、改善组织微循环及恢复动静力平衡"为目的,以"扶正祛邪、调和气血、补益肝脾肾"为总治法。

颈型颈椎病以颈枕部肌肉痉挛、疼痛,活动受限为主要表现,多因姿势不当、感受风寒所致,有反复发作的落枕史,预后良好。风寒痹阻型以颈痹方为主加减,解肌发表,生津舒经。湿热蕴结型以和营清咽汤加减,益气和营,养阴清咽。

神经根型颈椎病早期多为痹证,表现为颈部僵硬,颈肩部及上肢疼痛,上肢麻木等,多见血瘀型和湿热型。瘀血阻滞型,疼痛为主者,以筋痹方合三藤汤加减;麻木为主者,以筋痹方合三虫饮加减。湿热内蕴型,治疗以清热利湿、活血通络为则,以和营清咽汤或热痹方加减。缓解期颈肩部疼痛、麻木症状缓解,但病程持续较长,多见痰湿僵凝,治以理气活血、逐瘀化痰:偏热者,牛蒡子汤合三虫饮加减;偏寒者,以麻桂温经汤合圣愈汤加减。后期多为痿证,表现颈项酸楚,手指发木,上肢或手掌部肌肉萎缩,精细动作变差。治则重在调和气血,补益肝(脾)肾,以调身通痹汤加减;如出现肌肉萎缩,则以地黄饮子合黄芪、当归、柴胡、生薏苡仁等,阴阳双补。

椎动脉型颈椎病以眩晕、头痛、恶心等为主要表现,由于颈部钩椎关节增生、椎间盘病变等刺激、压迫椎动脉,导致椎动脉的畸形、迂曲或痉挛,阻碍脑部血液供应,当体位改变时,可诱发或加重症状。气血瘀阻型以血府逐瘀汤合圣愈汤加减,活血化瘀、理气通络。肝阳上亢型需平肝潜阳、活血通络,以脉痹方合三藤饮加减,佐以秦艽、羌活祛风除湿。痰湿中阻型,治以健脾燥湿、息风化痰,以半夏白术天麻汤加减,加青风藤、秦艽、羌活祛风通络除湿,黄芪、当归、柴胡行气活血。胆热内扰型治宜清胆化痰、理气和胃,予温胆汤加减。气血亏虚型治宜益气养血、提升清阳,予益气聪明汤合圣愈汤加减。需要注意的是,老年人椎动脉、颈总动脉多硬化,若突然体位改变、颈部肌肉痉挛,易造成椎动脉的痉挛,同时,还可刺激交感神经,导致头晕头胀,治疗上以中医药内治法,配合整颈三步九法以调节椎体动静力平衡。

脊髓型颈椎病多因椎体后缘骨赘,韧带肥厚或钙化,椎间盘压迫等,导致颈椎管狭窄,压迫脊髓所致。以慢性、进行性的四肢感觉及运动功能障碍为主要表现,多先出现下肢症状,如脚踩棉花感、行走不利、步履不稳等;上肢可出现精细运动功能障碍及麻木疼痛烧灼感等,严重者可出现高位截瘫。临诊中结合影像学结果,根据患者临床症状、体征、病理征综合分析,如无明显病理征或马尾综合征等,即使影像学提示脊髓压迫较重,也可先考虑非手术治疗,消除脊髓水肿、炎症,改善循环。治疗时可配合低重量牵引,缓解颈部肌肉痉挛,改善局部微循环,恢复动静力平衡。痉证期气滞瘀阻型治在理气活血、化瘀通络,予筋痹方加减;若症状较重,伴有大便秘结,腑气不通,可以大承气汤加减,疏通腑气;病情较轻者,可用复元活血汤合圣愈汤加减;若胸胁裹束、刺痛明显者,可用葶苈大枣泻肺汤或甘遂饮或膈下逐瘀汤;若腹部裹束,则用少腹逐瘀汤。痿证期治在补益肾精、化痰清上,以地黄饮子加减;若伴有骨质疏松,或肾阴亏虚症状,则配合左归丸,加淫羊藿、肥知母。

交感型颈椎病的症状个体差异较大,可表现头晕头痛、五官症状(眼胀、流泪、眼干涩等)、周围血管症状(肢体发凉、心律异常等)、血压异常及出汗障碍(少汗、多汗或局部出汗等)。一般多在排除神经根型、椎动脉型及脊髓型颈椎病后,才考虑交感型颈椎病。临诊中多以少阳经及三阴经进行论治。少阳经证以小柴胡汤加减;太阴经证以补中益气汤加减;少阴经寒化证以附子汤合栝蒌薤白白酒汤加减,少阴经热化证以猪苓汤合温胆汤加减;厥阴经证以当归四逆汤加减。

对于初诊颈部肌肉痉挛、头晕明显者,临证多先通过按压耳部反应点,用食指及拇指指腹按压、牵拉双侧对耳轮的中、下部,可适当进行捻按,每次按压 30 秒,以压至患者感觉疼痛但能忍受,且耳轮出现胀热感为宜。该法可疏通经气,缓解颈部疼痛及肌肉痉挛,改善颈部活动功能。

对于颈椎病急性期,症状明显者,可配合甘露醇、地塞米松静脉用药以脱水肿、消炎症,也可口服麝香保心丸、芪麝丸,辅以牵引、整颈三步九法、十二字养生功等理疗功法。

### (二)腰椎间盘突出症

腰椎间盘突出症指腰椎间盘的纤维环退变或外伤发生裂隙,在外力作用下,髓核组织向后方或后外方突出,刺激或压迫神经根或马尾神经,而引起腰痛及下肢坐骨神经放射痛等症状为特征的腰腿痛疾患,好发于 20~40 岁青壮年,男性多于女性。腰为肾之府,故本病与肾的关系最为密切。其发病机制为风寒湿热及闪挫劳损为外因,肝肾亏虚为内因,内外合邪,致腰部经脉气血阻滞、筋脉失养而致腰痛。本病多虚实相兼。

腰椎间盘突出症的临床症状多以腰痛,下肢疼痛、麻木为主,体征以直腿抬高试验及加强试验阳性,足趾背伸、跖屈肌力减弱,小腿足背外侧皮肤感觉异常等为主。施杞认为其病变核心为盘源性退变,同时总结了椎间盘退变早、中、晚"三期变化规律",早期(3~5 个月)气血失和,气血痹阻,以软骨终板钙化、微循环障碍为病理改变;中期(5~7 个月)气虚血瘀,络脉瘀阻,以炎症因子释放、细胞外基质(ECM)降解为病理改变;后期(7~9 个月)气虚血瘀,肾精亏虚,以细胞信号紊乱、细胞凋亡为病理改变。

早期以疼痛为主,血瘀型腰腿疼痛如针刺,疼痛有明确的定位,昼轻夜重,腰部板硬,活动受限,舌质紫暗或有瘀斑,脉多弦紧,治以行气活血、疏通经络,若疼痛明显者,以筋痹方合三藤饮(青风藤、络石藤、鸡血藤)加减,若麻木为主者,以筋痹方合三虫饮(全蝎、蜈蚣、土鳖虫)加减。湿热型腰部疼痛、作胀,下肢无力,伴有热感,遇热或雨天加重,口渴,小便色黄,量少而频,舌苔黄腻,舌质偏红,脉弦数,治以清热利湿、疏经通络,予热痹方合牛膝、生薏苡仁加减。

中期疼痛、麻木缓解未尽,多为气虚血瘀型,腰膝疼痛、痿软,肢节屈伸不利,或麻木不仁,舌质淡暗,苔薄白腻,脉沉细,治以补气活血、祛湿通痹。疼痛为主,以调身通痹汤合三藤饮加减;麻木为主,以调身通痹汤合三虫饮加减。

后期疼痛缓解,仍感局部酸胀不适,病情多虚实夹杂。肝肾亏虚型腰部酸痛,腿膝乏力,劳累后明显,平躺休息后则减轻。偏阳虚者,面色苍白,手足不温,精神疲惫,腰腿发凉,或有阳痿、早泄,妇女带下清稀,舌质淡,脉细;治宜温补肝肾,充养精髓,可用温肾通痹汤加减。偏阴虚者,咽干口渴,面色潮红,倦怠乏力,心烦失眠,多梦或有遗精,妇女带下色黄味臭,舌红,少苔,脉弦细数;治宜滋阴补肾,柔肝益精,可用益肾通痹汤加减。气血不足型腰腿酸软无力,劳累后加重,休息后减轻,面色萎黄,头晕目眩,神疲乏力,食欲不振,睡眠不佳,舌质淡,苔薄白,脉沉细无力,治以人参养荣汤加减,益气和营、活血通痹。寒湿痹阻型腰腿冷痛,寒凝酸楚,下肢发凉,腰部沉重,转侧不利,受寒及阴雨天加重,舌苔薄白或腻,舌质淡,脉沉紧或濡缓,治宜温经散寒、祛湿通络,予温肾通痹汤合牛蒡子汤加减、寒痹方加减。

腰椎间盘突出症主要采取综合治疗措施,除中药内服外,还可外敷,并配合针灸、推拿、牵引、理疗、骶封等方法。急性期患者应严格卧床3周,推拿前后亦应卧床休息,症状基本消失后,可在腰托保护下起床活动。疼痛减轻后,应开始锻炼腰背肌,以巩固疗效。一般经严格正规的非手术综合治疗3~6个月无效者,可考虑手术治疗。如髓核脱出较大时,应注意是否引起马尾粘连,是否伴有大小便控制困难或失禁、鞍区麻木、性功能障碍等临床表现,如有则需考虑马尾综合征。此时应尽早手术治疗,解除压迫、粘连。腰椎间盘突出症还需重视与腰椎结核、强直性脊柱炎的鉴别诊断。

腰椎间盘突出症是物理性压迫、化学炎症刺激、免疫反应的综合病理表现,因此临床症状程度往往与髓核突出大小不成正比,对此病诊断、治疗时,应运用立体思维分析,辨病与辨证相结合,掌握椎间盘退变的三期变化规律,抓住腰椎间盘突出症的核心病理机制。

门诊中常有患者就诊时腰部疼痛明显,转侧活动受限,两侧骶棘肌痉挛,首先予耳穴治疗,用食指及拇指指腹按压、牵拉双侧对耳轮的上部,可适当进行捻按,每次按压30秒,以压至患者感觉疼痛但能忍受,且耳轮出现胀热感为宜。该法可疏通经气,缓解腰骶部疼痛及肌肉痉挛,改善腰骶部活动功能。

骶管封闭治疗是一种快速、有效的疗法。对于症状明显的患者,可选用此法,配合四步松解手法,即拔伸下压法、侧卧斜扳法、直腿抬高和髋膝屈伸法、悬空抖腰法。

对于临床症状较重,处于急性炎症期的患者,可在正规的非手术疗法基础上,配合甘露醇、地塞米松等脱水肿、消除炎症刺激,以尽快缓解疼痛症状。辅以整腰三步九法和"十二字养生功",能调节局部及全身肌力平衡、改善血液循环、消除小关节炎症。

### (三)腰椎管狭窄症

腰椎管狭窄症是指腰椎椎管、神经根管或椎间孔狭窄并引起马尾及神经根的压迫综合征。好发部位为腰4-5,其次为腰5-骶1。多见于老年人及体力劳动者,男性多于女性。国内多将椎管狭窄分为先天性和继发性两大类,先天发育性腰椎管狭窄症是由于先天椎管发育不全;继发性系由后天各种因素(退变、外伤、失稳、畸形、炎症及其他)导致,按解剖部位分为中央型(主椎管)狭窄和侧方型(侧隐窝)狭窄两部分。

施杞临诊中常以早期(急性期)和后期(慢性期)论治腰椎管狭窄症。

早期多为经脉痹阻和痰湿内蕴。经脉痹阻型症见腰腿酸胀重着,时轻时重,偶有抽搐不舒,遇冷加重,遇热减轻,苔白滑,舌质淡,脉沉紧;或痛有定处,呈刺痛,夜间加甚,舌质紫暗,脉弦涩,治需祛风散寒、活血化瘀、通络止痛,以筋痹方加减。痰湿内蕴型症见腹膨腰凸,形体肥胖,腰腿沉重疼痛,伴下肢麻木微肿,站立加重,卧床减轻,胸膈痞闷气短,纳呆,肢体困倦,痰多,舌质淡红,苔腻,脉弦滑,治宜理气化湿、祛痰通络,以加味牛蒡子汤加减。

后期多为肾阳不足型、气虚血瘀型和阳气亏虚型。肾阳不足型症见腰腿酸痛,腿膝无力,劳累后加重,卧床休息后减轻,形体消瘦,精神不振,四肢畏冷,气短,苔薄白,舌质淡,脉沉细,治宜温补肾阳、疏通经脉,予温肾通痹方加减。气虚血瘀型症见腰痛不能久坐,疼痛缠绵,下肢麻木,面色少华,精神萎靡不振,苔薄,舌质紫,脉弦紧,治宜补气活血、化瘀止痛,以调身通痹汤加减。阳气亏虚型病程较长,缠绵不愈,症见腰膝冷痛,喜暖喜按,畏寒怕冷,精神不振,面色㿠白,气短,苔薄白,舌质淡,脉沉细,治宜温阳散寒、活血通络,以寒痹方合麻桂温经汤加减。

以上各型有间歇性跛行者,加黄芪、僵蚕、蝉蜕;胸闷纳差者,加枳实、白术;下肢麻木甚者,加蜈蚣、全蝎、土鳖虫、乌梢蛇等。

腰椎管狭窄症不同于腰椎间盘突出症的急性压迫发作,前者是一个长期积累性压迫,表现为腰痛及腰椎间盘突出症的临床表现,但主要表现为间歇性跛行。间歇性跛行的病机,主要是在腰椎管狭窄的基础上,当直立或行走时椎体及椎管内压力负荷进一步增大,以及行走时的肌肉舒缩活动,造成对神经根、脊髓的机械性压迫、炎性刺激及血供障碍等,从而出现腰腿疼痛、下肢麻木、无力等症状,当患者蹲坐或平卧休息后,压力负荷降低,刺激暂时消除,症状故随之减轻、消失。再次行走时,又出现上述症状,如此反复,交替出现,形成了间歇性跛行。

临诊中应注意腰椎管狭窄症的诊断。本病除间歇性跛行外,还可伴有足跗肿胀的表现,若肿胀累及小腿或大腿,则需与下肢深静脉血栓、静脉曲张相鉴别。同时还需排除心脏、肾脏病变引起的足跗肿胀。

对于骨性狭窄、先天发育性狭窄,临床症状较重,表现为严重的下肢坐骨神经痛,或伴有马尾综合征,非手术治疗效果不佳的患者,推荐手术治疗,可作为重要选项之一,术后可运用中医药手段进行围手术期治疗,以增强、巩固疗效。

**(四)膝骨关节炎**

膝骨关节炎是一种退行性骨关节疾病,是老年人及运动员常见、多发的关节病;其典型病理特征为关节滑膜水肿、炎症、增生,关节软骨破坏,软骨下骨硬化以及骨赘形成等,严重者影响患者日常生活能力。

施杞多按症状分型论治膝骨关节炎。疼痛多为气滞血瘀型,症见疼痛严重,局部肿胀,行走不利,部分可有局部扭伤史,压痛明显,舌暗苔腻,脉弦,治宜行气通络、活血化瘀,方用筋痹方加减,消瘀止痛膏外敷。肿胀多为湿热痹阻型,症见关节红肿、疼痛、重着,局部灼热,得凉则舒,屈伸不利,伴发热,口渴,心烦,小便短黄,舌质红,苔黄或腻,脉象滑数或弦数,治宜清热利湿、通络止痛,方用热痹方合防己黄芪汤加减,重者加芙蓉叶、七叶一枝花,消瘀止痛膏外敷。关节功能障碍急性期多由于外伤刺激、滑膜炎症、动静力失衡等因素,引起关节周围韧带、肌肉的保护性拘挛,关节局部肿胀刺痛,舌紫暗或有斑点,苔薄白,脉弦涩等,治宜理气活血、舒筋通络,方用筋痹方加三泽汤,三色敷药外敷。慢性期症见面色无华,神疲乏力,腰膝酸软,膝关节疼痛,活动不利,肌肉萎缩,情绪抑郁;其病机为气血痹阻,痰湿未尽,经脉未畅,肝脾肾功能不足;治宜健脾益气,补益肝肾。若见肢寒畏冷、神疲乏力、脉细、舌淡、苔薄等,方用香砂六君子汤合温肾通痹汤加减;若见五心烦热、腰膝乏力、盗汗失眠、脉细数,舌红苔少等,予香砂六君子汤合益肾通痹汤,三色敷药外敷。

以上各症配合药渣热敷、整膝三步九法、十二字养生功。

膝骨关节炎是中老年人常见病,不仅仅局限于某一靶点,而是一个整体病变(滑膜、韧带、肌肉、半月板、软骨、软骨下骨等),故治疗时不应只关注某一点。某些情况下,膝关节修补手术对于半月板、韧带损伤具有明确疗效,但围手术期仍应运用非手术疗法进行长期干预,维持动静力平衡,以预防病情反复。

膝骨关节炎急性期以痹证为主,中后期以痿证为主,整个病变过程是痹痿结合、动静力失衡,相互影响。急性期以滑膜炎症为主,表现为关节肿胀、疼痛,早期软骨破坏不明显,但动静力系统已失衡。由于滑膜分为壁层和脏层,脏层分泌滑液,当动静力失衡,刺激滑膜分泌大量炎症因子及关节积液形成,进而破坏软骨;亚急性期滑膜炎症缓解,但软骨退变明显;慢性期滑膜则转变为慢性炎症期,软骨退变加重,软骨下骨出现骨质疏松,局部骨质增生明显,关节间隙狭窄。膝骨关节炎以绝经后女性多见,病程较长者可呈"O"型腿,当膝关节间隙小于正常关节的1/3,临床疼痛症状、功能障碍明显,严重影响患者日常活动及生活质量时,具有手术指征,反之不应草率选用膝关节置换术,避免可能产生的并发症带来长期痛苦,增添新的症状。

中医药对于继发性滑膜炎症、早期软骨退变、软骨下骨质增生具有一定的防治优势,但韧带、半月板的撕裂、破裂,因血供缺失而难以修复。若半月板撕裂,无关节绞锁现象,通过整体治疗可达到一定程度改善症状和功能,增加关节周围肌肉的濡养,调节动静力平衡,有利于对关节的支持、保护,促进关节修复。

膝骨关节炎患者不仅以膝关节病变为主,还伴有精神、脾胃、二便、睡眠以及其他关节退变等相兼症状。因此,处方用药时需顾及他证的调治,其中安神是常用治法,睡眠的改善有利于肌肉放松,减少对关节的不良压力,促进关节损伤的修复。无论在急性期或慢性期,治疗时都要注重对软骨及骨代谢的调节,早期可适当加入补肾药,如淫羊藿、补骨脂;中后期以健脾补肾为主。同时,注意防寒保暖,每日配合膝关节的不负重活动,如坐位的抬腿、分腿、蹬腿及足底滚轮按摩等。

运用整膝三步九法时特别强调在操作时应注意对膝关节及相邻髋、踝关节肌肉、韧带起止点,宜理筋中适当加重手法予以按揉,在整骨环节宜在膝关节屈伸及旋转功能位适当增加幅度,以克服关节内外的粘连和痉挛,有利于调和气血、平衡筋骨,提高疗效。

**(五)肩周炎**

肩周炎多见于中老年人。凡是临床上突发性、渐进性出现的肩部疼痛,多考虑肩周炎,但需注意鉴别诊断。如外伤后出现的肩部疼痛,需排除肩部脱位或骨折,影像学检查多可明确诊断。另外,中风偏瘫患者,肩部疼痛,X线多可见肩关节间隙偏大,类似半脱位,多由于长期肢体偏瘫,肌肉萎缩,松弛乏力,不能有效稳定肩关节所致。

急性期主要分为气滞血瘀型、寒湿瘀阻型。气滞血瘀型症见跌仆闪挫,骨折筋伤,瘀血停聚,肿痛拒按,或固定日久,肌肉萎缩,关节僵硬,舌紫暗或舌边有瘀点,脉弦涩;治宜活血化瘀、行气通络,方用筋痹方加减。寒湿瘀阻型症见关节疼痛,痛有定处,痛剧如锥刺,得热则舒,遇寒痛剧,苔薄白,脉弦紧;治宜祛风散寒、化湿通络,方用加味牛蒡子汤。

亚急性期主要分为痰湿内蕴型、经脉失畅型。痰湿内蕴型关节及肢体重着,麻木不仁,痛有定处,头晕目眩,身重困倦,恶心呕吐,胃纳呆滞,口淡不渴,舌苔厚腻,脉沉滑。若口中自觉有冷气,身寒手足不温,大便溏泻,舌淡苔白滑,脉沉迟,治宜温阳散寒、化痰通痹,方用寒痹方加减;若伴发热、身热不扬,头痛而重、身重而痛,口苦,胸痞,尿黄而短,舌质红,舌苔黄腻,脉濡数,治宜清热化湿、祛风止痛,方用热痹方加减。经脉失畅型关节疼痛,屈伸不利,或麻木不仁,舌淡苔薄,脉细弦;治宜祛风湿,止痹痛,益肝肾,补气血,扶正祛邪,方用调身通痹方加减。

慢性期主要分为气虚血瘀型、肝经失调型、肝肾亏虚型。气虚血瘀型关节疼痛缠绵不已,疼痛喜按,少气懒言,自汗绵绵,舌淡暗苔薄白,脉沉细;治宜补中益气、活血化瘀,方用补中益气汤合桃红四物汤加减。肝经失调型关节疼痛不适,肩部筋肉拘挛,活动牵掣,夜寐欠宁,舌红,苔薄白,脉弦细;治宜平肝舒筋、活血通络,方用脉痹方。肝肾亏虚型年龄较大,体质虚弱,病程较长,疼痛绵绵,遇劳加重,气短懒言,腰膝酸软,四肢乏力,不胜劳倦,头晕眼花,肩部肌肉萎缩,舌淡,苔薄白,脉沉细无力;治宜滋补肝肾、填精益髓,方用益肾通痹方加减,同时加以三泽汤(泽泻、泽漆、泽兰)。

肩周炎通常具有自愈性,部分患者认为不需要特殊治疗,修养即可自愈。此种看法具有一定的局限性。肩周炎的确具有自愈性,但需正确的调养、功能锻炼,方可促进自愈,但大多数中老年患者仅通过简单的肩部活动,不仅不能达到自愈,而且会延误病情或病情反复,影响其身心健康及生活质量,因此,早期运用正确的干预手段,可较好地防治疾病的发生发展。

肩周炎的病位尽管局限,但引起的局部病变却是多靶点,可以是腱鞘炎、滑囊炎或肌肉损伤等。西医学多关注单靶点治疗,如局部封闭、非甾体抗炎药等,疗效均不明显或不持久,因此,需要运用中医药疗法进行多靶点、围靶点干预,方可取得满意效果。

肩周炎进入慢性期时,粘连较重,可选用液压扩张配合手法或针灸,加强疗效。液压扩张可使关节腔得到一个稳定的、均匀的液性扩张,容积得到一定的增大,然后在此基础上运用适当的手法,从而使滑膜离开粘连的肌腱,挛缩的关节囊得到松弛,喙突下隐窝重新出现,关节周围其他继发的软组织粘连也得到松解,使肩关节功能得到恢复。液压扩张治疗后,休息 5 分钟,再进行整肩三步九法治疗。针灸可选择肩髎、肩峰、天宗、肩髃、肩贞、曲池、合谷等穴位,每次 20~30 分钟,每天 1 次,配合红外线、艾灸等。

肩周炎"防治—康复—养生—治未病"一体论防治方法,早期症状轻微者,以十二字养生功进行功能锻炼为主,急性期需以中医内治法配合肩关节功能锻炼如垂肩摆手法、托肘云手法、展肩绕圈法,最后蝎子爬墙法。

### (六) 类风湿关节炎

类风湿关节炎属于本虚标实,气血、肝脾肾亏虚为本,风寒湿邪侵袭痹阻为标。病程进展多为"先痹后痿",后期属于骨痿和筋痿。

施杞将类风湿关节炎分为急性发作期、缓解稽留期和康复养生期进行论治。

1. 急性发作期　多为虚中夹实。

(1)偏虚为主,分为气虚、肝肾亏虚型。

1)气虚型:关节晨僵、疼痛,屈伸不利,功能障碍,困倦乏力,汗出恶风,气短懒言,舌淡,苔白,脉沉。治宜补气活血,蠲痹通络。方用补中益气汤合蠲痹汤(羌活、独活、桂心、秦艽、当归、川芎、甘草、海风藤、桑枝、乳香、木香)加减。

2)肝肾亏虚型:关节晨僵、酸痛,活动不利,常伴腰膝酸软,头晕,耳鸣,咽干,视物昏花等。或畏寒怕冷,四肢不温,大便稀溏,小便清长,舌胖大,苔薄白,脉沉细;或双目干涩,口干咽燥,五心烦热,失眠多梦,盗汗遗精,舌质红,苔薄白,脉细数。治宜温补肾阳或滋补肝肾,填精益髓。阳虚者,用温肾通痹汤合桂枝葛根汤、小柴胡汤加减;阴虚者,用益肾通痹汤合桂枝葛根汤、小柴胡汤加减。

(2)偏实为主,分为瘀血型、湿热型、热毒型、寒湿型。

1)瘀血型:关节晨僵、刺痛,痛处固定,昼轻夜重,屈伸不利,功能障碍,舌质紫暗,苔薄白,脉弦涩。治宜活血化瘀,疏经通络。方用筋痹方加减。

2)湿热型:关节晨僵、疼痛,重着,局部灼热,重者关节变形,屈伸不利,功能障碍,头身困重,关节红肿热痛,烦闷口苦,口干不欲饮,舌红,苔黄腻,脉濡数。治宜清热利湿,祛风通络。方用萆薢胜湿汤(萆薢、薏苡仁、赤茯苓、黄柏、牡丹皮、泽泻、滑石、通草)合防己黄芪汤(防己、黄芪、甘草、白术)加减。

3)热毒型:关节晨僵、灼热,疼痛剧烈,屈伸不利,口干,舌质红,苔薄黄,脉滑数,或伴虹睫炎,血沉、C反应蛋白(CRP)、类风湿因子及抗"O"等血清指标升高。治宜清热解毒,活血通络。方用仙方活命饮加减(白芷、防风、赤芍、当归尾、甘草、皂角刺、穿山甲、天花粉、乳香、金银花、陈皮),去没药、贝母,加七叶一枝花、生地黄、生黄芪及选用三虫饮(蜈蚣、全蝎、土鳖虫)、三虎汤(蕲蛇、乌梢蛇、露蜂房)等。

4)寒湿型:关节僵滞、疼痛,或关节漫肿,肤温不高,屈伸不利,阴雨天加重,得温痛减,头身沉重,脘腹胀满,便溏,舌淡,苔薄白或腻,脉沉迟。治宜温阳散寒,祛湿通滞。方用麻桂温经汤(麻黄、桂枝、红花、白芷、细辛、桃仁、赤芍、甘草)合防己黄芪汤、三泽汤加减。

2. 缓解稽留期  此期患者上述症状改善未尽。

(1)偏实者,主要为湿热、热毒未清,关节肿胀疼痛已缓解,全身症状减轻。治宜清热解毒,疏风散邪。方用普济消毒饮加减(牛蒡子、黄芩、甘草、板蓝根、马勃、连翘、玄参、升麻、柴胡、陈皮、僵蚕、薄荷),去黄连、桔梗,加当归、生黄芪、姜半夏。

(2)偏虚者,主要分为气血虚、脾胃虚、肝肾虚,症状缠绵未愈,时有反复。

1)气血虚:治宜益气补血,疏经通络。方用人参养荣汤合牛蒡子汤加减。

2)脾胃虚:治宜健运脾胃,化湿通络。方用香砂六君子汤合牛蒡子汤加减。

3)肝肾虚:治宜温补肾阳或滋补肝肾,填精益髓。阳虚者,用温肾通痹汤合牛蒡子汤加减;阴虚者,用益肾通痹汤合牛蒡子汤加减。

3. 康复养生期  关节症状基本缓解,偶有反复,此期需巩固疗效。治宜调和气血、滋补肝肾、疏经通络。方用调身通痹汤加减。儿童斯蒂尔病(Still病)是指系统性起病的幼年型慢性关节炎(juvenil-onset Still's disease,JOSD),临床以发热、关节痛或关节炎为特征。类似疾病若发生在成人,则称为成人Still病(adult-onset Still's disease,AOSD)。儿童类风湿关节炎是儿童时期(小于16岁)以慢性关节滑膜炎为特征,伴有关节、皮肤、肌肉、肝、脾、淋巴结等全身多系统受累的一种常见结缔组织病。国外发病率约113/10万。儿童类风湿关节炎全身症状较成人更多、更突出,但多数患儿预后良好,仅约20%患儿可能留下关节永久损害及严重残疾。治疗方案可按照上述辨证施治，但剂量需减半。

痹证的发生发展由外入内，由“五体痹”演变为“五脏痹”，不仅与风寒湿邪气之轻重程度有关，还与人体气血脏腑、经脉的生理病理状况有关。七情内伤，五邪内生，均可是造成体质虚羸的内因。在内因外因的作用下，六淫外邪与五邪内伤交织，招致痰瘀热毒蕴结，终而病肓，重症疑难迭起，不可怠慢而为，丧失施治最佳时期。关于尪痹的论治大法，众多医家提出以补肾祛寒为主，化湿疏风、活血通络、强筋健骨为辅。这符合一般发病规律。具体来讲，对于重症应把握时期、斩官夺将，急性期“截断”，用重剂破瘀逐痰攻毒，方选筋痹方、热痹方配合三藤饮，甚则加用三虫饮、三蛇饮方可转危为安。在辨证用药时，六经、卫气营血、三焦等辨证纲领不失为指引，尤重“少阳为枢”的理念，拒邪毒于半表半里之外。亚急性期“扭转”，方选独活寄生汤、人参养荣汤以健脾化湿、扶正祛邪。慢性期则宜补肾，方选温肾通痹方、益肾通痹方等。

### （七）强直性脊柱炎

强直性脊柱炎（ankylosing spondylitis，AS）是一种原因不明、以侵犯中轴关节为主的慢性炎症性自身免疫性疾病，属于血清阴性脊柱关节病的一种。本病多见于青少年男性，少数也可见于中老年人，具有种族差异性和家族遗传倾向性。由于存在一定比例的血清阴性患者，无家族史，血清 HLA-B27 阴性，但表现出强直性脊柱炎的临床症状，此时应将临床症状、体征和病理检查相结合，综合判断，按 AS 辨证施治，并注意 ESR、CRP 检测，动态观察临床症状及体征变化，定期随访。

施杞将本病分为急性发作期、缓解稽留期和康复养生期进行论治。

1. 急性发作期　表现为虚实夹杂，多由于气血、肝肾不足，外感风寒湿邪所致，治宜扶正祛邪。

（1）以虚为主者，结合病变部位进行论治。

1）颈部僵滞，以气虚为表现者：颈项拘急疼痛，四肢乏力，精神困倦，动则汗出，纳呆，便溏溺清，舌淡胖，苔薄白，脉沉细无力。治宜补气活血，舒筋通络。方用补中益气汤合桂枝葛根汤或葛根汤，再加小柴胡汤加减。

2）腰部僵滞，以肝肾不足为表现者：腰背拘挛、痛楚，屈伸不利，腰膝酸软，头晕耳鸣。或背冷畏寒，四肢不温，大便稀溏，小便清长，舌胖大，苔薄白，脉沉细；或双目干涩，口干咽燥，五心烦热，失眠多梦，盗汗遗精，舌质红，苔薄白，脉细数。治宜温补肾阳或滋补肝肾，填精益髓。阳虚者，用温肾通痹汤合桂枝葛根汤、小柴胡汤加减；阴虚者，用益肾通痹汤合桂枝葛根汤、小柴胡汤加减。

（2）以实为主者，分为寒湿痹阻型、湿热痹阻型、气滞血瘀型和热毒内蕴型。

1）寒湿痹阻型：颈项、腰背僵硬疼痛，痛处不移，阴雨天加重，得温痛减，头身沉重，苔薄白或腻，脉沉迟。治宜温阳补肾，散寒通滞。方用蠲痹汤（羌活、独活、桂心、秦艽、当归、川芎、甘草、海风藤、桑枝、乳香、木香）加麻黄、细辛等。若夹痰者，腰背肌僵滞明显，为痰瘀互阻，用玉真散（白附子、天南星、天麻、白芷、防风、羌活）加减。

2）湿热痹阻型：颈项、腰背僵硬疼痛重着，头身困重，关节红肿热痛，烦闷口苦，口干不欲饮，舌红苔黄腻，脉濡数。治宜清热利湿，祛瘀通络。方用热痹方加减。热痹是热毒流注关节，复感风寒湿邪，与热相搏而致的痹证。《证治准绳·痹》云：“热痹者，脏腑移热，复遇外邪，客搏经络，留而不行，阳遭其阴，故痹熻然而闷，肌肉热极，体上如鼠走之状，唇口反裂，皮肤色变。"

3)气滞血瘀型:颈项、腰背僵硬刺痛,固定不移,转侧不能,夜间尤甚,嗳气,脘腹胀痛,舌质暗或有瘀点,苔薄白,脉弦涩。治宜活血行气,祛瘀活络,通痹止痛。方用筋痹方加减。

4)热毒内蕴型:颈项、腰背僵硬,灼热,疼痛剧烈,屈伸、转侧不利,口干,舌质红,苔薄黄,脉滑数,或伴有虹睫炎,血沉、C反应蛋白(CRP)等血清指标升高明显。治宜清热解毒,凉血泻火。方用清瘟败毒饮加减(生地黄、黄连、黄芩、牡丹皮、石膏、栀子、甘草、竹叶、玄参、水牛角、连翘、芍药、知母、桔梗)。

若患者临床症状较重,上述药物不能缓解者,可加用搜经剔络中药,以增强祛瘀通络之功,方用三虫饮(全蝎3g,蜈蚣3g,土鳖虫9g)。若症状更甚者,或加用三虎汤(蜂房12g,乌梢蛇12g,蕲蛇6g)。

2. 缓解稽留期　急性期之后的缓解期。此期血沉、CRP指标基本正常或略高,多为邪毒未尽、正气耗损、经脉未畅。治则以扶正、祛邪并重。

(1)以虚为主者,主要分为气血亏虚、脾胃亏虚和肝肾亏虚。

1)气血亏虚型:除颈项、腰背隐痛、活动不利,伴有困倦乏力,头晕,纳谷不香,口唇、眼见苍白,舌淡,苔薄白,脉沉细。治宜益气补血,疏经通络。方用人参养荣汤加三藤汤或四君饮(防风、独活、秦艽、细辛);若见精神抑郁,心烦意乱,寤寐不安者,可用调心通痹汤加三藤汤或四君饮。

2)脾胃亏虚型:除上述症状,还伴有肌肉萎缩,纳呆便溏,神疲失眠,苔舌淡胖,苔薄腻,脉细弱。治宜健运脾胃,化湿通络。方用香砂六君子汤合三藤汤或四君饮。

3)肝肾亏虚型:颈项、腰背酸痛不适,活动不利,腰膝酸软,头晕耳鸣。或四肢不温,大便稀溏,小便清长,舌胖大,苔薄白,脉沉细;或五心烦热,口干,失眠多梦,盗汗遗精,舌质红,苔薄白,脉细数。治宜温补肾阳或滋补肝肾,填精益髓。阳虚者,用温肾通痹汤合三藤汤或四君饮;阴虚者,用益肾通痹汤合三藤汤或四君饮。

(2)以实为主者,主要为寒凝痰瘀型:脊背僵滞不舒,两侧肌肉拘挛,遇冷加重,得温则缓,舌质紫,苔薄白或腻,脉弦滑。治宜温阳散寒、散结通络为主。方用寒痹方合牡蛎海藻汤(牡蛎30g,海藻12g,昆布12g,半夏9g,贝母9g)。

3. 养生康复期　此期患者脊背疼痛、僵滞症状明显好转,劳累后稍感不适,故治宜调气血、调脏腑、调筋骨,以巩固疗效。方用调身通痹汤加减。

AS以脊柱小关节、韧带为常见病变部位,由于脊柱强直及韧带等软组织的纤维化、骨化,一定程度上限制了椎间盘向后方的突出,故此类患者多无明显的椎间盘突出,或仅轻微膨出,诊断时应注意鉴别。AS患者由于脊柱强直,日常活动受限,活动量减少,易导致骨质疏松,加之脊柱生物力学的改变,跌仆外伤易造成脊柱骨折,故临诊时若出现局部剧烈疼痛,且有外伤史,应注意结合影像学,高度重视脊柱骨折的存在可能。

无论在何期,都需注重三点结合:靶点、围靶点、整体证候特点。应重视两个发病阶段:青少年,患者年纪越轻,发病加重程度越快;中老年人,发病程度相对较轻。通过其发病特点可把握早期诊断,患者多表现为脊背部晨僵,且病情呈上行性发展趋势,临诊体格检查时,可嘱患者弯腰,观察脊柱生理弧度,触诊背部双侧竖脊肌,若生理弧度减弱或消失、肌肉呈门板样僵硬,则需高度怀疑AS,配合血清CRP、ESR、HLA-B27及类风湿相关指标等检测,可以明确诊断。

需重视 AS 是否伴有周围病变，尤其是青少年髋关节病变。体格检查时，注意髋关节屈伸、旋转活动，以及"4"字征等检查。

AS 的治疗原则遵循：适时而行，不同发病阶段，选用不同药物进行干预；适度而为，辨病辨证相结合，根据病情程度、体征特点，若病情较重（全身毒性症状较重），可选择合适的中西医结合疗法，一方面控制炎症，一方面整体调节。全程治疗中应把握病情发展趋势，注重预后的判断，遵循"截断扭转"原则，控制病势，达到早期缓解的目的。

## 四、经验方介绍

施杞积数十年临证经验及研究总结，形成"痹证十三方"。详述如下：

### （一）筋痹方

【药物组成】生黄芪 15g，当归 9g，生白芍 15g，川芎 12g，生地黄 9g，柴胡 9g，乳香 9g，羌活 12g，秦艽 12g，制香附 12g，川牛膝 12g，广地龙 9g，炙甘草 6g。

【功效】活血祛瘀，祛风除湿，通络止痛。

【方解】该方由圣愈汤合身痛逐瘀汤加减而成。圣愈汤出自吴谦《医宗金鉴》，由黄芪、党参、当归、白芍、川芎、生地黄和柴胡组成。前六药"皆醇厚和平而滋润，服之则气血疏通，内外调和，合于圣度"，四物汤加入人参、黄芪既能气血双补，又有固元摄血之功。而柴胡性味苦平，气质轻清，为肝经要药。《医宗金鉴》曾曰："败血凝滞，从其所属，必归于肝。"柴胡更切理伤续断之要，其能司升降、通达上中下三部，疏解瘀滞，化瘀散结，契合"少阳主骨"思想。筋痹方中去党参，气虚症状较重者可加用。《医林改错》述："凡肩痛、臂痛、腰疼、腿疼，或周身疼痛……如古方治之不效，用身痛逐瘀汤。"筋痹方由身痛逐瘀汤化裁。秦艽祛风利湿，羌活散风寒、祛风湿，二药合奏祛除外邪、缓解筋挛之功；当归补血活血，濡养温通经脉，使血归其所；川芎、没药皆活血化瘀之品，且川芎为血中气药，行气活血、燥湿搜风，既行血滞，又祛血中湿气；乳香通滞血，散结气，消肿止痛；地龙通经活络，兼利水湿而消水肿；香附开郁行气，其性宣畅，通行十二经八脉之气分；牛膝入肝肾二经，补肝肾、强筋骨、散瘀血，引药下行；甘草缓急止痛，调和诸药。全方活血祛瘀通痹，易伤及脾胃，故方中加甘草调和诸药，加香附和胃。脾胃虚弱者常加生姜、大枣健脾暖胃，以防药性峻猛攻伐之弊。

在运用时常配麝香保心丸，既能引药直达病所，又可减轻患者疼痛；麻木者，加全蝎、蜈蚣以加强活血祛瘀之功；咽喉肿痛者，加玄参、板蓝根清热解毒、利咽消肿。

【适用范围】各类筋骨病急性期疼痛剧烈或久治不愈者。常用于神经根型颈椎病、腰椎间盘突出症、椎管狭窄症、膝骨关节炎等急性发作者。

【临床和实验研究】临床研究显示，对 150 例神经根型颈椎病患者给予口服筋痹方加减治疗，疗程 28 天，治愈率为 38.67%，总有效率为 92.00%。治疗前后比较，颈肩部疼痛、上肢疼痛、手指麻木、工作和生活能力、椎间孔挤压试验及腱反射各项指标评分差异均有统计学意义（$P<0.05$，$P<0.01$）；治疗后 3 个月随访与治疗前比较，各项指标差异均有统计学意义（$P<0.05$，$P<0.01$）；治疗后 3 个月随访与治疗后比较，各项指标差异无统计学意义（$P>0.05$）。研究证明，筋痹方为主的中药治疗神经根型颈椎病具有良好的疗效，且疗效稳定。

实验研究发现，筋痹方中的益气化瘀诸药可通过多种途径延缓椎间盘的退变，促进大鼠神经根损伤动物模型中的施万细胞和末梢神经在神经肌肉接头部的聚集、出芽及延伸，加快神经肌肉接头部的再构筑，促进神经再生修复进程。秦艽所含生物碱的抗炎作用与水杨酸钠相当,具有良好的抗炎镇痛作用。

【医案】高某,女,37岁,2013年6月20日初诊。颈项疼痛2年余,近2个月加重,左手麻木,步履正常。经行量少,胃脘作胀,二便正常,苔薄白腻,质红,脉细滑。体格检查(PE):神清,四肢肌力5级,肌张力正常,感觉正常,膝踝反射(++),无阵挛,Hoffman(+),下肢锥体束征(-)。外院MRI示C5-6椎间盘突出,脊髓受压1/4,脊髓无异常信号,颈项生理弧度稍减弱。

西医诊断:脊髓型颈椎病;神经根型颈椎病。

中医辨证:气血瘀滞,经脉失畅。

处方:生黄芪15g,当归9g,生白芍15g,川芎12g,生地黄9g,柴胡9g,乳香9g,羌活12g,秦艽12g,制香附12g,川牛膝12g,广地龙9g,炙甘草6g,香谷芽12g,八月札12g,旋覆梗12g。28剂,日1剂,水煎,分2次温服。

二诊:2013年8月25日。颈项疼痛,手麻药后已瘥,偶有头痛,夜寐不宁,便溏,苔薄腻,脉细,经行量少。再以调身通痹方加粉葛根12g、夜交藤30g、炒枣仁15g、香谷芽12g、怀山药30g。28剂,日1剂,水煎,分2次温服。

三诊:2013年12月19日。颈腰疼痛,经治后已瘥,停药3个月,近期又渐复作,上背疼痛,两手麻木,经行量少,苔薄,脉细滑。筋痹方加川楝子9g、延胡索15g、首乌藤18g、炒枣仁15g、六神曲12g。28剂,日1剂,水煎,分2次温服。

四诊:2014年3月13日。经治后,诸恙均缓,胃纳二便正常,夜寐不宁,苔薄脉细。处以原方去川楝子,加青风藤15g、川桂枝9g、合欢皮15g。28剂,日1剂,水煎,分2次温服。

随访:患者诸症消失,嘱注意颈部保护,避免外伤。

按语:患者为脊髓型合并神经根型颈椎病,且胃脘作胀,经行量少,为气血亏虚、痰瘀闭阻、经脉不通所致,属本虚标实之证。治当扶正祛邪,标本兼顾,坚持"益气化瘀,舒经通络"的治疗原则,予筋痹方加八月札、旋覆梗顾护脾胃,升提中气。葛根解肌舒筋,夜交藤养血安神,川楝子、延胡索取金铃子散方义,活血祛瘀止痛。疼痛较剧者可服麝香保心丸以通督消炎,其中所含人工麝香及人工牛黄、蟾酥等可抑制椎间盘退变而产生的炎症介质,减轻炎症的渗出和水肿,所含冰片亦能促进当归、川芎中所含阿魏酸、川芎嗪等有效成分通过血脑屏障,更好地发挥药效作用。

**(二)咽痹方**

【药物组成】生黄芪15g,赤芍12g,桃仁6g,生地黄9g,川芎9g,柴胡9g,桔梗12g,玄参12g,板蓝根15g,秦艽12g,羌活12g,生甘草6g。

【功效】和营活血,清咽通痹。

【方解】该方由圣愈汤合会厌逐瘀汤加减而成。会厌逐瘀汤源自《医林改错》,主治呃逆、慢喉喑、喉痹等属气滞血瘀者。方中黄芪益气活血、扶正祛邪,能气血双补。张秉成《本草便读》曰:"黄芪之补,善达表益卫,温分肉,肥腠理,使阳气和利,充满流行,自然生津生血,故为外科家圣药,以营卫气血太和,自无瘀滞耳。"现代研究认为,黄芪不仅有明显增强免疫系统的作用,还具有扩张血管、改善微循环、促进血管生成、抗炎和抗衰老的作用。厥阴肝经循喉咙之后,上入鼻咽部。赤芍、桃仁、生地黄、川芎养血活血;桔梗乃利咽圣药,能升降肺气,并佐柴胡升降气机,引活血祛瘀药上达病所。玄参甘咸苦寒,《本草纲目》认为其可"滋阴降火,解斑毒,利咽喉"。玄参助生地黄以滋养柔润,板蓝根清热解毒,二药并用,既清利咽喉,又滋阴降火,为施杞常用药对。秦艽祛风利湿,羌活散风寒、祛风湿,二药合奏祛除外邪、缓解筋挛之功。生甘草长于清火,以清热解毒、润肺止咳力胜,且调和诸药。颈部僵硬不舒可加用葛根。葛根解肌发表,生津止渴,主治风寒客于太阳经输、营卫不和证,《本草纲目》云其"散郁火",且合玄参、板蓝根清热利咽之功更著。

【适用范围】本方适用于咽型颈椎病,慢性筋骨病伴有慢性喉痹者。常用于颈椎病症见咽喉肿痛,以及小脑扁桃体疝、脊髓空洞症、延髓麻痹、喉头水肿所引起的呛咳。

【临床和实验研究】大样本临床流行病学调查发现,急慢性咽炎、扁桃体炎、咽后脓肿、急性乳突炎均可合并颈椎病、寰枢椎脱位,而在临床中常见儿童患急性扁桃体炎、颈淋巴结炎,可以出现颈痛、颈部活动受限,甚至是痉挛性斜颈。颈椎病合并咽喉部感染的患者达30%,尤其是青年期颈椎病,几乎100%伴发或重或轻的咽喉部感染。颈椎病的发病和咽喉部感染呈正相关。对咽后间隙和椎前间隙的解剖学和影像学研究证明,炎性物质等可能通过淋巴逆流和侧支循环途径扩展到邻近组织以及其他区域。淋巴灌注显示,咽喉部的细菌、病毒、炎性物质可以通过颈淋巴结扩散到咽后淋巴结,通过咽后淋巴结和咽后间隙等枢纽组织进一步扩散到颈部肌肉、关节囊、韧带等动力系统,导致颈部肌张力下降、韧带松弛,破坏局部的稳定性和完整性,出现动力系统失衡,并进一步引起椎体、椎间盘等静力系统失衡,最终导致颈椎病的发生。

将60例痰热郁结型颈椎病患者随机分为治疗组、对照组各30例,分别给予会厌逐瘀汤和葛根汤治疗,观察临床疗效,发现用药后症状体征的改善情况治疗组优于对照组,证明会厌逐瘀汤治疗痰热郁结型颈椎病有较好的临床疗效。

【医案】刘某,男,36岁,2013年12月3日初诊。颈项疼痛,咽喉疼痛2周,无外伤史。转颈困难,遇寒痛甚,二便尚可,夜寐欠安,胃纳尚好。查体:颈部肌肉紧张度略高,颈椎旁压痛(+),咽喉充血(+++),Hoffmann(-),苔薄黄腻,舌质紫,脉细弦。X线片示颈椎生理弧度直,$C_{2-7}$颈椎骨质增生。

西医诊断:颈椎病。

中医辨证:痰瘀化火。

治则:益气和营,养阴利咽。

处方:生黄芪15g,桂枝9g,赤芍15g,白芍12g,川芎12g,当归9g,生地黄12g,熟地黄12g,板蓝根18g,玄参12g,葛根15g,防己15g,制南星9g,大枣10g,生姜4片,生甘草5g,砂仁3g。14剂,日1剂,水煎,分2次温服。

二诊:2014年1月23日。颈项酸楚好转,时有视物模糊,眼睑跳动(眼科专科检查未见异常),二便正常,咽(+),苔薄,脉细,口干少津。气血未和,经脉未畅,再予调摄。

处方:咽痹方加粉葛根12g、炙地鳖9g、香谷芽12g、枸杞12g。14剂,日1剂,水煎,分2次温服。

三诊:2014年2月20日。诸恙已解,苔薄脉细。嘱补中益气丸服用3个月。

按语:患者因低头工作,过劳过久而致颈痛、咽痛,为瘀滞痰火型颈椎病,宜益气和营清咽汤加减治之。方中生黄芪、桂枝、白芍、大枣益气和营解肌,赤芍、川芎、当归、熟地黄活血化瘀,板蓝根、玄参、生地黄、赤芍、葛根清热凉血、养阴利咽,制南星、砂仁化湿祛痰止痛。二诊时,症状基本缓解,痰湿已化,证属气滞血瘀,即以咽痹方加减益气活血、化痰利咽。减制南星、砂仁,加葛根、秦艽、羌活以增加解肌解痉镇痛之功,并加入土鳖虫、枸杞活血通络、补益肝肾。颈椎病易反复,平时应注意调养肝肾气血,嘱服用补中益气丸,或加杞菊地黄丸,体现了"十三科一理贯之"的学术思想。

**(三)颈痹方**

【药物组成】生黄芪15g,川芎12g,柴胡9g,桂枝12g,生白芍15g,粉葛根15g,生地黄9g,大枣9g,生姜6g,炙甘草6g。

【功效】解肌发表,舒筋通络。

【方解】该方由圣愈汤合桂枝加葛根汤加减而成。《伤寒论》曰:"太阳病,项背强几几,反汗出恶风者,桂枝加葛根汤主之。""寒病,骨痛,阴痹,腹胀,腰痛,大便难,肩背颈项引痛,脉沉而迟,此寒邪干肾也,桂枝加葛根汤主之。"颈型是最早期的颈椎病,也是其他各型颈椎病共同的早期表现。由于症状较轻,往往重视不够,以致反复发作而使病情加重。主要表现为局部疼痛,颈部不适感及活动受限等,颈项部肌肉可有痉挛,有明显压痛,急性期过后常常感到颈肩部和上背部酸痛,此即太阳经证。部分患者素体亏虚或寒邪较重而内传脏腑出现骨痛、腰痛、大便难、脉沉迟等寒邪干肾证,均可用桂枝加葛根汤随证加减。方中黄芪益气固表止汗。《本草汇言》曰:"伤寒之证,行发表而邪汗不出,乃里虚而正气内乏也,黄芪可以济津以助汗;贼风之疴,偏中血脉而手足不随者,黄芪可以荣筋骨……"川芎活血祛瘀,行气止痛;柴胡疏肝解郁,解表升阳;桂枝解肌发表,散外感风寒;芍药益阴敛营;生地黄养阴生津,以防辛温之剂耗伤津液;生姜辛温,既助桂枝解肌,又能暖胃止呕;大枣甘平,既能益气补中,又能滋脾生津,姜、枣相合,升腾脾胃生发之气而调和营卫;葛根升肌腠之津,润筋脉之燥(现代药理研究表明,葛根中提出的黄酮能增加脑及冠状血管血流量,降低血管阻力,改善循环;所含的大豆黄酮具有解痉作用,能对抗组胺及乙酰胆碱的作用);炙甘草益气和中,解肌益阴,调和诸药。

【适用范围】颈型颈椎病,筋伤感受风寒者。尤其是中青年颈椎病初期,落枕后颈项拘紧者。

【医案】刘某,女,54岁,2008年10月30日初诊。颈腰酸楚,活动牵掣,两上肢疼痛、麻木作胀,体凉,称如入冰库,胃纳欠佳,二便正常,47岁绝经。MRI示C5-6椎间盘突出。苔薄,略有齿痕,脉细沉。

西医诊断:神经根型颈椎病。

中医辨证:本虚标实,气血失和,肝肾不足。

治则:益气养血,补益肝肾。

处方:颈痹方加六神曲9g、八月札12g、香谷芽12g、大蜈蚣3g、大红枣9g。14剂,日1剂,水煎,分2次温服。嘱:药渣装入毛巾袋中湿热敷颈项部30分钟。

二诊:2008年11月13日。药后颈项及上肢疼痛已有明显缓解,近期外感,咳嗽,咳痰不爽,四肢少温。苔薄腻,脉细滑。证属气血未畅,风寒入络。治拟调摄。

处方:颈痹方加炙紫菀12g、款冬花12g、五味子9g、制南星9g、姜半夏9g、旋覆花12g、川贝粉3g(分吞)、熟附片9g、金银花15g、首乌藤各18g、天浆壳9g。14剂,日1剂,水煎,分2次温服。

三诊:2008年11月27日。药后颈项酸楚疼痛、手麻、咳嗽缓而未已,周身疼痛亦缓,胃纳夜寐均可,四肢畏冷。苔薄黄,脉细。

处方:颈痹方加软柴胡9g、炒子芩9g、左秦艽9g、炒羌活9g、明天麻12g、炙全蝎3g、大蜈蚣3g、首乌藤各18g、鸡血藤12g、制香附12g、枸杞12g。14剂,日1剂,水煎,分2次温服。

随访:1个月后,患者诸症消失,正常工作。嘱避免劳累,做十二字养生功。

按语:颈椎病是在正虚基础上由于劳损或感受外邪导致气血不通,痰瘀内结,经脉闭阻而罹病。患者肾气渐衰、肾精亏乏则是"正虚"之关键。患者天癸竭,故首诊以颈痹方疏风解表,益气养血,补益肝肾。二诊因外感风寒而见咳嗽、咳痰之症,故在颈痹方的基础上加入炙紫菀、款冬花、五味子、制南星、姜半夏、旋覆花、川贝粉、天浆壳以宣肺化痰止咳,加熟附片以温补肾阳。三诊时诸症缓而未已,则在益气和血的基础上加入清热养阴、祛风通络之品。

### (四)脉痹方

【药物组成】炙黄芪12g,川芎12g,柴胡9g,天麻12g,钩藤12g(后下),石决明30g,栀子9g,黄芩9g,益母草15g,夜交藤18g,川牛膝12g,秦艽12g,羌活12g。

【功效】益气活血,平肝息风,舒筋通脉。

【方解】该方由圣愈汤合天麻钩藤饮加减而成。天麻钩藤饮载于胡光慈《中医内科杂病证治新义》("高血压,头痛,晕眩,失眠"),具平肝息风、清热泻火、益肾活血之功。脉痹方中天麻、钩藤、石决明平肝息风;栀子、黄芩清肝泻火;夜交藤养心安神;益母草活血利水;牛膝活血通络,引血下行。据近代药理研究,钩藤、黄芩、栀子、牛膝等均有不同程度的降压作用,且具有调节高级神经活动的作用。诸药合用,平肝息风,益肾通脉,舒筋解痉。伴有头痛、颈项肩部四肢麻木、刺痛等痰瘀互结证者,可加活血行气、逐瘀化痰之品,诸如地龙、土鳖虫、全蝎、蜈蚣等;伴有头胀、头重如蒙,恶心欲呕,胸脘痞闷等痰湿中阻证者,可合用半夏白术天麻汤健脾燥湿、息风化痰;伴有口苦胁痛虚烦不眠,眩晕心悸,痰多泛恶呃逆,颈项酸楚不舒等湿热内扰证者,可合用温胆汤清胆化痰,理气和胃;伴有头晕乏力、倦怠神疲等气血亏虚证者,可合用益气聪明汤益气养血,提升清阳;腰膝酸软乏力,加杜仲、桑寄生补益肝肾;嗜睡、头目不清,加石菖蒲、远志开窍化痰。

【适用范围】椎动脉型颈椎病肝阳偏亢、肝风上扰所致颈项疼痛、头痛、口苦、眩晕、血压增高、耳鸣目涩、多梦失寐、听力下降者。慢性筋骨病筋脉拘挛、经脉不畅、步履拘谨,属阴血亏虚、肝风内动者亦可应用。

【医案】吴某,男,62岁,2009年6月30日初诊。颈项酸楚,头晕,重着如裹,泛恶,夜寐欠宁,发病已有1年余。检查:咽喉(+++),Hoffmann征(-)。外院MRI示颈椎生理弧度减弱,C5-6椎间盘轻度突出。苔薄,脉细。

西医诊断:椎动脉型颈椎病。

中医辨证:气血失和,肝阳偏亢。

治则:清热平肝,潜阳息风。

处方:脉痹方加减。炙黄芪12g,党参12g,当归9g,白芍12g,生地黄9g,大川芎12g,柴胡9g,天麻12g,钩藤12g,茯神15g,石决明30g,栀子12g,黄芩9g,益母草15g,桑寄生12g,夜交藤18g,川牛膝12g,杜仲12g,石菖蒲18g,淡远志9g,左秦艽12g,炒羌活12g,粉葛根12g,蔓荆子12g。14剂,水煎服。每日1剂,水煎,分2次温服。每次加麝香保心丸2粒吞服。

嘱:药渣装入毛巾袋中湿热敷颈项部30分钟。

二诊:2009年7月14日。药后头晕渐缓,时有头皮麻木,二便正常。苔薄,脉细。再前法。

处方:上方加大蜈蚣3g、红景天12g。14剂,日1剂,水煎,分2次温服。每日1剂,分2次服,每次加麝香保心丸2粒吞服。

随访:1个月后,患者诸症消失,正常工作。嘱:避免劳累,做十二字养生功。

按语:本例患者病情较重,主要由于气血失和,不能运化津液,导致痰湿内生,内扰清窍所致。治疗的关键在于益气养血,以圣愈汤应之,使气血得生,气足则痰湿得以运化,神得所养,在此基础上取天麻钩藤饮清热平肝、潜阳息风。加葛根、秦艽、蔓荆子祛风胜湿,使湿从表解,痰无内生之源;石菖蒲通阳开窍化痰,远志祛痰安神。加蜈蚣通络止痛,红景天散瘀消肿,改善脑部供血以缓解局部症状。全方虽无止呕之剂,但能抓住病机,得治病锁钥,则诸症消失。

### (五)痉痹方

【药物组成】生黄芪15g,当归9g,白芍15g,川芎12g,生地黄12g,制川大黄12g,柴胡9g,红花9g,桃仁9g,天花粉12g,土鳖虫9g,炙甘草6g。

【功效】破瘀通络,疏肝解痉。

【方解】痉痹方由圣愈汤合复元活血汤加减而成。复元活血汤出自《医学发明》,主治因跌打损伤,致瘀血停滞,使得气机受阻,肝气不舒,胸胁疼痛。方中黄芪益气活血,利水消肿,当归、川芎行气血,此即益气化瘀法。实验研究发现,益气化瘀法能促进施万细胞的增生及提高其再生功能,加快神经肌肉接合部的重建,缩短神经再生修复进程。白芍养血柔肝解痉;以柴胡之专入肝胆者,宣其气道,行其郁结。而以酒浸大黄,荡涤败血,使其性不致直下,随柴胡之出表入里以成搜剔之功。当归能行血中之气,使血各归其经。山甲片易为土鳖虫,可逐络中之瘀,使血各从其散。血瘀之处,必有伏阳,故以天花粉清之。桃仁破瘀,红花活血。痛盛之时,气脉必急,故以甘草缓之。去者去,生者生,痛自舒而元自复矣。胸腰椎压缩骨折致背痛腹胀者,可加用金铃子散;脊髓型颈椎病胸胁裹束较重者,可加用葶苈大枣泻肺汤。

【适用范围】脊髓型颈椎病痉证者,慢性筋骨病肢体拘紧、胸胁裹束者,胸腰椎压缩骨折腹胀便秘者。

【医案】邵某,男,62岁,2008年7月22日初诊。颈椎病手术后诸恙平稳。近10日周身不适,坐立不安,自觉下肢拘紧,步履乏力,府行欠畅,小溲正常。检查:四肢肌力5级,下肢肌张力正常,膝反射(++),踝反射(++),无阵挛,Hoffmann征左右均(+),下肢锥体束征(-)。苔薄腻,有齿痕,脉弦细。

西医诊断:颈椎病术后。

中医辨证:痰瘀闭阻,腑实内聚。

治则:活血祛瘀,疏肝通络。

处方:生黄芪18g,制川大黄12g,生川大黄3g,制川朴12g,软柴胡9g,杜红花9g,桃仁9g、天花粉12g,全当归9g,土鳖虫9g,大蜈蚣3g,炒枳实12g,大腹皮18g,川牛膝12g,左秦艽15g,鸡血藤12g,伸筋草15g,炙甘草6g。14剂,水煎服。每日1剂,分2次服。每次加麝香保心丸2粒吞服。

二诊:2008年8月4日。药后少腹裹束、下肢拘紧渐趋缓解,府行已畅,小溲正常。苔薄,脉沉细。证属气阳不足,痰瘀内结,经脉失畅,再拟调摄。

处方:痉痹方加炒枳壳12g、苍白术各9g、广木香9g、制香附12g、川牛膝12g、小茴香9g、台乌药12g、九香虫9g、香谷芽12g、大红枣9g。14剂,日1剂,水煎,分2次温服。

随访:1个月后,患者诸症消失,行走自如。嘱:避免劳累,做十二字养生功。

按语:脊髓型颈椎病术后3年内往往有继续好转的趋势,加重复发者也多发生在术后3年内。术后 3~6 年处于较稳定状态。术后 6 年以后疗效变坏的概率增加。复发的主要原因是融合区相邻节段椎间盘突出,另一原因为减压不彻底,脊髓受压未彻底解除,功能部分恢复。患者颈项疼痛,筋脉强直,下肢拘紧,大便秘结,腹胀腹满,肌张力增高明显。证属瘀瘀闭阻,腑实内聚。柴胡疏肝胆之气,当归养血活血,土鳖虫破瘀通络,桃仁、红花祛瘀生新,天花粉润燥散血,甘草缓急止痛,重用大黄荡涤凝瘀败血,生熟川大黄益以厚朴、枳实乃取小承气之义以求祛瘀通腑之效,牛膝、秦艽、伸筋草、鸡血藤祛风通痹止痛,台乌药、小茴香理气散寒止痛。

### (六)痿痹方

【药物组成】炙黄芪 15g,党参 12g,当归 9g,白术 12g,川芎 12g,柴胡 9g,干地黄 24g,山茱萸 12g,巴戟天 12g,肉苁蓉 12g,附子 9g,鹿茸 6g,五味子 9g,麦冬 12g,石菖蒲 12g,茯苓 15g,鸡血藤 15g。

【功效】补养肝脾,温肾通督。

【方解】痿痹方由圣愈汤合地黄饮子加减而成。地黄饮子源自《黄帝素问宣明论方》,主治喑痱证。"喑"指舌强不能言;"痱"指足废不能用。其证由下元虚衰、虚火上炎、痰浊上泛、堵塞窍道所致,故刘完素选用滋补肾阴的干地黄为君,炙黄芪味甘性温、益气活血,合党参大补脾肺之气,益生化之源;当归、川芎养血活血;鸡血藤补血活血通络;白术健脾化湿;柴胡疏肝理气,条达全身气机;熟地黄、肉苁蓉、山茱萸、巴戟天、附子益元固肾;附子、鹿茸补肾阳且吸纳浮阳;五味子、麦冬、熟地黄滋阴敛液;石菖蒲清窍化痰;茯苓安神;党参、麦冬、五味子取参麦饮之意,益气养阴,使津液有生化之源。诸药合用,共奏补养肝脾、温肾通督之功。

【适用范围】脊髓型颈椎病之痿证;脾肾阳虚所致颈项腰膝酸软,四肢不举,筋脉弛缓,肌肉萎缩,肌力下降,部分患者阳痿,小便滴沥不禁,语言不利,头重欲睡者。

【医案】张某,男,66 岁,2009 年 10 月 22 日初诊。下肢步履乏力,胃纳二便尚可。MRI 示 C3~7 椎间盘突出,椎管狭窄,颈椎退行性变。苔薄,脉细。

西医诊断:脊髓型颈椎病。

中医辨证:气血不足,肾精亏虚,筋骨失养。

治则:补益气血,滋补肾阴,温肾通络。

处方:炙黄芪 15g,党参 12g,当归 9g,白芍 12g,熟地黄 12g,大川芎 12g,柴胡 9g,山茱萸 12g,巴戟天 12g,肉苁蓉 12g,附子 9g,鹿茸 6g,五味子 9g,麦冬 12g,石斛 9g,石菖蒲 18g,淡远志 9g,茯苓 15g,生甘草 6g,川牛膝 12g,枸杞 12g,补骨脂 12g,鸡血藤 12g,络石藤 15g,香谷芽 15g,灵芝草 12g,生龙牡各 30g。14 剂,日 1 剂,水煎,分 2 次温服。

二诊:2009 年 11 月 5 日。药后诸恙均缓,步履较前有力,胃纳二便均可。苔薄脉细。证属气血不足,肾精亏虚,筋骨失养。治拟补益气血,滋补肾阴,温肾通络。

处方:痿痹方加生甘草 6g、肥玉竹 12g、络石藤 12g、海风藤 12g、香谷芽 12g、生龙牡各 30g、川断肉 12g。14 剂,日 1 剂,水煎,分 2 次温服。

随访:1 个月后,患者诸症已除,可独立行走。嘱:做十二字养生功,注意颈部保暖,避免劳累。

按语:该患者为脊髓型颈椎病之痿证,出现腰脊酸软、下肢乏力、筋脉弛缓、形寒肢冷、小便清长、夜尿频多、大便溏薄等肾精亏虚症状,采用痿痹方加减治疗。方中熟地黄、山茱萸滋补肾阴;肉苁蓉、巴戟天温补肾阳;附子、鹿茸补肾阳且吸纳浮阳;麦冬、石斛、五味子滋阴敛液;石菖蒲、远志、茯苓交通心肾,开窍化痰。本方专治因肾中阴阳俱虚,虚火夹痰浊上犯,阻塞窍道所致筋骨软弱不能行走。原方偏于温补,合圣愈方兼顾理气和血,临证加祛风蠲痹之品,可增疗效。

### (七) 调心通痹方

【药物组成】炙黄芪15g,党参12g,当归9g,川芎12g,柴胡9g,茯神15g,远志9g,酸枣仁12g,木香9g,苍术9g,制香附12g,栀子9g,神曲12g,炙甘草6g。

【功效】健脾养心,解郁通痹。

【方解】本方由圣愈汤合归脾汤、越鞠丸加减而成。归脾汤源自《正体类要》,是在《济生方》归脾汤的基础上加当归、远志而成。脾为营卫气血生化之源。《灵枢·决气》曰:"中焦受气取汁,变化而赤,是谓血。"故方中以参、芪、苓、草大队甘温之品补脾益气以生血,使气旺而血生;当归甘温补血养心;柴胡化瘀散结,川芎活血行气;茯苓(多用茯神)、酸枣仁、远志宁心安神;木香辛香而散,理气醒脾,与大量益气健脾药配伍,复中焦运化之功,又能防大量益气补血药滋腻碍胃,使补而不滞,滋而不腻,主治心脾气血两虚之证。越鞠丸源自《丹溪心法》。方中香附行气开郁;川芎活血祛瘀;栀子清热泻火;神曲消食导滞;苍术燥湿健脾。越鞠丸主治气、血、痰、火、湿、食等郁,症见胸膈痞闷,脘腹胀痛,吞酸呕吐,饮食不化。三方化裁成调心通痹方,可用于交感型颈椎病思虑过度,劳伤心脾,气血亏虚者。颈部症状较重者,加葛根、秦艽、羌活舒经通络。

【适用范围】颈椎病诸郁不畅者,出现失眠、烦躁、发怒、焦虑、忧郁等症状;中年慢性筋骨病患者气血失和,心脾肾失养,出现心烦意乱,神情恍惚,心神不宁,失眠多梦,经少不畅,肢体不舒者。

【医案】唐某,女,51岁,2009年3月4日初诊。素有胸闷、心悸、期前收缩频作,日轻夜重,夜寐不宁,四肢少温,两足尤冷,二便尚可,颈项酸楚,经事已绝。X线片示颈椎退行性变。苔薄,舌质紫,脉细沉。

西医诊断:交感型颈椎病。

中医辨证:心血不足,冲任失调。

治则:健脾养心,疏肝解郁。

处方:调心通痹方加减。炙黄芪9g,党参12g,当归9g,白芍12g,生地黄9g,大川芎12g,柴胡9g,茯神15g,远志9g,酸枣仁15g,木香9g,苍术9g,制香附12g,栀子9g,神曲12g,大枣9g,炙甘草6g,苦参12g,姜半夏9g,鸡血藤15g,明天麻12g,石菖蒲18g,全瓜蒌12g,川桂枝9g,首乌藤各18g,生龙牡各30g,香谷芽15g,熟附片9g。14剂,水煎服。每日1剂,水煎,分2次温服。每次加麝香保心丸2粒吞服。

二诊:2009年3月17日。药后诸羔均缓,胃纳二便正常,两小腿牵掣、酸楚,胸闷、心悸。苔薄,脉细。再前法。

处方:调心通痹方加粉葛根9g、姜半夏9g、明天麻12g、左秦艽12g、炒羌活9g、石菖蒲18g、夜交藤18g、炒枣仁15g、生龙牡各30g。14剂,水煎服。每日1剂,水煎,分2次温服。每次加麝香保心丸2粒吞服。

三诊:2009年3月31日。药后颈项疼痛已缓,胸闷、心悸。近期稍有泄泻。苔薄腻,脉细滑带数。再调摄。

处方:调心通痹方加生龙牡各30g、大麦冬12g、茶树根18g、熟附片9g、淫羊藿12g、鸡血藤 12g、大红枣 9g。14 剂,水煎服。每日 1 剂,分 2 次服,每次加麝香保心丸 2 粒吞服。

四诊:2009 年 4 月 14 日。药后精神气色均有改善,夜寐较宁,形寒畏冷,胃纳二便均可。苔薄,有齿痕,脉细滑。再拟调摄。

处方:调心通痹方加淫羊藿 12g、肥知母 9g、首乌藤各 18g、炒枣仁 15g、北细辛 9g。14 剂,日 1 剂,水煎,分 2 次温服。

随访:1 个月后,患者诸症消失,正常工作。嘱:避免劳累,做十二字养生功。

按语:本例交感型颈椎病,患病日久伤及心之气血,致使气血阴精虚耗,出现一系列临床征象。"外邪在表,可致支节痹,久而不已内传而成五脏痹。"《素问·痹论》曰:"心痹者,脉不通,烦则心下鼓,暴上气而喘,嗌干善噫,厥气上则恐。"患者天癸近竭,肝郁不舒,以调心通痹方健脾养心、疏肝解郁。归脾汤证是因心脾两虚,气血不足所致。越鞠丸证涉及肝脾两脏,气、血、火三郁多责之于肝,食、湿、痰三郁多则之于脾。方中香附行气开郁,川芎活血祛瘀,栀子清热泻火,神曲消食导滞,苍术燥湿健脾。圣愈汤与归脾汤、越鞠丸同用,则阴阳兼补,心肝脾同治。

### (八) 调身通痹方

【药物组成】炙黄芪 15g,党参 12g,当归 9g,白芍 12g,川芎 12g,熟地黄 12g,柴胡 9g,独活 12g,桑寄生 12g,秦艽 12g,防风 12g,桂枝 12g,茯苓 12g,杜仲 12g,川牛膝 12g,炙甘草 6g。

【功效】补气血,益肝肾,祛风湿,止痹痛。

【方解】该方由圣愈汤合独活寄生汤加减而成。独活寄生汤出自《备急千金要方》,主治痹证日久,肝肾两虚,气血不足证。方中当归味甘辛性温,养血而守中;熟地黄味甘苦性寒,活血气,封填骨髓,滋肾水,补益真阴;川芎味辛性温,上行头角,助元阳之气而止痛,下行血海,养新生之血以调经;白芍味酸性寒,扶阳气除痛,收阴气健脾经,能逐其血,能缓其中;人参味甘性温,止渴生津液,和中益元气;黄芪味甘性温,温分肉而实腠理,益元气而补三焦;柴胡味苦平,性微寒,在脏调经内主血,在肌主气上行经,具宣畅血气、引胃气上升、推陈致新的功效;独活、桑寄生祛风除湿,养血和营,活络通痹,为主药;牛膝、杜仲、熟地黄补益肝肾,强壮筋骨,为辅药;参、苓、草益气健脾,地、芍、归、芎为四物,养血活血,合为八珍调补气血,使气血旺盛,有助于祛除风湿邪气;桂枝温经通络,使以秦艽、防风祛周身风寒湿邪。诸药合用,是为标本兼顾、扶正祛邪之剂。如伴有疼痛较为严重者,可加活血通络之品,诸如鸡血藤、青风藤、络石藤等;伴有脾虚便溏者,可加用扁豆、白术、干姜等温中健脾;畏寒较重者,可加附片、淫羊藿等温补肾阳。

【适用范围】慢性筋骨病之气血亏虚、肝肾不足、风湿痹阻者。可广泛应用于慢性筋骨病中后期酸痛不适、迁延不愈者。

【医案】冯某,男,59 岁,2008 年 11 月 13 日初诊。腰脊疼痛已有 30 年。30 年前曾有外伤史。近年疼痛加重,活动牵掣,无下肢麻木,不耐久坐,10 分钟即有腰脊疼痛,难以忍受。颈项曾有疼痛,后自行缓解,无手麻头晕,冬日畏寒,口干,夜尿 2 次。检查:腰前俯 30°,腰平,椎旁压痛( ± ),骶棘肌痉挛,直腿抬高试验左右 >70°,小腿外侧及足背感觉正常,病理征 (−)。外院 CT 示 L4-5 椎间隙狭窄,椎板硬化,椎间盘突出。苔薄,脉细沉。

西医诊断:腰椎间盘突出症,腰椎退行性变。

中医辨证:气血失和,肝肾不足。

治则:益气和血,补益肝肾。

处方:调身通痹方加减。炙黄芪15g,党参12g,当归9g,白芍12g,熟地黄12g,大川芎12g,柴胡9g,白术9g,独活9g,桑寄生12g,秦艽9g,防风12g,桂枝9g,茯苓15g,杜仲12g,川牛膝12g,生蒲黄18g,五灵脂12g,延胡索15g,炙甘草6g。14剂,日1剂,水煎,分2次温服。每日1剂,分2次服,每次加麝香保心丸2粒吞服。

二诊:2008年12月9日。药后腰脊酸楚,四肢畏冷,胃纳二便尚可。苔薄,脉细弦。再拟调摄。

处方:调身通痹方加淫羊藿12g、巴戟天12g、熟附片9g、首乌藤各12g、酸枣仁12g、佛手片9g。14剂,日1剂,水煎,分2次温服。

三诊:2008年12月23日。诸恙如前,药后渐缓,口苦泛酸。苔薄,脉细。再调摄。

处方:调身通痹方加旋覆梗9g、煅瓦楞30g、白花蛇舌草18g、淫羊藿12g、巴戟天12g、熟附片9g、夜交藤18g、合欢皮18g、广木香9g。14剂,日1剂,水煎,分2次温服。

随访:1个月后,患者诸症已除,行走自如。嘱做十二字养生功,避免弯腰劳累。

按语:继发性腰椎骨质增生,大多继发于腰椎的损伤,长期重体力劳动所致的慢性劳损或长期过度运动。该病多见于中老年人,腰痛时轻时重,可因天气变化、劳累等因素诱发或加重。患者年近六旬,肾精亏虚,腰府失养,经脉瘀滞,不通则痛,因此应从补肾入手。故总以调身通痹方补益肝肾,益精填髓。二诊加淫羊藿、巴戟天、熟附片温补肾阳;三诊同时兼顾脾胃,以旋覆梗、煅瓦楞、白花蛇舌草、广木香治疗胃炎所致嗳气、泛酸。药后诸症消失。该方扶正祛邪,标本兼顾。

### (九)热痹方

【药物组成】黄芪15g,柴胡9g,当归9g,苦参9g,党参12g,苍术9g,防风12g,羌活12g,知母9g,茵陈12g,黄芩9g,秦艽9g,露蜂房9g,大枣12g,炙甘草6g。

【功效】清热利湿疏风,祛痹止痛。

【方解】该方由圣愈汤合当归拈痛汤加减而成。当归拈痛汤源自《医学启源》,主治湿热为病,肢节烦痛,肩背沉重,遍身疼痛,下注于胫,肿痛不可忍。风湿热邪留滞经脉,气血运行不畅,故遍身肢节烦痛,且湿邪偏胜,其性重浊,治疗宜清热利湿疏风,祛痹止痛。《黄帝内经》云:"湿淫于内,治以苦热。"方中黄芪益气活血利水;血壅而不流则痛,当归身辛温以散之,使气血各有所归。柴胡疏肝行气。羌活辛散祛风,苦燥胜湿,且善通痹止痛;茵陈善能清热利湿,《本草拾遗》尚言其能"通关节,去滞热";两药相合,共成祛湿疏风、清热止痛之功。秦艽透关利节而胜风除湿;黄芩、苦参清热燥湿;苍术体轻浮,气力雄壮,以运化水湿邪气,能去皮肤腠理之湿;防风甘辛,解表疏风,温散经络中留湿。露蜂房祛风止痛,攻毒消肿,故加入以治"历节肿出"。本证湿邪偏胜,所用诸除湿药性多苦燥,易伤及气血阴津,故以党参、当归益气养血;知母清热养阴,能防诸苦燥药物伤阴,使祛邪不伤正。大枣、甘草甘温,补脾养正气,使苦药不能伤胃,调和诸药。

【适用范围】强直性脊柱炎、类风湿关节炎以及骨关节炎急性发作期,慢性筋骨病湿热内蕴,经脉痹阻者。

【医案】顾某,男,28岁,2009年2月26日初诊。素有颈胸腰脊疼痛,近1周疼痛加重。活动受限,僵直,天气改变病情变化不大。体检:骶髂关节压痛,颈压痛。外院CT示双侧骶髂关节模糊不清,轻度破坏。血液检查示HLA-B27阳性。形体肥胖,胃纳尚可,口干溲赤便少。苔薄,边有齿痕,脉细滑。

西医诊断:强直性脊柱炎。

中医辨证:气血失畅,痰瘀内结,蕴而化热。

治则:清热祛湿,化瘀止痛。

处方:赤芍 12g,川芎 12g,生地黄 9g,炙黄芪 9g,柴胡 9g,当归 9g,党参 12g,苦参 12g,苍术 9g,白术 9g,升麻 9g,防风 12g,羌活 12g,葛根 9g,知母 9g,猪苓 12g,茵陈 12g,黄芩 9g,泽泻 9g,炙甘草 6g,露蜂房 15g,炙地鳖 9g,制南星 12g,石菖蒲 18g,炙僵蚕 9g,香谷芽 12g,制香附 12g,大红枣 9g。14 剂,日 1 剂,水煎,分 2 次温服,每次加麝香保心丸 2 粒吞服。

二诊:2009 年 3 月 5 日。颈腰疼痛已缓,胃纳二便尚可。化验示抗"O"、CRP 略高,血沉正常。苔薄脉细,再前法。原方去石菖蒲,加生薏苡仁 15g、山楂曲各 15g、鸡血藤 12g。14 剂,日 1 剂,水煎,分 2 次温服。

三诊:2009 年 3 月 19 日。诸症已缓,胃纳二便夜寐正常,苔薄脉细,再前法。处以热痹方加炙全蝎 3g、大蜈蚣 3g、制川乌 9g、香谷芽 12g、伸筋草 12g。14 剂,日 1 剂,水煎,分 2 次温服。

随访:1 个月后,患者诸症已除,颈腰活动自如,正常工作。嘱做十二字养生功,避风寒。

按语:强直性脊柱炎早期主要表现为腰脊疼痛,屈伸困难。其病机为气血失和,风寒入侵,湿邪化热。治当清热祛湿,化瘀止痛。本案以清利湿热之剂化关节之湿热,配圣愈汤以益气养血,俾气血运行则风湿之邪何存!?因露蜂房能散肿止痛、温阳益肾,故加入以治"历节肿出";加炙地鳖以活血化瘀止痛;加制南星、石菖蒲、炙僵蚕以化痰止痛;以香谷芽、制香附、大红枣调和脾胃、顾护胃气。服时配以麝香保心丸以活血通经,消肿止痛。二诊时患者疼痛已缓,故去石菖蒲以防伤阴。三诊时患者诸症已缓,湿热已除,余症亦缓。谨守原法,搜风祛湿,舒筋活血,巩固疗效。加炙全蝎、大蜈蚣以祛风散寒,除湿消肿,舒筋活血;加伸筋草以散风祛湿,温经止痛;加制川乌而治风寒湿痹,历节风痛。

### (十) 寒痹方

【药物组成】生黄芪 15g,党参 12g,当归 9g,白芍 12g,川芎 12g,柴胡 9g,熟地黄 30g,鹿角片 9g,肉桂 3g,炮姜 6g,生麻黄 6g,白芥子 9g,砂仁 3g,炙甘草 6g,牛蒡子 9g,白僵蚕 6g。

【功效】温阳散寒,祛痰通痹。

【方解】该方由圣愈汤合阳和汤加减而成。阳和汤出自《外科证治全生集》,主治阴疽,漫肿无头,皮色不变,酸痛无热,口中不渴,舌淡苔白,脉沉细或迟细;或贴骨疽、脱疽、流注、痰核、鹤膝风等属于阴寒证者。寒痹方中生黄芪、党参甘温,健脾益气;当归、白芍、川芎养血活血;柴胡条达气机。重用熟地黄,滋补阴血,填精益髓;配以血肉有情之鹿角片,补肾助阳,益精养血;两者合用,温阳养血,以治其本,共为君药。但既虚且寒,又非平补之性可收速效,再以炮姜之温中散寒,能入血分者,引领熟地黄、鹿角片直入其地,以成其功;少佐麻黄,宣通经络,与诸温和药配合,可以开腠里、散寒结,引阳气由里达表,通行周身;牛蒡子、僵蚕两药,为治痰散结之要药。白芥子能祛皮里膜外之痰,砂仁健脾化湿,防熟地黄之滋腻;甘草为使,解毒而调诸药。现代研究证明,该方可延缓关节软骨退行性改变,其作用可能是通过调控血管内皮生长因子(VEGF)而达到抑制血管增生的作用。综观全方,补血与温阳并用,化痰与通络相伍,益精气,扶阳气,化寒凝,通经络,温阳补血以治本,化痰通络以治标。

【适用范围】强直性脊柱炎寒湿证者,慢性筋骨病病程较久寒湿凝滞、痰瘀内蕴者。

【医案】侯某,女,55 岁,2009 年 7 月 21 日初诊。素有颈腰疼痛,四肢畏冷,足跗肿胀。曾有下乡劳作,20 世纪 70 年代末即有畏冷,诸羔不适,胃纳二便正常,近期化验肝肾功能正常。外院 MRI 示 $L_4$~$S_1$ 椎间隙变窄,椎间盘变性并向后突出($L_{4-5}$ 水平明显),椎管狭窄。苔薄,舌质紫,脉沉细。

西医诊断:颈椎病,腰椎间盘突出症。

中医辨证:寒凝经脉,气滞血瘀。

治则:益气温阳,活血通经。

处方:寒痹方加减。生黄芪 15g,党参 12g,当归 9g,白芍 12g,熟地黄 30g,大川芎 12g,柴胡 9g,鹿角片 9g,肉桂 3g,炮姜 6g,白芥子 9g,炙甘草 6g,炙麻黄 9g,制川乌 9g,炒白术 12g,茯苓神各 15g,天花粉 12g,生薏苡仁 18g。14 剂,日 1 剂,水煎,分 2 次温服。

二诊:2009 年 8 月 4 日。药后颈腰疼痛渐缓,时有反复,畏寒恶风,二便尚可。苔薄,舌质紫,脉细滑。再前法。

处方:寒痹方加炙麻黄 9g、生蒲黄 18g、五灵脂 12g、蓬莪术 12g、京三棱 12g、川桂枝 9g、大蜈蚣 3g、左秦艽 12g。14 剂,日 1 剂,水煎,分 2 次温服。

三诊:2009 年 8 月 18 日。药后颈腰疼痛已缓,近期外感,身热多汗,咳嗽痰少。苔薄腻,脉细滑。证属气血失和,风寒入络,肺失宣肃。治拟疏风宣肺,益气和血。

处方:藿佩叶各 12g,紫苏子梗各 12g,金银花 18g,北细辛 9g,炙紫菀 12g,款冬花 12g,炙麻黄 9g,姜半夏 9g,明天麻 12g,石菖蒲 18g,淡远志 9g,炙甘草 6g,伸筋草 15g,粉葛根 12g,左秦艽 15g,蔓荆子 12g,广陈皮 9g。14 剂,日 1 剂,水煎,分 2 次温服。

四诊:2009 年 9 月 1 日。腰痛已缓,左下肢牵掣尚有麻木、酸楚,二便正常,不耐久立、久坐,汗出较多。苔薄,脉沉细。再拟补气活血通络。

处方:补阳还五汤加减。生黄芪 30g,当归 9g,赤芍 12g,白芍 12g,川芎 12g,地龙 9g,红花 9g,桃仁 9g,炒白术 12g,炒防风 12g,糯稻根 18g,地骨皮 12g,左秦艽 12g,川牛膝 12g,山楂曲各 12g,大红枣 9g,生姜 3 片。14 剂,日 1 剂,水煎,分 2 次温服。

随访:1 个月后,患者诸羔渐缓,独自行走自如。嘱避免劳累,避风寒。

按语:《三因极一病证方论·叙痹论》曰:"夫风寒湿三气杂至,合而为痹……三气袭人经络,入于筋脉、皮肉、肌肤,久而不已,则入五脏……大抵痹之为病,寒多则痛,风多则行,湿多则着。在骨则重而不举,在脉则血凝不流,在筋则屈而不伸,在肉则不仁,在皮则寒。"患者寒凝经脉,经久不愈,多由素体阳虚,营血不足,寒凝湿滞,痹阻于肌肉、筋骨、血脉所致,故局部及全身见一系列虚寒表现。治以寒痹方温阳补血,散寒通滞,宣化寒凝而通经络,补养精血而扶阳气。一诊药后症状渐缓,时有恶风畏寒,麻黄、桂枝解表散寒,佐以大量活血化瘀药化阴凝而布阳气,犹如离照当空,阴霾自散,使筋骨、肌肉、血脉、皮里膜外凝聚之阴邪,皆得尽去,故以阳和名之。待风寒湿邪已缓,则以补阳还五汤补气活血通络。

## (十一)胸痹方

【药物组成】炙黄芪 12g,党参 12g,当归 9g,白芍 12g,川芎 12g,生地黄 12g,柴胡 9g,生大黄 6g,元明粉 9g,甘遂 3g,全瓜蒌 12g。

【功效】和营通络,泄腑宽胸。

【方解】方由圣愈汤合大小陷胸汤加减而成。大小陷胸汤均源自《伤寒论》,大陷胸汤主治水热互结之结胸证;小陷胸汤主治痰热互结,胸脘痞闷,按之则痛之小结胸病。方中甘遂苦寒峻下,攻逐水饮;大黄泄下通腑;芒硝软坚泄热;瓜蒌荡热涤痰,宽胸散结。此方为涤荡水热之峻剂,易伤正气,故予炙黄芪、党参大补脾肺之气,辅助正气,使邪去而正不伤;当归、白芍、生地黄、川芎养血活血;柴胡归肝经,胸胁裹束感之病位在肝经,故以其疏肝理气,引药直达病所。综观全方,泄热逐水与宽胸并施,祛邪与扶正并重,使水热之邪从大便而去,且药简量大,力专效宏,为泄热逐水宽胸之佳剂。

【适用范围】脊髓型颈椎病胸胁裹束较重者,慢性筋骨病胸腹满痛、二便不利者。可用于脊髓型颈椎病水热内结,气不得通所致胸腹满痛,腑气不通,大便秘结者。

【医案】杨某,男,59岁,2008年12月2日初诊。颈椎病手术2次,前、后入路术后,胸胁裹束,四肢麻木,下肢厥冷,二便尚可。检查:Hoffmann征(+),右膝反射(+++)。外院MRI示颈椎术后变,$C_{4-5}$脊髓变性,$T_{1-2}$黄韧带增厚、骨化。苔薄,脉细沉。

西医诊断:脊髓型颈椎病术后。

中医辨证:气滞血瘀,水饮痰热结胸。

治则:活血化瘀,泄热逐水化痰,宽胸散结。

处方:炙黄芪9g,党参12g,当归9g,白芍12g,熟地黄12g,大川芎9g,柴胡9g,生大黄6g,元明粉15g,甘遂3g,全瓜蒌9g,半夏9g,黄连6g,大蜈蚣3g,炙全蝎3g,川楝子9g,延胡索18g。14剂,水煎服,每日1剂,分2次温服,每次加麝香保心丸2粒吞服。

二诊:2008年12月16日。药后胸胁裹束略有松动,手麻、下肢拘紧、二便尚可。苔薄,脉细沉。再拟活血祛瘀,疏肝通络。

处方:胸痹方加左秦艽12g、炒羌活12g、鸡血藤15g、络石藤15g、大蜈蚣3g、制香附12g、广郁金12g、大腹皮18g。14剂,水煎服。每日1剂,分2次温服,每次加麝香保心丸2粒吞服。

随访:1个月后,患者诸症消失,步履改善。嘱避免劳累,做十二字养生功。

按语:《灵枢·邪气脏腑病形》云:"身之中于风也,不必动脏。故邪入于阴经,则其脏气实,邪气入而不能客。"颈椎病后期常常出现四肢痿软,或僵硬强直,潮热,便溏或燥,腰膝酸冷等,主要病机是五脏亏虚,腑气失畅,治疗重在脾肾,攻补兼施。本例患者乃脊髓型颈椎病之痿证,出现胸腹裹束,采用胸痹方加减活血化瘀,泄热逐水化痰,宽胸散结,使水热之邪从大便而去,且药简量大。二诊时,患者胸胁裹束改善,出现手麻、步履拘紧,仍以胸痹方加减活血祛瘀,疏肝通络。体现了"瘀阻经络,从肝论治"的思想和在这一学术思想指导下的临床实践和成功经验,是《黄帝内经》中"疏其血气,令其调达,而致和平"这一理论的充分体现。

### (十二) 温肾通痹方

【药物组成】炙黄芪12g,党参12g,当归9g,白芍12g,川芎12g,熟地黄12g,柴胡9g,山茱萸12g,怀山药18g,枸杞12g,鹿角片9g,菟丝子12g,熟附片9g,肉桂6g,杜仲12g。

【功效】益气化瘀,祛风通络,舒筋止痛。

【方解】该方由圣愈汤合右归丸加减而成。右归丸出自《景岳全书》,是由金匮肾气丸减去"三泻"(泽泻、茯苓、牡丹皮),加鹿角胶、菟丝子、杜仲、枸杞、当归而成,增加了温补的作用,使药效更能专于温补,是一首十分著名的温补方剂。方中以附子、肉桂、鹿角胶为君药,温补肾阳,填精补髓;臣以熟地黄、枸杞、山茱萸、山药滋阴益肾,养肝补脾;佐以菟丝子补阳益阴、固精缩尿,杜仲补益肝肾、强筋壮骨,当归养血和血、助鹿角胶以补养精血。与圣愈汤合用,气旺则阳旺,并于"阴中求阳",使阳气有化生之源,共奏温补肾阳、填精益髓之功。

【适用范围】慢性筋骨病肾阳不足,精髓亏虚。可用于治疗肾阳不足,命门火衰,神疲气怯,畏寒肢冷,腰膝酸软,肢节痹痛,周身浮肿。

【临床和实验研究】本方能增强机体免疫功能,改善大脑对下丘脑-垂体-肾上腺(HPA)轴的抑制性调控作用,以延缓机体衰老。能增加激素造成的"肾阳"虚模型动物重要脏器(肝、肾上腺、胸腺、脾)的重量,保护和调节脏器功能。调节性激素,对男性阳虚的血清睾丸素含量降低者使之升高,血清雌二醇含量升高使之降到正常水平;女性肾阳虚则使血清雌二醇低下者升高。此外,本方还具有延缓衰老、调节环核苷酸含量、调节血浆肾素活性和醛固酮含量等作用。

【医案】钱某,女,59岁,2009年5月26日初诊。下肢畏冷,右髋酸楚、牵掣,下蹲、起立乏力。二便正常,夜寐不宁。外院MRI示右髋股骨头缺血性坏死Ⅱ度。苔薄,舌质紫,脉细沉。

西医诊断:右股骨头缺血性坏死。

中医辨证:气血不和,肝肾亏虚。

治则:调和气血,补养肝肾,填精益髓。

处方:炙黄芪12g,党参12g,当归9g,熟地黄12g,大川芎12g,柴胡9g,山茱萸12g,怀山药18g,枸杞12g,鹿角片12g,菟丝子12g,熟附片9g,桂枝9g,杜仲12g,香谷芽12g,炙甘草6g,淫羊藿12g,肥知母9g,灵芝草15g,生牡蛎30g,夜交藤30g,炒枣仁15g,香谷芽12g。14剂,日1剂,水煎,分2次温服。

二诊:2009年6月9日。药后诸恙平稳,胃纳二便夜寐均可。苔根腻,舌质紫,脉细。再前法。上方加紫丹参12g。14剂,日1剂,水煎,分2次温服。

三诊:2009年6月23日。右髋疼痛、活动牵掣已缓,两小腿作冷,酷暑天气依然不减,胃纳二便正常。苔薄,舌质紫,脉沉细。证属肾阳不足,经脉失畅。治拟调摄。

处方:温肾通痹方加生麻黄3g、北细辛6g、白芥子9g、制南星9g、姜半夏9g、鸡血藤15g。14剂,日1剂,水煎,分2次温服。

随访:1个月后,患者右髋疼痛牵掣消失,行走自如。嘱避免劳作,避风寒,服药半年后复查MRI。

按语:骨病日久,必累及肾,导致肾精亏损。患者下肢畏冷,酷暑天气依然不减,乃肾阳亏损之象,故以圣愈汤合右归丸加减调和气血,温补肾阳,填精益髓。本方所治之证属肾阳不足,命门火衰,或火不生土所致。方中除用桂、附外,还增入鹿角胶、菟丝子、杜仲,以加强温阳补肾之功;又加当归、枸杞,配合熟地黄、山药、山茱萸以增益滋阴养血之效。其配伍滋阴养血药的意义,即《景岳全书》所说"善补阳者,必于阴中求阳"之意。患者药后两小腿作冷,酷暑天气依然不减,加生麻黄、北细辛发汗解表、温散表寒,加白芥子、制南星、姜半夏化痰利湿、通络散结。肾阳充足,则一身阳气自足,诸症自除。

**(十三) 益肾通痹方**

【药物组成】炙黄芪12g,党参12g,当归9g,白芍12g,川芎12g,熟地黄12g,柴胡9g,山茱萸12g,怀山药18g,枸杞12g,川牛膝12g,炙龟甲9g,鹿角片12g,菟丝子12g。

【功效】滋阴补肾,填精益髓。

【方解】该方由圣愈汤合左归丸加减而成。左归丸出自《景岳全书》,具有滋阴补肾、填精益髓之效,主治真阴不足、精髓亏损所致腰酸腿软、头晕眼花、耳聋失眠、遗精滑泄、自汗盗汗、口燥舌干等症。方中重用熟地黄滋肾填精，大补真阴，为君药；山茱萸养肝滋肾、涩精敛汗，山药补脾益阴、滋肾固精，枸杞补肾益精、养肝明目，龟、鹿二胶为血肉有情之品，峻补精髓，龟甲胶偏于补阴，鹿角胶偏于补阳，在补阴之中配伍补阳药，取"阳中求阴"之义，均为臣药；菟丝子、川牛膝益肝肾，强腰膝，健筋骨，俱为佐药。诸药合用，共奏滋阴补肾、填精益髓之效。在运用该方过程中常加健脾之品，因"脾气虚则四肢不用"（《灵枢·本神》），"治痿者独取阳明"（《素问·痿论》），脾为后天之本，主四肢百骸，先天之精有赖于后天脾胃运化水谷精微的不断充养，故加陈皮、佛手片、八月札、春砂仁、六神曲、制香附、炒谷芽等健脾行胃、化食消积。夜寐不宁者，可加酸枣仁、合欢皮、夜交藤、抱茯神养血补肝、宁心安神。疼痛较剧者，可加用青风藤、鸡血藤、蓬莪术化瘀通络。

【适用范围】慢性筋骨病肾阴不足，精髓亏虚。可用于治疗颈腰椎病、骨关节炎伴骨质疏松症等慢性筋骨病肾阴不足，精髓亏虚者。

【临床和实验研究】现代药理研究表明，左归丸可以改善大脑对下丘脑-垂体-肾上腺（HPA）轴的抑制性调控作用，以延缓机体衰老。

【医案】沈某，女，65岁，2008年2月24日初诊。腰脊疼痛已有多年，反复发作，近期1个月前始作，疼痛引及左下肢，麻木，府行不畅，伴肛裂。外院CT示L3-4、L4-5、L5-S1椎间盘膨出。苔薄，舌质紫，脉细。

西医诊断：腰椎间盘突出症。

中医辨证：气血瘀滞，经脉痹阻。

治则：活血化瘀，祛痹止痛。

处方：筋痹方加减。炙黄芪12g，党参12g，当归9g，白芍12g，生地黄9g，大川芎12g，柴胡9g，桃仁9g，红花9g，乳香9g，五灵脂12g，羌活9g，秦艽9g，制香附12g，川牛膝12g，广地龙6g，炙甘草6g，炙全蝎3g，大蜈蚣3g，老鹳草12g，火麻仁18g，制川朴12g，郁李仁18g，槐花米15g，大红枣9g。14剂，日1剂，水煎，分2次温服。嘱：药渣装入毛巾袋中湿热敷腰部30分钟。

二诊：2008年3月10日。药后诸恙均缓，左膝尚有步履牵掣、乏力，脘腹作胀，矢气较多，夜寐不宁。苔薄，脉细。再拟益气养血，滋阴补肾。

处方：益肾通痹方加左秦艽9g、鹿衔草12g、威灵仙12g、大腹皮12g、淫羊藿12g、生熟薏苡仁各15g、夜交藤30g。14剂，日1剂，水煎，分2次温服。

三诊：2008年3月24日。药后诸恙均缓，左膝稍有肿胀，屈伸牵连，夜寐欠宁，胃纳尚可。苔薄，脉细。再前法。

处方：益肾通痹方加制苍术9g、灵芝草12g、鸡血藤12g、左秦艽12g、夜交藤18g、炒枣仁12g、香谷芽12g。14剂，日1剂，水煎，分2次温服。

随访：1个月后，患者腰痛消失，行走自如。嘱避劳作，避风寒，做十二字养生功。

按语：余景和认为"诸痛之症，当分气血、寒热、脏腑、经脉，断不可笼统而混治之"。本病痛在经络，治当行气化瘀通络，蠲痹止痛。故首诊以筋痹方加减活血化瘀，祛痹止痛。患者肾气渐衰，肾精亏乏则是"正虚"之关键。故二诊以圣愈汤合左归丸加减益气养血，滋阴补肾。

（王腾腾）

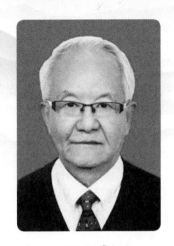

**赵光复**

## 一、个人简介

赵光复（1938— ），男，上海人，汉族。1962 年毕业于南京医学院（现为南京医科大学）医疗专业，本科学历。现为上海中医药大学附属龙华医院骨科主任医师，教授。曾任龙华医院骨伤科教研室主任，上海市中西医结合学会骨伤科分会副主任委员，《国外医学：创伤与外科基本问题分册》编委，上海中医脊柱病医疗协作中心副主任委员，上海中医脊柱情报中心主任委员。长期从事医疗、教学、科研工作，临床经验丰富，擅长以中医为主、中西医结合方法治疗股骨头无菌性坏死、骨质疏松症、脊柱侧弯症、颈椎病、腰腿痛及其他疑难杂症。科研项目"益气化瘀法治疗慢性硬脑膜下血肿"获卫生部科技成果乙等奖，"中医小夹板及磁场促骨折愈合"和"中医动静结合促骨折愈合的实验及临床"分别获上海科技大学科技成果奖三等奖，"益气化瘀法治疗激素性股骨头坏死的实验及临床"获上海市卫生局科技成果奖二等奖。1996 年完成上海市科学技术委员会课题项目"骨密冲剂治疗绝经后骨质疏松症"。先后发表《脊柱侧突的病理力学与体疗》《动静结合治疗骨折的实验研究——循环应力对骨折愈合早期的影响》《脊柱侧弯的云纹照相普查法》《恶性骨肿瘤者血清中的铜、锌、铁和铜锌比值的变化》《补肾益精法治疗骨质疏松症的临床观察》《益气化瘀剂对激素性股骨头坏死血流相关因素的影响》《休克救治后的血液再灌注》等近 30 篇专业学术论文，另有译文数十篇。

## 二、临床经验

自 1982 年起遇股骨头坏死病例，赵光复感觉束手无策。当时盛行髋滑膜切除术来治疗股骨头坏死，这种方法为何对股骨头坏死有好处？赵光复想不通，所以一直未采用该法，如今也已无人用该法治疗股骨头坏死。20 世纪 80 年代时，曾以激素诱发动物股骨头坏死为模型，用中医中药治疗动物及临床应用，二者均有效。实验发现，股骨头内压确实高，其内温度也确实较对照组低，因此在许多股骨头坏死病例中，用"打洞"法减压以舒缓股骨头坏死的程度。但"打洞"减压法亦不是很理想，以后遂放弃该法。目前，股骨头坏死患者似乎越来越多,所以,回顾几十年临床诊疗的一些体会,以飨同道。

**(一)鉴别**

许多医者将股骨头坏死列入骨关节炎,认为不是坏死,而许多骨关节炎又确实合并股骨头坏死。二者如何定义、区分? 我认为无关原发性髋骨关节炎或继发性髋骨关节炎,髋骨关节炎仅涉及髋臼或股骨头表面的软骨、滑膜,可有髋臼缘增生,关节间隙狭窄等表现,但不涉及软骨下骨质。一旦涉及股骨头软骨下骨质,表现为股骨头软骨下骨增生、头内囊变、头内液化或死骨形成,就涉及股骨头坏死的范畴。

**(二)病因**

至目前为止,赵光复所见涉及股骨头坏死的病种达60多种,如细菌化脓性、结核性、酒精性、外伤性、髋发育不良、皮质激素性等。有的可能是复合性因素,如自身免疫性疾病涉及血管炎症、常用激素治疗以及银屑病等。

**(三)治疗**

通过半年疗程,股骨头坏死的病情可趋于稳定,但若原发病尚在活动期,疗程需延长。在治疗时,必须兼顾,既对原发病进行治疗,又要考虑原发病对股骨头坏死的影响。目前,临床上所指的股骨头坏死,将感染性等原因所致的股骨头的破坏排除在外,称为缺血性坏死、无菌性坏死,但它们导致股骨头结构呈"坏死"样表现。对此,我们不能匆匆作定论,应深入探讨。

**(四)X线表现**

股骨头坏死首见涉及股骨头实质的改变,亦涉及关节表面的软骨、关节腔,甚至涉及髋臼。早期患者有症状,但X线平片有时可无表现,CT或MRI检查却能发现股骨头实质有变化。

X线影像表现分为两类:一类是病灶进展,加重的表现,如软骨下新月形的出现、V形区出现、液化区出现等。另一类是病灶修复的表现,原密度高的死骨密度降低,其中骨小梁影再现;碎裂的骨块有融合倾向;液化区外出现骨痂,即骨密度增高的外壳等。这些表现,对病情变化的判断,虽是重要参考指标,但还必须参考病史(自觉症状)、化验指标(如类风湿关节炎、系统性红斑狼疮需参考病变活动性指标)、病情变化指标。

**(五)股骨头塌陷是否一定要手术?**

股骨头塌陷是股骨头坏死常见的严重并发症,引起两侧肢体不等长,头臼不对称、不相容。即使股骨头坏死愈合,但继发骨关节炎,影响关节功能。许多头塌陷后,头仍能愈合、负重,甚至还能用上几十年。所以,人工关节置换术不是头塌陷后的唯一选择。

头塌陷有多种形式,有的头塌陷后表面仍呈弧形,这类保守治疗后仍能保有一定的功能,后遗症亦相对小,大部分患者仍觉得还可以用。但有的头塌陷在中部,往往引起关节疼痛、关节功能明显受限,这类需做人工关节置换的比例就非常高。

那么,哪些人应该行人工关节置换术呢? 一是年龄超过65岁者;二是股骨头坏死,而髋痛严重者,或该髋功能障碍严重者。

**(六)股骨头塌陷的预防**

既然头的塌陷,对股骨头坏死的预后关系重大,那么应该如何预防股骨头塌陷呢? 当股骨头内实质病变在进展,头的原有结构已破坏,已不堪负荷原来的应力时,必须引起医者的重视,应向患者发出严重警告。

预防塌陷的主要措施,就是患肢不负重,扶双拐。若一髋患病,就是三点负重,患肢不着地。当双髋受累时,即使扶双拐患肢还是负重的。赵光复经治患者中,大多在半年左右的时间(少数3个月),骨质可重新愈合,重新能承重而逐步丢拐,恢复正常的行走功能,当然原发病尚在活动期(如类风湿关节炎、系统性红斑狼疮、狼疮肾炎仍在活动期);或骨病变显示尚不堪负重时,扶拐时间要长些。哪些迹象表明坏死股骨头趋向愈合呢? 原密度增高的死骨,当密度变淡,中间骨小梁又呈现出来,其周围液化或 V 形区,在原密度低区,密度开始增高,且有骨小梁影长入,或在原液化区周围,有新"骨痂"出现,即环形密度增高圈,把液化区包围起来;或新月形消失,都表示有新骨形成,逐步可支重了。

### (七)为什么定半年为1个疗程?

骨质坏死后的修复,首先是破骨细胞被激活,吸收陈旧或坏死骨,最后成骨细胞活跃,产生新骨,这一过程大约需要4个月。但治疗开始后,破骨细胞和成骨细胞不是全体都被动员,它们的活化有先、有后,它们的修复亦不可能短期在 X 线片上呈现。我认为治疗3个月后,摄 X 线片,与治疗初的 X 线片作比较,此时大都已有迹象可循。据此,调整治疗方案。新形成的骨质往往是编织骨,它们中胶原的排列呈无序的,沉着的钙质亦是混乱的,但在逐步弃拐负荷的过程中,胶原重新按力线有序排列,钙质在重新有序排列的胶原中有序沉积,成为新的骨小梁,而负起支重的新的骨结构。因此,赵光复交代患者,弃拐是一渐进的过程,不能弃之过快,而应循序渐进,最快约需3个月。

### (八)动静结合

记得最初治疗股骨头坏死,曾用髋人字形石膏,后发现效果差,现在大家都不用了。赵光复主张股骨头坏死进展期应禁负重。卧床时,据报道,直腿抬高时股骨头、颈区所受压力,约为体重的2倍。但不活动卧床休息,对全身功能的下降还是显而易见的,且会引起骨量丢失,尤其年龄大的患者,卧床1周,骨量丢失约为3%。下肢不能动,那上肢的运动仍可进行,如此不仅保留了上肢功能,也增强了全身的功能与抵抗力。患者股骨头坏死了,但仍可取坐位工作或学习,因坐位时坐骨结节处负重,不影响股骨头。坐位时继续工作或学习,有利于患者心理健康。

那么患髋如何活动呢? 可取卧位时,大腿外展或内收。运动时动作幅度不宜太大,速度不宜太快,次数由少变多。另一动作是,屈髋屈膝后,足底平放在床上,足底在床上拖拽,足不离床,髋区虽在动但负荷较轻。

为什么髋关节一定要动? 股骨头坏死时,亦往往累及软骨,表现在头表面高低不平,关节间隙趋于狭窄,而目前对股骨头实质的坏死,治疗是有效果的。但对关节软骨的修复,仍感困难。虽文献中有用羊膜、胎儿软骨、软骨细胞培养后种植,但仍很难实用和见效。所以,对于股骨头坏死的治疗,关节软骨的保护无可厚非是非常重要的一环。大家都知道,关节软骨是靠滑液来营养的,而滑液是在关节运动时产生的。所以,适当的关节活动有利于关节软骨的保养和修复。而关节不动,对软骨的修复改善是不利的。

### (九)中医中药辨证施治股骨头坏死

首先,不论什么原因引起的股骨头坏死,其实它是"活"的,对治疗还是有反应的。人工关节那才是死的,对治疗毫无反应,且随人体的活动不断有磨损,且磨损后是无法修复的。坏死的股骨头,一旦"存活",亦会有磨损,但仍有新陈代谢,有自主修复功能,很多更能应用好多年、甚至十几二十年。其次,我们在20世纪80年代,曾用激素致股骨头坏死的动物模型,用中医药治疗,结果发现,与空白对照组比较,中药能治疗激素引起的股骨头坏死。同时,激素应用时,可引起脂肪代谢紊乱,导致动物产生脂肪肝,治疗后,脂肪肝亦可改善。

由于涉及股骨头坏死的病种越来越多,如银屑病引起的骨关节病,当用中医中药治疗股骨头骨关节病时,银屑病的皮肤病灶也得以改善或治愈,可谓一举两得。

中医认为,肾主骨,肝主筋,治疗股骨头坏死需补肝肾、调节肝肾阴阳的平衡。对于股骨头坏死,多数人认为是缺血性坏死、无菌性坏死,即血脉痹阻,血虚不足以荣养筋骨;又离经之血皆属瘀,久病致瘀,许多治疗是从活血化瘀或养血活血治疗。但股骨头坏死的原因众多,亦应从原发致病因素着手,如对于激素性股骨头坏死,中医界普遍认为激素是助阳之剂,易伤津液,火热之邪炼液成痰,痰浊停聚致病。血犹舟也,津液水也,水津充沛,舟自能行,反之则津亏致瘀。热盛伤津,致痰致瘀,故亦应补阴、祛痰、化瘀。许多自身免疫性疾病有免疫炎症的病理,而对于炎症,中医理解为正邪相搏,局部热盛。因此,治疗时更需凉血活血,清热解毒。又如小儿骺软骨炎也应属股骨头坏死,致残率高。一般认为是先天不足。赵光复认为,骺软骨炎虽有先天因素存在,但治疗应从健脾和胃着手,用补益后天来弥补先天不足,临床亦有很好的效果。所以,中医中药治疗股骨头坏死应在辨病的基础上注重辨证施治,不可能一病一方。同一病因所致,临床亦因人而表现不一,需要辨证施治。有些免疫性疾病是免疫亢进所致,而中药中有许多药味是激发免疫功能的,用时需考虑周详,不要画蛇添足。

（赵光复）

# 第十七章

# 肿　瘤

●

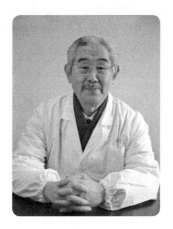

**邱佳信**

## 一、个 人 简 介

　　邱佳信(1937— ),男,上海中医药大学附属龙华医院肿瘤科教授、主任医师、博士研究生导师。上海市名中医,第五批全国老中医药专家学术经验继承工作指导老师,全国中西医结合高级人才、上海市中医药领军人才指导老师。曾任上海市中西医结合学会肿瘤专业委员会副主任委员,中国中西医结合学会理事,上海市中西医结合学会常务理事。1960 年本科毕业于上海第二医学院(现上海交通大学医学院)医疗系,同年到龙华医院内科从事临床工作。邱佳信在医疗一线中耳濡目染中医药在解决临床问题中所发挥的独特疗效,并深受当时龙华医院许多中医大家的熏陶和临床指导,确立了系统学习中医、研究中医、继承和发展中医的毕生努力目标。他以恶性肿瘤,特别是消化道恶性肿瘤为主攻方向。1978—1980 年参加第七届上海市西学中研究班。1980 年创建龙华医院中西医结合肿瘤科。20 世纪 80 年代初曾赴日本横滨国立大学、神奈川县立癌中心研修。1990 年作为高级访问学者赴英国牛津大学学习考察。长期与日本国带津三敬病院进行中医中药治疗消化道恶性肿瘤的临床和实验研究方面的合作。1990 年受聘为上海中医学院附属龙华医院主任医师、教授。1989 年获得"上海市劳动模范";1992 年起享受国务院政府特殊津贴;1993 年被确定为继承老中医药专家学术经验指导老师,所带领的科室获得"上海市模范集体"。邱佳信从医近 60 年,在中医理论指导下的中西医结合防治恶性肿瘤的学术思想和精湛医术,获得了客观可重复的临床疗效,本市及全国各地的患者不断增加,其影响力扩大到东南亚、日本、欧美等许多国家的同行和患者中,许多海外患者由国外医生同行推荐而来。同时,邱佳信也被中央保健委员会、中南海保健办公室选派担任中央领导的保健工作。多年来秉承严谨、求实、继承、创新的治学精神开展临床与实验研究,先后获得了国家"七五""九五"攻关、国家自然科学基金、上海市科学技术委员会等多项课题的资助。其开拓性的研究成果分别获国家中医药管理局科学技术进步奖二等奖、三等奖各 1 次,上海市科学技术进步奖三等奖、上海市卫生局科学技术进步奖二等奖等多次。邱佳信指导硕士、博士研究生和高年资进修医师数十名,培养了一批熟悉中医、中西医结合诊疗技术,并矢志于为肿瘤患者竭诚服务的肿瘤专科医师,构建起相应的学术团队。自 2002 年起,先后成立了龙华医院、上海中医药大学的名老中医工作室——邱佳信工作室,于 2006 年入选上海市卫生局的上海市名老中医学术经验研究工作室。2013 年成为全国名老中医药专家邱佳信传承工作室。作为导师,在新的人才培养模式下,邱佳信仍一如既往地悉心指导学生,完成工作室建设的各项任务。

## 二、学术理论与学术观点

### (一)虚证理念的创新认识

1. 恶性肿瘤患者存在"特殊虚证状态"　邱佳信认为,肿瘤疾病是一个整体疾病,致病过程除了要关注肿瘤本身的生物学特性外,更不能忽视机体内环境、肿瘤与机体内环境之间的密切关联。邱佳信借鉴"肿瘤成因多阶段学说"进行了细致的中药抗致突变研究工作,并建立了对传统中医虚证理念的创新认识——肿瘤患者存在"特殊虚证状态"。

"肿瘤成因多阶段学说"认为,肿瘤的发生、发展要经历起始、启动和进展等阶段。能够引起起始和启动的物质,称为起始子和启动子。起始子和启动子即我们所说的致变剂和调变剂,它们充斥于整个世界,与日常生活密切相关,而罹患肿瘤就是因为对致变剂和调变剂处于一种比较敏感的状态。恶性肿瘤患者经手术等方法去除了肿瘤,但终因复发和转移而导致治疗的失败,这是因为体内的致变剂持续存在,机体仍然对这些致变剂非常敏感,因而致癌的过程未被阻断。因此,在无法避免致变剂存在的情况下,通过改变机体敏感状态来达到阻断致变、致癌的环节是预防肿瘤发生、防止肿瘤复发转移的关键步骤。邱佳信认为,这种"特殊的敏感状态"在中医学看来仍属正虚范畴,但不同于普通内科意义上的虚证,是"肿瘤特有的虚证状态",其本质应该是细胞分子水平上、DNA 空间构型的变化、某些基因或基因群的结构或功能的缺陷,如果用现在人们掌握的中医辨证理论来辨证,得到的可能不是单纯的虚证,而是虚实夹杂的复合证型。

错综复杂、证型多变的病机特点决定了肿瘤的治疗必须是扶正与祛邪并举,尤其要注重扶正。正如唐宗海在《血证论》中所言"即虚人久积,不便攻治者,亦宜攻补兼施,以求克敌"。但同样运用辨证论治攻补兼施,并非所有患者都能取得满意的疗效。邱佳信认为,在辨证论治的同时应该重视"肿瘤的特殊虚证状态"的存在方能提高疗效。随之开展的中药抗致突变研究及中药的大量筛选,为"肿瘤的特殊虚证状态"在实施辨证论治指导下的创新的选药方案提供了保证。这些具有明确的抗致突变和反启动作用中药有健脾类、补肾类、理气类,还有清热解毒类、软坚散结类、活血化瘀类等,并非只局限于扶正类。这些既符合中医辨证论治原则,又具有"特殊扶正"作用的中药应该作为优先选择的对象。调整后的组方在疗效上的优势也在后续健脾为主辨证治疗消化道恶性肿瘤等的系列研究中得到了翔实的数据支撑。

"肿瘤的特殊虚证状态"是邱佳信对传统虚证理念的创新认识,丰富了辨证论治指导下理、法、方、药的选药机制。筛选成功的具有"特殊扶正作用"的中药,在包括消化系统在内的各系统恶性肿瘤的施治中承担着首选方药的作用,并沿用至今,提高了中医药抗肿瘤的功效,在恶性肿瘤的防治领域发挥着重要的作用。

2. "三维辨证"法准确判断恶性肿瘤特殊虚证 邱佳信指出,恶性肿瘤患者是机体和瘤体的一个综合体,而疾病发展的不同阶段、不同的治疗手段等因素,往往会影响到机体和瘤体各自虚实的变化。因此,要全面正确地判断患者的虚证状态,我们必须立足于患者机体和肿瘤瘤体两个方面,分别从"已虚""将虚""瘤体之虚"三个角度来综合判断恶性肿瘤的虚证,称为"三维辨证"法。

(1)机体之虚:机体之虚分两个层面,即已经出现机体气血、阴阳及脏腑功能等不足的各种虚损之证,称之为"已虚之虚";另一层面是机体抵抗不良刺激的能力下降,而现有的技术手段尚不能观察机体气血、阴阳及脏腑功能等的不足,此类虚损之证,称之为"将虚之虚"。

(2)已虚之虚:早在《诸病源候论》中即指出"腑脏之气虚弱,而饮食不消,聚结在内……人即柴瘦,腹转大……必死",首次把消化道"癥瘕"归因于"腑脏之气虚弱"。后世医家认为,肿瘤的发生与正气亏虚密切相关。邱佳信临证发现大部分消化道恶性肿瘤患者如胃癌、大肠癌、胰腺癌、贲门癌、肝癌等常有的一些共同症状,如疲乏无力、面色少华、脘腹不舒、隐隐作痛、腹胀、便溏或泄泻等,根据中医辨证都属"脾虚"的表现。李杲说:"推其百病之源,皆因饮食劳倦,而胃气、元气散解,不能滋荣百脉,灌溉脏腑,卫护周身之所致也。"因此,"脾虚"在这些消化道恶性肿瘤的发生、发展中具有举足轻重的作用。邱佳信秉承了李杲提出的"脾胃为元气之本"的理论,按照中医辨证论治原则,以健脾法作为消化道恶性肿瘤的基本治疗法则。

近年来,有研究发现,胃癌脾虚证患者 T 细胞亚群 $CD3^+$ 和 $CD8^+$ 细胞下降;脾虚湿热证大肠癌患者 $CD4^+/CD8^+$ 值降低;胃癌脾虚患者 NK 细胞活性降低。上述结果表明,中医"脾胃"功能与西医学的消化系统、血液系统、神经内分泌系统、免疫系统的部分功能有着密切的关系。"脾虚"可以导致机体的免疫功能出现异常,当机体处于免疫抑制状态之时,阻止了对肿瘤细胞的杀伤作用,从而促进了肿瘤的发生发展。

(3)将虚之虚:张仲景提出"四季脾王不受邪",突出脾胃在疾病发生发展中的重要地位。邱佳信将这一理论与现代肿瘤发生学有机地结合起来,指出评价脏腑功能正常与否的标准,除了具备其应有的生理功能外,还应当同时具备抵抗外界不良刺激的能力。正如《脾胃论·脾胃胜衰论》所说:"胃中元气盛,则能食而不伤,过时而不饥。脾胃俱旺,则能食而肥。"当人体潜在的抵御外界不良刺激能力下降的同时,机体又经常暴露在六淫之邪刺激之下,其结果是进一步导致机体脏腑的生理功能受到影响,是谓"邪之所凑,其气必虚"。机体处于这种不良刺激的环境下,对致变剂、启动子的作用较为敏感,使其无法承受这些致癌剂的攻击。目前患者的这种状态,用现有的常规检测手段尚不能判断出气血、阴阳及脏腑功能虚损之证。但是,随着不良刺激的进一步攻击,机体势必将产生虚证。故而我们称之为"将虚之虚"。

通过皮革狗致癌实验,邱佳信证实"将虚之虚"状态在肿瘤形成过程中发挥着作用。在致癌剂乙基硝基亚硝基胍(ENNG)作用一段时间后,胃镜提示狗的胃黏膜表现为急性炎症且有消化道症状,维持原剂量一段时间后,狗的消化道症状减轻至好转。但是,胃镜下发现其胃黏膜并没有恢复正常,而是呈现一个持续变化的状态。这一实验提示,正常的脾胃功能对外界的不良刺激具有一定的抵抗力,当不良刺激超过了机体的负荷能力时,则出现脾胃功能下降的各种表现;而脾胃在恢复功能的过程中,胃黏膜并没有完全恢复,形成慢性损伤,进而表现出对外界的抵抗能力下降。现代研究表明,慢性炎症与肿瘤的形成密切相关,如炎症性肠病与结直肠癌、幽门螺杆菌感染和胃癌、乙型和丙型肝炎病毒感染与原发性肝癌等等。

(4)瘤体之虚:肿瘤是全身性疾病在人体局部的表现,属于邪实范畴。邱佳信认为,这是从人体的角度看肿瘤。依据中医阴阳理论,他提出要将肿瘤瘤体作为单独的个体来进一步分析。阴阳理论是自然界事物运动变化的基本规律和普遍法则。肿瘤瘤体作为万事万物运动变化的现象之一,亦遵循阴阳对立统一的法则。因此,邱佳信大胆提出肿瘤瘤体也是一种生命现象,符合阴阳理论,同样存在气血、阴阳不足的"虚证"状态,称之为"瘤体之虚"。

中医所谓"虚",是指大凡个体功能衰退、低下和不足,或维持生理活动的物质缺损所引起的一类证候。采用手术、放化疗、介入等手段治疗肿瘤,减少瘤体细胞的数量,并消除或减弱肿瘤细胞的群体性以及与其他细胞之间的依存关系,进而可能影响肿瘤细胞增殖生长的活性,即肿瘤瘤体虚损不足的表现之一。肿瘤细胞具有无限增殖的能力,无止境地快速生长往往导致肿瘤膨胀性生长,往往造成瘤体内部缺血而发生瘤体组织坏死。同时,肿瘤新生血管具有不成熟性、生长不规则、部分毛细血管缺乏内皮细胞、细胞之间连接松散等特点。所以,从瘤体角度看肿瘤的一些生物学特性,似乎符合中医"虚证"的特点。

辨证论治是中医理论之精髓,其内涵思想必须随着医学的发展而发展。邱佳信认为,恶性肿瘤患者的虚证辨证,不能仅仅停留在患者因气血、阴阳及脏腑功能不足而已表现出的虚损症状,还需要将机体、瘤体两方面三个维度有机结合,如此才是对肿瘤患者虚证的正确辨证。针对恶性肿瘤特殊虚证建立的"三维辨证"法是肿瘤众多辨证论治的方法之一。在此学术思想指导下,邱佳信提倡运用"合理扶正与有效祛邪并举"的中医、中西医结合的方法防治恶性肿瘤。临床实践表明,这一学术观点和理论颇有实用价值。

**(二) 消化系统恶性肿瘤"脾虚为本"**

邱佳信从医 50 余载,潜心攻研肿瘤。通过对《黄帝内经》《脾胃论》等中医经典理论的反复学习和深入研究,开展了一系列严谨、规范的临床病例研究和动物实验研究,多角度、多层次探寻脾虚与消化系统恶性肿瘤的内在相关机制。"肿瘤存在特殊虚证"学术理念的确立,又把恶性肿瘤脾虚证的病机理论引向了病理、细胞、分子生物学等更广泛和深入的层面。在对消化系统恶性肿瘤病因病机探讨和研究的实践中,提出了消化系统恶性肿瘤"脾虚为本"的重要学术观点。"脾虚"贯穿于疾病发生发展的始终,形成了以"健脾益气"为根本治法的防治消化系统恶性肿瘤的中医防治体系,创制了健脾益气、清热解毒、软坚散结为主的系列中药复方,其丰富的学术内涵为中医药防治消化系统恶性肿瘤提供了新思路。

1. 传承经典,首重顾护脾胃 邱佳信在临床实践和研究中尤为推崇脾胃理论。李杲《脾胃论》曰:"元气之充足,皆由脾胃之气无所伤"。张介宾《景岳全书》曰:"凡欲察病者,必须先察胃气;凡欲治病者,必须常顾胃气。"结合自身临床实践,邱佳信认为诊治消化系统恶性肿瘤始终要重视脾胃,提出防治消化系统恶性肿瘤,扶正为先,而扶助正气,则应先从脾胃入手。

邱佳信在临证治疗消化系统恶性肿瘤时十分重视脾胃功能的维护。脾胃虚弱,健运失司,则气血生化乏源,元气失充,正气衰微,诸病由生,邪气深结,缠绵迁延,终成沉疴顽疾。他强调在消化系统恶性肿瘤的防治中脾胃健运是关键。

因此,邱佳信认为脾胃功能的强弱是人体功能正常与否的重要基础,脾虚为消化系统恶性肿瘤发生之根本、进展之原由。临诊时把"健运脾胃"作为首要治疗原则。辨证选用四君子汤、香砂六君丸、参苓白术散、补中益气汤、当归补血汤等健脾益气,选用佛手、香橼、大腹皮、八月札等疏理中焦气机,力求恢复脾胃对气机升降的调节功能,选用生山楂、鸡内金等消食和胃助健脾等等,临诊时反复告诫患者服药时间、服药次数、煎药方法等要求,尽一切可能保护患者脾胃功能。因此,经治患者服药多年很少出现不能耐受中药的现象,消化系统的症状改善往往也是最明显的。

2. 消化系统恶性肿瘤"脾虚为本",贯穿始终

(1)消化系统恶性肿瘤基本辨治体系的建立:在恶性肿瘤发生发展直至晚期的整个演变过程中,抓住疾病的关键病机,即病本之所在,形成各系统恶性肿瘤特有的辨证和治疗体系,是邱佳信治疗恶性肿瘤学术思想的特色之一。多年来关于脾虚与消化道肿瘤相关性的临床和实验研究结果,成为邱佳信建立消化道恶性肿瘤特有的辨证和治疗体系的重要依据。他认为,消化系统恶性肿瘤病本在脾,脾虚贯穿疾病发生发展的始终,病因病机与"虚""痰""瘀""热""毒"等有关,遵循中医整体观和辨证论治的原则,形成以健脾益气为根本大法,辨证结合清热解毒、软坚散结、活血化瘀、益气养阴、补肾培元等治法的中医治疗体系。这一治疗体系的建立进一步提高了消化系统恶性肿瘤辨证论治的正确性,使疗效有了更大的保证,而其经验方"胃肠安"的组方思路正在于此。

(2)无脾虚证可辨的情况下仍然要坚持健脾的治则:由于恶性肿瘤的疾病特征不仅体现在整体组织器官水平的浸润、转移,也体现在细胞分子水平的无限增殖、多基因分子网络调控的异常,而各种致变(致癌)剂的作用靶点也往往在细胞和分子层面,因此,其病因病机的关键因子——"正虚"和"邪实",不仅符合传统中医理论的概念,也意味着细胞和分子层面的改变。某些早期消化道肿瘤或许多术后患者经过治疗得到有效的恢复,未出现复发转移,有些患者无脾虚证可辨。但邱佳信认为,消化道恶性肿瘤病本在脾,脾虚贯穿疾病发生发展的始终,从临床辨证的角度来看,此时虽无脾虚证的证候,但就细胞和分子水平来看,脾虚状态以一种特殊的状态存在着,潜在的脾虚状态仍然会影响疾病的预后,只要肿瘤进展、复发、转移的风险存在,脾虚就一定会存在。《黄帝内经》云:"谨察阴阳所在而调之,以平为期。"治疗上仍然要坚持健脾为主的治则,长期治疗可明显提高根治的概率。此亦正是中医学与现代生物科学发展相结合所引发的诊疗思维的创新。

**（三）中医理论指导下的中西医结合是防治恶性肿瘤的最佳途径**

1. 实施中医发病根源上的"治愈"理念　关于疾病的发生,《黄帝内经》有着经典理论"正气存内,邪不可干","邪之所凑,其气必虚"。对于恶性肿瘤的发病根源也是如此。邱佳信在长期的临床工作实践中对《黄帝内经》这一理论加以发展,提出"有瘤体必虚"这一理论。恶性肿瘤虽只是生长在某一个器官,但实际上是机体整体阴阳、气血、脏腑功能的紊乱失衡在局部的表现。在治疗肿瘤疾病时,如果只看到病灶本身,看不到产生疾病的原因,没有一个系统的、全面的治疗方案,其结果往往容易导致失败。手术切除肿瘤是很常见的方法,切除得很"干净"、很"彻底",只是为下一步治疗打下一个好的基础,绝不是治疗的结束,

这方面的教训临床经常碰到,因为肿瘤的微环境依然存在,人体内适合肿瘤细胞生长的大环境没有改变,残留的肿瘤细胞就容易"死灰复燃",很容易再出现复发、转移或产生第二癌症。他一再强调,恶性肿瘤的治愈应该是中医发病根源上的治愈。在中医理论指导下,灵活有机地整合运用各种治疗手段,包括手术、放化疗、靶向、中医中药等,不仅要控制瘤体,更重要的是纠正和恢复机体内阴阳、气血、脏腑功能的紊乱失衡,恢复人体防御疾病的能力,才是从发病根源上的真正意义的"治愈"。

2. 中医辨证观看待指南和分期　西医学理论和诊疗技术发展到今天,对大多数恶性肿瘤的发病规律有了较为系统的认识,而国际通用的诊疗指南也成为国际同仁共同遵循的准则。邱佳信认为,诊疗指南的运用不能机械地照搬,看待指南也应该以中医理论为指导,要有辨证的态度。若将分期等信息绝对化必然会给临床医疗带来不利的影响。比如某些"早期"胃癌患者,手术后按照指南仅做随访观察即可,但术后却还是出现复发转移,以致痛失时机。邱佳信强调,"早期"也并不意味着治疗可以结束,因为肿瘤发生的微环境还在,手术不可能实现中医发病根源上的治愈。从辨证的观点来认识,早期、晚期是相对而言,分期是人为的、动态的,应该是在不断变化和发展中的。

3. 四诊辨证信息的延伸　《难经·六十一难》曰:"望而知之谓之神,闻而知之谓之圣,问而知之谓之工,切脉而知之谓之巧。"中医治疗疾病一直以来通过"望、闻、问、切"方法来收集临床信息,指导诊断和治疗。社会在不断进步,科技也在发展,以前的"望"诊由于技术的局限只能是"望神态、望面色"等对人体外部表现的肉眼观察,然后以外揣内,传说中只有神医扁鹊拥有能够透视的眼睛,能看到人的五脏而知晓病因所在,而随着现代医学科技的发展,现代诊断技术在肿瘤等疾病的诊断方面越来越敏感和精细,如 B 超(BUS)、高分辨率 CT(HRCT)、正电子发射计算机断层显像(PET-CT)、超声内镜、血清肿瘤标志物等,使得我们能够更准确评估机体和瘤体的临床信息,就像拥有了传说中扁鹊的部分透视功能。通过各种临床病理学、分子病理学的检测技术,可更深入地了解患者分子病理学特点和遗传学特性等。邱佳信非常重视患者这些信息资料的收集,认为这丰富了四诊的信息。四诊信息的延伸,有助于更正确地判定机体和瘤体气血阴阳的盛衰虚实,实施更精准的辨证论治。如消化道肿瘤患者查胃镜显示慢性胃炎,邱佳信认为要用中医辨证观点去解读这一报告,即慢性胃炎不同于急性胃炎,急性胃炎辨证时以邪实为主,而慢性胃炎则正虚的因素更多一些。他认为,只有在中医理论如整体观、藏象理论的指导下,将目前的先进检测技术纳入四诊的延伸,采用中西医结合的方法才能在临床资料的收集上更加全面、精细,也对患者治疗方案的制订及预后判断更加正确。

4. 中医理论框架下中西医治疗方法的整合　目前,关于恶性肿瘤的治疗方法众多,每一种治疗方法都有适应证和优缺点,如何认识、应用这些方法是需要认真思考的。邱佳信提出,要在中医理论指导下,中西医有机整合。扶正与祛邪并举,整体与局部兼顾,在此理念指导下选择各种诊疗方法,往往能趋利避害,更好地发挥协同功效。中医中药祛邪消瘤之力虽不足,但通过辨证施治使机体内紊乱的阴阳、气血、脏腑等功能状态趋于平衡,因此扶助正气优势独特,"扶正以达邪"。手术、化疗、放疗、介入、消融等治疗手段,祛邪消瘤作用快速有效,但易损伤正气,要结合全身治疗的方法。我们把这些治疗方法纳入祛邪的治则范围,在中医理论指导的中西医结合整体框架下运用,以达"祛邪以安正"之效。在恶性肿瘤病程的各个阶段充分体现整体与局部兼顾、扶正与祛邪并举的整体治疗优势。

## 三、临床经验与研究

### （一）合理扶正和有效祛邪

1. 治疗恶性肿瘤当扶机体之正、忌补瘤体之虚　《黄帝内经》云："正气存内，邪不可干"，"邪之所凑，其气必虚"。疾病的过程就是邪正相争的过程，肿瘤疾病也是如此，扶助正气是肿瘤防治必不可少的重要手段。邱佳信强调，肿瘤疾病不同于普通内科疾病，扶助正气必须要有肿瘤专科的特殊要求。

邱佳信指出，辨证论治是中医学理论的精髓，是疾病治疗的纲领。对于肿瘤患者而言，机体和瘤体是两个同时存在的生命体，均承载着气血、阴阳的平衡失调，并且"中药的反突变研究"成果提示，肿瘤患者存在着分子、基因层面的"特殊虚证状态"，因此基于"四诊"信息的传统辨证论治有一定的局限性，因为无法实现对机体、瘤体两个生命体虚实状态的双重辨证，也无法体现分子、基因层面的特殊虚证变化。肿瘤患者的辨证需要四诊信息的延伸，需要借助中西医诊病理论和先进的技术手段，完整掌握肿瘤患者的所有信息资料，实施具有肿瘤专科特殊要求的完整的辨证，从而才能更精准地"扶正祛邪"，并力争"扶机体之正、忌补瘤体之虚"。

"扶机体之正、忌补瘤体之虚"是肿瘤扶正治疗的特殊要求，当无法明确瘤体的虚实状态时，应严格遵循"辨证论治"原则，扶正与祛邪并举，严格掌握补法法则，不可随意或过度使用补法；当机体和瘤体同时处于虚证状态时，应选择相对安全的药物，务必做到"扶机体之虚的同时能阻断瘤体的增殖"。在"中药反突变研究"中筛选出来的具有"特殊扶正作用的药物"的优先选用成为邱佳信"合理扶正、有效祛邪"学术理论的重要保障。

【医案】患者，女，40岁，因肝占位行手术切除。术后病理示原发性肝癌，无卫星灶，周围组织肝硬化。手术后甲胎蛋白（AFP）转阴，术后化疗（5-FU、AMD、MMC等），化疗时消化道反应明显，自服人参，未中药治疗。半年后出现脐周小结节，行手术切除，病理证实转移，CT、MRI复查（-），遂用FMA冲击治疗，5-FU大剂量治疗，骨髓抑制明显，仍坚持化疗，3个月后出现肺转移，遂请邱佳信会诊。邱佳信建议坚持扶正祛邪，采用小剂量化疗作为祛邪的补充手段，以小剂量5-FU（常规用量的1/3~1/4）持续滴注，以邱佳信常用治疗肝癌的健脾理气、清热解毒、软坚散结中药辨证加减治疗为主。治疗2~3个月后，患者肺部病灶大部分消退或消失，最大病灶消退至1/2，生活完全能自理。疗效评价：有效。

按语：该患者为原发性肝癌患者，属消化道恶性肿瘤。中医认为"邪之所凑，其气必虚"。术后仅行化疗，未接受中医中药的辨证施治，虽曾自服"人参"扶正，但很快在半年后出现转移，后续的手术加化疗均并未能遏制住病情的进展。邱佳信指出，以往的研究工作提示，消化系统恶性肿瘤"脾虚为本"，脾虚不仅普遍存在，而且与消化系统恶性肿瘤的预后转归密切相关，因此消化系统恶性肿瘤的"补气"应该是"健脾基础上的补气"，才能对肿瘤疾病的控制有意义，不提倡"补气"药物的单药运用，如人参、黄芪等，不仅扶正作用不佳，而且可能会促进肿瘤的进展。恶性肿瘤的扶正要"扶机体之正，忌补瘤体之虚"，因此扶正药物的合理选择是关键。邱佳信根据辨证制定了"扶正祛邪并举，以扶正优先"的治则，小剂量化疗不伤正气，优先选用"特殊扶正类中药"，在扶助机体正气的同时又能阻断瘤体的增殖，从而使病势得以逆转。

2. 治疗恶性肿瘤扶正补虚重在健脾　恶性肿瘤的发病机制错综复杂，西医学有多因素多步骤的发病学说,中医学认为癥积所成不外邪正斗争、阴阳失衡所致,是为正虚邪实之证。《医宗必读》云:"积之成者,正气不足,而后邪气踞之。"正气不足尤以脾胃功能是否健运为要。李杲《内外伤辨惑论》曰:"脾胃既损,是真气元气败坏,促人之寿。"

在多年的临床研究工作中,邱佳信发现脾虚程度与消化系统恶性肿瘤关系最为密切,消化系统肿瘤不仅脾虚普遍存在,并且与消化系统恶性肿瘤的预后转归也有相关性。因此,邱佳信提出在恶性肿瘤尤其是消化系统恶性肿瘤的防治中应积极补益人体之正气,而扶正补虚的关键在于健运脾胃,并将此法贯穿于疾病治疗的全过程。

【医案】董某,男,59岁。初诊日期:2016年12月16日。患者于2016年11月13日因"身目黄染"至华东医院诊查,腹部磁共振检查提示胰腺占位伴低位胆道梗阻,肝内多发不均密度灶,腹膜后淋巴结肿大;行内镜下逆行胰胆管造影并胆道支架置入术,后于该院行左颈部淋巴结活检,病理示转移性腺癌,免疫组化提示胰腺来源可能。刻下:消瘦,食欲不振,无恶心呕吐,上腹胀满疼痛,腰痛不明显,身目黄染已消退,大便日行3~4次,质稀溏,神疲乏力,夜寐欠安。舌质紫暗,苔薄白腻,脉弦细。

西医诊断:胰腺癌,肝、淋巴结转移,阻塞性黄疸胆道支架置入术后。

中医辨证:脾虚肝郁,气滞血瘀。

治则:健脾益气,疏肝利胆,理气祛瘀。

处方:太子参9g,炒白术12g,茯苓15g,青皮5g,陈皮5g,天龙5g,夏枯草9g,红藤15g,马兰根15g,芙蓉叶15g,龙葵15g,制南星9g,莪术9g,鸡内金9g,生山楂9g,炙鳖甲(先煎)9g,生黄芪15g,藿香6g,当归9g,生薏苡仁30g,郁金9g,佛手9g,大腹皮9g,台乌药9g,茵陈9g,生栀子9g,金钱草15g,半边莲15g,半枝莲15g,田基黄15g,土茯苓15g,荠菜花15g,干蟾皮9g,夜交藤15g,珍珠母(先煎)30g。

二诊:2016年12月26日。患者上腹疼痛较前减轻,仍感胀满,胃纳不振,时有肠鸣,大便日行2~3次,质溏。腰背酸楚,身目无黄染,神疲乏力,夜寐欠安。舌质紫暗,苔薄白腻,脉弦细。原方去大腹皮、台乌药,加八月札9g、枳壳9g、莱菔子9g、升麻9g、葛根9g、狗脊9g、川断9g。

三诊:2017年1月13日。患者上腹疼痛基本缓解,胃纳有复,食后腹胀,腰背酸楚减轻,大便日行1~2次,质软,夜寐改善。舌质紫暗,苔薄白,脉弦细。原方去升麻、葛根、珍珠母、夜交藤,加香附9g、香橼9g、莲肉9g、芡实9g。

随访:患者全身情况改善,进一步接受中西医结合治疗。

按语:本例患者症见消瘦,食欲不振,上腹疼痛胀满,大便稀溏,神疲乏力。影像检查提示胰腺、肝占位病灶,腹膜后淋巴结肿大,颈部淋巴结活检病理诊断为胰腺癌。《景岳全书》曰:"凡脾肾不足及虚弱失调之人,多有积聚之病。"本病多因正气不足,脾气亏虚,加之嗜食肥甘厚味、饮食不节等,致使脾气愈损,健运失司,水谷不化,郁热内生,饮停痰凝,气机阻遏,肝失疏泄,气滞血瘀,痰湿热毒胶结,日久而成癥积。本病乃因虚而致实,是一种全身属虚、局部属实的疾病,脾气虚损为其根本原因,以健脾益气为大法治其本,结合疏肝利胆、理气祛瘀治其标。方中太子参、炒白术、茯苓乃四君子汤意,健脾益气为君;红藤、马兰根、芙蓉叶、龙葵、干蟾皮等清热解毒、攻邪外出,夏枯草、制南星、莪术、鳖甲化痰祛瘀、软坚散结,与清热解毒药合而为臣;君臣有攻有补,虚实兼顾,祛邪不伤正。生黄芪、当归、生薏苡仁、莲肉、芡实加强健脾益气养血,郁金、佛手、大腹皮、香附、香橼、枳壳等理气疏肝、和胃助运,田基黄、土茯苓、荠菜花、茵陈、栀子、金钱草清热利胆。"有胃气则生,无胃气则死。"邱佳信在本案的诊治中始终以健脾益气为主,辅以理气疏肝、清热利胆,化瘀散结等法,逐步改善症状,提高生存质量,并使生存期进一步延长成为可能。

3. 有效祛邪,轻可去实　"轻可去实"首见于徐之才《药对》,原意是轻清解表,指用麻黄、葛根等轻扬宣散之品解除表证疾病。后世医家在结合脏腑的生理病理、疾病的病因病机的基础上,用轻清灵动、轻灵活泼之品治疗疾病,扩展了"轻可去实"的概念。"轻"的含义不止是指药材质地轻扬、性能轻巧、气味轻薄,具有升散、发汗的功效,还包括处方中药味精少、药物剂量较小,以及治法轻巧,组方灵活多变,即切中病机,运用少数几味药物,便可具有"四两拨千斤"之效。"实"具体包括上焦疾病、外邪、有形实邪、脾胃病、虚实夹杂证(攻补不宜)等。

难治性恶性肿瘤(癥瘕积聚)病因复杂,症情顽固反复,难能速愈,而且经过重剂、大方的中药甚至化疗、放疗、手术等攻伐,仍无法逆转病势,甚至有继续恶化之态。邱佳信指出,要注意顾护正气,不可再用猛药、大方,因为此时正气受累过甚。正如《黄帝内经》所云"粗工凶凶,以为可攻,故病未已,新病复起",需用"轻可去实"之法,宜轻清之药,既不伤害正气,又不助长邪气,更不犯"毋虚虚,毋实实"的法则。邱佳信强调顾护正气重在"顾护脾胃",因"人有胃气则生","四时皆以胃气为本",且"顾护脾胃"和"用药轻灵"相辅相成。临床中邱佳信运用太四君方(太子参、白术、茯苓)、怀山药、薏苡仁、黄芪等甘平微温益气健脾之品,配合佛手、绿萼梅、陈皮、枳壳、八月札等理气不伤阴之品,往往能逆转契机,正所谓"存得一分胃气,便得一分生机"。

【医案】患者,男,62岁,因"倦怠乏力半年伴恶心腹胀纳差2周"于外院就诊。查血白细胞计数 $4.5 \times 10^9$/L,血红蛋白 90g/L,总胆红素(−),大便隐血(+),癌胚抗原(CEA)124ng/ml,糖类抗原 19-9(CA19-9)452U/ml;B超示胰腺头部肿块累及体部,周边多个大小不等肿大淋巴结,肝内多个占位病灶、大者 3cm×4cm,CT、MRI 与 B 超基本一致;胃镜示胃窦部巨大溃疡病灶,病理示胃腺癌部分印戒细胞癌。诊断:胃癌胰腺浸润,肝、淋巴结转移。予以全身化疗(5-Fu+OXA)2 次后,患者上腹部疼痛日益严重,开始予止痛药物,但止痛药物的品种逐步提升,剂量逐渐加大,后运用吗啡仅能维持 3~4 小时,且出现便秘,口服泻药甚至灌肠也无法缓解,恶心呕吐,无法进食,神疲乏力严重,消瘦明显。B超、MRI 示肝内病灶增大增多,胰腺病灶增大,胃与胰腺周边淋巴结增大增多;CEA 218ng/ml,CA19-9 1 680U/ml。邱佳信会诊后,指出目前肿瘤进展,前期化疗无效,需更改治疗方案,放弃使用重药、猛药、大方、复方,亦不选用破气通腑、峻下热结的大承气汤,而是运用健脾益气、润肠通便之法,方拟太四君方加火麻仁、瓜蒌子、枳实等,结果患者第 2 天大便出,后胃肠功能逐渐恢复,为后续治疗打下基础。

按语:造成患者病情恶化是多因素的。首先,恶性肿瘤的发生发展导致机体脏腑生理功能受到伤害,使得脏腑功能减弱、变异、破坏。脾主运化、主升,胃主受纳、主降的功能损害,会促进恶性肿瘤的进--步发展。再者,化疗攻伐导致人体正气受损,脏腑功能受到戕害;吗啡等药物的副作用也使得脏腑正常生理功能受阻。此时若因病情严重、难治,采用猛药、重药等积极治疗手段,则会使病情更趋复杂,导致机体进一步恶化,可能致使阴阳离决。邱佳信抓住"脾胃功能受损"这一主要矛盾,准确地辨证论治,运用轻清之药,以"四两拨千斤"逆转了疾病的态势。

**(二)消化系统恶性肿瘤"脾虚为本"理念的贯穿实施**
中医认为"脾胃为后天之本",机体生命活动的持续和气血津液的生化都有赖于脾胃运化,故称其为气血生化之源。一旦脾的正常生理功能的某个环节遭到阻断或运行不畅则会产生一系列病理变化。通过长期的临床研究和实验研究,邱佳信提出消化道恶性肿瘤的病本在"脾","脾虚"贯穿于疾病发生、发展的始终,形成以健脾法为主,辨证结合清热解毒、软坚化痰、活血化瘀、益肾培元等治法的消化系统恶性肿瘤基本治疗体系。以此指导临床实践,在晚期难治性消化系统恶性肿瘤的防治中也常常能取得效验。

【医案】施某,女,50岁。2017年6月21日初诊。患者于2016年11月27日在瑞金医院行腹腔镜下直肠癌切除术,术后病理示绒毛状管状腺瘤癌变,腺癌Ⅱ～Ⅲ级,浸润至深肌层,LN1/4(+),切缘(−)。术后PET-CT示全身多处淋巴结转移,骨转移,肺转移。其后行化疗＋靶向治疗。2017年4月24日肿瘤医院ECT示$T_7$及左侧第7前肋转移,腰椎转移。刻下:神疲乏力,消瘦,食欲不振,无恶心呕吐,稍感腹胀,无腹痛,大便自造口出,质溏薄。腰背酸痛,咳嗽痰白,无痰血,无发热。舌质紫暗,苔薄白根腻,脉细。

西医诊断:直肠癌,肺、骨转移,姑息术后。

中医辨证:脾肺肾亏虚,痰湿阻滞。

治则:健脾补肾益肺,化痰祛湿散结。

处方:太子参12g,炒白术12g,茯苓15g,姜半夏9g,青皮5g,陈皮5g,菝葜15g,红藤15g,野葡萄藤15g,藤梨根15g,天龙5g,生牡蛎(先煎)30g,夏枯草9g,炙鳖甲(先煎)9g,生山楂9g,绿萼梅9g,白扁豆15g,降香9g,鸡内金15g,生黄芪15g,藿香6g,当归9g,郁金9g,台乌药9g,大腹皮9g,佛手12g,谷麦芽各9g,骨碎补9g,补骨脂9g,煅自然铜(先煎)9g,北沙参9g,天冬9g,鱼腥草15g,山海螺15g,象贝母9g,炙紫菀9g,枇杷叶(去毛)9g。

二诊:2017年8月16日。患者上药服用后无特殊不适,续方继服。近2个月后复诊:仍神疲乏力,体重未再减轻,食欲不振,稍有恶心,未呕吐,无腹胀腹痛,大便自造口出,质溏薄。手脚麻木,偶有腰背痛,咳嗽轻微,少痰,无痰血,无发热。舌质紫、有瘀斑,苔薄白,脉细。守上方,去鱼腥草、山海螺、象贝母、炙紫菀、枇杷叶,加石上柏15g、石见穿15g、石打穿15g、杜仲12g、旋覆花9g、姜竹茹5g。

按语:本例患者发现时已属直肠癌晚期,存在肺、骨的转移,仅做了姑息切除术。临床诸多表现为多脏器虚损之证,其病本在脾,涉及肺、肾。机体脾胃虚弱,阴阳失调,正气不足,脾胃损伤,运化失司,导致湿浊内生,郁而化热。湿热下注,浸淫肠道,气机阻滞,血运不畅,瘀毒内停,痰、湿、瘀、毒互结,日久形成积块。肺之气阴不足,先天肾气亏耗,致宣肃失常,精髓失养,邪毒传舍于肺及骨髓,因虚致积,虚实夹杂,终成此恶疾。针对如此复杂之病机,邱佳信在治疗上始终抓住主要矛盾,紧扣病机之侧重,以健脾益气为首重,并贯穿疾病治疗全过程,扶正培本;同时亦不忘攻邪,以辨病与辨证相结合的原则,权衡邪正盛衰,遣方用药中恰当调整各组分的配比以达扶正祛邪之功。以太子参、炒白术、茯苓、白扁豆、菝葜、红藤、野葡萄藤、藤梨根,天龙、生牡蛎、夏枯草、炙鳖甲、姜半夏、青皮、陈皮、绿萼梅、降香之健脾益气、清热解毒、软坚散结为基本方。配合补骨脂、骨碎补、自然铜、杜仲补肾生髓,解毒强骨;北沙参、天冬补肺养阴;佐以鱼腥草、山海螺、象贝母、紫菀、枇杷叶清肺化痰止咳;鸡内金、生山楂、谷麦芽调和诸药。当肺系症状有改善,则加强解毒散结之品的应用,如三石方的加入,随症辨证加减,群药有机组合,实为治恶疾之良方。

本案患者病情深重,邱佳信遵循治病求本之原则,执简驭繁,抓住病机关键,贯彻健脾助运之法,以顾护胃气为要,改善患者全身情况。

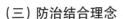

### （三）防治结合理念

邱佳信认为,恶性肿瘤是一类治疗难度相当高的病种,尤其是面对多发转移的晚期肿瘤患者所能采取的治疗十分被动,并且很难见效。他认为,恶性肿瘤的治疗必须要有超前的理念,要在病情变化之前实施有效的干预和治疗,才有可能扭转病势,应遵循"中医治未病"思想,而这一思想不仅要体现在"未病先防",也要"既病防变""瘥后防复"。

"中医治未病"思想起源于2 000多年前的《黄帝内经》。经云:"是故圣人不治已病治未病,不治已乱治未乱,此之谓也。夫病已成而后药之,乱已成而后治之,譬犹渴而穿井,斗而铸锥,不亦晚乎!"这一预防医学理论又经历代医学大家的继承和发展,代有发挥。中医学理论中的整体观念、脏腑学说、辨证论治、五行生克制化、阴阳平衡学说等内容均已渗透了"未病先防,既病防变,瘥后防复"的治未病理念。

邱佳信强调,恶性肿瘤的诊疗实践一定要遵循"中医治未病"理论的指导,并且在恶性肿瘤的各个病程阶段体现防治结合的理念。

【医案】姜某,女,60岁。2013年12月12日初诊。患者2013年7月29日因胰头占位于长海医院手术切除,病理示中分化导管腺癌。术后3个月复查发现肝转移,行伽马刀治疗7次。刻下:神疲乏力,食欲不佳,恶心呕吐,不能进食,仅饮流质,腹胀明显,大便调,夜寐不安,腰背酸痛,舌红,苔薄白腻,脉细弦。

西医诊断:胰腺癌术后肝转移(低分化腺癌)。

中医辨证:脾虚痰瘀互结。

治则:健脾益气,祛瘀化痰,软坚散结。

处方:太子参12g,炒白术12g,茯苓15g,姜半夏9g,鸡内金15g,青陈皮各4.5g,龙葵30g,牡蛎30g,红藤30g,马兰根30g,芙蓉叶30g,夏枯草9g,制南星9g,桃仁9g,炙山鳖甲各12g,天龙4.5g,生黄芪15g,藿香6g,当归9g,郁金9g,佛手9g,台乌药9g,大腹皮12g,白芍15g,炙甘草3g,茵陈9g,栀子9g,金钱草15g,狗脊9g,川断9g,延胡索15g,田基黄15g,土茯苓15g,荠菜花15g。

二诊:2014年1月6日。患者神疲乏力,精神不佳,大便日行1次,夜寐一般,稍有腰酸,舌红,苔薄白腻,脉细。守上方,加干蟾皮9g。

三诊:2014年4月28日。患者神疲乏力,头晕,大便日行2~3次,稍有心慌,舌红,苔薄根腻,脉细。守上方去台乌药、大腹皮、白芍、炙甘草、茵陈、栀子、金钱草、狗脊、川断、延胡索、田基黄、土茯苓、荠菜花、干蟾皮,加香附9g、香橼9g、鸡血藤15g、大枣5枚、墨旱莲12g、升麻9g、葛根9g、潼蒺藜9g、白蒺藜9g。

四诊:2017年11月6日。患者神疲乏力,反胃,大便调,有冠心病、支架置入史,舌质紫,苔薄,脉细。

处方:太子参12g,炒白术12g,茯苓15g,姜半夏9g,鸡内金15g,青陈皮4.5g,龙葵30g,红藤30g,马兰根30g,芙蓉叶30g,夏枯草9g,制南星9g,桃仁9g,炙鳖甲9g,天龙4.5g,生黄芪15g,藿香6g,当归9g,田基黄15g,土茯苓15g,川连1g,吴茱萸3g,煅瓦楞子15g,麦冬9g,五味子3g,瓜蒌皮9g,薤白头9g,降香9g,岩柏15g,生薏苡仁9g,莱菔子9g,枳实9g,八月札9g,淮小麦15g,炙甘草3g,大枣5枚。

按语:胰腺癌根据证候表现,可以归属于中医学"腹痛""积聚""黄疸""伏梁"等范畴。《素问·腹中论》记载:"帝曰:病有少腹盛,上下左右皆有根,此为何病? 可治不? 岐伯曰:病名曰伏梁。帝曰:伏梁何因而得之? 岐伯曰:裹大脓血,居肠胃之外,不可治,治之每切按之致死。"因此,在古代胰腺癌就属于不治之症。

该患者属于胰腺癌肝转移,据报道,其中位生存期不足6个月。按"中医治未病"的观点,此阶段的治疗正是"已病防变,瘥后防复"发挥中医治未病的重要阶段。《医学源流论》云:"是故传经之邪,而先夺其未至,则所以断敌之要道也;横暴之疾,而急保其未病,则所以守我之岩疆也。"邱佳信认为,恶性肿瘤的治疗,不仅要注重治疗,更要重视预防,采取切实有效的策略和方法才能体现防治结合的疗效优势,把握病机的关键便是策略之一。

我们在消化道恶性肿瘤的诊治中始终坚持"脾虚为本"的关键病机。方中四君子汤改党参为太子参加减以健脾,姜半夏、牡蛎、夏枯草、天龙、制南星、桃仁、炙山鳖甲软坚散结、化痰祛瘀,龙葵、红藤、马兰根、芙蓉叶清热解毒,达"邪去正安"之效。余药随证而变,唯有基本施治原则和基本处方不变。即便多年之后无脾虚证可辨时,仍然坚持用药,体现了"治中有防,防中有治,防治结合"的独特理念,使患者长期生存。

**（四）中医理论框架下各种治疗手段的整合运用**

随着现代医学的发展,对于恶性肿瘤的治疗手段也越来越多,手术、放化疗、介入、射频消融、靶向治疗、免疫治疗等不一而足。即使如此,邱佳信认为对于一些难治性恶性肿瘤,目前的治疗方法不是太多,而是太少,各种治疗方法又各有优缺点,如中药祛邪力量不足,而化疗等治疗方法又易伤正气,介入治疗、射频治疗、放疗等注重局部治疗,难以顾及整体,只有在中医理论指导下将各种治疗手段整合运用,把西医治疗纳入治疗手段之一,如补液支持可作为扶正的方法,化疗、介入治疗、射频治疗等可视为祛邪的方法,止吐可作为降气和胃的方法,互相取长补短,才能取得更好的疗效。

【医案】朱某,男,63岁。2017年8月18日初诊。患者有乙肝病史数年,2016年3月体检时发现AFP 386.99ng/ml,B超检查示肝左叶实质性占位[恶性肿瘤(MT)可能]。2016年4月12日中山医院上腹部MRI示肝左外叶实质性占位,肝右叶高回声结节,肝硬化。2016年4月22日该院行肝尾叶切除＋左半肝切除＋胆囊切除。术后病理示(肝左叶)肝癌(2灶),其中一灶为肝细胞肝癌(3cm×2.5cm×1.5cm),Ⅱ级;另一灶为混合型肝细胞癌和胆管细胞癌(4.5cm×3cm×3cm),Ⅱ～Ⅲ级,肝切缘未见癌累及,周围肝组织结节性肝硬化,伴少许肝细胞脂肪变性。2016年10月8日因发现肝右叶膈顶处占位,考虑肝内新发病灶,行经导管动脉栓塞化疗(TACE)。2017年5月18日因肝尾叶、右后叶下段新发病灶再次行TACE。2017年8月4日因肝右叶病灶活性仍存,行经皮肝肿瘤射频消融术。2017年8月肝功能示谷丙转氨酶98U/L,总胆红素29.6mmol/L,AFP 119ng/ml。刻下:右侧胁肋部胀闷不适,乏力,食欲欠佳,大便畅,1次/d,夜寐尚可。体征:神清,慢性肝病面容,面部有蜘蛛痣,腹平,腹软,肝脾肋下未及,移动性浊音阴性,双下肢无明显水肿。脉弦细,舌质暗红,苔薄白。

西医诊断:原发性肝癌术后,肝内转移综合治疗后。

中医辨证:肝郁脾虚,毒瘀互结。

治则:健脾疏肝,清热解毒,化瘀散结。

处方:太子参12g,珠儿参12g,炒白术12g,茯苓15g,姜半夏9g,青皮4.5g,陈皮4.5g,鸡内金15g,生山楂9g,岩柏15g,马兰根15g,生牡蛎(先煎)15g,夏枯草9g,干蟾皮9g,炙鳖甲9g,郁金9g,香附9g,延胡索9g,制南星9g,莪术9g,垂盆草15g,田基黄15g,土茯苓15g,荠菜花15g,生黄芪15g,藿香6g,当归9g。

二诊：2017 年 10 月 27 日。患者服中药后感胁肋部胀闷不适有减轻，食欲改善，体力增加，大便顺畅，夜寐可，脉弦，舌质暗红，苔薄稍白。2017 年 9 月 18 日因肝尾叶病灶有所进展再次行 TACE。2017 年 10 月 25 日中山医院上腹部 CT 增强示肝尾叶病灶明显缩小坏死，余未见活性灶，肝硬化。诊断、辨证同前。守上方，改岩柏 30g、马兰根 30g，加薏苡仁 15g、芡实 15g，继续中药治疗。

三诊：2017 年 12 月 29 日。患者食欲可，体力一般，偶有右侧胁部胀，大便畅，夜寐可，脉弦，舌质淡红，苔薄白。2017 年 12 月 26 日 AFP 29.2ng/ml，肝功能正常。诊断、辨证同前。守上方，去垂盆草，改炙鳖甲 15g，继续中药治疗。

按语：原发性肝癌，属西医学病名，中医学医籍中有较多类似肝癌症状、体征的记载（如痛在胁下、痞块、发黄疸等）。本病大致属于中医学中"肝积""脾积""癥瘕积聚""臌胀""黄疸""肥气""癖黄"等范畴。在我国，乙型肝炎病毒感染是本病的主要原因之一。肝细胞肝癌首先在肝内蔓延和转移，进而侵犯血管，血行转移至肺、骨、肾上腺及脑；胆管细胞癌以淋巴道转移居多，易转移至肝门淋巴结、腹膜后淋巴结、锁骨上淋巴结。所以从该病的生物学行为上看，符合全身性疾病在肝的表现，针对肝癌的治疗方案必须是局部治疗和全身治疗的结合。

西医治疗方法有手术切除、介入、射频消融、肝内酒精注射等，这些治疗的共同优势在于针对癌灶的局部治疗。但这些局部治疗应作为祛邪的有效手段，必须纳入到中医理论指导的治疗体系中，才能发挥最恰当的作用。邱佳信指出，该患者是在有效的整体施治方案下才能取得较好的疗效，避免肝内转移、肝内病灶反复发作，甚至出现肝外的转移迁延，避免患者因反复行介入、射频等治疗对机体造成的损害。

在临床上，必须从整体上认识和把握该病，长期坚持中药复方的全身治疗，巩固局部治疗的效果；认识到该病患者病机的复杂性，既有"脾虚"，又有肝郁、热毒、痰瘀等"邪实"之夹杂，治疗上谨守病机关键，始终贯穿健脾扶正的治则，辨证结合疏肝解郁、清热解毒、软坚散结、活血化瘀等治则。整体治疗与局部治疗的优势得到了互补，攻补兼施的治疗策略把握住了病机的关键，充分体现了中医整体观指导下的中西医结合诊疗优势，将疑难病患带离困厄之境。这种整体观和辨证论治指导下的中西医结合才是最佳选择。

**（五）人文关怀和起居调摄**

西医学研究证实，过度异常的情志活动与肿瘤的预后转归有着密切的关联。美国学者对 2 020 名中年男性进行长达 17 年的追踪，研究显示，癌症的死亡率和患者的抑郁情绪有明显相关性，高抑郁得分者死于肿瘤的人数是其他人的 2 倍，提示抑郁情绪可能会加速肿瘤的发展。有研究表明，过度的精神紧张、情志抑郁或抑制，可影响人体的神经 - 内分泌 - 免疫网络系统的调节，而人体的神经 - 内分泌 - 免疫网络系统的失调预示整体防御功能的缺失，正气的亏损，从而使肿瘤病情容易出现不稳定性。

中医学认为，正常情志活动是以人体脏腑气血的功能活动为物质基础的，五脏与七情也有一一对应的关系。《灵枢·九针论》云："心藏神，肺藏魄，肝藏魂，脾藏意，肾藏精志也。"因此，一旦人体内部脏腑气血功能失调，必然会伴随情志活动的异常。《灵枢·本神》曰："肝气虚则恐，实则怒……心气虚则悲，实者笑不休……"而过度异常的情志活动又使得本已失调的脏腑功能和气血运行状态更难以恢复，故而有"五志不节伤五脏"之论。肿瘤之类顽疾的发生正是由于机体内环境失调，脏腑、气血、阴阳平衡的严重紊乱，以致产生气滞、血瘀、痰凝、毒聚交互结聚于局部而成,故过度的情志异常与肿瘤疾病之间必然存在错综的交互影响。由此看来,情志异常不仅与肿瘤的发病有关,而且在肿瘤疾病发展变化过程中的不利影响更是不容忽视的环节。

邱佳信在多年恶性肿瘤防治工作中发现,较多肿瘤患者存在不良情绪状态,或紧张,或抑郁,或沮丧,或烦躁易怒。这些不良情绪状态往往伴随着肿瘤病情的波动,一旦情绪状态好转,也往往有利于病情的有效控制。他认为,恶性肿瘤的防治不能忽视情志因素的影响,肿瘤患者的情志调治一定要有整体观念,既要看到异常的心理变化,更要看到机体内脏腑、气血、阴阳等的紊乱失调;既要掌握常用的辨证治疗方法,更要把握各系统恶性肿瘤的病机关键。如此遣方用药,方能使症状改善和病情稳定控制同步。因此,在临床治疗时遇到情志抑郁的患者,邱佳信注重人文关怀,开导患者情志,结合辨证论治,能够达到更好的效果。有一位年轻女性胃癌患者,每次就诊只见其母陪诊而从来不见其丈夫陪诊,在邱佳信的关怀询问之下,患者打开心扉,诉说自己丈夫欲与自己离婚,且不让自己见孩子,于是邱佳信耐心开导患者,并鼓励患者好好生活,后面会有更美好的生活,患者听了邱佳信的话后笑颜展开,重获勇气。

### (六) 研究

1. 健脾补肾中药的反突变、反启动研究　20世纪80年代初,肿瘤成因多阶段学说[起始(initiation)、启动(promotion)、演进(progression)]是当时大多数学者公认的癌变过程假说。邱佳信以此作为中医药理论和西医学的结合点,采用V79细胞突变试验作为模型来反映起始阶段的情况,以观察健脾补肾等中药的反突变作用。通过系统研究健脾、补肾、清热解毒等八大类功效共百余种单味和由健脾类药组成的小复方10个、补肾类药物组成的小复方11个、其他类药物组成的小复方14个对甲基硝基亚硝基胍(MNNG)致V79细胞突变的影响来研究中医中药对肿瘤成因多阶段学说中的起始阶段的影响,结果显示,某些中药能够确切抑制由强力致变剂(致癌剂MNNG)造成的V79细胞的突变:以健脾单味中药来说,有白术、太子参和黄芪;在补肾类单味中药中有肉苁蓉、仙茅、淫羊藿、杜仲、枸杞;养阴类药有天冬、石斛;其他尚有芙蓉花、穿山甲。并以石胆酸和TPA(12-o-tetradecanaylphorbol-β-acetate)作为启动子,以"代谢合作"(metabolic cooperation)作为模型对中药的反启动作用进行研究。结果发现,具有健脾作用的中药白术、茯苓、太子参(太四君汤)、四君子汤以及具有补肾作用的中药何首乌、枸杞具有反启动作用。除了采用细胞模型对中药单味和复方阻断肿瘤形成作用进行系统的研究筛选以外,邱佳信还在动物模型中对中药复方的作用进行研究,发现一些由健脾益气、清热解毒、软坚化痰中药组成的复方分别对乙基亚硝胺致大鼠肝癌具有阻断作用,对MNNG致大鼠胃黏膜上皮不典型增生有预防作用。通过对中药的反突变、反启动以及对肿瘤演进阶段抑制作用的研究,邱佳信提出了"恶性肿瘤患者所表现出的虚证与其他疾病患者的虚证有本质上的不同"的假说。

2. 健脾为主的中药复方治疗胃癌的临床观察与实验研究

(1)临床研究:以生存期为主要疗效指标,采用基于倾向评分的大样本、多中心注册登记研究,通过对晚期胃癌全组以及前瞻性同期对照的系列研究从不同的发展阶段(初治、二线)、不同的群体(老年、青年)、并发症(腹膜转移)、治疗耐受性(单纯中医药治疗)等方面,多层次、多角度对晚期胃癌进行全面系统的临床研究,研究结果均显示健脾为主中医规范化方案能延长晚期胃癌全组及各阶段不同人群的生存时间,并能减少化疗带来的相关不良反应(白细胞减少、粒细胞减少、血小板减少等)。

1 548 例初治晚期胃癌病例,全组病例中中药组的中位生存期为 19.3 个月,非中药组为12.1 个月。在进一步的倾向性评分分析中,经邻近匹配法 1:1 匹配,共有 874 例病例进入分析集,结果显示中药组的中位生存期为 19.4 个月,非中药组为 15.0 个月。表明健脾为基础的规范化中医药辨证治疗可延长晚期胃癌的生存时间,在社会经济效益上较靶向药物占优势,且不受 HER-2 基因表达的限制,可使晚期胃癌全组人群均有生存获益。

系列研究结果:377 例晚期胃癌腹膜转移的研究提示,胃癌腹膜转移患者中行姑息性手术的病例,中药组的中位生存期达 20.9 个月,非中药组 11.9 个月;未行姑息性手术病例,中药组的中位生存时间为 13.2 个月,均较国内外同类研究所报道的 4~6 个月明显延长。255 例老年晚期胃癌研究提示,中药组中位生存期 14.6 个月,非中药组 8.7 个月。145 例青年晚期胃癌病例研究提示,中药组的中位生存期为 20.9 个月,非中药组为 10.7 个月。181 例初治后进展的晚期胃癌病例(二线治疗)研究提示,中药组中位生存期为 8.6 个月,非中药组 7.4 个月。131 例不能耐受或拒绝行西医抗肿瘤治疗的晚期胃癌研究提示,中药组中位生存期 14.7 个月,最佳支持(BSC)组 6.1 个月,在体力状况差的患者中健脾为主中医规范化方案明显提高了生存质量。

上述临床研究进一步揭示,脾虚是胃癌发病的关键,与胃癌的发生、发展密切相关,且脾虚贯穿疾病始终,因此针对胃癌病因病机所采取的治疗——健脾法,在胃癌中具有普遍适用性,同样可以应用于晚期胃癌的各阶段各类人群。以健脾法为基础的中医规范化辨证论治在晚期胃癌的综合治疗中具有明确可靠的作用。

(2)实验研究:赵爱光等通过 RNA 干扰、过表达等技术率先在国内外研究中发现并证实了在胃癌中存在 PTBP3 相关的选择性剪接功能紊乱;证实 PTBP3 可通过选择性剪切调控 Stat3、Bcl-2 等基因的不同剪接异构体表达,进而促进胃癌细胞增殖和抑制细胞凋亡。进一步研究发现,健脾为主复方抑制胃癌细胞生长的作用与 PTBP3 通过选择性剪接调节 Stat3 剪接体的表达相关,揭示了健脾为主中药复方干预后多基因表达改变的内在关系。

3. 健脾理气、清热解毒、软坚化痰方剂治疗晚期肝癌的临床观察及实验研究 大多数原发性肝癌患者确诊之时已无手术治疗指征,综合治疗的意义日益显著,整体疗效逐渐提高。中医药在肝癌尤其在 Ⅱ 期、Ⅲ 期肝癌的综合治疗中,疗效肯定。邱佳信及课题组观察发现以健脾益气为主扶正,以清热解毒、软坚散结为主祛邪作为施治总则的中药方剂,延长了非手术 Ⅱ 期、Ⅲ 期肝癌患者的生存时间,取得了良好的临床疗效。相关实验研究亦显示,上述健脾理气、清热解毒、软坚化痰的中药方剂具有一定的抑制人肝癌细胞株的作用。

4. 健脾为主的中药复方对胰腺癌、大肠癌的抑制作用 邱佳信及课题组成员研究发现,服用健脾为主的中药复方可有效延长胰腺癌(根治术后的胰腺癌及进展期胰腺癌)患者的生存时间,可改善人胰腺癌 BxPC-3 细胞悬液皮下接种瘤裸小鼠的营养状况和瘤体质量,提高血清 NK 细胞水平并降低 CA19-9 水平,并有延长带瘤生存期的趋势。

运用健脾为主的中药复方胃肠安可有效提高大肠癌术后患者 5 年生存率,降低 1 年、2 年转移率;延长晚期大肠癌肝转移患者的中位生存期;延长老年晚期大肠癌患者的生存期,降低化疗不良反应,改善功能状态。胃肠安能抑制人大肠癌 HCT-116 细胞原位移植瘤模型中原位结肠肿瘤的质量、体积;减少肿瘤转移包括肝转移,减少原位结肠肿瘤和肝转移瘤细胞的异型性,降低血清癌胚抗原(CEA)浓度;下调原位结肠肿瘤、肝转移瘤中 β- 联蛋白(β-catenin)、

基质金属蛋白酶 -7（MMP-7）的基因和蛋白水平，抑制原位结肠肿瘤、肝转移瘤中胞核内 β-catenin 的表达。

## 四、经验方介绍

### 胃肠安方

【药物组成】太子参、炒白术、茯苓、白扁豆、红藤、菝葜、牡蛎、夏枯草、姜半夏、炒青皮、陈皮等。

【功效】健脾益气，清热解毒，软坚散结。

【方解】太子参、炒白术、茯苓健脾益气为君，针对脾胃虚弱之病机关键，扶助脾胃气血生化之源，固护后天之本；红藤、菝葜清热解毒，牡蛎、夏枯草、姜半夏软坚散结为臣，协助君药消肿祛邪，标本兼治，以达邪去正安；白扁豆健脾化湿，青皮、陈皮理气化痰，共为佐使，辅助君臣，调和诸药。全方共奏健脾益气、清热解毒、软坚散结之效。

【适用范围】胃癌、结直肠癌等消化系统恶性肿瘤患者，根治术后及晚期患者根据邪正盛衰虚实变化均可辨证加减运用。脾气亏虚甚，可加黄芪、薏苡仁、建莲肉等；热毒炽盛，常加白花蛇舌草、半边莲、半枝莲等；癌毒深重，流注走窜，酌加干蟾皮、蜈蚣、穿山甲等虫类药；气滞明显，可加大腹皮、台乌药、香附；湿热蕴结，加黄芩、黄连、金钱草；食滞不化，常加莱菔子、神曲、谷芽；水湿内停，可加车前子、泽泻、猪苓；清阳不升，加升麻、葛根、黄芪；气血不足，配伍黄芪、当归、鸡血藤；肝肾阴虚，常加女贞子、墨旱莲、鳖甲；脾肾阳虚，酌加附子、干姜、杜仲等。

【临床和实验研究】20 世纪 80 年代，邱佳信带领研究团队结合当时国际上的研究热点，以肿瘤成因多阶段学说作为中医理论和西医学的结合点，应用国际通用的动物模型、细胞模型对中医药预防和治疗胃癌的机制进行研究，研究结果不仅为中医药防治胃癌等消化系统恶性肿瘤提供了机制方面的实证，也促进了"脾虚"理论在胃癌等恶性肿瘤病因病机和防治方面的深入探讨和发展。经长期的临床实践和基础研究，在中医基础理论指导下，邱佳信提出"脾虚是胃癌的关键"，应当将"健脾贯穿于疾病始终"的学术思想，形成了以健脾为主，辅以清热解毒、软坚散结为治则的胃肠安方。

随着胃肠安方的推广应用，从单中心临床随机配对研究、皮革狗胃癌模型模拟临床术后严格的随机双盲对照研究，到针对胃癌根治术后各期的大样本、多中心同期对照研究，以及真实世界晚期胃癌全组人群的多中心注册登记研究，均进一步验证了胃肠安防治胃癌确切可靠的临床疗效，并逐步深入对胃肠安抗转移复发的机制研究。

569 例胃癌根治术后病例的前瞻性同期对照研究结果显示，胃肠安复方联合化疗的 1 年、3 年、5 年无病生存率分别为 94%、69%、62%；1 年、3 年、5 年生存率分别为 99%、80%、71%。193 例ⅢC 期胃癌根治术后病例的多中心、前瞻性同期对照研究显示，胃肠安为主的中药治疗是影响ⅢC 期胃癌根治术后患者无病生存期的独立预后因素，中药组的中位无病生存期为 36.67 个月，非中药组为 21.47 个月。968 例晚期胃癌病例的前瞻性同期对照研究结果显示，胃肠安为主的中药联合化疗的中位总生存期（OS）达到 20.0 个月，单用中药的中位 OS 达到 14.8 个月。

在机制研究中，发现胃肠安复方具有抑制胃癌细胞增殖、诱导凋亡并影响某些凋亡调节相关基因表达的作用。如沈克平等观察胃肠安复方对人胃癌 SGC-7901 裸鼠移植瘤生长、转移及 p-ERK1/2 蛋白表达的影响,结果显示胃肠安可以抑制 SGC-7901 胃癌生长、转移,可能与抑制 p-ERK1/2 相关。赵爱光等观察胃肠安复方对人胃癌细胞 SGC-7901 裸小鼠皮下移植瘤生长的抑制作用和体内诱导胃癌细胞凋亡的作用和途径,发现胃肠安复方在体内可抑制胃癌细胞增殖,诱导凋亡;其机制与下调 stat3 和 bcl-2 的 mRNA 表达,抑制 P-stat3 和 bcl-2 蛋白在细胞内的表达有关。

胃肠安方应用至今已 30 余年,经由上海市科学技术委员会、国家"七五""八五""九五"攻关课题,以及国家自然科学基金等相关课题,对其防治胃癌的临床疗效和作用机制进行了深入研究。研究成果多次荣获国家级和市部级科学技术进步奖,并为国内外同道所认同。

【医案】陈某,男,70 岁。2017 年 6 月 28 日初诊。患者于 2016 年 2 月 21 日在温州市第一人民医院行全胃切除 + 食管空肠吻合 +D2 淋巴结清扫术。术后病理示胃小弯低分化腺癌,浸润全层及浆膜外脂肪组织,上下切缘阴性,LN13/36(+),大网膜未见癌浸润,第 5 组淋巴结镜下为癌结节。术后化疗。2016 年 8 月起 CEA 逐渐升高,曾口服卡培他滨。2017 年 6 月 18 日 CEA 21.1ng/ml。6 月 25 日复旦大学附属肿瘤医院 PET-CT 示胃癌术后化疗后,腹膜多处转移,盆腔种植转移,右侧横膈上、吻合口及腹膜后淋巴结转移。刻下:进食有梗阻感,可进半流质饮食,稍感恶心,无呕吐,泛酸,腹胀,无明显腹痛,大便调,小便利。消瘦乏力,夜寐尚可。舌质紫暗,苔薄腻,脉细。

西医诊断:胃癌术后(低分化腺癌),腹膜、盆腔、腹腔淋巴结多发转移。

中医诊断:脾气亏虚,痰瘀互结。

治则:健脾益气,祛瘀化痰,软坚散结。

处方:太子参 12g,炒白术 12g,茯苓 15g,白扁豆 15g,姜半夏 9g,青皮 5g,陈皮 5g,藤梨根 15g,菝葜 15g,红藤 15g,野葡萄藤 15g,生牡蛎 30g(先煎),夏枯草 9g,天龙 3 条,穿山甲 6g(先煎),炙鳖甲 6g(先煎),鸡内金 15g,生山楂 9g,绿萼梅 9g,降香 9g(后下),生黄芪 15g,藿香 6g,当归 9g,旋覆花 9g(包煎),姜竹茹 5g,干蟾皮 9g,半边莲 15g,半枝莲 15g,山慈菇 9g,郁金 9g,台乌药 9g,大腹皮 12g,佛手 12g,川连 1g,吴茱萸 3g,煅瓦楞子 15g。

二诊:2017 年 8 月 2 日。患者复诊,服上药 1 个月,食欲有增加,进食梗阻感减轻,无恶心呕吐,无泛酸,腹胀减轻,无腹痛,大便调。喉间有痰,无咳嗽发热。右侧腰痛,夜寐可。舌质紫,苔薄白,脉弦细。原方去旋覆花、川连、吴茱萸、煅瓦楞子,加狗脊 9g、川断 9g、杜仲 12g、白花蛇舌草 15g、七叶一枝花 15g。

按语:本例患者症见进食有梗阻感,可进半流质饮食,有恶心泛酸,腹胀,消瘦乏力,提示脾胃虚弱,运化失司,痰浊内生,气机郁结,日久气机阻滞,血行不畅,而终致气滞、痰凝、血瘀三者杂合为患。舌脉表现为舌质紫暗,苔薄腻,脉细。证属脾气亏虚、痰瘀互结,治拟健脾益气、祛瘀化痰、软坚散结为法,以胃肠安方加减。方中太子参、炒白术、茯苓取四君子方之意以健脾益气为君,体现邱佳信胃癌以脾虚为基础的学术思想;红藤、藤梨根、野葡萄藤、菝葜清热解毒,为邱佳信辨病及实验研究之经验用药,生牡蛎、夏枯草、天龙、炙山鳖甲、干蟾皮、山慈菇化痰祛瘀、软坚散结,与四藤方合而为臣,与君药一同扶正抗瘤;绿萼梅、降香、郁金、大腹皮、台乌药、佛手理气化湿,调畅气机;半边莲、半枝莲加强解毒散结。余药随证加减。本案体现邱佳信治病求本,以"健脾益气"为根本大法,贯彻胃癌疾病治疗的始终,以扶助机体之虚；予白花蛇舌草、七叶一枝花等加强祛邪解毒抗瘤，协同健脾中药攻伐肿瘤之实。邱佳信在晚期胃癌的治疗中注重扶正与祛邪相结合，调整机体平衡。本案中邱佳信尚有诸多小复方、经典方的灵活运用，如左金丸、橘皮竹茹汤等，对于改善临床症状卓有成效，值得学习与借鉴。

（朱晓虹　潘传芳　朱莹杰　顾　缨　陶　丽　沈克平）

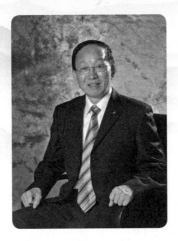

徐振晔

# 一、个 人 简 介

徐振晔(1947—),男,上海崇明人,主任医师,教授,博士研究生导师。上海市名中医,第六批全国老中医药专家学术经验继承工作指导老师。先后任龙华医院肿瘤科主任,上海市中医药研究院中医肿瘤研究所所长、顾问,龙华医院副院长,龙华医院浦东分院院长,中国中西医结合学会肿瘤专业委员会副主任委员、顾问。现任世界中医药学会联合会肿瘤专业委员会副会长,世界中医药学会联合会癌症姑息治疗研究专业委员会副会长,海峡两岸医药卫生交流协会肿瘤顾问,上海市中西医结合学会高级荣誉会员,上海市抗癌协会第八届理事会理事,上海市中医肿瘤临床医学中心副主任。上海中医药大学专家委员会委员,龙华医院老教授协会副会长。崇明县首届"十佳好乡贤"。

1975年毕业于上海中医学院。1978年2月起,师从刘嘉湘,开始中医、中西医结合治疗恶性肿瘤的征程。1986—1987年,在上海市胸科医院肺内科随肺癌权威专家徐昌文、廖美玲进修学习。1994年3月,赴德国明斯特约翰内斯底医院进修学习1年。徐振晔从事中医、中西医结合恶性肿瘤治疗与研究40余年,具有丰富的临床经验和深厚的学术造诣。主张扶正与祛邪相结合,辨证与辨瘤相结合,整体与局部相结合,调节阴阳平衡治疗肺癌、肝癌、乳腺癌、脑瘤等各种中晚期恶性肿瘤。源于现代肺癌患者年龄发病特点、临床证候的改变,以及中医五行"金水相生"、张介宾补肾学术思想,在刘嘉湘首倡"中医扶正法治疗恶性肿瘤学术思想"的指导下,提出了治疗肺癌的精气理论,研制了益气养精、抑癌解毒的肺岩宁方,益气养精、清热化湿和中的抗瘤减毒方,益气养精、补肾生髓的双黄升白颗粒,补肾通络、化瘀止痛的骨痛灵方。并开展了相关转化研究,还通过体内体外实验模型,针对肺癌肿瘤血管生成、上皮间质转化、肺癌干细胞、细胞自噬、肿瘤相关巨噬细胞、肺癌微环境、肺癌蛋白组学以及代谢组学等方面,开展了作用机制的研究,取得了重要成果与进展。

发表学术论文200余篇,其中SCI收录10余篇。主编《肺癌中西医综合治疗》《中医治疗恶性肿瘤》《常见恶性肿瘤:中医药基础研究与临床的转化》《龙华医院名医学术思想与临证精粹》,副主编《恶性肿瘤中医诊疗指南》等。先后荣获教育部科学技术奖、中华中医药学会科学技术奖、上海市科学技术进步奖、上海市优秀发明选拔赛职工技术创新成果金奖等13项。先后主持、指导、参与国家自然科学基金、科技部中药新药创新重大专项、上海市科学技术委员会攻关项目、创新项目、上海市教育委员会重大创新课题、上海市启明星计划、国家"六五""七五""八五"攻关课题等50余项。获发明专利6项。指导硕士研究生26名，博士研究生26名，各类人才计划20余人次。

多年来，徐振晔远赴德国、英国、西班牙、韩国、泰国、新加坡、澳大利亚、俄罗斯，以及台湾、香港地区进行授课、讲学和交流。病患来自全国各地，以及海外如美国、德国、英国、法国、比利时、意大利、荷兰、日本、韩国、泰国、新加坡等国家。

## 二、学术理论与学术观点

### （一）精气内虚，癌毒内结理论

徐振晔认为，恶性肿瘤形成、转移的根本可归结于正气亏虚、癌毒致病两方面。《医宗必读》有言："积之成者，正气不足，而后邪气踞之。"人体正气内虚，脏腑功能失调是肿瘤发生的前提条件。若反复感受外邪，加之饮食不节、情志不遂等多种内外病因的综合作用，诱生热毒、气滞、血瘀、痰湿等邪毒聚集于局部，单独致病，抑或互相兼夹，共同酿成癌毒；癌毒又可进一步"传舍""流注"，侵犯脏腑经络，耗伤气血津液，在肿瘤发展的不同阶段呈现一系列因虚致实、因实致虚的肿瘤内环境变化。徐振晔认为，西医学的肿瘤微环境学说和中医"正虚癌毒"的病机理论是肿瘤患者整体内环境病理状态不同角度的阐述。

1. 精气两亏，正虚邪凑　恶性肿瘤的形成、发展是一个正气逐渐亏损的过程。《黄帝内经》曰："邪之所凑，其气必虚。"正气亏虚，脏腑功能失调是肿瘤发生的内在因素。正虚则癌毒更易侵袭，癌毒盘踞于局部，阻隔气血，甚至劫掠机体正气以自养，使脏腑失养，导致功能进一步受损，形成整个机体内环境失衡的不良循环。

徐振晔十分推崇张介宾的"精气"理论，认为古代文献中的"虚"即指精亏气虚神弱。张介宾《类经》有云："欲不可纵，纵则精竭。精不可竭，竭则真散。盖精能生气，气能生神，营卫一身，莫大乎此。故善养生者，必宝其精，精盈则气盛，气盛则神全，神全则身健，身健则病少。神气坚强，老而益壮，皆本乎精也。"概述了"精气"的生理功能，明确指出"精气"是生命活动的物质基础。

何谓"精气"？这里所指的"精"不是狭义的生殖之精，是通过哲理化抽象后具有更广泛意义的"精"，是生命存在的"精、气、神"三要素之一。《素问·金匮真言论》曰："夫精者，身之本也。"人之生，最初来自于父母的"两精相搏"，后天在饮食水谷精微的不断滋养下，逐渐形成一个"平人"的生命活动并发挥正常的生理功能。

对"气"的定义早在《黄帝内经》中就有具体的描述。《灵枢·决气》所载"上焦开发，宣五谷味，熏肤、充身、泽毛，若雾露之溉，是谓气"，反映了气运行、推动、温煦、濡养的功能。张介宾《类经》所云"气聚则形生，气散则形死也"以及"人之生由乎气，气者所受于天，与谷气并而充身者也。故谷食入胃，化而为气，是为谷气，亦曰胃气。此气出自中焦，传化于脾，上归于肺，积于胸中气海之间，乃为宗气。宗气之行，以息往来，通达三焦，而五脏六腑皆以受气"，对"气"的含义作出了更明确的界定：气为万物生命的基础。气本无形，因其所在不同的脏腑和功用分别被命名为"肝气""胃气""宗气""营气""卫气"等。

"精"与"气"之间存在着密切的依存关系。气聚则成形，可化生精血津液，亦即所谓"气生精"。精凝为形,精化为气,精气互变。精气不同的变化和功能状态可概括一般生命机体新陈代谢的各种活动形式。精气是人体生命的基础,是人体生命活动的统帅和动力。人之五脏六腑、四肢百骸是"精气"的外在具象表现。张介宾提出"气聚则精盈,精盈则气盛,精气充而形自强矣",说明形之存在、强壮依赖于气之积聚和精之充盈;精盈气旺,则机体各种功能活动正常。反之,气散则亡,精虚则弱,精气亏虚则机体功能活动失常,导致疾病产生,即所谓"精气夺则虚"。

综上,张介宾用朴素的生命机体系统理论为后人揭示了治病防变的途径,即应以"益气养精"为先,突出强调了"益气养精"法在疾病治疗中的重要地位。他还指出:"善治精者能使精中生气,善治气者能使气中生精","其有气因精而虚者,自当补精以化气;精因气而虚者,自当补气以生精……善补阳者,必于阴中求阳,则阳得阴助而生化无穷;善补阴者,必于阳中求阴,则阴得阳升而泉源不竭"。张介宾将"源同一气、阴阳互济"的理论应用于阴阳精气水火不足证的立法组方中,为阴阳精气虚损的证治开辟了新思路,堪称治疗虚损疾患的典范。

徐振晔认为,恶性肿瘤的发生特别是肺癌,与精亏气虚神弱关系密切。精亏气虚,气血阴阳失衡,脏腑功能紊乱,使机体抗病能力下降,邪气乘虚入内,留而不去,终成肿块。此乃因虚而得病的病理过程。精气两亏是恶性肿瘤发生发展的主要病理基础。同时,恶性肿瘤往往因实而致虚,故精气两亏与肿瘤的扩散、转移及恶化密切相关。徐振晔认为,张介宾对"精""气""形"之间关系的立论以及在"精气亏虚"证治方面独特的宏论,对后世扶正治疗肿瘤具有十分重要的临床指导意义。

2. 癌毒盘踞,病变乖戾　在观察恶性肿瘤发病、生长、转移的过程中,徐振晔对"癌毒"的定义、致病特点、病因病机以及根据癌毒特性论治肿瘤等方面进行了系统的论述,认为癌毒是恶性肿瘤发生、发展整个过程中病机变化的核心,是在内外多种致病因素(外邪、饮食、情志等)作用下,人体脏腑功能失调的病理产物,是导致肿瘤发生的一种特异性病理因素。在治疗方面,解"毒"须分清癌毒的病理性质,具体来说,癌毒的性质可分为热毒、痰毒、滞毒、瘀毒4类。

(1)热毒:热毒是肿瘤发病中常见的邪毒之一。"内热"产生的病机主要包括阳气过盛化火、邪郁化火、五志过极化火、阴虚火旺等,其中造成肿瘤发展的主要是邪郁化火和五志过极化火。"火为热之极",火性炎上,易动血生风,"易动易传",与肿瘤细胞发生转移的行为学特性具有一致性。西医学研究表明,肿瘤炎性微环境中释放的大量黏附分子和趋化因子等与肿瘤细胞的侵袭、黏附及肿瘤血管的生成密切相关,参与了肿瘤侵袭、转移的过程。徐振晔将这种炎性微环境的中医病机内核表述为肿瘤局部邪郁化火的"热毒"范畴,主张以"火郁清之"的治疗原则干预肿瘤微环境,提出将清热解毒法贯穿肿瘤治疗的全过程,即积极采用清热解毒法将热毒透发出去,令阳气得以疏通,则炎性微环境中促癌因素或可得以减少,从而达到抑制肿瘤生长转移的目的。

(2)痰毒:所谓"百病皆由痰作祟",痰湿既是肿瘤发生的致病因素,也是肿瘤发展及演变过程中的病理产物。如《诸病源候论·痰饮病诸候》所言:"痰饮者,由气脉闭塞,津液不通,水饮气停在胸腑,结而成痰。"内生湿邪是由于脾胃的运化功能及肺脾肾输布津液的功能障碍而产生的。湿性重浊黏滞,其性属阴,易耗伤脾肾元阳而加重病情,使病迁延难愈;湿浊凝聚则为痰,痰与气滞、郁热、瘀结等久蕴而成癌肿;痰结伏于中焦,阻碍脏腑的生理功能,阻滞

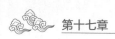

气血津液的输布,诱生痰浊,两者循环往复,互为因果;痰浊亦随经络流注,达全身上下,皮里膜外无处不到。徐振晔指出,痰湿毒邪的致病特点与肿瘤侵袭转移的生物学行为及迁延易变难治的特征相符。

(3)滞毒:徐振晔认为,肿瘤的发生多起于气机郁滞。滞毒为众毒之长,可诱生火毒、痰毒和瘀毒。气滞可凝津为痰,结血为瘀,气郁而化火。滞、痰、瘀、热搏结而形成肿瘤,即所谓"病始于无形之气,继成为有形之质"。又有"百病生于气","一有怫郁,诸病生焉"之说。因此,如能注意气机的调畅,令升降出入有序,则气滞、血瘀、痰湿等病理因素就能及时消除,消积于无形,从而预防肿瘤的复发转移。故徐振晔主张在遣方用药时,从"治未病"的临证思路层面,在化痰消瘀、软坚散结的基础上宜配伍理气解郁、破气消积之类,以期达到"发于机先","治其未发、治其未传"的目的。同时,徐振晔也提出肿瘤患者多属本虚标实之证,补益精气时不宜纯补,而强调一个"通"字,应通补兼顾,使"补而不滞","以通为用",方能达到"扶正祛邪"的疗效。

(4)瘀毒:徐振晔认为,瘀毒是肿瘤发生、发展的基本病因病机之一。清代叶桂提出"久病入络","久病必有瘀",阐明了"瘀"是疾病迁延不愈的必然发展结果,肿瘤的疾病演进过程亦是如此。瘀毒致癌,可概括为在长期正气虚损的基础上,邪实渐生,阻滞气血运行,气滞血瘀,瘀血内停,凝结于局部,不通则痛,瘀久成积成毒,与热毒、痰凝、气滞等相互胶结,发为肿块而成癌瘤的一个较长的演变过程。血瘀证作为肿瘤常见证型之一,临床多见疼痛、唇舌紫暗、肌肤甲错、脉涩滞等瘀血阻滞证候。故在临证处方时应注意时时顾护气血,通过活血化瘀、疏通经络,达到止痛、消肿的目的;同时祛瘀生新,以期恢复气血的正常运行,减少肿瘤细胞的着床侵袭,减少转移的发生率。

**(二)平衡法治疗恶性肿瘤**

1. 辨证与辨瘤相结合治疗恶性肿瘤 中医诊治疾病的核心内容是辨证论治。辨证论治与辨病论治并不矛盾,常常相互结合。徐振晔认为,肿瘤疾病作为西医学认识下的疾病类型,中医治疗时应强调辨证论治为特色,同时融会新知,形成辨瘤与辨证相结合的模式。

在辨瘤方面,首先是恶性肿瘤和其他疾病有所区别,因此在辨瘤论治上要抓住生物学行为特性来选择用药,可以选择目前研究中发现有一定抗癌特性的中药以及毒性药物。此外,辨瘤也需要辨别恶性肿瘤的种类和类型,且不同脏器、不同病理类型的中医临证处方也有所不同。

在辨证方面,徐振晔深受刘嘉湘治癌经验的启迪和影响,辨证细微精准,灵活多变。相同的疾病和病理诊断,由于个体差异和疾病阶段不同,所表现出来的证型也不同,治疗原则各异。这方面他有着深厚的底蕴和体验,是他辨治各种肿瘤,包括晚期癌症、重症癌症患者屡起沉疴的关键点之一。

2. 扶正与祛邪相结合治疗恶性肿瘤 徐振晔认为,扶正与祛邪同样是治疗恶性肿瘤的一个重要环节。根据肿瘤患者年龄、基础疾病、疾病分期、西医治疗强度及疗效、末次治疗时间等,以及目前状况,慎思细酌,进行扶正与祛邪不同力度的施治。在临床治病中是以扶正为主,还是以祛邪为主,这要根据每一个肿瘤患者的正气与邪气的孰盛孰衰,还要结合阶段性的变化,补与攻灵活自如,但具体施治比较复杂。如攻邪太过,不仅不能抑制肿瘤病灶的生长,而且很有可能促进病灶的发展,甚或加速其转移;反之,如补益不适度,也不能调节肿瘤患者的正气,相反会耗伤人的正气,如食欲降低、神委、乏力加重等,不能有效控制病灶。

因此,运用扶正祛邪的治则时,要认真仔细分析正邪力量的对比情况,分清主次,决定扶正或祛邪,或决定扶正祛邪的先后。总之,应以"扶正不致留邪,祛邪不致伤正"为度。

3. 整体与局部相结合治疗恶性肿瘤　肿瘤属局部表现的全身性疾病,必须给予全身整体治疗以纠正患者的内环境紊乱,且对晚期肿瘤患者或已无法接受局部治疗的肿瘤患者应以全身整体治疗为主。徐振晔认为,局部病变的发展若得不到抑制,最终将严重威胁生命。但如果一味专注于局部病灶的完全消失,滥用攻伐之法,就会严重损害机体的整体抗癌状态,反而有利于癌瘤的增长和扩散。所以,必须从整体方面加以调整治疗,做到局部与整体相结合,这是中医药对于恶性肿瘤的一个颇具鲜明特色的治疗方法。

4. 阴阳平衡法治疗恶性肿瘤　整体观念和辨证论治是中医治疗恶性肿瘤的两大基石,也是中医治癌精粹之所在。把握整体目的就是要维护机体内环境的平衡,辨证的总纲乃是分清阴阳的偏盛偏衰。

调整阴阳治疗肿瘤以损其有余、补其不足为基本治则。由于阴阳是辨证的总纲,恶性肿瘤的各种病理变化均可用阴阳失调来概括,故凡升降失调、寒热进退,以及营卫不和、心肾不交、气血津液亏损等等,均属阴阳失衡的表现。因此,从中医理论来分析,诸如解表攻里、升清降浊、寒热温清,以及调和营卫、调理气血等治法,亦均属于调整阴阳的范畴。此外,中医认为,人体处于动态的内环境稳定之中,它是通过阴阳的对立、互根互用、消长转化来实现的。正如《医贯砭·阴阳论》所说:"阴阳又各互为其根,阳根于阴,阴根于阳,无阳则阴无以生,无阴则阳无以化。"内环境稳定并不意味着静止,而是指机体内五脏藏其精气,六腑传化消导,气血循其经脉悠然运行的动态平衡。当内外某些因素阻断了内环境的正常转运时,阴阳平衡就会被打破,体内的调节系统发生障碍,产生疾病;若阴阳失衡状态持续下去,则会导致"阴阳离决,精气乃绝",这也是恶性肿瘤的最终阶段。所以若要维持机体的内环境稳定,防治恶性肿瘤等疾病,则必须调和阴阳,使机体达到阴阳平衡。阴阳平衡法实际上是对辨证与辨病结合、扶正与祛邪结合等治则的概括,是扶正法治疗恶性肿瘤理论的深化和延伸。徐振晔在治癌的生涯中很早就认识到正确地辨证、及时纠正阴阳的盛衰是治疗肿瘤的关键,可改善机体内环境,使原来失衡的阴阳气血重新达到动态平衡,实现"阴平阳秘,精神乃治"。早在1991年,他就发表了调整阴阳平衡治疗晚期恶性肿瘤的论文,对此他有很深的体会。

5. 调节情志法治疗恶性肿瘤　《灵枢·百病始生》曰:"内伤于忧怒……而积皆成矣。"绝大多数患者罹患肿瘤后会出现程度不同的抑郁、情绪低落、恐惧等情志失调的症状,从而进一步加重病情,降低免疫功能,影响治疗和康复。

在长期临床治癌的征程中,徐振晔对此深有体会,除了肿瘤的分期、恶性程度不同、治疗方法正确恰当与否,癌症患者的情志好坏常起着比较重要的作用。一些中晚期癌症患者,由于正确对待自己的疾病,随着治疗逐渐好转,睡眠质量、饮食等改善较多,能很好地配合医生诊治,这类患者往往生存质量好,长期带瘤生存。其中不乏生存10余年,甚至20年以上,有的被家人称为"钢铁战士",被我们称为"抗癌明星"。

因此,情志因素的干预可以对肿瘤的发生和发展起到一定的防治作用,晚期癌症患者情志的调节和饮食调理,可通过心理调治,减轻患者的精神负担,并适度运用疏肝解郁之品,以期提高药物抗癌效果和改善生存质量。

**(三)重视脾胃,善调中焦**

肿瘤患者先有癌毒肆虐,精气衰落于前,又或手术,或(放)化疗后,正气亏损于后。当此之时,正气亏损而癌毒失于制衡,补益之法往往重在后天。后天扶助之力必重脾胃,气血生化不绝,正气得复,或可带病延年。而且肿瘤患者求治中医之时,或是诸法已用之后,脾胃两伤,泛恶常作,食不甘味,精气两亏;或是诸法难施之际,癌肿已到晚期,气亏血弱,发脱体虚,阴阳双亏。当此之时,肾精骤补难行,气血缓图可期。

徐振晔认为,无论何种疾病,在治疗过程中始终不能忘记和忽视胃气之存亡,所谓"有胃气则生,无胃气则亡"。即五脏的各种病变,错综复杂或出现虚象,应该不要忘记从调理脾胃作为治疗的关注点,往往可以获得出奇制胜的疗效。而恶性肿瘤治疗过程中出现虚实夹杂的情况时,治疗束手无策,不妨从调理脾胃着手。所谓阴阳俱虚者,从中也。留得一分胃气,便有一分生机。

因此,徐振晔临证必问患者胃纳及二便情况,以诊查患者脾胃受纳运化功能,虑及患者长期口服清热解毒、散结抗肿瘤类药物,恐有损伤脾胃之虞,并特别关注患者有无慢性消化系统疾患。若患者有萎缩性胃炎病史,或有胃失和降,中焦痞满症状,则治以疏肝理气和中法,常选八月札、木香、香附、佛手等药物。若患者出现食管反流,以泛酸、恶心、口干、呕吐以及大便秘结为主要症状时,徐振晔则善用泻心汤、小陷胸汤等经方,或根据患者症状投以香连丸,或灵活配伍运用瓦楞子、蒲公英等。

**(四) 擅长舌诊,审视阴阳**

徐振晔认为,肿瘤患者脉象常有真假,而舌象最能及时客观地反映疾病的本质,通过观舌质可验证阴阳虚实,审舌苔即知邪之寒热浅深,察苔之润燥又可知津液盈亏,为临床辨证用药提供依据。20年前,他就认真总结了刘嘉湘运用舌诊巧治恶性肿瘤的宝贵经验,一直指导他肿瘤临床实践。

1. 察舌质辨脏腑虚实　徐振晔认为舌质能够反映脏腑气血阴阳虚实,正气强弱。通过辨舌质有助于临床医师了解疾病的本质所在,从而明确治疗方向。肺癌患者舌质偏红或红、苔少或有裂纹,为肺阴虚,治以养阴清热、润肺消肿;舌质红或红绛、苔净或苔光为肺肾阴虚,治以滋养肺肾之阴精、清热消肿;舌质淡胖或兼有齿印,必补益肺气;舌质淡暗或淡而不胖,为脾虚湿困,宜健脾化湿且常配以温阳,盖取"脾阳根于肾阳"之意。

2. 观舌苔知邪之深浅　《辨舌指南》云:"舌为心之外候,苔乃胃之明征,察舌能辨正之盛衰,验苔以识邪之出入。"舌苔禀胃气而生,虽责之于胃,然胃为水谷之海,五脏六腑皆受气于胃,可见脏腑的病变、病邪的深浅,可通过舌苔反映出来。徐振晔在辨治肺癌时常通过望舌苔观察邪气的进退,判断患者病位深浅、病情进展预后。如苔厚腻而黄者,往往提示邪重,治疗以祛邪为主,佐以健脾燥湿;若苔黄腻伴便秘,常用清利下焦合抗肿瘤中药以达到祛邪的目的。舌苔的厚薄也可提示预后转归,如舌红绛少苔或无苔,表示胃气已绝,预后差;如舌质由紫转淡红或晦暗转明润,舌苔由厚变薄,或由无苔变薄苔,说明病情有好转;反之为逆,应警惕肿瘤有无扩散、转移等。舌苔由白转黄变黑者,多是癌症由轻变重,由寒化热;如舌由润变燥,口干明显,多是火毒内蕴,津液渐伤。

3. 重舌诊指导辨证　舌诊是辨证不可缺少的客观依据。《临证验舌法》云:"凡内外杂证,无一不呈其形,著其气于舌……据舌以分虚实,而虚实不爽焉……据舌以分脏腑,配主方,而脏腑不差,主方不误焉。"可见察舌对于辨证的重要指导意义。徐振晔在肺癌的诊治中十分注重舌诊,在症情复杂,脉、症、舌出现矛盾时,舍脉从舌或舍症从舌,切中病因病机,抓住疾病主要矛盾,以遣方用药。如临床上有些患者出现神疲乏力、口干等症状,而舌象表现为舌质淡或淡胖有齿痕,脉细,则辨证为脾肺气虚,并不单单因为口干脉细而加用养阴药。徐振晔正是在辨证中抓住舌诊,辨明证候本质,明确疾病主要矛盾,有的放矢,屡见良效。同时,徐振晔亦强调辨舌固然重要,但仍需四诊合参,全面分析,方能正确辨证施治。

## 三、临床经验与研究

### (一)益气养精法分阶段治疗中晚期肺癌

肺癌发病多为中老年人,年龄越大,肾之精气越虚,越易发病。肺癌缠绵难愈,病程久延。中医认为,久病入肾,肾中精气更伤;癌毒久羁,外结内困。20世纪80年代,特别是90年代,随着新的化疗药物不断问世,应用化疗治疗肺癌越来越广泛,而肿瘤患者化疗后常常出现腰酸腿软、神疲乏力、脱发等精气亏损的症状。进入21世纪,靶向药物的治疗价值愈发被临床医生所重视,然而大部分患者在运用靶向治疗后都要面临耐药以及治疗费用过于高昂等问题。

在肺癌的治疗中,徐振晔非常重视肾中精气的调护。徐振晔认为,肾中精气激发协调五脏功能,在维持功能平衡中起重要作用;肾中精气内寓真阴真阳,是一身阴阳之根本;阴阳交融是肾中精气的特点,也是五脏功能协调的保证。因此,运用益气养精法治疗肺癌,成为治疗中晚期肺癌的重要法则。重视机体正气,强调益气养精。扶正则积自消,但过补亦助邪,故须解毒散积,以扶正不助邪,消积不伤正,攻补结合,调整体内环境,促使阴平阳秘,防治癌毒生长扩散。

通过对多年临床经验的总结,结合古籍及现代文献研究,徐振晔提出了中医药益气养精、解毒散结为主分阶段治疗晚期非小细胞肺癌(NSCLC)的学术观点,并制订了相应的治疗方案方药,即第一阶段以益气养精及清热化湿和胃中药结合西药化疗扶正减毒,第二阶段(化疗结束后)以益气养精、解毒散结中药扶正抑癌毒。

第一阶段:西医化疗"祛邪"+中医药扶正减毒

徐振晔指出,全身化疗为晚期肺癌患者的主要治疗手段之一。化疗易引起腰酸背痛、头晕耳鸣、神疲乏力、纳谷不馨、舌苔白腻或黄腻等精气不足兼有湿热阻滞中焦之证。中医益气养精、清热和中能有效防治这些毒副反应,增强抗癌能力。根据临床经验制订了经验方——抗瘤减毒方。该方以益气养精扶正为主、清热化湿和胃为佐,有效地减轻了化疗毒副反应,增强了抗癌能力,促进机体恢复阴阳平衡。

抗瘤减毒方主要由生黄芪、黄精、灵芝、姜川连、制苍术五味中药组成。临证运用中,便秘严重者,常加用枳壳、枳实、制大黄等理气消滞;伴有腹泻者,常加用怀山药、白扁豆、诃子、川连、炒党参等健脾燥湿止泻;患病初期精神抑郁焦虑者,加甘麦大枣汤、柴胡疏肝散养血理气、疏肝解郁;白细胞计数降低明显,骨髓抑制严重者,加骨碎补、淫羊藿、女贞子、墨旱莲等补肾生髓。

第二阶段:中医药扶正祛邪并重

化疗结束后,机体功能逐渐恢复,体内癌细胞也逐渐活跃,导致人体正气亏虚,机体逐渐衰弱,表现出肿瘤逐渐生长、病情趋于恶化的临床症状,表现为神疲乏力、形体消瘦、腰膝酸软、少气懒言、头晕耳鸣、气短而喘或痰中带血、口干咽燥或自汗盗汗等正虚邪盛症状。《医宗必读》指出:"受病渐久,邪气较深,正气较弱,任受且攻且补。"针对此阶段,徐振晔根据中医五行"金水相生"理论,提出晚期肺癌治宜肺肾同治、扶正祛邪并用,采用益气养精、解毒散结治法,并制订了肺岩宁方。

肺岩宁方主要由生黄芪、白术、黄精、淫羊藿、露蜂房、干蟾皮、山慈菇等组成。在临床运用中,常结合患者辨证及辨病进行加减。对于联合吉非替尼、厄洛替尼等靶向药物治疗的患者,因临证多见舌红苔少等阴虚之证,亦多见乏力、腹泻、纳呆等脾胃亏虚之证,多减轻干蟾皮、山慈菇等解毒散结之品的用量,加用天冬、麦冬、南沙参、北沙参、石斛、天花粉等益气养阴,加苍术、怀山药、白扁豆、川连等运脾化湿之品;晚期并发胸水者,多加川椒目、龙葵、猪苓、葶苈子等利水渗湿;咳嗽痰多者,多加鱼腥草、枇杷叶、杏仁、桑白皮、金荞麦等化痰止咳;气急气喘明显者,多加川芎、栝楼皮、厚朴等宽胸理气、宣肺平喘。

### (二)补肾生髓法治疗肿瘤化疗骨髓抑制

放疗和化疗均属治疗恶性肿瘤的主要手段。骨髓抑制(白细胞减少为其主要表现)是放化疗最常见的毒副反应,直接后果是导致感染率的升高,甚至由此危及生命;间接后果是导致放化疗剂量的不足、治疗周期的延长或中断,影响肿瘤的有效治疗。徐振晔通过临床经验的积累与对古今文献的总结,采用益气养精、补肾生髓法治疗肿瘤化疗骨髓抑制,取得了良好的临床疗效。

徐振晔指出,肿瘤化疗所致骨髓抑制的患者多有内虚在先,复被化疗药邪伤正,或久病伤元,最终形成正虚邪衰的状态,故临床多有神疲乏力、腰膝酸软、脉象虚软等证候表现;其临床辨证归属于中医学的"虚劳""血虚"范畴,以精气两亏、气阴(血)两虚最为常见。肾藏精,主骨生髓。《素问·阴阳应象大论》有"肾主骨髓"之说。《素问·六节藏象论》有云:"肾者主蛰,封藏之本,精之处也。"精气是构成人体的基本精微物质。《素问·金匮真言论》曰:"夫精者,身之本也。"血液是机体生命活动的物质基础。巢元方在《诸病源候论·虚劳病诸候下》中曰:"肾藏精,精者,血之所成也。"精的实质,从广义上说可泛指人体内一切有益于生命活动的精华物质,包括了津、髓以及水谷精微等。精藏于肾中,肾中精气化生骨髓,骨髓坚固,则气血得以源源化生,即简括了"肾生髓""髓生血"的基本模式。

临床骨髓抑制(主要为白细胞、中性粒细胞减少症)患者常表现为腰膝酸软、神疲乏力等肾精亏虚的证候。徐振晔以中医理论为指导,结合临床经验,提出了补肾生髓理论是中药治疗肿瘤化疗后白细胞、中性粒细胞减少症理论核心的设想,并通过临床和实验研究验证其客观性,从基因、分子水平验证了"肾生髓-生血"的中医理论,制订了以补肾生髓法治疗肿瘤化疗骨髓抑制的治法,制订了补肾生髓的经验方双黄升白方,并制成院内制剂,在龙华医院应用至今已 20 余年,获得了良好的临床疗效。

双黄升白颗粒由生黄芪、黄精、骨碎补、女贞子、淫羊藿、天花粉组成,临床疗效显著。

### (三)补肾通络法治疗恶性肿瘤骨转移疼痛

疼痛是目前肺癌骨转移患者临床常见的并发症。骨转移疼痛不仅让患者身体上遭受疼痛的折磨,也给患者心理上带来焦虑、恐惧甚至绝望等负面情绪,严重干扰了患者的正常生活,降低了患者的生活质量。因此,缓解骨转移疼痛,是提高骨转移疼痛患者生存质量的关键。徐振晔认为,骨转移疼痛的发生是机体以肾精亏虚为本、瘀毒为标的本虚标实的综合结果。肾精亏虚,精血不足,骨失所养,则"不荣则痛";癌病日久,气滞血瘀,寒湿外侵,痰瘀、寒湿、癌毒互结,而"久病入络",络脉纵横网络,痰瘀癌毒流窜,瘀阻脉络,则"不通则痛"。基于此病机,徐振晔提出补肾强骨、活血化瘀、通络止痛的治则治疗骨转移疼痛。在此治则指导下,结合多年临床用药经验,徐振晔总结了用药精练的小复方——骨痛灵方,灵活运用于临床各种肿瘤骨转移疼痛的治疗,并获得了明显疗效。

骨痛灵方由淫羊藿、骨碎补、炙蜈蚣、制川乌和制草乌等组成。临床应用多辨病与辨证相结合。对于肺癌骨转移,多在经验方的基础上加用白术、茯苓、党参、山茱萸、淫羊藿、黄精等,配合解毒抗癌药干蟾皮、蛇六谷、石上柏等。对于乳腺癌骨转移的患者,徐振晔认为"女子以肝为先天",除了肝藏血、充盈冲任外,女性患者易因情志失调而肝气郁结。肝郁而气失疏泄则脾胃运化失常,气血生化无源,久则肝肾亏虚,因此乳腺癌骨转移患者临床常见肝郁气滞、肝肾亏虚等证型,辨证予以疏肝理气、补益肝肾的八月札、香附、生地黄、山茱萸、女贞子、枸杞,配伍白花蛇舌草、石见穿、蛇六谷等解毒散结、抗癌消癥。对于前列腺癌患者,徐振晔认为前列腺癌骨转移患者多见肾气亏虚,因此在治疗上予以补肾益精的淫羊藿、山茱萸、熟地黄、益智仁等,配合经验方的同时予以白英、龙葵、山慈菇、土茯苓等软坚散结、解毒抗癌。此外,考虑到抗癌止痛药苦涩难服,易伤脾胃,在组方配伍中常加用鸡内金、焦山楂曲等固护胃气,以助药物吸收,故收效较好。

### (四)善用经典名方治疗癌症

徐振晔在临诊时善用《伤寒论》《温病条辨》等经典名方结合自己的临床经验治疗各种恶性肿瘤,临床疗效显著。

1. 善用补阳还五汤加味治疗肺癌脑转移　补阳还五汤为清代名医王清任所著《医林改错》中流传在世的中医名方,通常应用于中风之气虚血瘀证。徐振晔根据肺癌脑转移出现的偏瘫证候,善用补阳还五汤加味,结合软坚化痰、消积祛毒的中药治疗。如有肾精亏虚之证加用淫羊藿、仙茅、黄精、山茱萸、龟甲等药,如有肺阴亏虚加用北沙参、天麦冬、玄参、石斛等;如伴有头痛较剧,用炙蜈蚣、钩藤、羚羊角粉,替代方中的赤芍、红花、桃仁、川芎等,且他认为炙蜈蚣一味尽可化瘀止痛。在临证治疗中,他还应用补阳还五汤治疗各种脑肿瘤,均取得了良好的疗效。

【医案】朱某,女,39岁。1997年4月23日初诊。患者在1996年9月4日于上海某专科医院行左肺癌左上肺叶切除术。术后病理示腺癌,P-T2N1M0,R(+)。术后化疗4次。1997年4月9日复查时头颅CT发现右顶叶0.8cm×0.8cm的转移灶,4月18日行γ刀治疗。刻诊:患者右侧头痛、头晕,恶心,左上肢功能明显受限,时有抽搐。畏寒怕冷,夜尿频,大便不实。舌淡暗苔白,脉细。

西医诊断:支气管肺癌(原发性、左肺上叶、腺癌),左上肺叶切除术后,脑转移,放疗后R-T0N0M1 Ⅳ。

中医辨证:气虚夹瘀,肾阳亏损。

治则:益气温阳,化瘀通络,软坚散结。

处方:生黄芪60g,当归9g,地龙30g,川芎15g,丹参30g,生南星15g,夏枯草15g,生牡蛎30g,羚羊角粉0.6g,补骨脂15g,淫羊藿15g,菟丝子30g,桂枝9g,生薏苡仁30g,陈皮9g,姜半夏9g,白蒺藜30g,鸡内金12g,扁豆20g。

复诊:1周后左侧肢体功能略为好转,抽搐发作减少。于上方中加入炙蜈蚣2条、鸡血藤30g,丹参用量加大至60g。继服1个月,左上肢功能基本恢复正常,头晕头痛偶作,未见抽搐发作。遂继服上药化裁,增加解毒消肿抗癌中药。基本方:生黄芪60g,当归9g,地龙24g,天葵子30g,蛇六谷30g,七叶一枝花15g,石见穿30g,露蜂房9g,干蟾皮9g,炙蜈蚣5g,淫羊藿15g,补骨脂15g,熟地黄15g,山茱萸9g,炙山鳖甲各9g,黄精30g,鸡内金12g。

1998 年 8 月复查头颅 CT 示肺癌脑转移,右顶叶转移灶 γ 刀治疗后。病灶及其周围水肿与前相仿,未见新病灶。患者在我科门诊,运用中医药治疗,诸恙尽除,脸色红润,工作家务一如常人,常去境内外旅游。治疗 20 年后,脑内病灶有扩大趋势,行走逐渐困难,基因检测阳性,乃加服克唑替尼靶向药物,症状逐渐好转,面色渐红,纳谷稍馨,脉弦小滑,苔少腻、质淡红。治拟益气健脾,软坚化痰,养精通络。

处方:太子参 15g,白术 12g,茯苓 15g,地龙 9g,川芎 15g,石见穿 30g,石上柏 30g,蛇六谷 30g,天葵子 30g,黄精 30g,灵芝 15g,淫羊藿 15g,生黄芪 50g,当归 9g,鸡内金 12g,川牛膝 15g,僵蚕 9g。

近 3 年来,中医中药联合克罗替尼治疗,患者症情稳定好转,带瘤生存已 23 年余。

2. 善将葶苈大枣泻肺汤、己椒苈黄丸、苓桂术甘汤三方合用(自拟悬饮宁方)治疗癌性胸腹水　恶性胸腔积液中医属于悬饮。《金匮要略·痰饮咳嗽病脉证并治》曰:"饮后水流在胁下,咳唾引痛,谓之悬饮。"一般治疗用攻逐水饮治法,方如十枣汤、己椒苈黄丸等。徐振晔根据多年临床经验,结合本病临床特征,认为此乃脾虚饮停胸胁,痰毒袭肺,治疗予泻肺利水、健脾利水、解毒利水三法共用,自拟悬饮宁方。药用生白术、茯苓、葶苈子、桂枝、川椒目、猫人参等 7 味中药。临床取得了良好的疗效。

【医案】郭某,女,64 岁。2009 年 8 月 19 日初诊。患者 2009 年 6 月 30 日胸片示左侧胸腔积液。CA19-9 90.82U/ml, 糖类抗原 125(CA125)215.14U/ml,CEA 65.3ng/ml。2009 年 7 月 17 日我院胸部 CT 示左肺上叶癌,左侧胸水,纵隔胸膜受侵可能,心包内少量积液。CA19-9 171.58U/ml,CA125 406.10U/ml,CEA 93.1ng/ml。近 1 个月来患者咳嗽加重伴气急乏力。为进一步诊治,遂由门诊收入病房。胸片示左侧大量胸腔积液。B 超示左侧胸腔积液(左肩胛线第 9 肋间 120mm)。刻诊:咳嗽,痰少,动则气急,乏力,纳少,大便艰,寐欠安。舌淡红,苔薄白,脉弦滑。

西医诊断:支气管肺癌(原发性、中央型、左肺上叶),左侧胸腔积液,心包积液,C-T2N0M1a Ⅵa。

中医辨证:痰毒袭肺,饮邪内聚。

治则:泻肺,健脾,解毒利水。

处方:悬饮宁方加减。葶苈子 50g,生白术 30g,猫人参 60g,龙葵 30g,川椒目 20g,茯苓 15g,桂枝 9g,炙鸡内金 12g,炒谷麦芽各 30g,制大黄 9g,大枣 3 枚。4 剂。

复诊:患者咳嗽气急较前减轻,睡眠较前改善。腹胀,大便仍不畅。舌淡红,苔薄白,脉细。复查胸片示左侧少量胸腔积液及中上肺野包裹性积液可能;积液量较前减少。B 超示左侧胸腔积液(左肩胛线第 9 肋间 85mm)。证治同前。宗前方加减:葶苈子 50g,生白术 30g,猫人参 60g,龙葵 30g,川椒目 30g,茯苓 15g,桂枝 9g,炙鸡内金 12g,炒谷麦芽各 30g,制大黄 9g,大枣 3 枚,八月札 15g,佛手 15g,槟榔 15g,瓜蒌仁(打)30g。4 剂。药后患者气急渐平,腹胀明显缓解。

3. 常用黄龙汤和新加黄龙汤治疗下焦晚期恶性肿瘤或联用悬饮宁方治疗癌性腹水患者　妇科肿瘤、消化系统恶性肿瘤侵犯转移,常出现腹盆部膨胀、疼痛、大便秘结,时伴有口干,神疲乏力,脉弦滑,苔腻舌质偏红。徐振晔善用攻补兼施之黄龙汤及新加黄龙汤。"邪热一毫未除,元神将脱,补之则邪毒愈甚,攻之则几微之气不胜其攻。攻不可,补不可,补泻不及,两无生理。"黄龙汤恰可解阳明腑实,然气血虚弱之困。本方裁新加黄龙汤,取其益气养阴、攻下通便之功。

【医案】盛某,女,47 岁,2018 年 11 月 15 日初诊。患者因回盲部肠恶性占位于 2016 年 10 月 20 日行右半结肠癌根除术。术后病理示回盲部腺管状中分化腺癌,侵及浆膜层,淋巴结 3/18(+)。术后行 XELOX 方案化疗 8 次,末次化疗时间 2017 年 7 月 5 日。2017 年 7 月 27 日复查胸部 CT 示双肺多发转移灶;2017 年 8 月 2 日盆腔 CT 示盆腔转移瘤,大小 3.5cm。2017 年 8 月起行 BEV+FOLFIRI 方案化疗 9 次。2018 年 3 月复查 CT 示肺部病灶较前增大,盆腔病变同前相仿,肿瘤指标较前升高。2018 年 10 月 5 日查腹部 CT 示子宫直肠凹转移,3.9cm×5.1cm,侵犯直肠。宫颈活检病理示腺癌,考虑直肠转移。2018 年 11 月 8 日复查腹盆腔 CT 示大量腹水。刻诊:腹部膨隆,绷紧发亮,大量腹水。伴宫颈出血,下腹部疼痛,大便困难,口干,舌偏红少苔(手机舌苔照片)。

西医诊断:回盲部肠癌术后,p-T3N1bM0 Ⅲb 期,r-T4N1M1 Ⅳ 期(肺、盆腔、腹膜、右侧髂肌)。

中医辨证:痰瘀互结,水饮内停,阴精亏耗。

治则:养阴通腑泄浊,泻肺解毒利水。

处方:新加黄龙汤合葶苈大枣泻肺汤、己椒苈黄丸加味。生地黄 30g,北沙参 30g,大腹皮 15g,川椒目 15g,猫人参 45g,龙葵 30g,葶苈子 15g,瓜蒌仁 30g,制大黄 9g,车前子 30g,大枣 9g,桂枝 9g,生黄芪 30g,鸡内金 12g,防己 15g。14 剂。另:大黄皮硝粉 28 包,2 包/d,外敷(大黄皮硝粉为龚亚斌研制)。

二诊:2018 年 11 月 22 日。服药 1 周后,代述腹水减退,精神好转,大便仍不畅,舌红苔薄黄腻。上方去生地黄、北沙参,加生白术 30g、芦荟 2g、猪茯苓各 15g。14 剂。继予大黄皮硝粉 28 包,外敷。

三诊(代诊):2018 年 12 月 26 日。肛内、宫颈出血,经治疗后血止。服药 4 周后,腹水基本消退。然腹部疼痛,用美施康定(硫酸吗啡缓释片)30mg(每 12 小时 1 次)口服止痛,尿稍黄。神疲乏力,纳谷不馨,腹部作胀轻微,烦躁不安,烘热,口干少饮,乏力倦怠,基本卧床不起,大便调,舌红苔稍黄腻。因患者腹水基本消退,证候改变,病机复杂,治拟益气健脾、理气散结、养阴泻火。方用四君子汤,并重用生黄芪益气托毒,知柏地黄汤、二至丸养阴(血)泻火,新加黄龙汤加味养阴通腑泄浊,猫人参、白英、龙葵解毒散结,经方与时方相结合,扶正抗癌。

处方:党参 15g,白术 12g,茯苓 15g,八月札 15g,制香附 9g,猫人参 30g,龙葵 30g,白英 30g,瓜蒌仁 30g,制大黄 9g,枳实 12g,生地黄 15g,生黄芪 50g,知母 9g,黄柏 6g,牡丹皮 9g,茜草 15g,女贞子 15g,墨旱莲 15g,大腹皮 15g,鸡内金 12g。14 剂。

患者盆腔、腹膜、双肺广泛转移,经历 17 次化疗,攻伐太过,正气大伤,邪毒胶结,病灶继续扩大,且全身情况越来越弱,至卧床不起,大量腹水,开始单纯用中医药治疗,腹水逐渐消退,全身情况好转。三诊之时,腹水已消,患者诉神疲乏力,易主方为四君子汤。腹部作胀,气机阻滞,疼痛时有,予八月札、制香附疏肝行气止痛。血热外溢,不循经道,以茜草、墨旱莲凉血止血。阴虚内热之象仍作,予知柏、地黄相伍,滋阴清热,方证合度。四诊时患者下肢肿胀,脾主四肢,仍以四君为底,续治脾弱之本,畅脾胃之气机。增泽泻、车前子利水消肿,消下肢肿胀之症。五诊时患者腹部疼痛,方用金铃子散行气活血,长于止痛。菝葜、野葡萄藤乃徐振晔治疗肠癌常用药对,抑癌散结,功擅解肠道之毒,诸羔缓解。

4. 常用柴胡疏肝散、四君子汤、参苓白术散治疗肝癌 徐振晔认为肝积之成多归于脾虚、毒瘀、滞毒致病。肝郁脾虚乃本案之核心病机。"治积之法,理气为先。"故徐振晔临证常以疏肝理气为首,善用柴胡疏肝散、四君子汤、参苓白术散为底方化裁。常配伍八月札、佛手、枳壳、木香、川楝子等辛散之品以疏肝用。凡遇脾虚者则用参苓白术散加味,并加黄精、灵芝、七叶胆等益气养精安神之品。

【医案】夏某,女,64岁。2011年9月22日初诊。2011年6月17日B超检查发现"肝右后叶下段实质占位,大小37mm×36mm×36mm,不排除肝癌"。进一步增强CT检查示"肝右后叶实质占位,原发性肝恶性肿瘤伴肝内转移"。2011年6月27日于中山医院行经导管动脉栓塞化疗(TACE)。诊断为原发性肝癌TACE后、肝炎后肝硬化、丙型病毒性肝炎。先后于2011年10月31日起至2017年8月28日行9次TACE。刻下:介入治疗后,肝胃阵发性胀痛不适,恶心口苦,夜寐不安,偶有头晕,大便干结,尿黄赤,脉细弦,苔黄腻。

西医诊断:原发性肝癌TACE后,肝炎后肝硬化,丙型病毒性肝炎。

中医辨证:湿热蕴结,肝气郁阻。

治则:疏肝散结,清热解毒。

处方:柴胡12g,八月札15g,枳壳15g,木香9g,川连6g,瓜蒌仁30g,黄芩15g,黄柏9g,制苍术9g,川牛膝9g,姜半夏9g,生甘草9g,鸡内金12g,炒谷麦芽各15g。14剂。首诊后症状缓解。食纳转佳,大便畅,肝胃胀痛减轻明显。持续服中药治疗。

复诊:介入后。诉头晕,腹胀,右上腹疼痛,大便结,夜寐不佳,尿黄,口干稍缓。脉细弦,苔稍黄,舌质淡红。WBC 2.88×10⁹/L,Hb 104g/L,AST 103.7U/L。证属肝郁,邪毒内结,肝血亏虚。治疗予疏肝散结,解毒通下,佐以养血柔肝。

处方:柴胡15g,八月札15g,枳壳15g,槟榔12g,木香9g,川连6g,半枝莲30g,岩柏30g,白花蛇舌草30g,干蟾皮9g,瓜蒌仁30g,制大黄9g,黄柏9g,女贞子15g,生地黄15g,制首乌15g,生黄芪30g,灵芝15g,垂盆草30g,炙鸡内金12g,炒谷麦芽各15g。56剂。患者服药后诸恙缓解。一直在中药治疗中。

复诊:2014年1月4日。诉纳谷不馨,乏力倦怠,口苦,口腔溃疡,肝区隐痛,尿黄,大便稍结,脉细软,苔稍浊腻,舌质淡红。肝内多发实质占位肿块。肝功能异常:ALT 172U/L,AST 105U/L。证属脾虚肝郁,邪毒内结。治拟健脾理气,清热消肿,通腑泄毒。

处方:党参15g,制苍术9g,茯苓15g,柴胡9g,八月札15g,木香9g,川连9g,半枝莲30g,岩柏30g,白花蛇舌草30g,干蟾皮9g,生薏苡仁30g,黄柏9g,板蓝根30g,垂盆草30g,桃仁9g,制大黄9g,枳壳15g,鸡内金12g。42剂。坚持用上方加味治疗。

复诊:2017年7月6日。稍有烘热,神疲乏力,口苦,头稍晕,手心热,下肢冷,骨节疼痛,脉细弦,苔稍黄腻质淡红。BUS示肝内多发结节。ECT示全身多处骨浓聚。CEA 31.11 → 12.41ng/ml。证属肝肾亏损,瘀毒内结;治拟益肝补肾,清热消肿,化瘀通络。

处方:生熟地黄各15g,山茱萸15g,知母12g,黄柏9g,木香9g,川连6g,煅瓦楞子15g,八月札15g,半枝莲30g,岩柏30g,红豆杉6g,干蟾皮6g,蒲公英15g,炙蜈蚣3g,淫羊藿15g,骨碎补15g,生黄芪30g,制苍术9g,生薏苡仁30g,鸡内金12g,生甘草9g。42剂。

介入治疗期间,服用扶正减毒方。

复诊:2019年1月10日。患者因介入治疗副反应甚大,建议每年1~2次。述右胁作胀、口苦口干、烘热、大便稍结、纳谷欠佳、脉弦滑、苔稍黄腻,证属湿热阻滞中焦,肝郁气滞,瘀毒内结,日久伤阴。治拟益气健脾,清肝解郁,养阴消结。

处方：太子参 15g，制苍术 9g，茯苓 15g，八月札 15g，川楝子 9g，木香 9g，川连 6g，半枝莲 30g，岩柏 30g，干蟾皮 9g，白花蛇舌草 30g，黄柏 9g，七叶胆 15g，生黄芪 30g，桃仁 12g，北沙参 30g，枸杞 15g，生地黄 15g，鸡内金 12g。60 剂。治疗期间病情好转，肝内癌灶稳定。

目前尚在中药治疗中。

按语：本案例 TACE 与中医药有机结合治疗，患者带瘤存活 8 年之久。TACE 后以中药扶正减毒，间歇期予中药益气健脾、养肝疏肝、清热消结、扶正解毒，病灶基本控制，生活质量改善。中医药分阶段结合介入治疗肝癌具有良好的效果，临证颇有启发！

他还常用补中益气汤加味治疗肿瘤患者气虚发热、低血压，合用桃花散治疗肠癌泄泻不止；千金苇茎汤加味治疗肺癌咳嗽脓痰；知柏地黄汤加味治疗乳腺癌阴虚潮热者；旋覆代赭汤加味治疗食管癌；香连丸治疗肿瘤患者伴有慢性胃痛；六味地黄汤合四物汤治疗卵巢癌、子宫颈癌；一贯煎加味治疗肝癌、胰腺癌；酸枣仁汤加味，炙甘草汤加灯心草、珍珠母，二仙汤治疗癌症患者失眠，多有疗效。

徐振晔治疗各种恶性肿瘤，辨证精确，擅于运用各种经典名方，结合自己丰富的临床经验处方用药。尤其是一些疑难杂症、重症患者，善于抓住主要矛盾，兼顾次要病症，切中病机，屡起沉疴。

## 四、经验方与转化研究

### （一）新药研发与院内制剂

双黄升白颗粒

【药物组成】黄芪、黄精、天花粉、女贞子、骨碎补、淫羊藿。

【功效】补肾生髓，益气养精。

【方解】黄精"补诸虚……填精髓"，擅长养阴填精，生黄芪性味甘温，擅长补气，两者共为君药；女贞子滋阴养血，骨碎补强髓坚骨，二药并用增强黄精、生黄芪之力，同为臣药；天花粉养阴生津，可减轻生黄芪、骨碎补的温燥之性，为佐药；淫羊藿"补命门，益精气"，引诸药入肾经以补阴阳、益精气，为使药。诸药并用，共奏益气养精、补肾生髓之功。

【适用范围】治疗各种肿瘤化疗导致的白细胞计数降低。

【临床和实验研究】临床方面，共完成 567 例双黄升白颗粒与茜草双酯、GM-CSF（特尔立，重组人粒细胞 - 巨噬细胞集落刺激因子）、利可君的临床随机对照研究。结果显示，双黄升白颗粒无论与化疗同时应用还是白细胞计数降低后应用都具有良好的升高白细胞的疗效，有效率明显高于茜草双酯（81.82% 对 56.14%），与 GM-CSF 疗效相似，明显高于利可君，且可防治化疗中重度（Ⅲ度、Ⅳ度）骨髓抑制（82% 对 83%），在国内未见有同类中药制剂的报道。

基础方面，在国家自然科学基金等项目资助下，从病理、微环境、细胞学、分子学等多角度对其作用机制进行了探讨，发现双黄升白颗粒具有保护和促进骨髓造血干 / 祖细胞生长、促进骨髓造血细胞的分化、减低化疗对骨髓造血微环境的破坏、增强免疫、调节细胞分化相关因子的作用。特别指出的是，治疗骨髓抑制药促进肿瘤生长的报道日渐增多，而本项目通过对同一个体骨髓与肿瘤的研究发现，双黄升白颗粒不仅可以减轻化疗对骨髓的损伤、促进造血功能恢复，还对肿瘤生长具有一定的抑制作用，能在促进骨髓细胞增殖的同时抑制肿瘤细胞生长（包括肿瘤干细胞），其作用机制与调控 CDK4/6-CyclinD 信号通路及 mircroRNA 表达有关。

【医案】狄某,男,45岁,教师,2000年5月10日初诊。患者2000年2月体检发现左肺占位,胸部CT检查发现"左肺占位,右肺小结节",气管镜检查找到腺癌细胞。于外院行NP方案(长春瑞滨+顺铂)化疗2个疗程,化疗后出现神疲乏力、腰膝酸软,白细胞计数最低$1.0 \times 10^9$/L,曾注射集落刺激因子升高白细胞,注射后周身酸痛明显。2000年4月25日就诊于我科,因考虑患者化疗后病灶较前减小,疗效较好,遂于2000年4月29日复行NP方案化疗1个疗程,2000年5月10日复查血常规白细胞计数$1.9 \times 10^9$/L、中性粒细胞$0.8 \times 10^9$/L,患者拒绝应用集落刺激因子升高白细胞,要求中药治疗。刻诊:神疲乏力,腰膝酸软,恶心不适,纳差,大便2日未行,小便调,夜寐安,舌淡苔白稍腻,脉细。

中医辨证:肾精亏虚,脾胃不和。

治则:补肾生髓,和胃止呕。

处方:双黄升白颗粒每次30g,每日2次,口服。

复诊:2000年5月15日,精神较前明显转佳,腰膝酸软较前减轻,纳食增加,大便通畅。舌苔少白腻。复查血常规示白细胞计数$4.9 \times 10^9$/L,中性粒细胞$3.2 \times 10^9$/L。双黄升白颗粒减半应用。

随访半年,患者复行化疗3个疗程,化疗期间坚持服用双黄升白颗粒,白细胞计数最低$3.2 \times 10^9$/L,中性粒细胞$2.0 \times 10^9$/L,加量应用后白细胞均于1周内恢复正常,且化疗后神疲乏力、腰膝酸软等症明显减轻。

按语:双黄升白颗粒主要用于治疗肿瘤化疗骨髓抑制,是徐振晔治疗肿瘤化疗骨髓抑制的经验方药,组方以补肾生髓为主。骨髓属于中医"髓"的范畴。肾的盛衰直接影响着血的虚实。《黄帝内经》指出"骨髓坚固,气血皆从";《诸病源候论》指出"肾藏精,精者,血之所成也";《类经》指出"肾之精液入心化赤而为血"。因而,肾精充足,然后才能"气血皆从";反之,肾精不足,骨髓枯竭,则气血生化乏源。因而,在骨髓抑制的治疗中,补血为治其标,更重要的是补肾生髓以治其本。

**(二)成熟的经验方药**

1. 肺岩宁颗粒(已批准为院内制剂)

【药物组成】生黄芪、白术、黄精、淫羊藿、山茱萸、山慈菇、七叶一枝花、干蟾皮、露蜂房等。

【功效】益气养精,解毒散结。

【方解】生黄芪为补气要药,《名医别录》谓之"补丈夫虚损,五劳羸瘦"。张元素《珍珠囊》指出:"黄芪甘温纯阳,其用有五:补诸虚不足,一也;益元气,二也;壮脾胃,三也;去肌热,四也;排脓止痛,活血生血,内托阴疽,为疮家圣药,五也。"药理研究证明,黄芪能提高免疫系统功能,具有抑癌作用。黄精"补诸虚……填精髓"(《本草纲目》),补肾益精,滋补肺脾肾之虚。淫羊藿"补命门,益精气,坚筋骨"(《本草备要》),补肾壮阳;山茱萸"壮元气,秘精"(《雷公炮炙论》),补精助阳;二药与黄精并用寓"阴中求阳""阳中求阴"之义,阴阳并补,与补气健脾之白术合用共补肺脾肾之虚。山慈菇、七叶一枝花、干蟾皮、露蜂房攻毒消肿,散结抗癌。诸药合用,共奏益气养精、解毒散结之效,攻补相宜,使肿瘤稳定缩小,不致扩散。

【适用范围】精气两亏(肺肾两虚)型非小细胞肺癌的治疗和手术后预防复发转移。

【临床和实验研究】自2002年以来,肺岩宁方在国家自然科学基金、上海市科学技术委员会重点攻关课题、上海市经济委员会重大项目等的资助下,进行了一系列临床及实验研究。

(1)临床研究

研究一:2002—2006 年对 116 例患者进行了多中心前瞻性随机对照临床研究,结果显示治疗组的中位生存期及远期生存率均高于对照组。1 年、3 年、5 年、7 年生存率治疗组分别为 54.8%、13.2%、5.7%、5.7%,明显高于对照组的 35.6%、0、0、0。上海市中西医肿瘤专家鉴定结果认为,该项目整体研究达国内领先,部分达国际先进水平。

研究二:在取得良好疗效的基础上,根据化疗研究进展,调整化疗方案,于 2006—2009 年针对 115 例患者进行了进一步的研究。结果显示,化疗结合中药治疗中晚期非小细胞肺癌(NSCLC):①可提高近期病灶稳定率;②可明显提高生存质量和减轻毒副反应($P<0.05$);③单纯化疗组中位生存期为 11.17 个月,化疗联合肺岩宁方组的中位生存期达到了 16.17 个月,两组有显著差异($P<0.05$)。化疗联合肺岩宁方组的中位生存期高于国内外文献报道的 8~10 个月。

研究三:2009—2012 年继续开展临床随机对照研究 108 例患者。结果显示,治疗组与对照组的中位生存期分别为(17.23 ± 1.78)个月和(13.48 ± 1.57)个月,差异无显著性($P=0.13$);1 年生存率分别为 59.8% 和 47.9%,2 年生存率分别为 26.3% 和 14.8%,3 年生存率分别为 8.42% 和 1.31%,虽无统计学差异,但治疗组明显优于对照组($P=0.13$)。

研究四:肺岩宁方结合化疗防治非小细胞肺癌术后复发转移的临床研究。2005—2007 年,观察 191 例Ⅱa~Ⅲb 期非小细胞肺癌术后患者的无瘤生存期及复发转移情况。结果显示,治疗组中位无瘤生存期为 33.13 个月,1 年、2 年、3 年复发转移率分别为 27.84%、43.30%、57.73%;对照组中位无瘤生存期 20.87 个月,1 年、2 年、3 年复发转移率分别为 29.79%、55.32%、73.40%;两组中位无瘤生存期、2 年和 3 年复发转移率有显著性差异($P<0.05$)。

研究五:由于中药颗粒剂克服了传统中药汤剂煎煮费时、服用不便、工艺粗放、质量难以控制等弊端,我们将肺岩宁方改进制备成肺岩宁颗粒,并进一步观察肺岩宁颗粒治疗精气两亏型中晚期非小细胞肺癌的临床疗效和安全性。于 2013—2016 年纳入患者 114 例,结果:①治疗组临床有效率、疾病控制率分别为 6.67%、70.00%,对照组分别为 0、43.33%,差异有统计学意义($P<0.05$);②治疗组功能领域中的躯体功能、情绪功能及总体健康状况积分明显提高($P<0.05$),且与对照组相比,差异有统计学意义($P<0.05$);③治疗后,治疗组症状领域中的气促、咳嗽、疲倦、疼痛和失眠症状积分均明显减少($P<0.05$),且与对照组比较,差异均有统计学意义($P<0.05$)。

以上临床研究均提示肺岩宁方:①可明显提高中位生存期及远期生存率;②可提高近期病灶好转稳定率;③可明显提高生存质量;④能够延长非小细胞肺癌术后的无瘤生存期,抑制其术后复发转移。

(2)实验研究:围绕抗肿瘤生长和转移,体内体外研究相结合,从组织、细胞、基因表达、肺癌干细胞、蛋白组学多层次对本方作用机制进行了系列深入的探讨,证明该方具有多靶点抗肿瘤生长转移的作用,为深入研究中医药抗肺癌机制提供了新思路。

在此学术思想研究过程中,共发表论文 80 余篇,其中 SCI 收录论文 6 篇,1 篇临床论文被 2010 年美国临床肿瘤学会(ASCO)会议接收,并在其网站上登载。本项目获得了 2010 年教育部高等学校优秀成果奖二等奖、2010 年上海市科学技术委员会科学技术进步奖三等奖,以及2011年中华中医药学会科学技术进步奖三等奖等多项荣誉,并于2011年获得国家发明专利授权。

【医案】宋某,男,66岁。2003年7月7日初诊。癌龄12年余。患者2002年10月确诊为右肺腺癌,伴右侧恶性胸腔积液,C-T2N1M1 Ⅳ期。2002年11月—2003年6月行GP方案化疗7次。因气急气促加剧,来我院寻求中医治疗。刻诊:面色少华,咳嗽阵作,腰膝酸软,稍疲乏,动则汗出,微恶寒,纳差,二便平。舌质淡暗、苔薄,脉沉细。

中医辨证:精气两亏,癌毒残留。

治则:益气养精,解毒抗癌。

处方:肺岩宁方加杏仁9g、芦根30g、鱼腥草30g、枇杷叶12g、桃仁9g、葶苈子15g、桂枝9g、鸡内金12g

复诊:至2003年7月21日,咳嗽缓解。间续服上方,如遇便溏,加白扁豆15g;口干,舌质偏红苔少,加北沙参15g、天麦冬各15g。中药肺岩宁方持续治疗,带瘤生存12年,未应用其他治疗方法,生活基本如常。

按语:本例患者确诊时已发现有胸膜、肺门淋巴结转移,且是腺癌,故机体防御能力差,极易发生远处转移,但经肺岩宁方益气养精、解毒抗癌治疗,病灶稳定,病情明显好转。

2. 抗瘤减毒方

【药物组成】生黄芪、灵芝、姜川连、制苍术等5味中药。

【功效】益气养精,清热化湿和胃。

【方解】生黄芪甘,微温,为补气要药,《本草求真》谓其"入肺补气,入表实卫,为补气诸药之最,是以有耆之称"。西医学认为,黄芪具有升高白细胞的作用。灵芝滋补强壮,益气血,补精髓,《神农本草经》载赤芝"益心气,补中,增智慧,不忘",紫芝"利关节,保神,益精气,坚筋骨,好颜色"。灵芝与生黄芪并用,补肾生髓,益气养精扶正,寓补于攻,兼祛其邪。制苍术为使药,系运脾化湿要药。全国著名中医临床学家颜德馨特别推崇苍术。朱震亨云:"苍术治湿,上、中、下皆有可用……故苍术为足阳明经药,气味辛烈,强胃健脾,发谷之气,能径入诸药,疏泄阳明之湿,通行敛涩。"张介宾《本草正》云:"苍术,其性温散,故能发汗宽中,调胃进食。"黄连清中焦湿热,燥湿和胃,对化疗引起的胃纳不馨、泛泛欲呕、舌苔腻等消化道副反应具有明显改善作用,有助于补益中药进一步发挥作用。这是有别于国内诸多学者在化疗期往往单用补益之品独到的治疗经验方药。

【适用范围】中晚期恶性肿瘤患者化疗期间。

【临床和实验研究】

(1)临床研究:我们自2002年1月起对426例患者开展随机对照前瞻性临床研究,对中晚期NSCLC化疗期间予以益气养精扶正为主、清热化湿和胃为佐的治则,口服抗瘤减毒方,有效防治了恶心、呕吐、食欲减退、精神疲乏等化疗毒副反应,并能一定程度降低骨髓抑制的发生,提高近期疗效,明显改善患者的生存质量。

(2)实验研究:采用C57BL/6荷瘤鼠,模拟应用分阶段治疗方法,化疗期间给予抗瘤减毒方,一半给药21后天处死,一半持续给药至自然死亡。结果:①治疗组小鼠瘤重及肺转移发生率显著低于模型对照组($P<0.01$);②治疗组小鼠生存期延长,中位生存时间为$(35 \pm 0.78)$天,与模型组及单纯DDP化疗组相比,差异有显著性($P<0.05$)。结论:抗瘤减毒方结合化疗治疗Lewis肺癌有增强化疗疗效、延长生存期及改善生存质量的作用。

【医案】余某,男,68 岁。2002 年 5 月 8 日初诊。患者因左上肺腺癌在某医院 2 次行 MVP 方案[MMC 10mg,VDS 5mg(第 1、8 天),DDP 130mg]化疗,均产生严重骨髓抑制,白细胞计数降至 $1.2 \times 10^9/L$。第一次化疗后肿块缩小 2.5%。第二次化疗肿块未见明显缩小。两次化疗后,患者明显食欲减退,精神极度疲惫。患者因惧怕化疗毒副反应,而转以中西医结合治疗。刻诊:精神疲惫,食欲减退,口苦,便调,寐可。舌淡苔稍腻,脉细。

中医辨证:精气两亏,中焦湿阻。

治则:益气养精,健脾和胃。

处方:抗瘤减毒方加姜半夏 9g、姜竹茹 9g、炒谷麦芽各 30g。

复诊:经予中药调治半个月,患者食欲增加,精神好转,再予 MVP 方案化疗,结果白细胞计数最低降至 $3.2 \times 10^9/L$,并在 3 天后恢复正常,除化疗第 3、4 天纳食稍减少外,无明显不适,第 28 天复查胸部 CT 提示肿块缩小 39.1%。

按语:该患者在外院化疗两次,毒副反应大,疗效差,可能出现多药耐药。而本次化疗采取与前两次化疗相同的方案和剂量,并服益气养精、清热化湿和胃中药,结果毒副反应减轻,肿块进一步缩小。

3. 骨痛灵(已获专利)

【药物组成】淫羊藿、骨碎补、炙蜈蚣、制川乌、制草乌。

【功效】补肾健骨,化瘀通络。

【方解】骨碎补配炙蜈蚣,补肾活血、通络止痛,为君药。骨碎补具有活血止痛、续筋接骨、温补肾阳、强筋健骨的作用。作为骨科要药,骨碎补药用历史悠久,如《开宝本草》载其"味苦,温,无毒。主破血,止血,补伤折",《药性论》载其"主骨中毒气,风血疼痛……"蜈蚣始载于《神农本草经》,性味辛温、有毒,归肝经。炙蜈蚣为血肉有情之品,具有通络止痛、息风止痉、解毒散结的功效。近代医家张锡纯曾言:"蜈蚣……走窜之力最速,内而脏腑,外而经络,凡气血凝聚之处皆能开之。"淫羊藿在本方中为臣药,归肝肾经,具有补肾阳、强筋骨的功效。制川乌和制草乌温经祛湿,散寒止痛,在本方中为佐药。《金匮要略心典》曰:"寒湿之邪,非麻黄、乌头不能去。"

【适用范围】治疗各种肿瘤导致的骨转移疼痛。

【临床和实验研究】

(1)临床研究:通过对 167 例恶性肿瘤骨转移伴中重度疼痛患者的研究发现,与单纯唑来膦酸钠相比较,加用骨痛灵方患者疼痛评分明显下降,骨代谢指标[血清钙($Ca^{2+}$)、碱性磷酸酶(ALP)、Ⅰ型胶原氨基端延长肽(P1NP)和 β-Ⅰ型胶原羧基端肽(β-CTx)含量]明显下降,提示骨痛灵方联合唑来膦酸是治疗恶性肿瘤骨转移伴中重度疼痛的有效疗法,其作用机制可能与抑制破骨细胞活性有关。

(2)实验研究:建立小鼠肺癌骨转移疼痛模型,采用骨痛灵方干预治疗,通过对病理、细胞、信号通路、细胞因子等研究显示,骨痛灵方:①具有良好的治疗骨转移疼痛的疗效,且对心肝肾无明显毒副作用;②可抑制 Blimp1/Bcl6 通路,抑制破骨细胞的活化,从而缓解肺癌骨转移疼痛;③可能通过减少脊髓 MCP-1 蛋白的表达,抑制中枢敏化,同时促进神经生长因子(NGF)蛋白的表达,修复中枢敏化中受损的神经元而发挥止痛作用;④可调控 MAPK 信号通路 p-JNK、p-p38、p-ERK 蛋白表达,从而缓解疼痛。

【医案】杨某,女,71 岁。2015 年 5 月 17 日初诊。患者 2014 年 5 月胸部 CT 检查示右下肺中央型肺癌可能伴阻塞性炎症,纵隔肺门部分淋巴结增大,两肺多发转移可能。2014年10月经超声支气管镜(EBUS)胸部穿刺病检提示肺腺癌。随后行化疗2次后,胸部CT疗效评估稳定。2015年5月起自觉后背部时有疼痛,胸椎MRI示$T_7 \sim T_{10}$弥漫性椎体信号欠均匀。进行多次胸椎病灶放疗后,行唑来膦酸治疗,每4周1次。患者仍时有后背部疼痛,疼痛可以忍受,但严重影响生活质量。刻诊:乏力,行久则气喘明显,时有干咳,后背部时有疼痛,痛处固定,时较甚,口干,腰酸,胃纳一般,二便调,夜寐安,舌暗红苔少,脉细。

中医辨证:肺肾亏虚,气滞血瘀。

治则:益气养精,解毒抗癌,活血通络止痛。

处方:黄芪30g,北沙参15g,天麦冬各12g,山茱萸15g,生熟地黄各15g,淫羊藿15g,制蜈蚣2g,川草乌各9g,杏仁9g,芦根15g,枇杷叶12g,蛇六谷30g,石上柏30g,干蟾皮6g,八月札12g,鸡内金12g,炒谷麦芽各15g。

复诊:患者服用7剂后,疼痛症状明显缓解,气喘咳嗽减少。随后继续在本方基础上加减运用至今,近半年来患者疼痛症状鲜有发生,病情稳定。

按语:方中黄芪、北沙参、天冬、麦冬益气养阴、滋养肺脾;淫羊藿、山茱萸、生地黄、熟地黄补肾填精、阴阳双补,再配伍理气之八月札,补而不滞,兼抗癌;制蜈蚣、川乌、草乌活血化瘀、通络止痛;杏仁、芦根、枇杷叶润肺止咳,为徐振晔常用药对;干蟾皮、蛇六谷、石上柏解毒消肿抗癌、寒温并用;鸡内金、炒谷芽、炒麦芽顾护胃气、助药运化。全方扶正祛邪并举,共达益气养精、解毒抗癌、活血通络止痛的功效。

4. 抗癌、增效有效组分的研究　近年来,徐振晔带领团队、研究生,开展了抗癌、增效有效组分的研究,如"芪精多糖""芪灵多糖"等。

5. 其他　除此之外,徐振晔根据临床经验研制出一系列治疗其他恶性肿瘤的经验方药,如治疗乳腺癌的乳岩宁方,治疗肝癌的肝癌舒方,治疗胃癌的胃癌舒方,治疗肠癌的抗癌精方,治疗胰腺癌的胰岩宁方,治疗化疗神经末梢损害的经验方等,临床疗效甚好。

(邓海滨　王立芳)

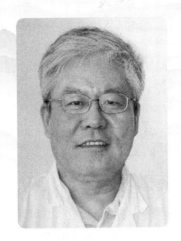

<h1 style="text-align:center">杨金坤</h1>

# 一、个 人 简 介

杨金坤(1955— ),男,上海中医药大学附属龙华医院肿瘤科主任医师,硕士研究生导师。1980年开始至今,从事中医、中西医结合肿瘤临床和实验研究近40年。发表学术论文十数篇,主持、参与完成国家科学技术委员会攻关项目("七五""八五""九五"等)、国家自然科学基金、上海市科学技术委员会及上海市中医药三年行动计划及国家其他重大课题等多项课题研究,以及973计划"基于恶性肿瘤辨证论治的量表评价方法的基础理论研究"项目。先后获得国家中医药管理局、上海中医药大学、上海市卫生局等多个科学技术进步奖项。主编出版的专著《现代中医肿瘤学》获2005年度中华中医药学会科学技术(著作)奖三等奖。

主张以中医理论为指导,辨病辨证相结合,审证求因,有效利用各种现代医学手段,制订个体化综合治疗方案。提倡一切研究工作应当以提高临床整体疗效为最终目的。在同行业中首先主持制订了消化道恶性肿瘤中西医结合诊疗常规,主持成立了以中医为核心的消化系统恶性肿瘤多学科协作组,包括肿瘤科(以及肿瘤综合治疗科)、外科、消化内科、放疗科、病理科、放射科、超声科、内镜科在内,在消化系统恶性肿瘤中西医结合诊疗规范化道路上,迈出了具有标志性的坚实的一步。

# 二、临 床 经 验

胰腺癌术后营养不良临床十分常见,主要症见食欲减退,厌油腻,进食后中上腹饱胀,大便频次、溏薄,甚至水样泻。患者消瘦乏力,严重影响生活质量,主要与胰腺以及部分小肠功能缺失有关。中医可归之于虚损范畴,其病机以脏腑亏损、气血阴阳不足为主,脏腑亏虚以脾虚、脾肾阳虚最为常见,具体治疗则以平衡阴阳最为要紧,阴平阳秘,气血自生。

【医案】王某,男,69岁。2018年9月19日初诊。患者于2018年5月31日在外院接受胰十二指肠切除术,术后病理为胰头颈部导管腺癌,中 - 低分化,侵犯胰周脂肪组织,胆总管(+),N(+),V(-),LN8/16(+)。术前CA19-9 495.9U/ml。术后GS方案辅助化疗3个疗程,末次化疗时间 2018 年 9 月 13 日。当时 CA19-9 43.3U/ml。因消瘦、虚弱，化疗难以为继，转诊我科求中医药治疗。既往史无其他特殊。刻下患者消瘦，精神委顿、焦虑，诉乏力，大便溏薄，伴腹中隐隐抽痛，察面色少华略晦暗，舌瘦质淡，苔薄少，脉细。

中医辨证：气阴两虚，水湿内停。

治则：益气养阴，温化水湿。

处方：生黄芪 9g，太子参 12g，生地黄 9g，蔻仁（后下）3g，石韦 30g，香附 9g，煅瓦楞子 30g，木馒头 30g，生牡蛎（先煎）30g，夏枯草 9g，生薏苡仁 30g，怀山药 30g，桂枝 9g，泽泻 15g，猪苓 15g，山茱萸 9g，煅龙骨 15g，炒谷麦芽各 9g。

二诊：2018 年 10 月 17 日。初诊后 2018 年 9 月外院复查腹部 CT 提示重度脂肪肝，肠系膜淋巴结略大。腹中隐痛不适消失，纳可，大便溏，肠鸣，神疲乏力，下肢肿胀，贫血貌，舌质淡，苔光，脉细。守前治法，加强益气养阴和温阳健脾。

处方：生黄芪 30g，太子参 12g，生地黄 9g，蔻仁（后下）3g，石韦 30g，香附 9g，煅瓦楞子 30g，白芥子 18g，木馒头 30g，蛇六谷（先煎）15g，生牡蛎（先煎）30g，夏枯草 9g，怀山药 30g，龟甲（先煎）15g，熟附块 30g，桂枝 9g，猪苓 9g，泽泻 9g，炒白术 30g，焦楂曲各 9g。

三诊：2018 年 11 月 14 日。诉怕冷，纳可，皮肤干燥；察苔少，舌质红，脉细。守前方改熟附块 15g，加炮姜 9g。

再诊：2019 年 1 月 9 日。精神好转，谈笑有声，纳可，无腹胀腹痛，大便薄，下肢不肿，舌质淡，苔少，脉细。宜益气养阴，平衡阴阳，理气和胃。

处方：生黄芪 15g，太子参 12g，生地黄 9g，蔻仁（后下）3g，柴胡 9g，石韦 30g，香附 9g，乌梅 9g，怀山药 30g，龟甲（先煎）15g，熟附块 15g，桂枝 9g，山茱萸 9g，煅龙骨 15g，赤石脂 15g，白芍 15g，防风 9g，炒白术 30g，焦楂曲各 9g，炒谷麦芽各 9g。

按语：《黄帝内经》云："精气夺则虚。"精气即气血。本例胰腺癌术后化疗后出现的虚损，乃是短时间内骤然形成，虽然不同于"五劳六极七伤"，但究其本源，依然是因为手术和化疗造成的气血损伤、脏腑亏虚。"虚则补之"，然气血脏腑之虚损，往往伴随阴阳失衡，治疗上难以骤然获效，而在逐渐调补过程中，维护机体阴阳平衡尤显重要，"阴平阳秘"者生。《景岳全书》云："又有阳失阴而离者，非补阴何以收散亡之气？水失火而败者，非补火何以苏垂寂之阴？此又阴阳相济之妙用也。故善补阳者，必于阴中求阳，则阳得阴助而生化无穷；善补阴者，必于阳中求阴，则阴得阳升而泉源不竭。"本病例就诊时既见气阴两虚之乏力虚弱、舌苔薄少不润之象，又见畏寒便溏、下肢水肿之阳弱湿困之症，加之手术之创伤、化疗之戕伐，邪毒未清，阴阳相格，所谓"孤阴不长，独阳不生"，遣方用药必须注重阴阳相济而生，即于阴中求阳，于阳中求阴。所用方药，以黄芪、太子参益气，以生地黄、山药滋阴而气阴同治，又以五苓散通阳利水，兼以木馒头、牡蛎、夏枯草解毒散结，以白芥子祛痰抗癌，以石韦、香附、蔻仁、生薏苡仁、谷麦芽等和胃，共成一方，扶正祛邪兼顾。然患者阴虚阳弱并存，仍当以扶正为主，复诊加龟甲、附子。龟甲乃血肉有情之品，气味厚浊，纯阴补水，朱震亨论龟甲"补阴，主阴血不足，去瘀血……治劳倦，四肢无力"；附子辛温雄壮，大能补阳救逆，《本草正义》称其"通行十二经纯阳之要药"；两药同用，合以山茱萸、煅龙骨之填精收敛，寓阴中求阳、阳中求阴之义，以达阴阳相济而生的功效。

## 三、经　验　方

### 培元消毒饮治疗胃癌、大肠癌

【药物组成】黄芪、党参、炒白术、姜半夏、茯苓、青皮、陈皮、红藤、菝葜、藤梨根、野葡萄藤、生牡蛎、夏枯草、山茱萸、煅龙骨、炒谷芽、炒麦芽。

【治则】培元固本，解毒消癌。

【方解】方中以黄芪合六君子汤益气和胃，以山茱萸、煅龙骨填精固肾，兼顾先天、后天之本，是为益元固本，为君药；以红藤、菝葜、藤梨根、野葡萄藤清热解毒，牡蛎、夏枯草散结消癌，此六味一组，乃我科长年积累，经临床和实验研究证实，对胃癌、大肠癌等消化系统恶性肿瘤施之有效的辨病协定组药，共为方中臣药；谷芽、麦芽和胃安中，调和诸药，为方中佐使。另外，方中生牡蛎、煅龙骨乃血肉有情之品，一生一煅，煅者微温而生者咸凉，一散一收，收者固本而散者祛邪，得中医药组方之要旨。合而观之，此方标本兼顾，药物组成和运用充分体现了以中医基础理论为核心，辨病辨证相结合的精神实质。

【适用范围】本方可作为胃癌、大肠癌术后患者长期服用的基础方、核心方。胃癌、大肠癌术后预防转移复发是提高整体疗效的关键之一。此方中六君子合谷麦芽既有良好的和胃之效，亦具有较好的纠正他药偏性、毒性的作用，长期服药耐受性好。此方略加化裁可运用于患者化疗阶段，具有增效解毒之效；亦可作为基础方加减化裁，用于消化系统其他恶性肿瘤的中医药治疗，如胰腺癌、胆囊癌等晚期病例的治疗。方中诸药相合，性味平和，临证结合具体患者不同证型化裁使用，如夹湿热者，热重可加石韦、黄连，湿重可加威灵仙、厚朴，湿热并重者可加虎杖；如胃阴虚者，去半夏、茯苓、青陈皮，改党参为太子参，另加麦冬、生地黄、蔻仁，兼有热象者酌加黄连、柴胡、牡丹皮；如肝肾不足者，可酌加二至、二仙、补骨脂等；如针对胆胰恶性肿瘤之湿热，又可加茵陈、金钱草、虎杖为用；如针对带瘤病例，则可酌情加用莪术、薜荔果、蛇六谷、山慈菇、干蟾皮等辨病抑癌之剂。

【医案】陆某，女，56岁。2011年6月21日初诊。胃癌术后3个月。患者素有夜寐不佳及间歇性中上腹部不适，甚至泛酸嗳气等症，往往经休息或对症用药后可缓解，未引起足够重视，至2011年1月起上症反复且难以缓解。2011年3月在当地医院接受胃镜检查，活检病理提示胃癌；2011年3月26日接受胃癌根治术，术后病理为胃体后壁低分化腺癌，部分印戒细胞癌，pT2N3aM0，Ⅲa期。术后在当地医院接受辅助化疗，奥沙利铂200mg d1 ivgtt+替吉奥40mg bid po d1~14/q3w，治疗3个疗程后出现Ⅲ度骨髓抑制及Ⅰ度肝损害，经治疗好转后为求中西医结合治疗就诊我科。来时诉易乏力，夜寐欠佳，易早醒不易复睡，纳可，二便如常，无显著腹胀腹痛，体重稳定；察舌质淡红，苔薄白，脉细濡。

西医诊断：胃癌术后（胃体低分化腺癌，pT2N3aM0，Ⅲa期）。

中医诊断：脾气虚。

治法：健脾益气，解毒散结。

处方：生黄芪30g，太子参15g，炒白术9g，姜半夏9g，茯苓30g，青陈皮各5g，红藤30g，菝葜30g，藤梨根30g，野葡萄藤30g，生牡蛎（先煎）30g，夏枯草9g，八月札15g，香附9g，田基黄30g，女贞子30g，山茱萸9g，煅龙骨15g，炒谷麦芽各9g。诸药水煎300ml，分次温服，每日1剂。

如上治疗后,患者仅出现白细胞Ⅱ度骨髓抑制,且中药汤剂口服耐受好。此后化疗改为替吉奥单药口服继续进行4个疗程,于2011年9月顺利完成辅助化疗,同时中医药汤剂口服,守原方加减化裁,期间再未发生过肝损害和骨髓抑制。后按照诊疗规范定期复查,坚持中医药治疗至今,患者一般情况良好,无肿瘤复发转移。

2018年9月复诊:诉间有嘈杂,食后易胀,行胃镜复查提示吻合口增生性溃疡灶,胃潴留。活检病理提示黏膜炎,未及肿瘤情况,腹部CT及肿瘤标志物检查也未发现显著异常。舌质略偏红,苔薄少,脉细。以培元消毒饮化裁口服,并嘱3个月后复查。

处方:生黄芪30g,太子参12g,生地黄9g,蔻仁(后下)3g,柴胡9g,石韦30g,香附9g,煅瓦楞子30g,蒲公英30g,赤石脂15g,白芍15g,虎杖30g,乌梅9g,生蒲黄9g,仙鹤草30g,煅龙骨15g,山茱萸9g,八月札15g,丹参30g,炒谷麦芽各9g。每日1剂,水煎分服。

2018年12月复诊:诉嘈杂已消失,无显著腹胀腹痛,体重稳定,完如常人,胃镜提示慢性残胃炎,吻合口炎,未见增生性溃疡,无胃潴留表现,活检病理示黏膜慢性炎。察舌淡红,苔薄白,脉细濡,继以前方化裁如下服用,嘱门诊随访,定期复查。

处方:生黄芪30g,太子参12g,生地黄9g,蔻仁(后下)3g,柴胡9g,石韦30g,香附9g,煅瓦楞子30g,蒲公英30g,赤石脂15g,白芍15g,乌梅9g,女贞子30g,生白术18g,威灵仙30g,煅龙骨15g,山茱萸9g八月札15g,炒谷麦芽各9g。每日1剂,水煎分服。

随访:该患者术后无病生存已逾7年,可谓临床治愈。此后的随访复查主要是警惕残胃癌的发生,中医药治疗扶正为主,结合辨证则以内科处方化裁为宜。

## 四、医　话

痰、毒、瘀三者是比较公认的恶性肿瘤中医病机因子。它们既可以是癌症发生发展的病因,也可以是机体患癌后的病理产物,而后者又反作用于机体,导致各种相关并发症而使病情进展、恶化,其中"痰"更是备受医家关注。尤其对于消化系统恶性肿瘤如胃癌、大肠癌、胰腺癌等而言,痰的因素首当其冲,因为消化系统肿瘤与脾胃运化密切相关。中医基础理论认为,痰主要是因为脾胃运化失职而产生的。因此,癌症中医治疗的化痰法应运而生。

在癌症的中医药治疗中,"化痰"可有广义、狭义之别。广义者,涵盖了从理论到实践的整个过程,如通过对中医肿瘤病理机制体系中痰因素的认识和研究,治疗上则可以贯穿始终,既包括对癌前疾病的防治,也包括防止术后复发转移的用药,还包括了对晚期病例肿瘤本身的治疗和对带瘤患者相关并发症的防治,也就是包括了所谓的无形之痰和有形之痰的认识和治疗。狭义而言,则是指对癌症患者痰的具体治疗,也就是针对具体的有形癌肿的从痰论治。

痰,固然有寒热之别,但鉴于癌肿有形,往往深在脏腑,以及迁延难愈的特点,则多辨为阴性之物,故针对癌肿的化痰治疗,大多宜以温化为主,尤其是消化系统肿瘤。故而临证多用半夏、南星、蛇六谷、白芥子等,甚至伍以桂枝、细辛、附子等辛温辛热之品,特别是附子之辛热,既有温化痰结之效,更具温阳扶正之效,且现代药理研究也发现附子具有增强其他药物效果的作用,可谓妙药。桂枝、细辛则具良好的温通经络之效,对于因痰(癌肿)所致之经脉不通、气机不畅之肿、之痛,伍以川芎、车前子、茯苓、延胡索等常常有良好的治疗作用,且不失古意,临床常用。

至于临证所见之热痰证,也是在上述之义上配伍或加强清热解毒、滋阴清热之品治之,此又是辨病辨证相结合的意思,充分体现了谨守病机的中医诊治原则。常协同使用的药物如蒲公英、虎杖、马鞭草、知母、浙贝母、天花粉、玄参等,再不赘述。

发生于腹盆腔的黏液腺癌,晚期往往会出现程度不同的腹腔积液,虽然疾病进展相对缓慢,但大多化疗无效,而中医药化痰法治疗常可获效,使得疾病无进展生存期延长,甚至积液减少、症状改善。此类病例的治疗则大多以温化痰饮的治法为主,尤其是附子、白芥子、蛇六谷诸药的运用。

白芥子、附子又是治疗无形之痰的常用药物。白芥子辛温,归肺、胃经,具有温肺祛痰、利气散寒、通络止痛之效。《丹溪心法》云:"痰在胁下……非白芥子莫能达。"《本草蒙筌》白芥子条云:"皮里膜外痰涎,必用引达。"《药品化义》云:"白芥子……专开结痰,痰属热者能解,属寒者能散。痰在皮里膜外非此不达,在四肢两胁非此不通。"附子甘辛大热,归心脾肾经,具有回阳补火之效,尤擅于振奋久病之阳,辅以黄芪、党参则扶正力巨,有类于西医学免疫治疗之策略。而根据中医基础理论,痰乃机体尤其是脾肾两脏对水液运化不良而产生的病理产物,所以对于治疗无形之痰,重点当在补益脾肾之阳而助运化,兼以通利三焦上下之气机,白芥子、附子之用最恰当不过。

# 五、古 方 经 验

## 大黄附子细辛汤

【方名】大黄附子汤

【出典】《金匮要略·腹满寒疝宿食病脉证治》。书中原文云:"胁下偏痛,发热,其脉紧弦,此寒也,以温药下之,宜大黄附子汤。"

【药物组成】大黄三两,附子三枚(炮),细辛二两(或作三两)。(《医宗金鉴·删补名医方论》:大黄二两,附子(炮)二枚,细辛二两。)上三味,以水五升,煮取二升,分温三服;若强人煮二升半,分温三服。服后如人行四五里,进一服。

该方温阳散寒,泻结行滞,被称为温下之祖方。方中附子辛热,温阳祛寒,佐以细辛除寒散结,更借大黄涤荡积滞。《医宗金鉴》引张璐云:"大黄附子汤用细辛佐附子以攻胁下寒结,即兼大黄之寒以导之。寒热合用,温攻并施。此圣法昭然,不可思议者也。"

【适用范围】主治寒积里实证。然仲景在《金匮要略·腹满寒疝宿食病脉证治》章节总则里提到:"趺阳脉微弦,法当腹满,不满者必便难,两胠疼痛,此虚寒从下上也,当以温药服之。""病者腹满,按之不痛为虚,痛者为实,可下之。""腹满时减,复如故,此为寒,当与温药。"可以看出,所谓寒积之寒,乃有虚寒一义。

【现代临床使用经验】发生在腹盆腔之内的原发性恶性肿瘤如胃癌、大肠癌、卵巢癌、胰腺癌、胆囊癌等,以及继发性恶性肿瘤,如网膜、肠系膜、腹膜后淋巴结等处的转移性癌,往往会导致不同程度的消化道梗阻、腹盆腔积液等并发症。此类患者常常出现腹胀腹痛、大便不通或不畅等症状,而且往往已属疾病晚期,阳气已衰而邪实不减,出现寒热虚实交互夹杂、相互搏结之征象。此时患者体内的癌病灶以及腹盆腔积液是为有形积滞,一方面久病而脾肾阳虚,一方面有形之积滞会阻遏阳气而失其运化之功,治疗则温下法正当其时。气虚甚者,合用黄芪、党参、白术、茯苓;阳虚甚者,可配伍干姜、桂枝;水湿盛者,合五苓散、冬瓜子、车前子、陈葫芦壳;痰湿盛者,予莱菔子、白芥子;痛者,予延胡索;胀者,予大腹皮;气结于内,攻胀作痛有如里急,便意频频而滞下者,予赤石脂、白芍、香附舒肝缓急,寓敛于泻;邪毒盛者,可予白花蛇舌草、蒲公英;等等,均可结合辨证以大黄附子汤为核心施治。当然作为泻下攻邪之剂,自当中病而止,不可泻下太过,更伤正气。

另外,对于难以耐受口服用药的患者,可结合辨证及上述加减化裁,采用导管内滴注肠道给药,对于伴有不全梗阻的患者尤其适宜,可以起到急则救其标的作用。而且,对于无明确病灶而症状明显的,术后、放化疗后胃肠道功能紊乱而出现上述症状者,亦同样可用大黄附子汤改善症状。

关于细辛的用药剂量,据临床观察,复方中细辛 6g 每日 1 剂可较长时间服用而未见不良反应,9g 每日 1 剂的处方在较短时间内亦未观察到显著不良反应。

## 六、用 药 经 验

### (一) 单味药

1. 桂枝　《金匮要略·痰饮咳嗽病脉证并治》云:"病痰饮者,当以温药和之。心下有痰饮,胸胁支满,目眩,苓桂术甘汤主之。"《金匮要略·妇人妊娠病脉证并治》云:"妇人宿有癥病……当下其癥,桂枝茯苓丸主之。"仲景这两节论述使我们在癌症治疗中受益匪浅。

桂枝,古称桂,辛甘性温,归膀胱、心、肺经。自古至今,作为中药的桂,有肉桂、桂心、牡桂、菌桂、官桂、桂枝等不同称谓和相应不同的用法差异,但桂枝用处最广,最具代表性。《说文解字》称:"桂,江南木,百药之长。"《名医别录》载:"(桂)主温中,利肝肺气,心腹寒热冷疾……通血脉,理疏不足,宣导百药……"《本经疏证》总结桂枝:"其用之之道有六:曰和营,曰通阳,曰利水,曰下气,曰行瘀,曰补中。"

不论痰、瘀、毒三种邪气如何变化多端、错综复杂,癌症总不过是气血之病,而桂枝一药能温、能通、能和,正是气血所宜。癌肿又为有形之阴邪,总有阻遏阳气、妨碍营卫之嫌。临证时见到患者内有郁结,而无阴津亏虚或显著热象者,均可组方施用。具体而言,对于中阳不振、腹中隐痛者,可取小建中汤义而用桂枝;脾胃虚寒、湿阻中焦而见舌淡苔白厚腻者,可取胃苓汤义而用桂枝;湿热黄疸者,则可取茵陈五苓散义而用桂枝;水湿浸渍而见肢肿腹水形成者,又可取五苓散义而用桂枝,诸如此类等等,都是消化系统恶性肿瘤常见并发症,桂枝一药不可或缺。又如针对癌性疼痛,各家对活血化瘀药往往慎之又慎,却可以用通经活络药佐以桂枝而获效,所谓"百药之长",所谓"宣导百药",确有其效。

2. 蛇六谷　书名蒟蒻,一般认为最早见载于宋代《开宝本草》,一名蒟蒻头,生吴蜀之地,辛寒有毒。可外用,也可口服。现代中药研究指明,蛇六谷乃是天南星科魔芋的块茎。该药自 20 世纪末以来渐受中医肿瘤科重视。现代药理研究表明,其主要成分葡甘露聚糖具有一定的抑癌作用。现代一般认为其味辛,性温,有毒,作为具有化痰作用的抗癌药物被广泛使用。

该药我们最早多用于颅内恶性肿瘤如胶质瘤、转移性癌的辨病治疗,后来发现在消化系统恶性肿瘤的治疗中也有效。对于后者,无论手术与否,大多都具有脾虚基础,而脾虚易生痰又成为一个潜在病因病机,故而化痰类药物在胃癌、大肠癌、胰腺癌等消化系统恶性肿瘤的治疗中具有不可替代的作用。蛇六谷就是其中之一,可以说是辨病辨证相结合用药的典型。与同为天南星科的半夏、天南星不同,蛇六谷虽无半夏之和胃作用,但其毒性远远小于生半夏和生南星,且少天南星温燥之弊,此三者可交替或联合使用。

蛇六谷一般可用到每剂 15~30g,需要先煎并久煎 2 小时,煎成后如黏冻状,犹如痰涎一般,符合中医的取类比象、同气相求原理,且其滑利之性也可见一斑,经临床观察,患者较长时间服用未见显著不良反应。主要用于带瘤的晚期病例,特别是胃癌、胰腺癌等消化系统恶性肿瘤,辨证兼有痰湿证者尤为常用。对于无显著痰湿证的带瘤患者,则在刻下证的方药中加用蛇六谷,并辅以青陈皮、谷麦芽和胃。

（二）药对——石韦与香附

此药对为经验用药,适用于慢性胃炎、残胃炎之有湿热证者,也可配合辨证通用于无显著阴虚证者,也适用于胃癌未手术切除而证见嘈杂吞酸、嗳气中满之具湿热证者。尤其适合于具有上证而兼见肝郁气滞或肝木犯胃证,以及女性患者。

石韦,味苦、甘,性凉,归肺、膀胱经,具有渗湿通淋、清肺泄热、凉血止血之效,现代药理研究表明具有一定的抗菌抗病毒作用。香附,味辛、微苦、微甘,性平,归肝、三焦经,具有行气解郁、调经止痛作用,又有女科圣药之称,现代药理研究也表明具有抗菌消炎和抗肿瘤作用。二者合用,具有清热渗湿、疏肝解郁、理气和胃之效,较之于蒲公英、黄连、吴茱萸之苦寒温燥,更适用于较长时间服用而无败胃伤津之嫌。

《金匮要略论注》云:"癥之成必挟湿热为窠囊。"所以,对于胃癌未手术的患者,此对药清热渗湿、舒肝和胃,同样具有辨病辨证相结合的意味。常用剂量石韦 30g,香附 9~12g。脾气虚者,合以黄芪、六君子汤;肝旺者,合以柴胡、栀子、牡丹皮;湿重者,合以苍术、厚朴;热重者,合以黄连、蒲公英;阴虚者,合以生地黄、石斛、女贞子;有癌肿及食积者,合以莪术、枳实。

（三）组药——仙茅、仙灵脾、知母、黄柏

此组药化裁于名方二仙汤,去掉了原方中的巴戟天、当归。二仙汤原为治疗妇女围绝经期高血压而设,具有补肾泻火、调理冲任之效。因其疗效显著,并经临床和实验验证具有调节人体性激素水平的作用,而广受肯定。方中仙茅辛热,归肾经,具有温肾壮阳、祛寒除湿之效;仙灵脾(即淫羊藿)辛甘而温,归肝肾二经,具有补肾壮阳、祛风除湿之效,二者相合主扶阳。知母苦甘而寒,归肺胃肾三经,具有清热泻火、滋阴润燥之效;黄柏苦寒,归心肝胃大肠诸经,具有清热燥湿、泻火解毒之效,二者合主益阴。四味药分阴阳二组,相济而成,临证运用可分别调整剂量达到阴阳平衡。

此组药物之应用主要取二仙方平衡阴阳,调节内分泌的作用。用之之道有三:一是用于某些与机体性激素水平相关的恶性肿瘤,如女性乳腺癌、卵巢癌和男性前列腺癌等,可作为辨病用药长期服用;一是用于处围绝经期阶段发病的女性癌症患者,具有改善围绝经期综合征冲任不调相关症状的作用,符合中医药治病以人为本的整体观;一是作为治疗肿瘤患者伴有肾虚有火征象如眩晕耳鸣、腰膝酸软、烦躁不安等的首选组药,可起到温阳补肾、益阴清热的作用。

（高 峰）

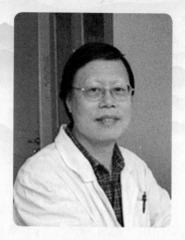

# 郑 坚

## 一、个人简介

郑坚（1958—），男，出生于上海市，毕业于上海中医学院中医系。现为上海中医药大学附属龙华医院肿瘤科主任医师，硕士研究生导师。先后师从瞿永华、上海市名中医邱佳信。现兼任中国医师协会中西医结合肿瘤专家委员会委员、中国中西医结合学会肿瘤专业委员会委员等。先后培养硕士研究生近20名。

从事中医、中西医结合防治恶性肿瘤的临床与研究工作30余年，秉承中医传统，突出中医特色，重视中西医结合，擅长中医辨证论治和中西医结合治疗消化道恶性肿瘤，提倡个体化综合治疗以提高临床整体疗效。

先后参加国家科学技术委员会"七五""八五""九五"攻关计划、国家自然科学基金委员会、国家中医药管理局、上海市科学技术委员会的肿瘤基础研究与临床研究项目。主持吴阶平医学基金会临床科研专项资助的恶性肿瘤患者心理因素及其中医证型的相关性研究。先后荣获上海市中西医结合学会科学技术奖一等奖、中华医学会科学技术奖三等奖、上海市科学技术奖三等奖、国家中医药管理局中医药科学技术进步奖二等奖和三等奖。曾以第一副主编编著《现代中医肿瘤学》，荣获中华中医药学会科学技术（著作）奖三等奖。参加编著《中医治疗恶性肿瘤》，发表论文30余篇，两次获中国临床肿瘤协会（CSCO）学术年会中医药临床肿瘤学基金优秀论文奖。曾荣获上海市卫生局先进个人，其团队（中西医结合肿瘤专科）荣获上海市模范集体。

## 二、经 验 方

### 双参疏利方

【药物组成】太子参、党参、生白术、茯苓、陈皮、姜半夏、岩柏、马兰根、红藤、藤梨根、生栀子、茵陈、八月札、香橼、夏枯草、山药、葛根、甘草。

【功效】健脾益气，疏利肝胆，清热散结。

【方解】方中太子参、党参、生白术、茯苓健脾益气,合四君子汤之意为君,其中太子参、党参共用以增强益气健脾之功,且补而不腻,温而不燥,同时现代中药药理研究提示太子参、生白术具有对恶性肿瘤细胞毒和反突变作用,寓攻于补,补中自有攻意。陈皮、半夏理气化痰,醒脾和胃;岩柏、马兰根、红藤、藤梨根清热解毒,散结消肿,均兼治标,以攻热毒痰湿之标,邪去正自安,辅君药调脾胃之本。生栀子苦寒泄降,清三焦火,配茵陈清泄肝胆,利湿退黄;八月札、香橼疏肝利气,通理和胃,调畅气机;皆佐君臣以清泄疏利肝胆。夏枯草清肝火,散郁结,引诸药入肝经,疏肝利胆调气,清泄郁热结滞;山药性味甘平,助脾气,益胃阴,不滞脾胃;葛根性味辛甘,用以升发清阳,鼓舞脾胃之气;此三药携甘草共为使,调和诸药。本方双参同台,补泻共用,协同药力,共奏健脾益气、疏利肝胆、清热散结之效。

【适用范围】本方为治疗肝胆癥积之经验方剂。适用于肝胆系统恶性肿瘤见右胁肿硬疼痛,消瘦乏力,纳差腹胀,或有黄疸的患者。

【临证加减】临床运用时,可把握方义随证加减。如脾虚甚者,则可加黄芪、薏苡仁、白扁豆、莲肉;如湿热壅盛,可去山药、葛根,加金钱草、黄芩、黄连、蒲公英;如气滞甚,常加柴胡、大腹皮、枳壳;血瘀者,酌加莪术、三棱、水蛭;痛甚者,加用延胡索、川楝子、白芍;阴虚者,配用鳖甲、生地黄、枸杞、女贞子、墨旱莲。肝胆肿瘤迁延日久多有变证,如并发黄疸者,可酌加金钱草、大黄;并发出血者,常加仙鹤草、血见愁、白茅根;并发腹水肢肿者,加用车前子、冬瓜皮、猪苓、泽泻。对于癌毒深重者,可结合现代药理研究及临床辨证,加用白花蛇舌草、芙蓉叶、龙葵、蛇莓、半枝莲、半边莲等清热解毒类中药,也可加生牡蛎、山慈菇、制南星等增强化痰软坚之功。若正气尚耐攻伐,可酌加干蟾皮、土鳖虫、穿山甲、露蜂房等虫类散结通利之品。

【医案】

医案举例一

曹某,女,51岁。2016年5月26日初诊。患者2016年3月初无明显诱因出现食欲下降,食后腹胀,厌油腻,阵发性右上腹部疼痛不适,无恶心呕吐,无黑便,未予重视。5月初腹胀腹痛加重,并出现全身皮肤黄染,尿色黄赤,遂至长海医院就诊。查CEA 17ng/ml,CA19-9>1 000U/ml,AFP正常。上腹部MRI提示肝门部占位,肝内胆管扩张,考虑胆管癌。因影像学提示无手术治疗指征,遂行经皮肝穿刺胆道引流术,并行保肝退黄等相关治疗,症状改善不佳,且患者饮食状况及体重每况愈下,来门诊求治。刻下:纳呆,腹胀,右上腹时有疼痛,身目黄染,口干口苦,无恶心呕吐,小便黄赤、短少,大便秘结,呈陶土色,2~3日一行,性情急躁,入睡困难,睡后易醒。无发热恶寒,无头痛头晕。舌质红,舌体偏大,边有齿痕,苔黄腻,脉弦数。

西医诊断:肝门部恶性肿瘤,胆管癌,阻塞性黄疸。

中医辨证:肝郁脾虚,湿热蕴结。

治法:健脾益气,疏肝利胆,清热化湿,软坚散结。

处方:四君子汤合茵陈蒿汤加减。党参15g,生白术12g,茯苓30g,陈皮9g,半夏9g,茵陈15g,生栀子15g,金钱草15g,岩柏15g,马兰根15g,夏枯草9g,生牡蛎(先煎)30g,天龙5g,山慈菇9g,鳖甲15g,白花蛇舌草15g,半枝莲15g,八月札15g,川朴9g,枳实12g,土茯苓15g,生薏苡仁15g,莪术15g,三棱12g,红藤30g,藤梨根30g,炙甘草3g,大枣9g,淮小麦15g,生山楂9g。

二诊:2016年6月18日。患者已行胆管支架置入术。刻下:情绪较前平稳,身目黄染有所减退,口干口苦基本缓解,进食量较前略有增加,食后腹胀减轻,仍时有腹痛,无恶心呕吐,小便色黄,尿量可,大便日行1次、成形色黄,睡眠改善。舌红、边有齿痕,苔薄黄,脉细弦。

处方:原方去川朴、枳实,改金钱草30g、山慈菇12g、岩柏30g、马兰根30g,加蛇六谷15g、白芍30g、柴胡9g、丹参12g。

三诊:2016年7月10日。患者身目黄染明显消退,胃纳渐复,腹胀腹痛减轻,小便色黄量可,大便每日1次、色黄成形,睡眠可,无发热头痛。舌红、边有齿痕,苔薄白,脉细。

处方:双参疏利方加减。太子参9g,党参12g,生白术9g,茯苓15g,陈皮9g,姜半夏9g,岩柏30g,马兰根30g,红藤30g,藤梨根30g,生黄芪15g,生薏苡仁15g,茵陈15g,生栀子9g,金钱草15g,土茯苓15g,莪术15g,天龙5g,夏枯草12g,山慈菇12g,蛇六谷15g,怀山药15g,女贞子12g,墨旱莲12g,鳖甲15g,八月札15g,生山楂9g,川楝子15g,延胡索15g。

按语:《医宗必读》谓:"积之成者,正气不足,而后邪气踞之。"本例患者病程迁延,脾胃受损,正气不足,运化无力,水饮内停,致使湿邪积聚,郁而化热,湿热蕴结,气机不畅,易致痰凝血瘀,湿热、痰浊、血瘀壅滞,聚而成积。《素问·五运行大论》曰:"气有余,则制己所胜而侮所不胜;其不及,则己所不胜侮而乘之,己所胜轻而侮之。"木为土所不胜,土虚木乘,肝胆疏泄失常,胆汁不循常道,浸淫肌肤,下注膀胱,以使身目小便俱黄。此病本虚标实,虚实错杂,遵循"治病求本"之原则,治以健脾益气为大法,俾脾胃健运,诸证可却。《医宗必读》云:"胃气一败,百药难施。"有胃气则生,无胃气则死。故全方以四君子汤健脾益气为君,顾护胃气,并配以生薏苡仁健脾渗湿。《金匮要略·黄疸病脉证并治》云:"谷疸之为病,寒热不食,食即头眩,心胸不安,久久发黄为谷疸,茵陈蒿汤主之。"因此以茵陈蒿汤为臣,清热化湿,利胆退黄,加用金钱草、土茯苓、岩柏、马兰根清热解毒,增强清利肝胆之效。肝主疏泄,气机畅达,则湿化瘀散,胃气得复。方用八月札、川朴、枳实调畅气机,并佐以鳖甲、莪术、三棱活血化瘀,山慈菇、夏枯草、生牡蛎、天龙软坚散结,白花蛇舌草、半枝莲、红藤、藤梨根清热解毒以治其标。最后加甘麦大枣汤养心安神,平抚患者情绪,同时能够和中缓急,调和诸药。诸药合用,共奏健脾疏肝、利湿退黄、软坚散结之功。

患者经胆道支架置入,胆汁得以循常道而出,肝胆疏利,邪有出路,故增加金钱草、山慈菇、岩柏、马兰根用量,并加用蛇六谷清热解毒、软坚散结以利祛邪,配以白芍柔肝缓急,合方中甘草调和肝脾。之后患者黄疸渐退,饮食恢复,处方以经验方双参疏利方加减化裁,以应其效。

本案患者初治主诉繁多,病情深重,应抓住主要矛盾,以顾护胃气为要,从而改善患者全身情况,使患者得以耐受进一步的治疗。胆道支架置入后,在健脾益肾的基础上,加强病因治疗,以期抑制肿瘤细胞的生长及扩散,使机体功能得到改善和恢复,为进一步的中西医结合治疗创造机会,从而使患者生存期的延长成为可能。

医案举例二

周某,男,74岁。2014年4月28日初诊。患者于2014年2月24日在某医院行右半结肠癌根治术。术后病理示(右半结肠)溃疡型腺癌,分化Ⅱ~Ⅲ级,癌组织浸润肠壁全层及周围纤维脂肪组织,两切缘未见癌累及。检出淋巴结共2/26(+),其中回盲部淋巴结10枚,见2枚癌转移;回肠旁淋巴结检出5枚,肠系膜根部淋巴结11枚,均未见癌转移。术后患者行mFOLFOX6方案化疗2次。刻下:乏力,纳差,食后脘腹稍胀,无腹痛,无恶心呕吐,解便不畅,日行2~3次,大便不成形,小便利,夜寐安。舌质暗红、边有齿痕,苔薄腻,脉沉细。

西医诊断:右半结肠癌术后(p-T4aN1bM0,ⅢB期)。

中医辨证:脾气亏虚,湿热阻滞。

治法:健脾益气,清热化湿。

处方:太四君子汤加减。太子参12g,炒白术15g,茯苓15g,陈皮9g,姜半夏9g,天龙5g,夏枯草9g,生牡蛎(先煎)15g,红藤30g,藤梨根30g,菝葜30g,野葡萄藤30g,生薏苡仁15g,生黄芪15g,枸杞12g,女贞子9g,墨旱莲9g,炙甘草3g,大枣9g,淮小麦15g,龙葵15g,蛇莓15g,莪术15g,川朴9g,苍术9g,黄芩12g,葛根15g,鳖甲15g。

二诊:2014年5月30日。患者完成4次化疗,近日查谷丙转氨酶131ng/ml,谷草转氨酶102ng/ml,其余肝功能指标正常,否认病毒性肝炎病史。就诊时胃纳不振,疲乏,无腹痛腹胀,无恶心呕吐,大便改善,日行1~2次,基本成形,夜寐安。余无不适。舌暗红、边有齿痕,苔薄白,脉细弦。

处方:原方去川朴、葛根,加鸡骨草15g、金钱草15g、平地木15g、仙鹤草15g、八月札15g、香橼15g、柴胡9g、丹参15g。

三诊:2014年6月27日。患者肝功能恢复正常,已完成化疗6次。刻下:食欲不振,胃纳少,时有恶心,甚则呕吐,所吐为胃内容物,无呕血,食后腹胀,无腹痛,大便日行1次,量少色黄,无黑便,神疲乏力,腰膝酸软,夜寐欠安。舌暗红,苔白腻,脉沉细弱。治法:健脾理气,清热化湿,和胃降逆。

处方:太四君子汤合旋覆代赭汤加减。太子参12g,炒白术15g,茯苓15g,陈皮9g,姜半夏9g,天龙5g,夏枯草9g,生牡蛎(先煎)15g,红藤30g,藤梨根30g,菝葜30g,野葡萄藤30g,生薏苡仁15g,土茯苓15g,平地木15g,八月札15g,枳壳9g,佛手9g,旋覆花(包煎)9g,代赭石9g,炙甘草3g,大枣9g,淮小麦15g,川朴12g,苍术9g,杜仲9g,川断9g,生山楂9g,桂枝9g。

患者因身体不适而对化疗产生抵触情绪,与之分析病情,告知积极中西医结合治疗的必要性,坚持服用中药可改善身体状况。患者2周后复诊,诸证改善,食欲增加,无恶心呕吐,疲乏减轻。坚持完成全疗程化疗,体力状况逐步增强。

按语:《景岳全书》云:"凡脾肾不足及虚弱失调之人,多有积聚之病。"脾气亏虚,运化失司,以致湿毒内生,邪毒湿热蕴结,乘虚流注肠道,气滞血瘀,终因湿毒瘀搏结于肠道,发为癥块。结直肠癌为本虚标实之证,病本为脾虚,并贯穿疾病发生发展之始终,标实为湿热瘀毒。结合长期临床实践与实验研究,提出结直肠癌的中医治疗应以健脾为根本大法,同时辨证结合清热解毒、软坚散结、活血化瘀、补肾培本等治法。

本案患者为老年男性,年老体衰,机体功能下降,尤其表现为脾肾之气亏损,全身运化、气化等能力下降,易发生积聚。患者初诊时为术后2个月,机体功能尚未恢复,运化水谷能力不足,乏力纳差,腹胀便溏,脾虚之象明显,故而在治疗上以固护脾胃之本为要。方用太子参、炒白术、茯苓为君,并配以生黄芪、生薏苡仁等健脾益气,佐以女贞子、墨旱莲、枸杞滋阴补肾,以培补先天之肾而助后天生化之源,促进患者尽快恢复术后各脏腑功能活动。患者虽为根治性切除,但肿瘤侵犯层次已深,区域淋巴结检出2枚转移,此为肿瘤复发转移之危险因素,因此在治疗时需要加强抗肿瘤中药的使用。临床实践和现代药理研究结果提示红藤、藤梨根、菝葜、野葡萄藤、龙葵、蛇莓等清热解毒类中药具有抗肿瘤作用,常用于胃肠道恶性肿瘤,但切记随意堆砌,临证应辨明寒热轻重组合运用。

患者二诊、三诊时出现转氨酶升高和胃气上逆症状,结合病史,考虑为化疗药物引起的肝功能损害和消化道反应等化疗常见不良反应,因此选用土茯苓、鸡骨草、平地木、金钱草等清肝利胆化湿热,以利肝脏功能恢复。同时"肝主疏泄""肝体阴而用阳",配合八月札、香橼等疏肝理气,使肝气条达,促使肝疏泄功能的恢复,以利药物代谢,减轻不良反应。患者脾胃功能本已薄弱,化疗期间不堪重负,运化乏源,水湿内停,痰浊交阻,气机升降失常,以致胃气上逆而恶心呕吐。选降逆止呕之经典方旋覆代赭汤化裁,以健运脾胃,理气降逆,配合生山楂等和胃消食,恢复脾胃功能。同时予甘麦大枣汤养心安神,并注重心理抚慰,开导患者接受合理恰当的治疗,以获得远期疗效,长期生存。

## 三、医 话

### (一)善用中医辨证论治和西医辨病施策

消化道恶性肿瘤的诊断首先是病理学诊断,这是肿瘤学诊断的金标准。病理学诊断可确定恶性肿瘤的细胞类型,侵犯层次,脉管与神经侵犯情况,淋巴结是否有转移,腹盆腔癌结节状态和周边脏器是否累及。病理学诊断可提示一个明确的疾病分期,并提供后续治疗方法的选择及提示相对预后,因此是中西医结合治疗消化道恶性肿瘤的基础。

在明确诊断后,采用中医或中西医结合治疗方法。运用中医的辨证论治,就其中医辨证的核心,先辨其证,明确其证后,结合中医脏腑理论,分期证型,确定治法,施以符合治疗法则的方药。在中医治疗过程中,结合疾病分期、西医治疗状况、病情变化、当前症状,在用药遣方中注重"邪""正"转化规律,在扶正与祛邪上注意和重视其侧重,帮助症状改善,相关治疗能顺利进行并力求完成疗程,保持病情的相对稳定,使患者逐渐康复。

患者在治疗和康复过程中,证型和证候会有不同和改变,辨其"邪""正"转化是关键,要注意根据不同的状态,制订治疗法则和辨证用药,正虚为主则扶正为重,邪实为先则祛邪为要,有所侧重。有时候表现为邪盛,但正气不足的,仍可以扶正为主,正胜邪自退。有时候表现正气虚衰颇深,邪气缠绕,正难以胜邪,此时祛邪为主,邪祛则正自安。有所为有所不为,需灵活运用中医辨证和西医辨病的方法。

### (二)消化道恶性肿瘤治疗以"通"为用

《素问·五脏别论》曰:"所谓五脏者,藏精气而不泻也,故满而不能实;六腑者,传化物而不藏,故实而不能满也。"此古训告诉我们,六腑实而不能满,即六腑应以通为用,以降为顺,体现了泻而不藏的生理特点,不通不降则为病理表现。同样,在消化道恶性肿瘤的诊治中也应遵循此古训。

消化道恶性肿瘤如胃癌、结肠癌、直肠癌、胆囊癌等均为空腔器官,以受纳、消化、吸收、排泄为主,故在中医辨证治疗中要重视"通"。六腑以"通"为用,"通"有广义与狭义之意。用药上要注重通腑利气,解郁导滞,调气和血;也要注意化痰散结,清热解毒,活血祛瘀。这些治法有利于调通气机,通其瘀阻,化其癥积,均体现了"通"之意涵。在总的治疗法则指导下,在扶正与祛邪的权重斟酌中,应用"通"腑之品颇为重要,方药调用得当可取相得益彰的疗效。

至于肝癌、胰腺癌之实质脏器恶性肿瘤的治疗,因其在消化系统运化过程中分泌消化液以帮助人体消化吸收之功能,同时也是消化系统之重要脏器,在治疗中要充分考虑"通"之要义的原则。运用疏通之法则,以疏肝解郁、通利肝胆、理气泄腑之方药,以助病情改善、症状缓解之治疗功效。

### (三) 先天之本与后天之本关系的把握

中医认为,脾为后天之本,肾为先天之本。消化道恶性肿瘤的发生与"先""后"天之本失调密切相关,其中后天之本的失调尤为重要。《脾胃论·脾胃虚实传变论》曰:"至于经论天地之邪气,感则害人五脏六腑,及形气俱虚,乃受外邪。不因虚邪,贼邪不能独伤人,诸病从脾胃而生明矣。"《脾胃论·脾胃胜衰论》又曰:"百病皆由脾胃衰而生也。"故在素日生活中要善于保护脾胃,在患病时要顾及调整脾胃功能,在用药中要体现健脾益胃,所以脾胃为后天之本在防病治病方面有着重要意义。

肾者藏精,有阴阳之本、生命之源之说,故肾为先天之本。肾的先天之本中的肾精是禀受于双亲,与生俱来的。而后天之本的脾胃运化是脏腑生理活动中化生而来的精气。先天之精与后天之精融合协同则人体健康无恙,若破坏了后天之本的运作则会扰动先天之精,使之禀赋异化,消化道恶性肿瘤丛生。

先天之本与后天之本相互依存,相互为用。先天之本有赖于后天之精的养育培植,才能充分发挥其生理作用;后天之精的化生,又依靠先天之本的活力,二者相辅相成。故《素问·上古天真论》曰:"肾者主水,受五脏六腑之精而藏之。"

中医治疗消化道恶性肿瘤的理念往往是以健脾益肾为主,以扶正为主,以治本为主,或为标本兼治。依据不同的病况和疾病的侧重,运用中医辨证论治和西医辨病施策,往往可以收到良好的治疗效果,使患者生存期延长,生活质量好转,与恶性肿瘤"和平共处",带瘤生存。

近来西医学基于分子生物学的发展,涌现出大批靶向治疗药物和免疫调节制剂,在施治策略上开展和进行基因检测,寻找靶标,研发药物,为恶性肿瘤的治疗开辟了新途径。这也与中医注重"先天之本"和"先天之精"的理念相吻合,临床为患者带来获益。

### (四) 遣方择药兼具两得

在确定了西医辨病和中医辨证,制订了治疗的基本原则后,遣方用药是重要的环节。做到药到病缓,使患者在进行中医中药治疗过程中能够顺利完成相关的西医治疗,巩固疗效,长期生存。对于失去西医治疗机会的患者,在中医辨证治疗中能够缓解病情或保持相对稳定,提高有效的生存时间和相应好的生活质量。

随着科学技术的发展和中药药理学的进展,在消化道恶性肿瘤的组方用药上,选择药物首先要符合中医辨证的用药特色,符合所制订的基本治疗原则,这一大方向不能有偏颇。其次,选择具体药物和组方过程中,用既符合中医辨证治疗原则又有中药药理相对应消化道恶性肿瘤的具有抑制肿瘤细胞或细胞毒作用的药物,或既有调节机体免疫又可促进细胞凋亡的相应药物,充分发挥中医辨证论治法则下的中医中药治疗消化道恶性肿瘤的作用,充分发挥中药在中医辨证与西医辨病过程中的作用。

例如四君子汤或其中的组方药物,不论整方或单药都具有健脾益气、和胃渗湿作用,同时还具有抑制消化道恶性肿瘤细胞的作用,也可促进细胞凋亡。二仙方同样有益肾温阳作用,同时其中的仙茅、淫羊藿具有杀死恶性肿瘤细胞的作用,黄柏、知母各有调节机体免疫功能的作用。

另外,还有一些清热解毒药物如白花蛇舌草、半枝莲、龙葵、蛇莓等具有抗肿瘤作用,也兼具促进吞噬细胞和提高其细胞活力的作用。这样用药,一举两得、相得益彰,临床颇具效果。

**（五）贵在坚持,于长期治疗中获益**

目前普遍认为消化道恶性肿瘤是常见病、多发病、慢性病和可以治疗的疾病,并非是过往认为得病即判了"死刑"的疾病。然而既认为是慢性病,那么就要遵循慢性病的管理模式,所以对于消化道恶性肿瘤的治疗必需长期坚持,耐心服药。坚持中医和中西医结合的长程治疗与随访。

对于已做根治性手术的患者来说,许多患者应结合放化疗治疗,一旦西医治疗的疗程完成后,中医治疗是一个长期坚持的过程。首先巩固既有治疗的效果,其次以预防转移复发为最终目标,借以争取治愈,实现正常人的生存期望。

对于根治术后有转移和复发的患者,或手术只能姑息切除肿瘤病灶的患者,尽量鼓励患者带瘤生存,树立与肿瘤抗争的信心。处于这种状态的患者,可以从西医治疗中获益。应用中医中药可以减少西医西药治疗所致的毒副作用。针对患者在治疗过程的不同阶段,运用不同的中医辨证治则与治法,精心遣方,精准用药,可使患者长期带瘤生存。

对于广泛转移或多脏器累及,西医治疗已无太多方法和效果,而中医治疗坚持辨证论治,运用中医多方法的综合治疗,可使患者病情有所缓解,症状有所减轻,生活质量有所提升,生存期有所延长。

# 四、古方经验

## 小 柴 胡 汤

【出典】《伤寒论》。原书谓:"伤寒五六日,中风,往来寒热,胸胁苦满,嘿嘿不欲饮食,心烦喜呕,或胸中烦而不呕,或渴,或腹中痛,或胁下痞硬,或心下悸,小便不利,或不渴,身有微热,或咳者,小柴胡汤主之。"

【药物组成】柴胡半斤,黄芩三两,人参三两,半夏半升(洗),甘草三两(炙),生姜三两(切),大枣十二枚(擘)。

上七味,以水一斗二升,煮取六升,去滓,再煎取三升,温服一升,日三服。

方中柴胡轻清升散,疏邪透表;黄芩清泄少阳相火;半夏和胃降逆;人参、炙甘草益气扶正;生姜、大枣和胃气,生津液。

【适用范围】本方功用和解少阳。主治少阳病证。症见往来寒热,胸胁苦满,默默不欲饮食,心烦喜呕,或胸中烦而不呕,或渴,或腹中痛,或胁下痞硬,或心下悸、小便不利,或不渴、身有微热,或咳。口苦,咽干,目眩,黄疸,舌苔薄白,脉弦。

【现代临床使用经验】根据现代中药药理研究,小柴胡汤具有抗炎、抗肝纤维化以及免疫调节的作用。肝癌的预防和治疗应重视抗病毒的治疗。小柴胡汤以其抗炎、免疫调节的作用,能减轻肝细胞的免疫损伤,增强肝细胞对有害因子的抵抗能力,并能抑制或延缓肝纤维化的进程,从而达到治疗肝脏恶性肿瘤的作用。在临床实践中,小柴胡汤的运用仍应以中医基础理论为指导,有是证用是方。肝癌患者出现少阳病证,可予小柴胡汤加入组方中和解少阳。若其他系统恶性肿瘤在疾病发展过程中见少阳病证也可以小柴胡汤化裁入方,如恶性肿瘤迅速进展时出现的肿瘤热,多表现为热势定时而来,热起前或有恶寒,热盛则苦满不欲食,汗出热退仍心烦不安,可加用小柴胡汤清解少阳,疏利气机,通达表里,常能使病证得到控制或减缓,以解病患之苦楚。

对于消化系统恶性肿瘤病机变化所致的恶心呕吐,以及在化疗过程中因化疗药物反应引起的邪气迫胃、胃气上逆而致的恶心呕吐、胸胁苦满,疏利失调、气机郁滞而致的中脘痞张、腹满腹痛,予小柴胡汤疏解清热,和胃降逆,安中除满,有利于病情的缓解。

## 五、用药经验

### (一) 单味药——鳖甲

鳖甲,性味咸平,入肝脾肾经,滋阴潜阳,散结消癥。《日华子本草》曰:"(鳖甲)去血气,破癥积、恶血。"常用于治疗癥瘕积聚,腹部肿块,特别是对肝胆系恶性肿瘤效果更甚,同时对提高机体免疫力、延长抗体存在时间也有较好作用。经炮制后鳖甲临床使用疗效更为明显。《金匮要略·疟病脉证并治》曰:"病疟以月一日发,当以十五日愈。设不差,当月尽解。如其不差,当如何? 师曰:此结为癥瘕,名曰疟母,急治之,宜鳖甲煎丸。"此为寒热并用,攻补兼施,行气化瘀,除癥消瘕,具有破瘀消结,增进抗病能力之功。方中以鳖甲为君药,领衔其他药物协同。《金匮要略·百合狐惑阴阳毒病脉证治》所论还有升麻鳖甲汤,也用鳖甲,具有清热解毒、散瘀消癥的作用,对于头面部恶性肿瘤,特别是在放疗过程中所表现出的热毒痰瘀诸症状,用其加减治之颇有作用。恶性肿瘤晚期患者阳气推动无力,经脉阻塞,血行不畅,遍身酸痛,瘀血凝滞,当可予升麻鳖甲汤施之。

中药现代药理研究显示,鳖甲具有抵抗肿瘤作用,对小鼠 MH134 肝细胞癌具有抑制作用,对接种人肠癌细胞的裸鼠具有明显的抑瘤功效。同时,鳖甲还有免疫促进作用,可以促进溶血素抗体产生并增强迟发性超敏反应,可改善体内 T 细胞功能。鳖甲中含有的鳖甲多糖可以提高机体的耐受能力,有抗疲劳作用;还可以抑制结缔组织增生,化散结节,提高血浆蛋白的作用。

鳖甲长于软坚、通利血脉,为古人和今世所常用。鳖甲为血肉有情之品,有腻膈碍胃之弊,临证之时,宜与开胃助纳、理气散滞之品配用。

### (二) 药对——柴胡与丹参

柴胡,始载于《神农本草经》("味苦,平,无毒。主心腹,去肠胃中结气,饮食积聚,寒热邪气,推陈致新。久服轻身、明目、益精"),性平、味苦,入心包、肝、三焦、胆经;功效为解表,退热,疏肝解郁,升举阳气。柴胡具有良好的疏肝解郁作用,是治肝气郁结之要药。

丹参性微寒、味苦,入心、心包、肝经。《神农本草经》曰:"主心腹邪气,肠鸣幽幽如走水,寒热积聚;破癥除瘕,止烦满,益气。"《名医别录》云:"养血,去心腹痼疾结气,腰脊强,脚痹;除风邪留热,久服利人。"功效为活血祛瘀,凉血清心,养血安神。

两药相伍,一升一降,一疏一补,条达气机,调和气血,助气补血,理气活血,相得益彰;以治肝气郁结,胸胁脘腹胀痛,以活血止痛为见长,临床常用于恶性肿瘤引起的气滞血瘀之疼痛。如气滞甚,可加用枳实、香附;如血瘀甚,则可加用川芎、赤芍、桃仁。同时也可以作为基础药对,加入相应主方中疏利气机,调畅气血,以达到通则不痛之功效。

柴胡、丹参在消化系统恶性肿瘤的治疗中互相依存、互为作用、共同发挥,配伍中往往可以取得良效。

### (三) 组药——白芍、甘草、川楝子、延胡索、桂枝

此五药组合,功在疏柔肝气,缓急定痛,调和营卫。主治气滞血虚,肝气不舒之胸腹胁肋

疼痛。恶性肿瘤为本虚标实之证,脏腑气血亏耗,痰瘀壅结,气机运行涩滞,不通则痛。此方酸甘化阴,调和肝脾,通阳化气,疏利气血,共奏止痛之功。

本方内含三组药对。白芍味苦、酸,性微寒,入肝经。甘草味甘、淡,性寒,入胃、膀胱经。延胡索味辛、苦,性温,入心、肝、脾经。川楝子味苦,性寒,入肝、胃、小肠、膀胱经。桂枝味辛、甘,性温,入心、肺、膀胱经。

白芍、甘草为《伤寒论》芍药甘草汤,调和肝脾,缓急止痛。芍药敛阴柔肝,行血通痹,平抑肝阳。甘草补中益气,缓急止痛。白芍味酸,得木之气最纯;甘草味甘,得土之气最厚。两药伍用有酸甘化阴之妙用,以敛阴养血、缓急止痛,用以治疗伤寒伤阴,筋脉失濡,腿脚挛急,脘腹疼痛。后世发挥治疗诸痛病证,每每应效,故《医学心悟》云"止腹痛如神",《幼幼集成》曰"无论寒热虚实,一切腹痛,服之神效"。中药药理研究提示,芍药、甘草有镇静、镇痛、解热、抗炎、松弛平滑肌的作用,二药相合,效用显著增强。

川楝子、延胡索合为金铃子散,出自《素问病机气宜保命集》("治热厥心痛,或发或止,久不愈者,当用金铃子散")。川楝子苦寒降泄,除湿热、止疼痛。延胡索辛散温通,理气散瘀止痛。二药配伍,气行血活,疼痛自止,为气郁血滞之疼痛常用基本方。

桂枝辛散,温通经脉,通阳化气,和营解肌;白芍养血敛阴。两药伍用出自《伤寒论》桂枝汤。《医宗金鉴》云:"此为仲景群方之冠。"两药相配,一收一散,一寒一温,一阴一阳,相互制约,而收调营卫、和气血之功。桂枝入于血分,可通血脉;白芍善走阴分,能益阴护里、缓急定痛。两药共奏通调血脉,振奋中阳,缓急疗痛之功。

此组药寒温并用,酸甘相约,辛开苦降,取之精华,诸药协同。既不至于阴寒阻遏阳气,也不至于助热伤阴;既不至于辛散耗伤正气,也不至于收敛过分;既不至于祛邪而致正衰,也不至于邪实留恋。临证可以根据证候寒热虚实之轻重调整诸药及剂量,以制约权衡。

五药组方,随证加减化裁,可用于恶性肿瘤所致的各种疼痛。

(郑　坚)

# 第十八章

# 妇科疾病

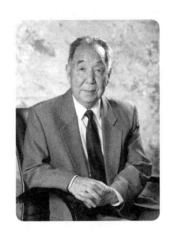

王大增

## 一、个人简介

王大增（1924—2020），男，浙江鄞县人，1949 年毕业于国立上海医学院医学系。上海中医药大学附属龙华医院妇科教授、主任医师，上海市名中医，上海市政协委员，享受国务院政府特殊津贴。曾任龙华医院妇科教研组主任及妇科主任，上海市第二届继承老中医药学术经验继承班指导老师，上海市计划生育中医中药避孕研究协作临床组副组长，上海市天花粉协作组临床组长，上海市妇产科学会委员，中国中西医结合学会理事及上海分会常务理事，以及《中国中西医结合杂志》《上海中医药杂志》编委等职。现任上海中医药大学附属龙华医院妇科顾问，上海中医药大学、上海中医药研究院专家委员会委员，《上海中医药大学学报》常务编委、顾问。1995 年被评为上海市名中医，1996 年获上海市中西医结合优秀工作者奖。主编、参编《中医妇科学》《中医妇科临床手册》等多部著作。在《中医杂志》《中国中西医结合杂志》等杂志发表科研论文 50 余篇。其中有多篇被译成英文、日文和朝鲜文发表。培养研究生 7 名、师带徒 3 名。2005 年，王大增成为龙华医院第二批建立的名中医工作室专家。工作室建设期间，共成功申请完成国家级、省部级研究课题 8 项，院校级课题 3 项。撰写相关学术论文 30 余篇，主编、参编王大增经验总结论著 5 部，完成相关人才培养项目 2 项。2010 年成立上海市名中医王大增工作室。

1956 年参加卫生部委托上海市卫生局、上海中医学院联合举办的上海市第一届西医离职学习中医研究班,认真研读《黄帝内经》《伤寒论》。随后师从著名中医妇科名家陈大年和中医内科名家夏仲方。1959 年 3 月,在隆重的毕业典礼上,卫生部、上海市教育局、上海市卫生局向包括王大增在内的 19 位学习优异的学员颁发了卫生部奖状和银质奖章。1960 年创建了龙华医院妇科。1978 年,王大增联合中国科学院上海药物研究所,研制采用中草药天花粉中止妊娠的技术,获全国科学大会奖、上海市科技成果奖、上海市卫生局科技成果奖,并获得卫生部和国家计划生育委员会的奖状奖章和荣誉证书,这也是龙华医院的第一个国家级成果奖状。20 世纪 80 年代,王大增筛选出了两张治疗子宫肌瘤的院内制剂处方和一张治疗血虚闭经的院内制剂处方;90 年代,王大增对围绝经期综合征、子宫内膜异位症等妇科常见病、疑难病进行研究。承担国家自然科学基金资助项目和上海市卫生局科研基金资助项目,其中"化瘀通腑法治疗子宫内膜异位症"获上海市科学技术进步奖三等奖,"清心平肝治疗妇女更年期综合征"获上海市卫生局科技成果奖二等奖。2000 年,对两个治疗妇科疾病的院内制剂开展新药研发,获得上海市科学技术委员会和上海市经济委员会的新药基金资助。更年宁心颗粒、琥黄异位片在临床上广泛应用,收到良好的疗效。

## 二、学术理论与学术观点

### (一)肝为先天,重在治肝

王大增在参加第一届西医离职学习中医研究班期间,师从沪上中医妇科名家陈大年及中医内科名家夏仲方,深得其传。在治疗妇科疾病时,强调治肝,推崇"女子以肝为先天"的观点。肝的主要生理功能为主疏泄与主藏血。肝的疏泄功能对人体情志的条达,气血的和平起到了重要的调节作用,因此,肝的生理功能正常与否,对人体气血的影响至关重要,与脏腑气机的升降出入能否协调、气血运行能否调畅同样密切相关。又,肝主藏血,体阴而用阳,具有贮藏血液和调节全身血量的作用。因此,肝的生理功能正常,对于维护机体健康,抵御邪气入侵,有着重要的意义。

王大增认为,生育期是女性由天癸至到天癸竭这一过程的重要阶段。这一阶段,女性有经、孕、产、乳等诸多生理活动。处于这一重要阶段的女性,心理上渐趋成熟,但由于学习比较紧张,工作比较繁忙,家庭社会责任比较重大,来自其他方面的各种压力亦较大,易由于情志怫郁而引起经前期紧张综合征、不孕症等,出现月经紊乱、乳房胀痛、心烦易怒、胸胁胀痛等肝失疏泄的表现。临床上,王大增常以四逆散、柴胡疏肝散、丹栀逍遥散、金铃子散等具有疏肝解郁、理气调血作用的处方为基础灵活加减,疗效颇佳。

### (二)调理脾胃,培补后天

脾与胃同居中焦,互为表里。胃主受纳,脾主运化,胃主降浊,脾主升清,二者纳化相依,升降相因,为气血生化之源。五脏六腑,四肢百骸,皆赖脾胃所化生的水谷精微的濡养,故古人有脾胃为"后天之本"的说法。妇科疾病与脾胃也有着极为密切的关系,因此,调理脾胃在妇科疾病的辨治中也具有十分重要的意义。

女性的生理特点,主要表现在经、孕、产、乳等方面,这些生理活动是依靠脏腑、经络和气血的共同作用来完成的。而脏腑之中,脾胃的功能尤为重要。因为脾胃为气血生化之源,气血又是经、孕、产、乳等生理活动物质基础,脾胃健运则气血充沛,血海得以充盈,才能保证经候如期,胎孕正常,产后乳汁分泌充足,反之,则化源不足,气血失常,导致经、带、胎、产、杂等诸多妇科疾病的产生。

女性的经、孕、产、乳等生理活动每易耗气伤血,大病、久病以及手术等情况也往往导致亡血伤津,最终出现气血匮乏的病理状态。因此,治疗妇科疾病,需处处注重脾胃,培补后天。尤其是大病、产后、术后患者,由于脾胃虚弱,过早的补益或过度的补益,往往有滞脾碍胃的弊端。因此,王大增常以香砂六君子汤加减进行调治,以促进脾胃纳化功能的恢复,加速患者的康复。

王大增注重脾胃的思想,不仅体现在大病、久病、产后和术后患者的康复方面,在女性的经、孕、产、乳等生理活动方面,也处处体现了这一思想。如王大增认为女性经行之际应当慎用或禁用苦寒辛散之药,日常饮食亦应知所戒忌,脾胃失健、滋腻重浊之品亦当避用。王大增还常在滋阴养血的方药中适当佐以理气或助消化的药物,如陈皮、枳壳、砂仁、山楂、佛手、神曲、谷芽、麦芽、鸡内金等,使之补而不滞,滋而不腻。

### (三)气血相配,经水以调

月经的主要成分是血,但血与气息息相关。气为血之帅,气行则血行,气滞则血瘀;血为气之母,血行气亦畅,血脱气亦脱。因此,气血在生理上相互资生、相互依存;病理上相互影响,气病可以及血,血病可以及气,彼此之间有着极为密切的关系。但从其病理变化来说,则又有主次之分。血病及气者,病以血分为主,当以治血为先,佐以治气。如因血寒导致的月经不调、痛经等疾病,当以温经为主,佐以理气;因血热导致的月经先期、月经量多等疾病,当以凉血为主,配以清气;因血虚导致的经量过少、经期延后及闭经等,当以补血为主,参以益气;因血瘀导致的痛经、闭经,又当以化瘀为主,伍以行气;因血脱导致的崩中漏下,则当亟以塞流固涩,配合补气固脱为要务。对于气病及血者,则病以气分为主,当以治气为先,佐以治血。如由气滞而致血瘀者,宜行气开郁佐以活血;由气虚而致血亏者,宜补气以生血;由气逆而致血乱者,宜降气顺气佐以和血;因气陷而致血脱崩漏者,宜补气升提佐以固涩止血。因此,王大增辨治月经病,主张遵循"气以行为要,血以和为贵"的原则,治疗应当"疏其血气,令其调达,而致和平"。

王大增在调治月经病过程中重视血与气之间的关系,还体现在临床遣方用药中。临证时他善将调气药与和血药配伍应用,如将有养血和血功用的四物汤与党参、黄芪、白术等补气药配伍,以收补气生血之效;将具有活血化瘀功效的三棱、莪术与陈皮、木香、槟榔等破气行气之品相配,共奏活血行气之功;将丹参、牡丹皮与川楝子、郁金相配伍,以收清热凉血、理气活血的效果;再如用桂枝、吴茱萸、炮姜配伍艾叶、小茴香、木香和乌药,以奏温经活血、理气止痛的效果。此外,对于气随血脱者,王大增常用人参或党参配伍龙骨、牡蛎以益气固涩;对于气陷崩漏者,他又常以黄芪、党参配伍柴胡、升麻以益气升提固摄;对于气机逆乱者,则以沉香配伍旋覆花以降气行气,以薤白配伍荔枝核宽胸理气。

在诸多理气药当中,王大增尤其喜用香附。他认为香附味辛微苦,性较平和,长于疏肝解郁而止痛,能宣畅十二经脉之气机,是妇科临床中最常用的理气开郁药,同时又可入血分,为血中之气药,故前人称之为"气病之总司,女科之主帅"。对于女性因情志不畅,肝气郁滞而导致的月经不调、闭经、痛经等疗效极佳。王大增还指出,香附与当归、川芎、熟地黄、白芍等药物相配伍,还可引血药直达气分以奏生血之功,无论胎前产后诸症皆可使用。综观王大增的临床处方,运用香附者十有八九,其调经重视气血关系的学术观点由此可见一斑。

### (四)重视通腑,善用大黄

女子胞宫、胞脉均位于下焦,相当于西医学中的盆腔部位,此处气血以流通畅达为贵。

若气血通畅则下焦安顺,月事可按时而下,胎孕亦安;反之,若下焦气血瘀滞,则可出现月经愆期,以致难以摄精受孕。而大便秘结最易引起下焦气血瘀滞,下焦气血失畅,相当于西医学所说的盆腔血液循环受阻,日久则会导致女性出现腹部隐痛的症状,甚则表现为胀痛难忍,这些症状以月经来潮时更为明显,最终可导致女性经、孕、产、乳等生理功能出现异常。

大便秘结,腑气不通,可使下焦气血瘀滞的程度更加严重,而下焦的气滞血瘀又会使腑气更加不通,两者相互影响,形成恶性循环。王大增在临床观察中发现,许多患者尤其是痛经患者,在大便秘结的症状消除后,其经行疼痛、腰酸、腰骶部胀痛不适、肛门坠胀和白带增多等症状也都有不同程度的改善。如子宫内膜异位症患者大多伴有大便秘结的症状,而在便秘症状消除之后,腑气得以通畅,从而有利于瘀血的消散,同时,瘀血的祛除又有利于腑气的通畅。因此,化瘀与通腑相辅相成,形成良性循环而使下焦气血瘀滞的状态得以恢复。所以王大增在临床辨证施治时反复强调"气以行为要,血以和为贵"以及"腑气以通为贵"。在这一学术观点的指导下,王大增创立化瘀通腑法,以大黄为主药灵活化裁治疗子宫内膜异位症,取得了很好的临床疗效,为子宫内膜异位症的治疗开辟了新的途径。

## 三、临床经验

### (一)天花粉结晶蛋白

天花粉用于终止妊娠是目前公认的成功药物之一,记录于中、西医教科书上。王大增曾担任上海市计划生育中医避孕研究协作组临床组副组长,上海市天花粉协作组组长。

20世纪60年代起,响应党的号召,王大增在当时简陋的科研条件下,不畏艰辛,不断探索,和妇科的多位专家一起,通过动物实验和临床试用,先后对复方和单味药70余种进行筛选,开展多项以中药避孕为内容的科研项目。最后,通过与科技部门、药厂、多中心医疗机构等各方精诚合作,研制成功了国家一类新药——天花粉结晶蛋白。"中草药天花粉终止妊娠的研究"也因此获国家计划生育委员会的奖状、奖章、荣誉证书。在此之后,王大增并没有停留在荣誉的光环下,继续开展临床应用、推广普及、疗效总结、副作用的对应措施研究……经过不断地提炼和优化治疗方案,天花粉结晶蛋白不仅应用于引产,对于葡萄胎、异位妊娠、瘢痕妊娠等病理性妊娠疾病的治疗也取得了巨大的成功。

时至今日,计划生育的科技研究不断涌现,但王大增这一代人利用中医药的特殊优势在计划生育这项国策的贯彻落实中所做的贡献,人们不该忘记。天花粉结晶蛋白这一凝聚了王大增心血与智慧的药物至今仍在临床广泛应用,而它的新药物研究——治疗获得性免疫缺陷综合征的探索也在不断推进中,这不禁让人对它的未来充满憧憬。

### (二)围绝经期综合征的诊治经验——清心平肝法

围绝经期综合征属心身医学范畴,其发病不但有生理因素,而且与精神心理因素密切相关。临床许多患者常在情绪激动或紧张时,症状就会频繁发作,而且有部分患者在开始发病时常有家庭、生活或工作等因素引起情志不舒、紧张等诱因。中医学认为,心主神明,肝主情志,心肝两脏在调节精神情志中起着主要作用。心属火,肝属木,火木之性皆易升发,汗为心液,心火内灼、迫液外泄,肝火上炎,故烘热汗出,且以上半身为主。心悸心慌、心烦易怒、失眠均为心肝火旺,扰乱神明所致。因此,导致烘热汗出、心烦易怒、心悸心慌、失眠的病因病理是心肝火旺。针对这一病机及根据中医辨证,王大增从心肝论治,以清心平肝为法,临床取得了显著疗效。

从围绝经期综合征的发病年龄看,处于肾气虚衰的阶段,故其发病与肾虚有关。且心肝肾三脏互相关联,关系密切。心肾水火既济,肝肾乙癸同源。因此,心肝火旺与肾虚有关系,不治肾而从心肝论治,并非舍本逐末。因为肾虚虽是本,但这是生理现象,自然规律不可逆转,只能推迟;心肝火旺虽为标,但为病理现象。因此,病本虽在肾虚,但治疗并不一定在肾,而应重在心肝,调整机体阴阳,使其在新的基础上达到平衡。清心平肝法旨意亦在此。

清心平肝汤基本药物组成:黄连 3g,麦冬 9g,白芍 9g,白薇 9g,丹参 9g,龙骨 15g,酸枣仁 9g。围绝经期患者处于生理衰退过程,王大增主张此时选方用药尤需顾及患者的正气,不宜过猛、过急,取快一时,妄投峻烈之品,而宜轻柔克之。方以苦寒之黄连为君;佐以味甘微苦微寒之麦冬养心阴,除心烦;白芍、白薇味酸苦而性寒,入肝以养阴柔肝,以柔克刚,以酸敛肝,而肝以敛为泻,亦即泻肝也;丹参味苦,性平而降,入心包络,取其养血活血、清心安神;龙骨微寒,清镇以平肝;酸枣仁味甘酸性平,入心肝经,以养心益肝,安神敛汗。全方起到清心平肝、宁心安神的作用,治疗围绝经期综合征每可获效。

**(三)先兆流产诊治经验——益气活血养血补肾安胎法**

先兆流产是指妊娠 28 周前,出现少量阴道流血或 / 和下腹痛,宫颈口未开,胎膜未破,妊娠产物尚未排出,妊娠尚有希望继续者。妊娠 12 周内出现上述症状体征时,称早期先兆流产。临床多数为早期先兆流产。此病的发生给患者及家庭带来很大的痛苦。早期先兆流产属中医学"胎漏""胎动不安"范畴。中医学认为,此类疾病的发生主要是因肾虚、血热、气血虚弱、血瘀等导致冲任失调,胎元不固而致。而临床以肾虚兼气血虚弱多见。《诸病源候论》云:"漏胞者……冲任气虚,则胞内泄漏。""胎动不安者,多因劳役气力,或触冒冷热,或饮食不适,或居处失宜。"本病有母体和子体两方面原因,但终须导致冲任气血不调,胎元不固,方能发病。子体因素指夫妇精气不足,胎元禀赋薄弱,胎不成实,胎元不固而为病。母体因素系指母体肾虚、气血虚弱、血热等,禀赋素弱,先天不足,或孕后房事不节,均致肾气虚弱;冲任二脉根于肾,肾虚冲任失和而胎元不固;或素体不足,饮食失节,劳倦太过,思虑过度,病后体虚致脾胃虚弱,气血乏源,不能载胎养胎。气以载胎,血以养胎,肾虚者根怯,脾虚者本薄,脾肾不足是本病重要病机。

在王大增临证过程中,有许多患者通过调经而种子成功。有些往往有习惯性流产病史,对于此类迫切要求保胎的患者,王大增往往施以安胎之剂。因肾为先天之本,胞脉系于肾,若冲任两经气虚、冲任不固,胞脉系胎无力,则见妊娠胎漏。近代医学家张锡纯在《医学衷中参西录》中指出:"男女生育,皆赖肾脏作强……肾旺自能荫胎也。"同时,脾胃为后天之本,气血生化之源。胎儿生长发育又有赖于母体营血之充沛,故气血虚弱,不能滋养胎元,也易造成流产。《女科证治》指出:"妇人有孕,全赖血以养之,气以护之。"故王大增认为治疗上应该脾肾同治,先后天同治,而达到从先天以固胎元,从后天以养胎体的作用,常常用陈修园的"所以载丸"为主方,并随症加减。本方出自陈修园《女科要旨》,由党参、白术、茯苓、杜仲、桑寄生、糯米、红枣组成。诸药合用,具有益气养血、补益脾肾、安胎的作用。对习惯性流产患者,除药物治疗外,并嘱患者每晚服用红枣糯米粥,以药疗与食疗共补之,且注意妊娠期摄生,切忌房事,卧床休息,调养情志。对于安胎药苎麻根及南瓜蒂的应用亦有区别:若孕妇兼有便秘者用南瓜蒂,大便通顺者用苎麻根。

妊娠患者在用药时应忌服峻下滑利之品及辛温动血之品,慎用活血之品,因其多有堕胎之弊、下胎之嫌。然而王大增认为滋养叶细胞和胎盘的血供对胚胎的发育有很大的影响,现代研究亦表明活血药有改善子宫及胎盘微循环的功能,所以在保胎时还大胆应用活血养血的药物,如丹参、川芎、当归之属,对胚芽、胚胎不长类型很有效。根据中医理论,肾主生殖,胞脉系于肾,若肾虚胞脉不固,可导致胎动不安、胎漏。按常理,补肾是安胎大法,怀孕期间更不敢妄投活血之剂,唯恐动胎碍胎。然养胎靠血,所以用活血养血之法,活血养胎。

同时应注意不可盲目保胎,应密切观察病情变化,经治疗 2 周症状无明显改善或反而加重,B 超提示胚胎停止发育者,应立即终止妊娠,以利母体健康。对保胎失败的患者,要查找流产原因,孕前用益气养血补肾调治,孕后及早保胎,有利于预防流产发生。

### (四)崩漏的诊治经验

崩漏虽为病名,实指症状而言,即泛指一切不正常的子宫出血。"崩"指经来量多,势急如崩;"漏"指经来淋漓不断、绵延日久、量少势缓,如屋檐漏水。

崩与漏二者表现形式虽然不同,但都为血不守经,不过是程度上有轻重缓急之异。然二者又常互为因果,能互相转化,往往代表着同一个病的不同阶段。血崩不止,肾气不固,气血损耗,久而成漏。漏下不止,病势日进,又可大下成崩。所以说,崩者漏之甚,漏者崩之渐,这种情况临床上常可见到。《济生方》云:"崩漏之疾,本乎一证。轻者谓之漏下,甚者谓之崩中。"把二者联系起来看,实际上有的漏下甚于崩中。因为崩中易引起患者及医生的注意,故多及时处理;而漏下易为人所忽视,待日久病重,治已晚矣。总之,崩与漏都是属于不正常的胞宫出血,应引起重视和积极治疗。

崩漏的临床辨证主要有气虚、血热、血瘀三大类,分气虚不摄、气虚下陷、气滞血瘀、气郁化火、阴虚阳亢、肝不藏血、脾不统血等型。究其因则七情内伤、劳累过度、产育过多,以致劳伤气血、脏腑虚损、冲任亏虚、气不摄血、火逼血行、瘀阻血不归经,而致崩漏。

治法上对于崩症宜摄。血脱者益气,补气以摄血,当重用参芪 30~60g,必要时 1 日服 2 剂。但切忌在一方中用量过大,因不能全溶于水中,造成药物浪费而于治病无益。若见气血两虚、阳衰之证,宜温补气血、回阳固脱,用参附龙牡、附桂八味、十全大补之类常能收效。对于漏症,若出现热象则用清法。王大增习用奇效四物汤而血止。该方为胶艾四物汤加黄芩,妙在黄芩一味清血中之热。经调见瘀证用桃红四物汤加减,以达到止血目的;若见虚证,则用补固之法,予十全大补汤出入。即久漏宜通、宜清、宜固,根据辨证采用不同治法。此外,在治疗崩漏时常需加用一些调气药治其血,如香附为妇科要药,有理气解郁之功,对有气滞、气郁者是一良药。但气药性动,总属行血之品,量重则行血破血之力胜,故王大增常用醋炒香附或香附炭 4.5~6g,因醋炒或炒成炭能缓香附行血之力而取其调肝之功。

崩漏治本,目前一般都着重在肾,但切忌一切归之于肾。总之,治疗上还得辨证用药,虚则补之,实者行之,寒者温之,热者凉之,不要固执一方一药善终始。

### (五)化瘀通腑法治疗子宫内膜异位症

子宫内膜异位症是妇科疑难病,临床表现可以有进行性加剧的痛经、病灶的种植和远处播散转移类似恶性的行为,并可以造成不孕等,给患者身心带来痛苦。王大增经过长期的临床观察和研究,认为子宫内膜异位症病变部位主要在"下焦"(盆腔),其病理变化是异位内膜受卵巢激素的周期性变化产生出血,"离经之血"瘀积于"下焦",刺激周围组织(肠、输卵管卵巢、子宫及韧带)形成粘连、发生纤维化,聚集成结节,从而导致患者出现进行性加剧的痛经、肛门坠胀、盆腔痛和不孕等症状,以及卵巢包块固定、后穹隆触痛性结节等体征。由于重力作用,"离经之血"易发生于子宫直肠陷凹、宫骶韧带及直肠阴道隔,造成子宫和直肠、子宫和卵巢输卵管、肠曲的粘连，严重影响"下焦"腑气之通畅，故临床上常见患者有痛经、盆腔痛、肛门坠胀、少腹胀痛和里急后重及便秘等症状。"下焦"腑气失畅，反过来又会影响"下焦"的气血运行，从而加重"下焦"瘀血的程度，形成恶性循环。所以，子宫内膜异位症是下焦血瘀证，同时与下焦腑气的畅通关系密切。王大增非常注重下焦腑气的畅通，认为"气行则血行"，"下焦"腑气通畅则气机趋于调畅，"瘀血证"也随之减轻、缓解和消除。在多年临床实践中亦发现，多数患者常伴大便秘结，一经通腑，痛经症状即可明显改善。为此，根据"血瘀宜化，腑气宜通"的治则，王大增创立化瘀通腑法治疗子宫内膜异位症，并组方内异片（黄芪、党参、桃仁、大黄、鳖甲、米醋等），取得良好的临床疗效。方中生大黄"苦峻下走，荡涤通腑，推陈致新"，《本草纲目》谓其有"下瘀血血闭……破癥瘕积聚……女子寒血闭胀，小腹痛，诸老血留结……通宣一切气，调血脉"之功，《神农本草经》谓其"下瘀血，血闭寒热，破癥瘕积聚……"

王大增的化瘀通腑法源自临床实践，一般医生可能会不理解：中医从来没有将化瘀和通腑相提并论的。"子宫内膜异位症怎么会通过通大便治疗好呢？"王大增认为，《黄帝内经》云："其高者，因而越之；其下者，引而竭之。"大凡读过《黄帝内经》的人一定会对此表示赞同，并深谙王大增用药的高明。通过益气活血、化瘀通腑的中医治疗方法遵循"治病求本"的原则，对整体进行调节，调整人体免疫功能，维持人体细胞免疫功能的稳定，从新的途径来治疗子宫内膜异位症。临床运用中以益气活血、化瘀通腑为治疗大法，随证加减。从治疗效果及动物实验的结果来看，益气活血、化瘀通腑法治疗子宫内膜异位症有90%的有效率，与西药丹那唑（达那唑）、三苯氧胺（他莫昔芬）等的疗效相似。但是，没有西药的副作用，可以长期服药，并从临床应用和动物实验中发现中药的远期疗效较西药好。

**（六）急慢性盆腔炎诊治经验——辨病辨证相结合、中西医相结合**

女性内生殖器官及其周围结缔组织、盆腔腹膜发生的炎症，称为盆腔炎。根据临床表现可分为急、慢性两类。

盆腔炎属上行性感染，多发生于分娩后、流产后及宫腔内手术操作后，亦可由于经期房事、性生活不洁所致。

中医古书中没有本病的记载。但根据本病的急性与慢性不同阶段病变所累及的部位以及病变程度的轻重所表现出来的不同临床症状与体征，本病有不同的辨证或病名。例如急性高热阶段或脓肿形成时类似于中医的肠痈，热入血室；包块形成后则作癥瘕论治。慢性阶段常表现为月经失调、带下增多、慢性腹部疼痛以及影响生育，则需结合辨证或辨证与辨病相结合论治。

本病起因是由于经行、产后（分娩、流产）胞脉空虚或房事不洁，素体质虚，邪毒乘虚而侵，湿浊热毒蓄积于下焦，客于胞中，与血相搏，因而发病，常见发热或伴恶寒头痛；气血瘀滞，壅遏不行，症见腹痛腹胀；腑气不畅，大便燥结引起肛门坠胀；湿热下注引起尿频、尿赤，赤白带下或脓性带下，质稠秽臭；瘀毒内结，则成癥成瘕。

对盆腔炎的诊治，王大增采取辨证与辨病相结合方法，根据病情的需要选择中药、西药或手术方法治疗。

1. 急性盆腔炎　常于产后及流产，刮宫后或不洁性交后发病，或原有慢性盆腔炎劳累后复发。主要症状为发热（高热）或伴有恶寒头痛，少腹胀痛，脓性秽臭赤白带下，尿频、尿赤或尿痛，大便秘结或多行，肛门坠胀，腰骶酸楚等，舌质红苔黄腻，脉滑数或洪数。妇科检查：

腹部拒按,宫颈举痛,宫体压痛,两侧附件增厚压痛或有包块形成。实验室检查:白细胞及中性粒细胞计数增高,血沉加快。

中医辨证:热毒壅盛,湿浊下注,瘀毒内结(即热、湿、瘀三者交阻,而以热毒为主,病在下焦)。

治法:清热解毒,利湿排脓,理气活血,化瘀通腑(如有包块形成,则需破瘀散结)。

常用方药:龙胆泻肝汤合大黄牡丹汤加减。

龙胆泻肝汤:龙胆 6g,栀子 9g,黄芩 9~12g,柴胡 6~9g,当归 9g,生地黄 9~15g,泽泻 9g,车前子 9~15g,木通 3~6g,甘草 3~6g。方中龙胆、栀子、黄芩清热解毒;车前子、泽泻、木通通利小便,使湿热从尿排出。

大黄牡丹汤:大黄 9g,牡丹皮 9g,桃仁 9g,冬瓜仁 15~30g,芒硝(冲)6~9g。本方有泄热通腑,逐瘀散结作用。方中大黄清热、解毒、泻火,兼有逐瘀通腑作用,使火从大便而出;芒硝软坚散结通腑;牡丹皮、桃仁凉血散瘀;冬瓜仁利湿排脓。

如热毒较重,可选择加用金银花 15g、连翘 15g、紫花地丁 30g、蒲公英 30g、大青叶 15g、板蓝根 15~30g、红藤 15g、败酱草 15g,以加强清热解毒作用;湿重,可加薏苡仁 15~30g;腹胀痛,加延胡索 9g、川楝子 9g、乳香 6~9g、没药 6~9g,以理气化瘀止痛;肛门坠胀,加调气药如木香 6~9g、槟榔 6~9g,则后重自除;如有恶寒头痛表证,可加荆芥 9g、薄荷(后下)4.5g,以祛风解表。

2. 盆腔炎后遗症(慢性盆腔炎) 大多由于急性盆腔炎治疗不当,迁延日久而致。常见症状为少腹一侧或双侧慢性疼痛腹胀,经期或劳累后加重。月经失调,量多或淋漓不净,腰脊酸痛,带下量多,并常以不孕来就诊。

本病属余邪未净、瘀积胞中,以致脏腑功能失常,气血失调,冲任受损,带脉失司,瘀积而成癥瘕。常见舌质暗或有瘀点,苔薄腻,脉细或数。总之,本病以瘀积为主,病在下焦且病久体虚。

治法:温经散寒,理气活血,化瘀止痛,益气扶正。

常用方药:少腹逐瘀汤或下瘀血汤。

少腹逐瘀汤:当归 9g,川芎 9g,赤芍 9g,生蒲黄(包)9g,五灵脂(炒)9g,延胡索 9g,没药 6~9g,肉桂 3g,干姜 3g,小茴香 3~6g。该方专治下焦虚寒,少腹瘀血停滞。

下瘀血汤:大黄 9g,桃仁 9g,䗪虫 9g。该方主治瘀血内阻,病在下焦。如有包块形成,加三棱 9~15g、莪术 9~15g、海藻 9g、牡蛎 15~30g、夏枯草 15g、木馒头 9g,以软坚散结消块。如输卵管阻塞或通而欠畅,加丹参 15g、地龙 9g、䗪虫 9g、皂角刺 9g,以活血通络;如腹内粘连引起少腹胀痛属肝气不舒,可用四逆散方加味,以疏调肝气,亦有较好的治疗效果。

如有低热起伏,提示余热未清,仍应加用清利湿热药物;如属阴虚内热,舌红苔少,口干,体温正常者,属病久病伤阴,阴虚内热,宜用益气养阴法佐以理气活血、化瘀止痛,益气用党参 9g、白术 9g、黄芪 15g,养阴用生地黄 15g、玄参 9~12g、芦根 30g、麦冬 9g,再加青蒿 9~15g、白薇 9g、银柴胡 9g 以退虚热。

此外,可用风寒砂局部热敷。由于病变部位在盆腔内,可做保留灌肠。药物组成:红藤 30g,败酱草 30g,蒲公英 30g,紫花地丁 30g,延胡索 15g。浓煎 100ml,每日 1 次灌肠。

(七) 带下病诊治经验——重治肝脾、重视妇检

带下一证,妇女常见,俗云"十女九带",但需分生理性与病理性。生理性带下津津,常起

到润滑阴道和防御作用,是必需的。生理性带下与性激素分泌密切相关,并随着月经周期的变化,带下分泌由少而多,由多变少,从白色→透明→变黄。所以,要认识带下与月经的密切关系,不要把正常生理性周期性分泌的改变作病理性治疗。

带下为阴道外流的排液如带状而名。根据不同颜色,有白、黄、青、赤、黑五色带之分。中医辨证则以五脏归经而分,如色青者属肝,色赤者属心,色白者属肺,色黄者属脾,色黑者属肾。但总属牵强。临证时不必过于拘泥于此。

带下之因与带脉失约,肝、脾、肾失司有关。带脉起于季胁,通于任督,似束带状环腰一周,任督病而带脉病。《黄帝内经》云:"任脉为病……女子带下瘕聚。"任主胞宫。由此可见,带下为病与肝、脾、肾与任督和胞宫有关。

妇科之病最属难治,不难于用方,难于辨证也,全因妇科病"说不清",或有"难言之隐"之故,特别是带下一证,更是如此,稍一不慎,遗患无穷。所以王大增认为,妇科病必须辨证与辨病相结合,明乎此则治带下之效必能更佳,亦可避免或耽误病情和治疗,此亦妇女之福祉也。

1. 辨证施治　带下辨证,首先在于辨别量、色、质、气味。一般来说,有虚实之分。

(1)虚证带下:可分为脾虚型和肾虚型。

1)脾虚型

临床表现:带下色白或淡黄,质黏稠,无臭气,绵绵不断,面色白,四肢不温,神疲乏力,纳少便溏,舌淡苔白,脉弱。

治法:健脾利湿。

方药:完带汤加减。白术9g,山药9g,党参9g,白芍9g,车前子9g,苍术9g,陈皮9g,甘草6g,炒荆芥6g,柴胡6g。

2)肾虚型

临床表现:带下透明,量多,质稀薄,终日淋漓不断,腰酸如折,小便清长,舌淡苔白,脉细。

治法:温肾固带。

方药:桂附八味丸加减。附子9g,肉桂3g,山药9g,山茱萸9g,熟地黄15g,牡丹皮9g,茯苓9g,泽泻9g。

此外,见气血虚或气虚下陷,用八珍汤、补中益气汤加减。

(2)实证带下:为脾虚生湿、肝郁化火、肝脾湿热下注,不外乎湿与热二字。常见带下色黄或赤白,带下腥气。结合全身辨证用药,如脾虚生湿用异功散加扁豆、薏苡仁、山药、泽泻,有热加黄柏、莲心、柴胡、牡丹皮、栀子等。傅青主易黄汤加减治肝脾湿热,有清热利湿止带作用:山药9g,芡实9g,黄柏9g,车前子9g,白果(打)10粒,薏苡仁9g。对赤带用清肝泻火止带法,用龙胆泻肝汤加减起到清泻肝火作用。药用:龙胆9g,栀子9g,黄芩9g,柴胡9g,当归9g,生地黄9g,泽泻9g,木通9g,车前子9g,生甘草4.5g,牡丹皮9g。

因情欲不遂,思念太过,相火亢盛,房劳过多,梦交等致肾阴虚、心火盛、相火旺,引起带多透明伴头晕腰酸、神疲乏力,亦称白淫,则宜固肾束带、清心火、清相火。用知柏地黄丸、黄连清心饮,药用黄连、生地黄、当归、甘草、茯神、远志、酸枣仁、石莲肉、芡实、金樱子等。

2. 辨病施治　带下一症,妇科检查,容易办到也属必要。如滴虫阴道炎带多呈泡沫状用甲硝唑(灭滴灵)。真菌性阴道炎带多呈豆腐渣状用达克宁(硝酸咪康唑乳膏)。细菌性阴道病带多呈黄脓性用灭滴灵。以上均为局部用药,效甚佳。又如宫颈炎,带下色黄,可给予局部用药或电烫、激光等治疗。

宫颈癌,带下如淘米泔水,奇臭或五色带下。宫体癌带下黄水腥气,亦称白崩。通过妇检涂片、切片确诊为癌症后,应及时对病治疗。

此外,王大增认为,带多是病,带少亦是病。带少见于卵巢功能低下、卵巢早衰、围绝经期,常伴有月经不调、量少闭经,应首先治经。随着月经好转恢复,不治带,带亦自愈,但不属于带下病。对于本病,除用药物治疗外,还可配合食疗。常用食疗方:①白果(打)10 个,用豆浆汁冲服,每日 1 次;②薏苡仁 30g,芡实 30g,水煎服,加白糖适量。另外,生活宜忌也非常重要,要每日保持外阴清洁,勤换内裤。保持大便通畅。忌房事过频。

### (八) 产后身痛诊治精粹

产后身痛症见遍身关节疼痛,肢体酸痛、麻木,俗称"产后风"。一般分为 4 个证型,即血虚型、肾虚型、风寒型、血瘀型,临床多见几种证型合而为病。

王大增认为,女性的月经、胎孕、哺乳等都以血为用,多年来数脱于血,暗耗营阴,且"血为气之母",血耗则气亦伤。产后营血亏虚,四肢百骸,筋脉关节失于濡养,以致肢体麻木,甚或酸痛。或因产后妇人百节空虚,风寒之邪更易乘虚而入客于血脉,稽留关节、经络而致本病发生。西医学中产后栓塞性静脉炎、坐骨神经痛、多发性肌炎、耻骨联合分离症、筋膜炎等均属产后身痛范畴。中医对产后身痛的论述较多。如《妇科玉尺》曰:"产后真元大损,气血空虚。"《沈氏女科辑要笺正》云:"此证多血虚,宜滋养,或有风寒湿三气杂至之痹,则养血为主,稍参宣络,不可峻投风药。"《女科经纶》云:"去血过多,虚而风寒袭之,亦为疼痛。"《妇人大全良方·产后中风筋脉四肢挛急方论》曰:"夫产后中风,筋脉挛急者,是气血不足。"总之,产后身痛不外乎气血亏虚之内因导致的"不荣则痛",以及风邪侵袭之外因导致的"不通则痛"。临床上病因复杂,往往内外因合而为病,导致病情缠绵难愈。

针对产后身痛的病因病机,王大增在临床上多采用益气养血、祛风散寒通络的大法治疗,即黄芪桂枝五物汤合独活寄生汤加减,临床疗效确切。其中,黄芪桂枝五物汤为《金匮要略》方,主治"血痹,阴阳俱微……外证身体不仁"。《金匮要略方论本义》论述:"黄芪桂枝五物汤,在风痹可治,在血痹亦可治也。以黄芪为主固表补中,佐以大枣;以桂枝治卫升阳,佐以生姜;以芍药入营理血,共成厥美。五物而营卫兼理,且表营卫里胃肠亦兼理矣。推之中风于皮肤肌肉者,亦兼理矣。固不必多求他法也。"独活寄生汤出自唐代医家孙思邈的《备急千金要方》。方中以独活为君,治伏风,除久痹;臣以细辛、防风、秦艽、桂心祛风寒湿、舒筋络而利关节,四物汤养血和血,杜仲、牛膝、桑寄生补肝肾、强筋骨,人参、茯苓、甘草健脾益气。独活寄生汤善治风寒湿痹,能祛风湿、补气血、益肝肾、止痹痛,祛邪与补虚兼顾。另外,临床产后患者多有腰膝关节疼痛,或足跟痛,肝主筋,肾主骨,肝肾不足则引起腰膝、足跟或足底作痛。此方治疗肝肾不足感风寒湿所致腰痛脚痹,故此方甚宜。且产褥期出汗较多,腠理开,寒湿内侵,使气血运行不畅,肢体疼痛。病程日久,肝肾失养,气血失调。本方以养血益气、补肝肾为主,兼以祛邪。

现代药理研究证实,上述诸药有扩血管、促进血液循环、提高机体免疫力及抗菌消炎镇痛作用。故临床两方合而治疗产后身痛,能收到满意的疗效。临床加减:若气虚甚者,重用黄芪、党参等以益气扶正;畏寒明显者,加肉桂、细辛、小茴香等以温里散寒;肢体痛明显、活动不利者,加桑枝、威灵仙、羌活等以舒筋活络、通利关节;出汗较多者,加煅龙骨、煅牡蛎、浮小麦收敛固涩止汗;血虚明显者,加鸡血藤补血活血通络。还可将本方药渣置布袋热敷疼痛部位,加强治疗作用。

【医案】

医案举例一:子宫内膜异位症(受孕)

季某,女,27岁。2006年4月10日初诊。曾于2004年在腹腔镜下行巧克力囊肿剥离术。患者目前形体消瘦,月经周期规律,量可。末次月经3月31日—4月6日,量正常,腹不痛,时有腹胀,口腔溃疡,口干舌燥,夜寐梦多,大便秘结,舌红苔薄腻,脉细软。妇科检查:腹软,宫颈光,宫体正常大,活动尚可,双侧附件(-)。

治法:补益气血,理气通滞,化瘀通络,佐以清泄阳明之热。

处方:黄芪9g,当归9g,党参9g,白术9g,茯苓9g,砂仁(后下)3g,大枣9g,木香9g,生熟地黄各9g,知母9g,生石膏30g,制大黄9g,桃仁9g。14剂。另予:内异片,每天3次,每次5片。

二诊:6月1日。月经1月27日—2月1日,量可,色正,腹不痛,基础体温双相,腰部酸痛,大便欠畅,舌淡苔薄,脉细。拟益气养血,温肾助阳,润肠通腑。

处方:黄芪15g,白术9g,升麻6g,柴胡6g,淫羊藿9g,菟丝子15g,肉苁蓉15g,当归9g,川芎9g,何首乌15g,决明子15g。14剂。另予:内异片,服法同上。

三诊:8月30日。8月16日外院输卵管造影示双侧输卵管通而欠畅,右侧输卵管伞端周围粘连。末次月经8月6日—8月12日,经量尚可,腹痛稍作,形寒怕冷,脉细软。经期将届,以少腹逐瘀汤出入,预为活血通络。

处方:当归9g,川芎9g,赤芍9g,延胡索9g,没药9g,失笑散9g,肉桂3g,干姜3g,小茴香6g,木香9g。14剂。另予:内异片,服法同上。

四诊:9月13日。月经9月1日—9月7日,经量正常,腹部不痛,自觉乏力,大便尚可,舌淡稍胖,苔薄,脉细。治拟益气升阳,活血通络,佐以温肾。

处方:黄芪15g,党参9g,白术9g,升麻6g,柴胡6g,当归9g,川芎9g,赤芍9g,桃仁9g,制大黄9g,地龙9g,路路通9g,淫羊藿9g,菟丝子15g。14剂。另予:内异片,服法同上。

五诊:10月11日。末次月经9月7日,于10月4日尿妊娠试验阳性,神疲乏力,胃纳尚可,腰部酸软,舌淡苔薄,脉细滑。停用内异片。拟益气健脾,补养安胎。

处方:藿香9g,砂仁(后下)3g,党参9g,白术9g,杜仲9g,桑寄生15g,大枣9g,何首乌15g,生姜2片。14剂。并嘱不宜剧烈运动,调养休息,注意饮食,服糯米红枣粥。另告知,若有不适,及时来院就诊。

随访:患者2008年5月28日剖宫产生下一男婴,2008年10月9日抱小孩来我院。

按语:王大增治疗子宫内膜异位症擅长以大黄为主药配以桃仁。《本草纲目》谓大黄,苦峻下走,荡涤通腑,有下瘀血、破癥瘕积聚之效;桃仁苦平,破血祛瘀,润燥滑肠。王大增认为,子宫内膜异位症病位在盆腔,属下焦,乃盆腔内组织粘连、包块形成,气滞血瘀引起下焦腑气不通,不通则痛,故本案方中配以制大黄、桃仁活血消癥,化瘀通腑,兼顾其大便秘结。大黄得桃仁专入血分,共奏行积血、下瘀热之功,从而使子宫内膜异位症的临床症状和体征得到改善。

本案患者曾于2004年在腹腔镜下行巧克力囊肿剥离术。腹部手术后,因麻醉的影响,以及术后卧床时间较长、体位改变、活动减少等原因,容易导致胃肠功能紊乱等不适。望其形体虚羸,又因手术之故,而致气血两弱,鼓动无力,则时有腹部胀满。"脾为后天之本",故机体的恢复和创伤的修复,主要靠营养的摄入和正常的脾胃运化功能。王大增根据辨证,采用健脾化湿、和胃畅中通腑之法,常用平胃散、香砂六君子汤加减。以香砂六君子健脾益气通滞;当归、大枣则属养血之用。

王大增认为,病久伤阴,阴虚胃火偏亢,故口腔溃疡、口干舌燥、夜寐梦多、大便秘结、舌质偏红诸症并见。方中合用生石膏、知母、生熟地黄,取玉女煎之意。如张秉成曰:"夫人之真阴充足,水火均平,决不致有火盛之病。若肺肾真阴不足,不能濡润于胃,胃汁干枯,一受火邪,则燎原之势而为似白虎之证矣。"故以石膏甘寒质重,独入阳明,清胃中有余之热;生熟地黄养阴滋水,以补少阴不足之阴;知母苦寒质润,既助石膏以清胃热,又助熟地黄滋肾阴而泻火。诸药合用,清火而壮水,标本并图。

此病例患者术后经数次调理,体质较前已明显改善,即可用药以促其受孕。王大增趁其正值"氤氲之期",此时乃阴阳转化,阴极生阳,阳气发动,阴精施泄之种子时期,故予地龙、路路通疏其运卵通道,易于受精;淫羊藿、菟丝子温肾助阳,促其受孕,此乃遵陈士铎所云"胞胎之脉,所以受物者,暖者生物……"喜获收效而受孕,后改予安胎之剂,以党参、白术益气健脾;藿香、砂仁醒脾和胃,以启化源;杜仲、桑寄生补肾安胎;大枣、何首乌补血养胎;另嘱服糯米红枣粥,并为安胎之用。

医案举例二:经行前后诸症

杜某,女,48岁。2015年5月12日初诊。患者近半年来潮热汗出,一日可达数十次,心烦,胸闷,善太息,眠浅,入睡困难,烦热,腰酸乏力。纳可,时有便秘,大便2日1次。舌尖红,苔薄,脉细。辅助检查:2015年4月17日龙华医院性激素检查示黄体生成素(LH)29.62U/L、卵泡刺激素(FSH)70.08U/L、雌二醇($E_2$)<10pmol/L、睾酮(T)1.07nmol/L、孕酮(P)0.4nmol/L、泌乳素(PRL)242.39mU/L。

西医诊断:围绝经期综合征。

中医辨证:肝肾阴虚,心肾不交证。

治法:育阴清热,交通心肾。

处方:生地黄15g,熟地黄15g,龟甲9g,川黄连3g,远志9g,炒枣仁9g,柏子仁9g,麦冬9g,山茱萸9g,何首乌15g,怀山药12g,牡丹皮6g,淮小麦30g,白芍9g,白薇12g,生甘草6g。

二诊:2014年5月26日。潮热汗出好转、3~4次/d,胸闷,情绪低落,纳寐可,大便2日1次。舌淡,苔薄白,脉细。

处方:生地黄15g,熟地黄15g,龟甲9g,川黄连3g,远志9g,炒枣仁9g,柏子仁9g,麦冬9g,山茱萸9g,牡丹皮6g,淮小麦30g,白芍9g,白薇12g,生甘草6g,柴胡9g,开心果9g。

三诊:2014年6月9日。潮热汗出明显缓解,略有心烦,纳寐可,大便欠畅。舌淡,苔薄白,脉细。

处方:生地黄15g,熟地黄15g,龟甲9g,川黄连3g,远志9g,炒枣仁9g,柏子仁9g,麦冬9g,山茱萸9g,牡丹皮6g,淮小麦30g,白芍9g,生甘草6g,柴胡9g,开心果9g,火麻仁12g,淡竹叶12g。

按语:绝经前后诸症,指女性绝经前后,围绕月经紊乱或绝经,出现潮热汗出、五心烦热、情绪不稳、失眠等症状。相当于西医学的围绝经期综合征。这些证候往往参差出现,轻重不一,持续时间或长或短,数月至数年不等。本病在古代医籍中无单独记载,其症状散见于"年老血崩""经断复来""脏躁"等病症中。据国内外有关资料统计和报道,在45~55岁的年龄段,约90%的妇女均有不同程度的临床表现,随着妇女文化水平的提高,承受社会、家庭、事业的压力越来越大,该病的发病率逐年上升。

女子七七前后,肾气由盛渐衰,天癸由少渐至衰竭,冲任二脉气血随之衰少,受七情内伤外邪之干扰,易导致肾阴阳失调而发病。肾阴阳失调,可波及其他脏腑,故本病之本在肾,肾阴亏虚而见潮热汗出,累及他脏,如心、肝,肝失疏泄而见善太息、心失所养、心火旺盛而见眠浅、入睡难、心中烦乱,气机不畅而见胸闷气短,是谓本虚标实之证。

阴阳调节,标本兼顾。"七七,任脉虚,太冲脉衰少,天癸竭、地道不通,故形坏而无子也",这是每位女性都会经历的一个生理过程,肾虚为其根本,但是日落西山,无法返老还童,往往治疗的重心反而是治疗其阴虚火旺的标证,使心火降、肝气疏后,阴阳重新达到一个新的平衡,而非一般病症所说治病必求其本了。

本案例中的患者,症状及实验室检查可确诊为绝经前后诸症。王大增认为,本病之本虽在肾,其标在肝,尤其是心肝更为突出。心肾水火既济,肝肾乙癸同源,肾阴虚水火未济,水不涵木,从而出现心肝火旺之证。治疗上,一则重在调整阴阳,使气血和平,以六味地黄丸补肾阴,调节肾中阴阳二气。二则治心,黄连清心火,麦冬养心阴,淮小麦、生甘草、酸枣仁则养心安神、除烦止汗。汗为心之液,心火降,汗出止,心烦消,睡眠安。三则治肝,用白芍、白薇养阴柔肝,以柔克刚,亦即泻肝也。全方用药宜偏清凉,使虚火降而阴阳和,诸症俱消。

医案举例三:滑胎

林某,女,31岁。2015年5月11日初诊。患者末次月经4月1日,月经愆期,来我院就诊,查尿妊娠试验阳性;B超示宫内见孕囊,大小为15mm×12mm×10mm,见卵黄囊,未见胚芽。近3天来有少量阴道流血,色褐,腰酸,小腹下坠感。既往曾有3次孕50天胎停病史,故希望能积极保胎治疗。患者身形羸弱,较为紧张,神疲乏力,多梦,大便偏溏。舌淡、边有齿印,脉沉细、尺微滑。

西医诊断:习惯性流产,甲状腺功能减退症。

中医辨证:脾肾两虚证。

治法:健脾益气,益肾安胎。

处方:党参9g,白术9g,茯苓9g,杜仲9g,桑寄生15g,红枣9g,木香9g,知母9g,大蓟12g,小蓟12g,艾叶炭9g,阿胶(烊)9g。7剂。另自用糯米粥。

二诊:2015年5月18日。患者服用药物后,目前无阴道出血,仍有腰酸,小腹下坠感,大便溏。舌淡苔薄白,脉细滑。

处方:党参9g,白术9g,茯苓9g,杜仲9g,桑寄生15g,红枣9g,木香9g。7剂。

三诊:2015年5月25日。患者目前无阴道出血,无腹痛,略有疲乏感,乳胀,二便可,寐安。舌淡苔薄白,脉细滑。

处方:党参9g,黄芪9g,白术9g,茯苓9g,杜仲9g,桑寄生15g,红枣9g,木香9g。14剂。

随访:后患者症情稳定,6月1日复查B超示孕囊大小为36mm×32mm×43mm,见心血管波动,胚芽长18mm。经随访,次年1月顺利产下一女。

按语:妊娠12周内出现阴道出血、腹痛、腰酸、小腹下坠感,属"胎漏""胎动不安",如反复出现3次以上者,则为"滑胎"范畴。本病有母体和子体两方面原因,最终导致冲任气血不调,胎元不固,方能发病。患者素体不足,思虑过度,致使脾胃虚弱,气血之源,不能载胎养胎,肾虚冲任失和而胎元不固,故脾肾不足是本病的重要病机。近代医学家张锡纯在《医学衷中参西录》中指出："男女生育,皆赖肾脏作强……肾旺自能荫胎也。"同时,脾为后天之本、气血生化之源,胎儿的生长发育又有赖于母体营血之充沛,故气血虚弱,不能滋养胎元,也容易造成流产。

《女科证治》指出："妇人有孕,全赖血以养之,气以护之。"故王大增在治疗上予脾肾同治,气血双补。在初诊时有阴道流血,予艾叶炭、大小蓟、阿胶等养血止血安胎,用陈修园的所以载丸为主方。《女科要旨》云："胎气不安不长,妇人半产,或三月,或五月,按期不移者,必终身不能大产,惟此丸可以治之。"白术为补土之正药,土为万物之母,而载万物,故本方取之为君;茯苓感苍松之气而生,苗不出土,独得土气之全而暗长;桑寄生感桑精之气而生,根不入土,自具土性之足而敷荣。一者伏于土中,俨若子居母腹,一者寄于枝上,居然胎系母胞,二物夺天地造化之神功,故能滋养气血于无形之处,而取效倍于他药也。杜仲补先天之水火,而其多丝,尤能系维而不坠。除药物治疗外,嘱患者自用糯米粥,以药食共补之。总以调养脾胃,气血双补,而胎元得固。

医案举例四:围绝经期综合征(膏方)

夏某,52岁,教师。2014年11月初诊,月经量少,经期尚准。烘热盗汗,心烦失眠,头痛,纳差,腹胀矢气。舌质淡,苔薄腻,脉细数。

中医辨证:肾阴亏虚,心肝火旺。

治法:清心平肝,和胃安神,滋养肾阴。

处方:黄芪200g,党参100g,白术100g,茯苓100g,甘草60g,当归60g,白芍90g,生熟地黄各150g,砂仁30g,佛手60g,大枣100g,黄连30g,麦冬90g,牡丹皮90g,生栀子90g,木香90g,枳壳90g,焦楂曲各90g,桑椹150g,女贞子90g,墨旱莲150g,枸杞150g,菊花90g,白蒺藜90g,延胡索90g,防风90g,黄芩60g,肉桂60g,干姜60g。水煎浓汁。另(辅料):阿胶100g,龟甲胶50g,鳖甲胶50g,西洋参100g,冰糖300g。忌浓茶、生萝卜、咖啡等。如遇感冒等症,暂缓服用。

二诊:2015年11月。经水已断,纳馨,时有烘热盗汗、小腹胀痛,偶有失眠,便干,舌淡红,苔薄,脉细。原方加决明子150g、何首乌150g,以疏肝理气、滋补肾精、泄热通腑。

三诊:2016年11月。诸症已消,因服药效果明显,望每年服用膏方调理身体,拟滋阴补肾等诸药补益身体。

按语:膏方在进补的同时也可以起到防病治病的作用。膏方价格比平常汤药较高,但服用时间比汤药时间长。开具膏方时讲究阴阳平衡、治病与进补兼顾,同时还要顾及方子制膏的发色与口感,所以在用药时比平时处方更加需要谨慎与准确。王大增临床经验丰富,用药轻灵平和,药量少而精,注重顾护脾胃。治疗围绝经期综合征,王大增提出"清心平肝"的方法,并将该法运用于膏方之中。其治疗特点如下:

(1)"肾虚"虽为本,治疗重在"心肝"。《黄帝内经》有云:"七七,任脉虚,太冲脉衰少,天癸竭,地道不通。"多数医家认为,肾气衰竭是围绝经期症状的本因,临床以滋阴补肾类药物治疗该病多见。但是,王大增认为,肾虚而导致的心肝功能失调才是该病的病机。

肾与肝为"精血同源",肝藏血,肾藏精,肾中精气将水谷精微化生血液,肝得以精血滋养,使全身血液得以藏泻,保证各器官的血液供养,使全身气机疏通畅达,通而不滞。《临证指南医案》云:"女子以肝为先天。"女子属阴,其经、带、胎、产无不以血为基础。肝藏血功能正常,则精血可下注血海,使冲任盛满,血海充盈。若肾精虚不能化生肝血,肝失濡养,则肝血藏泻失职,出现经血不因时而下,或经血不循经而行。可见围绝经期经水或闭塞不行,或淋漓不尽,或崩中不止,大多因肝而起。再者,肝主疏泄,调节女性的精神情志、气血运行和生殖功能。若肝疏泄功能失常,则气机郁结,肝气上逆可见情绪急躁、心烦易怒,肝阳上亢可见烘热汗出、面红耳赤;肝气乘脾,可见纳谷不馨、口苦咽干,若脾虚不摄则亦可见崩中漏下。

心居于上属火,肾居于下属水,心火下降于肾,以助肾阳温肾水,肾水需上济于心,以资心阴而使心火不亢。故肾与心为"水火相既"。若肾水不能上济于心,则心火旺盛。心主血脉,心火迫血妄行,血气上冲,则时有烘热汗出、面红目赤,血迫下焦则血不循经、冲任失调而出现崩漏等症状。心主神志,心火旺,心神被扰,则烦躁易怒;夜间阳不归阴,则失眠多梦。心火内炽胸中,则心慌心悸、心胸烦闷。心与小肠相表里,心热移于小肠,则易尿频尿急、排尿灼痛等。

由此可见,"太冲脉衰少,天癸竭,地道不通"是指围绝经期的正常生理变化,正常妇女并不会出现围绝经期诸多症状,而心肝火旺是引起围绝经期妇女诸多症状的主要原因。王大增认为,治疗该病,应从协调脏腑功能着手,而不是一味补肾。故而清心火、平肝阳,使心、肝功能协调,方能治疗该病。

(2)清心平肝,顾护脾胃:王大增常用佛手、枳实、香附等疏肝理气,生栀子、菊花、决明子等平肝潜阳。佛手、枳实皆入肝、脾、胃三经,既能理气疏肝,又能健脾和胃。香附为女科要药,既能疏肝解郁,又能理气宽中,药性平和。《本草纲目》云:"香附之气平而不寒,香而能窜,其味多辛能散,微苦能降,微甘能和。"生栀子、菊花、决明子能清肝脏之热,但不伤阴,还能滋肾水而明目。

清心之药,王大增喜用黄连、黄芩、牡丹皮配伍干姜、肉桂。黄连入心与胞络,最能泻火,亦能入肝,可清热燥湿,泻火解毒。《本草分经》云:"大苦大寒。入心泻火,镇肝凉血,燥湿开郁,能消心窍恶血,亦泻脾火。酒炒治上焦火,姜汁炒治中焦火,盐水炒治下焦火。"黄芩性味苦寒,归肺、脾、大小肠经,清热燥湿,泻火解毒。黄连与黄芩相配,可增强清热燥湿的功效。牡丹皮入血分,清心之余可补血调经。因围绝经期综合征多为虚实夹杂、上热下寒之证,若纯用清热则心火未除而肾水寒甚,一味温补则肾水寒邪未散而心火更旺。故配伍干姜、肉桂,是因少火生气,同时可引药下行,以补充肾阳,并取"半夏泻心汤"辛开苦降之意寒热并用,上泻心火,下补肾阳,使心肾水火相既。最后,王大增治标不忘治本,加入女贞子、墨旱莲,取"二至丸"之意,补益肝肾,滋养肾阴。

除此之外,脾胃为气血生化之本,只有脾胃调和才能化生一切药物,使药效到达病所。女子以血为先天,妇女之病以调气血为主,故处方常以八珍汤来调和气血,顾护脾胃,使气血生化有源。

对于辅料的使用,王大增不喜用价格昂贵的药物,同时在使用时注意阴阳配比。西洋参、生晒参益气健脾,且西洋参微寒之性又可助清心平肝之效。收膏药物常用阿胶、龟甲胶、鹿角胶。阿胶为妇科要药。王大增认为,龟甲胶走任脉属阴,鹿角胶走督脉属阳,加之阿胶,3种胶合用可调气血而平阴阳。但是过度使用胶类药物会使膏方过于黏稠,影响收膏程度,况且目前胶类价格昂贵,所以王大增用量偏少,点到为止。最后,王大增用冰糖来调和整张方子的口感,且冰糖又能滋养肺阴,制膏时还能增亮膏方色泽。

根据临床辨证,气虚者加黄芪以补气;血虚者加大枣以补血;冷痛用吴茱萸温中止痛;胀痛不适者加延胡索、川楝子理气疏肝止痛;胃纳不馨者加焦山楂、焦六曲开胃消食;阴虚者用熟地黄滋阴补肾。由于膏方中需使用胶剂，王大增恐滋腻碍胃，通常会加入陈皮、砂仁来运脾开胃，犹如做菜时加入葱姜一样，虽然少但是不可或缺。

王大增讲究"轻可去实"，整张膏方用药只有30味左右，而且用药剂量较小，取其顾护脾胃之意。而且王大增用药皆为临床常见药物，极少使用临床生僻药物。甚至许多药物为植物的花叶瓜果、做饭时常用的香料，以取药物味道可口，既可开胃健脾助运化，又能顾及患者服药时的口感。

该患者因围绝经期诸多症状前来就诊，王大增根据临床辨证，将"清心平肝"法运用于膏方之中，补中有散，升中有降，阴阳平衡。故患者服药时无任何不适反应，仅以膏方调养2年后，诸证皆消。

结语：膏方因其"进补"特点，临床拟方以温性、滋补药物为多，凉性、消导药物偏少。围绝经期综合征肾虚为生理现象，心肝火旺为病理现象，临床以虚实夹杂的患者居多。对于该病的妇女，大量使用滋补药物，还易出现发热、口疮、腹胀等不良反应，过用消导之药易使患者服用时出现腹泻、呕吐等不适。王大增用药讲究"轻可去实"，用药平和，注意配比与口感，在治疗时兼顾补益，故能取得良好的临床疗效。

（汤倩珏　李　佶）

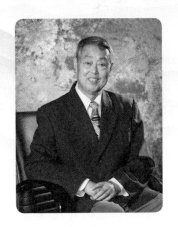

李祥云

# 一、个 人 简 介

李祥云(1939—),男,籍贯山东,1964年毕业于上海中医学院中医系。上海市名中医,上海中医药大学附属龙华医院妇科主任医师,教授、博士研究生导师。全国名老中医传承工作室李祥云工作室指导老师,第五批全国老中医药专家学术经验继承工作指导老师。曾任龙华医院妇科教研室主任、上海市中医妇科学会顾问、上海市中医妇科学会副主任委员、上海市中医妇科协作中心副主任;上海中医药大学学位评定委员会委员、上海中医药大学专家委员会委员、龙华医院专家委员会委员;《上海中医药杂志》编委会委员。

李祥云从医50余年,师承全国妇科名医陈大年、刘海仙等名家,潜心中医妇科医学理论和各类病证的临床、教学和科研工作。受诸名家熏陶,勤求古训,吸纳新知。夯实了中医基础,立足传统,临证求变,与时俱进,既发扬了流派之长,又敢为人先,形成自己独有的诊疗特色。在长期的临床中,博采众方,取精选粹,致力于妇科经、带、胎、产、嗣育、杂病等的治疗,擅长治疗子宫内膜异位症、不孕症、卵巢早衰、多囊卵巢综合征、先兆流产等疾病,并对妇科疑难杂症考究发挥,独辟蹊径,拓宽了临床用药思路。李祥云凭借渊博的学术智慧和承前启后的中医理念,恪尽阙职,尊古创新,形成了自己独有的中医学术思想。

先后发表100余篇学术论文,获4项国家级和上海市科研项目奖励,主持或参与各项课题16项,申请并授权国家发明专利1项。编写《中医妇科百问》《实用妇科中西医诊断治疗学》《妇科膏方应用指南》《不孕与不育的中西医治疗》《中医治愈奇病集成》《李祥云治疗妇科病精华》《李祥云治疗不孕不育经验集》《李祥云学术经验撷英》《妇科疑难病治验录》等10余部专著。

# 二、学术理论与学术观点

## (一)治病求本,调和阴阳

妇科疾病形成的原因很多,有外因、内因。外因有风、寒、暑、湿、燥、火。面对同样的病因有人患病,有人不会生病,这与机体的抵抗力有关。但是外邪重,或邪气入侵迅猛时,抵抗力强的人也会发病。在内因中,如饮食不节、饥饱失常、膏粱厚味、过食辛燥,或过食寒凉生冷,则会损伤脾胃而致病。正如《素问·痹论》所载:"饮食自倍,肠胃乃伤。"如果情志抑郁,精神刺激,郁怒伤肝,肝失条达可致病;另,忧思过度,劳伤心脾,脏腑损伤则会发病。疾病的产生又与个体的体质有关,体质又与先后天有关,先天禀赋不足,可通过后天调理来补之;如果先天良好,然而后天不注意调理,仍会致病。后天与生活环境、工作条件、营养均衡、房劳多产、跌仆创伤有关,一旦失调均可致病。从上可知,外因是变化的条件,内因是变化的依据,外因必须通过内因而起作用,就是说外因可致病,但必须机体这个内因虚弱才可发病。

人是个完整的机体,健康人体的阴阳是平衡的。人体之气血就是阴阳,气血调和则阴阳平衡。《素问·生气通天论》曰:"阴平阳秘,精神乃治;阴阳离决,精气乃绝。"人的经络是气血运行的通路,内属脏腑,外络肢节,沟通内外,贯穿上下,传递信息,把人体各部分组织器官联成一个有机的整体,运行气血营养全身。人体之脏与腑,脏为阴、腑为阳。脏与腑之间表里联系,脏与脏之间相生相克、相互协调,从而维持阴阳平衡。五脏亦分阴阳,只有平衡才能发挥其正常的生理功能,如有偏亢则就会致病。李祥云认为,对于妇科疾病的治疗不能千篇一律,应当辨证施治,治病求本。治病求本,使阴阳调和,则疾病就会治愈。

### (二)肾亏瘀阻,攻补兼施

李祥云从事中医妇科临床 55 年,经验丰富,提出了"肾亏瘀阻"的学术观点,用补肾祛瘀法治疗妇科病取得了很好的疗效。李祥云在从事不孕的研究中,发现常见的不孕病种主要有子宫内膜异位症、输卵管梗阻不通、黄体功能不全、月经不调、多囊卵巢综合征等。李祥云统计了中医药治愈不孕症 257 例,与肾亏有关者有 143 例、占 52.14%,与瘀有关者为 102 例、占 39.69%,二者合计 245 例、占 91.83%;统计了 87 例输卵管梗阻不通患者,基本都与瘀有关,同时兼有肾亏者 40 例、占 45.97%,其中 75 例妊娠、占 86.2%;统计 258 例子宫内膜异位症患者,用补肾祛瘀的经验方内异消治疗,结果有效率 92.69%,不孕治愈率 62.39%;统计 72 例黄体不健全不孕患者,属肾亏瘀阻者占 72%,总有效率 94.44%,妊娠率 84.7%。从上述统计结果可看出,肾亏瘀阻所占比例居多。为什么补肾祛瘀法治疗不孕能取得疗效?因肾藏精,肾精是生殖发育的物质基础,肾精足则冲任胞脉得以濡养,经水调和,易于受孕有子。如果瘀血阻滞,则影响冲任脉之通畅,影响两精相搏而不能受孕有子。另外,瘀阻者血液出现高凝状态,影响血液循环,影响卵巢功能则不孕。因此,可用补肾祛瘀法,常用补肾药有淫羊藿、巴戟天、菟丝子、肉苁蓉、何首乌等,药理研究发现这些药物有类激素样作用,能改善卵巢的功能、促排卵。常用活血化瘀药如当归、丹参、三棱、莪术、水蛭、土鳖虫等,能降低血流黏稠度,改善血液循环,改善子宫、输卵管的内环境,有助于受孕。就治疗子宫内膜异位症而言,子宫内膜异位症患者血液具有浓、黏、稠、聚的特点,用补肾祛瘀的内异消治疗后,改善了血液流变学,改善了生殖内分泌功能,提高了免疫功能。内异消还有明显止痛作用,使原先增高的致痛因子前列腺素(TXB$_2$ 及 6-keto-PG1α)经治疗后明显下降。临床与动物试验证实,补肾祛瘀法确有疗效,进一步为"肾亏瘀阻"学术观点的确立提供了依据。

### (三)辨病辨证,相得益彰

女性有经、带、胎产、杂病,中医治病辨证论治,从整体入手。妇科之疾多为女性生殖系统之病,是局部、微观的,因此,需借助现代医学诊断技术,为疾病的诊断、治疗、治愈标准等提供客观依据。

## 三、临 床 经 验

### （一）月经病的治疗经验

月经是女性规律性、周期性的子宫出血。女性月经来潮是青春期的标志。正常女性应每月来潮一次，量中，色红，无臭，仅有血腥味。月经病是以月经的周期、经期、经量、经色、经质等发生异常，或伴随月经周期，或于经断前后出现明显症状为特征的疾病。《普济本事方》云："妇人病，多是月经乍多乍少或前或后。"月经病是妇科临床的多发病，临床常见有月经先期、月经后期、月经先后不定期、月经过多、月经过少、经间期出血、崩漏、闭经、痛经、经行头痛等。

李祥云认为，月经病的主要病机是脏腑功能失调，血气不和，冲任二脉损伤，以及肾-天癸-冲任-胞宫轴失调，但病因不同则出现不同的病证。如《傅青主女科·调经》曰："先期而来多者，火热而水有余也；先期而来少者，火热而水不足也。"《景岳全书·妇人规·经脉类》云："后期而至者，本属血虚，然亦有血热而燥瘀者，不得不为清补；有血逆而留滞者，不得不为疏利。"王子亨曰："经者常候也……故每月一至……阴不及则后时而来。"经期不调，总因寒热虚实之故。凡先期者与血热、肝旺、气虚有关；后期者与肾虚、血寒、气滞有关。《薛氏医案·女科撮要·经候不调》云："其过期而至者，有因脾经血虚，有因肝经血少，有因气虚血弱。主治之法……脾经血虚者，人参养荣汤；肝经血少者，六味地黄丸；气虚血弱者，八珍汤。"以上医家从不同角度阐述了月经病与热、虚、瘀及肝脾气血虚弱有关。此外，李祥云还强调，痛经、月经前后诸症等病证所以随月经周期而发，与经期及经期前后特殊生理与病理状态有关。未行经期间由于冲任气血较平和，致病因素尚不足以引起病变发生。经期前后，血海由满而溢，因泻溢而骤虚，冲任气血变化急骤；或经断前后，肾气渐衰，天癸将竭，冲任二脉虚衰，肾阴阳失调，致病因素乘时而发。因此，在门诊时特别要注意平时调治其本而使病愈。

月经病的治疗原则，重在调经治本，即遵循《黄帝内经》"谨守病机""谨察阴阳所在而调之，以平为期"的宗旨，采用补肾、扶脾、疏肝、调理气血、调理冲任或数脏一并调理等法以调治。

李祥云认为，调经的理论基础实质就是月经产生的理论基础。因为妇人以血为基本，月经失调总以调养气血为先。调养气血之法可采用健脾益气、养肝藏血、补肾填精等法则，但总不忘以四物为本。四物汤是调经血的基本方，地、芍配归、芎使补而不腻，体现动静结合。健脾补中益气之法，常用方药有补中益气汤、举元煎等。养肝藏血法常用调肝汤、开郁种玉汤。补肾填精可选用龟鹿二仙膏、归肾丸等。其次，调理脏腑以肝、脾、肾三脏为主，调肝以养肝疏肝为主，使肝疏泄条达为用，常选逍遥散、四逆散加白芍、玉竹等养肝润肝之剂；补肾常用右归丸、左归丸等，还应注意阴阳互补，先后天互补的原则。李祥云特别告诫，要根据年龄用药，青春期重在补肾，育龄期重在调肝，围绝经期重在健脾。李祥云还强调，在组方时要考虑君臣佐使，切忌将所有的补益药堆积使用，以免过于滋腻而发生壅滞状况。为了防止发生滋腻壅滞之弊，还应加用理气消导之剂，如用熟地黄、何首乌、阿胶等过于滋腻药，就配用木香、陈皮、砂仁等辅助用药。还应注意加用谷芽、麦芽、鸡内金、炒六曲等消导。因此，处方过程中，要时时顾护脾胃这一后天之本。脾主升清，李祥云常常加用升麻、柴胡以升提清阳；胃主通降，又多加用火麻仁、郁李仁，必要时加用大黄以通便降浊，消除腹胀，使脾胃运化功能正常发挥，达到生化气血的目的。在临证中，同时慎用有损于脾胃功能的大苦、大寒、大温、大热等克伐之药,以防败胃、伤胃,必要时加用煅瓦楞、煅螺蛳壳、姜半夏等药,缓解对脾胃的损伤。

【医案】李某,女,28岁。2018年3月1日初诊。自2017年起,每服用激素后撤药行经,末次月经1月26日(黄体酮撤药后行经)。现经水过期未行。经行腹痛腰酸,白带量少,体重2年增加了7.5kg。平日头晕耳鸣,神疲乏力,足跟隐痛。有生育要求。苔薄腻,脉细。月经史13,5/28~90。生育史0-0-0-0。辅助检查:2018年1月,月经第5天在妇产科医院检测血生殖内分泌示黄体生成素(LH)9.80U/L,卵泡刺激素(FSH)4.39U/L,雌二醇(E2)25.0pmol/L,睾酮(T)0.729nmol/L,胰岛素24.07μU/ml;2018年2月B超示双卵巢见多个小卵泡,多囊样改变。

西医诊断:多囊卵巢综合征。

中医辨证:肾虚血瘀。

治则:疏肝益肾,养血活血。

处方:当归9g,川芎6g,熟地黄9g,泽兰泻各9g,益母草30g,川牛膝12g,苏木9g,柴胡9g,八月札12g,附子9g,桂枝6g,淫羊藿30g,红花9g,肉苁蓉12g,菟丝子12g。

医嘱:①工作减压,劳逸结合,适当休息,睡眠充足;②增加体育运动,控制饮食,减轻体重。

二诊:2018年4月25日。诊后诸恙减轻,月经4月15日—19日,量少,色暗,仍有腹胀腰酸,头晕耳鸣,烦躁易怒,神疲乏力,苔薄,脉细濡。

处方:当归9g,鸡血藤15g,红花9g,香附12g,枸杞12g,熟地黄12g,肉苁蓉12g,菟丝子12g,柴胡9g,附子9g,肉桂3g,淫羊藿30g,八月札12g,娑罗子12g,苏木9g。

三诊:2018年5月23日。服药后头晕耳鸣症状改善,刻下腰酸,少腹下坠隐痛,两乳作胀。基础体温上升11日,月经将行。苔薄,脉弦。

处方:当归9g,川芎6g,熟地黄12g,桃仁9g,益母草30g,淫羊藿12g,苏木9g,莪术9g,丹皮参各9g,柴胡9g,川牛膝9g,香附9g,川楝子12g,熟地黄12g,附子9g,桂枝6g。

按上述方法调理半年,体重下降,基础体温双相,月经能按时来潮,测性激素均在正常范围。至2019年1月26日,基础体温高相26天,尿hCG(+),成功妊娠。

按语:多囊卵巢综合征(PCOS)是以雄激素(睾酮)过多,持续无排卵,黄体生成素(LH)过量,卵巢多囊改变为特征的妇女常见病。临床常见症状有月经不调、月经稀发或闭经、肥胖、多毛、痤疮、婚后不孕,在颈背部或腋下、阴唇、乳房下的皮肤增厚,出现灰褐色色素沉着。测基础体温为单相,B超显示卵巢增大,一侧或双卵巢有超过12个以上的直径<9mm的无回声区(小卵泡)。该病的病因至今不明,有认为是由于精神过度紧张、情绪不稳定、生活不规律、饮食不正常、工作压力过大、运动少、睡眠不足等诸多因素影响,使下丘脑-垂体-卵巢轴的调节功能失常。《妇科玉尺·月经》云:"女子十四岁,任脉通而天癸至,任与冲遂为经脉之海,外循经络,内荣脏腑,气血调和,营运不息。"《妇人大全良方》云:"肾气全盛,冲任流通,经血既盈,应时而下。"肾精亏虚,脾失健运,肝郁气滞,气血两虚,冲任失调,故经行延迟,乃至闭经。本患者月经失调,经闭不行,兼见经行腹痛腰酸,白带量少,头晕耳鸣,神疲乏力,足跟隐痛。2年来体重增加,盖肾虚脾困、痰脂凝滞,冲任受损,气血不畅,治当从肝脾肾三脏入手。

本案用附桂、淫羊藿、肉苁蓉温肾助阳;当归、川芎、熟地黄、鸡血藤、丹皮参养血活血,调理冲任;益母草、川牛膝、苏木、泽兰泻、红花、桃仁、莪术活血调经,化瘀通络;柴胡、八月札、香附、娑罗子、川楝子疏肝理气,枸杞、菟丝子益肾健脾,并通过体育锻炼、改变生活方式使体重下降,俾月经渐至正常,激素水平恢复良好,遂能终缘凤愿,一朝怀妊。

**(二) 带下病的治疗经验**

带下是正常女性阴道内适量的无色无臭、黏而不稠的液体,起着滋润与抑制细菌、抗御外邪的保护作用。带下多为生理性,故古人有"十女九带"之说。中医认为带下是阴液,与脾、肾、任脉、带脉关系密切,如果它们受损则会产生带下病。应用膏方治疗带下过多,疗效较好。

《素问·骨空论》云:"任脉为病……女子带下瘕聚。"《傅青主女科·带下》认为"夫带下俱是湿症",并分白、黄、赤、青、黑五色带下分别论述,但多认识到带下过多当责之脾肾之虚或湿热内侵阴器(子宫),累及任带,使任脉失固、带脉失约所致。《傅青主女科》曰:"夫白带乃湿盛而火衰,肝郁而气弱,则脾土受伤,湿土之气下陷,是以脾精不守,不能化荣血以为经水,反变成白滑之物,由阴门直下,欲自禁而不可得也。治法宜大补脾胃之气,稍佐以舒肝之品,使风木不闭塞于地中,则地气自升腾于天上,脾气健而湿气消,自无白带之患矣。方用完带汤。"《沈氏女科辑要笺正》归纳带下病因为"总不外湿火、相火、阴虚不守三途而已"。关于带下病的病因病机,李祥云比较推崇傅青主的观点,认为本病的主要病机是湿邪伤及任、带二脉,使任脉不固,带脉失约。湿邪是导致本病的主要原因,但有内外之别。脾虚失运,水湿内生,肾阴虚衰,气化失常,水湿内停,肝郁侮脾,肝火挟脾湿下注。外湿多因久居湿地或涉水淋雨或不洁性交等,以至感受湿邪带下日久,阴液耗损,导致虚实错杂或虚者更虚,或影响经孕,故应注意调补对于慢性宫颈炎、老年性阴道炎、慢性盆腔炎等尤为重要。

带下过多的辨证要点主要根据带下的量、色、质、气味的异常。李祥云认为,带下色淡质稀者多为脾肾阳气不足,色黄质稠有臭味者多为湿热为患,结合全身症状与病史等进行分析,治疗关键重在阴湿为主,一般主张治脾宜运、宜升、宜燥,治肾宜补、宜固、宜涩,湿热或热毒宜清、宜利,但临床每多兼夹,如辨证为脾虚肝郁者多带下无异味伴乳胀阴痒,李祥云主张用完带汤为基础方加减变化随证治之,多有良效。若为肝肾不足主张左归饮为主,伴有盆腔炎常有小腹胀痛者加用红酱解毒汤,胀甚者加荔枝核,带多加芡实、鸡冠花,耳鸣加磁石,腹痛甚加延胡索等;阴虚内热则以黄连阿胶汤、易黄汤、李氏红酱解毒汤、四乌鲗骨一藘茹丸加减。此外,还喜欢用对药,如白芷配鸡冠花,一温一凉可燥湿止带;湿热者,椿根皮配墓头回,白芷配乌贼骨,具有燥湿消肿止带作用;等等。

【医案】张某,女,35岁。2018年1月30日初诊。患者2年来,时有外阴瘙痒,发作时,奇痒难忍,带下增多,色黄,豆渣样,白带常规提示霉菌(+),使用克霉唑类栓剂治疗,药后症状缓解,但时有反复,一年发作7~8次,经行前后明显,时感腰酸、疲乏,平素易紧张多思,胃纳欠佳,时有便溏。刻下,带下略黄,质稠,乳胀。舌淡,苔薄白腻,脉细弦。月经史:14岁,7/30天。末次月经:12月3日,7天止,量中,色红,痛经(-)。生育史1-0-2-1,2015年异位妊娠,行左侧输卵管切除术,2013年剖宫产一子,2011年人工流产1次。辅助检查:2017年12月当地医院液基细胞培养(-),人乳头状瘤病毒(-)。

西医诊断:复发性阴道炎。

中医辨证:脾肾亏虚,湿热下注。

治法:健脾益气,清热固涩止带,益肾补精。

处方:党参12g,黄芪15g,白术芍各12g,山药15g,椿根皮30g,鸡冠花15g,煅龙牡各

30g,乌贼骨15g,生茜草6g,薏苡仁30g,金樱子15g,土茯苓30g,露蜂房9g,猪苓9g,茯苓9g,牡丹皮12g,墓头回15g。

外洗:藿香30g,佩兰30g,露蜂房9g,白鲜皮15g,苦参15g,百部15g。

医嘱:饮食清淡,忌食辛辣、甜腻助湿之品。加强体育锻炼,每日保持外阴清洁,勤换内裤,忌房事过频。

二诊:2018年2月23日。患者阴痒明显好转,诊后阴道炎未有复发,偶有阴痒,白带量减少。末次月经1月30日,量中,色暗,夹小血块,无痛经,无腰酸,乳胀。舌淡苔薄白、边有齿印,脉细小弦。遵原方调治。

三诊:2018年4月13日。患者阴道炎未有复发,带下量减少,左下腹时有抽痛,无腰酸,略有乳胀。末次月经3月30日,量多,色暗,夹小血块。舌淡,苔薄白,脉细。遵原方加延胡索12g、羌独活各9g,内外同治。

按语:患者素有脾虚,湿邪为患,又有流产手术史,伤及任带两脉,脾虚水湿不运,聚湿下注,带脉失固而见带下增多,又湿蕴化热,蕴积于阴部,可见带下色黄、质稠,肌肤受累则阴中奇痒难忍,故以健脾祛湿清热为治疗大法。又因患者病程日久,久病伤肾,封藏失职,可见滑脱之症,故加固涩止带之法。

患者平素思虑过多,且易紧张,情怀抑郁,损伤脾气,运化失常,时常纳差便溏,水谷精微不能上输以化血,反聚而成湿,流注下焦,又有多次手术损伤,以致湿邪乘虚而入,蕴而化热伤及任、带脉而为带下,脾虚日久殃及先天之肾,肾之封藏失职,肾之肾精亦会为带浊。

方以四君子汤中党参、白术、茯苓及山药健脾益气、渗湿止带,亦取固冲汤益气健脾、固涩止带之功。龙骨甘涩,牡蛎咸涩收敛,金樱子酸涩,能固精缩尿,补肾收敛固涩,合用以"收敛元气,固涩滑脱","治女子崩带"(《医学衷中参西录》);海螵蛸、茜草固摄下焦,加强固涩之力。薏苡仁、猪苓、牡丹皮清热利湿,露蜂房清热解毒燥湿;椿根皮、鸡冠花为李祥云常用药对,起清热燥湿、收涩止带之效。重用土茯苓,除湿解毒,治妇人下焦湿热。墓头回味苦微酸涩,性凉,具有燥湿止带、清热解毒之效,《山西中药志》提到其治妇人髋疽、赤白带下;此药具特异臭气,药前需与病家交代。内服方以健脾补肾、清热利湿固涩之法治之。

患者反复阴痒,痛苦不堪,外洗方予局部用药,急者治其标,清热解毒,燥湿止痒。《女科经纶》云:"妇人有阴痒生虫之证也。……壅郁生湿,湿生热,热生虫,理所必然。"方中苦参、百部、白鲜皮清热燥湿,清下焦湿热,杀虫止痒,其中百部为杀虱灭虫之要药;现代研究表明苦参醚提物及醇提物对金黄色葡萄球菌有较强的抑菌作用,白鲜皮中所含菌芋碱、胡芦巴碱等生物碱对多种细菌和真菌有抑制作用。露蜂房有攻毒杀虫、祛风止痒的功效,其杀菌、抗炎的作用,研究已证实。藿香、佩兰清热解毒,健脾芳香化湿,气味芳香怡人,使得气机舒畅。我国自古就用佩兰药浴,以祛除身上的污秽,预防各种皮肤疾病,其实就是利用了佩兰中含有的挥发油,这种成分具有很强的抑菌杀菌功效,能预防菌类感染引起的皮肤疾病,改善瘙痒等不适症状。

### (三) 妊娠病的治疗经验

妊娠病是指妊娠期间发生与妊娠有关的疾病。妊娠病不但影响孕妇的健康,还可以妨碍胎儿的正常发育,甚至造成堕胎、小产,因此李祥云强调必须注意平时的预防和发病后的调治。

妊娠病的病机特点:一是由于下注冲任以养胎,阴血聚于下,阳气浮于上,出现阴血偏虚,阳气偏亢,甚或气机逆乱的状态;二是由于胎体渐长,往往影响气机升降,又易形成气滞湿郁,痰湿内停。李祥云指出,这种病理变化多数妇女皆能适应,但如有脏腑阴阳气血之偏盛偏衰或孕后感受邪气,则可引起相关疾病。

李祥云主张孕妇要注意胎教。《备急千金要方》曰:"妊娠……居处简静……调心神,和情性,节嗜欲,庶事清净,生子皆良。"母体的情绪变化与胎儿的活动是休戚相关的。李祥云认为,孕妇若长时间恐惧、愤怒、烦躁、悲哀等,均可导致身体功能的变化和内分泌系统的变化,改变子宫的内环境而影响胎儿。孕母心情舒畅,心平气和,则气血流畅,利于胎儿的发育生长。因此,孕妇应重视自己的视听言行,喜怒哀乐,在孕期应怡情养性,重视胎教。

此外,还要讲究饮食营养。《达生篇》云:"饮食宜淡泊,不宜肥浓;宜轻清,不宜重浊;宜甘平,不宜辛热。"重视起居调养,妊娠期生活起居应有规律,须适当劳动,但又不宜提重物或攀高履险,不可劳逸过度,以防伤胎。

关于妊娠疾病的治疗,李祥云主张遵从古人"胎前宜凉"的用药原则。因为妊娠后,阴血聚于冲任以养胎元,全身血液相对不足,血属阴,血不足则致阴液不足。阴虚则生内热,可致胎漏、妊娠恶阻、子痫等疾病,治宜育阴清热。肝血不足,肝阴虚则肝木失于濡润而阳亢化火生风,可致子眩、子痫等疾病,治宜育阴潜阳、清热息风;阴不制阳则心阳偏亢,心与小肠相表里,心火下移小肠,传入膀胱,可致子淋、口糜等疾病,治宜养阴泻火通淋;阴虚火旺则灼肺伤津,可致子嗽,治宜养阴清肺止咳;因伤阴生热而致的子烦,治宜养阴清热、安神除烦;因肝郁生热而致子烦,治宜疏肝解郁、清热除烦;阴血聚于冲任则冲脉盛,冲脉隶于阳明,冲脉盛可致胃热上逆而出现妊娠恶阻,治宜清热和胃降逆,再如感受风热或湿热蕴结于内可致胎火;胎气上逆,气机不利可致内热,用药皆宜凉。上述胎前常见之疾,皆用凉药治之。

【医案】厉某,女,37岁。2017年7月20日初诊。患者曾因ABO血型不合而2次难免流产。第1次于2016年1月孕3+月,因"胎停"行药物流产加清宫术。第2次于2017年2月再次自然流产。刻下末次月经2017年6月2日,孕49天,伴腰酸,有时小腹刺痛,胃寒便溏,恶心欲吐,纳谷不馨。苔薄质淡红,脉细带滑。月经史:13,2~4/26~32。经量中,流产后经量减少。经期仅2天,经色暗,流产前无痛经,第2次流产后开始痛经。生育史0-0-2-0。2次均难免流产,第1次2016年1月,第2次2017年1月。辅助检查:2017年7月15日徐州医科大学附属医院彩超示子宫体增大,宫壁光点均匀,宫腔内探及孕囊声像、大小约2.8cm×1.6cm×1.9cm;卵黄囊直径约0.4cm,并见胚芽回声、长约0.8cm;可见原始心管搏动;双侧附件未见明显包块回声,盆腔探及少量积液声像,深约0.8cm。超声提示宫内早孕,胚胎存活,盆腔少量积液,请结合临床。2017年7月15日徐州医科大学附属医院血清孕酮32.04ng/ml。

西医诊断:复发性流产(RA),ABO血型不合,胎儿溶血症。

中医辨证:肾虚,冲任不固。

治则:健脾益肾,温固胎元。

处方:潞党参12g,黄芪12g,白芍24g,焦白术12g,菟丝子24g,续断20g,阿胶6g,桑寄生20g,山茱萸6g,砂仁3g,苎麻根12g,姜川连6g,南瓜蒂12g,苏梗12g,杜仲20g,巴戟天12g,石斛15g,鹿角霜12g。

医嘱:多休息、卧床,不食辛辣极寒凉刺激物。

二诊:2017年8月2日。孕9周,腰酸、畏寒、烘热口干,咽干有痰,小腹有时胀痛。2017年

7月30日徐州医科大学附属医院血清孕酮19.55ng/ml,提示孕酮下降。2017年7月24日徐州医科大学附属生殖遗传中心化验血型抗体报告:妇血型"O"型,RH阳性;夫血型"AB"型,RH阳性;妻血清对夫红细胞免疫抗体呈阳性,抗体效价1∶8。刻下:患者大便溏薄,畏寒,腰酸膝软,苔薄白,脉滑细。

处方:潞党参12g,续断20g,桑寄生20g,菟丝子24g,黄芪12g,山茱萸9g,苎麻根12g,南瓜蒂24g,生白术15g,白芍30g,苏梗12g,巴戟天15g,黄芩10g,姜川连6g,生姜3片,杜仲20g,乌梅9g,姜竹茹12g。

另:荆芥9g,金银花9g,生甘草6g。每日1剂,煎汤代饮。西药黄体酮50mg,每次2粒,每日2次,口服。

三诊:2017年8月23日。孕12周,腰酸,小腹偶有胀痛。药后诸症好转,苔脉同前,仍拟原法治疗。

四诊、五诊守前法。

六诊:2017年11月12日。孕23周,口干欲饮,偶见鼻衄,腰酸便溏。2017年10月9日徐州医科大学附属医院检查示D-二聚体(仪器法)1.14mg/ml↑(参考范围0.00~0.50mg/ml),纤维蛋白原降解物5.30mg/L↑(参考范围<5.00mg/L),肾上腺素26.4%↓(参考范围55.0%~90.0%),二磷酸腺苷25.7%↓(参考范围55.0%~90.0%)。舌淡红、边齿印,苔薄白,脉右滑、左细滑。守前法,加凉血活血安胎之品。

处方:菟丝子30g,续断20g,杜仲15g,桑寄生20g,苎麻根12g,南瓜蒂15g,潞党参12g,黄芪20g,山茱萸9g,炒白术12g,炒白芍20g,黄芩12g,苏梗12g,巴戟天15g,乌梅9g,荆芥12g,金银花12g,生甘草9g,当归12g,丹参12g。

另:鹿茸6g,适量煎汤代饮。

后诊至产前,2018年3月2日剖宫产分娩一健康女婴,体重6 300g,胎儿出生4日后黄疸即开始消退。

按语:中医学对ABO血型不合致RA尚无确切的病名记载,诸医家多归为中医"滑胎""胎黄"等范畴。中医对滑胎认识由来已久,病名始见于隋代巢元方《诸病源候论》。古人对该病的治疗,尤其强调"预培其损"。《妇科玉尺·胎前》曰:"妊娠有三四月而堕者,有六七月而堕者,有屡孕屡堕者,由于气血不充,名曰滑胎。"滑胎的病机多为本虚,加之实邪及情志因素致使本虚更甚,终致屡孕屡堕。患者多次胎停流产,冲任虚损,脾肾两亏,胎元不固。本案患者血型O型,丈夫血型AB型,胎儿的血型必然非O型。妊娠期患者最易发生抗A或抗B抗体,素体脾肾阳虚,气血不足,加之两次不良妊娠流产,怀孕前已经出现月经量少、经行腹痛的表现,均提示气血不足症状加重,以及冲任受外邪入侵导致寒凝血瘀的情况;妊娠初期畏寒、腹痛、腹泻,均为气血下注养胎,全身气血亏虚状态,采用常规补肾健脾、养胎固胎治法,随着妊娠时间的增加红细胞抗体开始出现,此时虽然机体尚未出现明显热证,但是经过李祥云多年对各种疑难复发性流产保胎的经验,由于孕母素体多次妊娠外邪久留,虚寒湿体质孕养胞胎,化生湿热,又湿热阻滞致气滞血瘀,终致湿、热、瘀三者搏结,损伤冲任及胞胎,胎失系养,遂发为堕胎、小产。免疫抗体的出现使机体处于炎症状态,必须给予积极治疗,清血中之热,预防瘀热伤胎;妊娠中期,血瘀倾向出现,适时增加活血化瘀药,以活血安胎。

妊娠初期,患者脾肾亏虚,给予寿胎丸合毓麟珠加味。李祥云认为,由母儿血型不合引起反复自然流产的孕妇,在孕早期胎儿发育尚未成熟时,稍有不慎极易发生胎漏、胎动不安,或胎萎不长,甚至流产。此期肾气虚亏,冲任虚损,胎元不固,邪气侵扰,以本虚为主,兼湿热瘀邪为患。因此,孕早期施以补益脾肾、营养胎元,佐以清化湿热、活血化瘀之法,力求气血充盛,胎儿强壮,抵抗力增强,湿热瘀邪难以为患。以寿胎丸、毓麟珠加减治疗。李祥云认为妊娠期尤其是中晚期活血化瘀的应用,不仅不会损伤胚胎,反而改善胎盘、胚胎血液循环,促进胚胎发育,恰合中医学"有故无殒"的观点。因此,本案患者妊娠23周出现凝血功能异常、高凝状态时,及时使用活血化瘀药即为保胎。当归、丹参等为活血保胎的常用药物。丹参活血养血行气,使瘀去血行,现代药理研究提示,可改善血液流变性,抑制凝血,激活纤溶,抑制血小板功能和抗血栓形成。

### (四)产后病的治疗经验

如果产后调摄不当,加之哺育小儿容易劳倦,容易导致各种病证,常见的有产后血晕、产后痉证、产后发热、产后腹痛、产后恶露不绝、产后大便难、产后排尿异常、产后自汗盗汗、产后身痛、缺乳、乳汁自出等,与西医学的产褥期感染、子宫复旧不全、胎盘残留、产后潴留症、尿失禁等相似。在古代医籍中,对新产疾病颇为重视,多论述失血伤津情况下产生的新产之病。

产时容易出血,故产后多气血虚损;产后因创伤出血,故产后又多瘀。瘀血遇热而行,因产后恶露多与瘀有关,每每以通为用,故多用温法,加之古人有"产后宜温"的记载,因此产后有多虚、多瘀的特点。如《医宗金鉴》云:"古之胎前无不足,产后无有余,此其常也。然胎前虽多有余之证,亦当详察其亦有不足之时;产后虽多不足之病,亦当详审其每挟有余之证也。"

产后病的发病机理,主要有以下几个方面:一是失血过多。亡血伤津,虚阳浮散,或血虚火动易致产后血晕、产后痉证、产后发热、产后大便难。二是元气受损。分娩是一个持续时间较长的体力消耗过程。若产程过长,产时用力耗气,产后操劳过早,或失血过多,气随血耗,而致气虚失摄,冲任不固,可致产后小便不通、产后恶露不绝、产后乳汁自出、产后汗证、产后发热、产后血劳等。三是瘀血内阻。分娩创伤,脉络受损,血溢脉外,离经成瘀。产后百脉空虚,若起居不慎,感受寒热之邪,寒凝热灼成瘀,或胞衣、胎盘残留,瘀血内阻,败血为病,可致产后腹痛、产后发热、产后恶露不绝、产后抑郁等。四是外感六淫或饮食房劳所伤。产后元气津血俱伤,腠理疏松,所谓"产后百节空虚",生活稍有不慎或调摄失当,均可致气血不调,营卫失和,脏腑功能失常,冲任损伤而变生产后诸疾。

《景岳全书·妇人规》云:"产后气血俱去,诚多虚证,然有虚者,有不虚者,有全实者。凡此三者,但当随证随人,辨其虚实,以常法治疗,不得执有成心,概行大补以致助邪。"产后亡血伤津,元气受损,瘀血内阻所形成的"多虚多瘀"的病机特点是产后病发生的基础,因此临证时应本着"勿居于产后,勿忘于产后"的原则,细心体察,结合病情辨别虚实,确立法则。

李祥云认为,产妇由于分娩时伤气耗血,分娩后恶露日下亦耗津血,故产后大多气血虚弱,治宜益气补血,因温补之剂可振奋脏腑功能,鼓舞气血,增强循环代谢,故多用之;分娩时受寒、损伤(如采用剖宫产、产钳术、会阴切开术等),或产后调理不慎造成瘀阻,因温药能通利气血,有助于化瘀,每多用之。在治疗产后恶露不绝时,李祥云强调,除重用补益气血之剂外,还应适当加用活血祛瘀之剂,并应适当考虑加用固涩药,如此收效显著,基本方用党参、黄芪、升麻、生地黄、熟地黄、川芎、益母草、石榴皮、明矾、乌贼骨、生茜草等;瘀血较重,加用桃仁、泽兰、失笑散;血虚明显,加用阿胶、怀山药、坎炁;出血多者,适当加用大蓟、小蓟、炒地榆等;对恶露不绝日久,恐其感染,可酌加蒲公英、败酱草等清热解毒药。产后汗出为气虚,营卫不和,应益气补血,养心调营,主张用桂枝龙骨牡蛎汤,加用党参、黄芪、淮小麦;汗出极多时,加用浮小麦、碧桃干、麻黄根、糯稻根等;产后汗出往往伴恶露不绝或四肢关节酸楚,前者可加用大小蓟、乌贼骨、生茜草、炒地榆;骨节酸痛者加用桑枝、海风藤、鸡血藤等,腰酸加杜仲、桑寄生、狗脊。产后若腹痛较甚,可在黄芪生化汤的基础上加用延胡索、肉桂(或桂枝)、艾叶、芍药、乌药等;产后身痛,则用益气调营、活血通络之法,方用黄芪桂枝汤加羌活、独活、苏木、鸡血藤、地龙、当归、络石藤、桑寄生等;产后乳汁偏少者,则用通乳丹加减,其中穿山甲、通草、王不留行三者必联合应用,效果才好。气血虚弱加黄芪、枸杞、何首乌、地黄;乳胀而乳汁不下者应加皂角刺、丝瓜络;乳胀作痛者应加蒲公英、鹿角粉、金银花、赤芍等。

**【医案】**季某,女,30 岁。2016 年 9 月 9 日初诊。患者 2013 年 8 月足月顺产一胎,产后无明显不适。2015 年 11 月因"妊娠 2 个月,腰酸伴少量阴道流血 1 周"于当地医院黄体酮保胎治疗 1 个月左右,具体用药剂量不详,之后阴道流血停止,但整个孕期仍时有腰酸不适,2016 年 5 月 29 日足月顺产,产后哺乳 2 个月,后因无乳而行人工喂养,目前尚未转经。患者自第 2 次顺产后自觉时有畏寒恶风、头晕耳鸣、神疲乏力、夜寐欠安易惊醒、幻听、身痛、腰酸腹痛、肢体痛、带下增多且色白质稀。刻下:面色少华,舌淡苔白腻,脉沉细。月经史:平素月经规律,14 岁,6/35 天,经量中等,色暗红,轻度痛经。末次月经 2016 年 8 月 31 日。生育史 2-0-0-2。辅助检查:2016 年 9 月 9 日龙华医院 B 超检查示子宫 49mm×42mm×43mm,子宫内膜 6mm,左卵巢 29mm×24mm,右卵巢 25mm×20mm。提示子宫及双侧卵巢未见异常。

中医辨证:肾虚,风寒湿外袭。

治则:养血益气,祛风燥湿,通络止痛。

处方:川芎 12g,当归 15g,藿香 9g,佩兰 9g,苍白术各 9g,石菖蒲 12g,枳壳 9g,羌独活各 9g,千年健 15g,丝瓜络 6g,络石藤 15g,桂枝 6g,夜交藤 15g,合欢皮 30g,远志 9g,五味子 6g,磁石 30g,琥珀粉 6g(冲服)。

二诊:2016 年 9 月 16 日。患者身痛、腰酸腹痛、肢体痛减轻,夜寐好转,仍有畏寒恶风、头晕耳鸣、神疲乏力。刻下:面色少华,舌微红苔白腻,脉细。

处方:上方加党参 12g、黄芪 12g,去夜交藤、合欢皮、磁石、琥珀粉

随访:之后按上述方药调理,随访 3 个月,身痛、腰痛、睡眠差等症状均消失。

**按语:**产妇在分娩后肢体、关节酸痛、麻木、重着者称为"产后痹证",又称"产后身痛",俗称"产后风",是产后百脉空虚、风寒之邪与血脉胶着之证。《傅青主女科》曰:"产后劳伤肾气,损动胞络,或虚未复而风乘之也。"又曰:"产后百节开张,血脉流散,气弱则经络间血多阻滞,累日不散,则筋牵脉引,骨节不利,故腰背不能转侧,手足不能动履,或身热头痛。"

产妇分娩时常失血耗气,可致筋脉失养、不荣则痛。因此,产后身痛的病因病机以气血亏虚为本,风寒湿邪乘虚入络阻滞气血为标。产后身痛的治疗应以补益肝肾、益气养血为主,顾护脾胃后天生化之源,使气血得以运行,正气乃充;兼顾祛除风寒湿邪,邪气则退。本例中,川芎温通血脉,既活血祛瘀又行气通滞,为"血中之气药";当归补血活血、散寒行瘀止痛,善治血虚血瘀寒凝之证;舌淡苔薄白为湿困脾胃之征,药用藿香、佩兰芳香化湿,主治湿困脾胃、湿温、暑湿;苍术苦温燥湿以祛湿浊,辛香健脾以和脾胃;白术健脾益气;石菖蒲化湿豁痰又宁神益智;枳壳理气行滞消胀;羌活、独活均祛风湿、解表止痛,主治风寒湿痛、一身之痛;千年健祛风湿、强筋骨;丝瓜络祛风通络活血;络石藤祛风通络消肿;桂枝温通经脉,助阳化

气,散寒止痛。本例患者除身痛主症之外,尚有夜寐欠安、易惊醒等不适,故一诊选药时用远志交通心肾而安神益智,同时祛痰开窍;石菖蒲宁神益智;合欢皮解郁安神又活血消肿;夜交藤宁心安神;五味子补益心肾、宁心安神;磁石、琥珀粉则重镇安神。二诊夜寐好转,休息充足,加强补血益气药物的功效,故身痛减轻,用药去夜交藤、合欢皮、磁石、琥珀粉,加党参气血双补,黄芪补气养血又行滞通痹。如此得以标本兼治,相得益彰。

**(五)不孕症的治疗经验**

1. 调经为先,重在周期　古云:"男精壮而女经调,有子之道也。"《女科要旨》云:"妇人无子,皆由经水不调……种子之法,即在于调经之中。"李祥云认为,治疗不孕症首先询问月事,即所谓"经调然后子嗣也"。调经之道重在补肾、疏肝、健脾,调理气血、冲任。肾为先天之本,"经水出诸肾",月经的产生与调节以肾为主导,调经也以补肾为重要法则,补肾以填补精血、补益肾气为主;疏肝则重在理气开郁,通调气机,佐以养血柔肝;健脾在于健运脾胃,以益气养血。《景岳全书·妇人规·经脉类》指出:"调经之要,贵在补脾胃以资血之源,养肾气以安血之室。知斯二者,则尽善矣。"李祥云主张调经之时勿忘周期,结合中药人工周期往往提高疗效。一般经前期血海满盈,应按时泻下,故用药多以活血调经为主,因活血促使子宫内膜坏死脱落,使经血调畅,多以温经活血为主,少用寒凉之品;月经中期则应促卵泡成熟而使其排出,采用活血补肾法;黄体期则根据不同病情辨证用药,但注意顾护肾气,主张利用基础体温指导用药。

2. 健脾疏肝,治肾为本　李祥云认为,不孕症中医辨证,主要责之肾、肝、脾三脏,而治肾为本。肾为生殖发育的物质基础,肾气旺盛则精气足,经水正常,生殖功能即会正常,故治疗应抓住肾这个根本。补肾时一般应阴阳平衡,如果阳虚重,即在平补阴阳的基础上加重补阳药,反之阴亏重时即加重滋阴之品。肾为先天之本,需后天之本脾来辅佐。脾为生化之源,脾盛则生化旺盛,气血充足,得以滋养肾之生殖发育的根本,使肾精足,充分发挥肾的作用。肝主疏泄,体阴而用阳。肝主疏泄功能正常,则经候如期;肝郁失畅,则导致经候不能如期流至,冲任失调,影响受孕。因此,李祥云主张在调补脾肾的同时,往往注意肝气条达。因情志不畅,可引起气血不和,脏腑功能失常,冲任不能相资,造成不孕。作为医者,必须加强与患者心灵上的沟通和交流,努力让患者保持精神心境舒畅愉快,从而提高临床效果。正如《妇人秘科》说:"种子者,女贵平心定气……忧则气结,思则气郁,怒则气上,怨则气阻,血随气行,气逆血亦逆。此平心定气,为女子第一紧要也。"

3. 辨病施治,专病专方　李祥云认为,女性疾病有其特殊性,很多病往往无全身症状,而仅仅表现局部症状。不孕症既可以是一个病,通过辨证论治可以取得疗效,但同时也是许多疾病所表现的一个症状。因此,必须结合各种现代辅助检查,明确疾病,提倡应注意探索具有针对性的专病专方。

(1)补肾祛瘀法之内异消方治疗子宫内膜异位症不孕:子宫内膜异位症是指具有生长功能的子宫内膜组织出现在子宫腔被覆黏膜以外的身体其他部位。子宫内膜异位症的主要临床表现是不孕、疼痛,属中医"血瘕"范畴,基本病机为"瘀血内停"。李祥云认为本病的病机是"肾虚精亏血少则成血瘀癥瘕"。肾是生殖发育的物质基础,五脏六腑之精皆藏于肾,精又化血,精血同源,如肾精充足,冲任胞脉得以濡养,血海会依时满盈而月经会依时而下,经血通畅,会受孕有子;如肾亏精少,则冲任胞脉失于濡养,冲任气血不足,气血易滞而瘀阻,瘀阻使精、卵不能结合而不孕。

（2）活血化瘀、祛邪清解之峻竣煎治疗输卵管阻塞性不孕：输卵管炎变阻塞所致不孕属于中医"癥瘕""月经不调""热入血室"等范畴。李祥云认为，本病多为脏腑功能失调，气血不畅，或经期不慎感受外邪，入侵冲任阻滞气血，恶血不去，羁留胞宫，输卵管不通，碍于精、卵相搏，故而不孕，宜采用活血化瘀、祛邪清解之峻竣煎治疗，临床观察 104 例，总有效率83.6%，妊娠率为 72%。

（3）补肾活血疏肝之助黄汤治疗无排卵性不孕：无排卵是由于下丘脑 - 垂体 - 卵巢轴功能失调引起。排卵障碍可能导致月经不调、功能失调性子宫出血、不孕等病证，中医学无明显记载，根据病证特点可归属于"不孕""闭经""崩漏"等范畴。如《圣济总录》云："妇人所以无子者，冲任不足，肾气虚寒也。"陈士铎亦云："胞胎之脉，所以受物者，暖者生物，而冷则杀物矣。"由此可见，肾虚导致胞宫虚寒，不能受孕。肾为先天之本，藏精系胞，为天癸之源、冲任之本。肾气的盛衰是决定月经产生和卵巢功能的基础。李祥云认为，以肾主生殖为主导，肾气盛，天癸才能产生，肝主藏血，精血同源，肝藏血足，肾气旺，生殖发育物质基础厚实而排卵妊娠，若肝肾不足则冲任失于濡养，冲任气血不畅，影响两精相搏不能受孕，因此主张补肾活血疏肝法自拟助黄汤临床应用，观察无排卵性不孕患者 30 例，妊娠率达 46.67%。

（4）用药灵活，方法多变：李祥云临证时，思维敏捷，方法多变，根据不同的病情，或内服、外用，或针灸、穴位敷贴，往往都能取得满意疗效。如治疗输卵管炎变阻塞不孕症，口服药疗效不满意时往往加用灌肠方配合治疗；子宫内膜异位症不孕患者若伴有疼痛症状明显，加用王不留行贴穴位；无排卵性不孕患者有时加用针刺或用西药促排卵。其临床用药或寒或热，或攻或补，或多法并投，每每奏效。此外，李祥云尤其喜欢使用对药，如苍术配白术、龙骨配牡蛎、附子配桂枝、乌贼骨配茜草、穿山甲配路路通，且认为这些对药是通输卵管之要药，对药的使用能起到相须或相佐的作用，临床针对某一症状的改善效果更为明显。此外，李祥云特别重视预防调护对本病的辅助治疗作用，如嘱患者精神愉快，消除一切思想顾虑，积极配合，治疗原发病，注意经期卫生，严禁经期性交，勿坐卧湿地，忌食冷，以防寒湿入侵损伤阳气，引起宫寒不孕，体胖者忌食油腻厚味以免脂膜闭塞胞宫引起不孕。忌食辛辣，以免助湿生热，导致不孕。注意食疗，肾亏者常食麻雀卵、蚕蛹，脾虚者常服山药、莲子、白扁豆等。

【医案】路某，女，36 岁。2016 年 9 月 29 日初诊。患者自工作时起月经周期常延后，经量正常，2011 年结婚后未避孕未孕。2014 年 1 月第九人民医院检查输卵管造影示双侧输卵管不通，峡部粘连。2014 年 1 月外院首次取卵失败，第 2 次取卵周期内发生卵巢刺激综合征入院治疗。后 2015 年底、2016 年初于第九人民医院行试管婴儿 2 次，亦均失败，目前无剩余冻胚。2015 年曾卵泡监测自然发育状态，发育欠佳。2016 年 7 月第九人民医院查 FSH 14.5U/L↑。末次月经 9 月 4 日，试管婴儿后经量略减少，色偏暗。近 3 天见带下增多，色白偏透明。刻下：体型偏瘦，面容忧愁，胃纳欠佳，二便调，夜寐尚安。苔薄白脉细。月经史 15，6~7/30~45，量中，色暗，夹血块，痛经，经行乳胀。生育史 0-0-0-0。

西医诊断：不孕症。

中医辨证：肾虚精亏。

治则：补肾疏肝，活血调经。

处方：当归 9g，香附 12g，泽兰 9g，泽泻 9g，鸡血藤 15g，熟地黄 12g，枸杞 12g，肉桂 3g，红花 9g，淫羊藿 30g，菟丝子 12g，肉苁蓉 12g，黄精 12g，八月札 12g，娑罗子 12g，柴胡 9g，紫石英 12g，石楠叶 12g，桔梗 6g。

医嘱:①适当锻炼,增强体质;②均衡饮食,荤素搭配,忌食生冷;③劳逸结合,起居有规律,保持心情愉快;④监测基础体温,观察自然排卵情况及黄体功能,评估卵巢功能恢复情况。

二诊:2016年10月25日。末次月经10月9日—15日,量略增多,色红,无痛经,胃脘不舒,苔薄脉细。

处方:当归9g,香附12g,黄精9g,淫羊藿30g,菟丝子12g,肉苁蓉12g,熟地黄12g,枸杞12g,鸡血藤15g,肉桂3g,石楠叶12g,黄连3g,杜仲15g,龟甲18g,鹿角胶9g,紫河车粉9g,煅瓦楞子30g,陈皮9g。

外地循方加减1年。

三诊:2017年11月4日。末次月经10月26日,时有腰酸,小腹不适,口苦减轻,拟本周期行体外受精(IVF)取卵。苔薄白,脉细弦。

处方:当归9g,香附12g,山茱萸9g,鸡血藤15g,枸杞12g,肉桂3g,红花9g,淫羊藿30g,菟丝子12g,肉苁蓉12g,熟地黄12g,胡芦巴12g,鸡血藤12g,橘叶9g,橘核9g,龟甲18g,鹿角胶9g,紫河车粉9g,益母草15g。

12月8日植入胚胎,12月22日血hCG 25nmol/L,成功妊娠。之后再予中药保胎治疗。

处方:党参12g,黄芪12g,白术12g,白芍12g,菟丝子12g,川断20g,桑寄生20g,黄芩12g,苎麻根12g,藿香9g,佩兰9g,南瓜蒂9g。

按语:本患者多次试管婴儿失败后来院就诊,检查血卵巢基础性腺水平有卵巢储备功能降低的表现,自然周期中卵泡成熟度不足。月经失调出现量少、色暗,而以往又素有经期延后的情况。中医学认为"肾主生殖"。本案患者肾虚精亏血少,冲任亏虚,血海不能按时满溢,故经行落后,多次促排,妄动肾精,肾中精血益发不足,更见经行量少、色暗。肾虚者天癸-肾-冲任-胞宫轴失调,冲任失养,胞脉不通,不能受孕有子,故而不孕。肾阳虚,血失温运,血滞成瘀,经行见有血块,瘀血阻滞冲任,故胞脉不畅;精血同源,肾虚可致肝血不藏,肝失所养;久盼不孕,情绪忧愁,肝失疏泄,气机不畅。四诊合参,李祥云认为该患者病机为肾虚血瘀、冲任失养,治以补肾疏肝、活血调经。

方中当归甘辛温,补气活血调经,为妇科良药,治血虚诸症、月经不调;熟地黄补血养阴,填精益髓;黄精健脾益肾,益气养阴;枸杞平补肝血肾精;菟丝子补肾益精,既能补肾阳,又能益精血;淫羊藿、肉苁蓉、石楠叶温肾助阳,使血得温运,瘀自然除;鸡血藤苦而不燥,温而不烈,行血散瘀,补血调经;红花活血化瘀;泽兰、泽泻利水除瘀;肉桂补火助阳,散寒止痛;紫石英甘温,入心、肝经,有镇心定惊、温肺暖宫之效;香附、八月札、娑罗子、柴胡疏肝解郁,理气宽胸。其中,娑罗子入肝、肾经,疏肝理气、宽中和胃;八月札入肝、胃经,疏肝理气散结,娑罗子、八月札均有行气止痛之功,二者配伍,相辅为用,增强疏肝理气之力。桔梗开宣肺气,寓提壶揭盖之功。全方配伍应用,共奏补肾养血调经之效。后随访,二诊中李祥云加入龟甲滋阴潜阳,益肾养血;鹿角胶补肾壮阳,强筋健骨;紫河车粉补肾益精,养血益气。而龟甲配鹿角胶为龟鹿二仙胶的主要组成,一阴一阳,阴阳两补,补前胸之任脉,补后背之督脉,共补肾阴肾阳。三味药均为血肉有情之品,李祥云常用以促进内膜生长及卵泡发育、改善卵巢功能。宗上法治疗,患者经调治,促排成功,选择胚胎移植后,李祥云即刻再予中药保胎治疗。方中党参、黄芪、白术健脾益气,气旺生血以养胎;白芍柔肝敛阴养血;菟丝子、川断、桑寄生补肾安胎;黄芩、苎麻根清热安胎;藿佩化湿止呕,预防早孕反应;南瓜蒂祛痰安胎。方中保胎用白术与黄芩这一药对,白术苦甘温,入脾、胃经,有补气健脾、燥湿利水、止汗安胎之功;黄芩苦寒,入肺、胆、胃、大肠经,有清热燥湿、泻火解毒、止血、安胎之功。白术配黄芩,一寒一温,一补一泻,相须为用,补而不热,清而不寒,共为健脾止血安胎、清热燥湿之用。黄芩安胎多用炒制品,清热生用,止血用炭,常用量3~10g,过量易伤胃气。全方共奏健脾养血、平补安胎之效,使胎元得固,孕育得子。

### (六)子宫内膜异位症的治疗经验

子宫内膜异位症是女性不孕的主要原因之一。中医无此病名,将其归属"痛经""月经不调""癥瘕"范畴。此病西医学目前尚无满意与特效的药物治疗,即使手术也极易复发。《诸病源候论》曰:"妇人月水来腹痛者,由劳伤血气,以致体虚,受风冷之气,客于胞络,损冲任之脉。"明代张介宾云:"瘀血留滞作癥,惟妇人有之,其证则或由经期、或由产后,凡内伤生冷,或外受风寒,或恚怒伤肝,气逆而血留……或积劳积弱,气弱而不行。总由血动之时,余血未净,而一有所逆,则留滞日积而渐以成癥矣。"说明肝郁气滞、寒湿凝滞、冲任损伤等都是形成子宫内膜异位症的病因。

临床子宫内膜异位症辨证以实为多,或虚实夹杂,虚以肾虚为主,实则以瘀为主要因素,兼有寒、痰、热、气郁等。

肝郁气滞:见下腹胀痛,经行痛剧,痛引腰骶,痛甚昏厥,腹痛拒按;性交疼痛,胸胁作胀,乳房胀痛,经行淋漓,经色紫暗,夹有血块,婚后不孕,苔薄质紫、边尖有瘀点,脉弦。治以理气活血、散结止痛,方用血府逐瘀汤(《医林改错》)加减。

寒湿凝滞:见经常下腹冷痛、隐痛,得热则舒,经行腹痛加剧,畏寒肢冷,腰膝冷痛,头昏头痛,白带较多,月经不调,大便溏薄,婚后不孕,苔薄白、舌边紫暗,脉细紧。治以温经通络、活血化瘀,方选温经汤(《金匮要略》)加减。

肾虚瘀阻:见经常腰酸,头晕耳鸣,经行腹痛,痛引腰骶,肛门坠胀,平时少腹隐痛或不痛,月经先后不定期,经行量多、经色暗红,眼眶发黑,神疲乏力,孕后流产,继发不孕,苔薄质暗,脉细。治以活血化瘀、补肾调经,方用内异消(经验方)加减(三棱、莪术、淫羊藿、肉苁蓉、菟丝子、穿山甲、水蛭、土鳖虫、夏枯草等)。

瘀热内阻:见下腹痛、腹部有灼热感,常有低热或经行发热,大便干结,口渴或口干不欲饮,月经提前、经色红夹血块,带下色黄,舌质红、苔薄黄,脉细数。治以活血化瘀、清热散结,方选清热调血汤(《古今医鉴》)加减。

痰瘀互结:见月经量多或少,经期延长,肛门坠胀,性交疼痛,腰尻酸痛、经行加剧,胸闷不舒,喉中痰结,形体肥胖,嗜睡乏力,平时带多,婚后不孕,苔白腻或厚腻,舌暗、舌尖有瘀点,脉细濡。治以软坚化痰、活血止痛,方选血竭散(《增效产乳备要》)合消瘰丸(《医学心悟》)加减。

李祥云经验如下:

(1)活血化瘀,贯穿始终:根据子宫内膜异位症的病理表现,异位的子宫内膜有腺体也有间质,受卵巢激素的影响而发生与月经周期相似的周期变化,局部有出血,此出血为中医所谓"离经之血",属"瘀血"范畴。有瘀血就应化之散之,根据病情的轻重而采用活血药、祛瘀药、破瘀药、虫类搜剔药等治之,所以应将活血化瘀法贯穿治疗之始终。

(2)灌肠辅助,增强疗效:子宫内膜异位症的辅助治疗方法很多,常用的有外敷法、热敷法、针灸治疗、灌肠疗法、离子透入等,通过综合治疗能显著提高疗效。其中尤以灌肠疗法值得推荐。灌肠药通过肠壁吸收,直达病灶部位,有利于病灶部位的炎症消散、粘连松解。有报道,通过灌肠,发现局部病灶处巨噬细胞增多,有利于粘连的松解与吸收,减轻或消除由子宫内膜异位症所致的疼痛。

(3)扶助正气,巩固疗效:子宫内膜异位症的中医药治疗如同西药一样,治疗期间疗效较好,一旦停药则易复发。通过多年临床观察发现,子宫内膜异位症的症状表现有其实证一面,但又往往病程缠绵、数年不愈。中医认为"久病属虚",所以子宫内膜异位症也有虚的一面,再者久用活血化瘀药也有伤正之弊,故治疗时应注意扶正,可加用黄芪、党参补益气血。此外,对不孕患者应注意补肾,因肾精是生殖发育的物质基础,补肾是巩固疗效的保证,主张在辨证分型治疗3个月后,根据病情加用党参、黄芪以扶正;对不孕患者可加用何首乌、菟丝子、淫羊藿等补肾。

李祥云指出,预防子宫内膜异位症要注意经期卫生,保持阴部清洁,经行前后注意保暖,勿食生冷,勿用冷水洗脚、洗阴部。服药期间亦忌食生冷。节制房事,经期及经行前后绝对不可性交,经期不应妇科检查,尽量减少妇产科手术。注意防止与减少经血倒流。对子宫位置不正常、子宫颈狭窄、阴道瘢痕等易致经血外流不畅或经血潴留者应及早纠正。经期避免重体力劳动及远距离骑自行车。有子宫内膜异位症者,经期应使用会阴垫,慎用阴道塞。不在经前、经期或刮宫后进行输卵管通气、通液,或行子宫输卵管造影术,防止医源性移植。进行人工流产术时,动作应轻巧,吸宫时应避免突然降低宫腔内负压。剖宫取胎或剖宫产时,应手术细致,保护好腹壁切口,防止由于手术而引起的子宫内膜种植。痛经严重者,应在行经前3天即预先服中药,或服痛经散,或用耳穴贴敷治疗。此外,还可长期服用避孕药来抑制排卵,并促使子宫内膜萎缩和减少月经量,以起止痛作用。

【医案】沈某,女,46岁。2015年12月30日初诊。近3年痛经,持续整个经期,且进行性加剧,需服止痛片及卧床。今年11月底,中山医院肠镜检查见肠黏膜内膜异位灶,建议手术切除部分肠管后人工造肛。因患者惧怕手术,故求助于中医药治疗。末次月经12月8日—12月11日。刻下:患者无明显不适,胃纳正常,小便正常,大便干结。舌紫暗,苔黄腻,脉细。妇科检查:宫颈轻糜,青色发紫,宫颈距离阴道口<4cm,子宫中后位,偏大,后壁三合诊触及大小不等结节,粘连,触痛明显。月经史:15岁,6/28~30天,近3年痛经,持续整个经期,经前乳胀,腰酸。生育史1-0-3-1,24岁时剖宫产。辅助检查:2015年10月29日盆腔增强MRI示子宫结合蒂增厚,考虑为弥漫性腺肌病可能,子宫直肠凹异常信号,深部内膜异位灶可能。2015年11月18日中山医院查CA125 55.3U/ml↑。2015年11月30日中山医院肠镜示直肠黏膜隆起性质待查(腔外浸润),病理示直肠子宫内膜异位症。12月24日查血管内皮生长因子163.7pg/ml、黄体生成素(LH)8.53mU/ml、卵泡刺激素(FSH)5.27mU/ml、雌二醇($E_2$)134pmol/L、睾酮(T)1.13nmol/L、泌乳素(PRL)279.11μU/ml、孕酮(P)0.9nmol/L。

西医诊断:肠道型子宫内膜异位症。

中医辨证:肾虚血瘀。

治则:活血化瘀,清热通络止痛。

处方:①党参12g,黄芪12g,丹皮参各12g,赤芍9g,三棱12g,莪术15g,夏枯草15g,水蛭12g,土鳖虫12g,血竭6g,炙乳没各6g,威灵仙9g,紫花地丁30g,皂角刺12g,苏木9g,藿佩各9g,象贝母9g,七叶一枝花15g,土茯苓30g。②穿山甲粉每日吞服5g。③上述方药多煎150ml,保留直肠灌肠,经期停用。

医嘱：①调整自身情绪，保持乐观开朗的心态，使机体免疫系统功能正常；②注意自身保暖，避免感寒着凉，月经期间禁止激烈体育运动、重体力劳动及性生活；③平时或经期忌食生冷寒凉食物、刺激性食物，如冰淇淋、咖啡等。

二诊：2016年1月13日。月经1月6日来潮，现基本已净，痛经，乳胀，既往有乳腺结节病史(右乳腺管瘤手术)。苔薄舌尖红，脉细小弦。

处方：党参12g，黄芪15g，炙乳没各6g，延胡索12g，三棱15g，莪术15g，水蛭12g，夏枯草15g，丹皮参各12g，赤芍9g，桃仁9g，土茯苓30g，七叶一枝花15g，橘叶核各9g，八月札12g，象贝母9g，皂角刺12g，土鳖虫12g，红藤30g，血竭6g。

三诊：2016年1月27日。末次月经1月6日，经前3天阴道少量出血，总经期12天。2016年1月23日查CA125 44.4U/ml↑，CEA 17.3U/ml。苔薄舌尖红，脉细数。

处方：①党参12g，黄芪15g，太子参15g，赤芍9g，丹皮参各12g，土茯苓30g，紫花地丁30g，皂角刺12g，三棱12g，莪术15g，枸杞12g，女贞子12g，水蛭12g，川楝子12g，猫爪草15g，白花蛇舌草30g，夏枯草15g，威灵仙12g，火麻仁12g，全瓜蒌12g，谷麦芽9g，血竭6g。②上述方药多煎150ml，保留直肠灌肠。

四诊：2016年3月2日。月经将来潮，痛经，乳胀，腰酸。2016年3月1日查CEA、AFP正常，肝肾功能正常。苔薄舌尖红，脉细小弦。

方药：当归9g，川芎6g，鸡血藤12g，丹皮参各12g，川楝子12g，柴胡9g，延胡索12g，白芷9g，小茴香6g，艾叶6g，泽兰9g，益母草15g，煅龙牡各30g，乌贼骨15g，生茜草6g，羌独活各9g，川乌9g，橘叶核各9g。

随访：此后按上述方药调理近1年，2018年12月随访，患者诉已无腹痛，月经正常，肿瘤指标均正常，避免了手术。

按语：中医认为，本病属实、属里、属瘀，治疗大法为调理气血，以活血化瘀、软坚散结为主，佐以行气化痰，兼调寒热，兼治肾虚，兼以通腑等。

本案属于典型的肠道型子宫内膜异位症患者，整个经期疼痛难忍，均需卧床休息，西医建议手术治疗。患者痛经剧烈，故属实证。结合患者舌脉，考虑为瘀热互结的实证。故治疗法则为活血化瘀，清热通络止痛。

本案用药非经期或非经前以清热通络止痛、破血逐瘀为主。方中三棱、莪术为一药对，活血止痛，三棱偏血分，莪术偏气分，二者相配，气血双施，起到行气止痛、活血化瘀的功效；乳香配没药，乳香偏于气分，没药偏于血分，二药并用，为宣通脏腑、流通经络的要药；水蛭配土鳖虫，破血逐瘀、消癥散结，止痛力强。血竭能活血止痛，皂角刺消肿排脓、搜风拔毒；水蛭破血逐瘀通络。猫爪草、夏枯草、象贝母清热解毒，化痰消肿；七叶一枝花清热解毒，消肿止痛；土茯苓解毒镇痛；红藤活血通络，祛风散瘀；紫花地丁清热解毒，活血祛瘀。全方共奏清热解毒、活血祛瘀消肿之效。破血逐瘀药易损伤正气，故李祥云以黄芪配党参补气血，扶正固摄。四诊月经将至，以自拟温经止痛方为基础主治下焦瘀血阻滞胞宫，方中当归、川芎、鸡血藤养血活血通经，丹参养血活血，配伍丹皮凉血活血散瘀，橘叶核、川楝子、延胡索理气散结止痛，白芷、羌独活祛风止痛，小茴香、艾叶温经散寒止痛，共为活血化瘀、散寒止痛之功。经前未使用破血逐瘀虫类药，以防经水妄行，损伤正气；经前也未用寒凉药，以防寒凝经脉，加剧痛经程度。

中药灌肠时，药物可以直接经直肠吸收，不经过消化系统，既减轻药物对消化道的刺激，又避开了消化酶的作用,提高药物的生物利用率。肠道型子宫内膜异位症本身位于盆腔及直肠黏膜,药物经直肠吸收,具有吸收快、直达病所的特点。

## 四、用药经验

### (一)血肉有情,补人三宝

血肉有情之品可以补助人的精、气、神三宝,填补人体之下元,达到补益气血、补益冲任、调整阴阳之目的。这类药味很多,不能一一列举。李祥云在妇科临床常用的有情之品如下。

#### 1. 单方

人胎盘:又称"人胞""紫河车",甘、咸、温,无毒,入心、肺、肾经,具有安神养血、益气补精之功,常用于久病体虚、气血虚弱、劳极羸瘦、月经过多的妇女。经现代药理分析,胎盘含有卵泡刺激素、黄体激素、各种氨基酸、乙酰氨基葡萄糖、右旋半乳糖等,能促进乳腺、生殖器官、卵巢的发育,增强抵抗力,有免疫兼抗过敏作用;胎盘提取物有刺激宫缩的作用。

人脐带:又称"坎炁""命蒂"。除具有轻度胎盘功能外,还有止疟解胎毒、敷脐疮的功用,并有纳气平喘、敛汗之功,常用于肾虚喘促、虚劳久咳、盗汗、月经过多等。

鹿茸:是指各种雄鹿尚未骨化的幼角,布满密毛,富有血管。甘咸、温,无毒,入肝、肾经,有补督脉、助肾阳生精髓、强筋骨、固带脉、补益冲任虚损的功效。主治精衰血少,腰酸肢冷,小便清长,骨软行迟,崩中漏下,带下赤白,夜梦鬼交,安胎下气,阳痿滑泄;久服防老,对一切虚损之疾皆可应用。本药性温而柔润,是临床上"精不足者补之以味"的良好药品。药理研究发现,鹿茸含有雄性激素、女性卵泡激素,并含有蛋白质、胶质、磷酸钙等,能促进生长发育,兴奋机体功能;刺激红细胞、血红蛋白及网织红细胞数量的增加,还能提高离体子宫的张力和增强其节律性收缩;中等剂量的鹿茸引起心跳加快、加强,对已疲劳的心脏作用更为明显。

鹿角:是雄鹿的老角,性味、功用、效能均同鹿茸,但作用较差。因鹿角价廉,货源较多,故临床上又多用鹿角。本品还常用于阴证疮疡、乳痈初起等,有消肿活血之功,并治疗乳房小叶增生、乳房胀痛等。

鹿角胶:是鹿角熬取浓缩而成的胶状物,补阳作用较鹿角好。鹿角胶性味甘平无毒,功能补中益气,止痛安胎,长肌益髓;主治腰痛羸瘦,血闭无子,崩中不止,赤白带下,疮疡肿毒。

鹿角霜:鹿角熬煎后所剩之残渣。作用最差,功效同鹿角胶。

除上述外,还有用鹿胎制成的鹿胎胶,功效同鹿茸,临床上亦经常应用之,尤其是冬令进补开膏方时常用收膏。

阿胶:用驴皮熬煎制成,又称"驴皮胶"。甘、平,无毒,入肺肾经,有补血、止血、滋阴润肺的功效。主治虚劳羸瘦,面色萎黄,眩晕心悸,是治血虚之要药。对吐血、衄血、咳血、咯血、脓血、血淋、尿血、肠风下痢、崩中带下等一切失血之证均有止血作用。对经水不调、不孕、胎前产后等妇科诸疾,以及老人虚秘、热伤阴、虚烦不眠者均可选用。总之,阿胶是血中要药,临床应用颇为广泛。现代药理研究认为,阿胶含有阿胶蛋白、硫、钙等,有加强血液中红细胞和血红蛋白生长的作用,能改善体内钙的平衡,加强钙的吸收,有助于血清中钙的存留。本品还能防治进行性营养障碍,其原理可能是防止食物中维生素 E 的氧化。阿胶还有对抗创伤性休克的功能。

牛角腮:即牛角内坚骨,质坚而重,有腥气,苦温无毒,主治妇人血崩、大便下血、赤白带下、冷痢下血,是妇科常用的止血药。

龟:咸甘,平,无毒,入肾、心、肝经,有滋阴潜阳、益肾健骨、补任脉之功。主治漏下赤白,劳倦乏力,破癥瘕,祛瘀血,除骨蒸潮热、盗汗。烧灰治女子阴疮、脱肛、血痢。目前临床上一般只用下甲,又经常将龟甲制成龟甲胶供药用。

鳖:又称"甲鱼",临床上多用鳖甲,也常将鳖甲制成鳖甲胶供药用。咸,平,无毒,入肝、脾、肾经。滋阴潜阳,散结消癥,主治肾阴不足而引起的潮热盗汗;清虚热,通血脉,治月经闭止、漏下五色;软坚散结,破癥结,除久疟、疟母。鳖肉甘,平,无毒,功能补中益气;主治羸瘦,妇人漏下五色;补阴治虚劳,祛血热补体。

乌贼骨:咸,微温,无毒,入肝、肾经,收敛固经止血,收湿生肌。主治赤白带下,经水闭止,崩漏,胃脘疼痛,泛吐酸水。

除上述所介绍的数种之外,还有很多经常应用但往往又被大家所疏忽的,如各种兽类之肉,如驴肉、牛肉、猪肉等皆有补气补血、补虚劳、益精髓的功效。李时珍曰:"牛肉补气,与黄芪同功。"再者乳类,如牛乳、羊乳等;各种动物蹄,如牛蹄、狗蹄等,均有补虚益精之功,而且各种动物蹄还有下乳之功。这些成为生活中的食疗之品,故这些药不在此赘述。

2. 复方 古人利用血肉有情之品创立了很多方剂,李祥云常用的如下。

龟鹿二仙胶(《证治准绳》):由龟甲、鹿角、党参(或人参)、枸杞组成。功能补肾壮阳,填补冲任,益气明目。用于赤白带下,月经不调,婚后不孕,遗精滑泄,头昏耳鸣,腰膝酸软,阴阳两虚,体虚瘦弱。

全鹿丸:由全鹿、人参、白术、茯苓、炙甘草、当归、川芎、生地黄、熟地黄、黄芪、天冬、麦冬、枸杞、杜仲、牛膝、山药、芡实、菟丝子、五味子、锁阳、肉苁蓉、补骨脂、巴戟天、胡芦巴、川断、覆盆子、秋石、陈皮、川椒、小茴香、沉香、青盐组成。功能大补虚损,壮肾阳,益精血。用于年老阳衰,精髓空虚,神疲乏力,畏寒肢冷,形体消瘦,手足麻木,遗尿,不孕不育等。

复方胎盘片(现代中成药):由胎盘、党参、黄芪、陈皮、麦芽组成。能补元气,益气固本。用于身体虚弱,贫血,神疲乏力,神经衰弱,闭经不孕,月经过少等。

大补阴丸(《丹溪心法》):由龟甲、猪脊髓、知母、熟地黄组成。功能补肾填精,滋阴降火。用于肝肾阴虚,虚火上炎,骨蒸盗汗,腰膝酸软,眩晕耳鸣,心烦易怒,遗精少寐,月经先期,赤白带下等。

左归丸(《景岳全书》):由鹿角胶、龟甲胶、熟地黄、山药、山茱萸、菟丝子、枸杞、怀牛膝组成。功能补肝肾,益精血。用于久病或大病后,或年老肝肾精血虚损,形体消瘦,腰膝酸软,眩晕遗精,月经不调,婚后不孕等。

右归丸(《景岳全书》):由鹿角胶、熟地黄、山药、山茱萸、菟丝子、枸杞、附子、肉桂、当归组成。功能温补肾阳,填充精血。用于肾阳不足,命门火衰,畏寒肢冷,腰膝酸软,痛经,不孕症,阳痿滑泄等。

河车大造丸(《扶寿精方》):由紫河车、龟甲、人参、熟地黄、天冬、麦冬、牛膝、杜仲、黄柏组成。功能大补阴阳气血,填精补血。用于一切虚损,形体消瘦,年老体弱,精血不足,神疲乏力,腰膝酸软,月经过少,闭经不孕,带下增多,咳喘肾炎等。

参蛤散(《济生方》):由人参、蛤蚧组成。功能补肺肾,定咳喘。用于久咳肺肾两亏,言语无力,经行咳喘。

当归生姜羊肉汤(《金匮要略》):由当归、生姜、羊肉组成。功能温中补血,祛寒止痛。用于产后腹痛,气血虚弱,虚劳寒疝等。

黄连阿胶汤(《伤寒论》:由黄连、阿胶、鸡子黄、白芍、黄芩组成。功能滋阴降火。用于阴虚火旺,心中烦闷,失眠,经前期紧张综合征等。

千金鲤鱼汤(《备急千金要方》):由鲤鱼、白术、生姜、白芍、当归、茯苓组成。功能健脾行水。用于妊娠水肿,化疗后水肿,神疲乏力,气短懒言。

四乌鲗骨一藘茹丸(《黄帝内经》):由乌贼骨、茜草、鲍鱼汁、雀卵组成。功能补血调经。用于血枯经闭,通经止血,不孕症。

综上所述,血肉有情之品在临床上具有填精补髓、补气养血、调理冲任、固带下白浊、补肝益肾、运湿消肿、通乳下奶、破瘀除瘕等功用。

### (二) 搜剔通络,破血消癥

虫类药是中药大家族的重要成员之一,有着悠久的应用历史和丰富的治疗经验。中药虫类药是指生物界中的少量寄生虫、微生物、昆虫、两栖爬行动物等。

《本草纲目》载药1 892种,其中虫部106种,介部26种,共128种。现可以使用的虫类药近40余种。大致分卵生、化生、湿生。成都中医药大学编著的《中药学》(第5版)载药424种,其中虫类药近43种。虫类药的主要功能:①攻坚破积;②活血祛瘀;③息风定惊;④宣风泄热;⑤搜风解毒;⑥行气和血;⑦壮阳益肾;⑧消痈散肿。中药虫类药与草木活血化瘀药比较,抗凝血、促纤溶的作用更具有独特的优势。

李祥云在治疗子宫内膜异位症、卵巢囊肿、子宫肌瘤、输卵管阻塞性不孕等疾病时,常使用水蛭、土鳖虫这一药对活血化瘀、攻逐破瘀。

水蛭有破血、逐瘀、通络功效,有小毒,治蓄血、癥瘕、积聚、妇女经闭、干血成痨、跌仆损伤、目赤痛、云翳。现代药理研究表明,水蛭的作用有:①抗血凝作用:水蛭素有防止血液凝固的作用,因此有抗血栓形成的作用。②溶栓作用:水蛭素有抗血小板聚集和溶解凝血酶所致的血栓的作用。水蛭素是甲醇提取物,在体外和体内均有活化纤溶系统的作用;水蛭的唾液腺分泌物给大鼠静脉注射后有较强的抗栓作用。③抗血小板作用:水蛭素能抑制凝血酶同血小板结合,促进凝血酶与血小板解离,抑制血小板受凝血酶刺激的释放和由凝血酶诱导的反应。④对血液流变学的影响:给动物灌服水蛭提取物0.45g/kg,可使血液黏度降低,红细胞电泳时间缩短。水蛭煎剂灌胃,也能使血液流变异常大鼠的全血比黏度、血浆比黏度、血细胞比容及纤维蛋白原含量降低。

土鳖虫,咸、寒,有小毒,破瘀血,续筋骨;用于筋骨折伤,瘀血经闭,癥瘕痞块。土鳖虫和水蛭不同,两者虽都能破血,但土鳖虫又兼有行血、和血的作用,药性不算峻烈,虚证也可使用。水蛭专于破血,药性峻烈,虚弱者慎用。土鳖虫破血逐瘀力强,可促进骨生成细胞的活性和数量增加,使破骨细胞出现时间、数量、功能活性明显增加,所以能促进骨折后骨组织的愈合。酒制土鳖虫具有很好的抗凝溶栓镇痛作用,炮制品水煎液对血小板聚集率有明显抑制作用,同时又具有纤溶酶原激活物的特点和较好的镇痛作用。

使用过程中需要注意的是,虫类药大多有毒性,有些患者服用后会产生过敏反应,表现为鲜红色皮损或密集小丘疹,这可能是土鳖虫所含异性蛋白质所致,但一般停药后1~2天即可消失。大剂量(30g以上)时对消化道有一定刺激性,会有恶心欲吐、眩晕、腹痛等症状。因此初服药时,即要告知患者有可能会有一些过敏反应,需引起重视。过敏体质的患者需慎用。

(徐莲薇　王贞珍)

# 第十九章

# 肝 病

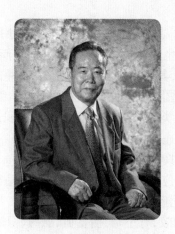

王育群

## 一、个 人 简 介

王育群(1936— ),男,1936 年出生,祖籍青岛。上海市名中医,主任医师,教授,硕士研究生导师,1962 年毕业于上海中医学院医疗系。从医 50 多年来,王育群广泛涉猎医书古籍,孜孜不倦,持之以恒、虚心好学,刻苦钻研,对内科杂病、肝病、外感咳嗽、肾结石等疾病积累了丰富的临床经验。1985 年底担任上海中医药大学附属龙华医院肝科主任,专攻肝病,成为著名的中医肝病专家。曾任上海中医药大学附属龙华医院首席主任医师,上海市中医药学会肝病专业委员会主任委员,中华中医药学会肝胆病专业委员会委员,中华中医药学会内科专业委员会委员,中华中医药学会肝病专业委员会顾问,上海市中医药学会肝病(感染病)分会名誉主任委员,上海市肝病研究中心常务委员,上海市慢性肝炎防治中心常务委员。现任中华医学会肝病专业委员会顾问,上海市中医药学会肝病(感染病)分会名誉主任委员。

王育群于 1989 年在国内首先提出慢性乙肝的病因病机为"湿、热、瘀、毒、虚",分为肝胆湿热证、肝郁脾虚证、肝肾阴虚证、瘀血阻络证、脾肾阳虚证 5 型。该分型标准沿用至今。他认为慢性乙肝是邪正相争的过程,常累及肝、脾、肾三脏,瘀血阻络,兼有湿热,气血运行受阻,形成虚瘀或湿热互结之象。他创制的芪黄颗粒,补益肝肾、益气活血、清热解毒,曾作为医院制剂长期应用,取得了令人满意的效果。王育群治疗肝病还特别注重瘀血,提出了活血化瘀治肝八法,即清热活血法、疏肝活血法、软坚活血法、利水活血法、养肝活血法、补肾活血法、滋阴活血法、益气活血法，广泛运用于临床；同时注重调整气血阴阳和照顾脾胃，力求避免伤脾碍胃。先后在国内外专业刊物上发表论文 100 余篇，主编《中医外感病辨治》《肝胆证治广纂》《内科疾病名家验案评析(续集)》等学术专著。近 10 年来他还应邀赴日本、美国、澳洲等地进行讲学及诊疗活动，受到好评。先后主持了市局级课题近 10 项，其中"2 888 例急性甲型病毒性肝炎临床研究"获国家中医药管理局科技成果奖二等奖。培养硕士研究生 10 名，名中医工作室传承人 5 人。

## 二、学术理论与学术观点

### （一）疗病诊疾重视脾胃

王育群认为脾胃为后天之本，在疾病治疗时应注重脾胃的调理，做到时时照顾脾胃，力求避免伤脾碍胃。"伤脾则令泻，碍胃则妨食"，给疾病的治疗带来不利影响。他着重指出脾胃为生化之源，为后天之本，必须资助后天，以利祛邪外出。推崇《叶氏医案》中"脾宜升则健，胃宜降则和""太阴湿土，得阳始运；阳明燥土，得阴自安。以脾喜刚燥，胃喜柔润"的论点，确有独到的见解和丰富的经验。《黄帝内经》"脾恶湿，胃恶燥"的理论对其临床诊治具有较好的指导意义。王育群认为注意脾胃功能的调摄，往往能收到事半功倍的疗效。特别是对病重、久病及病后的调理，在临床辨证治疗过程中特别注意脾胃，正所谓胃气复则生，这里的"胃气"包括了脾胃的功能。胃失和降，不仅会影响食欲，而且可因浊气上泛而出现口臭、脘腹胀闷或疼痛以及便秘等症状；胃气上逆还可出现嗳气、恶心、呕吐、呃逆等症状。所以说"胃以降为和"。脾的生理功能主要是运化、升清和统血。脾把水谷化为精微，并将精微物质吸收输布至全身；脾气上升，并将其运化的水谷精微，向上输送至心、肺、头目，通过心肺的作用化为气血，以营养全身。脾的升清不仅如此，还包括维持内脏位置的相对恒定。脾气主升对内脏位置有重要作用，如果脾气不能升举而下陷，则可见各种内脏下垂症状；脾还有统摄血液在脉内运行，不使其逸出脉外的作用。同时，胃的受纳、腐熟水谷功能必须与脾的运化功能相配合，才能使水谷化为精微，以化生气血，供养全身。再者，胃的通降是相对脾的升清而言的，在中医藏象学中，常以脾升胃降来概括整个消化系统的功能活动。王育群调理脾胃时紧紧抓住脾"喜燥而恶湿"的生理特性，临床治疗上，结合湿邪的程度、部位等不同情况，分别采用不同的治疗方案。在应用化湿、祛湿、利湿法时，必须注意保护脾阳和胃阴，所以对苦寒之品，应适而中止；利水之药，中病即停，切不可多用久用，以免损伤脾胃。

### （二）重视调补阴阳气血

王育群经过长期的临床实践发现，慢性肝病的发展过程是一个邪正交争的过程，由于病程较长，机体处于一种正气日渐耗损、邪气日久不去的状态，从而导致气血阴阳失调、虚实夹杂的复杂病机的形成，常累及肝脾肾三脏，使肝脾肾俱虚，瘀血阻络为主，或间有湿热。肝肾为母子之脏，互为因果，脾肾为后天和先天之本，病程愈久，肝脾肾三脏愈虚，加之湿热羁留，气血运行受阻，形成湿、热、瘀、毒、虚互结之象。尽管病因多端，然终究与气之虚实和气机之运化、升降出入有着密切的关系。王育群认为，百病皆生于气，气之运化，升降出入，无器不有。阴阳之所以升降者，血脉之所以流行者，皆气也。气化正常，则血脉运行调和。至于瘀血、痰浊、火郁、寒湿……之所以能导致本病，乃因其气机运化不畅，气滞则血瘀，气郁则痰结，气虚则寒凝，气有余便是火，"气为血帅"，气血运行受阻，"不通则痛"，从而发生了肝病所特有的胁痛、嗳气、反呕等一系列症状。治之则应以调养气机、通畅运化为先导，因为"阴虚易补,气虚难疗",故气虚则补之,气滞则行之,气郁则宣之,气痹则开之,气盛则泻之,然后酌参营卫血脉之虚实、痰浊之瘀滞、阴阳寒热之偏颇而消息之。务使气机运化通畅,升降出入复常而病可愈矣。王育群不只注重"气"的调理,还十分重视对"血"的调养。他认为要气血同治。因为血主要来源于水谷精微的"化赤"作用,营气、津液参与化血作用,并与脾胃、心、肝、肾等的生理功能有密切关系。他强调由于血液还对机体周身有营养和濡润作用,因此必须要保证血液的正常运行才能保证机体安康,而血液的运行失常可导致血瘀、脉流薄疾和血逸脉外,且三者还可互为影响。因此,临床上便有针对血瘀的活血化瘀,针对脉流薄疾的清热凉血或滋阴降火,以及针对血逸脉外的清热止血、温经止血、补气摄血、化瘀止血等不同的辨证治则。经王育群灵活辨证,诸般顽疾往往迎刃而解。王育群根据阴阳学说中阴与阳的基本属性,临床上将凡见兴奋、躁动、亢进、明亮等表现的表证、热证、实证,以及症状表现于外的、向上的、容易发现的病邪性质归为阳证;将病症见抑制、沉静、衰退、晦暗等表现的里证、寒证、虚证,以及症状表现于内的、向下的、不易发现的病邪性质归为阴证,然后再根据具体内容辨证治疗。

# 三、临床经验

王育群从事中医诊治肝脏疾病的临床工作 50 余年,形成了对各种肝脏疾病独特的诊治经验。现分述如下:

## (一)诊治慢性肝炎的经验

对于慢性肝炎,中医学大多将其归为"黄疸""胁痛""癥积""痞证"等范畴,对其因、症、脉、治都有较详细的论述。本病的病因病机涉及湿、热、毒、瘀、虚五方面,发病是一个邪正相争的过程。病之初期,大多因正气虚弱,感受疫疠之邪以及饮食劳倦而致湿热中阻、熏蒸肝胆。病机责之于肝胆脾胃功能失调,病程日久则形成正虚邪恋的局面。临床辨证分为湿热中阻、肝郁脾虚、肝肾阴虚、瘀血阻络、脾肾阳虚 5 型,其中脉络瘀阻又贯穿慢性肝炎发病的整个过程。中医治疗根据慢性肝病的特点,在讲究辨证论治的同时,也要加强辨病治疗。针对其所亏而采取补气养血、健运脾胃、补肾滋阴、扶正固本等治法,配以疏肝解郁、清热解毒、滋肾柔肝以及理气活血之品,以祛瘀生新、畅通脏腑经络,同时在辨证用药的基础上适当加用抗病毒、调节免疫的中药和中成药;除此之外,注重预后、调畅情志、调节饮食、提高免疫力都是极其重要的环节。中医认为,病毒性肝炎是外界某些有毒物质,侵入人体后发病。如宋代郭雍言:"大抵寒邪中人,久不能去,酿成热毒……然毒在膜理之内,与正气争搏,正邪相窒,毛孔亦不可开,此所以毒气在里不能出者,必成黄疸之证。"外邪内犯,困遏肝脾,脾胃不健则纳呆、腹胀、恶心、呕吐;湿热熏蒸,胆汁外溢,则发为黄疸。邪毒伤及营血,内陷心肝则形成急黄重症。同时认为饮食不节、饥饿或暴饮暴食,均能促发病毒性肝炎。食入不洁之物、或嗜酒无度、或过食肥甘辛辣,致积湿生热,损伤肝脾,出现纳差、腹胀、恶心、呕吐、胁痛、黄疸等表现。中医认为"正气存内,邪不可干"。《诸病源候论》载:"夫虚劳之人,若饮酒多,进谷少者,则胃内生热,因大醉当风入水,则身目发黄,心中懊痛,足胫满,小便黄。"说明体质虚弱、饮酒受寒、营养不良都是此病的诱发因素。禀赋不足、素体亏虚,或劳累过度、病后虚弱,人体正气亏损,卫外功能不固,湿热疫毒则易乘虚袭入。感邪之后,如正气渐充,尚能与邪相争,驱邪外出,则病渐痊愈;如机体正气亏乏,无力驱邪外出,湿热邪毒留恋不去,气血运行滞涩,易导致病情的慢性化。

慢性肝炎的病因病机涉及湿、热、毒、瘀、虚五方面,发病是一个邪正相争的过程。慢性肝炎初起大多因感受疫毒湿热之邪与饮食劳倦而致,使肝胆脾胃功能失调。肝为木脏,主疏泄,外邪抑郁肝木,肝络不和,疏泄不利,则气机紊乱。肝郁日久必影响于脾,脾主运化,脾胃运化升降有赖于肝气的疏泄,肝郁气滞则脾失健运,不能运化水谷精微而生内湿,湿遏日久易化热,郁久又可由郁致滞,由气入血,出现气滞血阻,血脉瘀阻。湿、热、瘀既是病理产物又是致病因素。湿热瘀结于体内,耗散正气,逐渐导致气血阴阳失调,形成虚实夹杂的复杂病机。总之,肝炎慢性阶段,其病机关系到正虚和邪恋两方面,正虚是病程久延的内在因素,邪恋是导致肝炎转为慢性的重要条件。这种认识与西医学论述的由于乙型肝炎病毒感染导致机体免疫功能紊乱,不能有效清除病毒,从而使病毒感染持续存在相一致。

《血证论》云:"肝属木,木气冲和调达,不致遏郁,则血脉通畅。"肝主藏血,又主疏泄,血流的运行有赖于肝气疏泄,气机条达则血流畅通,反之肝为邪郁,疏泄失常,导致瘀血阻滞、络脉不和。正所谓"久病必有瘀",慢性肝炎的发展过程是一个邪正相争的过程,由于病程较长,导致机体处于一种正气日渐耗散,邪气稽留不退的状态,逐步致使气血阴阳失调、虚实夹杂的复杂病机的形成。肝郁气滞、热毒蕴结、气虚无力、阴虚火旺、阳气虚衰均可导致血瘀,血瘀又可损伤机体,导致脏腑功能失调;因此,瘀血在不同程度上是贯穿疾病发生发展的始终。故在临床上,最常见的慢性乙肝常可见舌质暗红或有瘀斑,胁痛或胁下痞满、触之有块等各种瘀阻之象。因此在治疗过程中,常以活血化瘀、祛瘀生新为主贯穿整个肝病的各个阶段,并兼顾其他方法而获良效。即使是肝病初期活血以安未受邪之地,亦不嫌其早。活血化瘀对顾护肝体、畅达肝用,促进肝细胞功能恢复,具有特殊意义。在临床实践中,根据疾病发展的不同阶段总结出比较常用的活血化瘀八法,即清热活血、疏肝活血、软坚活血、利水活血、养肝活血、补肾活血、滋阴活血、益气活血。

**(二)诊治脂肪肝的经验**

脂肪肝是西医学名词,中医古籍中没有,也见不到与脂肪肝一致的"肝痞(癖)",但是与脂肪肝相关的症状及其治疗却散在可见。在病位方面,《灵枢·五邪》曰:"邪在肝,则两胁中痛。"在症状方面,《素问·脏气法时论》曰:"肝病者,两胁下痛引少腹,令人善怒。"指出肝胀的主症为胁痛胀满不适,与肝肿大的症状基本符合。病因方面,《张氏医通》云:"嗜酒之人,病腹胀如斗……此得之湿热伤脾……胃虽受谷,脾不输运,故成痞胀。"胁痛的病名首见于《黄帝内经》,且书中明确提出胁痛的发生主要在于肝胆病变。积聚之名,首见于《灵枢·五变》:"人之善病肠中积聚。"过食肥甘厚味、过度肥胖,或饮酒过度,或情志失调,或久病体虚,或食积气滞等,都可引发脂肪肝。本病病因多与外邪、饮食、情志以及劳逸密切相关,病机则多与肝郁、痰湿、脾虚、血瘀等密不可分。肝脾肾三脏功能失调是病机关键。《素问·经脉别论》曰:"食气入胃,散精于肝,淫气于筋……饮入于胃,游溢精气,上输于脾。脾气散精,上归于肺,通调水道,下输膀胱。水精四布,五经并行。"说明饮食物主要通过胃的受纳、脾的运化生成水谷精微,并由脾的转输散精作用而布散营养周身。其中,肝主疏泄、肾藏精主水对水谷精微的正常代谢也起重要作用。肝脾肾三脏功能失调均可导致水谷精微(包括脂质)的运化输布失常,痰饮、水湿内生,瘀血停留,形成脂肪肝。

临床研究发现,痰湿证及痰湿夹瘀证患者血液聚集性、黏滞性及凝固性(主要包括血小板、全血黏度、血细胞比容)均升高,而脂肪肝患者全血黏度、血浆黏度、血细胞比容也都显著提高,以痰瘀互结证明显,提示脂肪肝患者有痰湿、瘀血等病理产物的存在。总之,一般认为脂肪肝的病因多与饮食不节、多逸少劳有关,由脾肾肝三脏功能失调,产生痰湿、瘀血,停积于肝所致。其病位在肝,与脾、肾、胃等脏腑密切相关。临床辨治把握这些特点,可获良效。临证治疗脂肪肝多以柴胡疏肝散为基础,取柴胡有疏肝之功,配郁金以理气,丹参活血,延胡索止痛,白花蛇舌草、苦参、垂盆草、鸡骨草四药清热解毒。以白术、茯苓健脾益气,脾气充则运化得力;薏苡仁、泽泻利湿泄浊之效倍增;鸡内金、生山楂为健脾和胃之常用药对,以顾护胃气。脾胃为后天之本,在疾病治疗时应注重脾胃的调理,做到时时照顾脾胃,力求避免伤脾碍胃。脾胃为生化之源,后天之本,必须资助后天,以利祛邪外出。部分脂肪肝患者可发展为肝纤维化,甚至肝硬化。中医认为,脂肪肝的治疗要注意辨证与辨病相结合,特别是对本病在病因、病机、治疗方面,针对不同的证型而选择疏肝理气健脾、化痰利湿降浊、活血化瘀、消积导滞等合适功效的中药。

### (三)诊治肝硬化的经验

中医学认为肝硬化属"胁痛""积聚""鼓胀"等范畴,病因主要是情志所伤、饮食不节、嗜酒无度、黄疸积聚失治及感染邪毒虫积等。其病位在肝,但根据中医五脏相关理论,大多数医家认为发病机理与肝、脾、肾三脏功能障碍,导致气滞、血瘀、水停积于腹内有关。古代文献中亦有关于胁痛的记载,最早见于《黄帝内经》。《黄帝内经》明确指出了本病的发生主要与肝胆病变相关。如《素问·脏气法时论》曰:"肝病者,两胁下痛引少腹,令人善怒。"如《灵枢·五邪》说:"邪在肝,则两胁中痛。"历代医家也多有阐发。如《重订通俗伤寒论》云:"皆先由肝郁不伸也。郁于胸胁,则胸满胁痛。"《景岳全书》从临床实际出发,将病因分为外感与内伤两大类,指出"胁痛有内伤外感之辨……有寒热表证者,方是外感;如无表证,悉属内伤。但内伤胁痛者十居八九,外感胁痛则间有之耳",并认为内伤胁痛有郁结伤肝、肝火内郁、痰饮停伏、外伤血瘀及肝肾亏损等原因。依据"肝喜条达而恶抑郁"的特性,治疗当顺其性,因势利导,采用疏肝、化瘀、利水、扶正、散结、解毒等法。中医对肝硬化的辨证论治大多是针对肝硬化的病因病机,采用凉血解毒、活血化瘀、益气健脾、养阴利水等方法,以达到缓解肝硬化及其并发症的目的。肝纤维化除虚瘀等证候外,尚可表现为明显的纳差、身体困重、食少便溏、腹胀、恶心呕吐、厌油、苔厚腻或浊、脘闷、脉缓滑等痰浊证候。这表明痰浊作为一种病理因素,也参与了肝纤维化的病程。痰亦作为本病的基本病机,因此在辨证论治和选方用药时要注重对痰浊的治疗。"虚、毒、瘀、痰"是其基本病机,"扶正补虚、清解祛邪、活血化瘀、化痰理浊"是其基本治则。

在肝病复杂多变的病证中,常有标本主次的不同,因此在治疗上就应有先后缓急的区别。应采取"急则治其标,缓则治其本"的法则,先治其标,后治其本。若标本并重,则应标本兼顾,标本同治。在肝硬化代偿期,其主要病理因素是"血瘀",故理气活血是治标大法。本病无论是代偿期还是失代偿期,在病情趋于平稳,或祛除标实后,或在邪实伴有正虚时,均应重视培本。肝硬化的临床表现一般可分为代偿期和失代偿期两类,代偿期的病因主要为情志郁结、饮食不节、寒邪内犯、病后体虚四方面。尤怡曰:"凡忧思郁怒,久不得解者,多成此疾。"肝硬化代偿期的病机主要是由气滞而导致血瘀内结。至于湿热、寒邪、痰浊,均可形成气滞血瘀。病变脏器主要在肝脾两经,因肝失疏泄,脾失健运,肝郁脾虚,肝脾血瘀所致。其病理性质初病属实,久则每多虚实夹杂。肝硬化在失代偿期,中医辨证主要为湿热、阳虚、阴虚,肝、脾、肾三脏失调,气、血、水互结形成"单腹胀"。肝硬化代偿期与失代偿期的不同之处在于病理因素,后者除气滞、血瘀外,尚有水停。病变脏器除肝郁脾虚、肝脾血瘀外,尚有肾水虚衰或肝肾阴亏。二者均属本虚标实之证。一般而言,二者之间可能是先后演变和发展的不同阶段,但也可以在病程中错杂并见。

肝硬化腹水是晚期肝硬化常见的并发症,属于终末期肝硬化,在中医学属"鼓胀"范畴,病因病机较为复杂。疫毒、虫毒、酒食不洁、情志失调、久病不愈或失治误治等因素导致肝失疏泄,气机不畅,脉络瘀阻,致三焦不利,水液不行。同时,肝病横逆犯脾,脾失健运,水湿不化,肝病及肾,使肾气亏虚,最终导致肝、脾、肾俱损,水停成鼓。鼓胀之根本虽在肝、脾、肾三脏,更在于气结、水停、血瘀致病。所以便有无瘀不成水、气虚水难却、虚实需明辨之说法。王育群提出治疗肝硬化腹水的原则包括活血需贯始终、治水需治脾、攻补需兼施、善后需固肾以及内外需结合。

## 四、经验方介绍与转化

在治疗慢性肝病时,王育群以活血化瘀之法为主兼施他法,形成了一套独特的治疗体系。常用的有以下八法。

### (一)清热活血法

【基本方】苦参 30g,白花蛇舌草 30g,虎杖 30g,丹参 30g,葛根 30g,薏苡仁 30g,茯苓 30g,车前草 30g,青黛(包)6g,连翘 15g。

【方解】苦参、白花蛇舌草、虎杖清热解毒为君;臣以薏苡仁、茯苓、车前草之属健脾利湿,令邪有出路;再佐以丹参清热活血,青黛、连翘清热解毒凉血;葛根禀性甘寒,可散表实之邪,可助诸药共达清热解毒、凉血祛邪之功。

【适用范围】急性乙型病毒性肝炎、慢性乙型病毒性肝炎急性发病期黄疸型。中医属于湿热为主的实证或本虚标实、标实为主兼有瘀血者。

### (二)疏肝活血法

【基本方】柴胡 15g,枳壳 15g,丹参 30g,黄芩 15g,怀牛膝 15g,白花蛇舌草 30g,虎杖 30g。

【方解】柴胡、枳壳、丹参疏肝清热活血为君;臣以黄芩、白花蛇舌草、虎杖清热解毒,祛少阳之邪;佐以怀牛膝活血通经、引邪热下行,共达疏肝活血之功。

【适用范围】慢性乙型病毒性肝炎肝气郁结、脉络瘀阻者。

### (三)软坚活血法

【基本方】穿山甲 12g,炙鳖甲 15g,生牡蛎(先煎)30g,云茯苓 15g,淡黄芩 15g,连翘 30g,鸡内金 15g,生薏苡仁 15g,枳壳 15g,生山楂 30g。

【方解】穿山甲、炙鳖甲、生牡蛎活血化瘀、软坚散结为君;臣以淡黄芩、连翘、云茯苓、生薏苡仁清热利湿;佐以鸡内金、枳壳、生山楂健脾和胃软坚,共奏活血软坚之效。

【适用范围】慢性乙型病毒性肝炎伴有纤维形成、乙肝后肝硬化。

### (四)利水活血法

【基本方】穿山甲 12g,丹参 30g,郁金 30g,泽泻 30g,茯苓 30g,薏苡仁 30g,车前草 30g,青黛(包)6g,怀牛膝 15g,黄芩 15g,生甘草 6g。

【方解】穿山甲、丹参、泽泻、车前草活血软坚利水为君;臣以茯苓、薏苡仁、郁金健脾渗湿、行气活血;佐以青黛、黄芩清肝胆之邪,怀牛膝引邪下行;生甘草清热解毒,调和诸药,共达祛邪之功。

【适用范围】慢性乙型病毒性肝炎后肝硬化。脏腑功能虚衰,邪留不去,虚实夹杂,邪实为主。

### (五) 养肝活血法

【基本方】生地黄 15g,赤白芍各 15g,枸杞 15g,川楝子 15g,黄芩 15g,黄精 15g,石斛 30g,苦参 30g,生甘草 6g。

【方解】生地黄滋阴养血、补益肝肾为君;赤白芍养血活血,枸杞、黄精、石斛益阴柔肝为臣,育阴而涵阳;佐以川楝子、黄芩疏肝泄热、理气止痛,苦参清热解毒;甘草调和诸药,共达养肝活血之功。

【适用范围】慢性乙型病毒性肝炎病久而见肝血虚者。

### (六) 补肾活血法

【基本方】熟地黄 15g,枸杞 15g,郁金 30g,川楝子 30g,苏梗 15g,桑寄生 15g,杜仲 15g,怀牛膝 15g,补骨脂 15g。

【方解】熟地黄、枸杞补益肝肾为君;郁金、川楝子疏肝理气活血,桑寄生、杜仲、怀牛膝补肝肾活血为臣;补骨脂补肾助阳为佐助,共奏补肾活血之功。

【适用范围】慢性乙型病毒性肝炎肝肾不足证。

### (七) 滋阴活血法

【基本方】炙鳖甲 30g,枸杞 15g,生地黄 15g,丹参 30g,薏苡仁 30g,茯苓 15g,墨旱莲 15g,何首乌 15g,石斛 15g,麦冬 15g,炙甘草 6g。

【方解】炙鳖甲、枸杞、生地黄滋补肝肾之阴为君;丹参活血清热,墨旱莲、何首乌补肾益阴而为臣;薏苡仁、茯苓健脾化湿,石斛、麦冬、炙甘草补益脾胃为佐助,以达滋阴活血之效。

【适用范围】慢性乙型病毒性肝炎、肝炎后肝硬化而肝肾阴虚的患者。

### (八) 益气活血法

【基本方】生黄芪 30g,太子参 15g,茯苓 15g,制川大黄 30g,黄芩 15g,枳壳 15g,郁金 30g,白术 15g。

【方解】生黄芪、太子参益气健脾为君;制川大黄、郁金活血化瘀、行气解郁为臣;茯苓、白术、枳壳健脾和中为佐使,共达益气活血之功。

【适用范围】慢性病毒性肝炎气虚血瘀者。

【医案】

医案举例一:慢性乙型肝炎(胁痛)

单某,男,28 岁。2002 年 3 月 20 日初诊。患者发现乙肝"大三阳"、HBV-DNA(+)半年余,有乙肝家族史。肝功能时有波动。刻下:肝区胀痛,腰酸,纳尚可,二便正常,舌质稍红,苔薄,脉细。

西医诊断:慢性乙型肝炎。

中医辨证:肝郁气滞,湿毒内蕴。

治法:疏肝活血,清热解毒。

处方:柴胡 15g,枳壳 15g,丹参 30g,郁金 15g,白花蛇舌草 30g,怀牛膝 9g,枸杞 9g,菊花 6g,延胡索 15g,炙鸡内金 15g,生山楂 15g,桑寄生 9g,杜仲 9g,续断 9g,垂盆草 30g,鸡骨草 30g,龙葵 30g,炙鳖甲 6g,生牡蛎 30g,木香 3g,砂仁 3g,连翘 9g。每日 1 剂,早晚温服。

二诊:肝区胀痛减,腹满,牙龈出血,舌脉同前。查 ALT 70U/L,SB 30μmol/L。考虑上方去木香、砂仁,加黄芩 9g、黄连 3g 续服。

三诊:牙龈出血减,仍有腹满腰酸,纳可,二便调,舌质稍红,苔薄腻,脉细弦。查肝功能示 ALT 40U/L,SB(-),大三阳,HBV-DNA(+)。B 超示脂肪肝。上方加葛根 15g、赤芍 15g,继进 30 剂。

四诊:偶有牙龈出血,饭后腹胀,大便欠实,舌脉同前。上方去葛根,加车前草 15g、仙鹤草 15g、墨旱莲 15g、云苓 15g、泽泻 12g,以助养阴利湿止血。

五诊:无牙龈出血,腹胀好转,腰酸减,大便不成形。上方去泽泻、生牡蛎,加木香 6g、肉豆蔻 9g、山药 15g、苦参 30g。

六诊:腰酸减,目糊,大便成形,舌脉同前。复查肝功能(-)。

处方:柴胡 9g,枳壳 6g,丹参 30g,郁金 15g,延胡索 15g,炙鸡内金 15g,生山楂 15g,垂盆草 30g,鸡骨草 30g,白花蛇舌草 30g,炙鳖甲 9g,仙鹤草 30g,桑寄生 9g,杜仲 9g,续断 9g,肉豆蔻 15g,乌药 15g,苦参 30g,虎杖 30g,木香 6g,黄连 3g。

七诊:腰酸稍有,目糊减,稍有口干,舌质淡红苔薄,脉细。仍以补益肝肾解毒为主治疗。

处方:枸杞 12g,菊花 6g,柴胡 9g,枳壳 6g,丹参 30g,郁金 9g,延胡索 9g,炙鸡内金 15g,垂盆草 60g,鸡骨草 30g,白花蛇舌草 30g,龙葵 30g,炙鳖甲 6g,仙鹤草 30g,煅瓦楞 15g,杜仲 9g,续断 9g,苦参 30g,怀牛膝 9g。

随访:转方后又继服 6 个月,目糊消失,纳可,寐安,二便调,查"乙肝大三阳"转为"小三阳",HBV-DNA(-),肝功能(-)。

按语:该患者慢性乙型病毒性肝炎为家族遗传,病情活动,肝功能时有异常波动,邪染日久,日久耗伤正气,出现腰酸乏力等肝肾亏损之症。此案本虚标实。根据中医急则治其标的原则,先拟疏肝解郁、清热解毒为主,再继而以调补肝肾辅助治之。方选蛇草疏肝汤化裁治之,师取柴胡、枳壳、郁金、延胡索等疏肝理气,木香、砂仁、炙鸡内金、生山楂等化湿和胃,并以桑寄生、杜仲、续断、怀牛膝等扶正助祛邪,再以垂盆草、鸡骨草、白花蛇舌草、龙葵解毒清热治之。待病情好转,为了充分发挥中医辨证论治的特色,或以养阴清热药止齿龈出血,或以健脾利湿药疗大便溏薄,随证化裁治之,病症一一消除;又根据治病求本的基本原则,逐渐加大补益肝肾的力度,如予炙鳖甲、仙鹤草、怀牛膝、桑寄生、杜仲、续断、枸杞、菊花等。如此标本兼顾,并随症化裁施治后,患者肝功能持续稳定,乙肝病毒"大三阳"转为"小三阳",HBV-DNA 转阴,症情好转,疗效明显。

医案举例二:慢性乙型肝炎(胁痛)

沈某,女,53 岁。初诊:2002 年 9 月 25 日。患者有乙肝家族史,2 年前发现乙肝,肝功能异常,曾住院治疗。2 年来长期口服中西药控制病情。近 1 个月来,患者自觉反复肝区不适,胀痛明显,口干,时有腹胀不适。实验室检查(2002 年 9 月 16 日):HBV-DNA 5.81E×7copies/ml,HbsAg(+)、HbeAg(+),ALT 343U/L、AST 275U/L,TBIL 20.7μmol/L。刻下:胁肋部胀痛,口苦口干,乏力明显,脘腹满闷,夜寐安,二便调。舌质红,苔薄黄,脉弦滑。

西医诊断:慢性乙型肝炎。

中医诊断:湿热内蕴。

治则:清热活血,化湿解毒。

处方:解毒活血汤化裁。苦参 30g,白花蛇舌草 30g,虎杖 15g,丹参 30g,葛根 15g,薏苡仁 30g,茯苓 15g,车前草 15g,连翘 9g,垂盆草 15g。28 剂。

二诊(2002年10月9日):口苦减,胁肋胀痛、乏力较前好转,时有腰酸,纳平,小便可,大便调。舌苔薄黄,脉小弦。复查肝功能示 ALT 167U/L,AST 98U/L,TB 18.8μmol/L。治守前法,拟前方改用薏苡仁15g、垂盆草30g,加桑寄生15g、黄精15g、龟甲6g。28剂。

三诊(2002年11月8日):口干口苦除,胁肋部偶有胀痛感,二便畅,舌质淡,苔薄白,脉弦。复查肝功能基本恢复正常。HBV-DNA 3.7E×10$^4$copies/ml,症情较前好转,继续巩固治疗。治守前法,拟前方改白花蛇舌草为15g,继服28剂。服法:上药加水1 000ml,浸30分钟,煎30分钟,得药汁150ml;二煎加水800ml,得药汁150ml。两汁相混,早晚2次分服。

医嘱:避风寒,畅情志,调节饮食起居,注意休息。

按语:王育群在慢乙肝疾病早期,湿热之邪较重之时,以祛邪为主,治以清热解毒,活血化湿。苦参味苦,寒,主要功效为清热燥湿,故为君药。白花蛇舌草、车前草、连翘清热解毒,茯苓、薏苡仁健脾利湿,虎杖、丹参、葛根活血化瘀。又因病久体弱或邪气去,部分湿热之邪残留之时则祛邪与扶正同用,方可不致邪留而正衰。王育群指出,此病例特点鲜明,具有代表性。即慢性乙型肝炎,高病毒载量,HBV病毒复制活跃,转氨酶明显升高,临床症状明显。此时中医认为,湿热疫毒之邪较重,当以祛邪为主。本例患者病程较长,湿热疫毒之邪侵入机体已久,有肝胆湿热、气滞血瘀之象,故在清热利湿基础上,使用大剂量的清热解毒药如垂盆草、白花蛇舌草、苦参、连翘,同时用丹参、虎杖活血化瘀。待二诊时,患者乏力、胁痛等症状减轻,邪气衰其大半,故清热解毒药减量,加用黄精、龟甲、桑寄生,以补益肝肾。待三诊时,患者病情稳定,邪气已衰,正气已复,祛邪扶正同用,以驱留滞之邪气,鼓舞受损之正气,机体方可长治久安。

医案举例三:酒精性肝硬化失代偿期(水臌病)

叶某,男,66岁。2013年3月5日初诊。患者诉反复腹部胀满不适月余,加重5天。否认病毒性肝炎病史,有大量饮酒史40余年,每日饮白酒约3两。近1个月来,无明显诱因下,自觉腹部胀满,逐渐胀大,中上腹胀满不适,时自觉乏力,纳差。近5日自觉腹部胀满加重,故来就诊。体检:面色不华,皮肤巩膜稍黄染,肝掌(+),蜘蛛痣(+),腹部膨隆,移浊(+),双下肢压迹。肝功能示白蛋白28g/L,胆碱酯酶2 571U/L,总胆红素28.5μmol/L,谷丙转氨酶61U/L。上腹部B超示肝硬化,脾肿大,腹水(+)。刻下:腹胀,乏力,纳差,大便干,小便少,双下肢肿,夜寐欠安,苔白腻,质暗,脉细涩滑。

西医诊断:酒精性肝硬化失代偿期。

中医辨证:血瘀水停。

治则:活血利水。

处方:利水方化裁。桃仁15g,丹参15g,龟甲12g,鳖甲9g,薏苡仁15g,车前草30g,怀牛膝15g,青黛(包)6g,泽泻12g,茯苓15g。7剂,煎汁内服。

外敷方:皮硝100g,外敷神阙、水分。每日1次,治疗7天。

二诊(2013年3月14日):上腹部胀满大减,乏力减,胃脘欠舒,喜呕,大便不成形,夜寐尚安,苔白腻,质暗,脉小滑。守前治法,辅以和胃健脾。原方去青黛,减车前草为15g,加姜半夏9g、葛根9g、怀山药15g、砂仁3g。继服14剂。外敷方同前。

三诊(2013年3月28日):上腹部胀满除,纳可,乏力减,夜寐安,二便调,舌脉同前。复查肝功能示白蛋白31g/L,胆碱酯酶2 987U/L,总胆红素20.4μmol/L,谷丙转氨酶52U/L。B超示腹水(-)。守前治法,前方去车前草,加黄芪15g,继服药28剂。巩固疗效。

医嘱:避风寒,畅情志,调节饮食起居,注意休息。

按语:《神农本草经疏》曰:"扶苏条达,木之象也,升发开展,魂(肝)之用也。"肝主疏泄,以调畅气机,通利气血,促进脾胃升降,故肝之为病,易阻遏肝气,使肝气不舒而失于疏泄。依据"肝喜条达而恶抑郁"的特性,治疗当顺其性,因势利导,采用疏肝行气之法。正如《医学衷中参西录》所言:"木性原善条达,所以治肝之法当以散为补,散者即升发条达之也。"此例患者既往大量饮酒,损伤肝络,导致肝气不疏,气行不畅,气为血之母,日久导致瘀血内滞,酒邪为患,更易引起湿邪停滞为水,水瘀互结而致病。故治疗以活血利水为大法,佐以行气化瘀。方中以桃仁、丹参为君药,发挥活血化瘀之效;配伍茯苓、泽泻、车前草为臣药,发挥利水渗湿之功,君臣配伍协同增强活血利水之效;龟甲、鳖甲软坚散结,改善肝脾肿大之症,同时有助于水液运行;由于发生腹水时疾病已至晚期,患者体质多虚,故配伍牛膝补益肝肾,补益正气。同时,配合皮硝外敷神阙、水分,加强中药行气活血利水的功效。王育群认为,活血利水法不仅可以治标,而且通过利水以消腹水又能治本,改善肝功能、保护肝细胞、改善肝微循环和门静脉高压,从而杜绝了腹水再生的条件。据药理研究,活血化瘀药具有扩张血管、增强肝血流量的作用,从而可减少病变部位的缺血,改善营养及氧气的供应,以防止肝细胞坏死,加速病灶的吸收和修复,从而使白蛋白升高、球蛋白下降,提高细胞免疫功能。如丹参,药理研究表明其能保护肝细胞,促进肝血液循环,抑制肝内间质反应,具有明显降低白细胞,升高红细胞、血红蛋白含量和总蛋白量的作用;与他药配伍,能提高白蛋白纠正蛋白倒置;另外,还能清除血中过剩抗原,防止免疫复合物的产生,从而抑制免疫反应的发生。所以,活血化瘀药不仅能改善门静脉高压,又能提高血浆白蛋白,有效控制形成腹水的两大主要原因,确为利水之关键用药。同时,活血化瘀药还可促进纤维组织溶解,有利于保护肝脏,改善血液循环。王育群经常告诫病患,酒精性肝硬化与饮酒有着密切的关系。所以,戒酒必须是第一位的。目前,自我戒酒是疾病治疗的有效方法之一。酒精性肝硬化患者一般都会有营养缺乏的症状,虽然酒精对肝的直接作用与饮食摄取无明显关系,但营养物质的缺乏会加剧酒精对肝的毒害作用,影响肝细胞再生与免疫功能,所以患者还应注意营养物质和维生素的适当补充。

医案举例四:乙肝后肝硬化失代偿期(水臌)

成某,男,52岁。2012年9月2日初诊。患者有乙肝后肝硬化史3年余,近1年发现肝硬化、脾肿大,腹水反复2次,时有腹胀、齿衄、身痒。常服螺内酯1片/d。查B超示腹水阳性。乙肝"大三阳",HBV-DNA(+)。刻下:腹胀,口苦,夜寐不宁,二便尚调。舌质暗、苔薄腻,脉细弦。

西医诊断:乙肝后肝硬化失代偿期。

中医辨证:血瘀水停证。

治则:软坚活血,行气利水。

处方:化瘀方化裁。穿山甲15g,炙鳖甲15g,生牡蛎(先煎)30g,云苓15g,淡黄芩15g,连翘9g,鸡内金15g,生薏苡仁15g,枳壳15g,生地黄9g,牡丹皮9g,郁金12g,半夏9g,陈皮9g,延胡索15g,木香6g,鸡骨草30g,垂盆草30g,泽泻15g,仙鹤草15g,酸枣仁30g,五味子9g,生甘草3g。日1剂,早晚温服,进14剂。

二诊(2012年9月17日):腹胀减,口苦除,夜寐稍宁,舌脉从前。守前法,上方去木香,加枸杞9g、菊花6g、苏梗9g,助益肝理气,继进14剂。

三诊(2012年10月7日):腹胀除,齿衄少许,夜寐宁,身痒,舌质暗红、苔薄,脉细弦。中医辨证属气滞血瘀、湿毒内蕴、肝肾亏虚,治拟调理气血、清热解毒、补益肝肾为主。

处方:枸杞9g,延胡索9g,金银花9g,连翘9g,鸡骨草30g,垂盆草30g,苦参15g,泽泻15g,仙鹤草15g,怀牛膝9g,桑寄生9g,杜仲9g,续断9g,姜半夏6g,云苓15g,生甘草3g。进28剂。

四诊(2012年11月4日):身痒除,腹胀除,中上腹食后欠舒,舌脉从前。守前法,酌加和胃之味。拟前方去泽泻、仙鹤草、怀牛膝,加炙鸡内金15g、木香6g、砂仁3g(后下),以和胃助运。继进28剂。

按语:乙肝后肝硬化失代偿后,脾肿大、腹水反复的患者,临床治疗非常困难,且病情易逐渐加重。王育群诊治疾病,邪正兼顾、脏腑并调,认为"积证日积月累,非一朝一夕,攻伐之品亦当有渐,过则伤正"。针对本案患者气滞血瘀、湿毒内蕴致病,辨证拟调理气血、清热解毒为大法。《景岳全书》有言:"旋成块者,皆积之类,其病多在血分,血有形而静也。"是故取穿山甲、炙鳖甲、生牡蛎等软坚散结,牡丹皮、郁金、延胡索活血行气;同时取鸡骨草、垂盆草等清热解毒化湿之品以祛邪。腹水大减后,虑及久病正虚、肝肾亏虚,再以仙鹤草、怀牛膝、桑寄生、杜仲、续断等扶正益肝补肾辨证治之。药后"腹胀、口苦、身痒"等气血失调之症尽除,并且"齿衄、脉细弦"等湿毒内蕴之象亦减,疗效显著。

(李 莹 沈天白)

## 第二十章
# 眼 科 疾 病

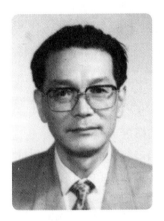

邹菊生

## 一、个 人 简 介

邹菊生(1937—2015),浙江海盐人。主任医师,教授,上海市名中医。曾任上海中医药大学附属龙华医院眼科主任、眼科教研室主任20多年。1964年毕业于上海中医学院医疗系。曾拜师于范新孚、唐文中、陆南山、姚芳蔚等前辈。曾任上海市中医眼科学会主任委员,上海市中西医结合眼科学会主任委员,上海市紧缺临床专科人才导师,全国中医眼科委员,全国第三、第四届名老中医师承班导师,国家中医药管理局"十一五""十二五"重点专科项目学术带头人。

邹菊生长期从事中医眼科临床医疗、教学及科研工作。在学术上,深入研究中医眼科"五轮学说",主张中医为主、中西医结合,运用现代眼科检测仪器,深部望诊,微观辨证,率先开展对眼解剖与中医脏腑分属的研究,形成一整套独特的辨证体系。在临床上,采用辨证辨病相结合,攻克眼科疑难病证,如黄斑变性、黄斑水肿、慢性青光眼、眼底出血、干眼症、视网膜色素变性、糖尿病视网膜病变等。灵活运用古方、验方,如将四妙勇安汤用于眼科血管性疾病;自拟处方,采用清肝利水大法,辨证分型论治原发性开角型青光眼;提出柔肝健脾、益精明目治疗高度近视黄斑变性等。主持编写《中医眼科学》教材、《中国古籍大辞典》《中国中医秘方大全》中眼科部分,开展科研课题多项,发表论文多篇。由邹菊生组方的中医药治疗老年性白内障课题获得国家自然科学基金项目资助,清肝利水方治疗慢性青光眼基础研究课题获得国家自然科学基金青年科学基金项目资助。

2001年，邹菊生已年过花甲，虽然退休在家，但仍心系医院。当院长提出成立名老中医工作室这一设想时，邹菊生立即响应，并亲自组建团队和主持工作，成为龙华医院首批4个名老中医工作室之一。于2003年、2004年、2012年，邹菊生眼科名老中医工作室先后升级为上海中医药大学、上海市、全国名老中医工作室。在工作中，邹菊生身传言教，诲人不倦，教导的学生有中医，也有西医，院外学生遍及全国多个省市。工作室成为院内、院外青年医生成长的平台。邹菊生生前培养中医眼科硕士研究生2名，全国及上海师承班带徒6名，名中医工作室传承人4名。

邹菊生一生拥护中国共产党的领导，热爱祖国，热爱卫生事业，具有强烈的事业心和责任感。在从医40余年间，刻苦钻研业务，工作勤恳踏实，医德高尚，从不计较个人得失。把救治患者看做自己最幸福的事情，每当患者登门求助，他都给予热情接待，以精湛的技术和良好的医德给无数患者和家庭带来了幸福和光明。

## 二、学术理论与学术观点

### （一）结合现代眼部解剖，研究拓展五轮学说

《灵枢·大惑论》曰："五脏六腑之精气，皆上注于目而为之精。精之窠为眼，骨之精为瞳子，筋之精为黑眼，血之精为络，其窠气之精为白眼，肌肉之精为约束，裹撷筋骨血气之精而与脉并为系，上属于脑，后出于项中。"认为眼与五脏六腑之精华有关。精气升运于目，目才能"审长短，辨明暗，定五色，明鉴万物"。此为"五轮学说"的形成奠定了基础。五轮学说是把眼部由外向内分为胞睑、两眦、白睛、黑睛、瞳神，分别命名为肉轮、血轮、气轮、风轮、水轮五个部分，并分别与五脏相属，借以说明眼的解剖、生理、病理和脏腑的关系，是指导临床诊断和治疗的一种基本理论；包含了中医的五行、藏象等，体现了中医整体观，是中医眼科的精华所在。

中医对眼的解剖认识不及西医精细，检测手段也不及西医完善。学习西医之长，补中医之不足，便可以扬长避短。邹菊生从基础理论方面进行深入研究、拓展，率先开展现代眼解剖与中医脏腑分属，提出眼部组织与脏腑再分属，继承和发展了中医眼科"五轮学说"。

邹菊生认为，目有胞睑司开合，开则万用，闭则万寂，胞睑缘有睫毛遮挡灰尘。胞睑上称胞，下称睑，胞睑相结交处近鼻侧为大眦，近外侧为锐眦。胞睑外为皮肤睫毛，此属肺主皮毛；其内有肌肉，脾主肌肉专司开合；然此肌肉又有肌腱，睑板坚韧如筋，肝主筋；内层菲薄脆嫩，此亦属肺为娇脏。故胞睑应属肺、脾、肝也，审视病在何位即可断定何脏为病。

对于两眦、白睛的认识独特。两眦赤脉众多，应乎于心。《黄帝内经》云："诸血者皆属于心。"内侧有小孔为泪之窍，外侧上方沁沁泪出以滋润两目，为泪泉，又谓泪为肝之液，实属玄府，犹如汗腺遇热汗出，遇冷汗窍闭。白睛可分为二，菲薄一层脆嫩属肺，其内一层孩儿色青，年长色白如瓷，坚韧如筋，故属肝。

治疗黑睛疾病强调分层论治。黑睛相当于西医所称的角膜，角膜组织有五层之分，前后弹力层不易鉴别，故在这里分三层，其表层脆薄属肺，中层由白睛里层延伸应乎于肝，内层由黄仁延伸应乎于心、脾。一旦风轮有损瞳神不久留也，说明有保护瞳神之功。

对于瞳神的认识应结合现代临床检测。瞳神中央有小孔谓之狭义瞳神，阳观则小，阴观则大，具有开合功能，故属肌肉应乎于脾，内含脉络应乎于心，此为心主血脉也。瞳神亦有金

井之称,有神水溢出。《证治准绳》曰:"神水者,由三焦而发源,先天真一之气所化……血养水,水养膏,膏护瞳神。"神水为血之液,也应乎于心,三焦乃指肺、脾、肾,具有通利水道之功效,流入肝管,其内有神膏。《目经大成》曰:"神膏……膏中有珠,澄澈而软,状类水晶棋子,曰黄精。"神膏黏稠似膏,色泽清澈,状如卵质,膏中有珠,质柔软状如透明胶汁,容于眼球腔内。神膏状如水玻璃,具有透光之功,并有眼球护壁之力,此属"胆中渗润精汁,升发于上,积而成者"(《审视瑶函》)。眼球白睛里层有卵黑色,血管丰富,与心相应,与肝胆相关。最里面称之视衣,在《证治准绳》《审视瑶函》中谓神光,并与脏腑相属。《审视瑶函》曰:"神光者,谓目中自然能视之精华也。夫神光原于命门,通于胆,发于心,皆火之用事。"神光后极有目系,裹撷筋骨血气之精上属于脑,后出项中。目系属肝经,连目系,心系目系,与心肝有关。邹菊生在1965年参与乙脑的治疗时,发现高热伤及目系,病情反复出现双目失明,即将目系属心、肝二经的中医理论运用于治疗中。目系与神光有密切联系,具明鉴万物之功。

邹菊生认为,眼球能圆转运动之意于于外有眼带,系肌肉,为脾所主,而眼带肌腱属筋,与肝相应,所以眼带属肝脾。

**(二)深部望诊搜集资料,微观辨证治疗眼病**

中医认为"有诸内,必形诸外"。中医眼科认为,脏之有病必现于轮,轮之有证乃由脏之不平所致。中医重视望诊,有"望而知之谓之神"之说。有些病症,病家不用开口便知病情,其关键就在望诊。在眼科,古人无法窥见眼内,常以疾病的一个主要症状或体征命名,如瞳神紧小、瞳神散大、瞳神干缺、圆翳内障、如银内障、绿风内障(瞳色淡绿)等。也有根据自觉症状命名,如云雾移睛、飞蝇展翅、视正反斜、视直如曲、青盲、暴盲、夜盲等。许多瞳神疾患无症可辨,偶尔治好某个暴盲却难复制其辨证用药。如患者自述晚上看不见物体,按中医理论肝开窍于目,宗《备急千金要方》羊肝丸治疗,发现若为目涩夜盲,则确实有效,若属高风雀盲,则难以收效,以往认为此属疑难之症。邹菊生临床发现,内眼疾病会有许多不同体征表现,采用现代检眼镜进行深部望诊检查,可搜集微观辨证资料,进行综合分析。临诊中运用中医的阴阳、气血、津液、痰湿、脏腑、经络等学说,对内眼体征进行微观辨证的体会如下。

1. 目系端 属心、肝、肾,为眼底视盘部位。

(1)视盘郁血与充血:①郁血:色泽暗红,多由"瘀"所致,结合脏腑所属,可由肝气郁结,气滞血瘀,脉络阻滞而致;或为心肝火旺,灼津成瘀,阻滞脉道为患;或由肿物压迫,脉络瘀阻,血流障碍造成。②充血:其色焮红,多与火热有关。乃由肝胆火旺,火性炎上,升扰于目;或为心火亢盛,循经上犯目系所致。也可因风热毒邪侵扰于上,血热蒸腾而成。

(2)视盘水肿:兼目系暗红者,多属瘀滞,宗《金匮要略》所云"血不利则为水";若兼目系淡红者,多属心肝血虚。

(3)视盘色淡或苍白:兼见血管变细,多为肾精不足,肝血虚弱,或气血俱虚,不能上输,目系失养而成;若乳头色淡而污秽,边界不清,周围血管伴有白线者,则不能以纯虚论治,其中不少是由乳头郁血、充血及水肿演变而成,故虚实兼杂,临证时必须全面分析,方不致贻误。

2. 神光 属心、胆(肝胆相表里)、命门。即为视网膜。

(1)神光出血:一般早期出血,色泽鲜红,多为心火亢盛,上乘于目,灼伤血络,迫血妄行所致;或为肝胆火旺,火性炎上所致。上述火热之邪,暗耗津血,灼津成瘀,阻滞脉络,则血不行经,溢于脉外。故治疗宜釜底抽薪,佐以养阴生津之品,运用和营清热方;眼内出血累及神膏有虚实之分,或为脾虚气弱,气不摄血造成,若出血暗红,多为肝郁气结,气滞血瘀,脉道失和,血溢络外而成,此为瘀血。如反复出血者,常见原因可为瘀血阻滞脉道;或虚火上炎,煎迫脉络;也可由气虚,统摄失权所致。

(2)神光水肿:可由肝气郁结,气滞血瘀所致。《血证论》谓:"瘀血化水,亦发水肿。"因而,心肝火旺,伤津成痰,阻滞脉道,血不利则为水成肿。如脉络正常,神光水肿,多属脾肾阳虚,水湿上犯。

(3)渗出与机化:对于渗出物或机化组织,中医将其归属于痰,而痰又有新痰、老痰之分。凡浮嫩涩的病变属新痰范畴;若沉老坚的渗出或机化物,或病变日久者,则属老痰。新痰多属脾经痰浊,上泛于目,或肝郁化火,瘀热交作使然。老痰多为新痰日久不消,蕴积而成。由于它可阻塞气机,日久则可化热;气滞可使血脉瘀阻,进而痰瘀互结。

(4)神光色素浮现:多由组织变性或退行性改变所致。如色素色泽变黑,多属肾阴虚损或命门火衰;黄黑相间,状如椒盐,证属脾肾阳虚,痰湿上泛。

(5)神光乳白混浊:多为脉络阻滞,精血失养于目所致。

(6)神光血脉改变:若血脉怒张、迂曲,或呈串珠状,或呈白线状,多属肝郁气滞,气血瘀阻;或肝胆火旺或心火偏亢,二者均可灼津成瘀,脉络阻滞。若见脉络尽端成球,状如挂灯,色泽暗红,多为肝肾阴亏,虚火上炎所致。

3. 黄斑区 统属神光,因其居中,故与心、胆、命门、脾有关。黄斑为中心视力之据点,位置重要,与脉络膜相连。邹菊生在临床发现多例开始黄斑区水肿,继而出现广泛视网膜水肿,证明为脉络膜炎所致。邹菊生告诫患者,中医可以接受脉络膜炎引起的网脱,而孔源性网脱首选西医手术治疗。

(1)黄斑水肿和渗出:多属脾肾阳虚,痰湿上犯;若充血伴有水肿,多为邪热脉道,母病及子所致。

(2)黄斑出血:多为劳伤心脾,气不摄血;或瘀热灼伤脉络所致;或外伤引起震伤脉络,气血逆乱。黄斑区有小血管瘤,眼底动脉硬化者,多属消渴之患。

(3)黄斑色素沉积,状如椒盐:属脾肾阳虚,水湿停滞,久郁热盛,煎熬成痰,痰湿上犯。

4. 神膏 即为晶状体、玻璃体部位。《灵枢·天年》云:"五十岁,肝气始衰,肝叶始薄,胆汁始灭,目始不明。"《审视瑶函》云:"神膏者,目内包涵之膏液……此膏由胆中渗润精汁,升发于上,积而成者,方能涵养瞳神,此膏一衰,则瞳神有损。"结合临床年岁大可致老视、老年性白内障,故与肝肾有关。若神膏混浊骤生,多属肝胆热毒煎灼,或湿热熏蒸;若神膏猝混,或不能窥见眼底,多属火热上攻,脉络出血,侵淫神膏所致。如神膏混浊,其状如丝如絮者,多为肝肾阴亏,或气阴二虚所致。

**(三)循眼病之演变规律,治未病以防患未然**

"治未病"思想源于《黄帝内经》。邹菊生研究眼病发生的演变规律,重视治未病以防患未然。其中包括天行防患、禀赋防患、饮食防患、情志防患、疾病防患等方面。

邹菊生认为,天行防患常在于临床所见"天行"之病,也就是具有一家之中老幼相传特点的流行病,在治疗这种疾病的首发病例时,应及时宣传预防方法,减少大面积传播,也可用积极的办法服药预防。禀赋防患可在于常人体检中,结合解剖生理功能分析判断今后会出现哪些眼部疾病。例如,远视、正视眼年岁较大时,要预防绿风内障,这是因为前房偏浅,眼内晶状体逐渐出现混浊、水肿,体积膨胀导致神水淤积而眼压增高的缘故。其诱发因素有一次性大量饮水、情绪波动、夜寐不宁、暗处阅读等，应提醒避免。近视不耐久视，频频换镜，应注意随访眼底和视野，以排除青风内障即慢性单纯性青光眼的可能。饮食防患在临床中容易忽略，如葡萄膜炎患者病愈后服用滋补之品，宿疾又发，此即虚不受补。中医提倡饮食宜忌，食物药物皆具五味酸苦甘辛咸。另外，饮食不节，过饥过饱，偏食偏嗜，皆可导致营养不足而为目疾。七情内伤是眼病发生的重要病因之一，情志太过则脏腑气机升降失常，气血功能紊乱，导致眼病发生。《素问·举痛论》曰："怒则气上，喜则气缓，悲则气消，恐则气下……惊则气乱……思则气结。"其中以郁怒思虑过度所致眼病为多。《秘传眼科龙木论》指出："病者喜怒不节，忧思兼并，致脏气不平，郁而生涎，随气上厥，逢脑之虚，浸淫眼系……轻则昏涩，重则障翳，眵泪胬肉，白膜遮睛。"因此，情志和调，放怀息虑，则玄府气机升降自如，百脉通畅，气血充沛，为防患目疾途径之一。

邹菊生临床尤其重视疾病防患。绿风内障、青风内障、高风内障等眼科疾病，容易导致失明，其根本在于累及目系及黄斑，故在病变之初期或中期的治疗中应考虑保全目系及黄斑区功能，免致失明之虞。黑睛新翳发生向内层侵蚀，则要考虑有无瞳神紧小症，应及时扩瞳；若见黑翳如珠症，就应防止出现蟹睛症，应予降低眼压，且应告知患者忌剧烈咳嗽打嚏。对于高度近视六百度以上者，应注意避免头部颠簸震荡，不要拎重物，以防视网膜脱离及黄斑出血。一般近视，瞳孔偏大，如瞳孔较小，则要提醒防止近视加深，少吃甜食，荤菜少放味精，以保证锌元素吸收；并注意劳逸结合，读写姿势要端正，古人教导"坐如钟"即为此意。准分子激光治疗近视，确实有效。但必须告诫：手术治疗就比如把眼镜戴在角膜上了，原先高度近视的眼底仍然没有改变，仍要注意眼保养。对眼内目衄患者告知忌重力、低头，要稳定情绪，用药过程中要防止再出血，以防止增殖性视网膜脱离或新生血管性青光眼。近年来，老年性黄斑变性患者增多，应把发病到黄斑裂孔的演变过程告知患者，避免头部震动与撞击，以防裂孔之变。

**（四）辨证与辨病相结合，灵活运用经方验方**

1. 辨证论治，辨证与辨病相结合　中医在治疗中采用辨证求因，审因论治。邹菊生在中医眼科临床实践中，既继承、遵循传统的中医眼病辨证论治，同时又提出结合西医眼科的生理病理，合参辨证，倡导中医辨证与西医辨病相结合。

如眼病中的针眼，在《原机启微》中属"疮"的范畴。针眼的西医病理是睑板腺急性炎症，初起胞睑红肿热痛，有结块，结膜充血，属肺经风热；中期热腐肌肤，属热盛灼津成痰，为痰热互结；后期若溃破脓出不畅，属邪盛正虚，以托里清热治疗为主。处方中以生黄芪、天花粉、白芷为主药，既有益气健脾又有托毒排脓之效。

又如眼底"黄斑"，因前人不能窥见眼底，古书中没有特别论述。黄斑病变全部归属在瞳神疾患中，而现代临床运用检眼镜、眼底荧光造影、光学相干断层成像（OCT）等，进一步认识了黄斑的解剖、生理以及黄斑疾病的病理变化。根据中医理论"中央生湿，湿生土，土生甘，甘生脾……其在天为湿，在地为土，在体为肉……在脏为脾……其色为黄"，将黄斑归属于脾胃；结合黄斑与脉络膜紧密相连，也属心、肝、命门。如此可提高中医治疗黄斑疾病的科学性和严谨性。邹菊生根据黄斑可能出现水肿、渗出、出血等局部症状，认为水肿可以辨证为脾肾阳虚或血不利则为水；其渗出属痰，痰与脾相关；出血可有多种原因，其中可有脾虚不能统血。在治疗"中浆炎"这一黄斑部疾病时，针对黄斑部的水肿渗出及充血，采用清心泻火、健脾利水，或和营清热、健脾利水，收效明显。

2. 从三方面认识眼的整体观理论　中医治疗眼病同样强调整体观。邹菊生认为,中医眼科的整体观包括三方面内容:①眼与自然界是一个统一的整体。《秘传眼科龙目论》云:"夫眼者,乃天地之日月也。天地清净,日月光明;天地昏暝,日月薄蚀。"清代顾锡《银海指南》云:"寒、暑、燥、湿、风、火是为六气。当其位则正,过则淫。人有犯其邪者,皆能为目患。风则流泪赤肿,寒则血凝紫胀,暑则红赤昏花,湿则沿烂成癣,燥则紧涩眵结,火则红肿壅痛。"指出六淫可致眼病,而局部症状明显,且随受邪不同,临床表现各有特点。时复症、天行赤眼、迎风流泪等眼病的发生均体现了这一整体观。②《灵枢·大惑论》云:"五脏六腑之精气,皆上注于目而为之精。"《审视瑶函》曰:"脉络经纬于脑,贯通脏腑,以达血气,往来滋养于目。""脏腑之疾不起,眼目之患即不生。"如消渴之患,可导致多种眼目之疾,出现眼红、眼痛,最后甚至失明不睹三光。③眼部各组织之间是一个统一的整体。如白睛火疳眼病,可造成黑睛里层混浊起障,白膜侵睛,同时也可累及黄仁,出现瞳神紧小。又如头面部蛇串疮,根据足少阳胆经循行部位、诸痛痒疮属于火,以及西医解剖中的三叉神经分布,应观察黑睛、黄仁部位之目疾变症。

3. 异病同治,处方用药灵活变通　眼科疾病虽然症状表现在局部,但其根本原因为全身脏腑经络气血失调,故而认识眼病应从眼局部症状,结合全身症状、舌象、脉象,综合分析,审证求因。五轮学说是轮脏相关学说,充分体现了中医眼科的整体观,但临证运用时,更应结合五行学说、八纲辨证、病因辨证等,灵活运用。异病同治是中医诊疗特色。如黑睛新翳,倪维德认为"翳者,疮也"。始于黑睛浅层者为黏膜组织损伤,可借用治疗口疮之"珠黄散"内服,患者反馈服后胃溃疡也有好转,说明此药针对黏膜性疾病有效,而此方运用于黑睛表层翳障亦为同理。

邹菊生认为治眼病当综合分析病因病机,抓住疾病的根本,辨证是用药的关键。眼科经方是前辈留给我们的宝贵财富,其他临床验方也可为眼病治疗所借鉴。如清代《验方新编》中的四妙勇安汤,为治疗脱骨疽验方,用于治疗热毒型血栓闭塞性脉管炎或其他原因引起的血管栓塞病变。其病机特征为血热灼津成瘀,痰滞脉络,而眼部出血或葡萄膜炎等均具有此病机特征,与脉管炎有相近之处,故可宗此方并随证加减。

# 三、临床经验

## (一)血证眼病分期治疗

各科都有血证,眼科也不例外。目为血脉之宗,此是李杲所云(其曰:"五脏六腑之精气,皆禀受于脾,上贯于目。脾者,诸阴之首也;目者,血脉之宗也。故脾虚则五脏之精气皆失所司,不能归明于目矣")。《黄帝内经》曰:"饮入于胃,游溢精气,上输于脾。脾气散精,上归于肺。""中焦受气取汁,变化而赤,是谓血。"故后人有脾统血之论。《黄帝内经》又云:"肝……开窍于目。""肝藏血。""肝受血而能视。"心主血脉,诸脉皆属于目。肝体阴用阳,肝阴乃由肾水涵养,故有水不涵目之病理机制。肾者,五脏六腑之精气皆藏于肾。由此可见,血证眼病与脏腑息息有关。

肺受风寒风热,肺气失宣,咳痰不畅,损伤肺络,可见白睛溢血。曾遇一患儿,白天不嗽,入暮呛咳不已,次晨白睛溢血,且及两目,前来就诊,误认为重力损目所致,内眼无异常。患儿去五官科医院西医诊断为球结膜下积血,此为以标作诊。此病例当从本论治,中医病因为肺失宣降,予清肺化痰止咳,2天后白睛溢血消去大半。当然也有外伤震伤目络而见血证。

如一青少年与邻居同学打羽毛球,右侧眼球不慎被球击伤致使血灌瞳神,即前房积血,采用除风益损汤加减,急者治其标,佐以活血止血,经治疗而愈。另外,白睛溢血还有暴怒伤肝,火随气升而致,治以疏肝泻火。如有高血压病史,严重者可致目内出血。有见于绿风内障,白睛红赤,前房积血,眼压增高,按之如石,此时肝胆火旺,应用龙胆泻肝汤治疗,佐以葛根、槟榔、玉竹、天花粉,这里含有热伤血络病机,佐以养阴之品,具有增水行舟之效。

目内血证,视力骤降,成为暴盲,常见中央静脉血栓、静脉周围炎、消渴目衄等。邹菊生认为多属脉管炎所致,故常用具有和营清热作用的四妙勇安汤加减治疗。一般分期治疗为先,早期凉血止血,中期加活血化瘀之品,后期可有机化瘢痕形成,故加破血软坚之品。为防止引起新生血管性青光眼,加葛根、槟榔利水之品。邹菊生对于众多目内血证,常用此方治疗,其中有些患者西医曾经嘱其采用玻璃体切割手术,而终未手术,治疗后病情稳定,视力提高,也未发展成新生血管性青光眼,故认为和营清热方可以防治新生血管性青光眼。也曾有过一例停用和营清热方,事隔2周便继发青光眼。邹菊生提出,对眼底出血患者出现慢性虹膜睫状体炎要加以重视。数年前曾遇一患者,眼底中央静脉血栓后出现慢性虹膜睫状体炎,又有一例糖尿病眼底出血后出现虹睫炎,不解其理,西医眼科解释为可能出血导致内毒素所致,恍然。临床常遇此种眼底出血引发虹睫炎瞳孔变形虹膜后粘连来诊。邹菊生认为,疾病后期中医重视扶正祛邪,内毒素即所谓邪也,和营清热可针对此邪。

**(二)黑睛疾病分层辨证**

传统认为,黑睛在五轮中属风轮,内应于肝,肝胆互为表里,故黑睛病变与肝胆相关,辨证从肝胆着手。如翳障浮嫩,病情轻者,属肝经风热;翳障色黄,溃陷深大,属肝胆实火;翳障时隐时现,反复发作,属肝阴不足。邹菊生认为,黑睛风轮还与他轮相关,五轮学说本质在于轮脏相关,临床可灵活变通;从现代眼科解剖学来看,黑睛角膜上皮与结膜上皮相互移行,内皮层与虹膜上皮层相互延续,而结膜白睛属肺,虹膜组织多肌肉,主导瞳孔展缩,由脾胃所主。故黑睛属肝,还与肺、胃相关,临床主张黑睛分层辨证:上皮属肺,基质属肝,内皮属胃。在角膜病的诊治中,对角膜进行脏腑再分属,运用这种分层辨证法,在临床中得以验证。

角膜炎,中医总称新翳障范畴,初起患眼畏光流泪疼痛,若浸润病灶位于角膜上皮表层,属肺经风热;如聚星障眼病初发期,继而角膜病变组织变性坏死脱落形成溃疡,侵犯角膜前弹力层组织,此属肺肝郁热夹湿,此时黑睛翳障表现为中间凹陷,四周高起,如鱼鳞状、花瓣状,归属于"花翳白陷"范畴,侵犯基质层则辨证为肝胆湿热;若有黑翳如珠,为入里恶化,须防蟹睛证,此时热盛,除有肝火尚有胃火;若见黄液上冲,即前房积脓,更可说明胃火亢盛。胃火之根据:①中医新概念黄仁属脾、心;②《灵枢·大惑论》云:"白眼赤脉法于阳。";③《灵枢·经筋》曰"阳明为目下网",可见阳明细筋散布于目下,故此为阳明胃火目病。若见瞳神缩小,可加扩瞳药物,加降压之品葛根、槟榔以防角膜穿孔之虞。若炎症消退,酌加清肝退翳明目药,如谷精草、云母石、密蒙花、珍珠、石决明等;若属病毒性酌加鱼腥草、茵陈、秦皮,属细菌性加金银花、连翘、黄连、栀子等,属真菌性加化湿之品如萆薢、茵陈、土槿皮,病程长从湿治之,药用茵陈、川朴等。

邹菊生临床经验:在肺,属肺经风热,采用祛风清热法,代表方为羌活胜风汤;在肺肝,属风热壅盛,采用祛风清热法,代表方为新制柴连汤;在肝,属肝火亢盛,采用清肝泻火法,代表方为龙胆泻肝汤;在肝胃,属肝胃火旺,采用清肝胃之火法,代表方为龙胆泻肝汤合白虎汤;在胃,属胃火亢盛,采用清胃降火法,代表方为白虎汤。

### （三）糖尿病视网膜病变治疗经验

糖尿病患者由于胰岛素功能不足或胰岛素作用失调而引起糖代谢紊乱,可使体内多种组织产生病变,特别是出现糖尿病视网膜病变(DR)。糖尿病视网膜微血管病变在临床上可表现为眼底出现微血管瘤,各种形态的出血,软硬性渗出,视网膜水肿,血管闭塞引起的无灌注区出现,新生血管增生,玻璃体出血,纤维增殖,牵拉性网脱及新生血管性青光眼等。

对于糖尿病视网膜病变,中医多为消渴之上、中消证发展至下消而成,常因阴液精血伤耗,肝肾亏虚,气阴两虚,目络瘀滞所致。临床主要表现为视物昏花,眼前黑花扰乱,目涩不适,甚则血灌瞳神,目无所见,常伴尿频量多,腰膝酸软无力,头昏耳鸣,皮肤干燥,倦怠乏力,自汗或盗汗,便秘,舌淡嫩或暗、有瘀点,脉细数无力或弦涩、结代。

辨证可从四方面入手。①辨病程:本病一般多发于中年之后,常由于消渴日久而致,且病情与病程有密切关系,病程长者病情重、预后差;②辨标本:本病初起以阴虚为本,燥热为标,后期则气阴两虚为本,目络瘀阻为标;③辨证与辨病结合:中医以辨证论治为基础,对于确有本病而无证可辨者,临诊可抓住阴虚燥热本质,结合眼底目络瘀阻情况进行论治;④辨本证与并发症:以本证为基础,然后根据并发症的情况,随症加减。

邹菊生根据自己的临床经验,认为其本为阴虚内热,微血管性改变,应用和营清热养阴、活血化瘀法治疗为主,增殖期配合软坚化痰;在DR后期,出现视网膜脱离者,采用温阳利水法。他擅于应用中医外科治疗脉管炎的验方四妙勇安汤,以防治DR后期虹膜炎症、萎缩、红变,以及新生血管性青光眼等严重并发症,取得了良好的疗效。

常用降血糖药有夏枯草、葛根、淡黄芩、牛蒡子、桑白皮;防止新生血管出血,常用当归、天花粉、金银花、蒲公英;眼底新鲜出血须急则治其标,常用生地黄、赤芍、牡丹皮、栀子、方儿茶、血见愁、丹参、三七粉、葛根;出血日久不吸收,采用活血化瘀、软坚明目,常用生地黄、当归、天花粉、金银花、蒲公英、牡丹皮、莪术、毛冬青、皂角刺、水蛭、昆布、海藻;大便干结,可用芦荟0.5~2g;大便溏泻,可用淡吴茱萸3g、川黄连6g。

### （四）干眼从眼科玄府论治

干燥性角结膜炎是泪腺分泌不足引起的干燥性眼表面的慢性炎症。以眼干涩、羞明、磨痛、视疲劳为主症。可以单纯地以眼部表现出现,也可与鼻、口腔、皮肤等部位干燥同时出现。近年来认为,本病好发于闭经前后妇女,与自身免疫功能失调有关,属中医"泪液将枯"。根据眼科玄府理论,本病的发病机理为玄府郁滞,津液不舒,郁而化热,耗气伤津。养阴清热法为临床治疗常法。

邹菊生从眼科玄府论治,采用宣通玄府法治疗干眼,获得满意临床效果。玄府一词最早见于《黄帝内经》。《素问·水热穴论》云:"玄府者,汗空也。"由此可知,玄府指皮肤之汗孔。从五轮学说轮脏相关推论,肺主皮毛,白睛属肺,结膜位于白睛表层,则结膜上皮中的杯状细胞、副泪腺和开口于颞上穹隆部的泪腺均属于玄府。泪腺分泌减少的中医病机正如《素问·调经论》所云"上焦不通利……玄府不通,卫气不得泄越,故外热"。《中国医学百科全书·中医眼科学》对眼科玄府的定义为:"眼中玄府为精、气、血等升运出入之通路门户,若玄府郁滞,则目失滋养而减明,若玄府闭塞,目无滋养而三光绝。"治疗拟予宣通白睛玄府、养阴。

基本处方:川桂枝6g,西河柳12g,浮萍12g,云母石12g,南北沙参各12g。若神疲肢软,加党参、黄芪益气升阳;若见头晕耳鸣、腰膝酸软,则加黄精、何首乌,补益肝肾;若眼胀痛,视物昏糊,则加夏枯草、野木瓜,清肝解痉明目。方中君药桂枝辛温不燥,具有解肌发表、温经活络、通阳化气之功;西河柳、浮萍归肺经,具发汗解表透疹之效,为方中臣药;南北沙参、云母石养阴生津,且制桂枝辛温,而云母石安神止汗,还可防君药发汗过多。诸药合奏,共奏宣通玄府、解郁生津之效。现代药理学指出,桂枝中含有桂皮油,有中枢性和末梢性血管扩张作用,可促进血液循环,使血液流向体表;桂枝水煎剂及醇提取物具有抗菌、抗病毒作用。

### (五) 高度近视并发症防治

近视为最常见的眼病之一。600度以上的高度近视往往会伴有多种并发症的出现,如眼球突出、状体混浊、璃体液化混浊、璃体后脱离、络膜萎缩、网膜周边部格子样变性、视网膜脱离等。高度近视还常与青光眼同时存在,互为因果。对于治疗,西医多采用手术,如角膜放射状切开术、准分子激光角膜切削术、角膜层间切削术等。此类手术不能防止近视的眼轴的继续增长,非治本之法。后巩膜加固术,可以增加后极部巩膜的张力,但手术并发症多见而严重。邹菊生认为,高度近视的眼轴增长,眼球壁薄,张力小,往往测眼压正常,但视神经却渐渐萎缩,造成视力不同程度减退甚至失明,一旦失明则很难逆转。因此,高度近视的研究重点应立足于控制眼轴增长以及防止眼底合并症发生。邹菊生对高度近视的眼底退行性改变采用养血柔肝、益气健脾法治疗,使变性中的部分被抑制的视细胞获得兴奋,从而收到良好效果。

邹菊生根据自己数十年的临床经验,对高度近视的眼底退行性改变采用中药养血柔肝、益气健脾法治疗,以补益损,以后天养先天,自拟处方为柴胡、当归、黄精、白芍、炙甘草、枸杞、何首乌、生地黄、熟地黄、党参、黄芪、金狗脊、川断。其中,柴胡、当归、白芍、枸杞、何首乌、生地黄、熟地黄养阴血柔肝。肝藏血,开窍于目,肝有所藏,才能通过肝脉将所藏精气源源不断地输送到眼,使眼受到濡养,维持正常的视功能。炙甘草、党参、黄芪、黄精益气健脾。脾为后天之本、水谷生化之源,脾气健运,精血生化有源,可弥补先天之不足。金狗脊、川断补肝肾而助阳。诸药合而用之,滋而不腻,温而不燥。长期服用,可使精血充沛,阳气渐旺,神光发越有源,目力可达远处。眼球壁的巩膜为致密胶原组织,与中医"筋"相似,而肝主筋,肝肾同源,故本方通过补肝肾健脾而补"筋",即增强了巩膜的张力,从而达到控制巩膜后葡萄肿发展、阻止眼轴增长的目的。

根据来诊时的具体情况,还须分清标本缓急,随证加减。①如有闪光感为神光自现,加重镇药,如紫贝齿30g、龙牡各30g;②如有新鲜黄斑出血,加用凉血止血药,如方儿茶、仙鹤草、藕节炭、生大黄等;③如为陈旧性病灶,则加用软坚化痰药,如海藻、昆布、浙贝母、皂角刺、郁金;④如并发视网膜脱离、有裂孔的,嘱手术复位;⑤如无裂孔的,则于上方加益气健脾、利水化湿药,如茯苓、白术、泽泻、猪苓、薏苡仁,经治视网膜水肿减少后仍要查裂孔,能找到裂孔的还需手术封孔;⑥如视网膜手术后网膜不能平伏,是色素屏障被破坏,视网膜下积液对脉络膜产生刺激,引起色素膜反应,则应同时加用玄参12g、金银花12g、蒲公英30g等清热解毒之品,其中生甘草加大量至9g,服药后患者普遍反映良好。

### (六) 颈眼综合征与温督法

邹菊生以往在治疗肝劳目疾中,多采用治疗围绝经期综合征的方法,而部分患者疗效不显。通过研读《黄帝内经》,提出颈眼综合征病名,采用温督法,治疗有效。处方以温阳药如巴戟天等为主,其中重用鹿角之类血肉有情之品。临床同时参照西医学病理学进行辨证加减,如脑供血差出现头晕泛恶者,可酌情加入化痰药物;自主神经功能紊乱,甘麦大枣汤加减。邹菊生在临证中常用的药物还有桂枝、当归、威灵仙(醋浸)等。

《灵枢·邪气脏腑病形》云："十二经脉,三百六十五络,其血气皆上于面而走空窍,其精阳气上走于目而为睛。"说明精阳之气对眼能起到明鉴万物的功效,若精阳之气不能上归于目则视糊。而十二经脉、奇经八脉中,督脉统诸阳气,为此考虑督脉与脊髓相关。故考虑颈椎与眼关系密切,髓管狭窄可以出现供血差,目失血而视糊,再则根据髓突旁有自主神经,故导致自主神经紊乱,鉴于此出现眼部症状。供血差,可导致脑缺血、缺氧,则有时见一过性昏蒙,或头晕泛恶、视物不清等。自主神经紊乱则可出现短暂性的耳鸣心悸、阵发性心慌;还可以引起不全性的上眼睑下垂,这可能属于上睑板肌(米勒肌)辅助提上睑肌的功能失调。

## 四、经 验 方

### (一) 天行赤眼方

【药物组成】金银花12g,野菊花12g,鱼腥草12g,秦皮9g,黄芩9g,桑白皮12g,地力梗6g,千里光12g,甘草6g。

【功效】清热解毒。

【适用范围】急性结膜炎。痒涩刺痛,怕热畏光,热泪频流,眵多胶结,胞睑红肿,白睛红赤浮肿,兼见口渴尿赤,大便秘结,烦躁不宁,舌红苔黄,脉数。

【方解】金银花、野菊花配伍为主药,具有清热解毒、清肺肝之热、明目之功效,且药理研究显示,具有抗菌、抗病毒作用;秦皮为古代治疗"风热火眼"要药;鱼腥草、黄芩针对结膜炎眵泪症状;桑白皮、地力梗具有清肺经之火、养肺阴之功能;甘草调和诸药。急性结膜炎具有传染性,中医称"天行",为外感疫疠之气所伤。证属疫热伤络,或肺胃积热,肺金凌木,侵犯肝经,上攻于目而发病。邹菊生认为,本病病位在白睛结膜,属肺,治疗以清肺解毒为主,但须防肺金凌木,故配清肝之药。邹菊生在临床中常嘱患者内服外熏,认为这样既可从胃肠道吸收药物,又可从呼吸道吸收挥发成分;另外,因为其传染是分泌物的接触传染,外熏还可针对患者的周围环境和家人及亲近朋友。

【临证加减】若白睛溢血,则加紫草、牡丹皮、赤芍、生地黄,以清热凉血退赤;黑睛生翳者,加石决明、木贼、蝉蜕,以散邪退翳;若便秘溲赤者,加木通、生大黄,以利水渗湿、清热通腑。

### (二) 黑睛新翳方

【药物组成】柴胡6g,淡黄芩9g,金银花12g,野菊花12g,鱼腥草12g,蚤休15g,茵陈12g(包),黄柏9g,木贼6g,谷精草9g,生甘草6g,天花粉12g,木瓜9g,云母石9g。

【功效】祛风清热,退翳明目。

【适用范围】角膜炎。畏光流泪疼痛,抱轮红赤,黑睛混浊生翳,表面粗糙,轻浮脆嫩,基底不净,边界模糊,可向周边及纵深发展,荧光素溶液染色检查呈阳性;兼有恶风发热,或胁痛,口苦咽干;舌红,苔黄,脉数。

【方解】邹菊生认为,柴胡、淡黄芩配伍,用于风热或郁热所致眼病,伴少阳头痛更适合;配合金银花、野菊花、木贼、谷精草,具有祛风清热、促进翳障消退作用;黑睛新翳每易迁延日久并易反复,故用清热化湿之品茵陈、黄柏;天花粉养阴清热退翳,促进角膜表面泪液膜恢复;云母石治身肤死肌,属疮疡痈疽药,"能使火下,火下则水上",有增水行舟之攻;木瓜、蚤休平肝除湿,缓解角膜刺激疼痛症状;生甘草缓急止痛,调和诸药,并能增强角膜免疫功能。邹菊生认为,角膜炎病变部位在黑睛。黑睛属肝,感受风热之邪,抱轮红赤,黑睛生翳,根据

《原机启微》"翳者，疮也"，见翳溃陷，应属肝经热毒壅盛，或有夹湿。目为上窍，故退黑睛新翳宜祛风清热、退翳明目为先。

【临证加减】若抱轮红赤，热邪重者，加赤芍、牡丹皮、板蓝根、大青光、紫草，以助清热散邪、凉血退赤之功；胞睑红肿、羞明多泪者，可加蔓荆子、防风、桑叶，以清肝明目。

### （三）火疳方

【药物组成】柴胡6g，淡黄芩9g，栀子9g，茵陈14g（包），赤芍12g，丹参12g，半枝莲15g，葵花12g，川芎6g，延胡索12g，车前子14g（包），青葙子9g，生甘草6g。

【功效】清热泻火，活血明目。

【适用范围】巩膜炎。眼痛难睁，羞明流泪，目痛拒按，视物不清，白睛结节隆起，或连缀成环，周围血脉紫赤怒张；可伴口苦咽干，或胁痛，便秘尿赤；舌红，苔黄，脉数有力。

【方解】火热毒邪结聚，目络壅阻，气血瘀滞，导致巩膜结节红肿、疼痛拒按。邹菊生认为，巩膜炎多内源性感染，往往与免疫相关。巩膜炎病程长，易反复，与感受湿邪相关，湿性黏腻、缠绵。白睛属肺，但巩膜为白睛里层，与黑睛基质层延续，巩膜组织具坚韧特性，故治疗当从肝经为主论治。方中柴胡、淡黄芩、栀子清肝经郁热泻火；现代药理研究提示，柴胡有解热、镇痛、抗炎、增强机体免疫功能等作用。方中茵陈化湿清热；赤芍、丹参活血凉血；半枝莲、葵花活血散结消肿，可防灼津成瘀；川芎、延胡索活血止痛；车前子清热利水；青葙子清热明目，防止白膜侵睛生翳；生甘草调和诸药，清热缓急止痛。

【临证加减】可加生石膏增强清热泻火之力；加牛蒡子、连翘、浙贝母以清热散结；加红花、郁金活血化瘀，散结消滞。

### （四）瞳神紧小方

【药物组成】生地黄12g，当归12g，玄参12g，金银花12g，蒲公英30g，甘草6g，野荞麦根30g，土茯苓15g，金英子12g，海风藤12g，藁本12g，木瓜12g，枳壳6g，天花粉12g。

【功效】和营，清心胃热毒。

【适用范围】虹膜睫状体炎。眼珠疼痛，眉棱骨痛，畏光流泪，视物下降，胞睑红肿，白睛混赤，黑睛后壁可见尘埃状或羊脂状沉着物，神水混浊，黄仁肿胀纹理不清，瞳神紧小，展缩不灵；口苦咽干，便秘尿赤，或有肢节酸楚疼痛；舌红，苔黄，脉弦数。

【方解】邹菊生认为，虹膜睫状体炎病变位于黄仁。黄仁多血脉，属心；黄仁中含有瞳孔括约肌和开大肌。脾主肌肉，脾胃互为表里，炎症时有邪热，证属热入营血，血脉失和，胃火亢盛，黄仁受损，神水熏灼。方中生地黄、当归、玄参和营为君，针对血管炎症；蒲公英、金银花、野荞麦根、土茯苓清热解毒；金英子酸涩平，入脾肺肾三经，清热固涩，具有养血气之功，针对神水混浊、黑睛后沉着物；蒲公英清阳明胃经之热，利尿散结；海风藤行经络，和血脉，祛风化湿，理气通络；藁本辛温，散风除湿，止巅顶头痛；木瓜性味酸温，入肝益筋走血止痛，针对三叉神经刺激及睫状肌痉挛收缩；枳壳行气止痛；天花粉养阴清热生津，托毒排脓；生甘草调和诸药，清热缓急止痛。

【临证加减】眼珠疼痛重者，可加赤芍、茜草；红赤较甚者，加牡丹皮、决明子、密蒙花等退赤止痛；神水混浊较重者，加泽泻、猪苓加强泄热利水之力；口苦咽干、便秘尿赤者，加大黄，以助天花粉生津泻下之力。

### （五）云雾移睛方

【药物组成】柴胡6g，淡黄芩9g，栀子9g，龙胆6g，甘草6g，猪茯苓各12g，毛冬青12g，赤小豆 15g(打),汉防己 12g,萹蓄 12g,瞿麦 12g,昆布 6g,海藻 6g,淫羊藿 15g。

【功效】清热化湿,活血利水。

【适用范围】脉络膜炎引起的玻璃体混浊。眼前黑影浮动,视物昏蒙,玻璃体呈尘状、絮状混浊;或有胸闷纳呆,或头重神疲;舌红,苔黄腻,脉滑数。

【方解】柴胡、淡黄芩、栀子、龙胆、甘草清热化湿,猪苓、茯苓健脾利水;邹菊生认为,脉络膜富含血脉,炎症时热入营血,血脉失和,故予毛冬青清热解毒、活血通脉;赤小豆活血利水;汉防己、萹蓄、瞿麦利水化湿;昆布、海藻化湿软坚,针对玻璃体机化改变;淫羊藿性温,入肝肾经,具有益精明目作用,现代药理提示具有激素样作用。邹菊生在处方中运用淫羊藿意在阴中求阳,可谓匠心独运。

【临证加减】混浊呈絮状者,加浙贝母、苍术;混浊物呈灰白色者,加三棱、莪术、鳖甲;有心烦口苦者,加栀子、车前子;有胸闷纳呆者,加白术、怀山药。

### (六) 青风内障方

【药物组成】夏枯草 12g,葛根 12g,槟榔 12g,猪茯苓各 12g,车前子 14g(包),甜葶苈 14g(包),五味子 9g,川芎 9g,延胡索 12g,牛膝 6g,桔梗 4g,北细辛 3g,玄参 12g,枸杞 12g,女贞子 15g。

【功效】清肝利水。

【适用范围】慢性青光眼,主要针对开角型青光眼。眼珠微胀,视物昏蒙,瞳神稍大,视野渐窄,眼底视盘苍白,杯盘比增大,眼压偏高;或兼有情志不舒,心烦口苦;舌红,苔黄,脉细弦。

【方解】青风内障为目中脉络阻滞,玄府郁闭,神水滞留,运行不畅,导致眼压高,眼胀视糊,日久损害目系。邹菊生对本病主要从肝论治,认为病机为肝郁化火(肝主疏泄,肝开窍于目)。方中以夏枯草为君药,清肝明目;葛根、槟榔清肝利水,邹菊生从大量临床中观察到葛根能扩血管,具有降眼压作用;猪苓、茯苓、车前子、甜葶苈利水;川芎、延胡索行气活血止痛;玄参、牛膝活血,牛膝可引血下行;桔梗行气;细辛性温,入心肝胆脾四经,能祛风行水开窍,阴中求阳,现代药理提示具有麻醉止痛作用;五味子敛瞳,安神。邹菊生对青光眼的治疗还强调治未病,针对青光眼视神经萎缩,常运用枸杞、女贞子等补肝肾明目之品,以提高视细胞功能。

【临证加减】头眼胀痛者,加白芷、前胡、车前草、通草利水渗湿;视野渐窄者,加白芍、党参、当归、丹参、郁金益气养血;视敏度下降,加桑椹、菟丝子、楮实子、制首乌、熟地黄益精明目。

### (七) 绿风内障方

【药物组成】柴胡 6g,淡黄芩 9g,栀子 9g,龙胆 6g,生甘草 6g,生地黄 12g,当归 12g,玄参 12g,金银花 12g,蒲公英 30g,猪茯苓各 12g,车前子 14g(包),葛根 12g,槟榔 12g,制大黄 9g,羚羊角粉 0.6g(分吞)。

【功效】清肝泻火,利水明目。

【适用范围】急性充血性青光眼。头眼剧烈胀痛,视力骤降,眼压升高,白睛混赤,黑睛雾状混浊,瞳神稍大,房角粘连;或兼有胸闷嗳气,恶心、呕吐,口苦便秘;舌红,苔黄,脉弦数。

【方解】绿风内障眼病往往情志过激,气郁化火,气火上逆,神水壅阻,血脉不和,肝管闭塞,眼压骤高。方中柴胡、淡黄芩、栀子、龙胆、生甘草清热疏肝、解郁降火;生地黄、当归、玄参、金银花、蒲公英清热和营活血,减轻虹膜睫状体反应;猪苓、茯苓、车前子、葛根、槟榔利水泄热;制大黄泄热行血通便,羚羊角清肝火明目。本病属急诊眼病,邹菊生认为在胃肠道症状明显、内服药难以接受时,须配合西药降眼压措施。

【临证加减】头痛甚者,加川芎、石膏,以清散热邪;伴有恶心、呕吐者,加代赭石、竹茹,以清热降逆止呕;目珠胀硬者,加通草、泽泻,以利气邪热。

（八）目衄方

【药物组成】金银花 12g,玄参 12g,生地黄 12g,当归 12g,蒲公英 30g,赤芍 12g,牡丹皮 12g,栀子 9g,生甘草 6g,水牛角腮 9g(先),葛根 15g,方儿茶 12g,血见愁 30g,丹参 12g,三七粉 4g(分吞)。

【功效】清热和营,凉血止血。

【适用范围】眼底出血早期。视力渐降或骤降,眼前有黑影飘移,或觉满目红光,甚至漆黑一片,检查可见眼底出血,色鲜红,或片状,或点状,视网膜水肿、渗出,静脉怒张,或见玻璃体混浊等;可兼口苦咽干,烦躁易怒,便结,溲赤;舌红,苔黄,脉弦数。

【方解】肝胆火盛,或气郁化火,或虚火上炎,或感受火热之邪等,导致邪热入络,迫血妄行,血溢脉外,故见眼底出血,或溢于神膏。邹菊生认为,出血早期,急者治其标,主要针对血热妄行,重在止血。方以当归、玄参、生地黄、金银花为君,清热和营;蒲公英、栀子清火热之邪;水牛角腮、牡丹皮活血凉血;血见愁止血;方儿茶、丹参、三七止血活血;葛根升举阳气,扩张血管;甘草调和诸药。本方具有和营清热、凉血止血功效,邹菊生还特别强调使用本方须注意止血勿留瘀。

【临证加减】出血初期,舌红脉数者,加荆芥炭、血余炭、白茅根,以加强凉血止血之力;眼底出血较多者,加蒲黄、茜草。

（九）目衄 2 号方

【药物组成】生地黄 12g,当归 12g,玄参 12g,金银花 12g,蒲公英 30g,甘草 6g,丹参皮各 12g,三七粉 4g(分吞),莪术 12g,毛冬青 15g,泽兰叶 12g,方儿茶 12g,昆布 6g,海藻 6g,葛根 15g。

【功效】和营清热,活血化瘀。

【适用范围】眼底出血中期。视物模糊,检查可见眼底出血,色泽淡红或暗红;舌红有瘀斑,苔薄,脉弦或涩。

【方解】出血中期,瘀血形成,出血基本停止,证属气滞血瘀。治疗宜活血化瘀为主。邹菊生认为临床重在把握时机,一般在出血 2 周后,酌情加入行气、通络之品。方中生地黄、当归、玄参、金银花和营清热;蒲公英活血清热利水;丹参、牡丹皮、三七止血活血化瘀;莪术活血通络;方儿茶、毛冬青、泽兰叶活血化瘀;昆布、海藻软坚散结;葛根升阳行气,扩张血管;甘草调和诸药。本方具有和营清热、活血化瘀功效。邹菊生在临床中特别提醒使用本方时应注意消瘀慎防再出血。

【临证加减】有网膜水肿、渗出者,加车前子、益母草,以利水化瘀消肿。

（十）目衄 3 号方

【药物组成】生地黄 12g,当归 12g,玄参 12g,金银花 12g,蒲公英 30g,甘草 6g,莪术 12g,水蛭 6g,王不留行 12g,生蒲黄 14g(包),方儿茶 12g,丹参皮各 12g,昆布 6g,海藻 6g,郁金 12g。

【功效】和营活血,软坚化痰。

【适用范围】眼底出血后期。视物模糊,检查可见眼底出血部分吸收,色泽淡红或暗红,出现硬性渗出、机化物、膜样物等;可兼头重眩晕,胸闷脘胀;舌红有瘀斑,苔腻,脉弦或滑。

【方解】本方用于眼底后期出血已停,瘀血停留,久病生痰,痰湿结聚。证属气滞血瘀,痰瘀互结。治疗宜和营活血,行滞通络,软坚化痰。方中生地黄、当归、玄参、金银花、蒲公英和营清热活血;莪术、水蛭、王不留行、郁金行气通络,破血化瘀;生蒲黄、方儿茶、丹参、牡丹皮活血化瘀;昆布、海藻软坚散结。

【临证加减】胸胁胀满甚者,加莱菔子、青皮,以行气解郁;视网膜水肿、渗出明显者,加琥珀、泽兰、益母草之类,以活血化瘀、利水消肿。头昏重者,加天麻、牛膝,以平肝、引血下行;热邪较甚者,酌加黄连、黄芩,以清热涤痰。

（十一）视力方

【药物组成】柴胡 6g,当归 12g,白芍 12g,炙甘草 6g,白术 9g,陈皮 9g,远志 4g,覆盆子 12g,川断 12g,熟地黄 12g,枸杞 12g,黄精 12g,制首乌 12g,石菖蒲 10g(包),菟丝子 14g(包)。

【功效】柔肝健脾,益肾明目。

【适用范围】邹菊生认为,本方适用于肝血不足、肾精亏损之各类眼病后期视功能减退者,如黄斑变性、视神经萎缩、视网膜色素变性等。症见视物模糊,固定黑影,变形扭曲,检查可见黄斑结构不清,色素紊乱,视网膜色淡,血管细,可见渗出、机化、出血、玻璃膜疣样改变等,视盘色淡,杯盘比增大;可兼有头晕耳鸣,腰膝酸软;舌红,苔薄,脉细。

【方解】邹菊生运用眼解剖与中医脏腑分属理论,认为眼底黄斑属脾,视衣属肝、属肾,肾精不足,肝脾不和,气血亏损,则目失所养,视物不明。治宜柔肝健脾,益肾明目。方中柴胡、当归、白芍、炙甘草柔肝养血,白术、陈皮健脾益气,覆盆子、川断、熟地黄、枸杞、黄精、制首乌、菟丝子益肾,石菖蒲、远志开窍明目。邹菊生在处方中常用益肾之品提高视细胞功能,其中川断能补肝肾、调血脉、破瘀血、生新血,在提高视力方面具有独到功效,枸杞、黄精是邹菊生临床较为常用的配伍。

【临证加减】出血日久不吸收者,可加丹参、泽兰、槐角、莪术等活血消滞;渗出较多者,加皂角、姜半夏、僵蚕、浙贝母等化痰软坚;血管变细扭曲者,加地龙、鸡血藤、路路通等活血通络。

（十二）高风雀盲方

【药物组成】丹参 12g,莪术 12g,王不留行 12g,赤芍 12g,红花 6g,地龙 12g,枸杞 12g,黄精 12g,制首乌 12g,苍术 12g,地肤子 12g,黄芪 15g,补骨脂 12g,石菖蒲 10g(包),坎脐 3 条。

【功效】活血通络,益气明目。

【适用范围】视网膜色素变性。夜盲,视野进行性缩小,眼底检查可见视盘蜡黄,视网膜血管变细,血管旁见白点状、骨细胞样色素沉着;舌质淡,或舌红少苔,脉沉弱或细数。

【方解】邹菊生挖掘整理前人治疗夜盲眼病验方,结合自己大量临床经验进行组方。方中丹参、莪术、王不留行、赤芍、红花、地龙活血化瘀通络;枸杞、黄精、制首乌、补骨脂补肝肾明目;黄芪益气以助活血,气行则血行;石菖蒲通窍明目;苍术辛苦温,刘完素谓其能"明目,暖水脏",《普济方》载苍术与熟地黄配伍组方具有补虚明目、健骨和血之功效;地肤子甘苦寒,入肾膀胱经,《神农本草经》谓其补中益精气(邹菊生运用此药味治疗雀盲有其渊源,盖因治疗眼病古方有《广济方》"地肤子丸",配决明子,治雀目;《太平圣惠方》"地肤子散",配生地黄,治肝虚目昏);坎脐为血肉有情之品,补气血而明目。

【临证加减】若见形寒肢冷等肾阳不足表现,则加附子、肉桂、鹿角片、菟丝子等温补肾阳;若见五心烦热、多梦盗汗等,则加知母、黄柏、牡丹皮、生地黄等滋阴清热;眼干涩不适者,可加天花粉、玄参,以养阴清热活血。

**(十三) 青睫方**

【药物组成】夏枯草12g,明天麻9g,葛根12g,槟榔12g,大腹皮12g,楮实子12g,生地黄12g,当归12g,玄参12g,金银花12g,蒲公英30g,甘草6g,天花粉12g,羚羊角粉0.6g(分吞)。

【功效】清肝活血。

【适用范围】青光眼睫状体综合征或葡萄膜炎继发青光眼。视物模糊,头眼胀痛,眼压增高,房水混浊,角膜后沉着物(KP)大如羊矢状,或见虹膜水肿、虹膜后粘连等;或兼有胸闷,胃脘不舒、口苦、便秘、尿赤等;舌红,苔黄,脉弦数。

【方解】方中夏枯草、明天麻清肝明目;葛根、槟榔清肝利水;大腹皮、楮实子温阳利水;生地黄、当归、玄参、金银花、蒲公英、甘草和营清热活血;羚羊角清肝火明目;天花粉微苦降火,养阴排脓,可除脾胃实热,清心火。

【临证加减】头痛甚者,宜加川芎、菊花、石膏,以清散热邪;伴有恶心、欲吐者,可加代赭石、竹茹,以清热降逆止呕;目珠胀硬,神水积滞者,常加猪苓、通草、泽泻,以利水泄热;伴胸闷胀痛者,加郁金、香附,以疏肝行气止痛。

**(十四) 抗青术后方**

【药物组成】夏枯草12g,葛根12g,槟榔12g,猪茯苓各12g,车前子14g(包),丹参15g,莪术12g,毛冬青15g,枸杞12g,黄精12g,女贞子15g,制首乌12g,石菖蒲10g(包),远志4g。

【功效】清肝利水,补肾明目。

【适用范围】适用于抗青光眼手术后。

【方解】方中夏枯草清肝明目,葛根、槟榔清肝利水,猪苓、茯苓、车前子利水渗湿,丹参、莪术、毛冬青活血化瘀,枸杞、黄精、女贞子、制首乌益肝肾明目,石菖蒲、远志通窍明目。

【临证加减】视力日减、视野渐窄者,加党参、白芍、川芎、当归等,以益气养血;面白肢冷,精神倦怠,偏肾阳虚者,可用肾气丸加减;阴亏虚火上炎,潮热虚烦,口咽干燥者,可用知柏地黄丸加地骨皮。

**(十五) 白内障术后方**

【药物组成】熟地黄12g,枸杞12g,黄精12g,桑椹12g,川石斛12g,珍珠母30g,甘菊花9g,沙苑蒺藜12g,白术9g,陈皮9g,川断12g,覆盆子12g。

【功效】补肝肾明目。

【适用范围】白内障术后。

【方解】熟地黄、枸杞、黄精、桑椹、川石斛补肝肾明目,白术、陈皮健脾益气明目,珍珠母清肝明目,甘菊花、沙苑蒺藜祛风清热。

【临证加减】阴亏虚火上炎,潮热虚烦,口咽干燥者,可用知柏地黄丸加地骨皮;大便稀溏者,宜加薏苡仁、扁豆、车前子,以利水渗湿;纳差食少者,加山药、神曲、鸡内金、薏苡仁等补脾和胃渗湿。

**(十六) 解郁安神方**

【药物组成】柴胡6g,当归12g,白术9g,白芍12g,茯苓9g,野百合12g,制香附12g,郁金 12g,夜交藤 30g,五味子 9g,石菖蒲 10g,生铁落 30g(先),枸杞 12g,黄精 12g,炙甘草 6g。

【功效】疏肝解郁,安神明目。

【适用范围】视物模糊,视疲劳,夜寐不安,尤其是用眼过度的脑力工作者。

【方解】柴胡、当归、白芍、炙甘草疏肝解郁,白术、茯苓健脾和胃,野百合、制香附、郁金理气活血,夜交藤、五味子、生铁落安神,石菖蒲通窍醒脑,枸杞、黄精补肝肾明目。

【临证加减】大便干结者,可加火麻仁,以润肠通便;头眼胀痛者,加蔓荆子、菊花,以清利头目、止痛;眼干涩者,加北沙参、麦冬,以益气养阴。

### (十七) 颈眼综合征方

【药物组成】夏枯草 12g,葛根 12g,丹参 12g,鸡血藤 15g,威灵仙 12g,川芎 12g,延胡索 12g,枸杞 12g,黄精 12g,制首乌 12g,淮小麦 30g,炙甘草 6g,石菖蒲 10g,苏梗 12g。

【功效】清肝明目,祛风通络。

【适用范围】颈椎病引起眼疲劳或视物模糊不清。

【方解】方中夏枯草辛开苦降,清肝明目,药理提示有扩张血管、降血压作用;葛根活血升举阳气;丹参、鸡血藤、威灵仙活血通络;川芎、延胡索、苏梗活血行气、祛风通络;枸杞、黄精、制首乌补肝肾明目;淮小麦、炙甘草养心益肾、和血健脾,可以针对自主神经紊乱症状;石菖蒲通窍醒脑。

【临证加减】头眼胀痛者,加蔓荆子、菊花,以清利头目、止痛;阴亏虚火上炎,潮热虚烦、口咽干燥者,可用知柏地黄丸加地骨皮;大便稀溏者,宜加薏苡仁、扁豆、车前子,以利水渗湿;纳差食少者,加山药、神曲、鸡内金、薏苡仁等补脾和胃渗湿。

### (十八) 干眼症方

【药物组成】南北沙参各 12g,川石斛 12g,麦冬 12g,地肤子 12g,晚蚕砂 12g(包),熟地黄 12g,枸杞 12g,黄精 12g,乌梅 12g,巴戟天 12g,紫苏 12g,石菖蒲 10g(包),浮萍 12g,西河柳 12g,千里光 12g。

【功效】养阴,宣通玄府。

【适用范围】干眼症。泪液分泌减少引起的眼干涩,视物模糊,眼疲劳,或有口干,舌红少苔,脉细。

【方解】方中南北沙参、川石斛、麦冬养阴;地肤子、晚蚕砂寓维生素 A 之功;熟地黄、枸杞、黄精滋阴明目;乌梅甘酸化阴,生津;浮萍、西河柳、石菖蒲、紫苏通窍发汗利水;巴戟天温阳行气;千里光清热明目。本方养阴与发汗同处,寒温并用,有走有守,相得益彰。

【临证加减】口干少津明显者,可加五味子、玄参、太子参,以养阴生津。

【医案】

医案举例一:干眼症

王某,男,57 岁。2010 年 11 月 3 日初诊。患者双眼干涩,时有疼痛近 6 年余。患者双眼干涩,一般在下午为甚,晚上时有发红,曾诊为干眼症。近 2 年来,经常使用人工泪液滴眼,症状未见好转,并且有加重趋势。检查:视力矫正右 0.8、左 1.0,双眼结膜充血(±),双眼角膜点状上皮脱落,FL(+),KP(-),双眼前房不浅,双侧瞳孔等大等圆,光反射可,双眼晶状体轻度混。眼压:右眼 18mmHg,左眼 19mmHg。舌淡红,苔薄白,脉细。

西医诊断:双眼干燥性角结膜炎。

中医辨证:肺阴不足。

治则:养阴宣肺,滋阴明目。

处方:生地黄 12g,石斛 12g,南沙参 12g,北沙参 12g,西河柳 15g,浮萍 12g,夏枯草 12g,桑叶 12g,炙香附 12g,百合 12g,夜交藤 30g、黄芩 9g,桑白皮 12g,仙鹤草 15g,地栗梗 12g,女贞子 15g。14 剂,水煎服,日 2 次服用。秦冰滴眼液,每日 4 次,滴双眼,每次 1~2 滴。

二诊:2010 年 11 月 17 日。药后眼症略有好转。服药后无其他不适主诉。检查:视力矫正右 1.0、左 1.2,双眼结膜充血(±),双眼角膜明,FL(±),KP(-),双眼前房不浅,双侧瞳孔等大等圆,光反射可,双眼晶状体轻混,双侧眼压正常。舌淡红苔薄白,脉细。予前法加减为治。

处方:生地黄 12g,石斛 12g,南沙参 12g,北沙参 12g,西河柳 15g,浮萍 12g,黄芩 9g,栀子 9g,蚕砂 15g,苍术 9g,枸杞 12g,黄精 12g,秦皮 12g,威灵仙 12g,补骨脂 12g,桔梗 4.5g,石菖蒲 10g。14 剂。水煎服,日 2 次服用。

三诊:2011 年 1 月 4 日。干眼症诸证好转。尚有鼻塞不通,有过敏性鼻炎。检查:双眼结膜充血(-),双眼角膜明,FL(-)。舌淡红苔薄白,脉细。拟益气养阴、通窍明目。

处方:白术 9g,生黄芪 12g,防风 12g,辛夷 6g,苍耳子 6g,生地黄 12g,石斛 12g,百合 12g,西河柳 12g,浮萍 12g,苦参 12g,桂枝 6g,枸杞 12g,黄精 12g,南北沙参 12g。14 剂。水煎服,日 2 次服用。

随访:经治疗,双眼干涩症状改善,角膜上皮完好。过敏性鼻炎发作次数减少,体质有所改善。

按语:患者年近花甲,出现双眼干燥,一般在下午为甚,晚上时有发红,此为玄府郁滞,津液不输,郁久化热,伤津耗气所致。初诊方中君药为生地黄、石斛、南沙参、北沙参,具有养阴之功;西河柳、浮萍归肺经,具宣肺之效,为臣;夏枯草、桑叶、桑白皮、百合、黄芩、地栗梗、女贞子清肺热滋阴,为佐;仙鹤草补虚,夜交藤安神,制香附理气。诸药合用,宣通白睛玄府,养阴生津明目。

医案举例二:高度近视眼底退行性改变(视瞻昏渺)

王某,女,40 岁。2005 年 1 月 24 日初诊。有高度近视病史,3 年前曾施行后巩膜加固术,术后视力不见提高,双眼前黑影飘舞,视物模糊。伴腰酸膝软。检查:右眼戴原镜视力 0.3,左眼戴原镜视力 0.4,双眼外眼正常,结膜无充血,角膜透明,双眼瞳孔等大等圆,对光反应正常,晶状体(-),玻璃体混浊,眼底近视性退行性改变,双眼黄斑结构不清,色素紊乱,中心反光不见。双眼压正常。舌淡红,苔薄白,脉细带数。

西医:双眼高度近视眼底退行性改变。

中医辨证:肝肾亏虚。

治则:柔肝健脾,滋阴明目。

处方:柴胡 6g,当归 12g,白芍 12g,炙甘草 6g,白术 9g,陈皮 9g,川断 12g,枸杞 12g,生熟地黄各 12g,黄精 12g,何首乌 12g,片姜黄 12g,女贞子 12g,补骨脂 12g,葛根 12g。14 剂,水煎服,日 2 次服用。

二诊:2005 年 2 月 6 日。双眼视物模糊好转,眼前黑影飘舞减少,时有闪光。眼科检查:右眼戴原镜视力 0.4,左眼戴原镜视力 0.4,双眼结膜无充血,角膜透明,KP(-),Tyn(-),双眼瞳孔等大等圆,对光反应正常,玻璃体混浊,眼底近视性退行性改变,双眼黄斑结构不清,色素紊乱,中心反光不见。双眼压正常。舌质淡红,苔薄白,脉细带数。西医诊断:双眼高度近视黄斑变性。治拟:柔肝健脾,滋阴明目。

处方:柴胡 6g,当归 12g,白芍 12g,炙甘草 6g,白术 9g,陈皮 9g,川断 12g,枸杞 12g,生熟地黄各 12g,黄精 12g,何首乌 12g,片姜黄 12g,女贞子 12g,补骨脂 12g,葛根 12g,紫贝齿 30g,龙牡各 30g(先煎)。14 剂。

三诊:2005 年 2 月 20 日。双眼视物模糊明显好转,无闪光。眼科检查:戴原镜视力右眼 0.4、左眼 0.5,双眼结膜无充血,角膜透明,玻璃体混浊,眼底近视性退行性改变,双眼黄斑变性。双眼压正常。舌质淡红,苔薄白,脉细。再拟柔肝健脾,滋阴明目。

处方:柴胡 6g,当归 12g,白芍 12g,炙甘草 6g,白术 9g,陈皮 9g,川断 12g,枸杞 12g,生熟地黄各 12g,黄精 12g,何首乌 12g,片姜黄 12g,女贞子 12g,补骨脂 12g,葛根 12g,紫贝齿 30g,龙牡各 30g(先煎)。28 剂。巩固疗效,门诊随访。

按语:患者 3 年前曾施行后巩膜加固术,此为防止眼球进行性向后延伸。邹菊生运用轮脏相关学说,认为眼球壁的巩膜为致密胶原纤维组织,与中医的"筋"相似,而肝主筋,肝肾同源,故中药通过补肝肾健脾而补筋,即可增加巩膜的张力,从而防止并发症的发生和发展。眼球在向后延伸的过程中,视网膜受到牵拉会出现闪光感,此时邹菊生常采用重镇法。二诊时眼前黑影飘舞减少,但眼前时有闪光出现,故邹菊生在方中加龙牡、紫贝齿重镇加固视网膜功能,潜阳务使神光不再自现。

医案举例三:慢性青光眼(青风内障)

陆某,女,80 岁。2009 年 5 月 4 日初诊。1996 年诊为双眼青光眼,当时因双眼视物模糊,时有发胀就诊,检查测得眼压偏高,视野有缺损。于 2007 年 6 月、10 月双眼先后行白内障摘除合人工晶状体植入手术。术后至今使用派立明(布林佐胺滴眼液)、噻吗心安滴眼剂(马来酸噻吗洛尔滴眼液),眼压控制在正常范围。寐欠安,二便、饮食可。检查:视力右光感/眼前,左 0.6g;双眼前房不浅,瞳孔直径 4mm,双侧等大等圆,双眼人工晶状体在位,眼底视盘色淡;C/D 右 1.0,左 0.9g;双眼黄斑结构不清,金箔样反光,中心光反射不见,左眼视野管状;眼压:右 12mmHg,左 13mmHg。舌红,苔薄,脉细数。

西医:双眼慢性开角型青光眼。

中医辨证:肝郁气滞证。

治则:清肝安神,活血利水。

处方:夏枯草 12g,葛根 12g,槟榔 12g,桑叶 12g,制香附 12g,桔梗 4g,车前子 15g,茯苓 12g,威灵仙 12g,百合 12g,枸杞 12g,制首乌 12g,柏子仁 15g,莱菔子 12g,蔓荆子 12g。14 剂。水煎服,日 2 次服用。

二诊:2009 年 6 月 1 日。眼胀好转,眼压稳定,睡眠有所好转。眼科检查:视力右光感/眼前、左 0.6g,双眼前房不浅,瞳孔直径 4mm,双侧等大等圆,双眼人工晶状体在位,眼底视盘色淡,C/D 右 1.0、左 0.9g,双眼黄斑结构不清,金箔样反光,中心光反射不见。眼压:右 12mmHg,左 11mmHg。

处方:夏枯草 12g,葛根 12g,槟榔 12g,桑叶 12g,制香附 12g,桔梗 4.5g,车前子 15g,茯苓 12g,楮实子 12g,枸杞 12g,黄精 12g,柏子仁 15g。14 剂。水煎服,日 2 次服用。

三诊:2009 年 7 月 3 日。眼症稳定,睡眠好转。眼科检查:视力右光感/眼前、左 0.6g,双眼前房不浅,瞳孔直径 4mm,双侧等大等圆,眼底视盘色淡,C/D 右 1.0、左 0.9g,双眼黄斑结构不清,金箔样反光,中心光反射不见。眼压:右 12mmHg,左 11mmHg。

处方:夏枯草 12g,葛根 12g,槟榔 12g,桑叶 12g,香附 12g,车前子 15g,茯苓 12g,百合 12g,地龙 12g,枸杞 12g,桔梗 4.5g,黄精 12g,丹参 12g,姜黄 12g,羌活 12g,防风 12g。14 剂。水煎服,日 2 次服用。

随访:经治疗,双眼无胀痛,眼压稳定,视力未减退。门诊长期随访。

按语:患者青风内障视神经萎缩,夜寐欠宁,眼底视盘色淡,C/D 右 1.0、左 0.9。属肝郁气滞,水道不利,玄府闭塞,目系失养。拟清肝安神,活血利水。方中夏枯草、葛根、槟榔、桑叶清肝,制香附活血,桔梗、茯苓、车前子利水,楮实子利水明目,威灵仙温通,蔓荆子、羌活、防风祛风、针对头眼痛;枸杞、制首乌益精明目。治疗青光眼除用利水药如夏枯草、葛根、槟榔、车前子外,常用益精明目之品以提高视敏度。

医案举例四:视网膜色素变性案(高风雀盲)

黄某,男,78 岁。2009 年 5 月 18 日初诊。38 岁发现夜间视物不清,走路不稳,诊为视网膜色素变性,5 年前右眼在盛敏杰医师处行白内障手术,自去年 9 月双眼视力明显下降,夜间不能行走。有肺梗死、心脏病史,2007 年 10 月胆囊手术史。检查:右眼视力 0.25,左眼视力 0.25,双眼结膜无充血,双眼角膜透明,KP(-),Tyn(-),右眼人工晶状体在位,左眼晶状体混浊,后囊混浊,双眼瞳孔等大等圆,玻璃体混浊,双眼底视网膜色灰、污秽,血管变细,视盘色蜡黄,骨细胞样色素沉着,侵及后极部,黄斑中心光不见,双眼眼压正常。舌红苔薄,脉细数。

西医诊断:双眼视网膜色素变性。

中医辨证:肾精不足。

治则:益精活血。

处方:熟地黄 12g,枸杞 12g,黄精 12g,何首乌 12g,丹参 12g,地龙 12g,毛冬青 12g,细辛 3g,夜明砂 12g,苍术 12g,地肤子 15g,淫羊藿 12g,金银花 12g,蒲公英 30g,高良姜 9g。14 剂,水煎服,日 2 次服用。

二诊:2009 年 6 月 15 日。诸症稳定。眼科检查:右眼视力 0.3,左眼视力 0.2,眼底检查同前。舌红苔薄,脉细数。原方出入。

处方:丹参 12g,川芎 12g,地龙 12g,毛冬青 12g,枸杞 12g,黄精 12g,何首乌 12g,苍术 12g,地肤子 15g,夜明砂 12g,补骨脂 12g,四季青 12g,山药 12g,石菖蒲 9g,葛根 15g。14 剂,水煎服,日 2 次服用。

三诊:2009 年 7 月 13 日。无特殊不适。舌红苔薄,脉细数。

处方:生地黄 12g,当归 12g,玄参 12g,金银花 12g,蒲公英 30g,丹参 12g,地龙 12g,黄芪 12g,四季青 12g,毛冬青 12g,苍术 12g,地肤子 15g,夜明砂 12g,枸杞 12g,黄精 12g,姜黄 12g,葛根 15g。14 剂,水煎服,日 2 次服用。

四诊:2009 年 9 月 14 日。诸症稳定。眼科检查:视力右 0.3、左 0.25,余同前。舌红苔薄,脉细数。

处方:生地黄 12g,当归 12g,玄参 12g,金银花 12g,蒲公英 30g,甘草 6g,丹参 12g,地龙 12g,莪术 12g,黄芪 12g,苍术 12g,地肤子 15g,夜明砂 12g,枸杞 12g,黄精 12g,姜黄 12g,萹蓄 12g。14 剂,水煎服,日 2 次服用。

随访:经治疗,症情控制。

按语:一诊、二诊方中熟地黄、枸杞、黄精、何首乌补肝肾益精明目;丹参、地龙、毛冬青活血化瘀;细辛、高良姜、淫羊藿温经通络;夜明砂、苍术、地肤子含有维生素A,治疗夜盲有效。

三诊、四诊处方变和营清热为君,活血,补肝肾。此意在调和血脉,平衡阴阳。

医案举例五:中浆(视直如曲)

徐某,女,53岁。2009年8月24日初诊。今年年初,因连续用眼,出现视物模糊,视物变形。4月27日,右眼OCT检查提示神经上皮层脱离。7月7日五官科医院眼底荧光素造影检查示右眼中浆? 右眼黄斑变性? 经治疗后,视力提高不明显,转来我院眼科诊治。检查:视力右0.6g、左1.0,双眼角膜明,前房不浅,瞳孔双侧等大等圆,双眼底动脉细,右眼底黄斑结构不清,中心光反射不见。舌淡红,苔薄白腻,脉细。

西医:右眼中浆。

中医辨证:水湿上泛。

治则:和营利水。

处方:生地黄12g,当归12g,玄参12g,金银花12g,蒲公英30g,甘草6g,桂枝6g,猪苓12g,茯苓12g,泽泻12g,楮实子12g,生黄芪12g,地龙12g,千里光12g,薏苡仁15g,滑石15g(先煎),枸杞12g,姜黄9g。14剂,水煎服,日2次服用。

二诊:2009年9月14日。右眼视物变形症减。夜寐欠宁。眼科检查:视力右1.0、左1.0,双眼角膜明,前房不浅,瞳孔双侧等大等圆,双眼底动脉细,右眼底黄斑结构不清,中心光反射不见。舌淡红,苔薄白,脉细。辨证为水湿上泛。

处方:生地黄12g,当归12g,玄参12g,金银花12g,蒲公英30g,甘草6g,桂枝6g,猪苓12g,茯神12g,远志6g,泽泻12g,楮实子12g,薏苡仁15g,怀山药15g,生黄芪12g,党参12g,枸杞12g,黄精12g,地龙12g。14剂。

三诊:2009年9月30日。右眼视物变形症无。检查:视力右1.0、左1.0,双眼角膜明,前房不浅,瞳孔双侧等大等圆,双眼底动脉细,右眼底黄斑结构不清,中心光反射不见。舌淡红,苔薄白,脉细。症情稳定,再拟原方加减。

随访:经治疗,右眼视物变形症无,眼底变化不明显。

按语:古人曰"血不利则为水"。本例治疗采用和营、健脾、利水之法。方中生地黄、当归、玄参、金银花、蒲公英、千里光和营;猪苓、茯苓、泽泻、薏苡仁、滑石利水化湿;桂枝温阳利水;生黄芪益气利水;地龙、姜黄活血,温通经络;枸杞、楮实子补肝肾明目;甘草调和诸药。楮实子为眼科临床常用,性寒,味甘,有滋肾、清肝、明目功效,主治虚劳、目昏、目翳、水气浮肿等。二诊时夜寐欠宁,此为胃不和则卧不安,故予茯神、远志安神,怀山药、生黄芪、党参、黄精健脾。

医案举例六:视网膜静脉阻塞案(暴盲)

谢某,男,89岁。2009年8月3日初诊。患者1个月前无明显诱因出现右眼视力模糊,诊断为右眼中央静脉栓塞,有高血压病史20余年,用药不详,血压控制在135/80mmhg。检查:双眼视力指数/眼前,双眼睑无红肿,双眼结膜无充血,双眼角膜透明,KP(-),Tyn(-),双眼瞳孔等大等圆,晶状体混、左甚,右眼底火焰状出血,双眼眼压正常。舌红,苔薄腻,脉细弦。

西医:右眼中央静脉栓塞。

中医辨证:阴虚火旺。

治则:和营清热,止血活血。

处方:生地黄12g,当归12g,玄参12g,金银花12g,蒲公英30g,牛角腮9g,赤芍12g,牡丹皮12g,黄芪12g,枸杞12g,黄精12g,贯众炭9g,仙鹤草30g,三七6g,葛根15g,蚕茧9g。

14剂,水煎服,日2次服用。

二诊:2009年8月31日。诸症稳定。眼科检查:双眼视力指数/眼前,双眼睑无红肿,双眼结膜无充血,双眼角膜透明,KP(-),Tyn(-),双眼瞳孔等大等圆,晶状体混、左甚,右眼底火焰状出血,双眼眼压正常。舌红苔薄腻,脉细弦。

处方:生熟地黄各12g,当归12g,玄参12g,金银花12g,蒲公英30g,赤芍12g,地龙12g,黄芪12g,枸杞12g,黄精12g,仙鹤草30g,桑椹12g,桂枝6g,蚕茧9g。14剂,水煎服,日2次服用。

三诊:2009年10月12日。诸症稳定。眼科检查同前。继续前法为治。

处方:生地黄12g,当归12g,玄参12g,金银花12g,蒲公英30g,丹参12g,地龙12g,山药12g,枸杞12g,黄精12g,败酱草15g,秦艽12g,延胡索12g,香附12g,鹿衔草15。14剂,水煎服,日2次服用。

随访:经治疗,右眼症状改善,视力提高不明显,出血吸收过程较长,随访期间防止反复。

按语:本病临床以和营为治疗大法。患者一诊时眼底出血鲜红,故治以和营止血,在生地黄、当归、玄参、金银花、蒲公英基础上,加牡丹皮、三七、仙鹤草、贯众炭止血活血,枸杞、黄精益精明目。二诊、三诊减少止血药,逐渐增加活血通络之品。"血不利则为水",桂枝、蚕茧温阳利水,可用于眼底出血有视网膜组织水肿者。

(张殷建)

# 第二十一章

# 儿 科 疾 病

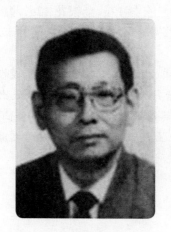

朱大年

## 一、个 人 简 介

朱大年(1938—2004),男,江苏苏州人。1962年7月毕业于上海中医学院中医系,同年进入上海中医学院附属龙华医院儿科,任住院医师。先后任主治医师与讲师、副主任医师与副教授、主任医师与教授。

朱大年长期从事医疗、教学、科研工作,擅长治疗小儿哮喘、慢性肺炎、反复呼吸道感染、营养不良、肾病、癫痫、病毒性心肌炎等疾病。他热心中医教学事业,曾任上海中医学院儿科教研室主任多年,在教学上形成有特色的教学方法,受到学生的欢迎。曾在全国各类医学杂志发表《试论小儿的中药用量》《浅谈祖国医学的胎养学说》等20多篇论文。参编20多部专著,主编《中医学多选题题库·中医儿科分册》《中医儿科学》《实用中医儿科手册》等8部专著。对中医儿科学建设发展作出了贡献,是上海中医界儿科学术带头人之一,在全国儿科界具有一定的学术地位。

1984年前,朱大年曾担任龙华医院工会主席;1984—1990年任龙华医院院长兼中医系一部主任、兼任上海中医药研究院临床一所所长;1990—1998年任上海中医药大学图书馆馆长,期间兼任上海市中医文献所所长。1998年6月退休。历任上海市第六、第七、第八、第九届政协委员,上海市中医药学会儿科分会主任委员。1988年,朱大年同志获得全国首届医院优秀院长称号。

## 二、经验方介绍

### 补消方治疗小儿疳证

【药物组成】炒党参、炒白术、茯苓、怀山药、扁豆、青皮、陈皮、炙干蟾、炙甘草。

【功效】健脾消积。

【方解】党参、白术、茯苓益气健脾,为君;怀山药助党参健脾益气,扁豆助白术、茯苓健脾渗湿,均为臣药;青皮疏肝破气、消积化滞,陈皮理气健脾燥湿,炙干蟾清热消胀,为佐;炙甘草调和诸药,为使。

【适用范围】脾虚食积型小儿疳证。此型患儿一般称疳积,属虚实兼夹,既有脾胃虚弱的表现,又有肚腹膨大,甚至坚硬,青筋显露,舌苔腻而不化,脉细中见滑等。常用《医宗金鉴》肥儿丸或人参启脾丸加减治疗,以健脾消积。使用消法和补法,一般掌握"壮者先去其积而后扶胃气,衰者先扶胃气而后消之"的原则,因此有七消三补、半补半消、七补三消等治则。朱大年通过临床实践,体会应掌握"以补为主,以消为辅"的法则。疳积虽属虚实兼夹,但终究是一种以虚为主的病症。因此,治疗时从不超越半补半消方(炒山楂、炒六曲、煨三棱、煨莪术),以七补三消方(山楂、六曲、红枣、炒谷麦芽)、九补一消方(红枣、莲子肉)用得最多。

【医案】

医案举例一

袁某,男,5岁。1979年11月9日初诊。患儿在3周前,感阴囊发胀不适,无疼痛。继则阴囊肿大透亮,行走有碍。曾在某医院治疗,服用疏肝理气、祛寒化湿之剂,未见效果。刻诊:面黄肌瘦,纳食呆滞,两侧阴囊均肿大,该处皮肤表面光滑,压痛不显,透光试验(+),舌质淡,苔薄白,脉濡。

中医辨证:脾肾阳虚,水湿停蓄下滞(下焦)。

治法:温肾利水,以消阴肿。

处方:济生肾气丸9g(包),党参9g,白术9g,茯苓9g,泽泻9g,川桂枝4.5g,炙甘草4.5g。

复诊:服上方5剂后,纳食增进,面色转润,阴囊处肿胀感改善,舌淡苔薄白腻,脉濡。再以温化。上方加鹿角霜9g、巴戟天9g、淫羊藿9g、胡芦巴9g。共服上方17剂,阴囊肿大渐见缩小,行走正常。后又加入当归、桃仁、红花活血化瘀之品,再服14剂,阴囊肿胀完全消失,皮肤收缩,透光试验(−)。终以四君子汤加味5剂,调理收功。

医案举例二

易某,男,4岁。1979年11月11日初诊。发现鞘膜积液已2个月余,两侧阴囊均见肿大,压之不痛,透光试验(+),苔薄白,脉细软。

中医辨证:肾虚阳亏,水湿下滞。

治法:温补肾阳,以运水湿。

处方:济生肾气丸9g(包),白术9g,茯苓9g,当归9g,鹿角霜9g,淫羊藿9g,仙茅9g,巴戟天9g,胡芦巴9g,炙甘草4.5g。

复诊:服上方7剂后,阴囊肿胀基本消退,舌脉同前。再继服原方14剂。再诊时阴囊肿胀基本消退,透光试验(−),伴纳呆面黄。原方加山楂、六曲、炒谷麦芽,又服7剂而痊愈。

按语：以上2例均为原发性鞘膜积液。中医学认为，本病由于肝肾不足，三焦水道气机不畅，或外受寒湿之邪而成。如《张氏医通》说："小儿阴肿疝气，多属肝肾气虚。"由于肝经绕阴器络睾丸，故一般书籍上均主张用疏肝理气法治疗，但临床上收效甚微。小儿鞘膜积液，在肝与肾二者间，辨证论治之重点应当在肾。因为阴囊及睾丸均属肾之外窍，又肾主水液，肾之气阳虚亏，即不能温运水液，气化不利，寒湿积滞阴囊，即为"水疝"。本文运用温肾利水法，符合"益火之源，以消阴翳"的理论。济生肾气丸为金匮肾气丸加牛膝、车前子组成，温肾利水消肿作用优于金匮肾气丸。由于小儿长期吞服丸剂有困难，故用济生肾气丸9g（包煎）；嫌其温阳之药量不足，故处方中除重复用桂枝、茯苓、泽泻外，还加入鹿角霜、仙茅、淫羊藿等温肾壮阳之品，从而促进了鞘膜积液的吸收。

## 三、医　话

泄泻和疳证，是小儿常见病，在药物治疗时"用食平病"也是重要措施。

1岁以上患儿可行食疗，但须在泄泻好转、进入恢复期后进行，因所用食物虽为助消化、健脾胃的中药，但其本身亦可加重胃肠负担。常用方法以扁豆少许，和大米煮粥；或用莲肉、芡实、山药等研粉，加少许葡萄糖调成糊状食用。如纳呆，大便有不消化物，可加少许鸡内金粉同调，以助运开胃。频繁腹泻可致不同程度的脱水，故须补充适当的液量，如风寒泻，可用生姜2片、红枣5枚煎汤，加少许细盐给服；湿热泻以淡绿茶汤加少许细盐；伤食泻用焦山楂9g、焦六曲9g煎汤，加少许细盐；脾虚泻用扁豆9g、乌梅4.5g煎汤，加少许细盐喂服。各种泄泻，还可口服焦米汤以纠正轻度脱水。制法：大米炒黄，米少水多，煎沸后去米，每200ml加白糖20g、食盐0.5g，每服100~150ml，一日3~4次。脾虚之儿，最易泄泻，平时可常用怀山药粉，用法一日2次，每次9g，以水加热调成糊状服用，并可加白糖少许。

疳证治疗的同时，应选择容易消化、营养丰富的饮食，高热量、高蛋白、低脂肪，并给予足量维生素。食物中脂肪一多，常致患儿便溏，影响痊愈，甚至加重病情。患儿如为婴幼儿，可用红枣粥、莲子粥，健运辅中；较大患儿则可配合食用麦片粥、大麦粉糊等，以养胃扶正。如疳证有腹部胀大者（俗称"疳积"）可用鸡内金粉、青皮粉、麦芽粉、山楂粉等分，加白糖适量，调成糊状服用。兼有贫血的患儿，可服八宝粥（芡实、山药、茯苓、莲肉、薏苡仁、白扁豆、党参、白术、大米）、参枣汤（党参、大枣）、红枣黑木耳汤、猪肝红枣羹等。如四肢、眼睑浮肿者，称"疳肿胀"，须控制水和钠盐摄入，并予高蛋白饮食。还可用鲤鱼（或黑鱼）1条，赤豆30g，先煮豆，后入鱼，煮后啖食，以助利尿消肿。疳证患儿大都纳食呆滞，须少量多餐，逐渐增加，并注意食物的色、香、味，以促进食欲。

治疗疳证，还需考虑忌口。所忌食物大致有3类：一是粗糙坚硬不消化物，如花生、玉米及豆类；二为油煎、肥腻之品，如油条、肥肉等；三为辛香之物，如麻油、葱、姜等。

## 四、古方经验

### 平　胃　散

【方名】平胃散
【出典】《太平惠民和剂局方》

【药物组成】苍术、厚朴、陈皮、生姜、大枣、甘草。

【方解】苍术燥湿健脾,厚朴燥湿行气除满,陈皮理气和胃、燥湿醒脾,生姜、大枣温胃降逆止呕,甘草健脾和中、调和诸药。

【适用范围】脾胃不和,纳少口苦,胸满呕恶,下利噫膈,脘腹胀满,不思饮食。

【现代临床使用经验】朱大年在治疗疳积、湿阻、口疮、多动症等疾病时,均会运用此方。本方在《太平惠民和剂局方》中所列适应证虽多,但朱大年根据临床经验,认为其主要调理脾胃功能,是健脾胃、祛内湿的基础方。临床应用以舌苔厚腻、口不渴、四肢倦怠、胸腹胀满,或大便溏薄为主要适应证。一般姜枣可以减去不用,但有表证时,可用生姜发汗,并加入藿香、佩兰或苏叶;若有咳嗽痰多,可加半夏、象贝;夹有食滞,可加山楂、神曲、鸡内金。朱大年认为,应用本方的主要依据是看舌苔是否厚腻,如果舌苔不厚腻,即使有其他主症也不宜应用。

# 五、用药经验

## (一)单味药——羌活

羌活味辛苦,性温,入膀胱、肾经,具有良好的疏散表寒、祛风除湿作用。《唐本草》云:"疗风宜用独活,兼水宜用羌活。"《本草纲目》云:"羌活、独活,皆能逐风胜湿,透关利节,但气有刚劣不同尔。"《雷公炮制药性解》云:"羌活气清属阳,善行气分,舒而不敛,升而能沉,雄而善散,可发表邪,故入手太阳小肠、足太阳膀胱以理游风,其功用与独活虽若不同,实互相表里。"朱大年结合徐仲才的用药经验,总结出自己对羌活的配伍心得。羌活配伍板蓝根,主要用于小儿感冒,风热或寒包火所致之高热。羌活配黄连,用于小儿口疮、口糜、高热,同时兼有表证。如见高热形寒而无汗,乳蛾焮肿,取羌活表散风邪以退热,配黄连以清心泻火、解毒消疮。羌活配伍乌头用于各种风寒湿痹,对于热痹,有发热壮盛、烦闷口渴等,但舌苔白润,未转黄燥,脉浮未去者,仍可用羌活配乌头、附子等温经通络、祛风胜湿,对消除壮热和关节肿痛,确有效果。羌活配石膏,主要用于小儿乙型脑炎初期,邪在卫分或卫气同病,取羌活辛散发汗,石膏甘寒清热,寒温同用,共奏解表退热之功。

## (二)对药——夏枯草、山慈菇

夏枯草味辛苦,性寒,具有清肝泻火、明目、散结消肿的功效。《本草求真》云:"夏枯草,辛苦微寒。按书所论治功,多言散结解热,能治一切瘰疬湿痹、目珠夜痛等症。"《神农本草经》言其"主寒热、瘰疬、鼠瘘、头疮,破癥,散瘿结气,脚肿湿痹"。山慈菇甘、微辛,具有清热解毒、化痰散结之效;《本草拾遗》载其"主痈肿疮瘘,瘰疬结核等,醋磨敷之,亦除皯"。朱大年在临床上常用五味消毒饮加减治疗小儿颈部痰毒。他认为,痰毒的形成与痰火结聚、经络阻隔有关,还可加入清消痰火的药物,如夏枯草与山慈菇疗效较好。尤其夏枯草辛苦寒,能清火散结,是治疗小儿痰毒的一味理想药物。

## (三)组药——太子参、北沙参、白术、白芍

太子参甘微温,补气生津,补益脾肺。北沙参入肺、脾经,专补肺阴,清肺火,具有养阴清肺、养胃生津之功。白术甘能补中,补气健脾,以促生化之源;白芍以其酸甘之性养肝阴、柔肝体,最能敛肝之液、收肝之气,而令气不妄行;白术与白芍,益脾气,助脾阳,以柔相济,具有柔肝安脾之功。此药组常用于小儿地图舌的治疗。地图舌是一种舌背表面的病变,在小儿时期有一定的发病率,多因脾胃气阴亏虚所致。《形色外诊简摩》说:"苔乃胃气之所熏蒸。"

舌苔的新陈代谢与胃之气阴盛衰也有关联。脾胃气阴持续虚亏,得不到纠正,即能导致地图舌的发生。地图舌虽为局部病变,但往往全身也有症状表现,因此在治疗上,不能单纯治舌。如兼见表虚卫弱,见自汗、盗汗,加用五味子、煅牡蛎、麻黄根、浮小麦等敛汗固表;如睡眠不宁,加用仙鹤草、红枣、夜交藤调补气血。对于一些纳呆日久,已成疳证的患儿,配合针刺四缝,则效果明显。

(李 晓)

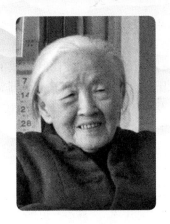

# 赵 政

## 一、个人简介

赵政(1922—2019),女,1946年6月毕业于国立上海医学院(现复旦大学上海医学院),先后在华山医院儿科、中山医院儿科、华东军政委员会卫生部保健医院儿科、上海市卢湾区中心医院(现上海交通大学医学院附属瑞金医院卢湾分院)儿科、龙华医院儿科任职。

赵政医术精湛。早期从事西医儿科,对小儿腹水、电解质紊乱、儿童营养失调和儿童时期感染性疾病研究颇多,对小儿危急重症具有很强的抢救能力。曾创小儿输液简易配液法,在附近医院推广应用;编写出版《婴儿腹泻》《儿童营养》等科普读物。后期对中西医结合治疗儿科疾病深有研究,应用中医辨证、西医辨病诊治儿童疑难病;1978年担任龙华医院儿科主任,采用中西医结合的方法诊治儿童肺炎、哮喘、腹泻等疾病,对儿童难治性肾病综合征、紫癜肾炎、肝豆状核变性、病毒性心肌炎等疑难病有独特的治疗方法。

赵政在龙华医院儿科工作10余年,在她的带领下,龙华医院儿科的学术水平在原有的基础上不断提升,床位从12张一度扩展到40余张;中西医结合治疗小儿疑难病症的临床疗效显著提升了龙华医院儿科在上海综合性医院的学术影响力。

赵政从事儿科50余载,最大的嗜好是看书学习。工作之余,她的身影经常出现在图书馆,将医学的进展结合治病的经验和自身的心得体会,再传授给科室的同事、学生;退休后依然把看书学习当作最快乐的事,精心编写《儿科疑难重症中西医临床诊疗思维》一书,以飨同道。"医学是她一生的追求,医生是她终身的职业。"赵政高尚的医德医风更是我们晚辈学习的楷模。她钟爱着一生追求的医学事业,鞠躬尽瘁,死而后已;生前,她很早就与上海中医药大学签署了"遗体捐献"协议,将自己的一生无私地贡献给了医学事业。

## 二、临床经验

赵政对中西医结合治疗儿科疑难重症有独特见解,提出"三结合"的思维原则和符合实际的诊疗程序是中西医有效结合的关键。临床大量的医疗实践亦证明,在诊疗过程中遵循理论、诊断、治疗三方面相结合的思维原则,采用具体病例个体化的诊疗程序,才能使中西医结合起到取长补短、相辅相成的效果。以下为赵政治疗肝豆状核变性的临床经验。

肝豆状核变性又名威尔逊（Wilson）病，见于青少年，部分患者有家族史，特点为大脑基底节（特别是豆状核）的变性和肝硬化。本病与铜和蛋白质代谢障碍有关，是少数能治疗的遗传代谢性疾病之一。本病的主要问题是患者体内肝合成的铜蓝蛋白功能不全，不能与铜结合，使铜游离，沉积于肝，损害肝组织；其次，肝通过胆汁排泄铜的能力也不足，铜在肝内累积导致肝硬化。如能早期诊断，及时治疗，预后较好，疗效确切。虽然青霉胺是治疗肝豆状核变性的首选药物，但也有局限性，且对晚期患者效果较差。

龙华医院儿科赵政根据中医同病异治、异病同治以及辨证辨病相结合的原则进行辨证施治，取得了满意的疗效。

### （一）中医辨证，从疏肝通腑论治

肝豆状核变性的中医辨证属于"肝风""癥积"范畴。予以疏肝理气、泻下通腑的治疗原则，可使肝气郁滞的病理变化不向湿热、血瘀、肝风的方向发展。如用生大黄通腑泄热；用金钱草、茵陈使湿浊从小便而泄；用柴胡、郁金、丹参活血化瘀；用生石膏、苍术使口涎减少，口能闭，消化道症状改善，肝功能恢复，肝回缩，全身症状改善。

### （二）青霉胺副作用的中药治疗

肝豆状核变性的治疗以长期持续祛铜治疗为原则。青霉胺是祛铜疗法中的首选药物，但青霉胺副作用较多，而中药能缓解青霉胺治疗中的副作用，如高敏反应、粒细胞减少、血尿等。

（1）高敏反应：青霉胺治疗初期有30%的病例发生急性过敏反应，一般在用药的3~4日发生高热和全身皮疹；停药后热退，皮疹消退，再用时又出现。此时可将青霉胺减到极小量，同时以清热解毒、活血祛风的原则进行中医中药治疗。常用药有柴胡、葛根、金银花、野菊花、茵陈、金钱草、丹参、牡丹皮、赤芍、大黄。热退以及皮疹退尽后，青霉胺逐日小量渐增，恢复到原剂量，反应不再出现。

（2）粒细胞减少：在青霉胺治疗过程中，有的患者粒细胞进行性减少，此时可在原有的中药基础方上以健脾益气、滋补肝肾的原则进行中医中药治疗。常用药有生地黄、黄精、黄芪、党参、白术、白芍、茯苓、当归、阿胶、茵陈、郁金、金钱草、大黄。

（3）血尿：肝豆状核变性可累及肾，产生血尿。但是在青霉胺的治疗过程中发生血尿，考虑青霉胺的不良反应可能性大。中医辨证属下焦蓄热，可在原有的中药基础方上以清解蓄热的原则进行中医中药治疗。常用药有小蓟、生地黄、牡丹皮、木通、黄精、土茯苓、丹参、当归、金钱草、大黄、赤芍、白芍、柴胡、郁金、白茅根。

（4）肝硬化：青霉胺等祛铜疗法对晚期肝豆状核变性疗效局限，尤其对肝硬化效果较差。此时，根据中医"癥瘕""积聚"来辨证施治，常能获得疗效。因肝气郁滞，导致"痰聚"，又因血瘀积成"癥瘕"。故治疗以通腑、疏肝、化瘀、散结为主，辅以益气活血。常用药有大黄、虎杖、柴胡、香附、黄芪、党参、白术、白芍、茯苓、陈皮、青皮、当归、丹参、红花、川芎、赤芍、三棱、莪术、半枝莲等。

【医案】吕某，女，10岁。1976年因"溶血性贫血"于上海某医院住院治疗，出院后黄疸持续4个月。1977年11月，开始说话不清，走路易跌倒，流口水较多，随后症状逐渐加重。1978年4月，经某医院神经科诊断为肝豆状核变性，用右旋盐酸青霉胺治疗，每日500mg，未控制饮食。治疗过程中曾服中药8个月，处方中含蜈蚣、全蝎、僵蚕、地龙较多，病情继续发展并恶化。1978年12月来龙华医院儿科住院治疗。入院时全身消瘦，面色晦暗，卧床不起，四肢僵直,呈阵发性舞蹈样指划动作,躯干抽搐频繁,表情十分痛苦。不能言语,不能咀嚼。胃纳差,恶心,呕吐,常发生尿潴留和便秘。神志清,脉滑数,舌质红,苔黄腻。双侧眼角膜色素环明显,肝肋下 1cm,质硬,肝功能在正常范围。血清铜氧化酶活力 0.01 光密度(正常对照 0.22)。

西医诊断:肝豆状核变性(晚期)。

中医辨证:肝风内动,痰热郁结。

治则:健脾利湿化痰。

治疗:①高蛋白低铜饮食。②青霉胺驱铜,促进铜排泄。用右旋盐酸青霉胺 800mg,早晚 2 次空腹口服。③中医中药治疗。处方:陈皮 4.5g,姜半夏 9g,茯苓 9g,生熟薏苡仁各 9g,砂仁 9g,焦楂曲各 9g,炒谷麦芽各 9g。

加用头皮针、体针、水针治疗;西药除了口服青霉胺,还静脉滴注二巯基丁二酸钠和细胞色素 C 2 周。

二诊:2 周后胃纳增加,中药改为养阴清热、平肝息风。处方:杭菊花 9g,陈南星 9g,远志肉 6g,钩藤 9g,白蒺藜 9g,苍术 9g,生石膏 30g,北沙参 9g,女贞子 12g,茯苓 9g,丹参 9g,桑麻丸 9g,当归 9g,龙葵丸 9g

三诊:2 周后症状逐渐改善,抽搐停,四肢强直消失。1 个月后上肢能活动,能拿食物送进嘴,口涎明显减少,吞咽进步。1 个半月后出院,继续门诊治疗:低铜饮食,右旋盐酸青霉胺 800mg,早晚 2 次空腹口服;服 5 日停 2 日。中药养阴清热解毒,通腑利胆利尿,佐以活血化瘀。基本方:天麦冬各 9g,黄精 9g,生石膏 30g,茵陈 9g,金钱草 30g,土茯苓 9g,金银花 9g,赤白芍各 9g,当归 9g,广郁金 9g,生大黄 9g。

随访:随症加减 2 个月后能扶着步行短距离,自拿汤勺进食,能说简单话语。4 个月后生活能自理。1 年后各种症状消失,回校继续上学。停中药,继续青霉胺治疗,饮食控制。1980 年复查角膜色素环部分消失。1981 年 5 月复查血清铜氧化酶活力 0.08 光密度(正常对照 0.1~0.3)。

按语:本案例虽然诊断明确,初期即使用了青霉胺,也使用了息风止痉的中药,但病情继续发展并恶化,究其原因可能有二:一是没有禁食含铜高的食物,也未禁服含铜高的中药,如全蝎、蜈蚣、僵蚕、地龙等虫类搜风药;二是青霉胺的剂量和服法可能尚未符合具体病情的需求。青霉胺是治疗肝豆状核变性的首选药物。青霉胺疗法是利用络合剂驱铜,促进尿铜排泄,临床上起到改善症状,病理上起到减轻病变的作用。但病到晚期,疗效就比较差,而中西医结合治疗在晚期肝豆状核变性中,很明显地弥补了青霉胺疗效的不足。中西医结合治疗促使病程进入 V 期,铜代谢趋于平衡,此时可停服中药,而青霉胺或硫酸锌仍需继续长期服用。从临床实践来看,对那些肝功能尚未见严重损害的晚期肝豆状核变性患儿来说,中西医结合治疗是最为理想的选择。

(陆为华)

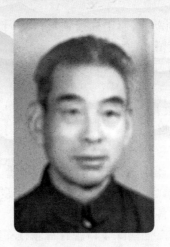

苏 华

# 一、个人简介

苏华(1917—2008),男,1941年6月毕业于上海新中国医学院,同年7月开业行医,专治小儿疾病,在长宁区一带声誉颇著。1960年9月应聘进入龙华医院,从事中医儿科工作。1986年12月晋升为中医儿科主任医师、教授。1989年3月退休,此后至2002年12月,一周2次专家门诊。60年来兢兢业业,克己奉公,为中医儿科事业鞠躬尽瘁。

苏华一生热爱中国共产党,热爱社会主义,热爱中医事业,并为之贡献了毕生精力。他是龙华医院开院元老之一,曾长期担任医院工会领导工作,1962—1982年任龙华医院第二、第三、第四届工会兼职主席、副主席。他参与创建龙华医院儿科,1961年开设27张病床,曾任病区大组长,收住小儿肺炎、哮喘、泄泻等常见病以及乙型脑炎、麻疹等烈性传染病。他与科室同仁应用大剂量石膏、羌活加清热解毒药治疗重证乙型脑炎,疗效显著,曾获得上海市卫生局的表彰。苏华长期从事儿科工作,治疗小儿哮喘、肺炎、疳证、黄疸、水肿、乙型脑炎、轻微脑功能障碍等疾病,具有独特的经验,深得患儿、患者家长的信赖。

苏华十分重视中医儿科的教学工作,在中医儿科成立之初即为教研室成员,为上海中医药大学多届学生讲授《中医儿科学》。他注重教学质量,精心备课,自编教材,教学效果良好;悉心带教历届毕业实习生,以及德国、法国、日本、新加坡等地来进修学习的留学生,认真负责,循循善诱,深受学生好评。此外,苏华亦重视中医药科研工作,曾参加"小儿智力糖浆"治疗轻微脑功能障碍的研发工作。"小儿智力糖浆"的成果通过鉴定,成功向药厂转让,造福广大患儿。

苏华在中医儿科学领域探索大半生,具有很深的造诣。从业60多年,积累了丰富的临床经验。他法宗钱乙、李杲、张介宾、万全等儿科名医,善用健脾法,诊治小儿疾病注重调理脾胃,立方简洁,用药谨慎,中病即止。身为中医师,他熟读中医经典著作,具有扎实的中医基础理论;同时精通英语,熟练掌握西医学关于儿科常见病、多发病、重危病的病机认识、诊断及治疗;曾撰写并发表多篇学术论文。通过对众多学生的言传身教,苏华的学术思想已影响着新一代从事中医儿科的学者。

## 二、经验方介绍

### 小儿止嗽方治疗小儿咳嗽

【药物组成】百部、紫菀、款冬、前胡、白前、橘红、姜半夏、姜竹茹、浙贝母、桔梗、甘草。

【功效】宣肺止嗽，化痰理气。

【方解】百部、紫菀、款冬、前胡、白前宣肺止嗽；姜半夏、橘红、姜竹茹、浙贝母化痰理气；桔梗利咽引药上行，甘草调和诸药，共奏宣肺止嗽、化痰理气之功。

【适用范围】小儿咳嗽，急性咳嗽、慢性咳嗽痰多者皆可使用。此方是苏华根据《医学心悟》"止嗽散"化裁而成，重点是化痰。刘完素云："咳谓无痰而有声，肺气伤而不清也。嗽是无声而有痰，脾湿动而为痰也。咳嗽谓有痰而有声，盖因伤于肺气、动于脾湿，咳而为嗽也。"咳嗽的发生，总由肺气失宣所致，治疗当以宣肺止嗽为主；痰多与脾虚有关，故运脾化痰尤为重要。苏华在止嗽散基础上加用款冬、浙贝母、姜竹茹，意在化痰止咳；姜半夏、橘红合用，寓二陈之意，燥湿化痰。

【临证加减】如风寒袭肺，加用荆芥，散寒祛风解表；如痰热壅肺，加用鱼腥草、天竺黄，清热宣肺化痰；如脾虚痰蕴，加白术、怀山药以运脾化痰。苏华临床灵活应用"小儿止嗽方"，解表邪，宣肺气，止咳嗽，化痰涎。

【医案】

医案举例一：支气管哮喘（咳喘）

钱某，男，10岁。1994年4月20日初诊。患儿有支气管哮喘病史8年，一年四季反复发作，春、秋气候变化之时更是咳喘频作，痰鸣声响，夜不安寐，不能平卧，每需住院急救。常服复方氯喘片、氨茶碱等解痉平喘药（每日3次，每次1片）；且长期口服泼尼松（每日2次，每次5mg）。刻下：咳喘时作，喉中痰鸣，咳吐不爽，入夜尤甚，面色㿠白，倦怠乏力，形体瘦弱，纳差，盗汗，舌体略胖，舌质淡红，舌苔薄白微腻，脉濡滑。

中医辨证：肺脾两虚，痰饮留恋。

治则：健脾益气，化痰平喘。

处方：黄芪9g，茯苓9g，白术9g，姜半夏5g，陈皮3g，杏仁9g，紫菀9g，炒苏子9g，天浆壳3只，甘草3g。14剂后，咳喘明显缓解，夜咳甚少，唯喉中痰多，咳吐色白黏稠痰。宗上法，去天浆壳、炒苏子，加款冬花6g、海浮石9g，以助化痰之力。续方14剂。

复诊：1个月后，停服解痉平喘药，且胃纳增加，面转红润，汗出亦少，精神转佳，晨起偶咳，有痰易咳，痰去咳止，二便自调，舌淡苔白，脉滑。再进益气健脾、化痰调理方：黄芪9g，党参6g，怀山药9g，茯苓9g，白术9g，姜半夏5g，陈皮3g，紫菀9g，款冬6g，海浮石9g，甘草3g。

随访：随访3年，生长发育良好，无咳喘大发作。

按语：患儿咳喘8年，肺气已伤，脾虚不运，痰饮留恋，一遇诱因则气道壅塞，咳喘不已。证属本虚标实，苏华应用健脾益气、培土生金之法标本兼治，从而获效。方中黄芪、党参、白术益气健脾；茯苓、半夏、陈皮理气和中，运湿化痰；杏仁、紫菀、款冬花宣肺利气，消痰止嗽；天浆壳、紫苏子降气化痰，止咳平喘。诸药合之，使脾复健运，水湿得化，痰则不生，肺气升降自如，咳喘自然缓解。

医案举例二:黄疸

诸某,男,2个月(患儿第一胎第一产,其母为高龄产妇)。1984年11月3日初诊。患儿出生后2天出现黄疸,月满黄疸未退,且全身皮肤色黄晦暗,哭声无力,乳食不进,大便灰白、干结难下,小便短少,腹部胀满、青筋显露。某专科医院诊断为"婴儿肝炎综合征",系巨细胞病毒感染。服用西药近1个月,症状缓解不明显。刻下:症如上述,舌淡苔白、根部微腻。

中医辨证:脾阳受困,寒湿郁滞,肝胆不利。

治则:理脾化湿,疏肝利胆。

处方:茵陈五苓散加减。茵陈4.5g,干姜3g,桂枝1.5g,茯苓6g,白术6g,怀山药6g,车前草4.5g,柴胡3g,金钱草6g,泽泻6g,甘草1.5g。5剂,日服1剂,分数次频服。

二诊:药后胃纳稍增,小便增多,腹胀减轻,但皮肤黄染消退不明显,且大便干结,数日不解。上方去泽泻、车前草,加枳壳1.5g、海金沙4.5g。续进5剂。

三诊:黄疸开始渐退,大便两日一行,色淡黄,腹部青筋隐约可见,目已有神,喜进乳食。续服汤药1个月后,黄疸退净,体重增加,二便自调,时露微笑。再予调理方健脾助运、理气畅中:黄芪6g,茯苓6g,白术6g,怀山药6g,金钱草6g,郁金3g,陈皮1.5g,谷麦芽各6g,生山楂6g,甘草1.5g。

随访:3个月,病告初愈。

按语:婴儿肝炎综合征属中医学黄疸之"阴黄"。苏华认为,脾虚湿阻,升降失司,气机不畅,乃此病之基本病机;疏泄无度,肝胆郁结,是此病之症结。患儿之母为高龄产妇,则有先天禀赋不足之虑;出生之后,阴黄缠身,乳食不进,复添后天调理失司之疾。脾为后天之本,气血生化之源,是人体气机升降之枢纽,故治肝须理脾,一则温中化湿,二则疏肝利胆。《金匮要略》曰:"见肝之病,知肝传脾。"实脾以柔肝,对小儿肝病尤为重要。方中茵陈为退黄利湿要药;干姜、桂枝温中行气,化饮祛湿;怀山药、白术、茯苓健脾益气化湿;泽泻、车前草淡渗利水,和中消胀;金钱草、柴胡、郁金疏肝利胆,助茵陈退黄之功。综合之,起到寒祛湿除、正气不伤、脾胃健运、肝胆条达、气机畅通、升降自如之目的。

医案举例三:低热

王某,女,8岁。1995年8月5日初诊。患儿20天前患病毒性感冒,持续高热1周,体温39~40℃。经用抗病毒药、抗生素后高热退,然低热起伏,体温波动于37.5~38.2℃,且清晨偏低,午后升高。伴有头晕神疲,胃纳不振,食而无味,大便溏薄,日行1~2次,时有恶寒汗出,舌质淡红苔薄腻,脉浮带滑。曾服用养阴清热中药,疗效不显。

中医辨证:余邪未清,脾气虚弱,营卫失调。

治则:益气健脾,和营清热。

处方:黄芪9g,怀山药9g,生薏苡仁9g,扁豆9g,陈皮3g,桂枝3g,白芍6g,红枣5枚,生姜3片,银柴胡9g,芦根15g,生甘草3g。

二诊:5剂后症状改善,纳谷知味,大便已调,日行成形,恶寒消失,低热稍退,体温37.7℃以下,唯汗出涔涔。原方去生姜、芦根,加太子参6g、防风3g,以加强健脾益气固表之功,再进5剂。

三诊:低热退,汗出减少,精神转振,胃纳已增,舌淡苔薄,脉濡。再予:黄芪9g,太子参6g,焦薏苡仁9g,白术9g,白芍9g,陈皮3g,谷麦芽各9g,甘草3g。调理巩固。

按语:一般低热属虚热范畴,亦称气虚发热。苏华认为,小儿为稚阴稚阳之体,脏腑娇嫩,腠理疏松,卫表不固,易被六淫之邪侵袭。感邪后,因"稚阴未长,稚阳未充",邪正交争甚为激烈,一旦邪气溃退,正气亦伤。正气乃脾胃之气,脾虚则清阳不升,浊阴不降,升降失常,加之余邪稽留,营卫失调,则低热绵绵。药用黄芪、怀山药、生薏苡仁、扁豆、陈皮益气健脾,助运和中;桂枝、白芍一散一收,调和营卫;生姜、大枣和营;银柴胡、芦根清余热,和脾胃,共奏健脾和营、清热和中之功效。

医案举例四:淋巴管瘤(痰核)

成某,男,9个月。1996年7月25日初诊。1996年7月中旬,患儿感冒发热,经治症情缓解。1周后,家长突然发现患儿左侧肩胛部有一肿块,即去儿科医院诊治。B超检查示左侧肩胛部软组织层探及5.8cm×3.5cm×4.7cm多房无回声区,内见蜂窝状条状暗区,内液尚清,边界欠清,基底较深,肿块基底显示血流。诊断:淋巴管瘤。即建议住院手术治疗。后又数次去其他专科医院就诊,B超诊断、治疗手段皆与儿科医院一致。家长顾及患儿年幼,不能耐受手术之苦,遂求治于中医治疗。刻下:患儿胃纳不馨,大便溏薄、色黄,日行2~3次。诊查:左侧肩胛部肿块大如鹅蛋,触之不痛,表面光滑,推之可动,质地软韧。舌淡苔白腻。

中医辨证:脾虚失运,痰阻脉络。

治则:健脾化痰,通络软坚。

处方:茯苓3g,白术3g,生牡蛎30g,丝瓜络3g,昆布3g,甘草1.5g。12剂。

二诊:1996年8月8日。大便已实,肿块质地变软,舌淡苔白。服药后初见成效,再予健脾助运,祛瘀化痰,通络软坚。上方去昆布,加丹参,续进12剂。

三诊:1996年8月21日。患儿已10个月,活泼可爱,胃纳已增,二便自调,左侧肩胛部肿块明显缩小,大小似鸽蛋,质软,活动。辨证:痰瘀渐消,脉络始通。治则:健脾益气,活血通络,化痰软坚。

处方:茯苓5g,白术5g,生薏苡仁5g,生牡蛎15g,丝瓜络5g,丹参3g,桃仁3g,甘草3g,陈皮3g,谷麦芽6g。再进14剂。上方持续服药6个月,左侧肩胛部肿块消退。

随访:随访4年,肿块未见重现。

按语:本例依据症状体征,中医诊断为"痰核",西医诊断"淋巴管瘤"。患儿年仅9个月,为稚阴稚阳之体,发病前曾有外感风热史;左侧肩胛部肿块大而光滑,触之不痛,表皮不热,推之可动,按有弹性,非炎性肿块;胃纳欠佳,大便溏薄,舌苔腻,乃脾虚不运之象。综合分析:病之形成乃患儿年幼脾气本虚,感冒后,风湿热毒结于阳明之络,降气结滞,运化失司,痰浊内生,阻于脉络则凝结成块。故健脾化痰,通络软坚是其治法。方中茯苓、白术健脾助运、化痰化湿,生牡蛎、丝瓜络软坚散结、通络消肿,后加丹参、桃仁意在活血祛瘀祛痰,陈皮、谷麦芽运脾理气。诸药合之,补中带运,清中有补,软坚理气,疏通脉络,服药7个月余而奏良效,使肿块消退。

# 三、医　　话

苏华,从医60载,在儿科领域造诣颇深,尤擅长调理脾胃。

## (一)脾胃为本,亦当调理

《幼科发挥》曰:"胃者主纳受,脾者主运化,脾胃壮实,四肢安宁,脾胃虚弱,百病蜂起,故调理脾胃者,医中之王道也。"又曰:"人以脾胃为本,所当调理,小儿脾常不足,尤不可不调理也。"儿医鼻祖钱乙亦指出:"小儿……脾胃虚衰,四肢不举,诸邪遂生。"苏华以前人理论作为临证指南,基于自己几十年临床经验,在诊治小儿疾病时,处处注重调理脾胃。他认为,小儿为"稚阴稚阳"之体,虽生机蓬勃,发育迅速,然脏腑娇嫩,形气未充,体内精、血、津液等物质及脏腑的各种生理功能和活动都是幼稚和不完善的。肾为先天之本,来源于父母先天之精,在小儿生长发育过程中固然重要。但是,脾为后天之本,气血生化之源。小儿"成而未全……全而未壮"的五脏六腑,得依赖于后天的调养,因此,脾胃功能的正常与否,直接关系到小儿的生长发育。再则,小儿各种疾病的发生以及六淫之邪的易于侵入,与小儿脾常不足、脾胃虚弱无不关联。可见,调理脾胃在诊治小儿疾病中的重要性。

#### (二)五脏之病,唯在调脾

基于小儿的生理病理特点,苏华认为,调和脾胃乃诊治小儿五脏杂病的重要治则。

小儿咳嗽是呼吸系统最常见的症状之一,大凡咳嗽,皆因感受六淫之邪,邪客肺脏,肺失宣散所致。而小儿咳嗽,最大的特点是"痰多"。脾为生痰之源,肺为贮痰之器,在五行学说中,土生金,脾土为母,肺金为子,一旦脾虚气弱,运化失健,水湿津液聚而为痰,痰饮客肺,肺气不宣,则咳嗽痰多作矣。此外,小儿脏腑娇嫩,气血未充,脾胃虚弱,更易感邪。李杲曾曰:"肺金受邪,由脾胃虚弱,不能生肺,乃所受病也。"现肺金生病,与脾土虚弱关系密切。《小儿药证直诀》指出,咳嗽"痰盛者,先实脾"。苏华正是根据小儿咳嗽"痰多"这一特征,临证处方用药,不忘调理脾胃。如痰多咳嗽,用杏苏散(苏叶、前胡、杏仁、桔梗,宣肺散寒;白茯苓、半夏、陈皮则化痰止咳,佐以健脾)。如咳嗽气喘痰多,则用三拗汤合三子养亲汤宣肺平喘,配二陈汤健脾化痰,助主药而收功。如咳嗽缠绵,痰湿留恋,用培土生金法,以健脾为主,佐以宣肺化痰,常用茯苓、白术、怀山药、薏苡仁健脾益气,紫菀、款冬花、白前、象贝母化痰止咳。如久咳不愈,肺气受损,肺脾二虚,更是肺脾兼顾,健脾益气养肺,应用太子参、南北沙参、黄芪、茯苓、白术等药。咳嗽是小儿常见症状,治疗时在宣肺化痰的基础上,注重调理脾胃,标本兼治,常获良效。

小儿疳证是指小儿食欲不振,形体瘦弱,面色少华为主证的一类疾病。诸疳"皆脾胃病,亡津液之所作也",小儿"脾常不足",运化失健,生化乏源,气血不足,加之营养调理不当,影响了小儿的生长发育。苏华在治疗这一类病证时,抓住"脾常不足"这一特点,运用健脾益气、养阴生津,佐以消导之法。异功散加芍药、谷麦芽、焦楂曲等,健脾胃,生津液,助运化;如湿重,舌苔白腻,再加生薏苡仁、砂仁等以除湿。这样"补中有消,消中有补",运脾、养胃、健脾、促进食欲,强化体魄。

对于小儿黄疸,苏华善用温中化湿退黄法;夜寐不安,善用运脾和胃宁神法;遗尿频作,善用健脾补肾固摄法;低热不退,善用理脾调和营卫法。

#### (三)重视脾胃,用药谨慎

苏华常说,小儿"无妄之疾,勿药有喜",而治病用药,要顾及脾胃。具体表现在:

(1)主动调理脾胃:脾胃乃人体气机升降运动的枢纽。小儿无论外感表证或五脏六腑之痰,皆可影响脾胃气机运动。因此,诊治疾病,处方用药要处处顾及脾胃气机,俾脾升胃降,运化正常,方能缩短病程,利于康复。

(2)防止损伤脾胃:慎用大苦大寒之药物。苦寒药最易损脾败胃,小儿本"脾常不足",加之药物损伤,不利于疾病的恢复。再则,苦寒之品,小儿难以进服,药不入口,谈何作用?

(3)注意呆滞脾胃:小儿脾胃虚弱,虚不受补,过补蛮补,有害而无益。调理脾胃,并非补药堆积,而是根据症状、体质,调补兼施。补气药中常加陈皮理气畅中;健脾和胃中常加谷麦芽、山楂等消积导滞,畅通脾胃气机。

(4)用药精简,中病即止:小儿脏腑清灵,随拨随应,故处方用药不宜追求味多、量大,用药要精简,甘平和缓最为适宜。

灵活应用调理脾胃法十分重要。疾病初期,处方用药要顾护脾胃,防止疾病进展;疾病中期,要扶助正气、调理脾胃,促进病愈;疾病后期,要益气健脾,恢复健康。

# 四、古方经验

## 二 陈 汤

【方名】二陈汤

【出典】宋代《太平惠民和剂局方》

【药物组成】半夏、橘红、白茯苓、甘草。

【方解】半夏辛温性燥,善能燥湿化痰,且又和胃降逆,为君药。橘红为臣,既可理气行滞,又能燥湿化痰。君臣相配,寓意有二:一为等量合用,不仅相辅相成,增强燥湿化痰之力,而且体现治痰先理气,气顺则痰消之意;二为半夏、橘红皆以陈久者良,而无过燥之弊,故方名"二陈"。佐以茯苓健脾渗湿,渗湿以助化痰之力,健脾以杜生痰之源。以甘草为佐使,健脾和中,调和诸药。

【适用范围】湿痰证。咳嗽痰多,色白易咯,恶心呕吐,胸膈痞闷,肢体困重,或头眩心悸,舌苔白滑或腻,脉滑

【现代临床使用经验】二陈汤是燥湿化痰的代表方。苏华认为,儿童咳嗽大多为"痰咳",化痰是治疗咳嗽的关键,而二陈汤是化痰要方,各期咳嗽,灵活应用,可起到事半功倍的作用。风热咳嗽,桑菊饮合二陈汤;痰热咳嗽,清金化痰汤合二陈汤;肺脾气虚,痰湿内蕴,四君子汤合二陈汤。

# 五、用药经验

## (一)单味药——怀山药

怀山药味甘,性平,归脾、肺、肾经,具有良好的补脾养胃、生津益肺、补肾涩精、清热解毒的作用。山药肉质细嫩,含有极丰富的营养保健物质。《神农本草经》谓山药"主伤中,补虚羸,除寒热邪气,补中,益气力,长肌肉。久服耳目聪明";《本草纲目》认为山药能"益肾气,健脾胃,止泄痢,化痰涎,润毛皮"。近些年来的研究表明,山药具有诱导产生干扰素,增强人体免疫功能的作用。其所含胆碱和卵磷脂有助于提高人的记忆力,常食之可健身强体,是人们所喜爱的保健佳品。苏华处方中常用怀山药,认为怀山药药食同源,入肺脾肾经,小儿肺系疾病、脾系疾病、肾系疾病皆能应用,调补肺脾肾,能治病防病。

## (二)药对——紫菀、款冬

紫菀苦温,具有温肺、下气、消痰、止咳的功效。《神农本草经疏》云:"紫菀……观其能开喉痹,取恶涎,则辛散之功烈矣,而其性温,肺病咳逆喘嗽,皆阴虚肺热证也。不宜专用及多用,即用亦须与天门冬、百部、麦冬、桑白皮苦寒之药参用,则无害。"《本草正》云:"紫菀……辛能入肺,苦能降气,故治咳嗽上气,痰喘,惟肺实气壅,或火邪刑金而致咳唾脓血者,乃可用之。"款冬味辛、性温,归肺经,具有化痰止咳、镇咳下气、润肺祛痰的功能。《药性论》认为款

冬"主疗肺气心促,急热乏劳,咳连连不绝,涕唾稠粘,治肺痿肺痈吐脓"。《日华子本草》认为款冬"润心肺,益五脏,除烦,补劳劣,消痰止嗽,肺痿吐血,心虚惊悸,洗肝明目及中风"。苏华在临证中无论是急性咳嗽还是久咳,皆善用紫菀、款冬,认为两药同用辛而不燥,润而不寒,补而不滞,化痰止咳、润肺补益,常能获良效。

（三）组药——人参（太子参、党参、沙参）、白术、茯苓、陈皮、甘草

该组药乃《小儿药证直诀》中的异功散在四君子汤的基础上加陈皮,意在行气化滞、醒脾助运,有补而不滞的优点。苏华在临床应用时具有其独特经验。一般而言,儿童年幼非危急之时,不用人参;气阴两虚用太子参,脾胃气虚用党参,肺胃阴虚用沙参。太子参甘微温,补气生津,补益脾肺;党参甘平,补中益气,和胃生津,祛痰止咳;北沙参入肺、脾经,专补肺阴,清肺火,具有养阴清肺、养胃生津之功效。白术苦温,健脾燥湿,加强益气助运之力;茯苓健脾渗湿,苓术相配,则健脾祛湿之功益著;陈皮运脾理气,补中带消;甘草益气和中,调和诸药。

（姜之炎）

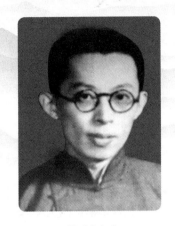

徐伯远

# 一、个人简介

徐伯远（1909—1993），男，沪上儿科名医徐小圃的长子。1927年拜师于祝味菊先生门下，学医3年，深得先生真传。1961年起任上海中医学院附属龙华医院儿科主任。重阳、扶阳是祝味菊学术思想之核心。他认为："人以阳气为生，天以日光为明。""阳气者，抗力之枢纽也。"故医家当以保护阳气为本。徐伯远受教于祝氏，更继承其父"重阳""扶阳"的思想。治疗不忘以阳气为本，时时处处顾及小儿阳气。处方用药常以温药为主。然阴阳互根，阴为体，阳为用，二者既相互联系，也相互制约。故在治疗热病方面，也常温凉并用，以免损阴伤阳，力求"阴平阳秘"。徐伯远擅治小儿咳喘、疳证。此乃当时儿科临床的常见病、多发病。对咳喘一证，擅用"麻黄"，咳喘重者更用生麻黄，且用量较大，药后咳喘明显减轻。对于疳证的诊治，徐伯远认为疳证不等同营养不良，主因系脾虚可致，治疗不宜用克伐之品，而以温补脾阳为主。

# 二、临床经验

本人与徐伯远相处近30年，对他的为人和临证特点较为熟悉，兹介绍于下。

## （一）以人为本，注重望诊

徐伯远为人忠厚老实，性格内向，不善言辞。身为儿科主任，他坚持每天出诊。每早7点即过则到诊室做好开诊准备，对那些赶着上学的小朋友则提前应诊。徐伯远对待工作认真负责，对待病家态度和蔼，对待患儿关爱有加，可谓"爱心""细心""耐心"兼具。徐小圃曾说：作为儿科医生，要具备四个基本功，即看得准、听得清、问得明、摸得细，四者缺一不可。徐伯远都做到了。听闻徐小圃先生看病总是站立不坐，以求靠近患儿，详尽检查。徐伯远虽腿脚不便，门诊时也常起立，全面望诊。对发热者，必嘱测温。对每个患儿均用压舌板仔细检查整个口腔，以及时发现蛛丝马迹。并宽衣切腹，以查看皮肤温凉，有无皮疹，呼吸及营养状况。不管患儿大小，均切脉不误，以求舌脉结合，正确辨证。

## （二）重阳扶阳，注重阴阳互根

徐伯远师从其父和四川名中医祝味菊先生，熟读《内经》《伤寒论》，强调阳气在人体中的重要性。对于稚阴稚阳的小儿来说,脏腑柔弱稚嫩,扶阳更为重要。徐伯远说:"阴为体,阳为用。阳气在人的生理状态下是全身动力,在病理状态下是抗病主力。"徐伯远注重阴阳互根,认为阴阳虽属性不同,但互有联系、互为制约。阴平则阳秘,偏胜则病。阳不独立,必得阴而后成;阴不自专,必得阳而后行。此乃阴阳制约生化规律。

**(三)用药少而精**

每方中药仅 5~7 味药,绝少超过 9 味,但药量相对较大。这说明徐伯远临证经验丰富,辨证正确,用药能掌握重点,有的放矢。

**(四)中病即止**

徐伯远处方用药,急性病一般 3 天左右,重症 1~2 天,嘱病家及时随访,必须依据病情适时更换药物或调整剂量,特别在应用有毒的药物(如附子、细辛、苍耳子等)时,更是十分谨慎,叮嘱注意事项。

**(五)注重预防,防治结合**

上工治未病,如何在日常生活中,时时处处不忘扶阳,提升正气,以抗击抵御外邪,十分重要。要做到:适寒温,节饮食,晒太阳,常运动,以提高体质,减少疾病。《黄帝内经》曰:"形寒寒饮则伤肺。"对咳喘患儿,徐伯远常嘱:①颈部要保暖,不宜穿低领袒胸衣服,因该处属肺,颈部变冷极易咳嗽。②勿食生冷、辛辣之品,以免伤阳损阴。③冬春交换季节要适当捂,患病时要保暖。平时穿衣不必过多,因小儿生性好动,穿衣太多更易出汗受凉。④用药注意药性,不能过于寒凉、过于滋腻、过于苦寒、过于燥热、过于消导,以免损阴伤阳。

**(六)关于疳证的治疗**

徐伯远擅长小儿疳证的诊治。不少人将疳证和营养不良混为一体,疳证即营养不良。然徐伯远认为二者有所区别。营养不良可归入疳证范畴,但疳证不等于营养不良。营养不良各个年龄都有,而疳证多见于 3 岁以下婴幼儿,长期营养不良虽可见形体瘦弱,但腹部不大者不是疳证,疳证患儿外形瘦且腹部膨大(仰卧时腹大不减)。

疳证又名疳积。"积"字从字面上看是食积,一般治积用攻法,但徐伯远认为疳证起病缓慢且缠绵时月,患儿已属脾虚或脾肾两虚,故不宜多用克伐之品,治疗当以扶持脾胃为主。徐伯远治疗疳证常用六味白术散作为基础方随症加减。如苔腻兼夹积滞者,可合保和丸;泄泻清谷者,加肉果、炮姜、鸡内金温脾助运;口干舌红者,加石斛、蛤蚧、乌梅等养阴生津;面无华色,形瘦舌淡者,加黄芪。当归培补气血;若出现浮肿、面㿠、畏寒、脉细、脉沉者,属脾肾二虚之证,应在益气健脾方中加入温补脾肾阳气的附子、肉桂,则疗效明显。

若能注意婴幼儿合理喂养,加强卫生保健,经常户外活动,以增强小儿体质,疳积是可以预防的。

# 三、用 药 经 验

徐伯远临证注重扶阳,常用温药。

**(一)麻黄**

儿科门诊,咳嗽患儿较多,徐伯远常用麻黄。麻黄乃肺经要药。他说:"麻黄是治咳良药,是治喘主药。"临证时,对咳嗽频作、干咳少痰、咳痰不畅或伴喘鸣者必用之。对咳喘重者用生麻黄,对表邪未净而咳喘者用水炙麻黄,若咳喘无表证用蜜炙麻黄。小儿用量为 3~9g。徐伯远认为小儿咳喘病变迅速,加之体质虚弱,应根据病情不失时机重用、多用,以求早日缓解症状。

### （二）羌活

对于发热患儿，徐伯远常用羌活。羌活性温，祛风散寒，发表力强。对外感发热、恶寒头痛、全身酸楚等风寒束表者，他常选用羌活或羌活配桂枝，以祛风解肌散寒；对外感风热，用羌活配板蓝根、蒲公英。羌活虽为辛温之品，但发热不论寒温，只要配伍得当，皆可选用。

我院自1963年起实行纯中医治疗，不论门诊或住院患者，除特殊情况外，一律采用中医中药治疗，不用西药。本人在病房值班，遇有高热患儿，即以羌活15g、西河柳15g，煎药给服。经观察，服药后其退热速度虽不及西药快速，但退热作用较为持久，且热度不易反跳。

1965—1967年，上海"乙脑"流行，我院奉命开设"乙脑"病房，收治不少患者。其中，轻型乙脑用纯中医治疗。患者发热持续，身热无汗，神委嗜睡。对此暑温实证取方为羌活、石膏、寒水石、黄芩、薄荷等寒温并用药，药后退热效果良好，正应《黄帝内经》所说"体若燔炭，汗出而散"。可见，温药治疗热病，并不禁忌，重在配伍。

### （三）附子

徐伯远之父徐小圃素有"徐附子"之称。徐伯远认为温肾扶阳要见微知著，不失时宜，当机立断。他应用"附子"的指针是神疲乏力，畏寒肢冷，面色㿠白，口不欲饮，溲清长，脉细或濡细。然上述诸症，不必条条具备，既有所见，就大胆应用。典型阳虚患者，当用附子，则必用之；阳虚轻证，若无禁忌，也可用；虚实夹杂者，应用"附子"须适当配伍；实热征象明显者(舌红绛，苔厚腻)不用。至于用量：应适度，小儿<9g。因"附子"有毒(主要表现为心肌损伤、心律失常)，故须规范炮制。煎药时应先煎15~30分钟，这样毒性大减而疗效犹存。徐伯远选用"黄附片"，认为"黄附"药性较"乌附"平和，乃盐卤研制，其性纯正，最适合小儿。

（陆慧丽）

撰文作者介绍：陆慧丽(1937— )，女，1960年毕业于上海第二医学院(现上海交通大学医学院)，此后长期从事儿科临床工作。曾参加上海市第三届西学中脱产研究班学习，历时近3年，获中央卫生部颁发的相关结业证书，成为地道的中西医结合医师。参加儿科教学和科研工作多年。1992年晋升为主任医师。先后发表论文10余篇，参编著作和书籍5部。科研成果——"贝羚散"化痰作用荣获上海市科学技术进步奖三等奖。曾获全国科普医学读物作者二等奖。本人擅长小儿急慢性咳嗽、过敏性疾病的诊治以及小儿虚证的调理。

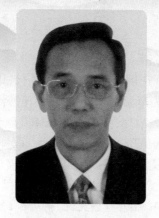

## 刘铁新

## 一、个人简介

刘铁新(1950—),男,出生于上海,现为龙华医院儿科副主任医师。1978年毕业于上海中医学院医疗系,同年进入上海中医学院附属龙华医院儿科工作,至今已从事儿科临床医教研工作40年余。曾师从徐伯远、苏华、赵政等中西医儿科名家,深得真传,具有丰富的临床经验,擅长用中医、西医及中西医结合的方法,或结合外治的方法诊治各种儿科疾病,临床疗效较好。发表专业学术论文数篇。擅长治疗不明原因的婴幼儿咳喘、难治性哮喘、反复呼吸道感染、反复高热、难治性厌食证、小儿疳积、营养不良、幽门螺杆菌感染的慢性胃炎等。对诸多儿科疑难杂证具有独到的诊治思路,致力于研究新型中药配方颗粒制剂在儿科的临床应用。患者遍及全国各地以及部分国外友人,其精良的医术及高尚的医德受到病家和同行的一致好评。

## 二、经验方介绍

### 养阴增液、润肠通便方治疗小儿燥热型便秘

【药物组成】玄参、麦冬、生地黄、枳实、知母、火麻仁。

【功效】养阴增液,润肠通便。

【方解】组方取增液汤合麻仁丸之意化裁,治疗小儿燥热型便秘。玄参咸寒润下,麦冬甘寒滋润;生地黄滋阴,合火麻仁甘平,共奏养阴清热、润肠通便之功;枳实苦寒,下气破结,巧伍知母,苦甘寒,加强清热润肠之功。

随症加减:腹胀如鼓,加枳壳,甚则加大腹皮,增强下气破积宽中之力;大便燥结难下,加酒大黄,苦寒涌泄。

【医案】田某,女,3岁。2017年6月9日初诊。大便常4~7天一行,便干粗大难解,常予开塞露通便,开始见效,后渐失效。于2017年4月18日赴上海儿科医院诊治,予乳果糖口服液每日12.5ml,益生菌,并自购保乐通口服,大便1~2天一解。家长恐久服会依赖西药,求助中医治疗,遂来求诊。症见:大便偏干,减少乳果糖剂量或停服数日后,无便意,大便干

结难解,烦躁不安,夜卧不宁,腹胀偶痛,口干唇燥,口有异味,胃纳一般,不喜蔬菜,舌苔黄腻,脉小滑。

西医诊断:习惯性便秘。

中医辨证:燥热型。

治法:增液润肠通便。

处方:生地黄4g,玄参4g,枳实5g,知母4g,火麻仁6g,瓜蒌子9g。上方为配方颗粒剂(剂量为饮片量),开水冲服,每日2包,用1周。

二诊:2017年6月16日。大便1~2天一解,偏干,仍予乳果糖、保乐通,但可减量。上方改火麻仁9g、知母5g,加生麦芽9g,用药2周。

三诊:2017年7月7日。原方继进,大便1~2天一解,少干不硬,粗大情况减轻,无其他不舒,已停保乐通。上方继进,加麦冬5g,服药2周。

四诊:2017年8月25日。已停用乳果糖,中药方减量、一天1包,上方中药1周后可停服,大便1~2天一解,偏干成形。

按语:小儿便秘有实便、虚便之别,实便又有食积、燥热、气滞之分。但临床多见燥热便秘为多,症状为大便干结,数天一解,排出困难,甚则秘结不通,时有便中少带鲜血,面红耳热,口干舌燥,口有异味,腹胀或痛,舌黄质偏红苔少,脉小滑带数。

本病发病率较高,可见于任何年龄组,可因饮食习惯上常恣食炙煿、高蛋白之物,不食蔬菜及纤维素之品,活动过度,汗出较多,喝水量又少等所致,部分患儿有家族性便秘史。

《兰室秘藏·大便结燥门·大便结燥论》云:"肾主大便。大便难者,取足少阴。夫肾主五液,津液润则大便如常。若饥饱失节,劳役过度,损伤胃气,及食辛热味厚之物,而助火邪,伏于血中,耗散真阴,津液亏少,故大便结燥。然结燥之病不一,有热燥,有风燥,有阳结,有阴结,又有年老气虚津液不足而结燥者。治法云:肾恶燥,急食辛以润之。结者散之。如少阴不得大便,以辛润之;太阴不得大便,以苦泄之。阳结者散之,阴结者温之。……小便利而大便硬,不可攻下,以脾约丸润之。食伤太阴,腹满而食不化,腹响然,不能大便者,以苦药泄之。如血燥而不能大便者,以桃仁、酒制大黄通之。风结燥而大便不行者,以麻子仁加大黄利之。如气涩而大便不通者,以郁李仁、枳实、皂角仁润之。"

上述经验方是先师苏华变通古方取其精华临诊常用之方,剂量亦小,根据各年龄及致病之因,随症加减,适当调整剂量,治疗小儿便秘、部分巨结肠而引起的顽固性便秘,均有明显疗效。古人常言"轻能去实"之意,可见一斑。

从教课丛书、临床总结、药理及不良反应分析等记载可知,燥热便秘选麻仁丸。记载中特别提示,津液耗伤者加生地黄、麦冬、玄参等,肺热肺燥下移大肠加知母、黄芩、瓜蒌仁。麦冬口服液0.3ml/10g口服给药能明显促进胃肠道推动。枳实、石斛有增强胃肠蠕动的作用。知母制剂5g/kg灌服对大鼠水浸捆缚应激性胃溃疡的发生有显著抑制及明显利胆作用。火麻仁所含脂肪油内服后在肠道内分解产生脂肪酸,刺激肠黏膜,促进分泌,加快蠕动,减少大肠水分吸收,而产生缓泻作用。大黄毒性较低,应用较安全,控制剂量可以减轻恶心呕吐、排便前腹痛及胃肠道其他反应。大黄泻下有效成分为结合型蒽苷,其中番泻苷A和大黄酸苷类是主要活性成分,番泻苷A作用最强,大黄酸苷类含量最高。酒炒大黄、醋炒大黄的泻下作用降为30%左右。大黄致泻作用部位在大肠。实验证明,生大黄对整个结肠电活动均有明显兴奋作用,使电活动频率明显增加、幅度明显增高,作用机制为大黄口服后,通过小肠时,结合型的蒽苷大部分未经吸收直接抵达大肠。活性成分大黄酸蒽酮 -8- 葡萄糖苷刺激大肠黏膜下及肠壁肌层内的神经丛,显著促进横结肠和降结肠蠕动。

说明上方对肠道动力、结肠功能低下、肠道刺激不足,均有促进及改善情况,有待于进一步探讨。

## 三、医　话

本人对应用中药治疗小儿哮喘具有较为丰富的经验。中药针对小儿哮喘不同类型过敏原情况,如食物、尘螨、病毒、细菌等过敏程度给以防治并施,注重各年龄段发病程度以辨证论治,巧选相应食品类、花草类及虫类中药配伍治疗。

婴幼儿哮喘(1~3 岁)选用新型中药制剂——中药配方颗粒,取其选用优质中药、精细加工、保证有效成分、减少有毒成分、冲服方便等优点,配伍中尽量避免苦寒伤胃、拒服之品,保证服药依从性。治疗中注重病情转变情况,随访及时,处方精确,巧取少量相应过敏食物的家禽、动物类中药,取其"轻能去实"之意,即达到机体对过敏食物的耐受性,提高抗过敏能力。

幼儿期(4~7 岁)根据宿痰内伏程度,急则治其标,缓则治其本,或标本兼治,巧取相应花草类、虫类的中药配伍,类似于对花粉、尘螨等脱敏治疗。适当有氧运动。临床可达到哮喘复发减少、程度减轻,西药剂量逐渐能减少应用。

年长儿(7~12 岁)根据宿痰顽固程度,处方、剂量上拟重病用重药,轻病用轻药,配伍虫类中药等治疗,保证适当徐徐渐进的有氧运动。临床可控制哮喘复发,使间歇时间延长,达到临床痊愈程度。

## 四、用药经验

中药配方颗粒投放市场 20 余年,各药业公司配方颗粒在制剂上不断改进工艺,投入较多科研项目,对不同种类的药材分别用水蒸气蒸馏以及超临界萃取,较难溶的药物采取打粉水沸,其打粉工艺达到了超微细有效成分的提取,减少制剂过程中对药物有效成分的破坏,起到便于吸收、增效的作用。

配方颗粒是新型中药制剂,集汤液、散剂之精华,做到制剂体积小、储存时间长、冲服方便、携带便利等优点,避免了传统中药饮片煎煮费时长或煎煮不当以及中成药颗粒、糖浆不能随症灵活配伍的弊端。多年儿科临床应用配方颗粒,在临床上选用高达 90% 以上,适合治疗各种危、急、轻、重的儿科疾病。以下简单介绍常需备用的配方颗粒:

**(一)急诊、急救箱内备药**

1. 休克亡阳　人参、淡附片、细辛、干姜、瓜蒌子。

2. 哮喘难平　麻黄、杏仁、甘草(三拗汤),紫苏子、葶苈子、大枣(苏葶丸)、煅磁石等。

3. 高热难退　小柴胡汤、水牛角、钩藤、生石膏、佩兰、羌活、地骨皮等。

以上选单味配方颗粒,随取即用,可配合西药应用。

**(二)膏药敷贴**

取配方颗粒细辛、白芥子、干姜、玄参等适量,应用凡士林调膏,呈黏液状,涂在医用粘贴布上,附在天突、大椎、肺俞、膏肓等相应穴位上,适合冬病夏治防哮喘,以及肺炎、支气管炎、肺部啰音难以消散之病况。

（三）家庭药箱备药

1. 退热之剂　柴胡、葛根、佩兰、地骨皮等。

2. 止泻之剂　扁豆花、怀山药等。

3. 止咳化痰之剂　金荞麦、鱼腥草、二陈汤等。

以上均为单味配方颗粒,保质期 3 年,不返潮,家庭中可对症选用。

（刘铁新）

# 第二十二章

# 针灸科疾病

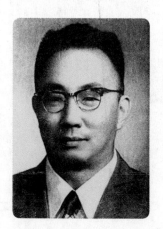

陆瘦燕

## 一、个人简介

陆瘦燕(1909—1969),男,原姓李,5岁时出嗣改姓陆,名瘦燕,迁居江苏昆山。生父李培卿为当地针灸名家,其自幼随生父习医。陆瘦燕18岁,学医初成,通过上海医学会考试,取得开业执照,开始设诊,悬壶济世。因其针刺沉疴,屡见奇效,享誉沪上及东南亚一带。1960年,全国第一个针灸系在上海中医学院成立,陆瘦燕被任命为针灸教研组主任、针灸系主任,后又兼任上海中医学院附属龙华医院针灸科主任、上海市针灸研究所所长,集医、教、研于一身。自1959年起,历任国家科学技术委员会委员、上海市中医药学会副主任委员和针灸学会主任委员等职,并曾担任全国政协第三届特邀代表,上海市政协第一、第二、第三届委员和中国农工民主党上海市委委员兼农工南市区委主任委员等职。

朱汝功(1913—2017),女,上海奉贤人。奉贤师范学校毕业后,就读于上海中国医学院,师承章次公、李培卿。1943年,与陆瘦燕结为伉俪,婚后也在上海八仙桥(今金陵中路老首安里)自设诊行医。1960年,聘任龙华医院针灸科副主任。1979年以后,历任上海市针灸经络研究所室主任、上海市针灸学会副主任委员、《上海中医药杂志》及《上海针灸杂志》编委等职。1981年,退休后只身来到了大洋彼岸,在美国行医20年,自1986年起历任美国针灸医学会第六、第七届副理事长,美东针灸医师联合会第一、第二届常务理事、兼学术研究部主任等职,为在国外传播和发扬针灸医学做出了很大的贡献。

"陆氏针灸"是我国目前在国内外影响最大的针灸流派之一,2009年被列入上海市非物质文化遗产名录,2011年被列入国家级非物质文化遗产名录。陆瘦燕在40余年的针灸生涯中,研究经络学说,用以指导临床,对"烧山火""透天凉"及"导气"等传统针法,进行临床和实验研究,获得颇有价值的学术资料。陆瘦燕十分重视教具的研制,主持创制了经络、经别、腧穴等系列示教模型,并与前上海教学模型厂协作,创制了我国第一台与成人同样大小的光电显示经络腧穴电动玻璃人模型和我国第一套脉象模型,荣获1964年全国工业产品二等奖和三等奖。通过直观的教具配合,提高了教学效果。著作有《十二经穴分布图》《针灸正宗》《刺灸法汇论》《针灸学讲义》《腧穴学概论》《针灸腧穴图谱(修订版)》《针灸学概要》等。还有由其夫人及门人整理汇编成《陆瘦燕针灸论著医案选》《陆瘦燕金针实验录》《陆瘦燕论针灸》《陆瘦燕朱汝功针灸带教录》《陆瘦燕朱汝功针灸医案选》《经络学图说》《陆瘦燕朱汝功论刺灸》《陆瘦燕朱汝功论经络》《陆瘦燕朱汝功论腧穴》《陆瘦燕朱汝功论针灸辨证论治》《陆瘦燕朱汝功针灸腧穴图谱》《陆瘦燕朱汝功针灸医案》等。

2012年,上海市卫生和计划生育委员会、中医药发展办公室、龙华医院非常重视海派中医陆氏针灸流派传承建设,设龙华医院针灸科为海派中医流派传承研究基地。龙华医院"陆瘦燕针灸工作室"于2012年8月2日授牌建立。陆氏针灸流派传承基地项目负责人为陆焱垚、裴建、施征,主编出版《海派中医陆氏针灸》《陆氏针灸疗法》专著。

陆氏针灸继承者情况:流派奠基人为李培卿,创始人为陆瘦燕、朱汝功伉俪。第三代传人,陆氏子女中有7人继承父业,即陆筱燕、陆李还、陆明、陆伦、陆利霞、陆利芳、陆焱垚,在孙辈中有2人随其母陆利芳在澳大利亚开业,有2人在上海随陆焱垚学习针灸。20世纪40~50年代,入室弟子共有80人,如李元吉、杨钧伯、顾礼华、屈春水、王佐良、高正、尤益人、石小平、陈德尊、王天籁、施正华、吴绍德、王志煜、张时宜、苏肇家等,在针灸医疗、科研、教育文献等诸领域,建树颇多。还包括陆瘦燕及其夫人创办的"新中国针灸学研究社"及"针灸函授班"的众多学员和上海中医学院受教学生。其中,很多成为针灸名医,如陈汉平、王卜雄、杨文英、刘炎、居贤水、魏福良、高忻洙等。陆氏针灸第三代传人的再传弟子为陆氏针灸的发展者,他们在国内外针灸领域从事医疗、科研、教育工作,成绩斐然。第五代传人为陆氏针灸发扬者,他们大部分为硕士研究生、博士研究生毕业,在全国各地从事针灸临床、教育工作,为陆氏针灸的发扬和传播做出了积极的贡献。

## 二、学术理论与学术观点

### (一) 研究阐发经络、腧穴理论

"陆氏针灸"重视对经络、腧穴理论的研究,深刻阐发了针灸教学和临床长期存在的一些悬而未解的问题,如经气的意义、经脉元气和脏腑腧穴的关系、十二经脉同名经相接的关系、十二经脉与奇经八脉的交会关系、十二经脉病候的病理析解等,促进了经络理论的不断完善和提高。

### (二) 注重肾气和胃气对人体的影响

对于四诊的运用,特别重视切诊,认为切诊在针灸临床上不仅是诊断疾病的重要手段,而且也是选穴位、论补泻、别深浅、辨忌宜的主要依据,运用正确与否,对提高针灸疗效有直接关系。故提出除切寸口脉外,还应候"肾间动气"以察元气的盛衰,切"虚里之脉"以诊胃、宗二气,重"太溪""冲阳"之脉,辨疾病的转归和预后,额厌脉候清空,太冲脉候肝气,诊寸口详察左右偏胜,同时应仔细切按经脉的皮部及有关的腧穴。

**(三)权衡缓急,处方配穴有常有变**

针灸处方配穴,也和内科处方用药一样,有其一定的组成规律,需要整体辨证,识别标本,权衡缓急。一般以局部和邻近病所的腧穴为主穴,以经络循行所到处四肢的腧穴为配穴进行处方。其常用的配穴方法如下。

1. 常用的配穴方法

(1)俞募配穴:这种配穴方法,虽然近似局部和邻近取穴法则,但效果远远超过后者。俞募相配除了可治脏腑本身的疾病外,还可以治疗和脏腑相关的疾病。

(2)表里配穴法:由于五脏六腑十二经脉都是表里相同的,表经均属腑而络脏,里经都属脏而络腑。在体表,表经的别络必走里经,里经的别络必走表经,也构成了相互连缀的整体。此外,十二经别的离合,也是表里二经并行相配。再如十二经脉的流注亦由表里经脉相互传注形成循环。所以在治疗上,一经有病,可取与之相表里的经脉同治,以加强疗效。其中,本经有病取本经的原穴,再配相表里经脉的络穴,这样一表一里、一主一客相配的方法,名为"主客原络法",亦属表里相配,在临床上经常应用。

(3)纳支配穴法:是一种按十二经经气流注时刻取穴的方法,即十二经和地支配合应用。十二经的气血各有最旺盛的时刻,当某一经脉经气大盛时施以针灸则效果最为显著。具体的配穴方法,是按病的虚实,按时施治,在病经经气流注所至,若实证时,"实则泻其子",可取该经的子穴,即在该经气血最盛时,泻该经的子穴;若虚证时,"虚则补其母",可取该经的母穴,在该经气血将衰时,补该经的母穴,然后再配用其他对症的有效穴位,以加强疗效。

(4)刚柔配穴法:是十二经和十天干相合应用的方法。将十天干分成阳干和阴干两类,再配成五组,隔五相合,即甲与己合、乙与庚合、丙与辛合、丁与壬合、戊与癸合。与之相应的脏腑经脉也可分成五组,即胆与脾合、肝与大肠合、小肠与肺合、心与膀胱合、胃与肾合,其中心包为阴血之母,三焦为阳气之父,同属相火,所以三焦属丙,心包属丁。在临床上,胆经穴与脾经穴配、肝经穴与大肠经穴配、小肠经穴或三焦经穴与肺经穴配、心经穴或心包经穴与膀胱经穴配、胃经穴与肾经穴配,就是夫妻刚柔配穴法。

(5)对症配穴:这种配穴方法临床上应用最广,即针对症状和病理,选配腧穴。可选用单穴,如咳嗽、多痰加丰隆,喉痒配天突,也可加用古今小型有效成方,如兼胃病常取内关、足三里,利水常配阴陵泉、水分等,大都根据古人歌赋中的内容,临证加减,灵活运用。

2. 权宜之变通方法 泻南补北法是古人针对"东方实""西方虚"而提出的一种配穴方法。陆瘦燕与朱汝功二师认为,此是一种权宜之变法。东方实即木实,西方虚即金虚,泻南即泻火,补北即补水。在木实金虚的病理机制下,木实生火,火实克金是必然的,所以治疗上必须泻火救金以制肝木,这是实泻其子之法。但金虚何以不补土母,而要补水呢?他们认为,在土平无恙情况下,补之使实,则有制水之忌,水亏无以克火,火旺则更伐金,如是非但不能取得治疗效果,反而更造成恶性循环,因此提出补水,水不虚则可制火,火衰而不烁金,则金虚得治,金坚而能制木,则木因而平矣。

**(四)重视爪切,善施行气、补泻手法,并对刺法理论作了深刻的阐发**

重视爪切进针法,这样可以使患者减轻疼痛或不觉疼痛;正确取穴,不致偏离;宣散血气,避开血管或器官;便于施行各种针刺手法。因此,双手爪切进针法是陆氏针灸流派的特色之一。在长期临床实践中,陆瘦燕体会到,正确运用针刺手法是取效之关键,尤其在治疗脏腑病时,运用补泻手法,疗效确比不用补泻手法为佳。

1. 针刺手法分类

(1)手法分 3 类,即基本手法、辅助手法、复式手法。

(2)手法作用分 3 类,即候(催)气、行气及补泻。

(3)针刺补泻手法分 2 类,即调和阴阳、疏调营卫。

(4)创 5 种行气法,即捻转行气法、提插行气法、呼吸行气法、按压行气法及针芒行气法,填补了近代针灸文献的空白。

2. 对"烧山火"与"透天凉"的研究　从源到流,从理论到操作,作了深入而精辟的讨论,并将这两种手法的具体操作方法作了考究,亦进行了临床和实验研究。不仅使古老的技法得以薪传,而且通过实验研究认识到,两种手法的作用在主观的感觉变化过程中,有实际发生的生理过程和物质基础。

3. 对"行气针法"(导气针法)的实验研究　初步证实了感觉循行的定向性随手法不同而有显著差别,且不同的施术者存在着效果的差别。将古老的针刺手法与现代的实验方法相结合,开创了针灸实验的先河,为日后的"实验针灸学"积累了经验、打下了基础。

**(五)针法与灸法并重,辅以中药,进行综合治疗**

针刺和艾灸各有所长,或针,或灸,或针灸并用,再辅以中药,根据病情的需要,选用得当,皆能获得显效。即一针、二灸、三用药。陆瘦燕在《针刺补泻手法的探讨》一文中详细谈到针灸并用的方法:"凡虚实相兼的病症,如上虚下实,或上实下虚等,若针与灸适当配合,有各取其长的良好效果。一般是一天针治,一天灸治,交替使用,既能起针刺调气的作用,又能收艾灸温行的效果,疗效则比单纯针刺或单纯艾灸为显著。至于针与灸的间隔次数,应结合对象,适当施行,或针 2 次灸 1 次,或针 3 次灸 1 次,需要灵活掌握。"

**(六)习用毫针,提倡温针、伏针、伏灸**

陆瘦燕习用毫针,认为毫针纤细灵活,进针时可减少疼痛,运针时施行手法方便,肌腠损伤较少,不伤正气,所以比其他针具安全,可用于全身各穴。陆瘦燕和朱汝功承先父的经验,体会到温针不但有温行经气的功效,还有帮助加强手法的作用,因此,大力提倡使用。他们认为,温针和灸法是截然不同的两种治疗方法,温针的作用是取其温暖,借以帮助针力之不足;而灸法是取艾火之灼热,振阳温经而起陷下。在随陆瘦燕针灸奠基人李培卿临诊及自己数十年临床实践中,体会到伏天天气炎热,人体腠理开疏,阳气旺盛,此时或针或灸,能使伏留筋骨深处的外邪随汗外泄,无论补虚泻实,均可收到事半功倍的效果。

## 三、临床经验

陆瘦燕在 40 余年的针灸工作中对于诸多疾病的针灸治疗积累了一定的临床经验,形成了具有特色的诊疗体系。现选取部分特色内容,予以分述如下。

**(一)针灸的辨证论治程序**

辨证论治是中医整体治疗观念的基础,脱离这一基础,将对复杂的疾病一筹莫展。《素问·移精变气论》云:"毒药治其内,针石治其外。"由于内治、外治在方法上的差异,因此,辨证论治的程序也会有所不同。陆瘦燕认为治病必先诊断,诊断明确,针药中的,方能救病扶危,在治疗上收桴鼓相应之效。整个诊断过程,就是运用四诊的方法进行辨证的过程,通过辨证了解了疾病的所在和性质后,才能决定治疗方针,这就是"论治"。若辨证不明,必然导致论治不当,针药妄投,轻则延长治程,重则危及生命。

针灸的辨证论治程序,先用四诊的方法,从望、闻、问、切中去追查疾病的原因(即内因、外因、不内外因,概称三因)和采集病史,然后结合脏腑经络、营卫、气血等中医基本理论加以综合研究,去分析病理病机,归纳成症候群,辨别疾病的标本缓急,最后根据病理病机和具体的症候群去确立八纲(表、里、阴、阳、寒热、虚、实),决定疾病的性质,探索病在何脏何经,完成辨证程序后,接着就进入论治的阶段。针灸方面是以八纲作为决定宜针宜灸、当补当泻的施治方针,再根据标本缓急的关系和病变所在的脏腑经络,选配主治及辅助的腧穴,组成处方,进行治疗。尤其指出辨证是动病和所生病对于针灸特别重要,因为通过这些症候群,可以对照证候,直接诊断出病变的经络,而施以适当的治疗。

**(二) 切诊在针灸临床上的运用**

切诊是中医四诊之一。切诊所得的结果,是辨证论治的重要依据。就针灸临床上应用的范围而论,它包括切脉、按触皮部和经脉、腧穴等。陆瘦燕在针灸治疗过程中十分重视切诊的运用。

1. 切脉　《灵枢·九针十二原》说:"凡将用针,必先诊脉。"故切脉的诊断方法,不但在中医其他各科居于首要地位,即在针灸临床上也是决定针刺补泻、深浅及刺灸宜忌的重要依据之一。切脉除人迎、寸口、三部九候等法外,还需注意以下要点。

(1)肾间动气:《难经·八难》说:"十二经脉者,皆系于生气之原;所谓生气之原者,谓十二经之根本也,谓肾间动气也。此五脏六腑之本、十二经脉之根,呼吸之门,三焦之原。"

对于肾间动气的所在部位,晋代王叔和认为,动气可出现于脐上脐下,或左或右;杨玄操则认为即丹田(关元之别名)之处,位于脐下3寸。如果患者元阴不足,失其固摄之权,阳气偏亢,而致躁越,动必应手而弦,治当补其元阴之气。取穴如太溪、复溜、肾俞、关元等;严重时则动而结代,说明元阳之气已衰,而五脏六腑、十二经脉之气亦将随之而绝,疾病往往会发生变化,此时当灸关元、气海等穴,温固元阳,以防暴脱。

(2)虚里之脉:《素问·平人气象论》说:"胃之大络,名曰虚里,贯膈络肺,出于左乳下,其动应衣,脉宗气也……绝,不至,曰死;乳之下,其动应衣,宗气泄也。"虚里脉位在左乳之中,出于第4、第5两肋之间,在临床上有诊断"宗气"虚实变化的意义,其动微则病轻,动甚则病重,此类情况,多见于阴虚患者,治疗应以滋阴降火为主,如补肺俞、脾俞、肾俞等穴,以培补脾胃、兼理肺气;并补复溜、太溪,以滋阴壮水而制阳亢;泻列缺能清肺热;泻行间可降肝火之炽逆,兼补膻中一穴,以调节一身之气机。

(3)冲阳、太溪脉:冲阳、太溪两脉,分属胃、肾两经,与寸口右关及两尺相应,同候脾、胃及肾脏之气。明代李中梓有"冲阳者,胃脉也……盖土者万物之母,冲阳脉不衰,胃气犹在,病虽危,尚可生也……太溪者,肾脉也……盖水者天一之元,太溪不衰,肾犹未绝,病虽危,尚可生也"的论述。陆瘦燕在临床中体会到:凡太溪脉濡细者,寸口尺部亦常现微弱;冲阳脉细弱者,寸口右关亦相应细小;上盛下虚者,寸口常大于冲阳、太溪;下实上虚者,寸口常小于冲阳、太溪;如果"冲阳"偏亢则常胃火有余,"太溪"独盛则相火常炽。病情比较严重的患者,诊其太溪、冲阳两脉,对预后判断亦有所帮助。盖土为万物之母,冲阳脉气不衰,说明胃气存,病虽重而生机未绝,但脉旺弦急,木旺克土,则预后常为不良;如果胃气衰竭,冲阳脉就会绝而不至,《黄帝内经》称为"脉无胃气",乃极为凶险之候,但如果冲阳偶绝而太溪盛者,则是肾气未绝,先天之根未断,纵然危候,还有转机的希望;若太溪脉绝,那就说明病已垂危,死亡即将踵至,所以医家常有"太溪脉绝者不治"和"太溪脉绝,百无一救"的说法。

(4)额厌、太冲:额厌脉,在曲周颞颥上廉,属足少阳胆经之脉,以候清空;"太冲"则处于足大趾本节后一寸半歧骨间陷中,足厥阴所注为俞,以候肝气。对此两脉,陆瘦燕认为:凡有肝阳上逆症状的,其额厌脉搏动往往较甚,而寸口及太冲脉常较弦细。也有个别病例,因脾肾两亏、中气下陷,其额厌脉的搏动,则现微弱而不易触到,寸口三部及太冲脉亦常相应细小微弱。前者应补(或温灸)"涌泉"穴以引导气血下行为主,更泻"行间"以平肝息风,补"太溪"以滋水涵木;后者为中气下陷,治疗上就该首先灸治"百会",以引导清阳之气上升,并取脾俞、肾俞、足三里等穴,补益脾肾,以治其本。

(5)左右偏胜:《灵枢·官能》说:"左右不调,把而行之。"故针灸治病,必切诊左右脉搏,视其有无偏胜的情况,然后给予适当治疗。古人虽然认为男子主气左大为顺,女子主血右大为顺,但陆瘦燕则认为脉现左右偏胜,究非善象。临床上凡左右气血偏胜的患者,其脉象就会出现左右不能平衡的情况。例如在中风发作前后每多此象,如果医者能及时发现,适当处理,则可防病于未然,而收事半功倍之效。

2. 触察皮部 皮部为脏腑、经脉在体表的代表区域。当外邪内传时,表现得尤为突出。如果某部分皮部受了外邪,与其相联系的经络,就会因此而发生病变,甚则入传内部所联属的脏腑,导致各种疾患。临床上利用这一关系,也可作为辨证的依据。其中以触诊皮肤的寒热润燥比较重要。某一皮部出现寒热的症状,都与该部所属经脉或内脏的寒热病理变化有关,可取用该经脉的腧穴,以"热者清之、寒者温之"的原则进行治疗。至于皮肤润燥与疾病的关系,一般所见:湿润温暖者,多为外感风热之症;湿而冷者,多见于大汗之后,或为盗汗、绝汗的指征。再如干燥而灼热者,多属风寒壮热之病;粗糙如鳞片者,常见于秋燥或阴虚劳损的患者。

3. 切按经脉、腧穴部位 以切按经脉和腧穴的部位作为诊断疾病的重要依据,是针灸辨证论治与其他各科所不同的特点之一。具体内容,概分下列几点:

(1)膀胱经背部俞穴与督脉:检查时,以脊背部为主,医者用右手拇指紧贴于患者背部棘突之左侧或右侧,施以适当压力,一般先从第12胸椎向第11胸椎方向推,再由尾椎向腰椎推压,正常人脊椎排列整齐,无压痛。至于脊椎两旁膀胱经第1行的变化,以背部各俞穴与脏腑的关系最为密切。背俞穴是脏腑之气注输于体表的部位,脏腑居于胸腹,其气皆注输出于背部足太阳经,因此,结合十二经脉标本根结及四气街的关系,组成了反映经脉脏腑疾病的反映系统。同时,根据《素问·风论》"风中五脏六腑之俞,亦为脏腑之风"的道理,可知背俞穴又是人体感受外邪的门户,所以当内脏或经脉有病时,往往可以在各该脏腑或经脉的背部俞穴上触及异样的变化。

(2)脏腑的募穴、原穴及合穴:凡是脏腑经络有病,也可以通过诊察各脏腑的募穴、原穴或合穴来求得确诊,或者通过按切全身脏腑的募穴、原穴或合穴,因发现压痛而推断其所属内脏及经脉的疾病。

(3)有关经脉的腧穴:腧穴,在一定条件下,都有反映内脏或经脉疾病的作用。根据此一特点,临床上利用切按腧穴的压痛所在,除可根据所属经脉及内脏关系判断病情外,还应考虑到经脉的交叉与交会及经别的离合出入等的影响,这样才能正确得出诊断的结果。

**(三)对中风的认识及治疗经验总结**

中风之变化疾速,其来如风之急,故古代医家从广义角度来认识风病,类比而名之为中风，又因其发突然亦称之为"中"。古人曰："风者善行而数变。"此皆象形之名调，流之生波。风乃空气之代名词，是一空虚之名耳，何能病人之理？必因空气之变寒、变热、变湿、变燥，人体对于寒、热、湿、燥诸气，调节失宜，而致人体之病寒、病热、病湿、病燥也。苟其影响于中枢神经变化，而致其作用中断时，则猝然昏倒。在此同之症状，其治法不同，因其所致发生之病因不一也。故疗法宜根据其病因治之。考古人治风，有真中风、类中风之分。然考诸风药之功用与性质属祛寒、散热、除湿、活血4类，陆瘦燕根据古人各验方所主治之病症，归其病因，然后根据病因，以立纲领，分别治风之法。

因中寒者，则心脏必衰弱，血之循环于脑必减少，故有脑缺血症；中热者，必血压高，苟循环于脑之血液量过多，即成脑部充血；中湿者，必血之水量过多，乃有脑血管破裂，血溢出，脑实质中脑功能损坏，是为脑出血症；中燥者，必血之水量不足，故有血燥筋枯，而致血挛麻痹，或神经疼痛脊髓干枯，及"脏躁"等症，甚则为癫痫。动脉管枯燥硬化，血压过高，亦有发生脑出血者，此即古人所谓水不制火，心火暴炽，肝阳横动是也。

中寒者，以温补气血为主，但其病因不一，亦应据情轻重用药。四肢身冷，"四逆汤"治之，或用"理中汤"治之，兼表热者，以救里为先，盖用温药强壮脏腑之功能，以排散表中之郁热，其热必退，古人称之为引火归原。针灸治疗：中寒以灸关元、气海、中极穴，使阳气敷布，强壮脏腑之功能，则痉挛除，神志清。

中热者，以清热为主，"安宫牛黄丸"主之，或用"至宝丹""紫金锭"主之；二便闭者，"三化汤"主之；身热头痛，"银翘羚羊散"主之，可用"黄连末"或"石膏辰砂末"代之，"四逆散"亦主之；牙关不开，用"开关散"调治，内用"犀角地黄汤"及"六味地黄汤"。由于血枯肝燥而发者，宜依中燥症治之，此根治其源也。针灸治疗：中热以刺百会、哑门、风府、大椎、身柱、筋缩、脊中穴，俱用泻法，降火气、泄热邪、清神志；兼刺丰隆、委中穴，微使出血，使恶血有出路，不致逆上妄行。

中湿者，以汗散泄热为主，调治宜根据各人之体质补之。猝倒无知，"苏合香丸"并加"石青汤"主之；半身不遂，口眼㖞斜，"小续命汤"或"大续命汤"主之；面赤脉洪，"大秦艽汤"加"竹沥"主之，脉洪实，禁用辛热增高血压之药；若痰涌气塞者，"乌药顺气散"主之；口噤不开，用"通关散"吹鼻开其窍，得嚏者生，不嚏者死。针灸治疗：脑之左半坏者见右半身不遂，右半坏者见左半身不遂，当刺青灵、少海、灵道、通里、阴部及大陵、劳宫穴，以泄热除瘀，通利血脉。半身不遂之足不能动者，可刺阴廉、足五里、阴包、膝关、中都、蠡沟、三阴交、中封、太冲、行间、大敦及风市、中渎、膝阳关、阳陵泉，排泄恶血，流畅经络，诸恙自得轻可。

中燥者，以活血润燥为主，即柔肝法，忌用助温攻痰药，"犀角地黄汤"主之，调养用"六味地黄汤"或"河间地黄饮子"。针灸治疗：如痉挛强直、角弓反张及手足不用、口眼㖞斜等，在督脉经，为百会、大椎、筋缩、腰阳关穴；在手经取三焦，为肩髎、臑会、消泺、清冷渊、天井穴；在足经取肝经，为足五里、阴包、曲泉、膝阳关、中都、三阴交穴；口眼㖞斜，取丝竹空、上关、地仓、巨髎、颊车穴。俱用补法，使针下得气，若鱼之吞钩。

### （四）对哮喘的认识及治疗经验总结

哮喘的针灸治疗法则，必须分辨标本缓急，辨证施治。有表邪者，当以解表；有水浊者，当以利水；痰者化痰；火者泻火；肾亏者，滋水以降逆；血虚者，益血以平喘。虚者宜补，实者宜泻，寒者宜灸，热者宜针。处方原则：一般是以胸腹背部穴位作为主穴，四肢穴位作为配穴，结合脏腑经络的表里虚实、生克关系等决定处方。

1. 风寒外束方

(1)适应证:风寒感冒、发热、喘咳、有痰、喉间哮音。

(2)处方:肺俞 $_-$ 、风门 $_-$ 、天突 $_-$ 、经渠 $_-$ 、大都 $_-$ 、外关 $_-$ 。

(3)方义:此为风寒之邪外束,肺气不得宣通,痰涎壅阻,而致咳逆上气。治疗以发汗解表、止咳平喘为主。肺俞、风门止咳解表;天突化散喉间之痰涎而平;经渠解表退热,并可止咳平喘;配大都可以发汗;外关亦可解表退热。本方是解表平喘并重的处方,可以通用于一切感冒咳嗽、气喘发热之症。

2. 痰热壅肺方

(1)适应证:痰热壅滞于肺、喘咳痰多。

(2)处方:肺俞 $_-$ 、膏肓 $_-$ 、中脘 $_-$ 、天突 $_-$ 、丰隆 $_-$ 、太渊 $_-$ 。

(3)方义:此因痰热不化,壅滞肺窍,以致肺气不得宣泄,发哮喘,故治疗宜化痰为主。肺俞止咳平喘,并泻肺中之热邪;膏肓平喘化痰;天突祛散气道中顽痰而平喘;中脘、丰隆泻脾胃之痰以治本;太渊泻肺邪而定喘咳。本证若苔色白薄,脉象不数,舌苔不黄腻者,为寒痰肆虐,非痰热证,可改用灸法。

3. 肺胃火郁方

(1)适应证:肺胃实火郁于肺而喘者。

(2)处方:中府 $_-$ 、肺俞 $_-$ 、气户 $_-$ 、屋翳 $_-$ 、足三里 $_-$ 、尺泽 $_-$ 。

(3)方义:此为胃火逆上而喘者,故治疗以泻肺、胃二经,泻其郁火为主。中府是肺之募穴,肺俞是肺之俞穴,此俞募相配可泻肺脏实火;尺泽是肺经之合水穴,泻此即实泻其子之法;气户、屋翳是胃经之穴,泻此可清胃火;足三里亦是胃经之穴,泻此可降逆气。此6穴均有平喘作用。

4. 水气停积方

(1)适应证:水气停积、肺气不宣而喘者。

(2)处方:膻中 $_\triangle$ 、气海 $_\triangle$ 、水分 $_\triangle$ 、阴陵泉 $_\triangle$ 、复溜 $_\triangle$ 。

(3)方义:此乃水停胸膈,胁迫肺气,不得宣泄,以致喘促逆气。针灸治疗以泻水为主,水去而喘自止。灸膻中可利胸膈之水气,兼能平喘;气海能降气消水;水分为逐水主穴,配阴陵泉、复溜皆能起利尿、化水之作用。

5. 肾水亏损方

(1)适应证:肾水亏损、逆气上冲而喘者。

(2)处方:肾俞 $_+$ 、关元 $_\triangle$ 、气海 $_\triangle$ 、俞府 $_+$ 、乳根 $_+$ 、大钟 $_+$ 、足三里 $_+$ 。

(3)方义:此为肾元亏损,丹田之气不能摄纳,阳气浮越,无所依从,逆上而为喘者,治当以滋肾补水、引火归原、镇逆平喘为主,所以治法应以针、灸并施。取肾俞补之,以滋肾水;关元、气海灸之,以引火归原;俞府为肾经脉气所终,补此亦可滋水降逆;乳根针之,可降冲逆之气而平喘;大钟是肾经之络穴,补此穴亦可降逆平喘,兼能滋肾水;刺足三里也可平喘降逆。

6. 久年不治方

(1)适应证:哮喘遇天冷即发、久年不治者。

(2)处方:大椎、身柱、膏肓、肺俞、天突、膻中、灵台、足三里(均灸之)。

(3)方义:此为哮喘中最为多见者,针灸治疗疗效较好。此与阳虚哮喘的针灸治疗有关,由于阳气衰弱,所以能夏不能冬,遇冷即发,故一般采用灸法。灸大椎可益诸阳气;膏肓可扶赢化痰,止咳平喘;身柱蠲咳;肺俞平喘止咳;天突化喉间之痰壅;膻中平喘,灵台亦可治喘;足三里补胃降逆。此外,若平时多灸风门、大杼可以预防本病发作。

**(五) 对怔忡的认识及治疗经验总结**

"怔忡"二字连用,是出于后世医家,古时只有"心悸"和"心动"等名。《灵枢·经脉》载:"心主手厥阴心包络之脉……是动则病……心中澹澹大动。"《伤寒论》《金匮要略》中均称"心下悸""心动悸""心中悸"等,也有称"惊悸""恐悸"的。怔忡就是心中筑筑地跳动,惶惶惕惕,久而不宁的一种症状。治疗怔忡,应该根据病因,分别标本缓急,依照脏腑经络的虚实,运用阴募阳俞、经络表里等理论,结合古人治疗经验选取穴位,以虚则补之、实则泻之的总则来决定手法,调和阴阳。

1. 伤寒怔忡方例

(1) 方1:适用于外感未解、心中悸烦者。

处方:外关_、大陵_、合谷₊、通里_、中脘₊。

方义:取外关、合谷发汗解表;大陵、通里定悸除烦;中脘补中,以益气血。取小建中汤和中解表之意。

(2) 方2:适用于心气不足、脉见结代而悸者。

处方:神门₊、太渊₊、内关₊、心俞₊、巨阙₊。

方义:补神门、内关以补心经之不足,并可安神明。配合心俞、巨阙俞募,也可补心气不足,并可止悸,这是《黄帝内经》十二刺中的偶刺法。太渊是脉之会,补之可补脉气不足,俾心气足,神明安,脉气复,悸亦自止。

(3) 方3:适用于误汗亡阳、心阳不振而悸。

处方:膻中△、巨阙△、心俞△、阴郄△。

方义:以上各穴,均用灸法,目的在于扶助阳气。取巨阙、心俞施灸能补益心阳,配合膻中是气之会穴,亦能补益阳气,并可温暖胸膈;阴郄为心经之郄穴,病在危急时灸此穴,可以回阳止汗。以上四穴俱有回阳、止汗、定悸的作用。

(4) 方4:适用于停饮而怔忡。

处方:水分△、阴陵泉△、膻中△、巨阙△。

方义:此属阳虚之证,所以也用灸法,治疗精神以分利水源为主,兼顾止悸。灸水分、阴陵泉可利尿消水;灸膻中、巨阙可温化胸膈之水气,并可止悸。停饮去,胸下宽释,心阳得宣,悸则停矣。

2. 杂病怔忡方例

(1) 方5:适用于痰饮怔忡。

处方:足三里₊、丰隆_、中脘△、巨阙△、膏肓△。

方义:此证乃痰饮引起怔忡,当以化痰为主。《针灸集成》说:"诸痰饮病,取丰隆、中脘。胸中痰饮吐逆不食,取巨阙、足三里。"此四穴相配是古人治痰饮的基础成方,另配膏肓灸之,也可化痰,兼治喘咳。痰化胸膈开,悸亦自止。若见痰稠而黄,脉滑数,舌苔黄腻,为痰饮郁火而悸,不可用灸,应采用针泻法。

(2) 方6:适用于血虚怔忡。

处方:神门_、支正_、间使_、足三里₊、膈俞₊。

方义:血虚怔忡,病程较长,收效也慢,治疗须止悸、益血并重。神门、支正、间使均可止悸、除烦,泻此刻过盛的火热之气。足三里、膈俞二穴补之可益阴血。若脉细弱,可试用灸法,如灸后怔忡加重应当停灸。

(3)方7:适用于肾亏怔忡。

处方:神门﹣、太溪﹢、少海﹢、曲泽﹢、肾俞﹢。

方义:肾亏怔忡是水亏火旺,故针灸治疗也以滋水降火为主。泻神门即泻心火,兼起止悸作用;补太溪即滋肾水;再取少海是心经合水穴,曲泽是心包经合水穴,补本经水穴,也可制本经之火,同时亦有止悸作用;补肾俞可滋肾水,固精止泄,起治本培元的效用。

**(六)对目疾的认识及治疗经验总结**

《原病集》引《黄帝内经》说:"诸脉者皆属于目,目得血而能视,然五脏六腑精气皆上注于目而为之精,精之窠为眼,骨之精为瞳子,筋之精为黑眼,血之精为络,其窠气之精为白眼,肌肉之精则为约束裹撷,筋骨血气之精而与脉并为系。"五轮就是血轮、气轮、肉轮、风轮、水轮。因为血之精为络,大小眦均为赤色,色赤属心,所以是血轮;气之精为白眼,气属肺,所以白珠是气轮;筋之精为黑眼,肝主筋,在天为风,所以黑眼是风轮;肌肉之精为约束裹撷,约束裹撷就是上下眼睑,因脾主肌肉,所以上下眼睑属脾,名为肉轮;骨之精为瞳子,骨是属肾,所以瞳子是属肾,肾为水,所以瞳子是水轮。

在十二经与奇经八脉中,太阳脉起于目内眦,少阳脉起于目外眦,阳明脉绕眼下承泣等穴,厥阴脉入脑而交于目系,足少阴肾脉从督脉入脑而通于目系,手少阴脉其支者上挟咽、系目系,任脉之经至下龈复出分行循面系两目,两跷之脉至目内眦与手足太阳、足阳明五脉会于睛明。所以说"诸脉皆属于目",诸经有邪,皆可生目疾。目疾的发生,也不外六淫、七情及饮食劳倦等因素引起。

在治疗方面,总的来说,仍照补虚泻实的总则,用四诊八纲分析病在何脏何经,属虚属实,根据五行生克、经脉循行、子母补泻、表里相合等基本法则来选取穴位,一般方法必取四肢经穴,治本清源,再配合眼部附近穴位,以治其表。刺法方面,大多应用远道刺、输刺、直针刺、络刺、巨刺等方法。手法方面,应用迎随补泻、提插补泻等较宜。凡是实证初起都可用泻法,有时也可针刺出血;虚证、久病应用补法,或采用灸法。

1. 血轮为病　大小眦皆红似烂,多生浮翳,血灌瞳神,原因为心火内炽,脉多见弦数。大眦(内眦)先赤是实火,小眦(外眦)先赤是虚火。

(1)内眦先赤:内眦先赤是由于心火与相火炽盛,应当泻心火与相火,因此取穴以心经、小肠经、心包经、三焦经、阴跷脉为主。

处方:大陵﹣、阳池﹣、神门﹣、前谷﹢、照海﹢、睛明﹣。

方义:大陵是手厥阴经原穴,阳池是手三焦经原穴,泻此两穴可去相火;神门是手少阴心经的原穴,泻此以清心火;前谷是手太阳小肠经的荥水穴,小肠与心为表里,补此穴以壮水制火,也是清心火的方法;照海是阴跷脉脉气所发,属肾经水性的经脉,其脉起于内踝,上行至目内眦,至于睛明,补此穴,加强治本清源之功;睛明为足太阳膀胱经脉气所发,又为阴脉的终点,所以取此穴,以治其标。

(2)外眦先赤:外眦先赤是由于脾土实、心火虚,治疗以泻土救火为主,取穴重点在心与小肠两经。

处方:后溪﹢、神门﹣、瞳子髎﹣。

方义:后溪是小肠经俞穴,属木,补此穴,即扶木制土,并可救水生火;神门为心经原穴,属俞土,泻此亦救火之意。取此两穴,乃治本清源之法。瞳子髎属胆经,为胆、小肠、三焦三经之会,刺此可泻心火,为治标之法。

2. 气轮为病　白睛红肿,有泪生膜,蔓延遮睛,原因为肺经热盛,往往脉见浮数。白睛因肺受邪,又被心火侵凌,所以红肿。肺金治邪实克木,所以白膜遮睛,治疗以取心、肺、大肠三经为主。

处方:神门₋、太渊₋、阳溪₋、太阳₋、上星₋、合谷₋。

方义:神门为心经原穴,泻此清心火;阳溪为手阳明之经穴,属火性,泻之即救金;太渊为肺经原穴,泻此以泻肺经邪实。祛邪可以扶正,以上三穴是治本的方法。太阳是经外奇穴、古人经验特效穴,病急时可以放血,上星是督脉的穴位,配此两穴,以治标泻邪。若不用阳溪也可配合谷泻之,因合谷能祛肺经风热之邪,且为手阳明经之原穴。

3. 肉轮为病　上下胞肿赤,目睏,外廓生小块(俗名偷针),日久不治,以致烂弦倒睫。原因是脾胃郁热所致,脉多见数。上下胞肿赤,偷针烂弦,都是脾胃湿热和风热之故,所以治疗亦取两经。

处方:合谷₋、足三里₋、四白₋、阳白₋、大小骨空△。

方义:足三里为足阳明胃经之合穴,用此穴可泻胃热,同时脾胃相为表里,所以也可清脾热,取此以治本。四白是足阳明经的穴位,在下睑附近;阳白是足少阳经的穴位,在上睑附近,取此两穴以治标。大小骨空是经外奇穴,若至后期眼睑赤烂时可灸此两穴。合谷是大肠经的原穴,泻此可清风热,在上下胞肿时配用。

4. 风轮为病　有虚实的分别。虚证:目暗头痛,迎风泪出,起坐花黑,脉多细数。实证:赤脉下垂而昏痛,垂帘生翳,痒极难忍,或经年歇发,脉多弦数。

(1)虚证:因肾亏,水不涵木,则眼昏头痛;肝虚受风,则会泪出;血虚肝失所养,因之起坐生花,视物不明,治疗亦有所不同。

处方:①肾亏水不能涵木,目昏头痛,迎风泪出。曲泉₊、太溪₊、头临泣₊、攒竹₊。②血虚生花,起立则甚,视物不明,而无火旺症状者。肝俞△、足三里△。

方义:①曲泉是肝经的合穴属水,补此可以壮水(此虚补其母)。太溪是肾经的原穴,是治本的,补此以滋肾。攒竹是膀胱经穴,头临泣是胆经穴,均在眼旁,是治目不明、泪出的效穴,补此以治标。②肝俞是肝的背俞穴,足三里是胃经合穴,灸此两穴,可补阴血,治目生花。

(2)实证:为本经郁邪所致,但木生火,结果亦必发生心火炎上的症状。治疗方以泻火平肝为主,可取肝、胆、心三经。

处方:行间₋、神门₋、光明₋、鱼腰₋、风池₋。

方义:行间是肝经荥火穴,泻此穴可以去郁火;光明为胆经的络穴,为治目要穴,取此以泻肝胆之火;神门是心经原穴,泻此以清心火,此三穴是治本。鱼腰是古人经验特效穴,取此治垂帘翳膜;风池是胆经的穴位,亦治眼病之要穴,此两穴是治标。

5. 水轮为病　多属虚证。症状:目昏暗,冷泪,视物黑花,如飞蝇堆烟,甚或青膜遮瞳神,久而不治,成为青盲内障,脉多微细。亦有赤痛者,其症限于瞳神,脉见细数,此是虚中之实证。说明肾亏可以引起目昏无光,暴出冷泪,甚或青膜遮瞳神,治当滋肾水,必要时也可补心火。肾水亏也可见实证,不但此是虚中之实,而不是邪实,须细细辨别。治疗方以滋水降火为重,应取心、肾、胆三经。

处方:①目昏暗冷泪,视物发花,青膜遮瞳神。太溪₊、风池₊、攒竹₊、头临泣₊、肾俞△、心俞△。②瞳神赤痛,水亏火旺之证。神门_、太溪+、睛明_、丝竹空_。

方义:①太溪为肾经原穴,补此以滋水治本;风池是胆经穴,为治眼效穴;攒竹、头临泣可治泪出、目暗,已详前风轮虚证,取此两穴治标。若见阴阳两虚,目昏,泪出,可灸心俞、肾俞,以救心肾之阳。②神门为心经原穴,泻之清心火;太溪为肾经原穴,补此滋肾水,取此两穴以治本。睛明、丝竹空治目赤,取此治标

6. 目疾久病之后　精血不足,目光久不易复,应当注意调理脾胃。脾胃健全,可以输精于目,目光就可早日恢复。

处方:足三里+、中脘+、脾俞+、胃俞+。

方义:足三里是胃经合穴,补此穴可调理脾胃虚弱;中脘是胃的募穴,又是六腑的交会穴;脾俞、胃俞都是背俞穴,取此四穴,可调理脾胃之不足。

此外,尚有内外障。内障为虚证,属肝、肾二经虚损之故,可参考风水两轮的虚证;外障为实证,多属邪热,可参考风轮实证和血、气、肉三轮。

【医案举例】

(一) 中风

徐某,男,50岁。高血压病史,忽然右侧肢痿软,头昏而晕,两目模糊,言语略有不清,脉弦虚,舌苔光剥。

中医辨证:肾阴久虚,肝阳亢盛。

治则:抑肝阳,固肾元。

处方:阴谷(右)+、曲泉(右)+、中封(右)+、行间(双)_、肾俞(双)+、关元俞(双)+、命门+、关元+。

手法:捻转提插。

随访:针治2个月而痊。

按语:《黄帝内经》论"中风",有"风痱""偏枯"之分;后代医家则分为"中脏""中腑""中经络"等。本例患者神志清醒,仅有肢体痿软,此为"风痱"或"中经"。陆瘦燕按脉论证,诊为肾阴虚而肝阳亢,以无神昏志乱、闭脱之症,故拟图本治源,为施抑肝滋肾之法。补阴谷,水经水穴,滋水以降火;补曲泉,木经水穴,滋水以涵木;补中封,肝经金穴,扶金以抑木;泻行间,肝经荣火穴,以泻肝阳;加补肾俞、关元俞,亦滋水之意;补命门、关元,益元以防暴脱。

(二) 哮喘

裴某,女,42岁。哮喘宿疾缠绵20余年,每值新感或劳累之后辄有发作,近两日来发热气急,咳嗽多痰,痰呈白沫,不易咳出,喉中有哮鸣声,胸脘痞闷,面色暗滞,口唇指甲青紫,舌质微紫,苔薄白,脉浮数。

中医辨证:肺气不足,外感风寒,湿浊阻塞。

治则:温阳化湿。

处方:肺俞(双)△、膏肓(双)△、大椎△、膻中△、天突△、气户(双)△、足三里(双)△。隔日1次,每次2穴,每穴7壮,艾炷如麦粒大。

二诊:初诊灸肺俞后,顿觉呼吸较畅,咳痰稍利,以后循序施灸,上述各穴均已轮灸完毕。气急已平,胸闷亦得缓解,睡眠尚不宁静,纳尚佳,脉浮数,苔薄白,舌边紫斑,入暮虚热蒸蒸,咳嗽以夜间为甚,肺胃蕴热息,面色呆滞,颜容憔悴。病势虽减,仍防反复,再拟温蠲。处方:膏肓(双)△,各5壮,艾炷如麦粒大。

三诊:气急平静,近日胃纳不佳,小便短少,脉濡细,三部均弱,舌质淡。此三焦均虚,拟先宽中利尿。

处方:中脘(+)、气海(+)、关元(-)、水道(双)(-)、三阴交(双)(+)、足三里(双)(+)。手法:捻转,不留针。中药:香砂六君子丸、金匮肾气丸。

按语:本患者肺虚邪盛,为风寒裹束、气道失利之证,但脉数、发热,是兼有伏邪化热之象。按里热则清之,当用针刺泻法,但陆瘦燕仍以施灸为主。盖法虽然温阳,亦能散寒。本例之热象,乃为寒邪所化,艾火系纯阳之品,能温经寒,寒邪所化之热,灸之亦无不可。况乎哮喘之病,虽略有热象,究属标证,其致喘之因,盖在痰浊壅阻,灸治可以化浊豁痰,温通肺气,故可不必拘于仲景"微数之脉,不可灸"之说。唯壮热脉洪,或阴虚内热者,才须慎用。唯后期见小便短少、水道不利之症。水为金之子,母邪传子,故病如此。陆瘦燕加用关元(小肠之募)、水道、三阴交渗利水湿之穴以利尿,此乃随症应变之法。

### (三) 心悸

李某,男,50岁,商人。因事业失败,抑郁寡欢,久之得心悸之症,时时悸动,惕惕不能安寐,面色潮红,两脉尺部细弱,寸脉动甚。

中医辨证:气郁生痰化火,上扰心君,神气失宁。

治则:宽胸解郁,豁痰宁神。

处方:心俞(双)(+-)、巨阙(-)、关元(双)(+)、内关(双)(-)、丰隆(双)(-)、行间(双)(-)。

手法:提插补泻、行气法。以上诸穴,内关穴行泻法后施行气法,使气行至胸中;心俞用阴中隐阳法;余穴均用提插补泻。

二诊:心悸大减,不复恐怖。连诊1个月而愈。

按语:《黄帝内经》云"二阳之病发心脾",又云"思想无穷,所愿不得",皆为郁病之病因。郁之既久,化火生痰,内耗阴血;痰因火动,则干扰心君;血不养心,则神气不守,以至筑筑而动,惕惕不能安寐。陆瘦燕取内关、巨阙,宽胸以解郁,兼以宁心,盖心为五脏六腑之主,若心情怡畅,则诸郁不生;配行间,泻之以疏肝郁,此木火同治之法;内关施行气法,行气至胸膈,能收功于顷刻,对此手法陆瘦燕有独到心得;取心俞施阴中隐阳之法,先泻有余之气火,后补之以敛虚阳;补关元益精气,使能上济于心;泻丰隆降痰浊,俾无扰于心君。故三诊而悸减,1个月而痊愈。

(裴　建)

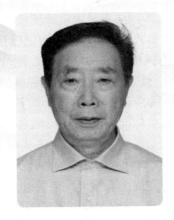

葛富培

# 一、个 人 简 介

葛富培(1944— ),男,副主任医师,1966年大学专科毕业,先后就职于上海市针灸经络研究所、龙华医院。师从平湖严氏针灸传人严熹,无锡党氏兄弟党波平、党波静;内科师从丁济民。长期在临床一线工作,积累了针灸和内科丰富的医疗实践经验,尤其擅长针灸治疗神经、运动系统的疾病,运用掌握的内科功底,善于"针药结合",以针灸结合内服中药治疗内科、妇科疑难杂症。长期在临床带教国际针灸班学员及海内外进修医师、实习生等。在教研组工作期间为本科学生授课讲学。参加国家级重点科研项目,参加针灸治疗疟疾的临床科研和实验室工作。先后3次到国外开展医疗工作和学术交流活动,为泰国西医师举办为期3个月的针灸国际培训班,为中医药和针灸走向世界做出了贡献。发表医学论文10篇,参与编写《中国针灸手册》等。临床擅长治疗面神经麻痹、中风后遗症、颈椎腰椎病变、坐骨神经痛、肩周病、亚健康综合征,以及瘦身、针灸结合中药治疗内科妇科杂病。

# 二、临 床 经 验

夹脊穴是指分布在脊柱两侧部位的穴位,古代又名"挟脊""侠脊",位于颈椎至骶椎之间的夹脊。历经年代的积累与沉淀,夹脊穴在数量、治疗范围和治疗作用方面均有了新的认识和拓展。

## (一) 夹脊穴的前世

夹脊一词的渊源可追溯到《黄帝内经》。《素问·刺疟》载:"十二疟者……又刺项已下侠脊者必已。"《素问·缪刺论》云:"邪客于足太阳之络,令人拘挛背急,引胁而痛,刺之从项始数脊椎侠脊,疾按之应手如痛,刺之傍三痏,立已。"这时的"侠脊"不是穴名,也无确切的定位,泛指脊柱两侧的部位。晋代葛洪在《肘后备急方》中说:"夹背脊大骨穴中,去脊各一寸。"作为灸治霍乱的穴位,葛洪是我国最早明确提出夹脊穴具体位置的医学家。

## (二) 夹脊穴的今生

夹脊穴位于脊柱两侧,内夹督脉,外邻足太阳膀胱经,于督脉和膀胱经之间夹脊而行。督脉为"阳脉之海",总督一身之阳气;足太阳膀胱经属膀胱络肾,经脉循行的头面及背部均为人体阳气之地,而五脏六腑之气皆输注于足太阳膀胱经。夹脊穴与经络脏腑之间的特殊联络作用,使夹脊穴成为人体除背俞穴以外直接可以与脏腑互相转输流注的腧穴。

1. 夹脊穴的定位与数量 有关夹脊穴的定位和数量,古代文献及医家有着不同的论述。承淡安于1955年在《中国针灸学》中提出:"自第一胸椎以下至第五腰椎为止,每穴从脊中旁开5分,左右共34穴。"此后的全国高等中医药院校《针灸学》《腧穴学》及国际标准化腧穴定位,针对夹脊穴皆按此定位标准。近几十年来,各类医学杂志书刊发表有关颈椎骶椎夹脊穴的文章很多,认为颈夹脊自第1颈椎至第7颈椎棘突下左右各旁开0.5寸处,骶椎夹脊是在8个骶后孔中(即八髎穴)。目前,夹脊穴的总数为左右28对共56穴。

2. 夹脊穴的针刺操作 夹脊穴周围有重要的脏器和器官,因此,用针刺夹脊穴必须熟悉解剖位置,掌握针刺的方向和深度。针刺颈胸腰骶不同夹脊的穴位应有所区别。第1颈椎为寰椎无棘突,应先定准颈2棘突,再紧贴其上缘才能找准穴位,针尖不宜向内向上刺入,以免刺入枕骨大孔伤及延髓。颈椎夹脊穴针刺深度必须严格掌控。胸腰椎旁为脏腑聚居之地,针刺胸腰椎夹脊穴时,直刺时针尖方向应微微偏向脊柱,可避免伤及脏腑,针刺深度可因人因病而异。骶椎夹脊穴由于骶后孔开口有一定角度,取穴定位刺入方向都会有一定难度,需要操作者细心琢磨和反复实践。

3. 夹脊穴的临床适应证 在临床上可根据藏象和经络学说的理论,结合脊髓神经节段分布选取不同的夹脊穴进行治疗。用$C_1$~$C_4$夹脊穴治疗头部疾病,$C_2$~$C_7$夹脊穴治疗颈椎疾病,$C_4$~$C_7$夹脊穴治疗上肢疾病,$C_3$~$T_9$夹脊穴治疗胸部及胸腹腔内脏疾病,$T_5$~$L_5$夹脊穴治疗腹腔内脏疾病,$T_{11}$~$S_2$夹脊穴治疗腰骶部疾病,$L_1$~$S_4$夹脊穴治疗盆腔内脏疾病,$L_2$~$S_4$夹脊穴治疗下肢疾病。

【医案】王某,男,51岁。右大腿外侧麻木已5年,自觉有蚁行感并伴有局部刺痛,天气寒冷或受潮湿时症状加重。查体:右大腿外侧至膝关节上方有12cm×8.5cm大小面积的皮肤感觉明显缺失。

西医诊断:右股外侧皮神经炎。

中医诊断:着痹。

治疗:采用浅刺右伏兔、风市、膝阳关穴,针刺与皮肤呈35°角,刺入1.2寸,同时选取右$L_2$~$L_3$夹脊穴,直刺1.5寸,接G6805-2治疗仪,腰部和局部穴位上下配对,通电30分钟,用疏密波。经3次治疗,右大腿外侧麻木感明显减轻,刺痛缓解。经治疗10次,皮肤感觉恢复正常,症状全部消失。

随访:随访1年,情况良好。

按语:股外侧皮神经炎属中医学"皮痹""肌痹""着痹"范畴。股外侧皮神经为单线性感觉神经,由第2~3腰神经组成,沿腰大肌外下方达髂前上棘附近腹股沟韧带下方进入皮下组织,为足少阳胆经、足阳明胃经所经过之处。取$L_2$~$L_3$夹脊穴结合局部穴位治疗起到了事半功倍的效果。

(葛富培)

# 编后记

龙华医院还有一些名老专家已故年久,未能总结撰写其丰富的临床经验。也有一些退休老专家因健康原因,诊疗繁忙,无暇参与撰写,对读者深表愧疚。本书未邀请中青年专家撰写。我们坚信,再过10年,龙华医院更加人才辈出,名医荟萃,学术繁盛,满院春色。在编写过程中,得到了医院传承办、离退休办公室的大力支持,在此表示谢意!

陈湘君　徐振晔

己亥年壬申月